U0484833

·原书第3版·

Audiology Treatment
听力治疗学

原著 [美] Jason A. Galster
主审 杨仕明　　主译 冀 飞　王秋菊

中国科学技术出版社
·北京·

图书在版编目（CIP）数据

听力治疗学：原书第3版 /（美）贾森·A. 高尔斯特 (Jason A. Galster) 原著；冀飞，王秋菊主译 . — 北京：中国科学技术出版社，2021.1

书名原文：Audiology Treatment, 3/e

ISBN 978-7-5046-8822-4

Ⅰ . ①听… Ⅱ . ①贾… ②冀… ③王… Ⅲ . ①听力障碍—治疗学 Ⅳ . ① R764.430.5

中国版本图书馆 CIP 数据核字 (2020) 第 193874 号

著作权合同登记号：01-2020-4968

Copyright © 2019 of the original English language edition by Thieme Medical Publishers, Inc., New York, USA
Original title：*Audiology Treatment, 3/e*
By Jason A. Galster

《听力治疗学》（第3版）由美国纽约的 Thieme Medical Publishers, Inc. 于 2019 年出版，版权归其所有。作者：[美] 贾森·A. 高尔斯特（Jason A. Galster）。

策划编辑	焦健姿　王久红
责任编辑	焦健姿
装帧设计	佳木水轩
责任印制	李晓霖

出　　版	中国科学技术出版社
发　　行	中国科学技术出版社有限公司发行部
地　　址	北京市海淀区中关村南大街 16 号
邮　　编	100081
发行电话	010-62173865
传　　真	010-62179148
网　　址	http://www.cspbooks.com.cn

开　　本	889mm×1194mm　1/16
字　　数	582 千字
印　　张	23.5
版　　次	2021 年 1 月第 1 版
印　　次	2021 年 1 月第 1 次印刷
印　　刷	天津翔远印刷有限公司
书　　号	ISBN 978-7-5046-8822-4 / R·2627
定　　价	180.00 元

（凡购买本社图书，如有缺页、倒页、脱页者，本社发行部负责调换）

主译简介

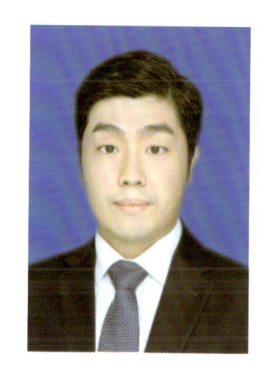

冀　飞　副研究员，博士，中国人民解放军总医院耳鼻咽喉 – 头颈外科医学部临床听力中心主任，国家耳鼻咽喉疾病临床医学研究中心网络信息部主任，中华医学会耳鼻咽喉 – 头颈外科委员会听力学组副组长，国家医疗器械分类技术委员会有源植入器械专业组委员、全国电声学标准化技术委员会和声学计量技术委员会委员。主要研究方向为临床听力学和听力学方法设备标准化。主持承担国家重点研发计划主动健康和老龄化科技应对重点专项课题、军队医药卫生科研基金课题、军事医学计量专项课题等。起草制订助听器和听力检测相关国家标准10项。获国家科技进步二等奖、军队医疗成果一等奖、中华医学科技奖一等奖各1项。获发明专利1项，实用新型专利2项，软件著作权2项。主编及参编专著4部。以第一作者或通讯作者发表论文84篇，其中SCI收录论文13篇。

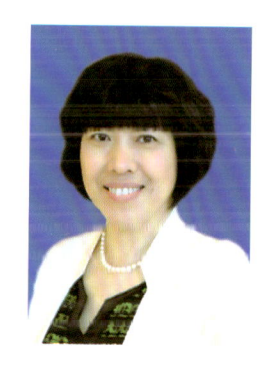

王秋菊　主任医师、教授、博士研究生导师，中国人民解放军耳鼻咽喉 – 头颈外科医学部解放军耳鼻咽喉研究所所长，国际耳内科医师协会主席，中华医学会耳鼻咽喉 – 头颈外科分会耳科学组副组长，耳内科临床诊治与聋病防控专家。创立了以聋病三级预防预警、聋病诊治保健为中心的耳内科学新领域；完成了我国首例常染色体隐性遗传性耳聋和国际首例常染色体显性遗传性耳聋传递阻断并诞生健康的第三代试管婴儿，实现我国聋病防控从二、三级预防到一级预防的突破；在国际上首次提出了新生儿听力及基因联合筛查全人群规模化聋病防控。承担国家自然科学基金重点项目和重点国际合作项目、国家"973计划"及"863计划"项目、军队"十二五"重点课题等24项。荣立个人二等功，享受国务院政府特殊津贴，获评军队学科拔尖人才，获求是杰出青年奖等。获国家科技进步二等奖、中华医学科技进步奖一等奖等。主编或主译专著8部，发表论文300余篇。

译者名单

主　　审　杨仕明

主　　译　冀　飞　王秋菊

副 主 译　陈艾婷　王　倩

译　　者（以姓氏汉语拼音为序）

陈艾婷　刁明芳　冀　飞　李　刚　李佳楠

李　进　林　颖　刘海红　罗　意　商莹莹

宋勇莉　王　倩　王秋菊　王　硕　谢林怡

熊　芬　于　澜　张燕梅　赵乌兰

学术秘书　熊　芬　李　进

内容提要

本书引自世界知名的 Thieme 出版社，是一部实用性极强的听力专科理论及操作指南，系统介绍了治疗听力损失及相关问题的常见方法、疗效评估，以及听力保护方面的专业理论知识和临床实践经验。全书共 17 章，全面介绍了听力损失的治疗原则、助听器的基本原理和信号处理及耳模等耦合器件的验配技术、成人及儿童助听器的验配方法和效果评估、成人和儿童的人工耳蜗植入、骨传导及其他听觉辅助装置等最新技术、听力保护装置、耳鸣和听觉过敏的处理等内容。各章中特别标注了相关知识点、注意事项及技术用语，同时配有丰富的彩色图表。本书内容简洁清晰，配图精美丰富，是听力相关专业临床医生和技术人员实践的理想参考用书，同时也是一部不可多得的听力相关问题的操作指导宝典。

补充说明：本书收录图片众多，不少图片以彩色呈现效果更佳。考虑到读者随文阅图习惯并确保版面美观，所有图片均随文排录，有彩色版本者还安排在书末单独排录，但不另设页码，特此说明。

著者名单

原 著

Jason A. Galster, PhD, CCC-A, FAAA
Director of Clinical Research
Advanced Bionics LLC
Valencia, California

参编人员

Harvey B. Abrams, PhD
Courtesy Professor
Department of Communication Sciences and Disorders
University of South Florida
Tampa, Florida

Samuel R. Atcherson, PhD
Professor and Director of Audiology
Department of Audiology and Speech Pathology
University of Arkansas at Little Rock;
Adjunct Clinical Associate Professor
Department of Otolaryngology, Head and Neck Surgery
University of Arkansas for Medical Sciences
Little Rock, Arkansas

James R. Curran, MS
Consultant
Audiology Research
Starkey Hearing Technologies
Eden Prairie, Minnesota

Brian J. Fligor, ScD, PASC
Chief Development Officer
Lantos Technologies Inc.
Woburn, Massachusetts;
Adjunct Professor
GSO College of Audiology
Salus University
Elkins Park, Pennsylvania

Jason A. Galster, PhD, CCC-A, FAAA
Director of Clinical Research
Advanced Bionics LLC
Valencia, California

William Hodgetts, PhD
Associate Professor
Corbett Hall, University of Alberta;
Department of Communication Sciences and Disorders
University of Alberta;
Program Director, Bone Conduction Amplification
Institute for Reconstructive Sciences in Medicine (iRSM)
Edmonton, Alberta, Canada

Andrew J. Johnson, MSEE
Senior Electroacoustic Engineer
Starkey Hearing Technologies
Eden Prairie, Minnesota

Ryan W. McCreery, PhD
Director of Research
Central Research Administration
Boys Town National Research Hospital
Omaha, Nebraska

Erin M. Picou, AuD, PhD
Research Assistant Professor
Department of Hearing and Speech Sciences
Vanderbilt University Medical Center
Nashville, Tennessee

David A. Preves, PhD
Former Chair of ANSI-ASA
Working Group S3-48, Hearing Aids;
Former US TAG Chair of IEC TC29 Electroacoustics;
Former Technical Patent Manager
Starkey Hearing Technologies
Eden Prairie, Minnesota

John Pumford, AuD
Director of Audiology and Education
Audioscan
Dorchester, Ontario, Canada

Ayasakanta Rout, PhD
Associate Professor and Program Director of Audiology
Director, Hearing Aid Research Laboratory
Department of Communication Sciences and Disorders
James Madison University
Harrisonburg, Virginia

David Smriga, MA
Senior Audiology Consultant
Audioscan
Dorchester, Ontario, Canada

Christopher Spankovich, AuD, PhD, MPH
Associate Professor and Vice Chair of Research
Department of Otolaryngology and Communicative Sciences
University of Mississippi Medical Center
Jackson, Mississippi

Sarah A. Sydlowski, AuD, PhD
Audiology Director, Hearing Implant Program
Cleveland Clinic
Cleveland, Ohio

Dennis Van Vliet, AuD
Senior Clinical Educator
Bloom Hearing Specialist Network
Miami, Florida

译者前言

耳聋是导致人类言语交流障碍的常见致残性疾病。第二次世界大战后，听力学不断发展，听觉能力的测试技术不断更新，听力损失的诊断与干预手段逐渐丰富，耳聋越来越早被发现，干预治疗的意识也在不断加强。随着人们对生活质量要求的提高，患者对听力下降不再听之任之，转而开始主动寻求治疗方法。作为听力师和医生，我们在门诊会遇到很多父母希望幼小的听障儿童能尽快听清楚并开口说话，也有很多子女不愿看父母因听力下降而逐渐变得沉默、远离社会，甚至认知能力下降。为了能够给听障患者提供更多的治疗手段和机会，我们也在不断学习和更新国内外先进的技术和经验。基于此，我们向听力学专业的从业者推荐这部 Audiology Treatment（《听力治疗学》），相信能够成为广大同仁在临床工作中随手可用的经验参考和实践学习中的理论依据。

本书主要介绍了与治疗听力损失相关的基础知识、实践经验和技术技巧，而助听器作为听力学治疗解决方案的首选是本书介绍的重中之重。书中全面梳理了与助听器有关的基础理论、现代发展及技术更新，对于儿童和成人在临床验配上的具体步骤、经验技巧和最新理念也做了翔实的介绍。同时还对助听器性能的评价、治疗康复后的效果评估和验证等进行了重点介绍，如真耳分析等。

正如本书原著者著名听力学家 Jason A. Galster 博士在前言中所述，人工耳蜗技术的进步为外科手术治疗耳聋提供了新的选择，其适应证也已扩展至新的患者群体，不再仅限于重度或极重度的听力损失。各国有关成人和儿童人工耳蜗植入的临床指南不断出台或更新，在为更多患者提供治疗的同时，还确定了相关禁忌证以避免治疗无效。近年来，以骨传导方式解决听力问题为耳聋治疗开辟了新的方向，新的听觉辅助技术和装置也在不断更新。在治疗的同时，我们同样关注听力保护和预防，耳鸣和其他听觉功能异常的治疗也是临床工作的重要组成部分。这些内容在书中均有具体介绍。

有幸参与本书的翻译工作，使我们拥有了再一次深入学习的机会。在本书翻译过程中，我们系统复习并丰富了临床听力学理论知识和实践经验，为我们的临床工作提供了良好助力，希望能够为更多读者带来新的资讯和指导，也欢迎广大读者批评指正，并给予宝贵的意见和建议。最后，衷心感谢所有译者的辛苦付出，为本书的翻译工作投入了大量的时间和精力，同时感谢出版社的工作人员给予的支持和帮助。

解放军总医院耳鼻咽喉 – 头颈外科医学部
临床听力中心 主任
国家耳鼻咽喉疾病临床医学研究中心网络信息部 主任
中华医学会耳鼻咽喉 – 头颈外科委员会
听力学组 副组长

解放军总医院耳鼻咽喉 – 头颈外科医学部
全军耳鼻咽喉研究所 所长
国际耳内科医师协会 主席
中国医促会耳内科学分会 主任委员

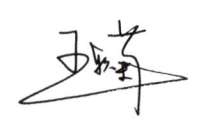

原书前言

近年来，在围绕健康与保健的讨论中，"忽视耳聋会带来哪些影响"已成为热门话题。有证据表明，未经治疗的听力损失可能是加速认知衰退的预测指标。我们也已认识到，未经治疗的听力损失会导致学习能力下降、生活质量下降、社交活动减少及疲劳加剧。尽管我们不能将听力损失的治疗与缓解上述情况直接联系起来，但积极主动地处理听力损失可以为几乎没有禁忌证的患者带来明显的益处。

本书主要介绍了以听力学手段治疗听力下降的基本操作和注意事项，其中最常见的治疗方法是使用助听器。因此，书中将侧重讲述儿童及成人使用助听器治疗耳聋的最新理念，综述了助听器的物理特性和声学性能的测量验证研究，回顾了对造成言语可听度降低的声音进行整形、滤波的音频信号处理方法，并详细介绍了助听器的相关公式。

书中还设置了骨传导装置治疗听力损失的章节。随着直接驱动技术的进步，骨传导装置已有明显改善。人工耳蜗绕过声刺激，通过电刺激听觉系统，为治疗提供了一种外科手术的选择。近年来，随着质量和效果的提高，人工耳蜗的适应证已扩展至新的患者群体。

无论助听器、人工耳蜗或耳机，这些以技术为导向治疗耳聋的方法，都是通过提供听力辅助设备进行补偿，使听到的言语更易被理解。书中将介绍患者需求的评估方法、疗效的评价、听力保护装置及对耳鸣和听觉过敏的处理。

感谢为本书编写付出宝贵时间的各位著者，以及 Thieme 出版社工作人员在本书出版协调和准备过程中给予的支持。最后，感谢读者们的关注，并欢迎为本书的后续版本提出宝贵意见和建议。

Jason A. Galster, PhD, CCC-A, FAAA

原著者简介

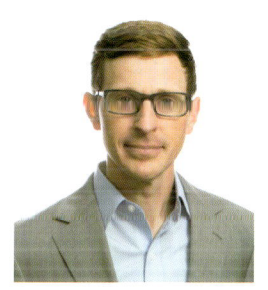

Jason A. Galster，著名听力学家及电气工程师。专注于听力学、听觉干预装置等相关临床研究及产品与技术开发。1999 年，取得西拉法叶普渡大学沟通障碍专业学士学位；2001 年，取得西拉法叶普渡大学听力学与听觉科学硕士学位；2007 年，取得纳什维尔范德堡大学博士学位。先后就职于国际知名助听器、人工耳蜗公司，担任临床研究总监。兼任萨卢斯大学及诺瓦东南大学兼职教授，讲授听力损失治疗相关课程。美国听力科学咨询和研究理事会主席，听力实践标准组织执行董事会成员，美国听力学会基金会执行董事会成员，ANSI S3WG48 国际标准工作组委员会成员。曾获美国听力语言与协会编辑奖、明尼苏达州听力学学院荣誉奖等。参与编写多部听觉干预技术相关图书，发表相关论文多篇。

目　录

第 1 章　关于听力损失的干预 ·· 001
　听力损失治疗的最佳实践 ··· 003

第 2 章　助听器声学特性与硬件的基本原理 ··· 005
　一、助听器技术的发展 ··· 005
　二、助听器类型 ··· 005
　三、助听器组件 ··· 008

第 3 章　评估助听器性能的标准 ·· 023
　一、对标准的需求和标准起草流程 ··· 023
　二、标准的监管应用 ··· 023
　三、ANSI 标准和 IEC 标准 ·· 024
　四、评估助听器电声性能的设备 ··· 031
　五、用于测试助听器和换能器的耦合腔结构 ··· 034
　六、使用电声学测量预测助听器音质 ··· 036
　七、结论 ·· 037

第 4 章　助听器的耦合佩戴：理论与应用 ·· 039
　一、概述 ·· 039
　二、耳模 / 耦合器件 ··· 039
　三、助听器传声通路 ··· 056
　四、结论 ·· 071

第 5 章　助听器的耦合佩戴：技术和技巧 ·· 075
　一、概述 ·· 075
　二、耳部准备和首次检查 ··· 075
　三、额镜 ·· 076
　四、头灯和小型放大镜 ··· 076
　五、耳镜 ·· 076
　六、视频耳镜 ·· 077

目 录

七、耳灯 077
八、耳部检查 078
九、外生骨疣 079
十、抗凝和抗血小板药物治疗 079
十一、急性感染 079
十二、耳印模 080
十三、技能发展：制作耳印模 080
十四、耳堤和耳障 081
十五、印模材料注入 083
十六、张开还是关闭下颌 084
十七、印模取出 084
十八、印模制作的详细步骤 085
十九、过敏反应 085
二十、定制外壳或耳模的制作 086
二十一、未来发展 088
二十二、结论及总结 088

第 6 章　用于助听器的音频信号处理 090

一、概述 090
二、助听器信号处理未来的方向 107

第 7 章　真耳测试基础 109

一、概述 109
二、真耳测试的方法 114
三、真耳测试的相关术语和测试类型 121
四、助听器信号处理特征和形式因素的评估 132
五、总结 143

第 8 章　真耳分析技术 145

一、真耳分析在助听器验配中的应用 145
二、助听器验配 145
三、插入增益测量的限制 147
四、助听增益的测量 148
五、并非所有言语信号都相同 149
六、真耳助听反应目标 150
七、一般适配原则与言语图谱验证 152
八、助听器功能测试 158

ii

九、降噪 161
十、电感线圈测试 162
十一、总结 163

第 9 章　助听器处方验配方法 ... 165

一、概述 165
二、助听器处方的演化 166
三、历史 169
四、现代处方 173
五、病例学习 176
六、处方验配方法 179
七、总结 183

第 10 章　成年患者助听器验配的评价指标 ... 185

一、概述 185
二、助听器评价指标的理论基础 185
三、助听器干预的概念框架 186
四、成果经济学 202
五、患者就干预结果的咨询 206
六、来源于实践的结果和证据 207
七、结论 209

第 11 章　儿童助听器的选择和选配处方 ... 212

一、概述 212
二、儿童助听器适应证 212
三、助听器选配前的听力学诊断评估 215
四、特殊的助听器选配 216
五、儿童助听器验配处方公式 218
六、助听器的基本特征 220
七、选择助听器高级特征 223
八、结论 229
九、总结 230

第 12 章　成人人工耳蜗植入 ... 232

一、概述 232
二、人工耳蜗设计 233
三、植入过程 237

四、特殊考虑因素 ……………………………………………………………… 243
五、人工耳蜗植入结果 ………………………………………………………… 248
六、设备故障和术后并发症 …………………………………………………… 251
七、未来方向 …………………………………………………………………… 251
八、结论 ………………………………………………………………………… 252

第 13 章　儿童人工耳蜗植入　255

一、概述 ………………………………………………………………………… 255
二、儿童人工耳蜗植入发展史 ………………………………………………… 255
三、人工耳蜗植入的文化冲突 ………………………………………………… 256
四、人工耳蜗植入适应证的思考 ……………………………………………… 256
五、医疗及手术相关的问题 …………………………………………………… 261
六、手术并发症和植入失败 …………………………………………………… 266
七、耳蜗产品的设计 …………………………………………………………… 266
八、儿童人工耳蜗植入设备的编程 …………………………………………… 267
九、表现 / 预期效果 …………………………………………………………… 268
十、听觉康复 …………………………………………………………………… 271
十一、生活质量和成本效益 …………………………………………………… 271
十二、结论和展望 ……………………………………………………………… 272

第 14 章　骨传导听力解决方案　275

一、概述 ………………………………………………………………………… 275
二、病例分享 …………………………………………………………………… 275
三、骨传导听力解决方案带来的益处 ………………………………………… 276
四、技术突破 …………………………………………………………………… 276
五、骨传导适应证 ……………………………………………………………… 277
六、骨传导方式 ………………………………………………………………… 277
七、输出注意事项 ……………………………………………………………… 279
八、其他注意事项 ……………………………………………………………… 279
九、了解自身的环境 …………………………………………………………… 280
十、骨传导的效果评估 ………………………………………………………… 280
十一、病例分享 ………………………………………………………………… 281
十二、结论 ……………………………………………………………………… 281

第 15 章　听觉辅助装置及相关技术　283

一、概述 ………………………………………………………………………… 283
二、确定听觉辅助装置及相关技术的需求 …………………………………… 283

三、可能受益于听觉辅助装置和相关技术的目标个人和群体 284
四、辅助听力设备 286
五、电信技术 291
六、语音转文本技术 294
七、警报技术 294
八、卫生专业人员设备 295
九、移动应用程序 295
十、将听觉辅助装置和相关技术纳入临床实践 297
十一、总结 298

第 16 章 听力保护装置 300

一、概述 300
二、听力保护装置的类型、衰减特征 301
三、衰减特征 302
四、标准听力保护装置的局限性 305
五、定制式听力保护装置 306
六、无源声学调谐听力保护装置 307
七、有源电子听力保护装置 308
八、紧要交流应用的有源听力保护装置 309
九、可听到的（设备）：旧的、新的，为耳使用 309
十、评估技术 310
十一、真耳阈值衰减的方法 310
十二、真耳模式的麦克风 310
十三、声学测试模具的方法 310
十四、总结 311

第 17 章 耳鸣与听觉敏感 312

一、概述 312
二、耳鸣的类型 313
三、神经科学的耳鸣（限于神经生理性耳鸣） 314
四、耳鸣生活方式的管理 331
五、总结 339

附录 专业术语英汉对照 345

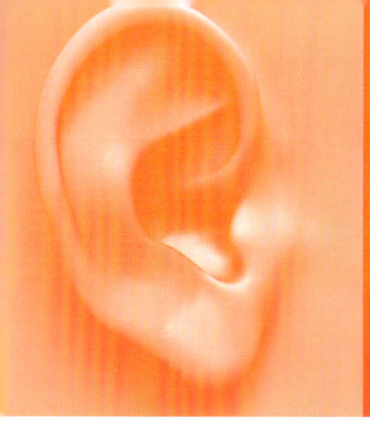

第1章 关于听力损失的干预
Introduction: On the Treatment of Hearing Loss

Jason A. Galster 著

王秋菊 译

据世界卫生组织（World Health Organization，WHO）估计，全球超过 5% 的人，即超过 3.6 亿人患有听力损失疾病，听力损失已成为我们最大的社会疾病负担之一[1]。仅仅在美国，约 75% 的 70 岁以上人群存在中度及以上的高频听力损失[2,3]。在之后的 30 年，预计美国 65—84 岁人口将翻倍，85 岁以上人口将增长 2 倍[4]。鉴于听力损失的障碍性（handi-capping nature of hearing loss）随严重程度的增加而增加，且听力损失的程度随年龄增加，预计对听力保健的需求将急剧增加。目前尚无对听力保健需求的估算，但是，对医生服务的需求在同一时期内增加了 60%[5]。

听力损失的社会影响已经引起了政府和相关专业组织的关注。2017 年，3 份报告，1 份来自世界卫生组织，另外 2 份来自美国国家科学院工程与医学院（NAS），总结了未处理的听力损失的成本及干预的成本效益[6]以及成人听力保健的成本，改善获取和负担能力的优先事项[7]以及辅助技术对促进活动和工作参与的前景[8]。世界卫生组织调查结果表明，全球未治疗的听力损失的花费为 7500 亿～7900 亿美元。这种极端的财政负担主要来自 3 方面：①直接费用，医疗保健和教育系统产生的费用；②间接费用，因生产力丧失或无法贡献而产生的费用；③无形成本/社会成本，由羞辱行为，退出社会活动或悲伤所驱动的成本。

这些惊人的统计数据促使世卫组织采取行动。在第 17 届世界卫生大会期间，发布了一项

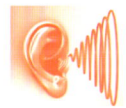

> **知识点** ✓
>
> 在 2017 年的一份报告中，世界卫生组织在其对未处理的听力损失成本的财务分析中提出了一个令人信服的听力损失治疗案例。
>
> 1. 未处理听力损失的费用估计每年为 7500 亿～7900 亿美元。
> 2. 未经治疗的听力损失导致的失业和提前退休每年花费 1050 亿美元。
> 3. 儿童听力损失的年花费估计为 240 亿～470 亿美元，这取决于一个国家的国内生产总值，并包括人工耳蜗植入。

决议，敦促各国政府采取以下行动。

- 在初级保健系统中整合听力保健策略。
- 制订耳部及听力健康培训计划。
- 提高获得高效、低成本、高质量、助听产品的机会。
- 确保普遍获得听力损失预防和听力保健知识。

2017 年 NAS 共识报告"辅助技术促进活动和工作参与的前景"正在准备，编制范围包括并扩展到除听力损失之外的残疾治疗。编写委员会注意到，辅助产品和技术可能会减少障碍效应，增加个人对社会的贡献。本报告中确认了治疗和获益中的 9 个障碍；其中 5 个包括在以下原文中。这些结论中的每一个都提出了本教科书中提到的考虑因素。对于刚接触听力保健和听力损失治疗

的读者来说，这些可能是本书各章节的主要阅读兴趣所在。有过听力损失治疗经历的读者可能会感到惊讶的是，这些声明是在治疗许多不同的障碍的背景下写成的，并与听力学家提供的康复服务的价值陈述产生强烈的共鸣。

- 辅助产品和技术有望部分或完全减轻损伤的影响；并在有适当的产品和技术、产品和技术得到适当的规定和安装、用户接受适当的使用培训和适当的后续行动，以及社会和环境障碍受到限制时提高工作参与度。
- 在将个人与适当的辅助产品和技术相匹配时，重要的是要了解为增强功能而必须优化的因素的复杂性。为个人选择、设计或修改正确的设备，并对其进行培训，以及适当的跟踪，是辅助产品和技术的用户最大限度地发挥功能的复杂但必要的要素。
- 关于辅助产品和技术的可用性的教育以及使用户能够自我宣传或让重要的其他人（如家庭成员、朋友或专业人士）为他们进行宣传的知识和培训，是成功获得适当的辅助产品和技术及相关服务的重要因素。
- 参与残疾决定的专业人员不能假设因为个人使用辅助产品和技术，这个设备就对这个人总是有效，它减轻了使用者残疾对其的影响，或使其能够工作。环境、社会及个人因素也是必须考虑的。
- 要进行更多的研究，以了解辅助技术和产品及相关服务的规格和使用如何影响残疾人融入社会和参与工作。这种研究不仅可增进这些领域的知识，而且还可为合理利用资源的发展提供信息，包括告知成本/效益分析以及设备和相关服务的覆盖范围。

随着对听力损失干预关注的集中化，2个组织对使用助听器治疗听力损失的数据进行统计。第一个是美国听力行业协会（United States' Hearing Industries Association，HIA）；HIA 的成员包括提供治疗听力损失的产品和服务的公司。HIA 与 Better 听力研究所合作，制订了一份定期的 MarkeTrak 报告，记录了美国消费者（即患者）使用助听器的经历。第二个是欧洲听力仪器制造商联盟（the European Hearing Instruments Manufacturers Association，EHIMA）。EHIMA 倡导不断进行相关研究以了解在欧盟及除美国外的世界其他地区治疗听力损失的影响。HIA 和 EHIMA 均致力于提高公众对听力损失的认识并确保高标准的听力保健。与 MarkeTrak 报告类似，EHIMA 赞助定期的 EuroTrak 报告。

图 1-1[9] 结合了 MarkeTrak 和 EuroTrak 的数据。以黄色条显示的是 EHIMA 跟踪国家自我报告的听力损失患病率的估计值。红色条柱显示一个国家中遭受听力损失的总人口比例，黄色表示的是听力损失者中寻求助听器的比例。日本报道助听器佩戴率最低，为 14.1%；挪威报道最高，为 42.5%。在评估的国家中，美国排名第三，占 30.2%。促进接受助听器的因素是复杂的，包括社会和社会贡献者，以及一个国家的分配渠道、服务提供者和保健政策的性质。

在考虑使用助听器时，国家有医疗保健政策，可提供免费助听器，其助听器的使用率会更高。而拥有自由市场医疗保健的国家，患者需自己支付助听器的费用，其助听器的接受率可能相对较低。根据 2016 年提供的数据，很明显，英国（州组织卫生保健）的排名更高，为 41.1%，而美国为 30.2%。

可通过不同的医疗保健系统和国家得出以下结论：随着时间的推移，患者的使用效果和满意度都在提高。这种趋势在 MarkeTrak 和 EuroTrak 均观察到。图 1-2 来自 EuroTrak 的 2009 年、2012 年及 2015 年的数据，对 4133 名助听器者在多人环境、听电话、演讲厅，以及一般嘈杂环境中的满意度进行了评估。随着时间的推移，每种环境中的聆听情况均出现了微小但持续的改善。许多助听器技术都是为了使患者在以上聆听环境或相似的聆听条件中听得更好，这些发现可作为继续研究耳聋治疗方案的证据。

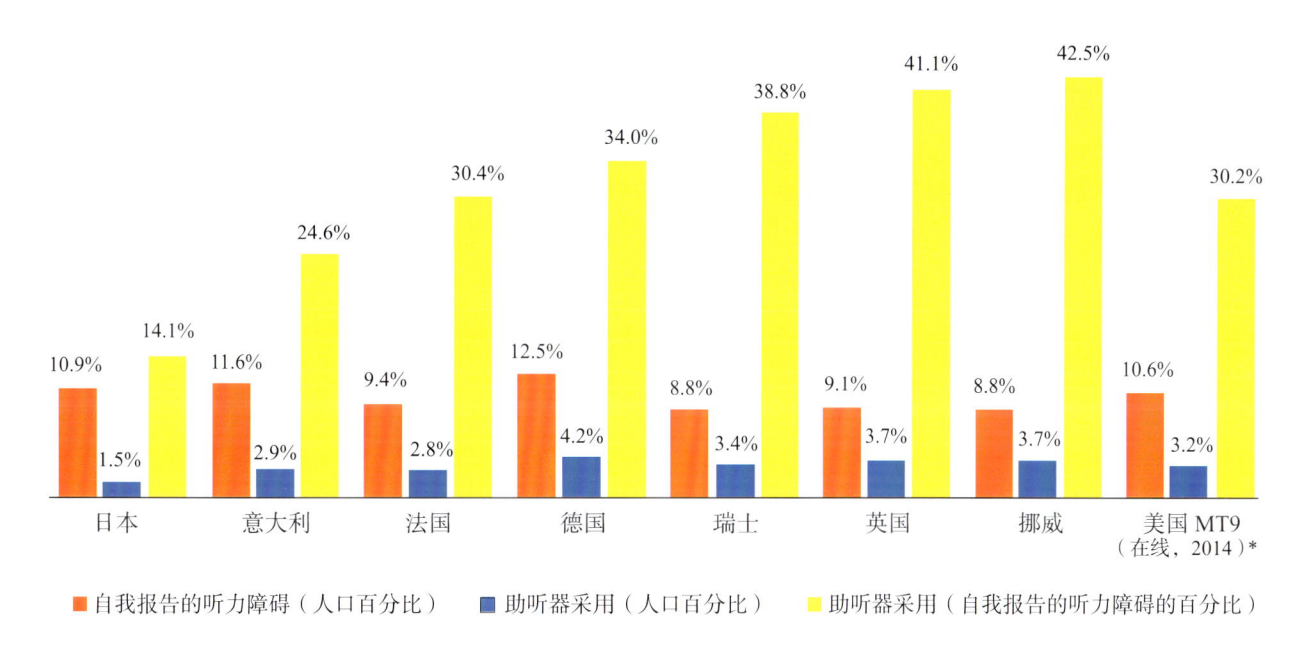

▲ 图1-1 来自 EuroTrak 和 MarkeTrak 的 9 份报告所提供的数据

橙色条带代表自我感觉听力下降人口比例；白色代表有助听器的人口比例，浅橙色代表寻求助听器的听力障碍人口的估计比例

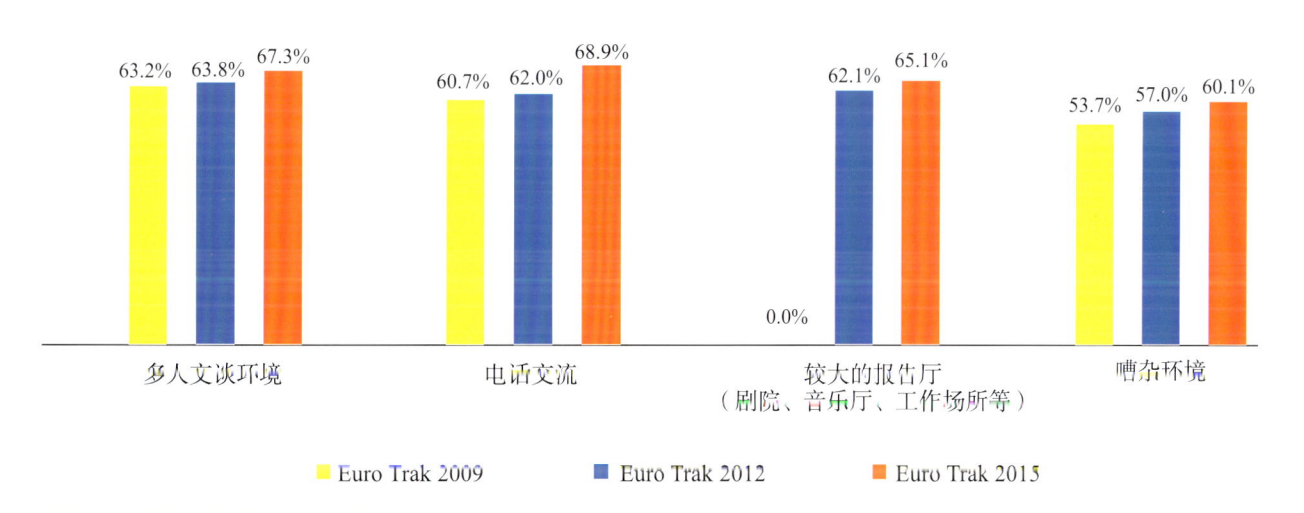

▲ 图1-2 来自 EuroTrak 的 2009 年、2012 年及 2015 年的数据显示了 4 种具有挑战性的聆听环境。随着时间的推移，助听器佩戴者在 4 种环境中均表现出微小但持续的改善

听力损失治疗的最佳实践

没有任何单一的治疗计划可以满足所有患者，因此，这里提到的内容应该作为一个引导而不仅仅是完全遵照这些文字。这表明在大多数作为指南提供的最佳实践文件中，应以一种便于为临床医生提供支持循证决策所必需的信息的方式书写，如美国听力学会提供的 2 个指导文件。这 2 个文件都可以在 http://www.audiology.org 上自由访问。

1.《成人听力障碍的听力学管理指南》。

2.《美国听力学会临床实践指南：小儿扩充》。

本书向读者介绍了听力损失治疗的基本知识，同时描述了在制订康复治疗计划时应考虑的最佳做法。大多数治疗计划具有一系列共同成分。通过最低限度地适应这些组件，组成一个合理的护理进程，可以应用于大多数治疗，无论是助听器、人工耳蜗还是骨传导解决方案。

图 1-3 展示了应用于听力损失各种治疗计划的共同因素。

首先，每个治疗计划均由对患者的需求进行评估开始，包括但不限于听力损失的诊断、言语理解能力的评估，以及可反映患者的期望值的既往主观报告。

其次，要有对技术处理的验证与确认。验证（verification）描述了一种可客观评估治疗对听力损失的干预补偿的测试方法；第 7 章和第 8 章提供了有关助听器验证的详细信息。在验证之后，有效性的行为验证提供了治疗有效的证据，并解决了可能引起关注的活动限制。

治疗后患者的反馈是最常用的评估方法。临床医生对效果评估可能受到许多因素的驱使，这些因素在第 10 章中讨论。

最后，治疗计划应包括听觉康复护理和（或）策略的内容。康复护理通常涉及一对一咨询或集体咨询，其中参与者注意力集中在管理听力损失的语用学上。规定听觉训练也是常见的做法，通常是在噪声中进行类似游戏的语音理解任务，让患者完成以提高自己的听觉能力。

这些基本步骤为制订个性化治疗计划提供了一个明确的框架。整本书中贯穿着治疗的选择，包括技术上的解决方案（即助听器或人工耳蜗）及促进技术治疗成功的康复方法和策略。

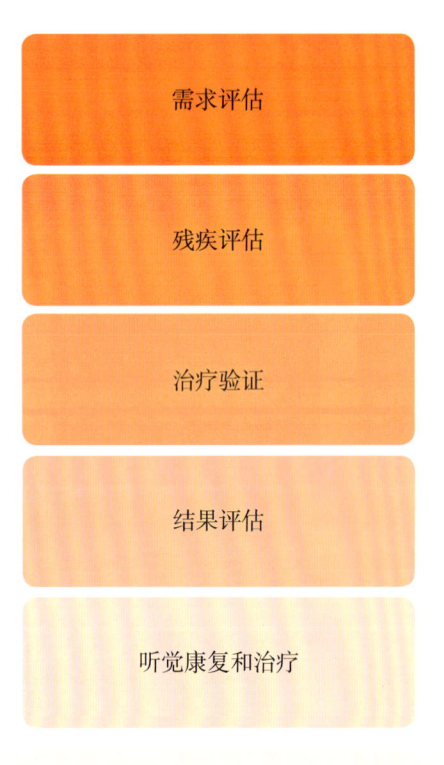

▲ 图 1-3　听力损失治疗的 5 个步骤

这是最佳实践工作流程的核心，提供了一个总体框架，可以根据上图制订更详细的治疗计划和治疗策略

需求评估
残疾评估
治疗验证
结果评估
听觉康复和治疗

参考文献

[1] World Health Organization. Prevention of blindness and deafness. http://www.who.int/pbd/deafness/en/. Accessed 25th June, 2017

[2] Lin FR, Thorpe R, Gordon-Salant S, Ferrucci L. Hearing loss prevalence and risk factors among older adults in the United States. J Gerontol A Biol Sci Med Sci. 2011; 66(5):582-590

[3] Lin FR, Niparko JK, Ferrucci L. Hearing loss prevalence in the United States. Arch Intern Med. 2011; 171(20):1851–1852

[4] U.S. Department of Health and Human Services. Physician supply and demand: projections to 2020. https:// bhw.hrsa.gov/sites/default/files/bhw/nchwa/projections/ physician2020projections.pdf Accessed 25th June, 2017

[5] U.S. Department of Health and Human Services. The physician workforce: projections and research into current issues affecting supply and demand, 2008. https://bhw.hrsa.gov/sites/default/files/bhw/nchwa/ projections/physiciansupplyissues.pdf Accessed 21st March, 2018

[6] World Health Organization. The costs of unaddressed hearing loss and cost-effectiveness of interventions. http://apps.who.int/iris/bitstream/10665/254659/ 1/9789241512046-eng.pdf?ua=1. Accessed 25th June, 2017

[7] National Academies of Sciences, Engineering, and Medicine. Hearing Health Care for Adults: Priorities for Improving Access and Affordability. Washington, DC: The National Academies Press; 2016

[8] National Academies of Sciences, Engineering, and Medicine. The Promise of Assistive Technology to Enhance Activity and Work Participation. Washington, DC: The National Academies Press; 2017

[9] Hougaard S. Hearing aids improve hearing and a lot more. Hearing Review 2016

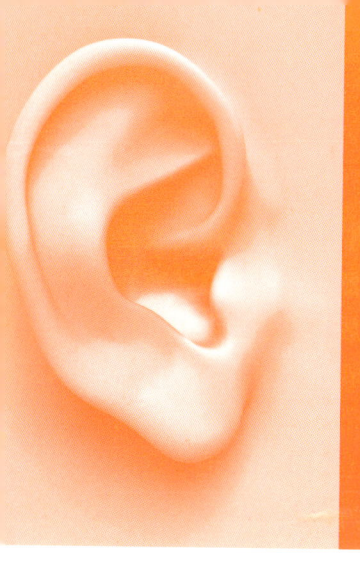

第 2 章 助听器声学特性与硬件的基本原理

Fundamentals of Hearing Aid Acoustics and Hardware

Andrew J. Johnson 著

商莹莹 译

一、助听器技术的发展

助听器发展早期，助听器制造商进行垂直整合（即他们自己生产助听器的组成部分）。经过一段时间之后，制造商开始依赖专业的行业供应商提供这些组件。如 Knowles Electronics 和 Sonion 就是现代传感器的供应商。制造商之间及供应商之间的竞争显著促进了助听器功能与类型的提升。现在，即使体积最小的助听器也包含了许多最新的技术。在过去的 10 年左右，市场上占主导地位的主要是耳背式（behind the ear，BTE）助听器[1]。BTE 助听器分为 2 种类型，受话器位于耳道（receiver in canal，RIC）和受话器在助听器中（receiver in the hearing aid，RITA）。这 2 种助听器都将在本章的后面讨论。在某种程度上最受欢迎的助听器类型已经形成了一种循环。在 20 世纪 60-70 年代，BTE 为主要的助听器类型。到了 80-90 年代和 2000 年后的一些年，定制式助听器更受欢迎。而现在的趋势又回归到 BTE 助听器。目前定制式助听器市场组成主要包括以下几种类型：耳内式（in the ear，ITE）、耳道式（in the canal，ITC）和深耳道式（completely in the canal，CIC）。

助听器设计者必须设计发明出由有限容量的低压电池［额定耗电量以毫安时（mAh）计］供电的小巧的、高品质的设备。制造商一直致力于减少助听设备的耗电量，同时又提高助听器的性能与可用功能。既要保持助听器卓越的性能，又要将外形做到小巧，两者矛盾的要求促进制造商设计独有的用于无线收发器（无线电）和信号处理芯片组的集成电路。绝大多数主流的助听设备制造商都与供应商紧密合作，来开发适用于自己助听装置的配件，包括新颖的传感器、用于无线通信的无线电、信号处理器、可充电电池。

二、助听器类型

随着新的助听器类型引入市场，助听器的电声质量通常已经不再是问题。因为传感器、电路、组装技术的进展使得助听器的电声质量的难题远远少于之前的几十年。

助听器类型的流行趋势已经发生改变并且随着科学技术的进步仍会随着时间改变。如在 20 世纪 40-50 年代体佩式和眼镜式助听器很流行，但是现在已经很罕见。控制啸叫反馈的需求推动了眼镜式助听器的发展与使用。因为反馈抑制需要通过数字信号处理（digital signal processing，DSP）实现，模拟助听器没有反馈抑制的功能通常会出现啸叫，而眼镜式助听器麦克风的位置可以前移，麦克风与受话器的距离增加，产生反馈的概率很小。另一个例子是现代的大功率的 BTE 助听器已经取代了大功率的体佩式助听器。现在的 BTE 助听器在 $2cm^3$ 耦合腔中的增益可高达 80dB，并且 OSPL90［输入信号声压级（sound pressure level, SPL）为 90dB SPL 时的输出声压级］的峰值可达到 145dB SPL。这些数值是助听器"矩阵"（matrix）参数中的 2 个，将在后续章节介绍。

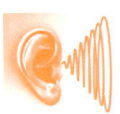

> **专业用语：助听器矩阵**
>
> 助听器的放大特性通过"矩阵"描述。矩阵由一系列斜线分开的数值组成，表明助听器的最大声输出、满档声增益和频响曲线的"斜率"（slope）。如 124/61/5 表示助听器在 $2cm^3$ 耦合腔中最大输出声压级为 124dB SPL，$2cm^3$ 耦合腔增益峰值为 61dB，增益频响曲线的斜率（低频与高频增益之间的差值）为 5dB。现在斜率值默认不包含其中，因为数字助听器可通过编程软件对斜率进行调节。
>
> 第 10 章的耦合器部分介绍了不同耦合器怎样影响声学响应，表明不同声学耦合会影响矩阵的数值（如 ANSI 规定的 $2cm^3$ 耦合腔或者在真实人耳上）。

（一）BTE

BTE 是最古老的助听器类型，但也是现今流行的类型之一，这很大程度上是因为其使用既具有灵活性，也具有持久性。图 2-1 为一典型的 BTE 助听器，箭头显示了经常需要向患者解释的部分。大部分 BTE 助听器有电子转换开关或者按键方便患者手动调控助听器设置。调整转换开关可以增加或减少助听器的放大音量或者改变预先设置的适用于不同环境的聆听程序。BTE 的电池仓通常安装在助听器的底部，有一个小的标识或者凸起方便患者打开电池仓门安装电池。这本书出版之时，可充电助听器开始流行。它的电池仓是密封的，患者不能接触。

BTE 的麦克风安装在助听器的顶部，将麦克风排成一线在一定程度上可无阻碍地获取环境声。多个麦克风排列在同一水平面有利于声学信号的处理，后续将在第 6 章节中讨论。BTE 的耳模通过助听器耳钩连接，耳钩通常由弧形硬质塑料制成，挂在患者耳朵上部。耳钩连接助听器与可替换导声管（tube）。导声管通过定制耳模和标准耳塞与患者耳道耦合，后续将在第 4 章介绍。

图 2-1 展示的是 RITA 类 BTE 助听器的结构，它的受话器（扬声器）在助听器的内部。相反的第二种 RIC 型的 BTE 将受话器从助听器外壳移至患者耳道内。在专业对话中，听力学家很少使用术语 RITA 与 RIC 相对应，倾向于将 RITA 直接简单地称为 BTE，而对应的另一种类型为 RIC 机。至此我们遵循这一命名习惯，将 RITA 机作为 BTE，RIC 为其对应机型。

> **专业用语：RITA 型与 RIC 型耳背机**
>
> BTE 助听器戴在耳后。BTE 助听器分为 2 类：一种是传统形式的，一般为 RITA 机型；另一种更现代一点的一般称为 RIC 机型，受话器（扬声器）放置在外耳道内。另一种命名方式为"标准"助听器（也就是，现货供应无须定制的助听器），定制助听器的受话器同时放置在助听器和耳道内。

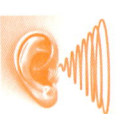

RITA 型的 BTE 体积一般要大于相应系列的 RIC 机，因为它的受话器置于助听器外壳内。耳背机一般安装有多个用户控制键，如控制音量的滚轮或者上下按键和多功能按键。BTE 还有可能装有外部的接口可进行直接音频输入（direct

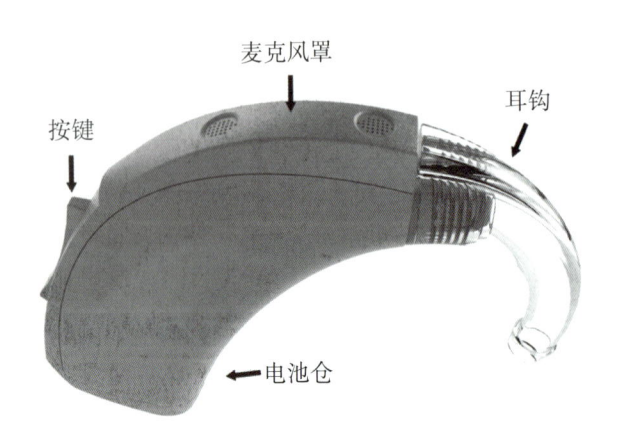

▲ 图 2-1 耳背式助听器，这是受话器在助听器中的一类耳背机

audio input，DAI）或者连接 FM 的接收器。方向性麦克风和电感线圈对于大多数尺寸的耳背机都是标准配置，导声管可以有多重选择，容易更换。BTE 中通常也安装了先进的传感器，并且大部分有儿童模式，如安装 LED 指示灯，对儿童用户比较有帮助。BTE 使用的电池型号最宽泛，从最大的 675 到最小的 10A 号均有使用。

（二）受话器置于耳道内助听器（RIC 机）

RIC 型助听器这些年快速崛起。2003 年推出，2016 年占领了助听器市场 2/3 的份额[1,2]。如图 2-2 所示，RIC 机在传统 BTE 的基础上进行了修改，受话器从助听器外壳内移至外耳道内。除了受话器的位置发生了改变，RIC 机保留了 BTE 的标准特点和工作原理。相较于传统 BTE，RIC 机有以下几个优点：第一，没有受话器内置，助听器外壳可以做得更小；第二，从助听器外壳到外耳道的受话器电缆十分细并且可拆卸，替代了传统的比较粗的导声管，因其里面只需要包含 2 个小规格的导线。

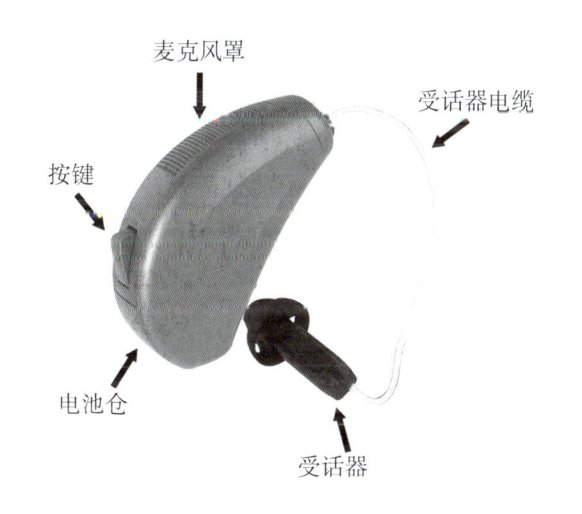

▲ 图 2-2 受话器位于耳道内助听器，这种类型的 BTE 助听器将受话器从助听器外壳内移至患者耳道内

RIC 机的受话器和电缆一般组合到一起成为一个单元，由听力学家挑选适合患者的尺寸。这一单元可拆卸，容易替换。受话器损坏是许多助听器故障中比较常见的一个问题，如果 RIC 机受话器出现故障，可直接在听力学家的诊室内更换，这显著减少了助听器送至厂家维修的次数。最后一点，RIC 机很受欢迎是因为它可以"当场选配"（instant fit）。患者在第一次就诊时就可以选配，开始体验，无须等待定制的耳模。RIC 机受话器的模块化设计，使得一个单一的耳背机可选择大功率和小功率的受话器，适用于较宽范围的听力损失患者。

根据不同耳朵的大小，受话器电缆有不同的长度。弹性耳塞也有不同的尺寸，其连接在受话器给声口的尾端。耳塞可以是密闭型的，也可以是镂空的用于开放耳选配。受话器电缆有时也可以安装一个可弯曲的塑料长条，放置在耳甲腔弯曲部分起固定支撑受话器的作用，通常称为运动锁（sport lock）（图 2-3）。

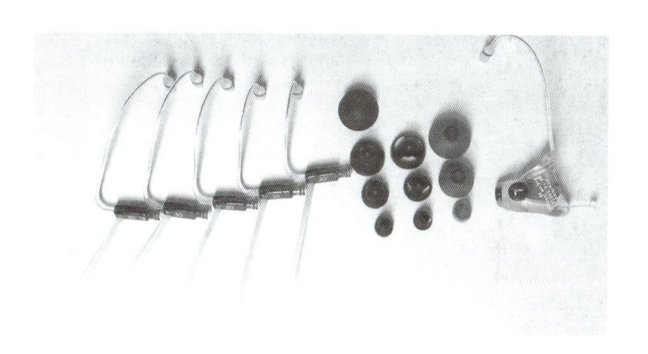

▲ 图 2-3 RIC 机不同长度的受话器、耳塞和定制受话器

RIC 机的受话器也可以根据患者耳朵形状定制外壳。密闭的定制耳模适用于重度到极重度听力损失的患者[3]。

（三）定制助听器

定制助听器在 20 世纪 70 年代推出，助听器的所有组成部件都放置在患者耳朵内。定制助听器的命名方法取决于其充满耳朵的程度。尽管命名惯例有许多不同，但普遍定义为 3 种类型，如图 2-4 所示。第一种是 ITE 助听器。ITE 助听器占据外耳道、耳甲腔，延伸至耳轮内。这是定制助听器中体积最大的,可以起到最好的支撑固定作用,有足够的空间放置电学组件,但外面可见部分也最多。尺寸第二小的是 ITC,占据外耳道,超出外耳道口但不会填满耳甲腔。尺寸最小的是 CIC 助听器,占据外耳道只延伸至外耳道口,是体积最小最隐蔽的定制机类型。因为所有的组件需要放置到很小的空间,CIC 的制作工艺比较困难。这种尺寸也限制了选配患者的听力损失范围,因为麦克风、受话器和内部组件距离较近,更容易发生啸叫。

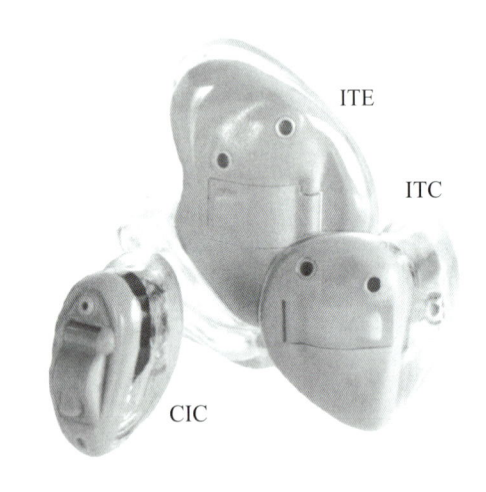

▲ 图 2-4　3 种类型的定制助听器:耳内式(ITE)、耳道式(ITC)、深耳道式(CIC)

早期研究表明与其他类型的助听器相比,ITE 助听器更符合人耳感受声音的自然位置。特别是与有相同性能和组件的 BTE 助听器相比,ITE 助听器可提高 4~6dB 的高频增益[4, 5]。

BTE 助听器导声管与耳模相连使得外耳道的共振峰转移至 1000Hz 左右,定制式助听器的受话器装在外壳内靠近顶端,连接受话器的导声管很短,不会产生 1000Hz 的共振(resonance)[6]。对于那些高频听力损失大于中低频的助听器佩戴者来说,提高助听器音量不会额外产生响度不适的感觉[7]。CIC 助听器体积小,受话器靠近鼓膜有助于提高增益,与相同选配的 BTE 相比,对于特定的听力损失 CIC 本身需要提供的增益更少。使用定制耳模的 RIC 助听器也具有同样的优点。

RITA 机的耳模导声管可看作助听器内部受话器的延伸,规定了声音传至耳道的路线。在长期实践中发现将阻尼子放在 BTE 耳钩内可以平滑助听器的频响曲线。选择合适的具有声阻抗特性的阻尼子可以衰减 1000Hz 的能量,平滑助听器的频响曲线,保留高频峰值[8]。但是阻尼子容易被外耳道中的耵聍和其他碎屑堵塞[9, 10]。现在助听器开始减少使用物理阻尼,因为通过 DSP 可对频率响应进行精细调节[11]。

(四)其他助听器类型

现在的助听器绝大部分类型属于上述类别。过去也有一些其他的类型,例如眼镜式助听器和体佩式助听器,但是因为可供选择的产品很少现在已很少使用。然而新的类型随时都可能出现。助听器制造商尝试着进行一些类型改进,如耳轮助听器(in-the-helix)和隐形助听器(invisible-in-the-canal,IIC)。如果听力正常消费者持续使用无线耳机,之后助听器类型的研究热点可能会集中于标准耳内式助听器即非定制耳内式助听器,类似于无线耳机,无须定制外壳,当场选配。虽然目前认为这种助听器体积太大且不易验配合适。

三、助听器组件

助听器由许多元件组成。图 2-5 是简化的示意图,列出了各部分元件。声音进入麦克风后被转换为电信号,再将电信号放大增强后转换为声信号通过受话器(扬声器)传入人耳。最早的助听器使用模拟微电路进行信号放大与增强。

每一代助听器的更迭见证了科技的进步,并出现越来越多的组件,如无线电和天线、外部音频输入、传感器或者新近更新的换能器。也有一些使用了几十年的组件不需要再使用,如物理音量控制按键[12]。

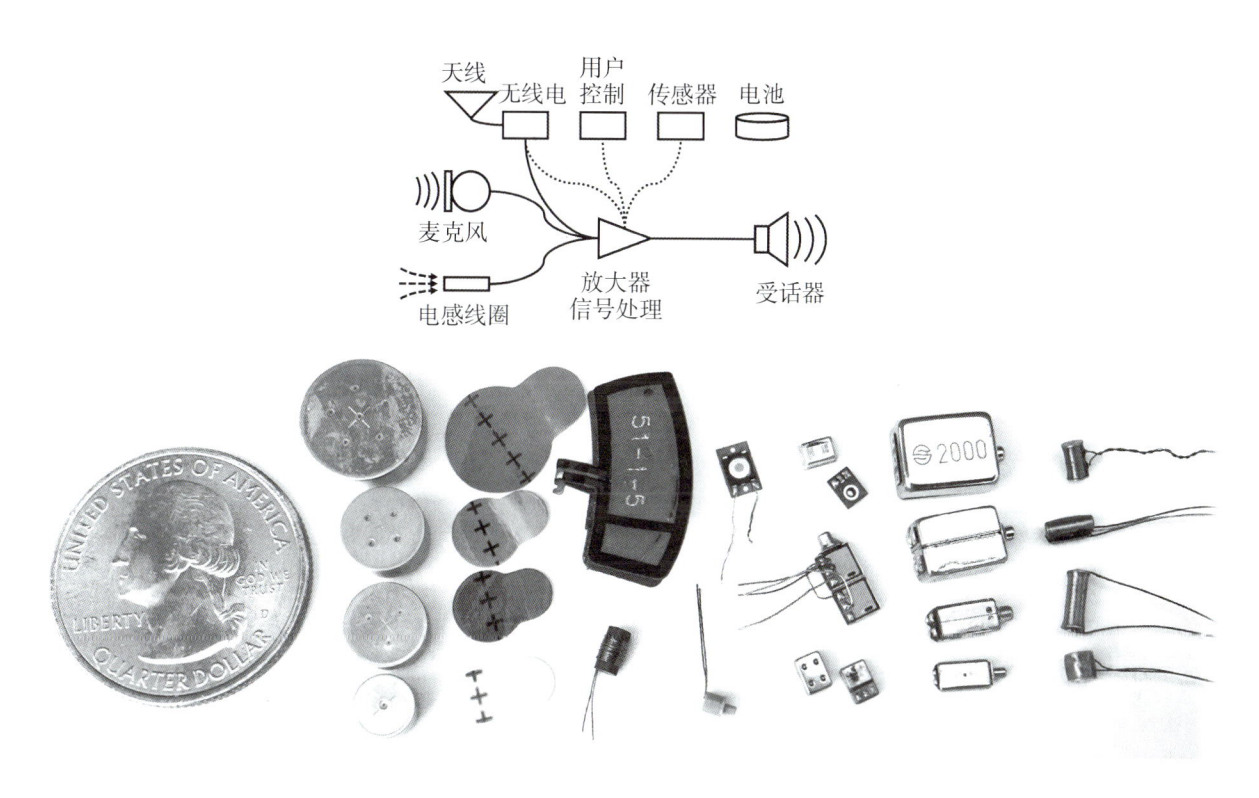

第 2 章 助听器声学特性与硬件的基本原理

▲ 图 2-5 简化的示意图显示了助听器的组成部分

为了方便测量，将不同大小和类型的组成部分与 25 美分硬币比较。从左到右依次为：具有不同颜色贴纸的锌-空气电池、无线电天线、按键、麦克风、平衡衔铁受话器和电感线圈

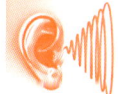

> **专业用语：换能器**
>
> 换能器是指可将一种信号由一种能量形式转化为另一种能量形式的任意设备（如将声压转换为电）。在助听器中，麦克风、电感线圈和受话器都可以被称为换能器。

（一）关于对数、分贝、频响曲线

为了了解助听器和它各个组成部分的性能，必须知道如何直观地感知和展示这些信息。人类感知声音的频率与振幅遵循对数变化的规律。举例来说，我们认为听到钢琴上的音符间具有相同的频率差，但是实际上每个音符间的频率差是持续升高的。当我们觉得一个声音是另外一个声音 2 倍的响度时，声压级却是接近 3 倍。

为了与人类感知匹配，助听器及其组件的频率响应用对数表示。一般普通坐标图是线性间隔的点，如 1、2、3。"对数"坐标图是线性间隔的数量级，如 1、10、100。对于人类来说，可听的频率范围大致为连续 3 个数量级（每个量级称为 decade），可感知的声压接近 8 个数量级。可听声压范围为 0.000 02Pa 至 > 200Pa，为了方便计算将线性单位帕斯卡转换为对数单位 dB SPL（范围为 0~140dB SPL，更方便处理）（图 2-6）。

任何图表都能够被偏斜和缩放，导致暴露或隐藏重要细节，但是助听器频响曲线图的绘制是有标准和惯例的，见下。

- 频率范围最少为 100~10 000Hz，最大为 10~100 000Hz。
- 频率轴间隔（10 倍）的长度与纵轴 50dB 的长度相等。这样可以直观看到曲线的坡度及起伏。

009

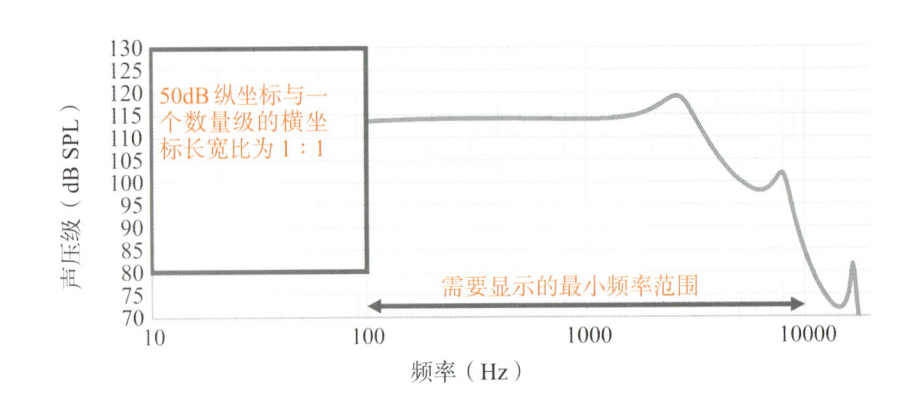

▲ 图 2-6　标准声学听力图，横坐标为对数频率，纵坐标单位为分贝。显示了 ANSI 推荐的长宽比（每个数量级 50dB）

　　对数和分贝是如何转换的呢？在早期电话普及的过程中，工程师需要探寻一种更简单的方法比较十分大和十分小的数字。他们发明了贝尔（Bell）（以电话的发明者 Alexander Graham Bell 的名字命名）。1Bell 代表 10 倍的能量提升。这个概念现在也被用于声音以外的许多学科，如无线传输的射频功率级。

（二）麦克风

　　麦克风是将声音即声信号转换为其他可用信号（如电信号、数字信号等）的换能器。构建一个麦克风有许多方法，最常见的类型是电容式麦克风（condenser microphone，也被称为"capacitor"或"electrostatic" microphones）。绝大多数助听器使用 1~2 个微型电容式麦克风，或者电容的一种亚型驻极体（electret）麦克风。所有的电容式麦克风将声音转化为电的原理都是相同的。内部有薄的金属膜片紧靠充电底板。声音的疏密变化引起薄膜振动，靠近或远离底板，使得电子在薄膜上下运动。电子的移动形成了与声信号相匹配的电信号（图 2-7）。

　　微电子机械系统 (microelectronic mechanical system，MEMS) 技术的应用提升了助听器的稳定性。这种制造方法可以一次制作数百个 MEMS 麦克风，性能可以充分匹配。麦克风采用化学工艺制造，这本身就要求麦克风很坚固，能承受很

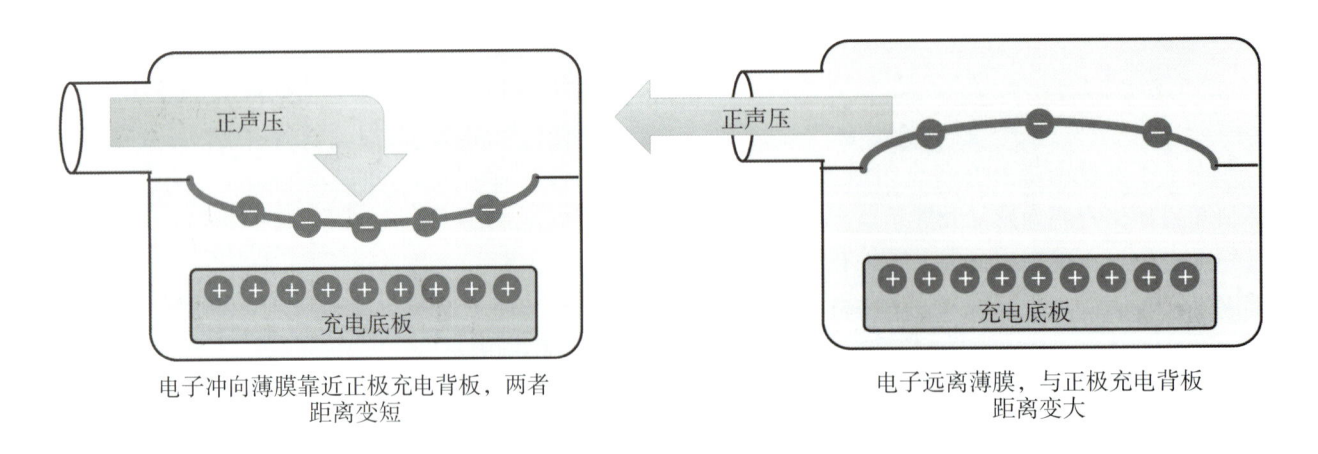

▲ 图 2-7　驻极体麦克风将变化的声压转换成变化的电流的过程示意图

高的温度。与驻极体麦克风中使用的薄金属膜片相比，MEMS麦克风采用坚硬的硅膜片，能在不同湿度、温度下保持稳定，抵御外物如灰尘、耵聍等[13]。

专业用语：驻极体

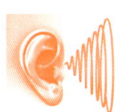

电容麦克风的底板需要电源（如电池）充电。驻极体麦克风使用永久充电的底板来简化这一设计。"驻极体"一词的意思是"永久带电"，就像"磁铁"一词的意思是"永久具有磁性"。

专业用语：MEMS

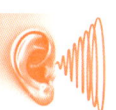

"MEMS"是微电子机械系统的缩写。通常指取代人工或机器组装，而在半导体制造技术基础上发展起来的设备。MEMS麦克风可以使用任意麦克风的工作原理，大多数都是电容式的而不采用驻极体，因为其制作过程需暴露在高温环境下，这会损坏驻极体的充电底板。

1. 麦克风灵敏度响应

不同的麦克风即使输入声压级相同也会产生或大或小的输出信号振幅。特定输入声压可产生多少输出，即为麦克风的"灵敏度"。

图2-8显示了一个典型的全向性麦克风在自由声场（free-field）下的频率响应。可以发现麦克风的灵敏度在所有频率是不相同的。在共振频率下灵敏度可达到最高，在非常高和非常低的频率灵敏度陡降。助听器开发人员需要对麦克风硬件进行微妙改进使得频率响应的峰值在人耳可接受的频率范围内。

专业用语：自由声场

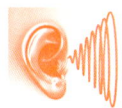

靠近麦克风的周围环境会影响麦克风的响应。术语自由声场指麦克风在大而空旷的空间内，周围没有回音和物体影响声音。自由声场麦克风响应经常会与"在头部"（on-head）的麦克风响应进行对比。麦克风位置的影响将在后面讨论。

专业用语：线性

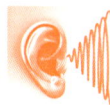

当系统是线性的，输入的变化引起相应的输出变化可以通过简单的乘法预测（如乘以100dB或加20dB）。对于非线性系统，输出与输入的关系即增益相对更加复杂。举例来说，压缩系统是非线性的，输出依赖于基本增益、输入级、压缩拐点和压缩比。

2. 麦克风限制

真实情况下麦克风是有限制的，可以被剧烈的人声损坏。麦克风膜片的自然特性导致其存在

典型全方向性麦克风灵敏度（阴影区域不可听）

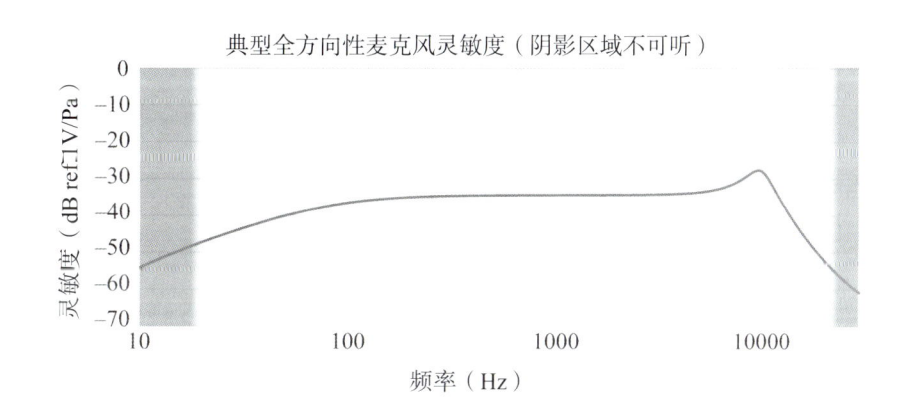

▲ 图2-8 全向性麦克风灵敏度的频率函数

连续的微小振动，而产生随机的小噪声，称为本底噪声（self-noise）[14]。麦克风可拾取并可转换为有用信号的最小声信号到最大声信号的范围为动态范围。

每个麦克风都有本底噪声，可能是由膜片或者内部电子放大器产生，是一种持续存在的通常可听到的低强度的嘶嘶声[15, 16]。在绝大多数环境中，聆听者感兴趣的声音要大于麦克风的本底噪声。本底噪声用声压级表示称为等效输入噪声（equivalent input noise，EIN）。和麦克风灵敏度类似，EIN也随着频率改变。不同的是，灵敏度通过扫过全频纯音测量，而EIN通常用1/10量级（one-tenth-decade）条状图表示，频率不连续。可使用为A计权计算，通常麦克风等效输入噪声接近30dBA（图2-9）。

当输入很大，接近声过载水平（acoustic overload level，AOL）时，麦克风的响应不再是线性的。常规表示方法为1000Hz正弦信号刺激可使麦克风输出产生3%～10%或者更高的总谐波失真（total harmonic distortion，THD）。不是所有的麦克风制造商都认同这种测量方法。对于参考单一频率的输入信号，标准麦克风的AOL可达到120dB SPL。言语和音乐，峰均比也就是峰值因子相对较高，可能在更低的水平，100～110dB SPL就开始产生失真[17]。

3. 麦克风方向性

大多数麦克风都是全向性的，也就是说它们在每个方向上拾取信号的能力是相等的，不需要指向声源。但是在一些情况下麦克风有方向性是

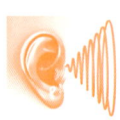

> **知识点：EIN不受增益影响** ✓
>
> 上文提到的EIN可以想象为助听器外部的噪声源。助听器的输出噪声是EIN经过每个频率的增益放大而产生的。EIN不受增益的影响，但是输出噪声受增益的影响。为了降低两者，唯一方法就是使用噪声抑制算法或改进麦克风的设计。

> **专业用语：粉红噪声和白噪声**
>
> 一些噪声的频谱图可以用不同颜色表示。白噪声各频率能量相等，听起来像小雨声。粉红噪声低频部分能量分布较多，听起来像大雨声。粉红噪声高频能量分布更少，听起来像咆哮的瀑布声。人类言语的频谱与粉红噪声最类似，人耳感知粉红噪声更平滑。其他随机噪声类型被称为彩色噪声。
>
> 这个术语来源于可见光。人类可以看到的颜色与电磁波的频率相关，低于红光频率（400×10^{12}Hz）的光被称为红外线，超过紫光频率（789×10^{12}Hz）的光被称为紫外线。相对应的声音被称为次声波和超声波。在这2种频率之间的光有彩虹的所有颜色。将每个颜色频率的光以相等的能量组合可以得到白光，低频能量分布增加可以使粉光变为红色。

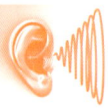

有益处的。方向性麦克风放大指定方向拾取的声音同时衰减其他方向的声音。换一种方式来讲，患者佩戴有方向性麦克风的助听器，与两边和背后的声音相比，前方的声音会听得更清楚。

典型全向性麦克风等效输入噪声（阴影部分不可听）

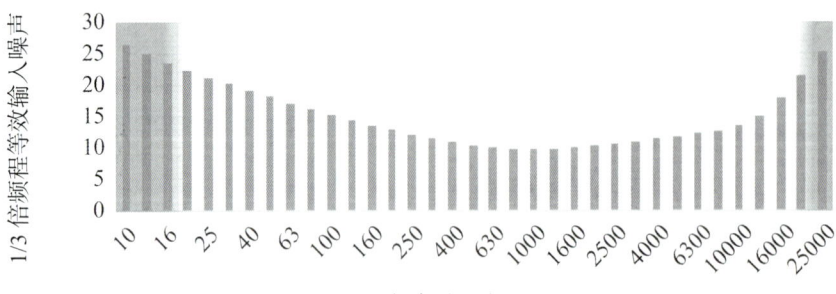

◀ 图2-9 典型全向性麦克风等效输入噪声

4. 极性图和方向性指数

不同角度的衰减量可以通过极性图直观地表示出来。从上俯视的极性图显示了麦克风的相对灵敏度。正前方指向为 0°，左右指向为 ±90°。180° 为麦克风队列或者聆听者的正后方。全向性麦克风的极性图是圆形的，每个角度的灵敏度相等。方向性麦克风可以有不同的极性图，在一个或多个角度有衰减。衰减最多的角度被称为零值角（null angles）。

方向性指数（directivity index，DI）是指不同极性图在噪声场下衰减的总量[20, 21]。一个麦克风或麦克风组的 DI 是对麦克风方向性的测量。DI 可以理解为信噪比的有效提升。方向性麦克风在 0° 以外的其他角度，衰减声音的能量越多，DI 值越高。在扩散声场下，声源到达麦克风周围各方向能量相等。DI 以分贝为单位，为在麦克风正前方测得的输出与给定输入的比值，减去在扩

> **注意：自由声场的极性图是不存在的** ✗
>
> 这一部分显示的极性图都是在自由声场下测量的，没有任何障碍物，如人体头部或躯干。这样易于理解，但最终助听器佩戴者的极性图是有衰减的（如图 2-10 所示）。并且自由声场的极性图需要在很大的消声室中测量[18]。最近似的情况是使用小音箱测试，音箱扬声器与助听器的麦克风口需在一条直线，并且音箱应该是空的来避免声反射[19]。

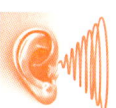

散声场下输出与弥散声输入的比值。根据定义，全向性麦克风的 DI 值为 0dB，输入集中在一个角度或分散到所有角度输出都是相等的。有 2 个声输入口的方向性麦克风 DI 值可达到 6dB[22]。更复杂的方向性设计可获得更高的 DI 值（如更多的声输入口或更多的麦克风）。但是佩戴单个助听器很难实现，一对可以无线连接的助听器可以实现（见第 6 章）。

图 2-11 展示了一例方向性麦克风在消声室内的心形极性图。麦克风的灵敏度是输出与正前方麦克风输入的比值。每次在麦克风不同角度输入信号测得的输出构成了麦克风的极性图。将输入信号平均分配到各个角度，查看麦克风极性图怎样减少输出，可测得方向性指数。

图 2-12 为常见的极性图和其相关的方向性指数值。绝大多数单个麦克风形成的极性图都是单叶或两叶的。通过硬件设计固定极性图的零值角或者通过自适应数字算法调整零值角可尽可能减少佩戴者后方的噪声。

需要注意的是，麦克风极性图和方向性指数不是每个频率都相同。言语频率对助听器来说最重要，方向性指数需达到最大。因此有一些倾向于言语频率 DI 加权方式的惯例。

- SII-DI：言语清晰度指数 DI[23]。这种加权平均显示了随着方向性提高言语理解能力提升的趋势[24]。

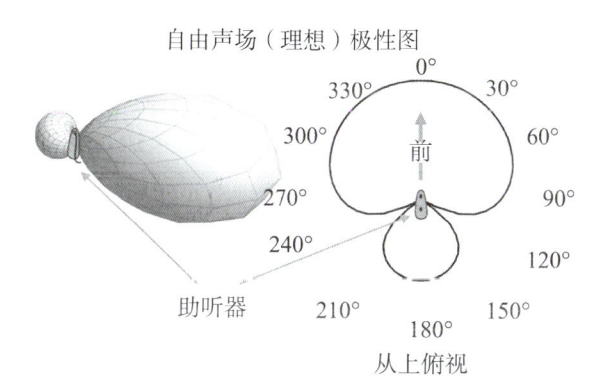

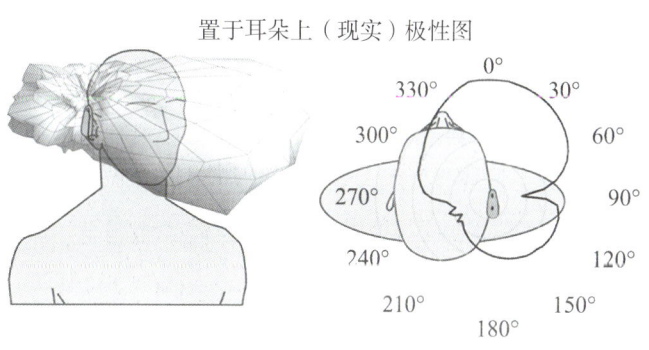

▲ 图 2-10 当助听器佩戴在人耳上时理想助听器方向极性图（左侧同构图及俯视图所示）会出现衰减（如右侧同构图及俯视图所示）
（此图彩色版本见书末彩图部分）

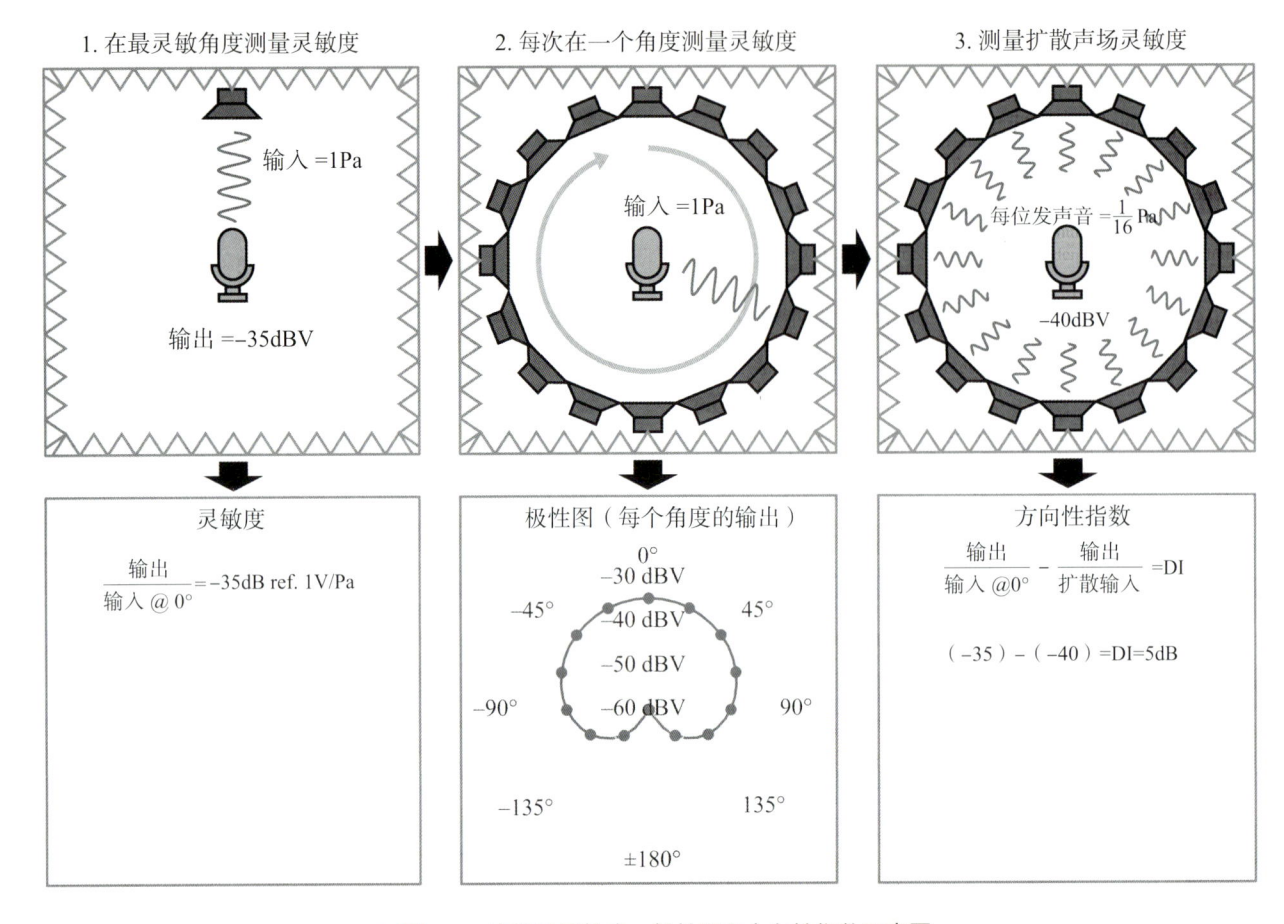

▲ 图 2-11 麦克风灵敏度、极性图和方向性指数示意图

灵敏度是测量麦克风前方（零值角）的声音输出。极性图是通过其他角度测量的声输出与麦克风前方的声输出比较获得。方向性指数测量的是扩散声场下每个角度声音与只来自麦克风前方的声音灵敏度的降低

• AI-DI：发音指数 DI[25, 26]。这种加权平均在 SII-DI 之前出现，通过频率加权言语重要性。这种加权方式简单但是对于预测言语理解变化不太准确[24]。

• 不加权：不同频率的 DI 均值不加权，说明每个频率都同等重要[21, 27]。在这种情况下可以很好地显示麦克风的性能，但是提高 DI 的贡献不能很好地转换到提高言语识别。

5. 双全向性麦克风队列

通过特定方式组合 2 个全向性麦克风来拾取信号可以获得方向性响应。相邻的麦克风运用一个很小的延迟（几微秒），后侧的声音先到达后方的麦克风，再过几微秒达到前方的麦克风。这种延迟排列 2 个麦克风的信号，当信号相加时聆听者后方的声音会减小。对于自适应定向麦克风，调整此延迟将导致零转向或减少方向零值电平位置的移动（图 2-13）。

双全向性麦克风队列的一个缺点是需要 2 个全向性麦克风完全匹配。如果 2 个麦克风的灵敏度相差超过 1dB，形成的方向性会大大降低。即使开始的时候 2 个麦克风是相匹配的，随着时间推移灵敏度也会偏移。这个过程叫作"漂移"（drift），可由温度、湿度、耵聍造成[28]。听力学家需确保清理或替换麦克风罩时不会产生碎屑，并且在测试箱或者通过真耳分析验证方向性麦克风的性能。

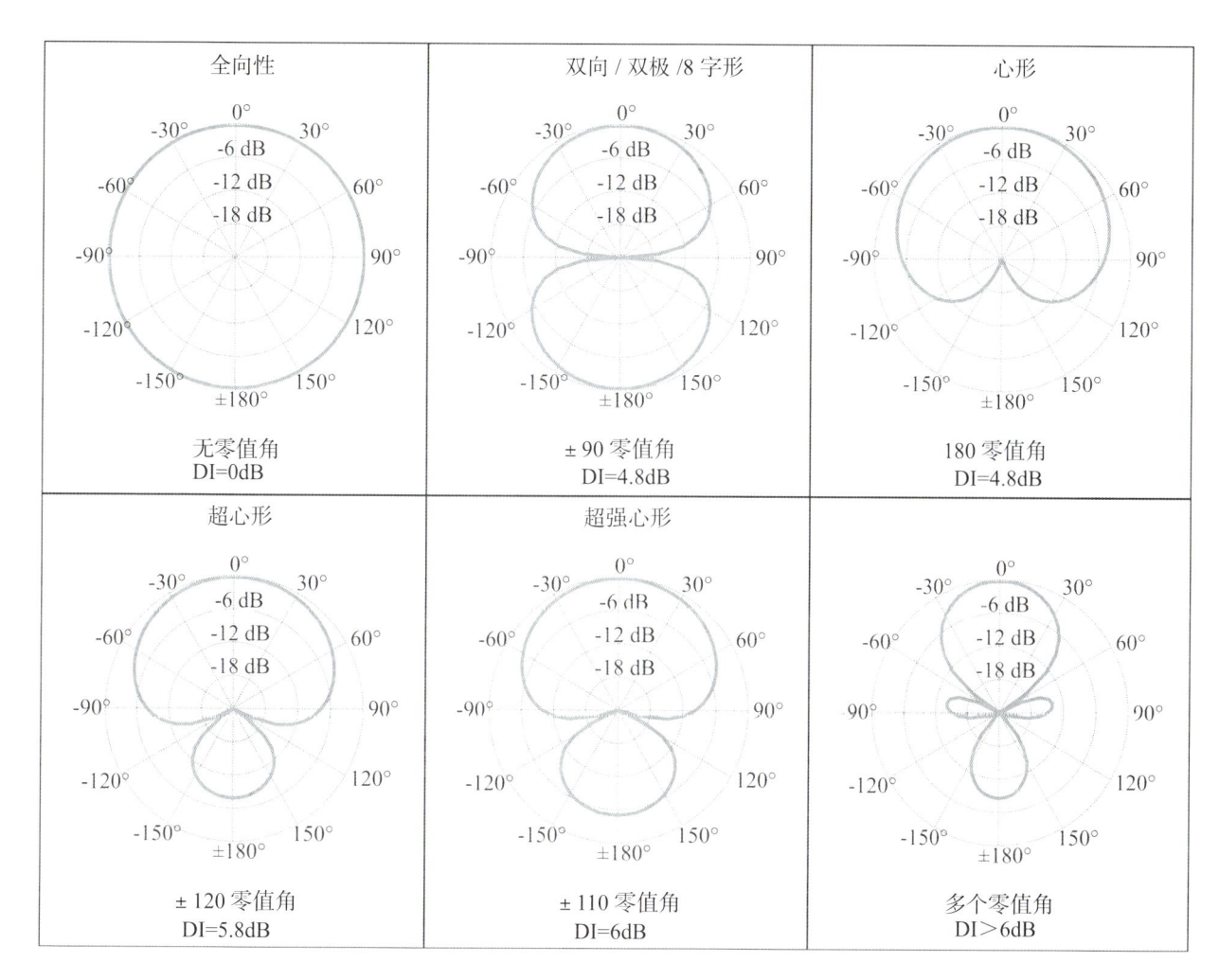

第2章 助听器声学特性与硬件的基本原理

全向性	双向/双极/8字形	心形
无零值角 DI=0dB	±90 零值角 DI=4.8dB	180 零值角 DI=4.8dB
超心形	超强心形	
±120 零值角 DI=5.8dB	±110 零值角 DI=6dB	多个零值角 DI>6dB

▲ 图 2-12 常见麦克风极性图
DI. 方向性指数

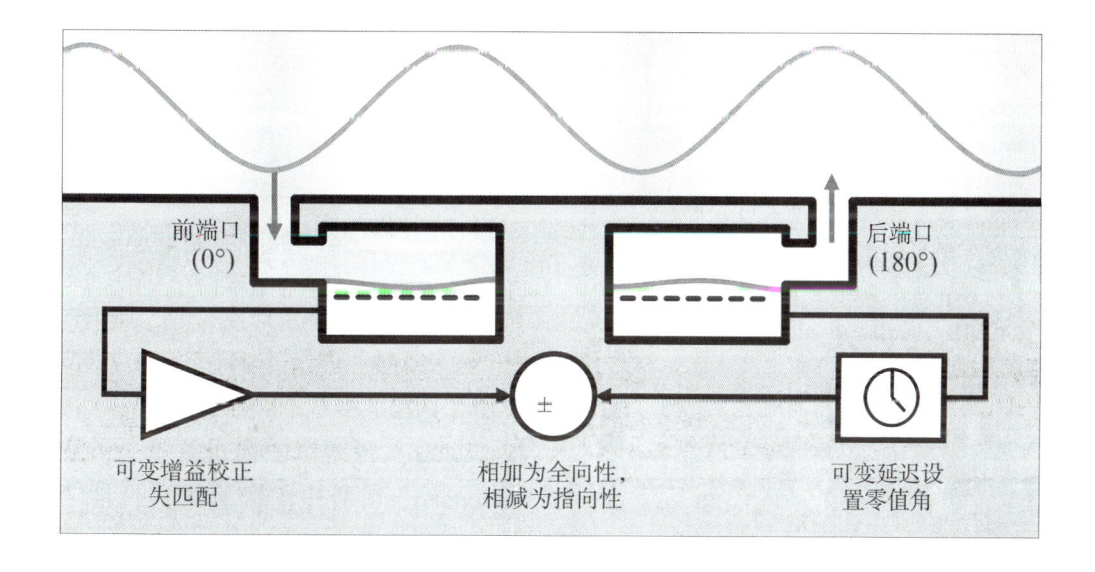

▲ 图 2-13 在双全向性麦克风系统中，结合可变数字延迟与增益的 2 个信号来动态调节方向特性

015

（三）感应线圈

感应线圈又叫作"电感线圈"（telecoil），是由极细的铜丝包绕金属棒上千次构成。如果是麦克风信号，电感线圈利用电磁感应将磁音频信号转换为电信号来处理。磁音频信号是电话听筒和公共场所安装的辅助聆听的感应环路的副产物。直接放大通过感应线圈拾取的电磁信号，而不是麦克风拾取的声音信号，可直接拾取音频信号避免了环境噪声[29]。

半个世纪以前就发明了电感线圈，从那时起其应用就开始拓展，包括"环路系统"[30]（loop system）。环路系统是一个大的电线环路将磁音频信号传输到电感线圈。这个环路可以挂在人的脖子上，也可以安装在剧院、出租车、教堂和教室的边缘。感应环路使该场所充满了电磁信号，带有拾音线圈的个人均可以接收到。装有环路系统的设施经常带有如图2-14所示的国际标志，便于识别使用。

1. 感应线圈工作原理

电流流过线圈会产生穿过线圈中心的磁场。这一原理是对称的，穿过线圈的磁场也可以产生通过线圈的电流。这表明电信号通过电磁转换可以实现从一个线圈到另一个线圈的无线传输（图2-15）。

在传统的扬声器中，线圈的交替磁场推拉磁铁，使得线圈和喇叭移动产生声音。这一过程的副作用就是使得扬声器线圈散发磁信号与用来产生声音的电音频信号匹配。几十年来，每一个电话听筒都有扬声器（受话器）产生这种强烈的磁音频信号。电感线圈利用这一原理可通过磁感应传输干净独立的信号，而不需要依赖于电话产生

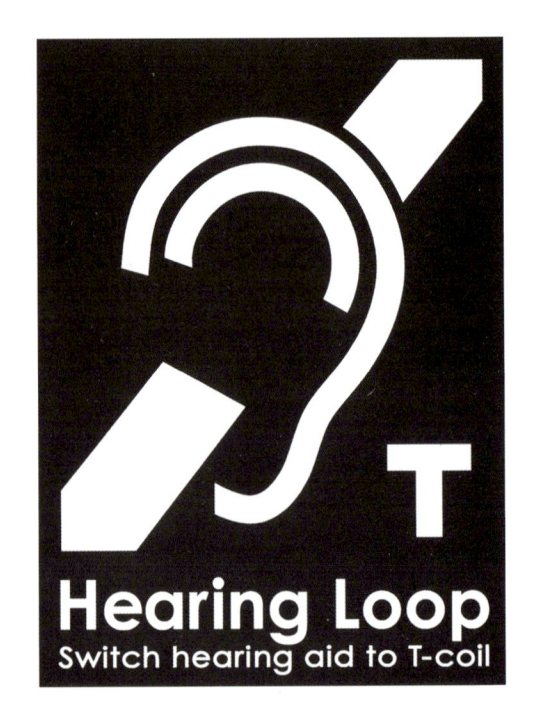

▲ 图2-14 表示兼容配备有电感线圈助听器的环路的国际标准标志

的声信号。

环路系统更进一步利用这一原理。环路线圈可以环绕在脖子上，放置在沙发周围，甚至是礼堂周围，应用电音频信号，就像使用足够的扬声器可提供感应线圈所需的磁信号。对于给定的磁场强度，感应线圈使用许多线圈来放大电流，然而环路系统通常只有一个"线圈"。环路系统供给能量越多，相较于电话听筒应用的电流更大，可产生更强的磁场。

2. 电感线圈角度

电感线圈具有高度的方向性，当线圈的方向与磁场呈一条直线时才能与磁场产生交互作用。图2-16和图2-17显示了电话听筒和安装在房间

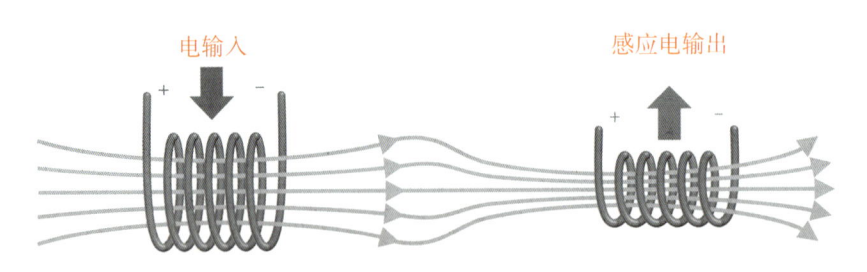

◀ 图2-15 感应线圈之间的电磁感应，注意信号传播（箭头指示方向）穿过环路的中心

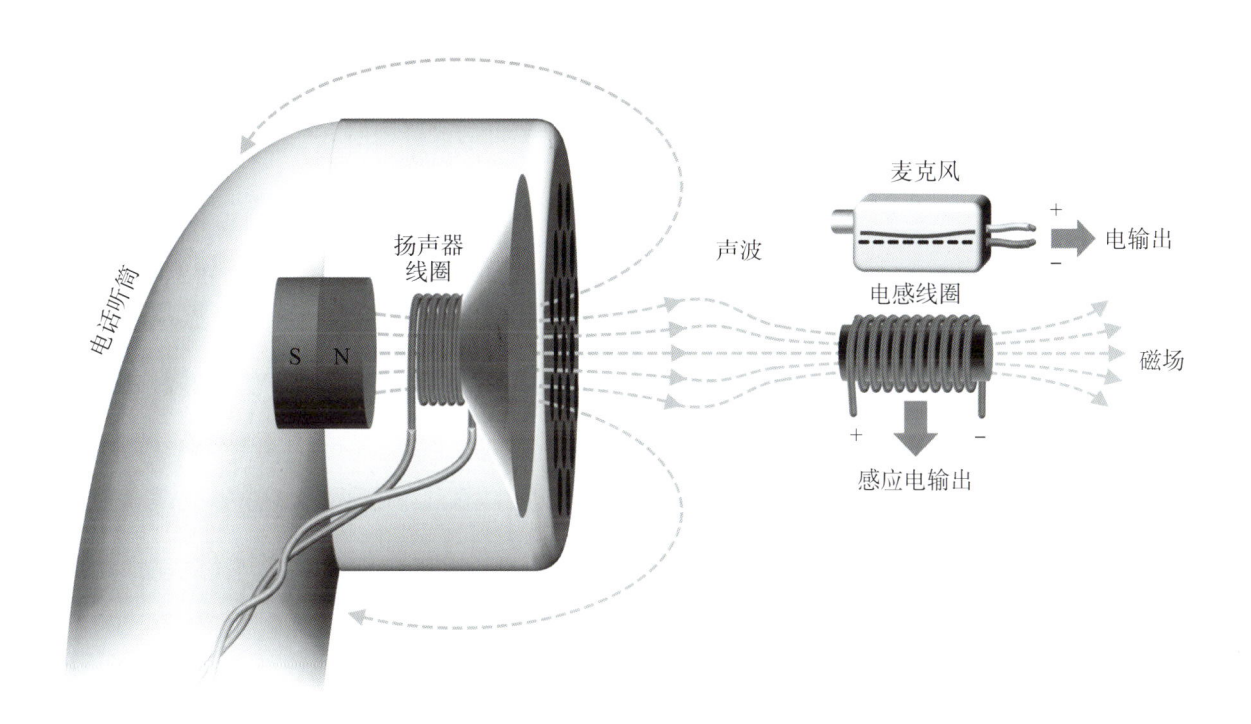

第 2 章 助听器声学特性与硬件的基本原理

▲ 图 2-16 传统电话听筒输出既有声音频信号也有磁音频信号，都能从输入源传送声音

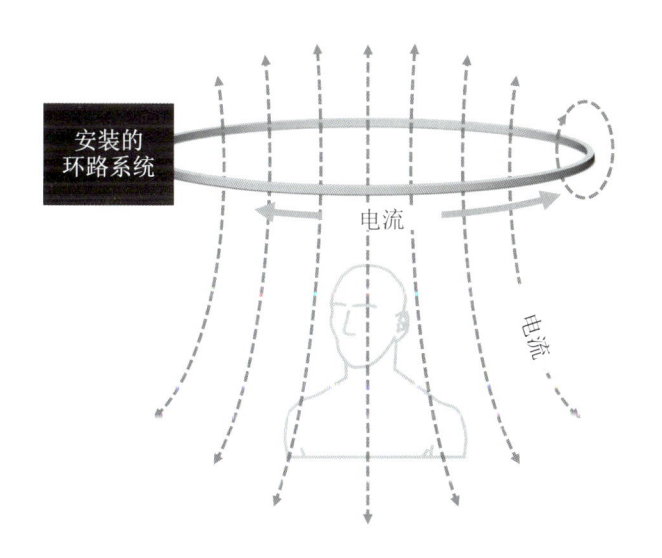

▲ 图 2-17 磁环路系统可大可小

安装在建筑中的环路系统较大，而个人颈部佩戴的环路仅仅服务于佩戴者

的环路系统磁场不同的传播方式。为获得最佳的接听电话的效果，助听器中的线圈方向需是水平的。环路系统中电感线圈最佳的放置位置是垂直于设备内。但是目前垂直方向是更常使用的折中方案，如图 2-18 所示 [31]。

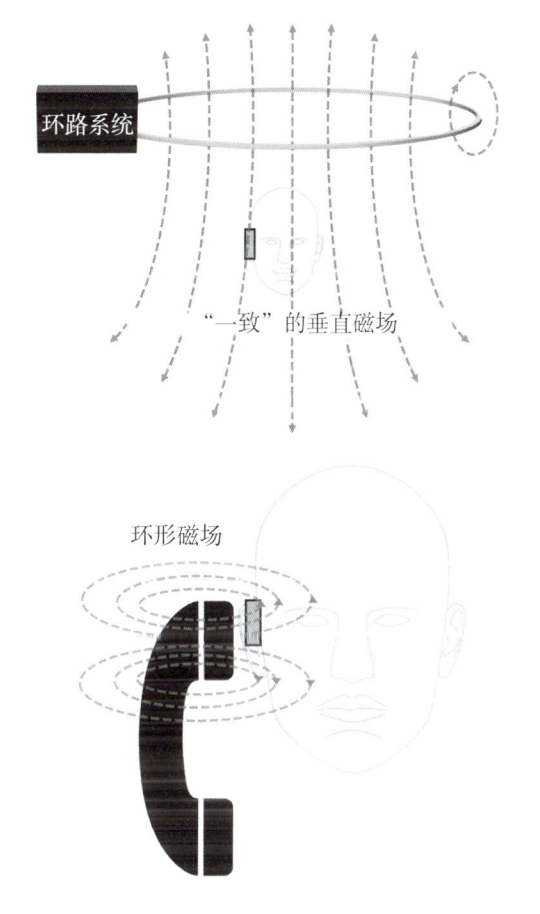

▲ 图 2-18 在支持环路系统和电话磁信号的更紧密的环形磁场中，垂直的电感线圈更占优势

017

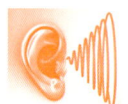

> **注意：电话"最佳位置"** ✗
>
> 对于任意的拾音线圈方向，都存在"最佳位置"（sweet spots）使线圈与电话磁场完全耦合。为了寻找最佳灵敏度的位置，可能会导致电话放置的位置很奇怪[29]。

> **知识点：计算说明书中的RSETS和RTLS** ✓
>
> 不是所有的助听器说明中都包括RSETS和RTLS。但是，如果提供了HFA-SPLITS和HFA-SPLIV，匹配的这些指标可以计算出来。
> RSETS=HFA-SPLITS-（RTG+60）
> RTLS=HFA-SPLIV-（RTG+60）

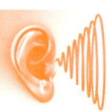

3. 电感线圈指标

表2-1为ANSI S3.22规定的性能指标，以下进行说明。

绝对的测量方法（HFA-SPLIV和HFA-SPLITS）比较简单，不需要在麦克风模式下测试。但是这也减少了它的有效性。每个助听器的增益不同，会影响这些测试方法，相互之间很难比较。与麦克风模式相对的测试，RTLS和RSETS是可以比较的，因为为了保持匹配，电感线圈和麦克风增益需同时升高与降低。麦克风和电感线圈模式最佳匹配为"0dB"。正或负的RTLS分别表明环路系统内的电感线圈太强或者太弱。正或负的RSETS分别表明电话的电感线圈太强或太弱[32]。ANSI标准之前的版本这些指标有其他的名字。RSETS以前叫作模拟电话灵敏度（simulated telephone sensitivity，STS），RTLS以前称为测试环路灵敏度（test loop sensitivity，TLS）。

（四）助听器受话器

几十年来助听器使用的都是平衡衔铁受话器。之所以称为受话器而不是扬声器，是为了与电话术语相对应；麦克风是传送器，放置在耳朵里的部分是受话器。制作扬声器有许多方法，但是平衡衔铁设计历史悠久，是最小的也是最有效的扬声器类型[33, 34]。

平衡衔铁受话器工作原理与传统扬声器相似，图2-19将两者进行了对比。受话器组成部分包括感应线圈、磁铁和薄膜，它们被重新排列，集中放置在小盒子里。与传统扬声器相比避免了移动整个线圈，因为那样可能效率很低。一个柔韧的长条金属（叫作衔铁）像跳板一样平衡在两块磁铁之间。当声音转换成电流的形式穿过线圈，衔铁被磁化，指向其中的一块磁铁。衔铁与薄膜相连如下图所示，驱动声音从受话器输出。

1. 受话器灵敏度响应

受话器的灵敏度响应与麦克风相同。与麦克风将声音转换成电信号不同，受话器将电信号转换为声音。举例来说，1000Hz的对应灵敏度为20dB Pa/V，即1V 1000Hz的输入产生高于1帕斯卡的20dB的输出（如1V输入产生114dB SPL输出）。但是受话器的灵敏度响应依赖于声负载。声负载包括受话器需要驱动其中空气的声管与腔体。

表2-1 电感线圈性能指标

规格/测量	助听器垂直于统一的垂直场（如大的环路系统）	助听器水平放置于环形场（如电话模拟器/小的环路系统）
耦合腔内绝对输出	HFA-SPLIV（垂直场高频平均声压级）	HFA-SPLTIS（感应电话模拟器高频平均声压级）
与麦克风模式相对的输出（希望为0dB）	RTLS（相对测试环路灵敏度）	RSETS（相对模拟等效电话灵敏度）

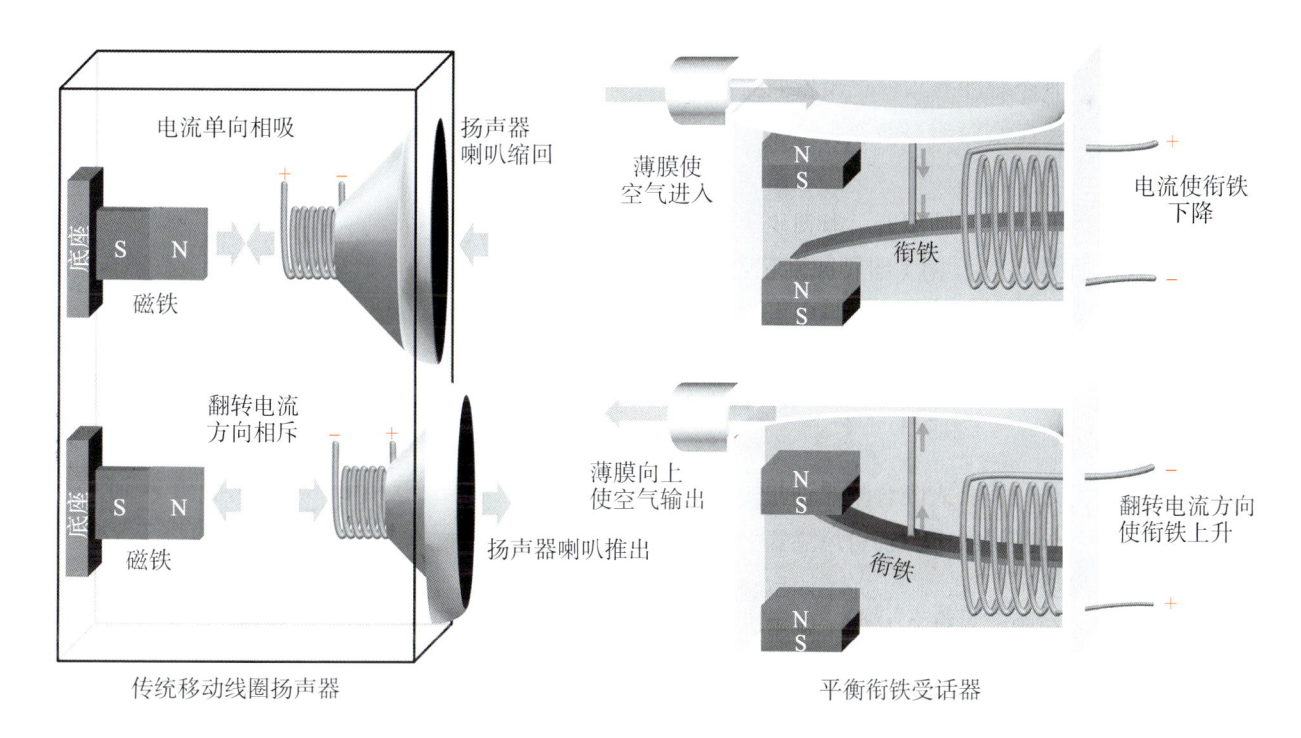

▲ 图 2-19　传统移动线圈扬声器（在大部分扬声器、电话、听筒和耳机中使用）和平衡衔铁受话器（在大多数助听器和专业耳机中使用）工作原理对比

2. 声管与共振效应

在助听器中，受话器使用导声管使空气进出耳道。这个系统近似于经典的 Helmholtz 共鸣器。这种共鸣器发出的声音类似于在一空瓶顶端吹气的声音。这个瓶子的共振频率（即在开放处吹气听到的声音）绝大多数情况下由 3 个因素决定[35]。

瓶颈越长、瓶子越大或者瓶颈越细，共振频率越低。导声管越长越细，共振频率越低。导声管共振在每个谐波频率（2 倍、3 倍、4 倍等）都带来共振。许多助听器的二次谐波频率很高，可以忽略。但是，如果导声管共振频率的基频低，可产生 6 个可听的导声管共振，如图 2-20 所示。

RIC 机和定制机受话器和耳道之间的声管最短，所以受话器的自然共振没有受太大影响。耳背式助听器受话器到耳道的声管较长，对共振频率的影响最大，使用细声管更会加剧这一影响。

$$共振频率 \propto \frac{瓶颈直径}{\sqrt{瓶子体积 \times 瓶颈长度}}$$

> **知识点：共振效率提供"免费"输出** ✓
>
> 由共振导致的声输出放大是效率的被动提升，不需要额外的能量。BTE 可以从中获益，相同的受话器和电池寿命，导声管更长可获得更高的输出。

> **注意：不同导声管长度影响响应** ✗
>
> 如这一部分所指出的，声管长度的变化很大程度上影响每个频率的声输出。BTE 助听器可能达不到制造商预先计划的响应，因为声管需根据每个特殊佩戴者的情况进行修剪。

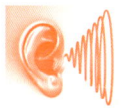

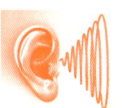

3. 受话器限制

受话器确实会产生一些随机噪声，但是噪声比较小并且不涉及听力学问题。助听器中主要的噪声源为麦克风和前置放大器。模数转换器会产生一些低声压级的噪声，只有在助听器不放大声音时可听到[36]。受话器通过最大声输出

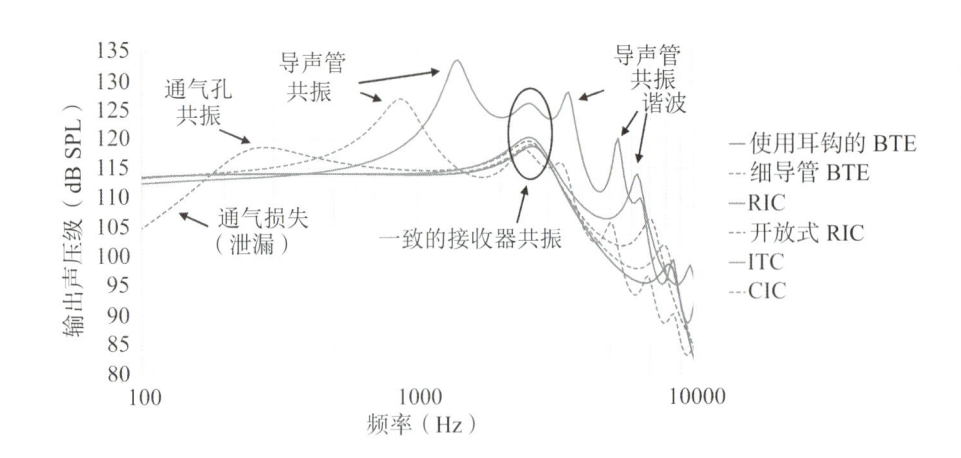

图 2-20 不同尺寸声管的声学输出

图示的所有响应使用的受话器和耦合腔相同；唯一的差别在于声管的长度和直径。长或细的声管使基频更靠近低频，减少了高频输出。通气孔产生了低频共振但减少了低频输出。BTE. 耳背式助听器；RIC. 受话器位于耳道；ITC. 耳道式；CIC. 深耳道式（此图彩色版本见书末彩图部分）

（maximum possible output，MPO）测量声输出的上限。MPO 代表在达到以下两种情况之一之前受话器的输出限制：失真超过了标准限制或者达到助听器信号处理和电池的最大电子性能。在第二种情况下，受话器可以在那个频率产生更大输出，但是助听器其他部分限制了它的输出。

4. 低音扬声器、高音扬声器和多个受话器

绝大多数音频系统使用多种扬声器来再现声音。以汽车内的扬声器系统为例，有产生低频音的低音扬声器，产生高频声音的高音扬声器。频率分离是为了避免一个扬声器试图再现所有频率声音造成失真。举例来说，低音扬声器需要移动特别多的空气，使得需要轻微振动的高频可能会缺失[37]。

大部分助听器使用单一受话器再现声音，这种选择主要受换能器尺寸的制约。现在助听器也使用双受话器，使用 2 个相同类型的受话器，使输出声压级翻倍（+6dB），但是也会使尺寸翻倍。增大单个受话器的大小也可以达到这种效果。但是应用双受话器的关键益处在于可产生高的输出级时减少振动。2 个摆动的衔铁能够消除助听器内的振动，避免产生机械性的声反馈[38]。

（五）电池

助听器由近似阿司匹林大小的小电池供电。现代助听器使用的电池一般有几种类型，每种都有独特的优点与缺点，在电池寿命、尺寸和可充电性之间保持平衡。每种类型电池可提供的尺寸有许多。以下内容讨论一些常见的电池类型。

1. 锌 - 空气电池

锌 - 空气电池是几十年来助听器最常使用的电池类型。这种电池的"化学特性"（chemistry，即电池类型）是可以提供最密集的能量[39]。在相同尺寸的情况下，其他类型电池的化学特性不能持续这么长的时间。锌 - 空气电池在阳极面（正极）有 1~5 个气孔使空气缓慢进入。这种空气交换是必需的，可产生化学反应来生成电压。如果气孔被水或自带的贴纸堵住，锌不能氧化就不能产生电压。相反，当气孔开放时，无论电池是否使用均会放电（图 2-21）。

这一化学反应产生的电压在 1.3V 左右，但当电池刚开始使用时电压可达 1.5V，电量将耗尽时电压会低于 0.8V。当高供能（如无线连接或者大的声输出）、高温或者气孔堵塞时，这种类型的电池容量迅速耗竭。典型的 13 号锌 - 空气电池容量约 380mWh。锌 - 空气电池不可以充电，对应助听器有 5 种标准尺寸；每一种都有对应的

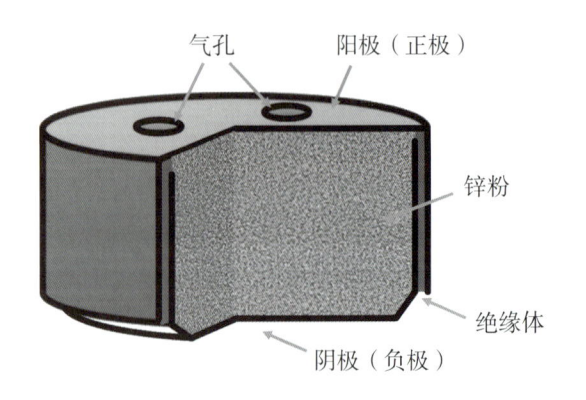

图 2-21 锌 - 空气截面图

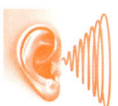

> **专业用语：毫瓦时**
>
> 毫瓦时（milliwatt hour，mWh）是测量电池储存能量的多少（即 1h 产生多少毫瓦的能量或者 1mW 可以使用多少小时）。有些电池使用 mAh 来标定容量，但是不是所有的电池电压都相同，所以 mAh 有时可能不能用于比较不同电池的化学特性。

数字和颜色，如表 2-2 所示。

2. 氧化银电池

氧化银电池外观上与锌-空气电池类似（相同的尺寸和形状），但是没有用于气体交换的气孔。它可以产生接近 1.4V 的电压，与锌-空气电池相比能更有效解决大电流需求。但是持续使用时间要短于锌-空气电池（一个 13 号氧化银电池容量大概 300mWh）。氧化银电池不可充电，因为高花费和低容量在现代助听器中并不推荐使用[40]。

3. 银-锌电池

银-锌电池听起来像是锌-空气电池和氧化银电池化学特性的组合，但是它与两者都不同。这种类型电池可充电，工作电压在 1.9V 左右。它有和锌-空气电池一样的标准尺寸，但是由于其电池容量显著小于锌-空气电池，因此使用时间也明显短于它。最近许多助听器安装特殊的电池舱门来使用锌-空气电池或者银-锌电池[41]。

4. 锂离子电池

锂离子电池在各种可充电电子设备中很常见。它的能量密度要小于锌-空气电池，意味着要获得同等的使用寿命它的体积要做到更大。现在有些助听器开始使用不可拆卸的锂离子电池[42]。这种应用使得患者不能自己更换电池。锂离子电池可以提供大概 3.7V 的工作电压，但是在电池使用耗尽时电压能够在 3.0~4.2V 变化。13 号锂离子电池充电容量约 90mWh。

5. 电池寿命

除了电池类型，其他还有许多因素影响电池的使用寿命[43]。助听器说明书中经常包括"闲置消耗"和"ANSI/IEC 消耗"。闲置消耗不包括受话器的耗能或进行与动态特性如反馈抑制算法相关的信号处理的耗能。ANSI/IEC 消耗测量不包括"高级性能"，但是与一定比例的典型受话器能量消耗相关的标准声输入包括在内。

现在助听器扩展了无线功能，需要更多的电池能量用于维持连接、音频流和其他信息的传输。不同技术甚至不同制造商之间无线功能的供能差别很大。举例来说，近场磁感应（near-field magnetic induction，NFMI）无线通信技术消耗的能量少于 2.4GHz 无线连接。

和其他电池供能的电子设备一样，电池使用寿命绝大多数依赖于设备如何使用。需要高增益与输出并且频繁使用无线附件的患者使用电池的寿命最短。

（六）无线电与天线

具有无线功能的助听器需要非常小的无线电与天线。实现无线功能需要专业计算机的无线编程、远程遥控器的按钮和助听器与音频附件（如手机）之间的音频流。

表 2-2　标准助听器电池的颜色标记与典型用途

电池名称	传统贴纸/包装颜色	尺寸 (mm)	通常用途
675	蓝色	11.6×5.4	适用于极重度听力损失的大功率 BTE
13	橙色	7.9×5.4	最常见尺寸，适用于所有类型助听器
312	棕色	7.9×3.6	第二最常见尺寸，适用于所有类型助听器
10	黄色	5.8×3.6	适用于最小的定制助听器和一些小的标准助听器
5	红色	5.8×2.1	很少使用

术语"无线电"通常指用于远距离广播的AM/FM无线电系统。这是最早流行的无线电技术，但是这个术语更多时候指用于信号从一个地点到另一地点无线传输的设备。在助听器中，无线电设备是小的具有特殊编程的集成电路，能够实现数字信息（音频、编程信息等）与天线传输或接收所需要的格式与频率之间相互转化。

使用的无线技术不同，助听器的天线也是有很大区别的。以2.4GHz或者900MHz传播的天线可以像弯曲的铜丝一样简单，也可以看起来更复杂，就像一块精确布线的软性印刷电路板。它们看上去可以像鞭状物或环路或其他拓扑结构。需通过仔细的计划、模拟和测试确保在人耳上开启和关闭时能够很好地改变性能。

用于NFMI的天线和电感线圈看起来不同，实际上它们非常相像。它们都依赖于磁感应原理，但是电感线圈服务于声音频率调节，NFMI线圈通过材料和维度的变化调节（3～10MHz）来实现NFMI的传输和接收。因为头部对于这个频率范围的磁场的影响是可以忽略不计的，NFMI线圈经常用于耳朵之间近距离的无线传输[44]。因为这个原因，助听器中NFMI线圈的方向普遍是水平的（即它们跨过头部指向另一个线圈）。

参考文献

[1] Strom KE. The RIC as a disruptive technology. Hearing Review. 2014;21(6):6
[2] Strom KE. US hearing aid unit sales increased by 8.7% in 2016. Hearing Review. 2017;24(2):6
[3] Pisa JFD. Power to the people: A RIC for severeto- profound hearing loss. Hearing Review 2009;16(10):28–34
[4] Griffing T, Preves D. In-the-ear aids Part I. Hearing Instruments 1976;27(3):22–24
[5] Cornelisse LE, Seewald RC. Field-to-microphone transfer functions for completely-in-the-canal (CIC) instruments. Ear Hear 1997;18(4):342–345
[6] Madafarri P, Stanley W. Microphone, receiver and telecoil options: past, present and future. In: Valente M, ed. Hearing Aids: Standards, Options and Limitations. New York, NY: Thieme Medical Publishers; 1996:126–156
[7] Byrne D, Christen R, Dillon H. Effects of peaks in hearing aid frequency response curveson comfortable listening levels of normal-hearing subjects. Aust J Audiol 1981;3(2):42–46
[8] Chasin M. The acoustics of hearing aids: standing waves, damping, and flared tubes. Hearing Review 2013
[9] Staab WJ, Lybarger SF. Characteristics and use of hearing aids. In: Katz J, ed. Handbook of Clinical Audiology. 4th ed. Baltimore, MD: Williams & Wilkins; 1994:694
[10] Pirzanski C. Earmolds and hearing aid shells: a tutorial part 4: BTE styles, materials, and acoustic modifications. Hearing Review 2006
[11] Killion MC. Earmold acoustics. Semin Hear 2003;24(4):299–312
[12] Agnew J. Hearing aid adjustments through potentiometer and switch options. In: Valente M, ed. Hearing Aids: Standards, Options, and Limitations. New York, NY: Thieme Medical Publishers; 1996b:210–251
[13] Lewis J, Moss B. MEMS microphones, the future for hearing aids. Analog Dialogue 2013;47(11):1–3
[14] Davis M. Audio and electroacoustics. In: Rossing T, ed. New York, NY: Springer Handbook of Acoustics. 2014:779–817
[15] Macrae JH, Dillon H. An equivalent input noise level criterion for hearing aids. J Rehabil Res Dev 1996;33(4):355–362
[16] Agnew J. Perception of internally generated noise in hearing amplification. J Am Acad Audiol 1996a;7(4):296–303
[17] Oeding K, Valente M. The effect of a high upper input limiting level on word recognition in noise, sound quality preferences, and subjective ratings of real-world performance. J Am Acad Audiol 2015;26(6):547–562
[18] Preves D. Obtaining accurate measurements of directional hearing aid parameters. Hearing Aid 1975;28(4):13–34
[19] Roberts M, Schulein R. Measurement and intelligibility optimization of directional microphones for use in hearing aid devices. Paper presented at the meeting of the Audiological Engineering Society, New York; 1997
[20] Beranek LL. Acoustics. New York, NY: McGraw-Hill Electrical and Electronic Engineering Series, McGraw Hill; 1954
[21] American National Standards Institute. ANSI S3.35–2010 Method of Measurement of Performance Characteristics of Hearing Aids under Simulated Real-Ear Working Conditions." American National Standard S3.35 2010;17–38
[22] Elko GW. Superdirectional microphone arrays. In: Gay SL, Benesty J, eds. Acoustic Signal Processing for Telecommunication. Boston, MA: Springer; 2000:181–237
[23] American National Standards Institute. ANSI S3.5–1997 Methods for Calculation of the Speech Intelligibility Index. American National Standard S3.51998;1–22
[24] Hornsby BWY. The speech intelligibility index: what is it and what's it good for? Hear J 2004;57(10):10–, 12, 14, 16–17
[25] French NR, Steinberg JC. Factors governing the intelligibility of speech sounds J Acoust Soc Am 1947;19:90–119
[26] American National Standards Institute. ANSI S3.5–1969 Methods for the Calculation of the Articulation Index. American National Standard S3.51969;1–22
[27] Ricketts TA, Henry PP, Hornsby BW. Application of frequency importance functions to directivity for prediction of benefit in uniform fields. Ear Hear 2005;26(5):473–486
[28] Ellison J. Silicon microphone technology. Innovations 2015;5(1):22–27
[29] Preves D. Standardizing hearing aid measurement parameter and electroacoustic performance tests. In: Valente M, ed. Hearing Aids: Standards, Options, and Limitation. New York, NY: Thieme Medical Publishers; 1996:1–71
[30] Lybarger S. Development of a new hearing aid with magnetic microphone. Electrical Manufacturing; 1947
[31] Compton C. Providing effective telecoil performance with in-the-ear hearing instruments. Hear J 1994;47(4):23–33
[32] Teder H. Quantifying telecoil performance: understanding historical and current ANSI standards. Semin Hear 2003;24(1):63–70
[33] Miller T, Bellavia A. WP03—The Science of Premium Sound Using Miniature Transducers. Itasca, IL: Knowles Corporation; 2015
[34] Sonion. What is Balanced Armature Receiver Technology? Roskilde, Denmark: Sonion Academy; 2016
[35] Kinsler L, Frey A, Coppens A, Sanders J. Fundamentals of Acoustics. New York, NY: Wiley; 2000:285
[36] Lewis JD, Goodman SS, Bentler RA. Measurement of hearing aid internal noise. J Acoust Soc Am 2010;127(4):2521–2528
[37] Hoefler D. Basic Audio Course. New York, NY: Gernsback Library, Inc; 1955:154
[38] Killion M. Hearing aid transducers. In: Crocker M,ed. Encyclopedia of Acoustics. New York, NY: Wiley & Sons; 1997:1979–1990
[39] Dopp R. Zinc air technical introduction. Rayovac Battery Symposium, Madison, WI; 1996
[40] Bloom S. Today's hearing aid batteries pack more power into tinier packages. Hear J 2003;56(7):17–18, 20, 22, 24
[41] Freeman B, Ortega J, Dueber R. What's the state of rechargeable batteries for hearing aids? Hearing Review. 2016;22(9):28
[42] Heuermann H, Herbig R. Hearing aid batteries: the past, present and future. Audiology Online, 2016;18176
[43] Staab W. Hearing Aid battery life can vary widely. Hearing Health Matters; 2016
[44] Galster J. A new method for wireless connectivity in hearing aids. Hear J 2010;63(10):36–39

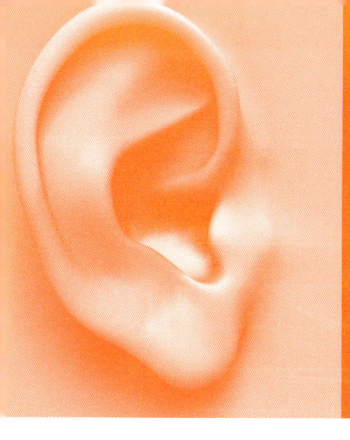

第3章 评估助听器性能的标准
Standards for Assessing Hearing Aid Performance

David A. Preves 著

冀 飞 译

一、对标准的需求和标准起草流程

多年前业内开始报告助听器性能时，助听器工程师们进行测试后都是在用不同的方法在规格表上报告测试结果。这样的测量是必要的，以便电声数据可以提供给助听器的专业验配人员和与质量控制和实际使用性能有关的政府机构。但由于各个厂家评估性能所使用的测量方法不同，对于那些试图使用这些规格表的人来说，不可能评估和比较来自不同制造商的助听器的性能。利益相关者和其他受影响的人很快意识到，有必要对助听器的性能测量方法进行标准化，以便为需要生成和使用这些性能数据的人提供被广泛理解和可重复的统一流程。

标准化的测量流程是通过共识达成的，通常是业内广泛使用的实践的结果。在标准化过程中，首先确定标准化的需求，然后是确定起草新标准或修订现有的标准的委员会或工作组（working group，WG）成员。工作组包括相关技术领域的专家，以及有资金支持、能够自愿抽出时间参与起草和审查标准草案并参加工作组会议的专家。

工作组需要尽早就新标准的范围或修改现有标准的范围达成共识。确定委员会召开的方式、时间、地点也是一项早期任务。面对面的会议通常每年举行1~2次。在面对面的会议闭会期间，工作组成员通过电子邮件、电话和网络会议进行交流。

在美国，与助听器有关的标准由美国国家标准协会（American National Standards Institute，ANSI）发布，其起草工作由美国声学协会（Acoustic Society of America，ASA）的工作组和标准委员会完成。ANSI标准每5年必须重新认定、修订或撤回[1]。这些标准的目的是确保在不同的设备上对助听器进行相同的测量时，只要设备符合要求并遵循标准中描述的程序，使用不同的测试设备得到的结果大体上是相同的。

现有的标准不能立即修改，使之与当前的实践保持同步。相反，它们必须通过与新标准相同的共识和审批程序。一旦新的或修订的ASA标准在标准工作组内获得了认可，它就可以提交给ASA的上级委员会，由其成员和个别专家进行投票（助听器标准对应的上级委员会是由ASA赞助的生物声学认证标准委员会S3）。与此同时，ANSI的《标准动态》（Standards Action）也会公开征求意见。工作组需要解决由投票或公开征集得到的负面投票和意见。在工作组对标准草案进行修改后，草案稿由ASA S3再次进行传阅并再次公开征求意见以获得最终批准。此过程反复进行，一直持续到没有反对意见，新的或修订后的ASA标准报送ANSI进行最终批准，并作为美国国家标准发布。

二、标准的监管应用

除非被注册机构采用和要求，ANSI标准中所描述的程序是通用的。ANSI S3.22《助听器特性规范》（Specification of Hearing Aid Characteristics）

就是其中的一个例子。该标准于 1976 年应美国食品药品管理局（Food and Durg Administration, FDA）的要求首次创建，最新修订于 2014 年。美国联邦法律规定，助听器制造商必须使用 S3.22 的测量方法，在其助听器说明书公布的数据中报告 S3.22 中规定的参数[2]。

关注的助听器性能数据包括但不限于放大量（声增益）、最大输出声压级、频率响应、频率范围、失真、内部电路噪声、电池电流漏极、感应线圈（拾音线圈）灵敏度、方向性和自动增益控制（automatic gain control，AGC）的测量。

ANSI 标准中包含的规范性附录被认为是标准主体的一部分[3]。ANSI 标准的资料性附录提供了额外的信息，但不作为标准正文的一部分。因此，资料性附录中定义的任何测试都是可选的。

三、ANSI 标准和 IEC 标准

国际电工委员会（The International Electrotechnical Commission，IEC）也制订了自己的与助听器相关的标准，满足了在世界大多数国家，包括欧洲、亚洲和拉丁国家，指定一致的方法来测量和验证助听器性能的需要。在这些国家销售助听器的制造商必须依据使用 IEC 标准规定的测量方法进行测试，并报告 IEC 标准规定的参数。一些 ANSI 标准也被美国以外的国家（如加拿大和澳大利亚）采用，来测量和验证助听器的性能。如果测试参数和（或）试验条件在 ANSI 和 IEC 标准中的相应规定不一致，助听器制造商必须提供 2 套数据。如果助听器厂家要在某些同时采用 ANSI 和 IEC 标准的国家出售他们的产品，就可能需要同时依据和遵守 ANSI 和 IEC 标准进行测试。这种潜在的困难导致起草 ANSI 和 IEC 相应助听器相关标准的委员会尽量规定相同的测试和测试条件，使两者实现协调一致。

以往，ASA-ANSI 和 IEC 助听器标准工作组往往不能很好地协调工作[4]。因此过去一些 ANSI 和 IEC 标准使用不同的测量过程和参数来涵盖相同的主题。近年来，一些标准的 ANSI 工作组及其对应的 IEC 工作组取得了良好进展，实现了很大程度的协调。在许多情况下，ASA-ANSI 助听器工作组成员也是 IEC 助听器相关工作组的成员，互相引入了对方标准中的内容。ANSI 标准不做任何修订地等同采用 IEC 标准，这也许是 ASA-ANS 与 IEC 标准之间协调一致的缩影。最近的例子包括等同采用国际标准《IEC 60118-15 使用类言语信号测试助听器信号处理特性的方法》的 ANSI S3.42 第 2 部分，以及等同采用《IEC 60318-5 电声学 人头模拟器和耳模拟器 第 5 部分：测量助听器和以插入方式与人耳耦合的耳机用声耦合腔》的 ANSI S3.55 第 5 部分。

有许多 ASA-ANSI 和 IEC 标准涵盖了针对相同助听器相关参数的类似测试。因其数量较多，本章无法囊括，因此只讨论了其中一部分。ASA-ANSI 标准及其对应 IEC 标准涵盖相同主题的情况举例如下。

（一）规定助听器电声测试和质量控制允许误差的标准：ANSI S3.22 助听器特性规范和 IEC 60118-7 助听器交货时质量检验的性能测量

这两个标准的一致性很好，只在一些测试上存在差别。如在两个标准正文中关于感应拾音线圈测试的规定有所不同：ANSI S3.22 使用电话磁场模拟器（telephone magnetic field simulator，TMFS）模拟典型的电话手持设备产生的 31.6mA/m 的磁场。S3.22（2014）的最新修订版标准正文中还测试了垂直磁场感应拾音线圈的灵敏度。IEC 60118-7 只在垂直磁场中进行感应线圈测试，不使用 TMFS，因为在美国以外的国家，感应拾音线圈的大多数应用都涉及接收室内电感回路信号。此外，IEC 60118-7 还定义了感应拾音线圈的最大高频平均值磁-声灵敏度级（maximum high frequency average magneto-acoustical sensitivity level，HFAMASL）。

最近在 ANSI S3.22 中增加了使用复合信号获取测试信号的频率响应曲线的选项，如使用《ANSI S3.42-第 1 部分 使用宽带噪声信号测试

助听器》规定的言语谱噪声。相比于使用扫频正弦信号，使用这种信号可以加快测试速度。IEC 600118-7 没有规定使用复合测试信号。这两种标准之间的另一个区别是是否使用附录规定额外的测试。IEC 60118-7 没有附录，只是在 IEC 标准的末尾简单规定了进一步描述助听器特性的额外测试方法，而在 ANSI S3.22 的资料性附录中描述了额外的可选测试。ANSI S3.22 资料性附录中的可选测试包括 AGC 测试（过去曾包含在标准正文中，后被移至附录作为可选测试）、谐波失真与频率函数关系测试、电感线圈的谐波失真、不同频率的失真以及增益控制、声调控制、输出限幅控制对频率响应的影响。

ANSI 和 IEC 标准相互和谐统一的一个极端例子是《IEC 60118-0：助听器电声特性的测量》，该标准的最新版本比 IEC 60118-7 更加贴合 ANSI S3.22，甚至在以质量控制为目的的标准中有逐渐取代 IEC 60118-7 的趋势。如 IEC 60118-0 过去多年一直只使用 IEC 711 耳模拟器（本书出版时标准号已改为 IEC 60318-4），而现在规定的默认耦合腔为 $2cm^3$ 耦合腔，耳模拟器则成为可选耦合腔。此外该标准中还吸纳了使用 TMFS 固定装置预测使用电话时感应拾音线圈性能的额外测试。

（二）关于使用宽带噪声信号测试助听器：ANSI S3.42 第 1 部分和 IEC 60118–2 修改单 2（已废止）

从业者认识到采用离散纯音测试并不能反映实际聆听情形下、输入信号为复合信号时的助听器实际性能，这引发了对此标准的需求。针对这一需求，ANSI 发布了 ANSI 标准 S3.42 第 1 部分，该标准规定了使用宽带稳态言语音谱噪声而不是正弦信号（纯音）作为输入信号评估助听器性能的技术，这与 ASA–ANSI S3.22 的规定不同。这一需求主要是面向使用非线性信号处理算法，如 AGC 以及降噪算法等的助听器。使用不同输入信号级的扫频正弦信号测试这类助听器频响时，往往会有低频"开花样"测试伪迹[5]。图 3-1 显示了依据 ANSI S3.42 第 1 部分使用 4 个宽带噪声输入声级测试 AGC 助听器得到的系列频率响应曲线，没有低频伪迹。ANSI S3.42 第 1 部分中所有测试，包括饱和声压级、增益、频率响应、频响曲线族及输入输出特性，都是使用规定的言语音谱宽带噪声作为输入测试信号。

（译者注：原文此处没有提及 IEC 60118-2 修改单 2 的具体内容。《IEC 60118-2 AMD 2-1997 助听器第 2 部分：自动增益控制电路的助听器 修改单 2》已经被废止）

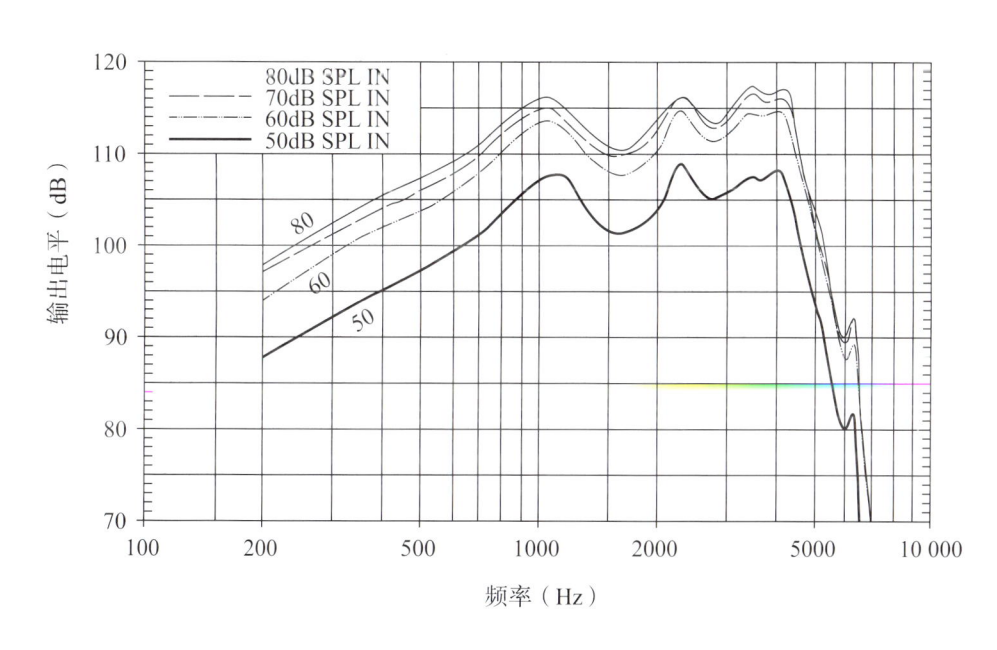

◀ 图 3-1 根据 ANSI S3.42 第 1 部分获得的 AGC 助听器频率响应曲线族的示例，具有 4 个宽带噪声输入电平

听力治疗学 AUDIOLOGY Treatment

（三）关于使用类言语信号测试助听器的信号处理特性：IEC 60118-15 和 ANSI S3.42 第 2 部分

助听器在实际使用中的性能可能与 ANSI S3.42 第 1 部分中使用稳态噪声输入信号的测试程序所确定的性能有较大差异。意识到这一点，美国助听器测量标准化委员会 ASA S3/WG 48 多年来一直试图对原有的 ASA- ANSI S3.42（现在的第 1 部分）标准进行扩展，使用时变的输入信号，而不是 S3.42 第 1 部分中规定的稳态宽带噪声输入信号。由于在 ASA 工作组内无法达成共识，所以这一努力尚未推动形成 ASA-ANSI 标准。然而，与此同时，欧洲的助听器制造商[6] 一直在朝着同样的目标努力，并就使用时变的测试信号达成了共识。最终，在欧洲听力仪器制造商协会（European Hearing Instrument Manufacturers Association，EHIMA）的努力下产生了 IEC 标准 60118-15，它使用非稳态的类言语测试信号，测试时助听器进行特定的设置。本标准推荐了一种类言语测试信号[7] 即国际言语测试信号（the International speech test signal，ISTS），以及使用这种信号对设定为使用者实际设置或厂家针对某一听力图的推荐设置的助听器进行特性测试的方法。ISTS 是从 6 种语言中选取片段并将它们连接起来，从而产生一个模拟正常语音但又没有实际语义的测试信号。因此，这一标准综合考虑了助听器及其编程软件，以及用类言语信号进行的测试。IEC 60118-15 标准满足了 ASA-ANSI S3.42-1 所希望实现的使用时变信号的扩展，从而被 ASA-ANSI 完全等同采用，即 ANSI S3.42-第 2 部分，而上面讨论的原 ANSI S3.42 则成为 S3.42- 第 1 部分。

（四）关于使用人体模型如 KEMAR 测试人体头部和躯干对模拟助听器性能（包括方向性）的影响：ANSI S3.35 和 IEC 60118-8

这些文件提供了有关如何使用 KEMAR 原位估计助听器性能的指导，即考虑到普通助听器佩戴者本身头部和躯干的扩散。如图 3-2 所示，

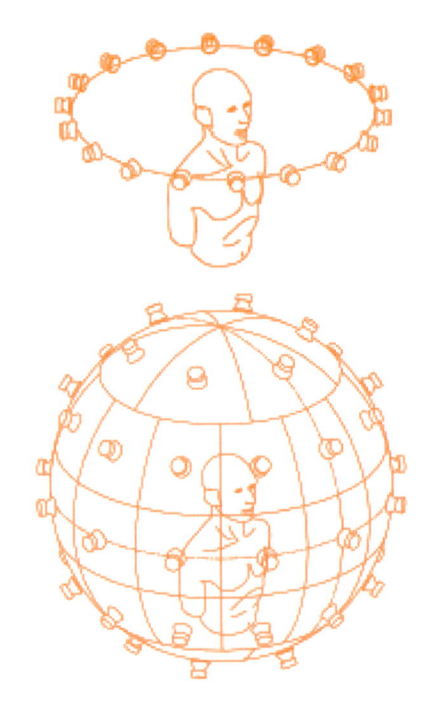

▲ 图 3-2　2D（顶部）和 3D（底部）方向测量的推荐扬声器位置示意图（图片经 Preves 和 Burns[8] 许可转载）

ANSI S3.35 包含三维测量方向性指数（directivity index，DI）的测试[8]，而 IEC 60118-8 仅在 2 个维度（水平面）中计算 DI。但是，IEC60118-8 包括了用于不同类型助听器的将自由声场转换为助听器麦克风入口 SPL 的校正因子表，用于说明麦克风位置效应（microphone location effect，MLE），而 ANSI S3.35 则不包括此内容。

（五）关于测试助听器的耳模拟器：ANSI S3.25 和 IEC 60711 和 IEC 60318-4

虽然如 2cm³ 耦合腔等耦合腔提供了一个稳定的夹具来测量助听器的电声性能，但它们并不能模拟耳道内各频率范围的平均声阻抗。为更好地表征由人耳道形成的声学终端，多年前开发了耳模拟器，并已广泛用于助听器特性测试。ANSI S3.25（最初仅描述改良的 Zwislocki 耳模拟器）和 IEC 60711 中传输阻抗的原始值非常接近，S3.25 与 IEC 60711 中的值在 100～8000Hz 某些频率上的差值仅为 1dB 或更小。然而，这些微小的差异导致改良的 Zwislocki 耳模拟器不符

合 IEC 60711 传输阻抗容差，其中某种程度上是出于商业动机。这是 ASA-ANSI 和 IEC WG 没有很好地协同工作以实现类似用途标准之间的协调的一个例子。最初由美国 Knowles 公司（Knowles Electronics）制造的改良 Zwislocki 耳模拟器已不再可用。在最新版本的 IEC 60318-4（取代 IEC 60711）中，传输阻抗容差被放宽，频率范围从100～10000Hz 扩展到 20～16000Hz（译者注：最新版本的 IEC 60318-4 发布于 2010 年，截至本书翻译完成时，我国尚没有对应 GB 国家标准）。

当前某些型号的助听器为实现特定目的，例如为了在听音乐时获得更好地音质，增加了带宽，由此产生了对可靠评估助听器高频性能的测量设备的需求。

由于 IEC 60318-4 规定的耳模拟器在12～14kHz 频率范围内的谐振缺乏一致性，相关工作组对于 IEC 60318-4 耳模拟器在频率高于10kHz 的宽带助听器上是否能进行有效且可重复的测量较为关注，进而特别为此目的开发了一种新的耦合腔。

（六）测量高达 16kHz 的电声性能：技术规范 IEC TS 62866（本文撰写时尚无相应的ANSI 文件）

本技术规范中描述的耦合腔的有效内部容积为 0.4cm^3，其在 16kHz 以下的频率范围内不产生谐振。由于 0.4 cm^3 耦合腔的声源阻抗更高、容积更小，在 1kHz 可产生比 2cm^3 耦合腔高约14dB 的输出声压级。最初，IEC TS 62866 制定为技术规范而不是 IEC 标准，以便为本领域人员提供足够的时间获得 0.4 cm^3 耦合腔的使用经验。

到目前为止，使用 0.4cm^3 耦合腔的实验室已发现测试结果稳定且具有足够的代表性，因此有人建议 0.4cm^3 耦合腔以后可取代 2cm^3 耦合腔和 IEC 60318-4 耳模拟器。

（七）测量助听器电路噪声

ANSI S3.22、IEC 60118-0 和 IEC 60118-7 规定了等效输入噪声级（equivalent input noise level，EINL）的测量计算，用于表示从助听器产生噪声输出声压级所需的助听器输入的噪声量。该方法针对不同的助听器增益值进行归一化，并且可以在单个宽带或窄频带中执行计算，如 1/3 倍频程（图 3-3）。ANSI S3.22 的附录和 IEC 60118-0 中给出的可选测试流程中规定了该测量方法。

不同的助听器佩戴者听到助听器产生的给定量的电路噪声的能力有所不同，这取决于他们的听力损失程度和听力图的形状。ASA-ANSI S3/WG48 委员会认为从理论上来讲，轻度高频听力损失的患者可能听到一定量的助听器电路噪声，特别是那些中低频听阈正常、高频斜坡下降或陡

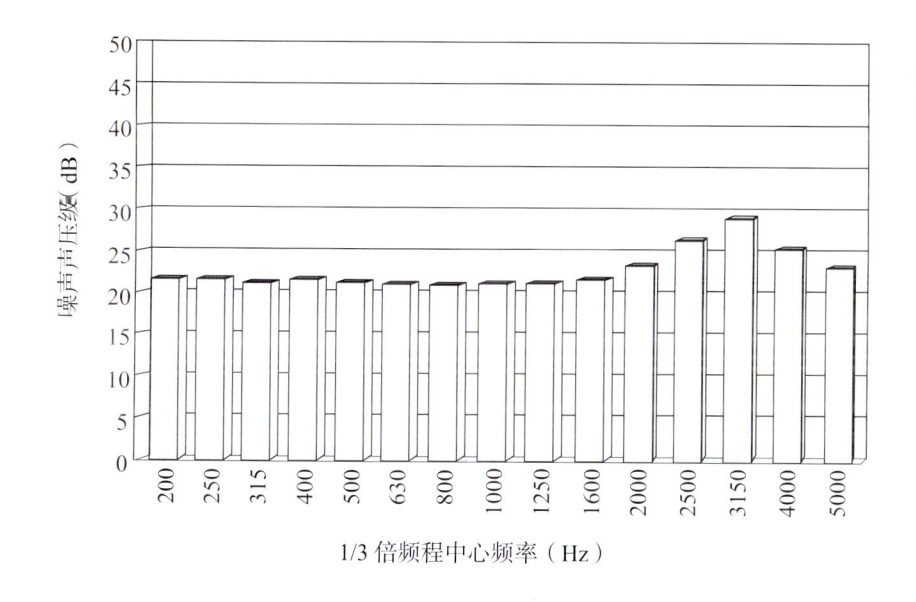

◀图 3-3 1/3 倍频程的助听器输出噪声频谱示例

降的患者。为确定助听器产生的电路噪声对于佩戴者是否可听或令人难以忍受，S3/WG48 委员会的成员进行了一项研究，以确定这种特性测试是否可行[9]。研究结果具有直观的意义，对于 8 名中度听力损失的受试者中，至少 6 名受试者的助听器电路噪声在其 1/3 倍频程噪声级与以声压级为单位的听力曲线相切的声级上变得可听，在高于可听噪声级约 10dB 处，电路噪声开始令人感到难以忍受。该研究得出的结论是，从助听器制造商处获得 1/3 倍频程噪声数据对于临床医生是有用的。

澳大利亚国家声学实验室（National Acoustic Laboratories，NAL）也进行了一项相关研究[10]，其目的是基于使用 NAL 处方公式调试的助听器内部噪声输出的感觉级设定助听器 EINL 的可接受限度。该项目的结论是，没有简单的原则可以遵循，因为该研究结果显示可接受的最大 EINL 标准是非线性的，且在不同频率上是不同的，并且对于更高增益的助听器，这一标准可以作为助听器增益的函数得以放宽。在本书英文版撰写时，S3/WG48 委员会已经放弃了这种标准化的努力，因为很难就如何为这种测量设置音量控制和可编程参数达成共识。

（八）助听器特性的真耳测量：ANSI S3.46（2013）和 IEC 61669（2015）

这两个 ANSI 和 IEC 标准的一致性非常好（ANSI 版本先发布），并且定义了在实践中长期用于表达助听器真耳特性的术语，包括真耳插入增益（real-ear insertion gain，REIG）、真耳未助听响应（real-ear unaided response，REUR）和真耳未助听增益（real-ear unaided gain，REUG）、真耳助听响应（eal-ear aided response，REAR）和真耳助听增益（real-ear aided gain，REAG）、真耳堵耳响应（real-ear occluded response，REOR）和真耳堵耳增益（real-ear occluded gain，REOG）。ANSI S3.46（2013）的最新版本增加了真耳 - 耦合腔差值（real-ear coupler difference，RECD），输入声级为 85 或 90dB SPL 的真耳助听响应（REAR85 或 REAR90），在定义之前，前者被称为真耳表盘差值（real-ear dial difference，REDD），后者被称为真耳饱和响应（real-ear saturation response，RESR）。在最近的 ANSI S3.46 修订版和 IEC 61669 中还增加了真耳测试中使用 ISTS 信号的内容。

在 ANSI S3.46 的更新过程中，制定该标准的 ANSI S3/WG80 委员会的成员发现，RECD 的测量是有些问题的，因为在"RECD"这个通用术语之下，该领域用于进行这种测量的技术并不一致。其中关于 RECD 测量的两个越来越明显的重要问题是，在耦合腔和真耳部分的测量中，无论使用 HA-2 耦合腔配置还是使用不同的耳模管件与终端连接，两者都不符合 RECD 的基本定义和意图。使用不同的声学"管件"，也就是使用耳模的替代物，而不是实际耳模，以及不同的管件材料连接耦合腔和真耳部分来计算 RECD，这并非最初定义 RECD 的方式。工作组成员还担心，有时使用高声输出阻抗源（例如 Etymotic Research 的 ER-3A 那样的插入耳机，具有比助听器受话器更高的声阻抗）获得婴儿的 RECD，其结果无法代表用助听器获得的实际 RECD。由于本领域内 RECD 的实际操方法差异较大，不同设备测得的特定助听器和佩戴者的 RECD 值也会差异很大。因此，在 2013 年修订的 ANSI S3.46 中增加了一个扩展性附录 C，其中包含 RECD 测量操作中的潜在误差来源，包括常见的误区、RECD 定义中的解释性说明，以及避免某些如同上面 2 种错误做法的文本，并澄清了 RECD 的定义。对于 RECD 计算，ANSI S3.46（2013）规定在真耳部分的测量中，使用 HA-1 耦合腔与用于测量的实际声管和耳模或耳塞进行连接，耦合腔和真耳测量均使用相同的高阻抗声源。

（九）测试辅听器或听力辅助设备 / 系统包括无线助听器系统：ANSI S3.47（2014）

ANSI S3.47（2014）《听力辅助设备 / 系统性能测量规范》规定了用于评估听力辅助设备 / 系统（hearing assistive devices/systems，HADS）的

电声性能的术语定义和测量，即听力设备至少部分使用具有不同物理配置以放大和（或）改善声学信号信噪比（signal-to-noise ratio，SNR）的非声学信号传输方法。HADS 的例子包括个人测试辅听器（assistive listening devices，ALD）、听觉辅助技术、听觉训练器、大面积辅助收听系统、电话放大器和报警器等。本标准的范围仅包括未完全佩戴在身体上的 HADS，通过耳机或助听器直接传送给人。按照传输方法，HADS 可分为有线硬连接和无线连接两类，后者包括射频（radio frequency，RF）或近场感应、音频感应和红外线。通过助听器传送的方式包括直接电输入（direct electrical input，DAI）、通过助听器中的拾音线圈的感应耦合，或内置受话器，例如助听器中的 FM 收发器。该标准的一个可能的应用是测量远程（伴侣）麦克风系统的输入-输出特性，例如，教师佩戴的 FM 发射器将教师的声音发送到与助听器佩戴者戴的颈环相连接的 FM 接收器，将相应的磁信号发送给助听器中的感应拾音线圈。

目前市场上的许多助听器都包含音频放大器和无线收发器。ANSI S3.47（2014）推荐依据 ANSI S3.22 测试助听器内置麦克风拾取的声音的放大，依据 ANSI S3.47 测试远程音频设备的无线通信功能。由于 HADS 和助听器的功能存在相当大的重叠，因此根据 ANSI S3.47 测试的许多参数引用自 ANSI S3.22 标准，并对 HADS 测试进行了适当的测试设置修改。制订 ANSI S3.47（2014）的 ASA-ANSI S3/WG81 委员会须尽早给出界定助听器和 HADS 设备的定义。有意思的是，这项努力的一个结果是关于助听器定义的共识，在 ANSI S3.22 广泛使用近 40 年后，2014 年，助听器的定义首次被包括在 ANSI S3.22（2014）的最新修订草案中。

（十）测量移动电话对助听器的干扰及助听器的抗扰度：ANSI C63.19 和 IEC 60118-13

[译者注：对应国标 GB 25102.13-2010-T 电声学助听器第 13 部分：电磁兼容（EMC）。]

由于一些数字无线装置（wireless devices，WD）在助听器中引起较大干扰，在 20 多年前数字蜂窝电话推向市场后不久，一些国家和国际标准化组织即开始努力实现对数字无线装置产生的干扰量和助听器抗扰度进行测试的标准化。这种努力目前仍在进行中。

在 ASA 标准组织之外的 ANSI 和 IEC 标准化工作产生了 ANSI 标准 C63.19。该标准由 IEEE 发起，由经美国国家标准局认可的下属标准委员会 C63 即 EMC 电磁兼容委员会开发。同时，IEC 开发并发布了 IEC 60118-13。这 2 个标准都评估了移动电话等无线装置对助听器音频处理造成的干扰程度。ANSI C63-19 规定了 WD 的 RF 发射测量以及助听器对 WD 干扰的抗扰度，而 IEC 60118-13 仅评估助听器对 WD 干扰的抗扰度。在本文英文版撰写时，这 2 个标准正在修订，对一些新的无线装置技术加以考虑，这些技术正被应用于市场上最新的智能手机。

数字蜂窝电话可能对助听器产生 2 类干扰：①助听器对调制后的 WD 载波频率进行解调的过程中产生的噼啪声或嗡嗡声；②由 WD 的电池和显示器产生并被助听器电感线圈接收到的音频电感能量导致的磁场干扰。WD 对助听器造成的干扰量是由 WD 对言语可懂度造成的干扰和降低程度所决定的[11,12]。例如，使用全球移动通信系统（global system for mobiles，GSM）的 WD 产生的特定类型的 RF 调制，比使用诸如码分多址（code division multiple access，CDMA）等其他类型调制方式的 WD 对助听器佩戴者造成的干扰更大一些[13]。研究普遍认为，10dB 的言语干扰比（speech-to-interference ratio，SIR）条件下，助听器使用受限较大，20dB 的 SIR 条件下使用受限较小，30dB 的 SIR 条件下则可以正常使用。基于这些 SIR 研究结果，可根据按照 ANSI C63.19 进行测量得到的结果分别为电话的射频发射量和助听器的抗扰度进行评级。这 2 个等级相加得到一个可用性的预测度，可以指导助听器验配师和助听器佩戴者选择助听器和无线电话的适当组合。例如，使用 M2 助听器和 M3

蜂窝电话的总评分为 5，根据 ANSI C63.19 预测为"可正常使用"，而使用 M2 助听器的 M2 蜂窝电话则预测"可用"。蜂窝电话的射频发射等级也可用于评价助听器的电感线圈耦合模式，并且根据 ANSI C63.19 标准，也可以给出一个 T 档的分级。最近听力行业协会（Hearing Industries Association，HIA）和美国听力损失协会（Hearing Loss Association of America，HLAA）对几款电话进行的测试证明，助听器佩戴者使用电感线圈与 WD 直接耦合时，比通过助听器麦克风与 WD 进行声学耦合时所产生的干扰更容易感知。通常助听器在电感拾音模式下的 WD 干扰比麦克风拾音模式下更大，因为移动电话发出的基带磁理想信号（没有经过高频射频载波信号调制的音频信号）和通常由其显示屏和（或）电池电流产生的磁干扰信号几乎没有区别。可是，提高助听器感应线圈抗扰度一直很难实现，因为干扰信号基本上与来自电话的所需音频信号相同。

最初，IEC 60118-13 规定的助听器抗扰度测量主要是表达在助听器佩戴者的附近使用蜂窝电话时产生的"旁观者干扰"的水平，测量时蜂窝电话距离他们的助听器 2m 远。那样并不包括对助听器佩戴者本人使用手机时，手机置于耳边的典型使用情形下的测量。由于助听器佩戴者本人需要使用手机，很明显，也需要一种反映"使用者"干扰程度的测量方法。IEC 60118-13 标准的最新修订包括了旨在反映助听器的旁观者和使用者干扰级的测量。

通过在助听器、麦克风和放大的感应线圈中加入射频滤波器，并在助听器中使用将干扰降至最低的布线，助听器对射频辐射的抗扰度在 10 年内提高了约 30dB[14]。在由欧洲听力仪器制造商联盟 EHIMA 发起的 DELTA 研究中，按照 IEC 60118-13 中规定的步骤，对来自 11 家助听器制造商的 350 种不同款式的助听器进行了射频干扰抗扰度测试。

2005 年，助听器制造商自愿同意使用 ANSI C63.19 中规定的方法为其助听器 M2 或更大的 WD 接口标注抗扰度。目前，WD 制造商和运营商正试图满足联邦通信委员会（Federal Communications Commission，FCC）的要求，生产一定比例的在 M3 和 T3 或更高级别上兼容并符合 ANSI C63.19 标准的手机。

（十一）无线标准及其在听力设备中的应用

一般而言，无线装置测试标准涉及电磁兼容性包含的 2 个主要领域：①电子设备对电磁干扰的抗扰度；②无线装置产生的电磁辐射量。

《IEC 61000-4-3 射频电磁场辐射抗扰度测试》（译者注：对应国标为 GB/T 17626.3—2016）是为许多行业所广泛接受的用于执行射频辐射抗扰度测试的方法，它包括了确定和表达射频干扰信号影响电子设备性能程度的方法。该标准规定了欧盟和美国要求的用于测试医疗设备（包括所有助听器）方法，这些方法是一般医疗电磁兼容性（electromagnetic compatibility，EMC）标准 IEC 60601-1-2 和无线电设备 EMC 标准 ETSI EN 301 489-1 中规定的测试方法。

上面提到的许多标准都包含无线装置辐射最大功率的规定，这些规定适用于移动电话等设备，它们比助听器的射频辐射功率大得多。

在美国，FCC 规定了无线装置允许远距离辐射的最大射频功率。具体而言，无线助听器在给定距离和特定频率范围内辐射的最大射频功率必须符合 FCC 联邦法规（CFR）47 第 15 部分的规定。在设定这些限值时，FCC 主要考虑到人类吸收射频辐射的安全问题，该问题使用电磁波能量的比吸收率（specific absorption rate，SAR）表示。SAR 值是使用无线装置者暴露组织的单位质量所吸收的最大能量的量度。SAR 通常在整个身体或小体积上取平均值。具体而言，对于移动电话，FCC 已将最大允许 SAR 限制设置为 1.6W/kg，平均超过包含 1g 吸收最多信号的组织的体积。

FCC 要求仅针对输出功率大于 60mW/载波频率（以 GHz 为单位）的设备进行 SAR 测试。与移动电话相比，来自无线助听器的射频辐射发射具有微瓦级的典型峰值输出功率，这个量级比移动电话输出功率小约 100 000 倍。参考上面的

FCC 规定，如果助听器中的无线功能在 100% 的时间内都开启，且所有的输出功率都被 1 克组织吸收，那么它仍然会比整个身体的平均限值 0.08W/kg 低约 25 倍。

如本章前面所述，ANSI 标准 C63.19 包含用于确定移动电话辐射量的推荐测试方法。ANSI C63.19 和 IEC 60118-13 都参考了 IEC 61000-4-3[15] 作为其测试方法的一部分，但两者都与之有明显偏离。ANSI C63.19 主要在测试室、测试位置和频率扫描要求方面存在偏离，而 IEC 60118-13 的主要偏离在于测试室和测试位置的要求。

FDA 将助听器作为医疗产品进行管理，关注的是助听器与无线装置的共存[16]。他们指出，根据 FCC 规则第 15 部分的规定，许多医疗设备被授权作为未经许可的设备在工业、科学和医学（industrial, scientific, and medical, ISM）频段运行，如 2.400~2.4935GHz，而许多通讯和工业产品也主要使用同一频段。

四、评估助听器电声性能的设备

在本书撰写时，许多制造商都生产用于评估助听器性能的测试设备，包括麦克风、耦合腔、耳模拟器和测试夹具等。这些公司的产品既有广义上的通用测试设备及其配套附件和用于声学实验室和助听器分析的软件，也有用于听力诊所和助听器验配店的专用测试仪。制造助听器通用测试设备的公司包括 Audio Precision、Bruel & Kjaer、G.R.A.S.、Listen 和 Rohde & Schwarz 等，制造助听器性能临床测试专用设备的公司包括 Audioscan、Frye Electronics、Interacoustics 和 Otometrics 等。

助听器测试设备可根据 ANSI S3.22、IEC 60118-0 及 IEC 60118-7 标准进行的一些测量包括以下内容。

(1) 增益和输出：输出 SPL 响应、满档声增益、频率响应，以及不同电池阻抗或电池电压对增益和 OSPL 90 的影响。

(2) 幅度非线性（声学失真）：谐波失真和互调失真。

(3) 内部电路噪声。

(4) 电池电流。

(5) 感应拾音线圈性能：频率响应和谐波失真。

(6) AGC（幅度压缩）：正弦信号的输入/输出特性，以及不同声级的不同言语信号的动态输出。

图 3-4 给出了一份由助听器分析仪根据 ANSI S3.22-2014 测量得到的助听器电声性能的典型数据表报告。

图 3-5 和图 3-6 给出了专为临床/助听器验配店使用的便携式助听器分析仪的代表性示例。除了能够按照 ANSI S3.22、IEC 60118-0 和 IEC 60118-7 中的规定自动执行基于耦合腔的测试和符合 ANSI S3.46 和 IEC 61669 的真耳测试，这 2 种助听器分析仪还具有一些有趣的测试功能。

图 3-5 所示的 Frye FP35 Touch 助听器分析仪具有特殊的 DIG FS 信号，可测试助听器中的移频功能。助听器的移频功能启动时，向助听器输入单频纯音，该设备可显示助听器的输出频谱，如图 3-7 所示。默认情况下，此输入纯音设置为 4000Hz，如需要，操作员可将其更改为其他频率。双耳验配中，FP35 可以测量 2 个助听器之间的数字处理时间差异，以及 2 个匹配后的助听器其输出换能器的相位是否相同。

图 3-6 所示的 Audioscan Verifit 2 助听器分析仪具有该公司一直在探索的助听器特征性能测试功能，包括言语映射功能，即使用真实言语信号测试患者耳道中的助听器输出，并与患者的听力损失和不舒适响度级进行比较，所有结果都绘制在同一图表上。Verifit 2 将言语映射功能扩展到 16kHz，并用于验证自适应方向性、降噪、移频和反馈抑制的测试。Verifit 2 包括一个如图 3-6 所示的"双耳测试箱"，可评估最先进的助听器功能，例如无线双耳助听器验配中的音量控制和同步编程，以及验证无线助听器中的音频流功能。

专用助听器分析仪的制造商通常有自己的网

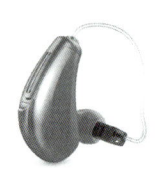

MICRO RIC 312t
耳道受话器技术

MUSE iQ i2400 | i2000 | i1600

患者特征
- 耳鸣技术
- CROS 系统
- 可充电选项
- T 线圈
- 无线连接

颜色指南

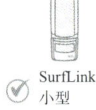

标准颜色：纯银亮白色、黑色、石板色、英镑银、意大利浓咖啡色、青铜色、香槟色

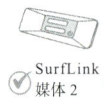

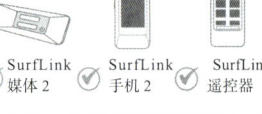

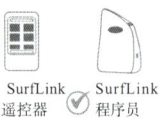

SurfLink 附件

- SurfLink 小型移动系统
- SurfLink 远程麦克风 2
- SurfLink 媒体 2
- SurfLink 手机 2
- SurfLink 遥控器
- SurfLink 程序员

适配范围

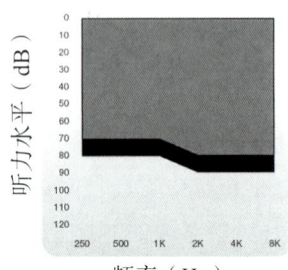

	50 增益数据		60 增益数据	
测量	ANSI/IEC 2cm³ 耦合腔	IEC OES 耦合腔	ANSI/IEC 2cm³ 耦合腔	IEC OES 耦合腔
峰值 OSPL90（dB SPL）	115	127	120	131
HFA OSPL90（dB SPL）	109	N/A	117	N/A
RTF OSPL90（dB SPL）	N/A	119	N/A	127
峰值增益（dB）	50	63	60	71
HFA 完全增益（dB）	45	N/A	56	N/A
RTF 完全增益（dB）	N/A	55	N/A	65
频率范围（Hz）	<100~9600	<100~9600	<100~9200	<100~9600
参考试验频率（kHz）	N/A	1.6	N/A	1.6
HFA 频率（kHz）	1.0, 1.6, 2.5	N/A	1.0, 1.6, 2.5	N/A
参考测试增益（dB）	32	44	40	52
等效输入噪声（dB）	26	26	26	26
谐波失真				
500Hz（%）	<3	<3	<3	<3
800Hz（%）	<3	<3	<3	<3
1600Hz（%）	<3	<3	<3	<3
感应线圈灵敏度				
HFA SPLITS（ANSI）（dB SPL）	92	N/A	100	N/A
MASL（IEC）（dB SPL）	N/A	85	N/A	95
ANSI/IEC 电池电流（mA）	1.7*	1.5*	1.9*	1.7*
空载电流（mA）	1.4*	1.4*	1.5*	1.5*
预计电池寿命为 16h 一天				
312 锌电池（d）	6~8*	6~8*	5~7*	5~7*
耳鸣刺激治疗				
最大 RMB 输出（dB SPL）	87		87	
加权均方根输出电平（dB SPL）	87		87	
最大 1/3 倍频程输出（dB SPL）	87		87	

▶ 矩阵：115/50 120/60　　▶ 电池尺寸：312

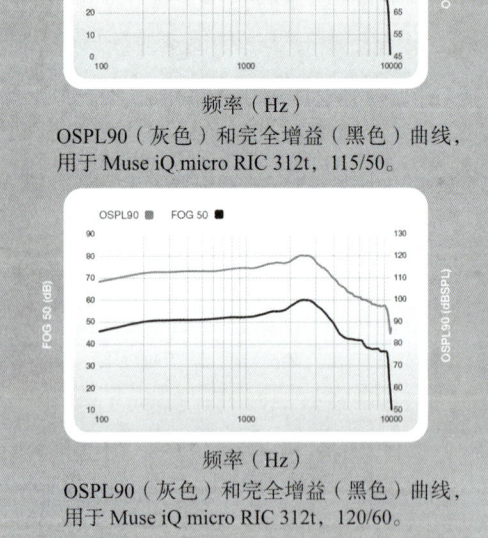

OSPL90（灰色）和完全增益（黑色）曲线，用于 Muse iQ micro RIC 312t，115/50。

OSPL90（灰色）和完全增益（黑色）曲线，用于 Muse iQ micro RIC 312t，120/60。

▲ 图 3-4　根据 ANSI S3.22-2014 测量得到的典型助听器数据表报告

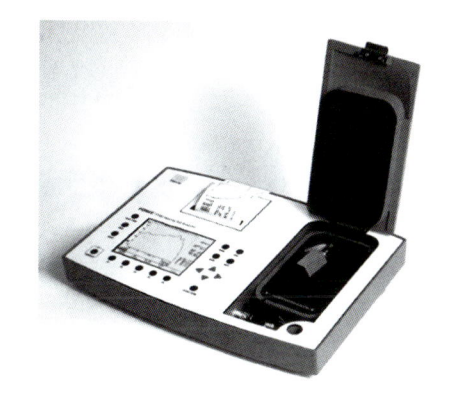

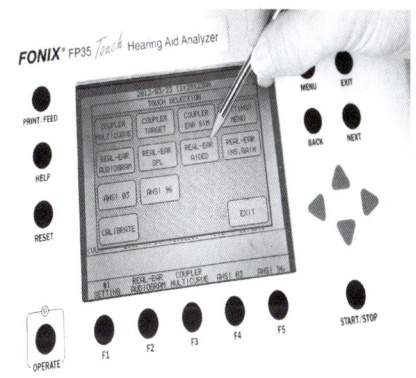

◀ 图 3-5　Frye FP35 Touch 助听器分析仪

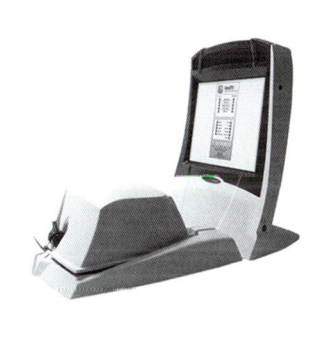

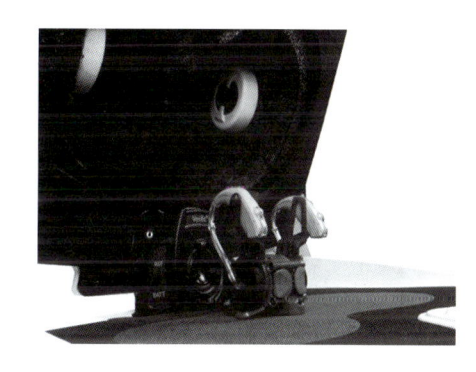

◀ 图 3-6　Audioscan Verifit 2 助听器分析仪

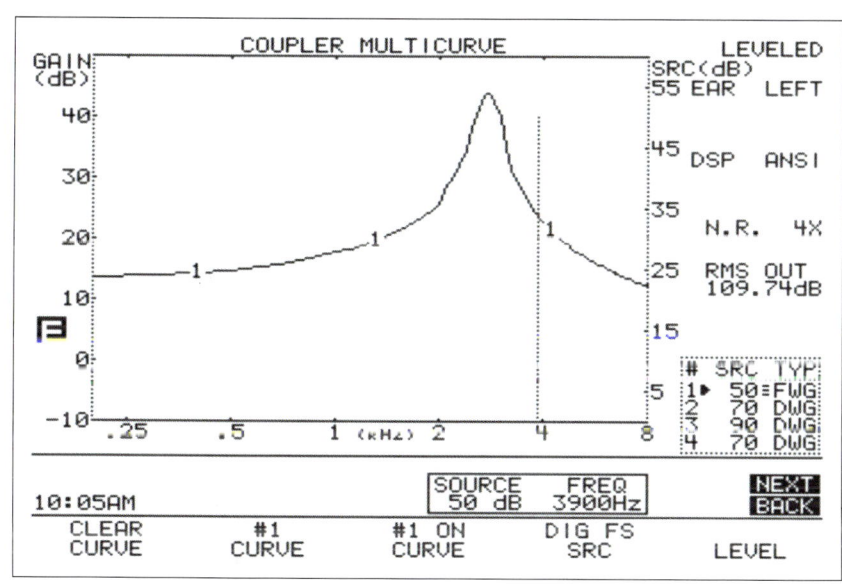

◀ 图 3-7　Frye FP35 移频测试

站提供参考手册、校准和故障排除程序、有用的支持文章和关于助听器测试一般主题的视频。有关助听器性能分析设备的更多信息，请参阅 Ravn 和 Preves 发表的文章[17]。

ANSI S3.22 和 IEC 60118-7 这 2 个与质量控制相关的标准给出了测试设备精度的允差。这些允差定义了助听器分析仪满足这些标准中测试设备要求所需的校准参数的测试限值。包括声源输出声压级和测试信号频率响应和谐波失真的要求、耦合腔麦克风频率响应、背景噪声和测试空间中的电磁干扰等。

五、用于测试助听器和换能器的耦合腔结构

ANSI S3.22 和 IEC 60318-5《人头模拟器和耳模拟器——测量助听器和以插入方式与人耳耦合的耳机用声耦合腔》采用了 ANSI S3.55 第 5 部分，提供了几种耦合腔的规格结构（以 HA-X 表示），以及其在助听器和换能器评估中的使用（注意：术语"耳机"指的是助听器受话器）。除 HA-1 型外，S3.22 中规定的 HA 系列耦合腔结构包含一个内部耳模仿真器。用于助听器测试的 2cm³ 系列耦合腔结构下文详述。（译者注：我国对应国家标准为《GB/T 25498.5-2017 电声学 人头模拟器和耳模拟器 第 5 部分：测量助听器和以插入方式与人耳耦合的耳机用 2cm³ 声耦合腔》）

（一）HA-1 耦合腔结构

HA-1 可直接耦合耳背式助听器（behind-the-ear，BTE）的耳模、带有内置耳机的插入式模件或耳内式助听器（in-the-ear，ITE）的外壳。使用黏土或腻子将耳模或外壳密封到耦合腔上。S3.22 标准建议在助听器关闭的情况下进行测试。安装在 HA-1 耦合腔上的定制助听器如图 3-8 所示。

（二）HA-2 耦合腔结构

HA-2 耦合腔用于具有小的独立部分的耳机（助听器受话器），例如体佩式助听器的外部受话器。HA-2 耦合腔有时与外接的连接声管一起使用，以将助听器的受话器连接到耳模或耳塞。对于大批量测试，外接声管可能是刚性的，以便延长磨损。除非另有说明，否则连接器外部的连接管长度为 25mm，内径为 1.93mm（与标准 13 号管相同）。该长度和直径可由制造商指定，并模拟实际中使用的连接声管。HA-2 耦合腔中的耳模模拟器具有 3mm 的内径，与具有 2mm 内径管的实际耳模相比，可以对高频产生增强作用[18]。图 3-9 示意了安装在 HA-2 耦合腔上的 BTE 助听器。

（三）HA-3 耦合腔结构

HA-3 耦合腔用于测试模块化的 ITE 助听器和耳机，以及没有独立小部分的插入式受话器。入口管可为柔性也可为刚性，除非制造商另有说明，通常长度为 10mm，直径为 1.93mm（即 13 号管）。图 3-10 示意了安装在 HA-3 耦合腔上的受话器。

（四）HA-4 耦合腔结构

HA-4 结构是对 HA-2 耦合腔结构的修改，

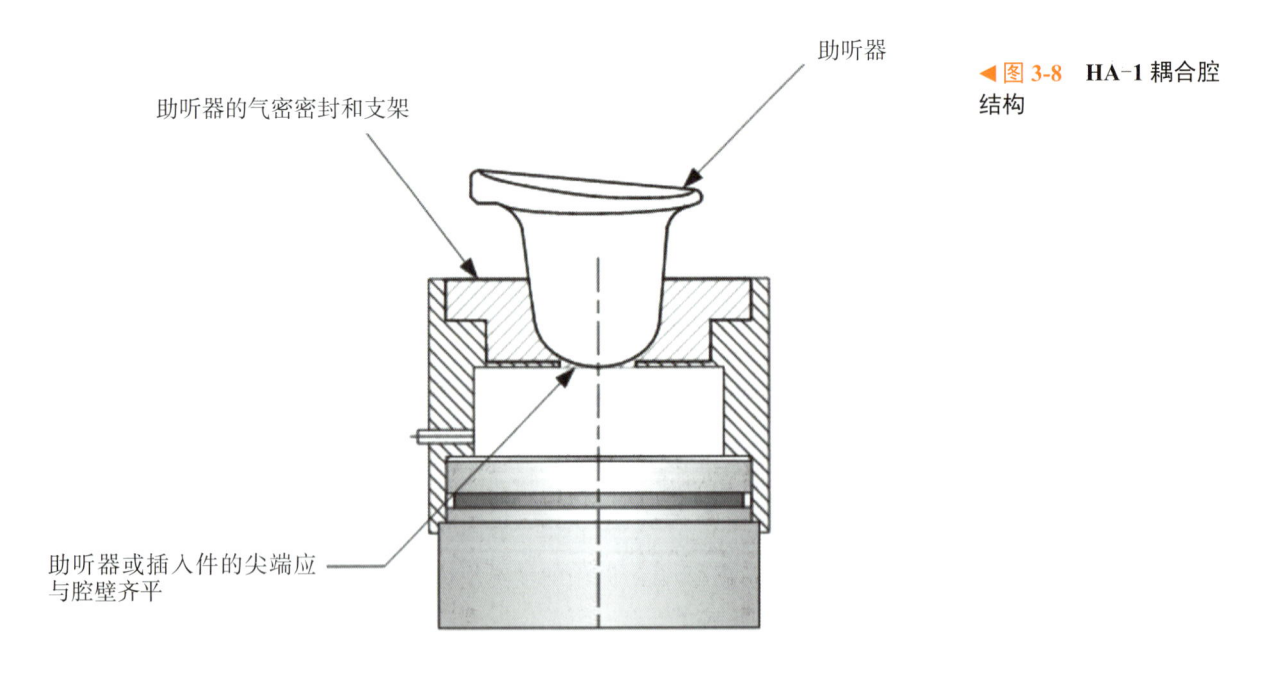

◀ 图 3-8 HA-1 耦合腔结构

◀ 图 3-9 HA-2 耦合腔结构
尺寸单位为 mm

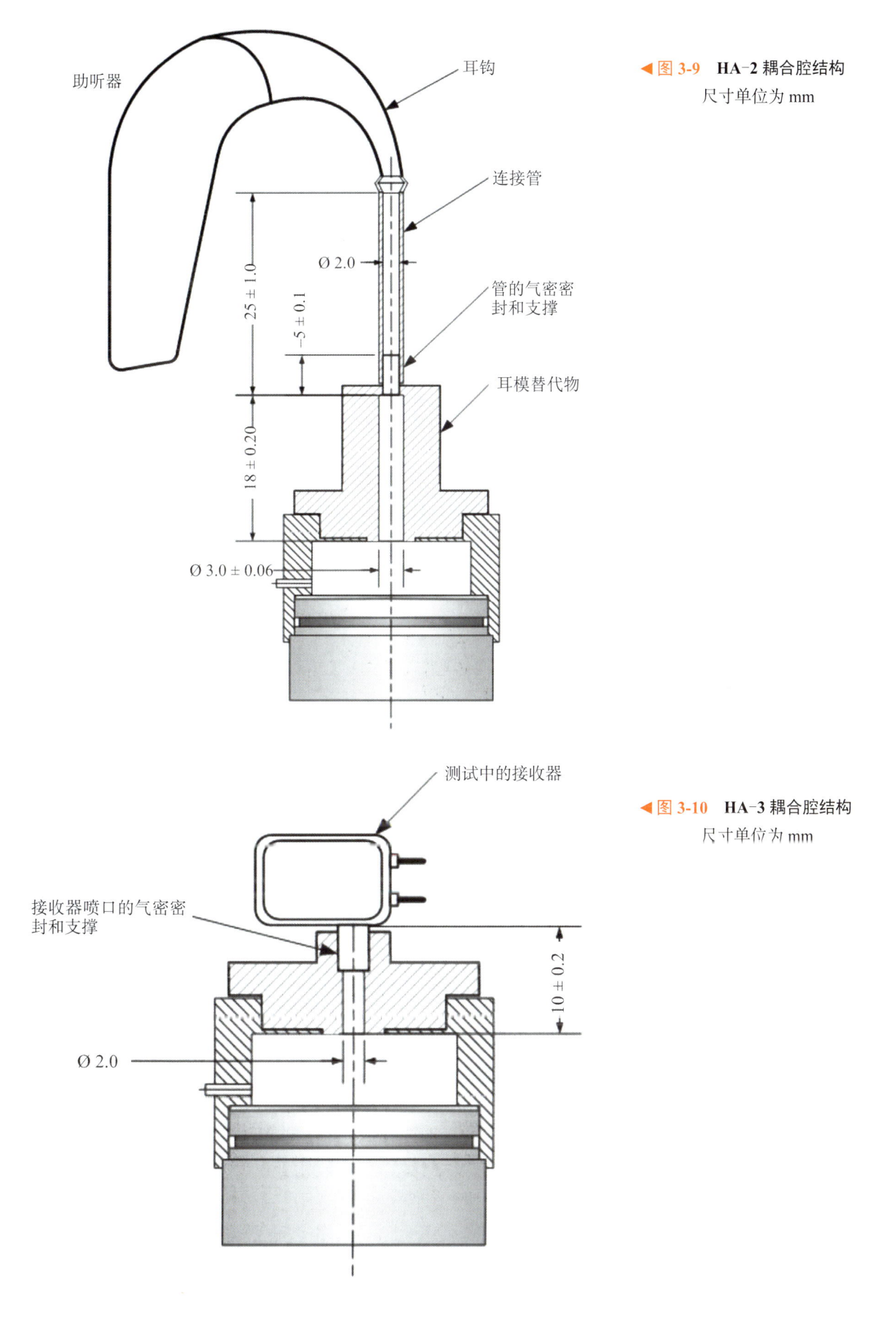

◀ 图 3-10 HA-3 耦合腔结构
尺寸单位为 mm

以使用扩展声管。虽然在现代应用中很少使用，但它的设计初衷是，通过一个具有 1.93mm 固定直径的耳模替代物，与助听器的输出形成固定声音孔径连接，用于测试耳后或眼镜助听器。HA-4 耦合腔连接 BTE 助听器如图 3-11 所示（关于耦合腔的更多信息，可参考 Lybarger 的相关文献）[18]。

六、使用电声学测量预测助听器音质

ASA-ANSI S3/WG48 委员会对助听器测量标准化的持续目标是找到与助听器处理后音频信号音质的主观评估密切相关的客观测量。随着利用诸如 MPEG-3 之类的压缩音频数据的产品的激增，这已成为诸如声频工程协会等学术组织发表文章的常见主题。ANSI S3.22 中规定的总谐波失真（total harmonic distortion，THD）测量用于质量控制评估，而不是用于提供助听器处理后音质的指示。有研究表明，互调失真（intermodulation distortion，IMD）和差频失真的测量值与感知的音质有些接近但不完全相关。Lee 和 Geddes 的研究结果表明，THD 和 IMD 的感知量与音乐失真的感知量之间的相关性很差[19]。

多年来，音频和电话行业已经开发并使用了音质的感知度量方法。其中一些完全是主观的，采用 5 类平均主观意见分（mean opinion score，MOS）评级，通过不同的音频处理和数据压缩方法从主观听力测试中获得。感知言语音质测量（perceptual speech quality measure，PSQM）及其替代测量——语音音质感知评估（perceptual evaluation of speech quality，PESQ），主要测量听力质量，是更为人熟知的感知测量方法[20,21]，已被

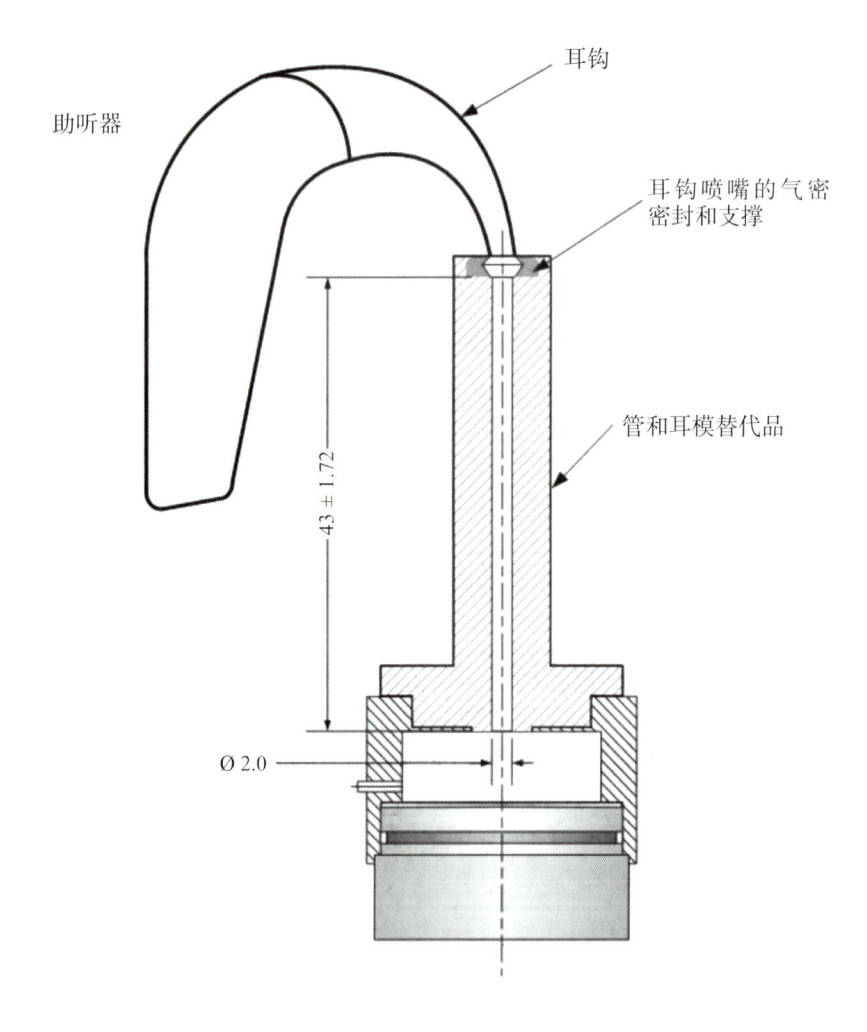

▸ 图 3-11　HA-4 耦合腔结构
尺寸单位为 mm

国际电信联盟（The International Telecommunication Union，ITU）采用。由 S3-WG48 工作组成员对感知分析测量系统（perceptual analysis measurement system，PAMS）进行的评估表明，音质与言语静音间隙测量（话音激活率）的百分比具有良好的相关性。此外，PAMS 还考虑了聆听质量和听努力度，这些与主观音质评估均无相关性。音频质量感知评估（perceptual evaluation of audio quality，PEAQ）是一种采用神经网络和若干心理声学参数的客观方法，已被 ITU 标准 BS.1387 采纳。

所有这些音质测量方法均使用（通常未处理的）基线参考信号估计信号劣化量，用于与被处理的信号进行比较。虽然这些测量方法被认为可用于助听器处理后的音频应用，但它们可能仅对言语信号有用，并且它们没有考虑原始参考信号和处理后助听器输出信号之间的频谱差异的影响。Oldenburg 大学倡导的基于感知模型的质量预测（perception model-based quality estimation，PEMO-Q）客观方法预测音质已被提出作为一种可能的标准方法[22]。PEMO-Q 方法在将未处理的输入信号与处理过的助听器输出信号的内部表示通过基于心理声学的听觉模型进行比较。低于掩蔽阈值级的信号失真被认为是听不见的。任何可察觉的差异都被认为是音质的降低的表现。然而，在 PEMO-Q 可用于助听器佩戴者之前，需要对其进行修改以考虑听力损失的影响。

由 Kates 和 Earhart 开发的助听器音质指数（hearing aid sound quality index，HASQI）最近被证明是一种有前景的助听器音质客观预测方法[23]。HASQI 将助听器输出与未处理的参考信号进行比较。该比较包括时频信号包络的互相关和每个听觉频带内的信号的短时互相关，前者用以测量处理后的包络跟随原始包络的接近程度，后者用以测量由处理引起的时域精细结构变化。主要术语是包络互相关，因为长期听觉激励模式和激励模式在频率上的斜率产生的频谱变化不如计算整体质量指数时的包络变化重要。HASQI 旨在预测大量不同噪声和失真的听者主观质量，而不是针对

特定的算法。HASQI 输出代表了从正常听力和听力受损听者的主观数据到数学模型的拟合。听觉模型包括中耳、听觉滤波器、耳蜗动力学，神经发射率适应，以及正常或受损的听阈，被包含作为计算的"前端"。第 2 版的 HASQI 可以评估由助听器处理修改的信号，包括移频和不完美的声反馈消除[24, 25]。

七、结论

标准代表了一致的观念和实践，因此生成和发布新标准或更新现有标准需要相当长的时间。因此，评估当前助听器新特性的标准制定总是滞后于其市场引进。与助听器相关的 ANSI-ASA 和 IEC 标准委员会的大多数成员除了从事实际工作外，还要在下班后制定标准。目前，这些标准委

译者注

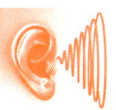

本章主要介绍了评估助听器性能的 IEC 和 ANSI 标准，为使国内读者更好地了解我国助听器相关国家标准，下面列出我国助听器相关的 GB 国家标准体系，以资参考。

GB/T 25102《电声学助听器》分为以下几部分。
➢ 第 0 部分：电声特性的测量。
➢ 第 1 部分：具有感应拾音线圈输入的助听器。
➢ 第 2 部分：具有自动增益控制电路的助听器。
➢ 第 3 部分：不完全佩戴在听者身上的助听设备。
➢ 第 4 部分：助听器用感应回路系统磁场强度。
➢ 第 5 部分：插入式耳机的乳头状接头。
➢ 第 6 部分：助听器输入电路的特性。
➢ 第 7 部分：助听器生产、供应和交货时质量保证的性能特性测量。
➢ 第 8 部分：模拟实际工作条件下的助听器性能测量方法。
➢ 第 9 部分：带有骨振器输出的助听器特性测量方法。
➢ 第 12 部分：电连接器系统的尺寸。
➢ 第 13 部分：电磁兼容（EMC）。
➢ 第 14 部分：数字接口的规范。
➢ 第 15 部分：使用类言语信号测试助听器信号处理特性的方法。

员会正在努力实现相应的 ANSI 和 IEC 标准之间的协调。制造、使用或以其他方式对听力设备产品感兴趣者应考虑参与标准制订过程。

参考文献

[1] ANSI. ANSI Essential Requirements: Due Process Requirements for American National Standards. New York, NY: American National Standards Institute (ANSI); 2008

[2] FDA. Code of Federal Regulations 21CFR801.420 Hearing Aid Devices: Professional and Patient Labeling. U.S. Food and Drug Administration (FDA); 2010

[3] ASACOS. ASACOS Rules for Preparation of American National Standards in Acoustics, Mechanical Vibration and Shock, Bioacoustics, and Noise. 6th edition of the ASACOS Editorial Guidelines, Acoustical Society of America Committee on Standards (ASACOS). ASA Standards Secretariat; 2003

[4] Preves D. Standardizing hearing aid measurement parameters and electroacoustic performance tests. In: Valente M, ed. Hearing Aids: Standards, Options, and Limitation. New York, NY: Thieme Medical Publishers; 1996:1–71

[5] Preves DA, Beck LB, Burnett ED, Teder H. Input stimuli for obtaining frequency responses of automatic gain control hearing aids. J Speech Hear Res. 1989; 32(1):189–194

[6] EHIMA. Testing Hearing Aids with a Speech-Like Signal. European Hearing Instrument Manufacturers Association; 2006

[7] Holube I, Fredelake S, Vlaming M, Kollmeier B. Development and analysis of an International Speech Test Signal (ISTS). Int J Audiol. 2010; 49(12):891–903

[8] Preves B, Burns T. Revised ANSI standard measures hearing aid directionality in 3D. Hear J. 2007; 60(1):45–49

[9] Agnew J. Perception of internally generated noise in hearing amplification. J Am Acad Audiol. 1996; 7(4):296–303

[10] Macrae JH, Dillon H. An equivalent input noise level criterion for hearing aids. J Rehabil Res Dev. 1996; 33(4):355–362

[11] Joyner K, Wood M, Burwood E, et al. Interference to Hearing Aids by the New Digital Mobile Telephone System, Global System for Mobile Communications Standard (GSM). Sydney, Australia: National Acoustics Laboratory; 1993

[12] Hansen M, Poulsen T. Evaluation of noise in hearing instruments caused by GSM and DECT mobile telephones. Scand Audiol. 1996; 25(4):227–232

[13] Levitt H, Kozma-Spytek L, Harkins J. In-the-ear measurements of interference in hearing aids from digital wireless telephones. Semin Hear. 2005; 26(2):87–98

[14] DELTA—Danish Electronics Light and Acoustics Technical-Audiological Laboratory. Improvement in Hearing Aid Immunity. Danish Electronics, Light & Acoustics Project No. A930005–1. Odense, Denmark: Technical-Audiological Laboratory for EHIMA; 2003

[15] IEC 61000–4–3, Electromagnetic compatibility (EMC)—Part 4–3: Testing and measurement techniques— Radiated, radio-frequency, electromagnetic field immunity test

[16] FDA. Radio Frequency Wireless Technology in Medical Devices. Guidance for Industry and Food and Drug Administration Staff. Document issued on August 14, 2013

[17] Ravn G, Preves D. Hearing aid-related standards and test systems Semin Hear. 2015; 36(1):29–48

[18] Lybarger S. The physical and electroacoustic characteristics of hearing aids. In: Katz J, ed. Handbook of Audiology. Baltimore, MD: Williams & Wilkins; 1985:849–884

[19] Lee L, Geddes E. Auditory perception of nonlinear distortion. Paper 4891 at the 115th convention of the Audio Engineering Society; 2003

[20] Rix A, Hollier M, Heksra A, Beerends J. Perceptual evaluation of speech quality (PESQ), the new ITU standard for end-to-end speech quality assessment. Part 1—Time delay compensation. J Audio Eng Soc. 2002; 50(10):755–764

[21] Beerends J, Hekstra A, Rix A, Hollier M. Perceptual evaluation of speech quality (PESQ), the new ITU standard for end-to-end speech quality assessment. Part 2—Psychoacoustic model. J Audio Eng Soc. 2002; 50(10):765–778

[22] Rohdenburg T, Hohmann V, Kollmeier B. Objective Perceptual Quality Measures (PEMO-Q) for the Evaluation of Noise Reduction Schemes. Oldenburg, Germany; University of Oldenburg, Medical Physics Group, D-26111; 2005

[23] Kates J, Arehart K. The Hearing-Aid Speech Quality Index (HASQI). J Audio Eng Soc. 2010; 58:363–381

[24] Kates J, Arehart K. The hearing aid speech quality index (HASQI) version 2. J Audio Eng Soc. 2013; 62:99–117

[25] Kendrick P, Jackson I, Li F, Cox T, Faxenda B. Perceived audio quality of sounds degraded by non-linear distortions and single-ended assessment using HASQI. J Audio Eng Soc. 2015; 63(9):698–712

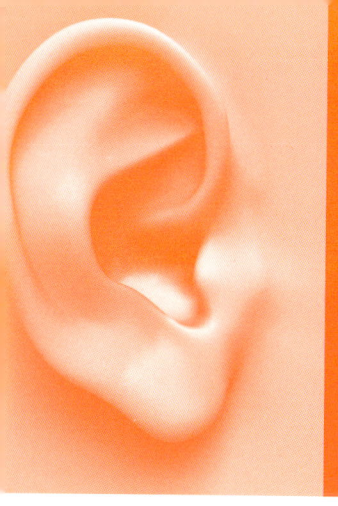

第 4 章 助听器的耦合佩戴：理论与应用
Hearing Aid Coupling: Theory and Application

James R. Curran　Dennis Van Vliet　著
陈艾婷　译

一、概述

在验配助听器的过程中，耳模制作似乎是最简单的步骤，常常因为多关注在助听器的电声性能和正确调整频率增益响应而被忽视。但如果耳模选择错误则有可能导致验配失败。耦合器件的构型对声音传入耳道的过程有着动态作用，因而其形态、气孔、插入深度、能量的释放等方面的微小变化皆有可能对鼓膜处放大信号的分布产生明显的影响。本章和第 5 章的目的是向临床医生系统并全面地介绍上述各种因素，以期能为临床决策提供帮助。

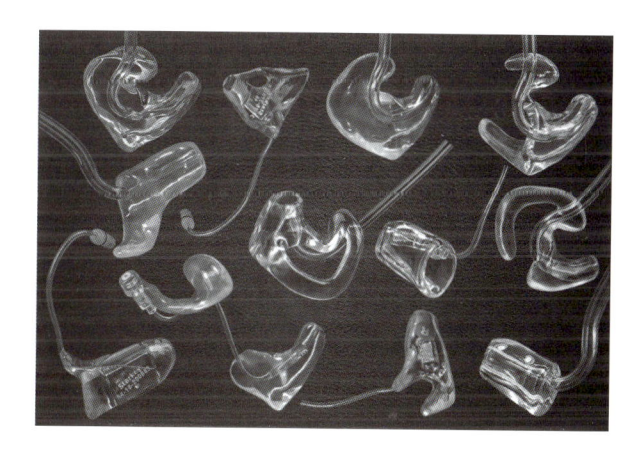

▲ 图 4-1　各种耳模不同的外观和形状（图片由 Starkey Hearing Technologies 提供）

二、耳模 / 耦合器件

助听器的耳模有各种各样的外形（图 4-1）。耳模实验室和制造商都有自己独特的制作和描述产品的方式，每一家都提供不同的设计和材料。尽管在外观上有明显的差异，但在使用和应用上都有明确的相似之处，本质上与它们的构型对在真耳内的放大（或未放大）信号的声学效果有关。

理解和区分各种耦合器件需要考虑两个相对独立的因素，一是耳道内的堵塞量（occlusion）或程度，二是外耳（耳郭）中保留（retention）部分的类型。

1. 堵塞（堵塞耳）或开放

耳模 / 耦合器件的首要特征是看耳模对外

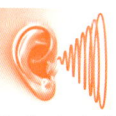

适用于所有验配

本章讨论的声学效果多数是通过系统地改变实体耳背式（behind-the-ear，BTE）定制耳模的构型而发现的。下文的许多数据都是基于这些观察结果得出的。因此了解涉及所有类型耦合器件的声学特性及其产生影响是非常重要的，这些器件包括定制的耳内受话器（receiver-in-the-canal，RIC）耳模、定制的助听器外壳、细声管（thin-tube）BTE 定制耳模、中空定制耳模和通用硅胶耳塞。在适当的情况，文中将分别对每种不同类型的耦合进行讲述，以详述所讨论各参数的普遍意义及差异性。

耳道口（aperture）内耳道部分的堵塞程度（图 4-2）。位于外耳道（external auditory meatus，

039

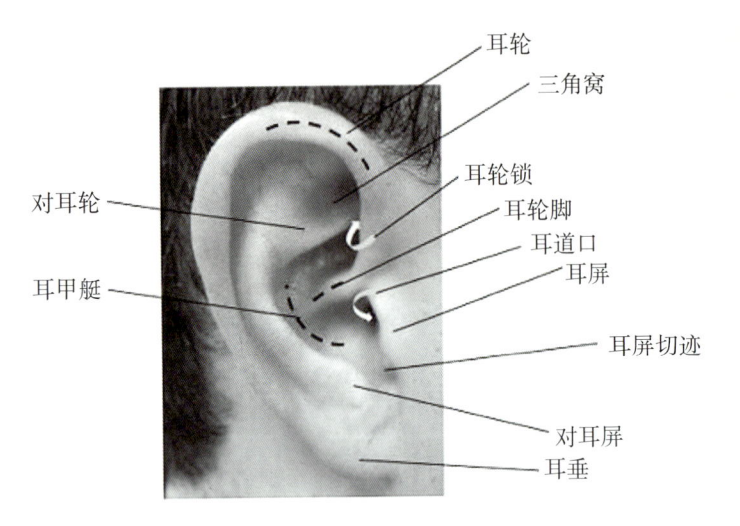

听力治疗学 Audiology Treatment

◀ 图 4-2　与耳模相关的外耳解剖术语（经 Alvord 等[1] 修改）

图中标注：耳轮、三角窝、耳轮锁、耳轮脚、耳道口、耳屏、耳屏切迹、对耳屏、耳垂、耳甲艇、对耳轮

EAM）内的耳模/外壳的这部分有多种叫法：耳模茎（stem）、耳模柄（stalk），更多地被称为耳道（canal）部分，它可以制作成不同的"堵塞/开放"程度，这里的"堵塞（occluding 或 occluded）"是指耳模/外壳阻挡所有或绝大部分未放大的声音传入耳道。"开放""非堵塞"是指使未放大的声音以最小或部分甚至无阻碍地传入耳道（图 4-3）。

当使用"开放耳"或"通气孔"这 2 个术语时，表示耳模趋向非堵塞的开放状态而不是堵塞状态。通常仅使用一小段声管或耳内受话器以实现最终的开放耳验配，而完全堵塞耳验配则是指耳模深入耳道中，外耳道被完全、紧密地填充，且耳模上没有通气孔（图 4-4）。

如后续所述，耳模深入到耳道部分的构形是耳模最重要的组成[2]。其构型的差异，即耳道中的堵塞程度或者开放程度，可以从根本上改变传至鼓膜处信号的声学特征。另外，过多的堵塞可能导致在完成验配之前加剧堵耳效应（occlusion effect）。

需要注意"堵耳效应"和由于耳模对外耳道的"堵塞"是不同的概念，不要混淆。堵耳效应是指当过于堵塞的耳模或外壳堵塞了患者的耳朵时，患者自己说话时会有令人不悦的声音（参见第 4 章相关内容）。

2. 耳郭内的固定部分

描述耳模的第二个特征是耳模/外壳占据在外耳（主要是耳郭内）软骨部分中的方式，包括耳甲腔（concha bowl）、耳屏（tragus）、对耳屏（antitragus）、耳屏切迹（intertragal notch）、耳轮脚（crus）、耳轮（helix）、对耳轮（antihelix）和外耳道口与耳甲腔之间的交界区域（图 4-2）。耳郭内的固定部分用于固定耳模（图 4-6），通常不会影响声学效果[1]。但是，太松动可能会影响声音在耳道内的泄漏或传入，有可能造成不良后果（参见第 4 章相关内容）。

耳模在耳郭内固定部分的形式通常与听力损失的程度有关，总的来说损失越大，保留越多。

堵塞耳道后的声学影响

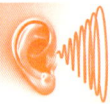

外耳道的正常状态是不封闭的。外耳能够提供一定量自然的高频增益[4, 5]。但外耳道被耳模/外壳占据越多，外耳离正常的状态越远，基本消除了耳道共振、耳郭共振、头影效应以及与耳郭相关的效应（图 4-5）。传递到耳道（和鼓膜）的声信号在开放耳道内的正常阻抗状态也被耦合器件破坏了[6]。

所以在安装了部分或完全堵塞的耳模后，听力损失患者并不处在原有听力状态下。不仅损失了部分或全部的自然的高频增益，还需要使助听器提供额外的放大来补偿听力损失，并减少其他因素（如掩蔽效应）对重要高频信号感知的影响[3, 7]。但当耳模堵塞量减少或开放耳（即使不完全开放）时，外耳效应和耳朵的正常阻抗将复原[3, 8-12]。

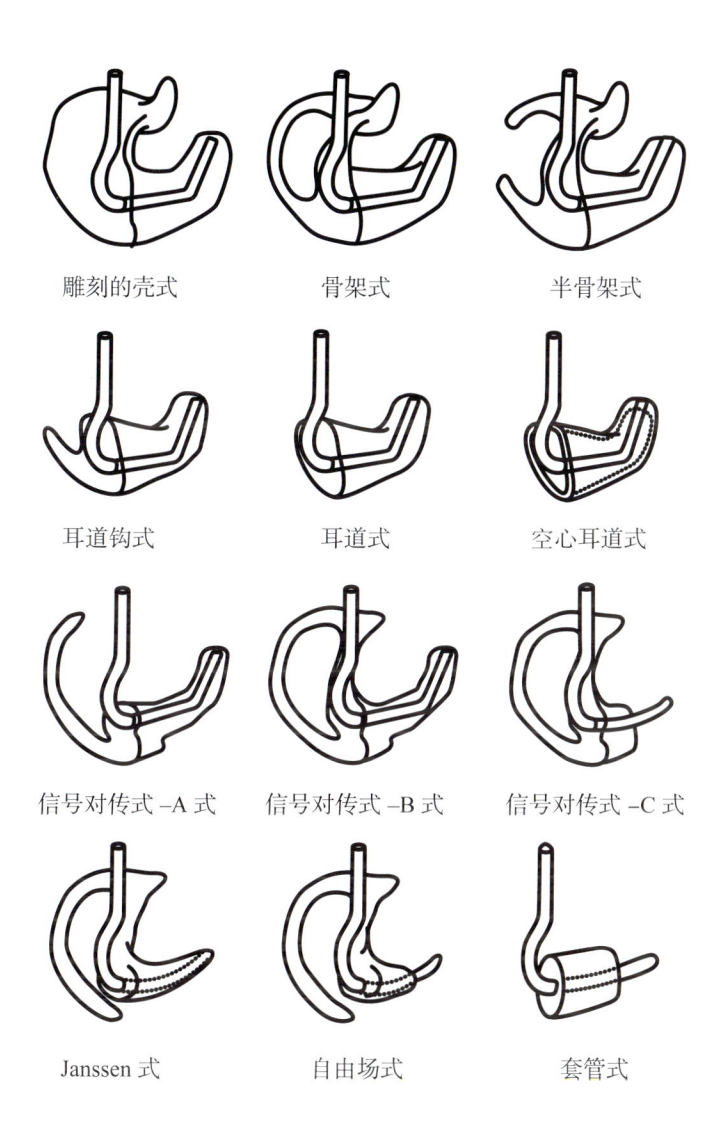

第 4 章 助听器的耦合佩戴：理论与应用

◀ 图 4-3 耳背式耳模示意图

从上到下涵盖从堵塞耳到未堵塞等各种形式。主要区别在于耳模在外耳中保留的部分，从完全保留到最小保留不等（经 Dillon[3] 许可改编）

雕刻的壳式　　骨架式　　半骨架式

耳道钩式　　耳道式　　空心耳道式

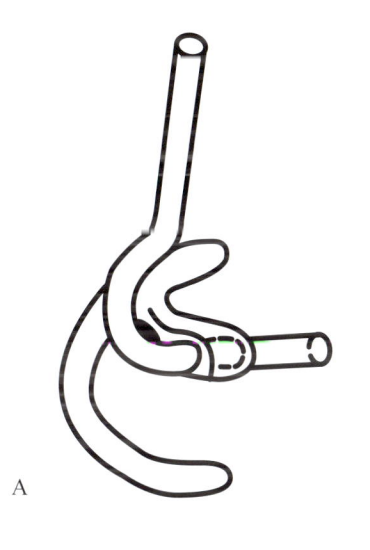

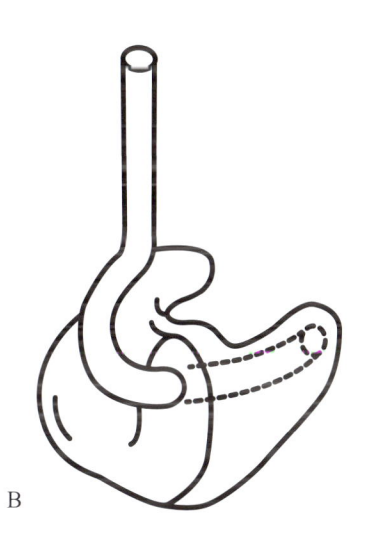

信号对传式 –A 式　　信号对传式 –B 式　　信号对传式 –C 式

Janssen 式　　自由场式　　套管式

◀ 图 4-4　A. 未堵塞耳模，放大后的声音仅通过声管传递，耳道保持开放状态；B. 完全堵塞耳模，耳模塞满整个耳道

041

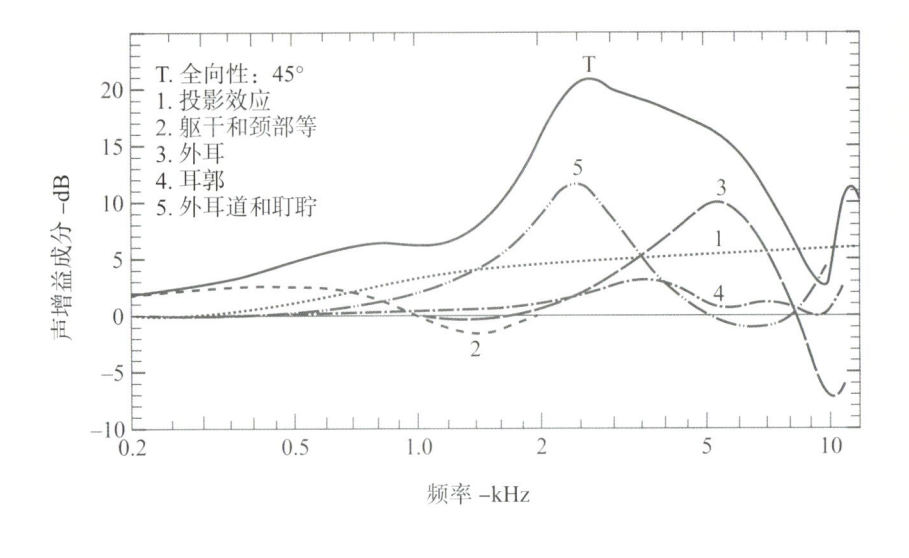

◀ 图 4-5 在正常的开放的耳道，外耳系统对声音的增压作用（即外界到鼓膜的传递功能）。插入堵塞或部分堵塞的耳模会降低部分或全部的正常外耳增益，并改变系统的阻抗（经 Shaw[4] 许可改编）

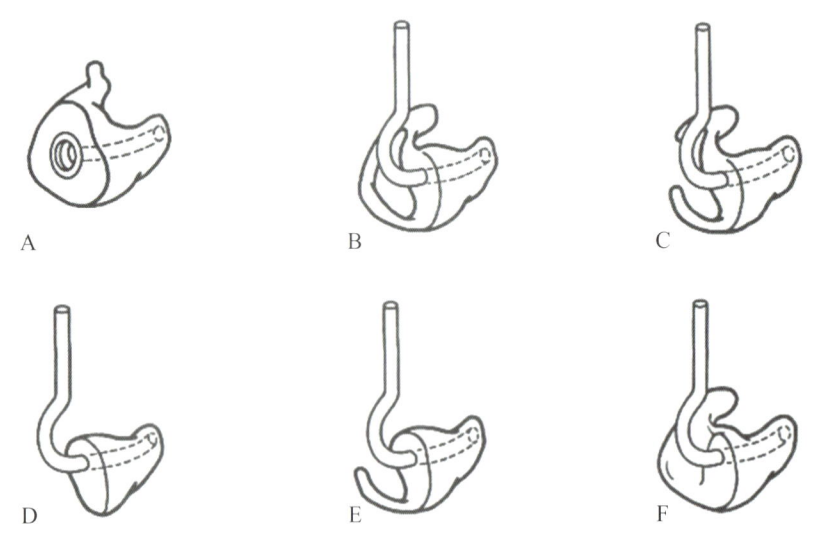

图中标注：
T. 全向性：45°
1. 投影效应
2. 躯干和颈部等
3. 外耳
4. 耳郭
5. 外耳道和耵聍

纵轴：声增益成分 –dB
横轴：频率 –kHz

◀ 图 4-6 图中各类耳模只是耳郭内部分不同，在堵塞方式上是完全相同的

耳模实验室通常根据外耳部分来命名其耳模。典型的命名包括：A. 体佩式耳模；B. 骨架式耳模；C. 半骨架式耳模；D. 耳道式耳模；E. 耳道钩式耳模；F. 壳式耳模。在订购耳模时，临床医生可以分别指定耳模的堵塞量和耳郭内部分的保留方式（经 Valente 和 Valente[13] 许可改编）

另外还有 2 个影响因素。首先，为了美观，耳模在耳郭中的部分应尽可能少。大多数患者不愿意为他们的听力损失广而告之。通常最优的处理是在保证够用的前提下，耳模的耳郭部分越少越好。其次，耳郭的构造和柔软度、耳道的大小和形状，以及选配助听器的类型，都影响耳模在耳郭内固定部分的类型。

（一）耳内受话器的验配

将受话器从助听器中移出并放入耳道，需要开发特殊的耳模构型。在 RIC 的验配中，耳郭内部分的固定作用主要是通过一根细而硬的电线从助听器直接引至受话器实现的（图 4-7）。为了保证耳郭内固定部分美观且不漏声，RIC 提供了各种各样的耦合器件，包括中空的外壳式耳模（the hollow mold）、耳内受话器嵌入式耳模（the embedded receiver mold）、通用耳塞头（stock ear tips）（图 4-7）和耳轮式耳模（the helix mold）（图 4-8）。

（二）定制助听器

在定制助听器中，如耳道式（in-the-canal, ITC）、深耳道式（completely in-the-canal, CIC）和超隐蔽耳道式（invisible-in-the-canal, IIC）助听器，外壳佩戴的稳固性始终是首要考虑的因素。而耳内式助听器（in-the-ear, ITE）中的这种问题较少，因为其本身后半部分就位于外耳耳郭，提供了足够的稳固作用。制造商使用自定义

第4章 助听器的耦合佩戴：理论与应用

因此，在定制助听器（包括所有其他耳模）的验配中，取得第二弯以外的整个耳道，以及外耳的准确、形状良好的耳印模是确保耳郭内固定部分的首要条件。

综上所述，在定制耳模或任何声学耦合器件（包括定制助听器）时，最重要的考虑因素是确定外耳道中耦合部分的构型。其次是耳郭内固定部分的选择。

（三）影响放大响应的因素

当助听器耦合到人耳时，鼓膜处所得的响应除了受麦克风位置产生的影响外，还受到传声通路中特定因素的影响[14-16]。可能每个因素仅产生微小的影响，但结合起来，则可能是很明显的变化[17,18]。下面总结了在助听器的传声通路中可能改变放大频谱的一些因素。

1. 耳模/外壳中通气孔的直径、长度和构型对助听器的频率增益响应及与通气孔相关共振有着不同的影响，并决定了到达鼓膜处的未放大的声音量[19-24]。

2. 外耳道中耳模/外壳（密封）的紧密度（或松动度）会影响整个频率的增益和输出 [输出声压级（output sound pressure level，OSPL）]，特别是低频[3, 6, 19, 25-27]。

3. 耳模/外壳在耳道中插入的深浅，会影响在耳模/外壳出声孔与鼓膜之间的残余腔的总声压级[3, 19]。这被称为波义耳定律（Boyle's law），即如果腔体的体积减半，声压级就会加倍；如果腔体的体积加倍，声压级就会减半。增益和OSPL90均随之增加或减少[28-31]。

4. 连接受话器管子的总长度、直径及耳模或定制助听器的声孔的构型都会影响频率-增益响应[3, 13, 18, 32-34]。

5. 在耳背式助听器中，助听器的频率增益响应会受到耳钩特性或特殊构造耳钩的影响（请参见第4章）[13, 34, 35]。

此外，耳道体积、顺应性和阻抗因个体差异也会影响到鼓膜处放大信号的频谱，但这些都与耳模/外壳的插入深度或泄漏无关，且不受验配

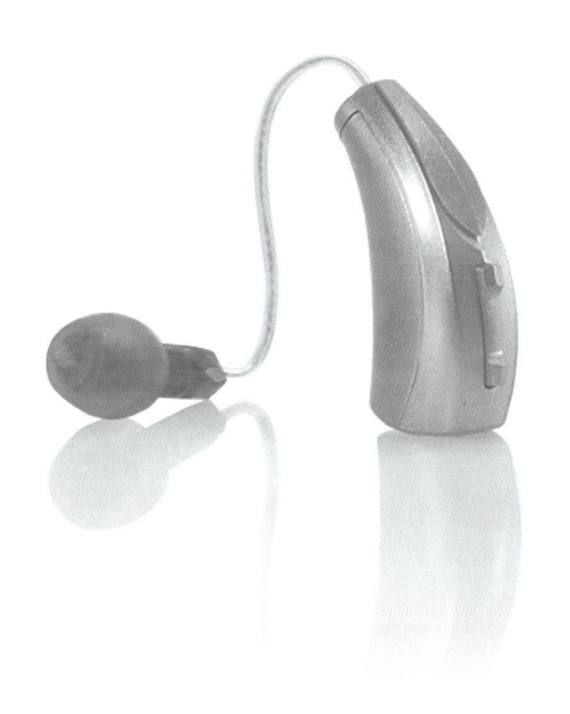

▲ 图 4-7 耳内受话器式 RIC 助听器的受话器不在助听器的机壳内，而是通过一根细而硬的导线将受话器引出置于耦合器件内

图中所示是一种 RIC 助听器，其附带一个无堵塞的通用耳塞，插入耳道（图片由 Starkey Hearing Technologies 提供）

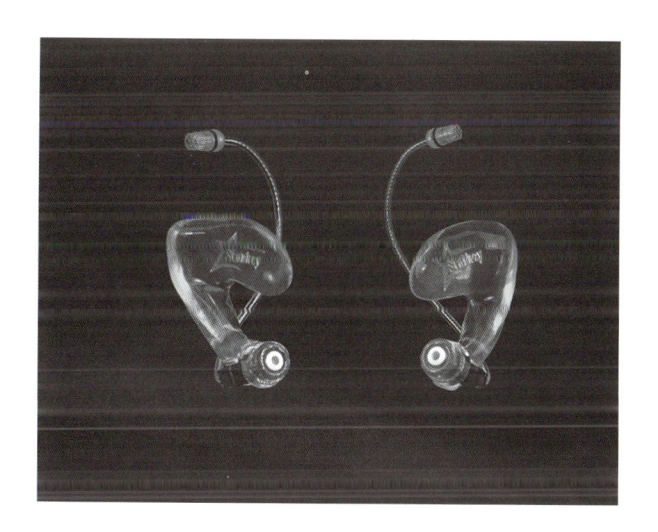

▲ 图 4-8 图为 RIC 助听器的一种开放式配件（IROS），即"耳轮式"耳模

（图片由 Starkey Hearing Technologies 提供）

的计算机辅助协议（算法、偏移量和模板）构建 ITC、CIC 和 IIC 助听器，以确保其在耳道中的稳固性，但个别耳道依靠此方法并不能解决问题。

043

人员的控制[30, 36-39]。

上述 5 个因素全部或部分的存在改变了从麦克风到耳膜处放大信号的传输。对于现代验配师来说，最重要的是前 3 个，通气孔、密封和插入深度。然而，这 5 个因素都不能忽视，因为在某些情况下，某一因素所产生的影响就可能对成功验配起到重要作用。

图 4-9 是一幅著名的插图[32]，它显示了通过改变一个耳背式助听器的耦合特性而获得的各种放大响应。导声管、耳钩、声孔和耳模的形状及尺寸的改变修饰了鼓膜上声信号的分布。这在 2000 年之前是非常重要的信息，因为当时的临床医生并没有现在的验配软件能来控制处理助听器的频率增益响应。因此了解修改耳模所产生的变化对成功的验配师来说至关重要。

20 世纪 70 年代至 90 年代的文献中有很多文章和研究解释并定义了各种耦合构型的影响[2, 6, 19, 21, 27, 32-34, 40-47]。研究结果表明，与助听器相连的耦合器件不仅仅与放大系统被动连接，对其性能也有着主动的影响。

由于是代表对耳钩和（或）导声管和通气孔所做的改变，如果今天重新绘制图 4-9，几乎所有的响应变量都将被消除，或者说与临床的相关性非常有限。随时间的推移和技术的改进，这些影响在今天的临床应用率很低[48]，但仍然具有意义，尤其是它们所体现的声学原理（参见第 4 章相关内容）。

（四）通气孔的作用

通气孔可以定义为耳模/外壳中的任何尺寸的开口，它连接外界环境与耳道内腔体（即耳模/外壳出声孔与鼓膜之间的空间）。例如，经典的通气孔就是采用特定形状，从耳模的外表面开始贯穿至耳道内腔体。还有一种通气孔是耳模/外壳的外表面与外耳道壁之间形成的间隙。最后，完全开放或基本上没有堵塞的耦合器件也是另一种通气孔的形式。

在助听器上安装通气孔主要有 4 个原因。

第 1 个原因是为了降低低频放大，提高或保持高频。

制造商的验配软件或公式中包含的"首次验配"选项提供了所需放大的平均估计值，因此，对于个体来说只是一个近似值。通常还会在高频和低频进行频率增益响应的后续操作；由于高频中的信息可能被过度放大的低频信号所掩蔽或减弱，或导致令人不愉快或过于吵闹的聆听体验，所以必须特别注意确保低频不会被过度放大[49-52]。后续的章节我们会讨论通气孔的另一个重要原因，改善堵耳效应，但在本讨论中，这里更强调通气孔的效果和性质，它是调整低频和高频增益之间平衡的重要附件。

（五）低频传递损失

许多研究人员对 BTE 助听器耳模、RIC 助听器和定制助听器的通气孔效果进行了更详细的研

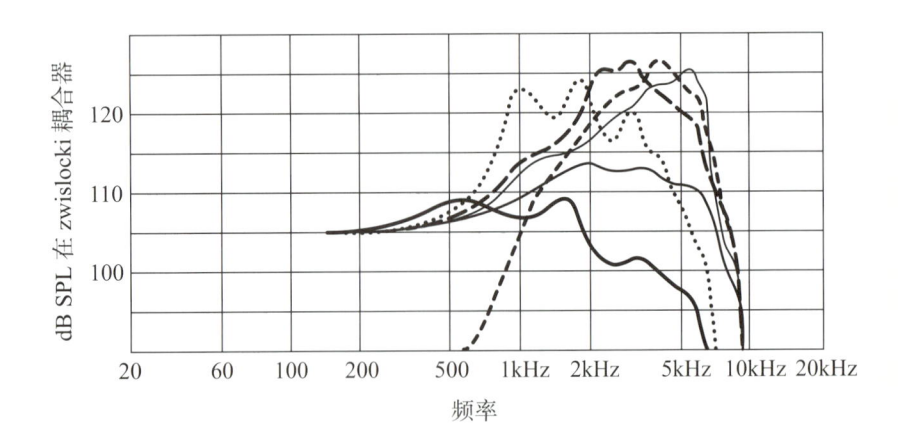

◀ **图 4-9** 在仅改变耳模结构的情况下，助听器频响的改变。在过去，模拟助听器的频响变化范围有限。为此，临床医生通过改变耳模和相关耦合器件来改变部分频率增益响应，如图所示。如今，除非在特殊情况下，数字信号处理已经消除了进行类似调整的必要性（经 **Killion**[32] 许可改编）

第 4 章 助听器的耦合佩戴：理论与应用

早期结论

在 20 世纪 70 年代之前，该领域对于改变耳模形状的结果只有一个大概的了解。当时因为通气孔通常会导致声反馈，很多助听器专家（经销商）对于打通气孔都很保守，除非有患者拒绝佩戴堵塞的耳模，他们才可能安装一个小通气孔以增加验配的舒适度。但总体而言，该领域对声学改变的后果了解不足。非常有限的研究也都是使用带有外部受话器的体佩式助听器在 2cm³ 耦合腔上进行的[42, 43, 53-56]。直到 20 世纪 70 年代，在严格的对照研究出现之前，关于耳级助听器耳模的研究报告很少。

McDonald 和 Studebaker[28] 进行的一项瞩目的研究，他们使用实验室级的探管麦克风装置来测量佩戴不同耳模形状的受试者鼓膜上的能量分布。共研究了 4 种耳模构型，如图 4-10 所示，并给出扫频纯音信号。将受试者的结果平均，产生了图 4-11 中的结果。在中空且缩短的耳模（B）的情况下，可观察到频率高至 2500Hz，整个频谱下降 5~8dB。在中空且缩短的耳模（C）上增加一个通气孔，可使低频信号产生明显的衰减。最后，第 4 种耳模的形状，一个完全不封闭的耳模，显示低频显著减少。这项早期研究可以说是第一个以图形化的方式展示了 3 个变量对频谱放大的实际影响，这 3 个变量分别是：耳模插入的深度、通气孔的存在及完全堵塞耳的程度。

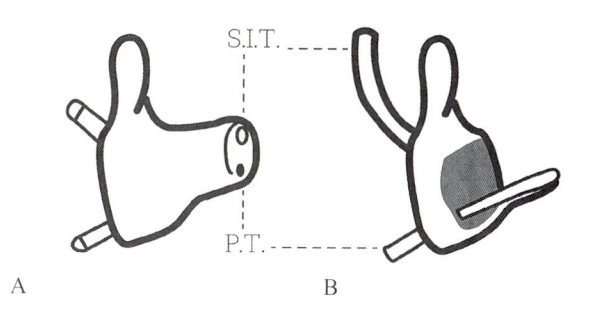

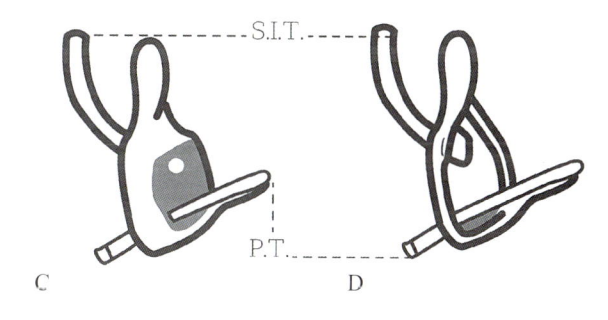

▲ 图 4-10 通过使用探管麦克风，McDonald 和 Studebaker[28] 研究了由 4 种不同的耳模形状产生的真耳响应的变化

A. 完全耳模；B. 无通气孔的短耳模；C. 带有通气孔的短耳模；D. 开放型耳模（非常大的通气孔）（经 McDonald 和 Studebaker[28] 许可改编）

究[6, 19, 21, 22, 27, 39, 40, 43, 44, 46, 47, 57-65]。大多数研究都记录了因为耦合中的一个或多个变量被改变而产生的响应变化，如通气孔直径、通气孔长度、通气孔形状和类型、插入深度、缝隙泄漏和耳道的尺寸。一些研究是在人工耦合腔（2cm³ 耦合腔或堵耳模拟器）上进行的[66, 67]。其他是使用真人或计算机模拟[30, 38, 68-74]。

所有研究都显示了同样的通气孔响应变化顺序，即随通气孔开放量的增加，影响增益和 OSPL90 的低频放大量也随之减小（图 4-12）。虽然结果大致相同，在不同的研究中各个频率受通气孔影响的响应曲线和（或）衰减数值各不相同，传递损失的数据也只针对各自的实验环境，例如，受试者的结果见表 4-1 和表 4-2。同时，研究中影响对传递损失的一个或多个变量的控制

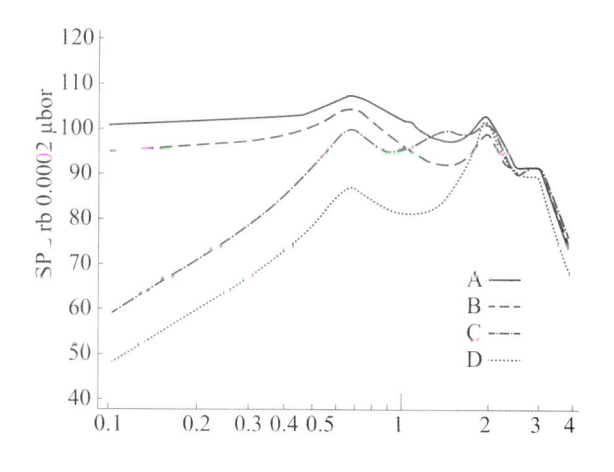

▲ 图 4-11 图 4-10 中所示的 4 种不同耳模结构在真耳测试中得到的平均频响变化

（经 McDonald 和 Studebaker[28] 许可改编）

存在争议。例如，是否有控制耳模或定制助听器周围的泄漏量，或者受试者之间不同插入深度的影响，或者采用单一、标准化的声管/通气孔长度。在个别患者中，这些因素将不可预测地发生变化，从而不同程度地影响低频降低的量。因此

045

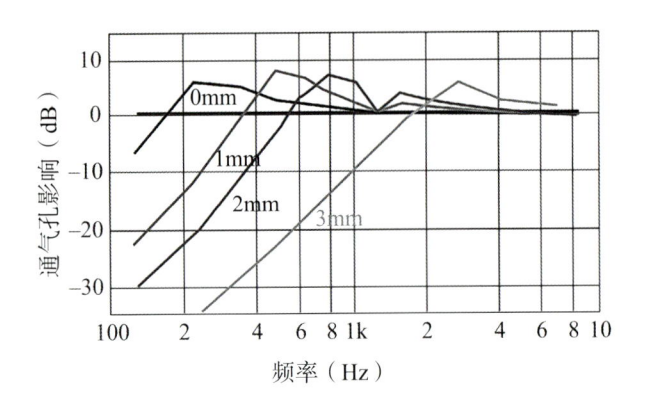

▲ 图 4-12 系统地增加通气孔的直径会导致低频衰减（传递损失）的增加，见图 4-16

图 4-11、图 4-16A 和 B 三幅图显示的是不同测量条件下获得的每个频率不同的衰减量。除非所有条件相同，否则绝对传递损失量是不同的（经 Kuk 和 Baekgaard[8] 许可改编）（此图彩色版本见书末彩图部分）

在个性化验配时，这些因素的变化不可预测，对低频衰减的影响也不同。

此外，在受试者获得的结果通常是取平均值，因此对于个体而言缺乏精确的预测值[28, 39, 46, 63-65, 68, 69, 75]。因此，当验配软件[76, 77, 78, 79]给出通气孔的尺寸或类型的建议时，在真耳中的低频衰减将与预估的有所不同[3, 18, 44, 71]。

虽然缺乏特异性或精确性，但这些研究的真正价值在于，当通气孔从堵塞耳状态改变为非堵塞耳状态时，可以预期低频衰减变化的方向。目的是了解修改耳模或开通气孔的近似效果，而不是假设或预测给定频率下传递损失的特定值。尽管缺乏具体的预测数据，但经验表明，如果能彻底理解了耳模/外壳在开通气孔或修改的过程中声学效果可能的变化过程，高水准完成验配的能力就不会受到影响。通过实践，临床医生在特定情况下能够凭直觉，熟练地选择合适的通气孔/修改。（有关如何对通气孔进行物理修改的说明，请参见第 4 章）。

（六）通气孔尺寸的选择

虽然我们很难在每次选择一个通气孔直径（或长度）时都准确预测低频衰减的精确值，但正如我们所见，各种文献都提出了不同尺寸通气孔效果的最佳估计，如表 4-1 和表 4-2。鉴于此，通气孔表和（或）制造商的通气孔建议是否仍具有价值？答案是肯定的，特别是对于初学者来说，表格虽然不尽相同，但确实能够对传递损失有大概的估计。但如果将这些表格视为真理的话，这个问题的答案也可以是否定的。在接下来的章节中，我们将根据听力损失的程度提供选择

表 4-1 受试者佩戴开有 3 种不同直径通气孔的密封和未密封的 ITE 助听器时获得的低频传递损失值（dB）

直径	频率				
	200Hz	500Hz	1000Hz	1500Hz	2000Hz
未密封					
1.3mm	−7.1（3.1）	0.3（2.9）	1.5（0.7）	0.5（0.6）	0.1（0.5）
2.0mm	−11.1（3.9）	−0.9（3.6）	1.9（0.9）	0.7（0.7）	0.2（0.8）
3.0mm	−21.9（4.0）	−10.5（3.2）	3.1（2.8）	2.6（1.7）	1.9（0.9）
E-A-R 环密封					
1.3mm	−6.8（2.2）	2.8（1.3）	0.8（0.6）	0.3（0.4）	−0.2（0.9）
2.0mm	−12.1（2.5）	2.2（3.5）	1.7（0.7）	0.6（0.7）	0.3（0.9）
3.0mm	−25.0（2.6）	−9.8（3.2）	5.1（2.0）	2.9（1.4）	2.0（0.7）

E-A-R 环用于防止无意的泄漏。低频传递损失的差异在于密封效果和通气孔长度。括号中的值为均值标准差（经 Tecca[64, 65]、Valente 和 Valente 许可改编[13]）

表 4-2 受试者佩戴定制式外壳[39]或定制 ITE 助听器[64,65]的结果，如表格所示，随通气孔直径的增加，低频逐渐衰减

研究	装备	频率（Hz）									
		200		500		1000		1500		200	
1.0/1.3mm 通气口直径 *											
Staurt 等[39]	Shell[a]	−4.0	（4.0）	0.8	（3.7）	0.4	（0.9）	0.4	（1.4）	0.025	（1.0）
Teccas[64]	助听器[b]	−7.1	（3.1）	0.3	（2.9）	1.5	（0.7）	0.5	（0.6）	0.1	（0.5）
2.0mm 通气口直径											
Staurt 等[39]	Shell[a]	−13.2	（5.9）	−2.0	（4.0）	2.6	（2.7）	1.4	（1.4）	0.9	（0.9）
Tecca[64]	助听器[b]	−11.1	（3.9）	−0.9	（3.6）	1.9	（0.9）	0.7	（0.7）	0.2	（0.8）
Tecca[65]	助听器[c]	−15.8	（2.3）	−3.7	（4.5）	2.5	（1.4）	0.9	（1.2）	0.3	（1.0）
Tecca[65]	助听器[d]	−13.9	（1.7）	0.6	（4.0）	1.3	（1.4）	1.1	（1.0）	1.0	（0.7）
3.0mm 通气口直径											
Staurt 等[39]	Shell[a]	−18.3	（5.9）	−8.0	（2.9）	1.9	（3.6）	2.4	（1.6）	1.5	（1.1）
Tecca[64]	助听器[b]	−21.9	（4.0）	−10.5	（3.2）	3.1	（2.8）	2.6	（1.7）	1.9	（0.9）

1. 括号中数值表示均值标准差。a. 14mm 通气孔，n=12；b. 22mm 通气孔有缝隙，n=10；c. 16mm 通气孔，n=10；d. 22mm 通气孔，n=10。*. Tecca[64] 采用 1.3mm 的通气孔直径，而本研究采用 1mm 的通气孔直径
2. 不同研究之间衰减值的不同是由不同通气孔长度、缝隙泄漏量和每个耳的传输特性所决定的（经 Stuart 等[39]许可改编）

耳模/外壳的指南，并对通气孔尺寸提出了一些建议。但出于教学的目的，我们给出的通用的通气孔建议与文献中的建议一样不够精确（参见第 4 章相关内容）。

此外，在为儿童验配时，最好遵循专门为他们设计的规范性验配流程中所包含的通气孔建议。但请注意，在儿童中由于耳道太小而无法开通气孔的情况是很常见的。

（七）真耳分析

考虑到通气孔相关的低频衰减的可变性，常规使用真耳分析（real-ear measurements REM）评估给定通气孔对助听器频率增益响应的具体影响是非常重要的。通过真耳分析，验配师可以在修改耳模和（或）通气孔时监测真耳助听响应（REAR），以及通气孔与验配软件的相互影响。由于真耳助听响应可能与预期有很大不同，REM

通气孔如何分流低频

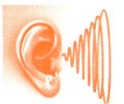

通气孔对频谱的声学影响可以用通气孔的阻抗（声质量、惯性）和耳模/外壳出声孔与鼓膜之间残余腔的阻抗（声顺）之间的相互作用来解释。声质量与通气孔的长度成正比，与通气孔的横截面积成反比。低频的声质量阻抗小，随频率增加而增加。声顺与腔体体积成正比。声顺的阻抗随频率增加而减小。

当残余腔体积较小时，如使用深入耳道的堵塞耳模时，残余腔内的声压级高，声顺小。随着残余腔体体积的增大，就像短且有通气孔的耳模，残余腔内的声压级降低，声顺、阻抗增加，尤其是低频信号。因此，放大后的低频会遇到残留腔的较高阻抗，很容易通过对低频信号阻抗较低的通气孔泄漏。由于声质量随着通气孔的缩短和（或）直径的增大而减小，与通气孔更长、更窄的配件相比，将泄漏更大比例的低频放大信号[5, 19, 47]。

的结果可能能对患者的不满或抱怨提供解释。

此外，获得经验以便今后在验配中对通气孔尺寸或耳模构型作出正确的临床决策。但是，为了确保可靠性，必须将探管充分密封，以免混淆所获得的响应（参见第4章相关内容）。

（八）缝隙泄漏的影响

放大后的声音从助听器进入耳模/外壳尖端和鼓膜之间的残余腔。在鼓膜处，更多的放大声能被吸收，更少的声能被反射。反射的声音将试图通过通气孔（如果存在）或围绕耳模/外壳的周围（周边）泄漏。Lybarger 将耳模/外壳周围的声音逸出称为缝隙泄漏。

从声学上讲，缝隙泄漏本质上等同于一个有意的通气孔[3]。缝隙泄漏越大，低频放大的衰减越大。泄漏到外部环境的程度取决于耳模/外壳材料和耳道周围组织之间密封的质量。非常紧密的耳模或有较长耳道部分的定制外壳比松散的耳模或有较短耳道部分的外壳能提供更多的阻碍[80]。在前一种情况下，紧密密封可能会对声压的泄漏产生阻力，以致只有极少量的放大的声信号能够泄漏到外部。

在过去，过多的缝隙泄漏和（或）过大的通气孔会很容易引起声反馈。这是一个严重的问题，验配师试图通过增加缝隙泄漏来降低低频增益，要么扩大/缩短通气孔，要么将耳道部分变细。通常情况下，在获得适当的频率增益响应之前就会产生反馈。现在，有效的反馈消除算法使得这个问题的出现大大减少。

重要的是，缝隙泄漏引起的低频衰减是有意通气孔提供的低频衰减的补充，直到达到完全不堵塞为止。由于密封程度和缝隙泄漏量主要取决于定制耳模/外壳在耳道内耳甲-耳道交界处内侧的贴合程度如何，因此增加耳郭内的耳模体积（如使用内置标准耳模）可能对实现更好地密封没有明显帮助[2, 82, 83]。

（九）通气孔相关的（亥姆霍兹）共振

图 4-16A 和 B 中两个不同来源的图，都展

平行和斜角（V形）通气孔

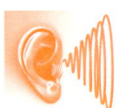

定制耳模中使用的通气孔有2种基本类型：平行通气孔和斜角（V形）通气孔（图4-13）。每个通气孔以不同的方式影响真耳助听响应：①平行的通气孔沿耳模/外壳的长度延伸，且不与声孔相交。安装这些通气孔可以保持响应的高频部分，如图4-14所示；②如果安装了一个斜角（V形）通气孔，即与声孔相交的通气孔，则在高频会出现下降，在低频会出现预期的传递损失（图4-14）[19, 44, 45]。在验配师没有指定通气孔类型的情况下，从耳模实验室返回的自定义耳模有时可能会带有一个斜角通气孔，这不是理想的情况。然而，在儿童中，由于尺寸限制，斜角通气孔可能是唯一的选择。在这些情况下，斜角通气孔应尽可能靠近出声孔端，终止在声孔中，以尽量减少高频损失量[19]。幸运的是，在定制助听器外壳和RIC耳模中，所有有意通气孔都是平行的，因此通气孔相关共振以上的频率得到保留。

另一种流行的通气孔类型是外部通气孔，是沿着耳模/外壳底部的V形凹槽，当耳道非常小，以至于没有空间开标准的通气孔时，这种通气孔非常有用。对频率增益响应的影响主要是由于缝隙泄漏而导致的低频下降（图4-15）。

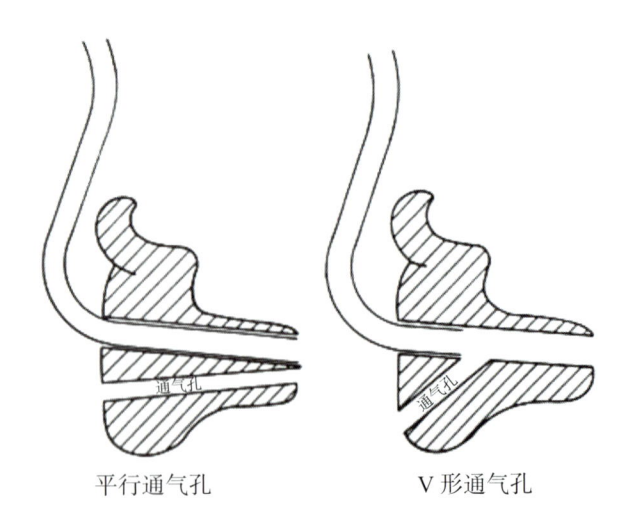

▲ 图 4-13　2种通气孔形式，对高频的影响不同
（经 Cox[19] 等许可改编）

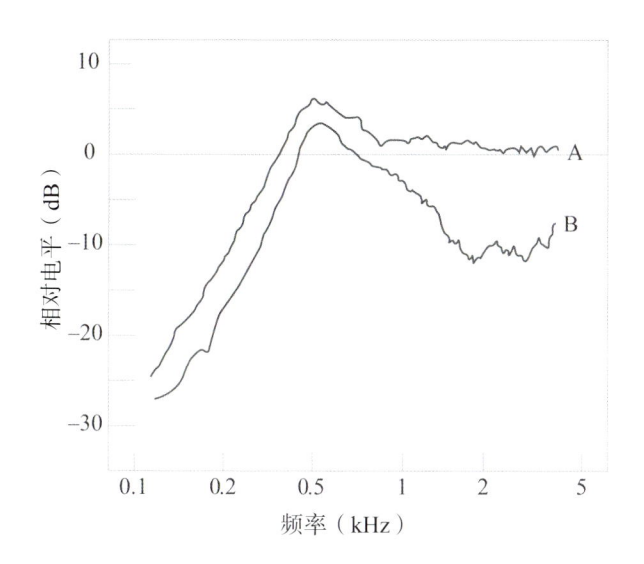

第4章 助听器的耦合佩戴：理论与应用

▲ 图4-14 使用平行通气孔（A）使高频响应保持在通气孔相关的共振水平之上。反之V形通气孔（B）使高频响应衰减。如果必须使用V形通气孔，则交叉点应尽可能地靠近耳模的出声孔

（经 Leavitt[81]、Studebaker 和 Cox[46] 等许可改编）

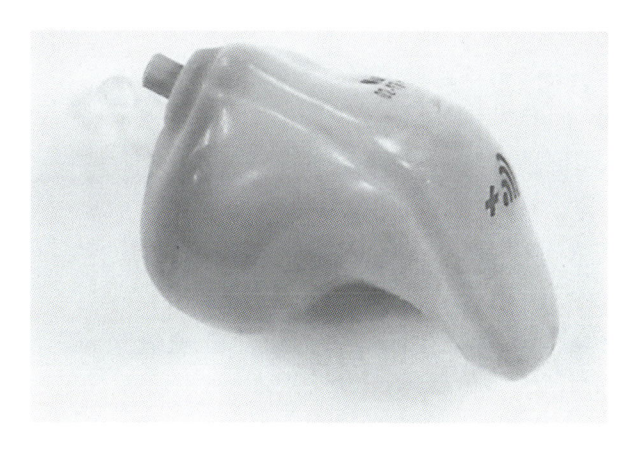

▲ 图4-15 显示当定制耳模或助听器外壳没有足够的空间用于安装内部通气孔时，可能会在外表面开外部通气孔或"凹槽"

（图片由 Starkey Hearing Technologies 提供）

示了随着通气孔直径的增大，低频如预期下降，但也显示了在截止频率以上的响应的尖峰。这些峰值是与通气孔相关的 Helmholtz 共振，其中通气孔的长度和直径与残余腔（体积）相互作用，形成共振峰[19,46,47]。这个通气孔/残余腔系统中所含的空气通过耳模放大在其共振频率处产生共振[3,30]。直径较小的通气孔通常在较低的频率（200～800Hz）下产生共振。随着通气孔的增大、缩短或缝隙泄漏的增加，谐振频率向更高的频率移动，在800～1000Hz以上（图4-12）[3]。

如图4-16A和B及图4-12（以及在各种有关通气孔的研究报告中的许多其他情况）中的响应曲线是在密封紧密的条件下和（或）在硬壁的耦合器上获得的。如果从表面上看，可能会得出这样的结论：在真实的耳朵中也存在着与通气相关的共振峰，但在大多数情况下并非如此。在大多数验配过程中，由于缝隙泄漏和（或）周围耳道组织的阻尼作用，共振峰通常会消失或大大降低，因此在很大程度上无须在意这一因素（图4-17）。

然而，有时当助听器与一个耳道部分深入且紧密并带有一小通气孔的耳模连接时，与通气孔

有关的响应峰值，可能出现在真耳助听响应曲线的低频部分。如果怀疑有与通气孔相关的共振，可以通过获得真耳堵耳响应（REOR）来确认其存在。如果有共振，REOR 曲线将在接近 REAR 峰值的地方出现峰值。在某些情况下，与通气孔相关的共振可能被认为是有用的，而在另一些情况下，则不是，这取决于听力损失的程度和放大的目标[19,26,63]。如果认为不需要，可以稍微缩短通气孔或出声孔部分以增加缝隙泄漏而降低共振峰（参见第4章相关内容）。

（十）使用通气孔的第二个原因是克服（减少）堵耳效应

解决堵耳效应是日常实践中常见的微调问题。如果患者在低频，250～1000Hz 出现纯音阈值高于30dB HL（或甚至在某些情况下，35～45dB HL 或更高），并且配有堵塞耳的耳模或定制外壳，通常他们会说自己的声音听起来是空洞的、有回声的、嗡嗡作响的，或者好像是"在一个桶里说话"。此时说明出现了堵耳效应[3,70,86-88]。

只要低频损失不大，听力损失可为任何听力图曲线类型（即高频轻微或陡降、平坦型或上升型）。患者可以是男性或女性（图4-18）[89]重要的是，很多患者通常无法适应或习惯所感知的堵

049

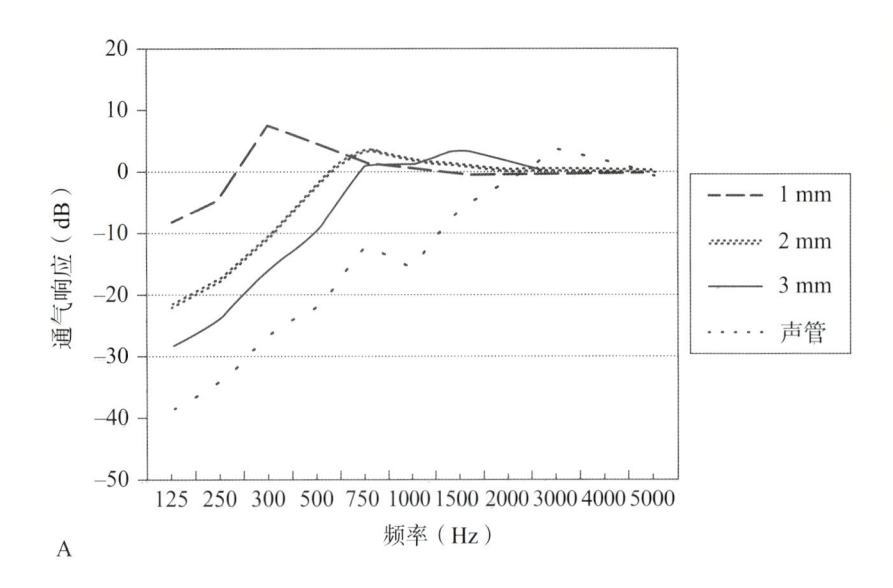

图 4-16 A 和 B 均在硬壁的耦合器上获得，两组曲线均表示随着通气孔直径的增大，低频如预期衰减

尖峰表示因通气孔的尺寸与残余腔 (体积) 相互作用，从而在放大的信号中产生与通气孔相关的 Helmholtz 共振（经 Yanz[85] 和 Lybarger[27] 许可改编）

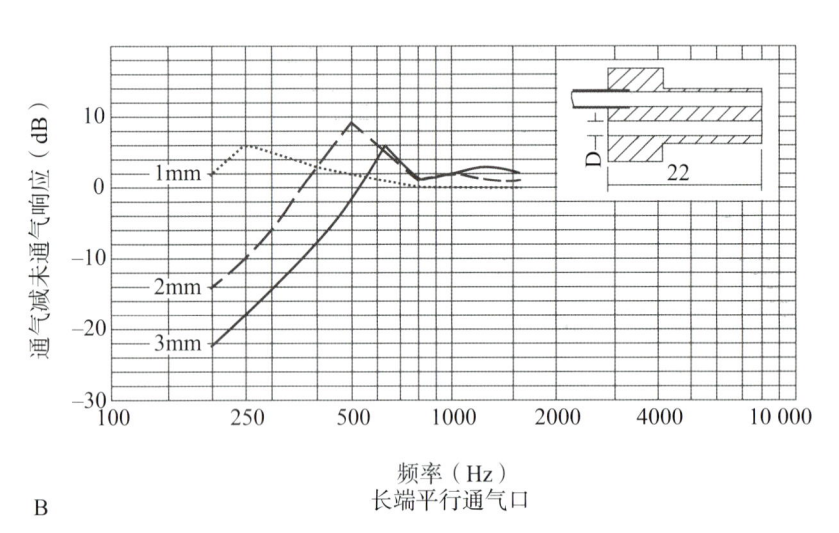

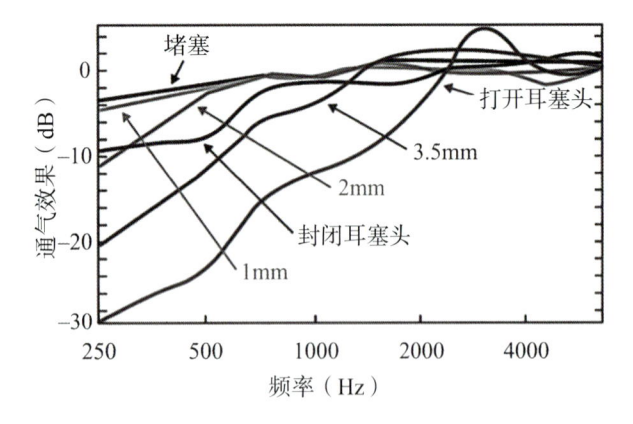

图 4-17 所示的通气孔响应曲线是在真实耳朵上获得的，显示与通气孔相关的共振峰的存在大大减少

结果比图 4-16A 和 B 所示的结果更加体现了实际验配的情况。响应曲线与紧密贴合的、完全堵塞耳的耳模相关（经 Dillon[3] 许可改编）（此图彩色版本见书末彩图部分）

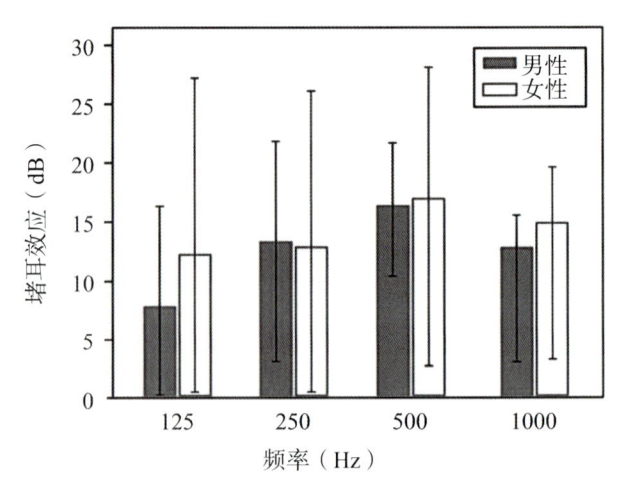

图 4-18 堵耳效应与性别无关，在男性和女性身上都会发生。此处显示的平均值（暗条），注意在每个频率的离散度都很大，偶尔达到 25dB 或更大的值（经 Mueller 等 [98] 许可改编）

耳效应。在大多数情况下，它不会随着时间的推移而消失，但是一些患者会学会忍受它。

研究人员试图量化在残余腔中堵耳效应出现的频率和强度大小[70, 75, 88, 90, 94-97]。研究表明，被堵耳的自体声音存在个体差异，幅值从低至5~10dB 到 20~25dB 或更高，峰值出现在不同的频率（100~1000Hz）[69, 88, 90, 94, 97-99]。有人提出，强度和频率峰值的变化可能与测量方法的差异、耳模插入的深度、残余腔的体积和顺应性、耳道软骨部分的弹性、耳模连接的紧密/松动，或上述部分或全部的组合有关[3, 70, 99-101]。

（十一）声质量（惯性）

通气孔的声质量可以根据它的直径和长度来计算[3]。声质量随通气孔变长或变窄而增加。相反，较短、较宽的通气孔声质量较小。Kuk 等[70]在控制了缝隙泄漏和插入深度的情况下对真实耳进行了测量，结果显示通气孔的声质量与耳道中客观测量到的声压级水平呈线性关系。他们发现，随着通气孔直径的不断增大，声质量逐渐降低，堵塞的耳道内的声压级水平以一种有序且可预见的方式减少（表 4-3）。同样地，在控制范围

再次强调一个重要的概念

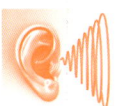

虽然大多数关于通气孔的信息主要是在有标准声管的 BTE 耳模上获得的，但必须要记住的是，声学效果和耦合条件是一致的。换句话说，耳内受话器耳模、定制助听器外壳、细声管耳背式助听器、通用硅胶耳塞和空心定制耳模遵循相同的声学规则，也就是说，短且直径大的通气孔产生的低频衰减大于长且直径小的通气孔，插入深度和缝隙泄漏效应在所有验配中也发挥作用。

产生堵耳效应原因

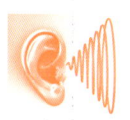

当个体发声时，声道（喉部、鼻咽部等）内的振动通过骨传导经颅骨传递到耳道。此外还有说话时下颌关节的移动导致耳道软骨部分的微小位移。这两个振动源一起引发了空气粒子在耳道内跨频谱运动。无论耳道是开放还是堵塞，当人发出声音或说话时，这些自发声的振动总是存在。在开放、非堵塞的耳道，由于声音泄漏到环境中，患者自己的声音不会感觉不适。然而，当耳道堵塞时，声音被耳模/定制外壳终止于软骨部分，无法泄漏出去。被堵塞的耳道成为一个共振腔，已经被放大的低频声音由于无处泄漏而传入耳蜗。

表 4-3 与声质量大的通气孔相比，声质量小的通气孔会导致更大的低频传输损耗（dB）

通气孔尺寸	通气孔声学参数	250	500	750	1000	1500	2000	3000	4000	6000
未通气，平均拟合		-4	-2	-1	-1	1	0	0	0	0
1mm	26700	-5	-2	-1	-1	1	0	0	1	1
2mm	7000	-11	-3	-1	-1	1	1	1	1	2
关闭耳塞头		-10	-8	-3	-2	-2	-1	1	-2	0
IROS（ITE/ITC）	4700	-16	-11	-4	-3	2	4	2	-1	0
3.5mm	2400	-21	-12	-6	-4	1	2	2	1	1
Janssen（ITE）	2100	-23	-13	-3	-3	1	6	4	1	1
打开耳塞头	830	-30	-24	-16	-12	-8	-3	5	0	0

直径较小的通气孔声质量大于直径大（或不包括）通气孔。所示的数值衰减值与紧密密封的耳模/外壳相关（经 Dillon 许可改编）[3]

内逐渐缩短通气孔也会导致声质量逐渐下降，从而使耳道声压级水平递减[69]。

（十二）堵耳效应的主观感知

尽管 Kuk 等发现通气孔的声质量与残留腔中的声压级水平密切相关，但他们也发现了声质量与患者感知到的堵耳效应量并没有系统性地高度相关性（图 4-19）。其他研究者也发现客观测量值与堵耳效应的主观评价之间相关性非常小或非常有限[69, 102, 103]，或者根本没有[94, 104, 105]。在极端情况下，我们知道一个非常细且长的通气孔总会有明显空洞的感觉的判断，同时还知道采用非常短且直径为 4mm 或更大的通气孔可以显著地减少或完全消除它[3, 59, 69, 96]。在这两个极端情况之间，似乎堵耳效应更像是对自身声音的一种主观感受的现象，它与客观测量的关系是复杂多变的[70, 94, 100, 103]。

结论是，对安装有已给定直径 / 长度的通气孔，不可能预先确定患者堵耳效应感受缓解的水平。每个患者对空洞感觉的容忍度 / 接受程度都各不相同。此外，有经验的使用者可能会比新的使用者对堵耳效应的容忍度更大[70]。虽然已有仪器和易于实现的技术可用于测量堵耳效应的特性（频率和 SPL 水平）[88, 99]，但最终是患者自己决定是否会受到堵耳效应的困扰。虽然可以通过系统地降低通气孔的质量来缓解患者对自身声音感知的困扰，但客观数据的测量并不能告诉我们 SPL 降低多少是足够的，即使测量对于记录的保存可能是有价值的[97]。

（十三）解决堵耳效应的方法

用于分流一部分低频放大的最常用的方法是将通气孔直径逐渐扩大到 3~4mm 或更大。或者，如果方便的话，可以缩短通气孔的长度。顺便说一句，还可能由于缝隙泄漏的增加，低频也会额外减少[3, 19, 27, 70, 81]。两种方法都能通过在办公室修改而实现，将在后面的部分中介绍（参见第 4 章相关内容）。

也有人建议，在耳道最敏感的区域，即骨性部分，深插入耳模 / 外壳可以缓解堵耳效应。这个逻辑是合理的，因为绕开了软骨部内的质点运

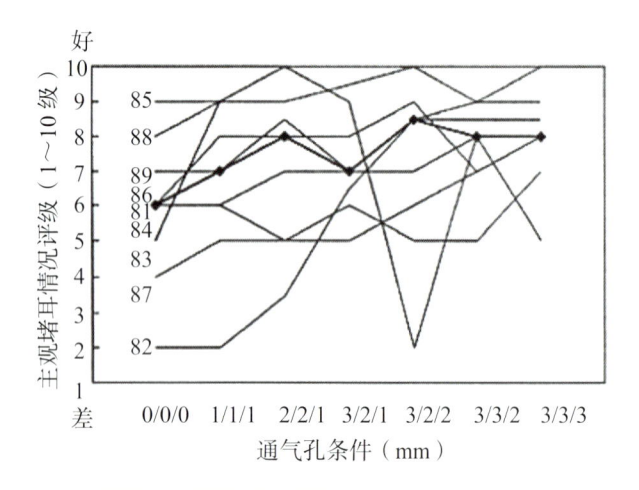

▲ 图 4-19 Kuk 等发现，当通气孔直径从小到大（横坐标）增加时，堵耳效应（纵坐标）的主观感受与受试者通气孔中的声质量没有系统的相关（经 Kuk 等[70] 许可改编）

利用声学与电子学方法降低低频

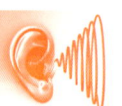

在所有条件相同的情况下，用电子 / 数码方法降低低频是否优于或等同于安装通气孔？或者消除堵耳效应？助听器验配时如果使用了不正确的类型或构型的耳模 / 外壳且忽略了合适的通气孔，仅仅依靠通过制造商的验配软件来减少低频，验配可能不会成功[20, 71, 106]。

这里有两个相关的情况表明使用耳模 / 外壳的通气孔来减少低频要优于仅仅通过软件调试降低低频的方式。首先，如果给高频听力损失使用一个过于堵塞耳的耳模，然后通过验配软件削减低频，适得其反，患者会听到通过高通滤波器放大的声音，特别是低频听力在正常范围内的患者[107]。这时助听器可能会产生令人反感的音质，任何正常的低频听力都将被消除，都可能导致患者拒绝使用助听器。

其次，仅使用电子方式降低低频并不会减轻堵耳效应[70, 108, 109]。为了减少或消除堵耳效应，需要增加通气孔。堵耳效应与助听器传到耳道中的放大信号无关。这仅仅是由于堵塞耳的耳模或定制的外壳的存在，当助听设备发出声音时，会产生不自然的空洞感。

动[48, 86, 89, 110, 111]。然而，不仅在耳道深处取耳印模很难，许多患者也无法容忍耳模/外壳接触到骨管壁时的压力或摩擦，而且说话时还可能会感到耳模/外壳的不适和松动。因此，耳模出声孔的部分，有时会逐渐变细以利于插入并最大限度地减少不适感。然而这样做，消除堵耳效应的机会就成了问题。不过至少有一部分人确实能够舒适地佩戴深插入耳道的助听器或耳模，这些助听器或耳模会在骨部结束，他们通常会成为热情且满意的患者[3, 35]。

总之，扩大或缩短通气孔是消除或减少堵耳效应最佳且最有效的方法。由于不能预测给定的通气孔尺寸是否足以减少堵耳效应，因此通气孔的改造应该谨慎地逐步进行，直到分辨率有所改善（图4-20）[3, 39, 69, 70, 88, 102, 106, 118, 119]。

（十四）使用通气孔的第三个原因是让未放大的言语和其他信号传入耳朵

通气孔允许未放大的声波进入耳道，同时也允许低频信号溢出（图4-21）。通过通气孔进入耳朵的频率范围与从通气孔流出的频率范围完全相同，范围的上限由通气孔相关的共振确定[3, 120]。特大通气孔，如4mm或更大，或开放耳验配，因可能存在与通气孔相关的共振，范围上限在2000~3000Hz甚至更高[3, 69]。因此，在使用大通气孔时，来自外部环境的低、中、高频率的声音会畅通无阻地进入耳朵，基本上不会发生变化，

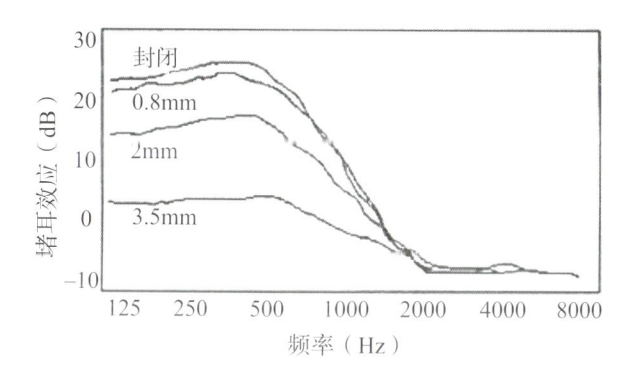

▲图4-20 描述了随着通气孔直径的增加，受试者的堵耳效应系统性地降低

（经Sweetow和Pirzanski[112]许可改编）

关于"ampclusion堵塞放大效应"

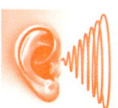

很多研究人员都提出，堵耳效应更应被恰当地称为堵塞放大效应[112, 113, 114]。也就是说，他们认为感知到烦人的自身声音不仅仅或者不总是由堵耳效应引起，还可能是由于放大声音本身造成了分心或带来的新的声音体验[70, 115]。从理论上讲，空洞的声音感觉和不熟悉的放大声音（或过度放大声音）这2个因素可能同时出现。但可以判断患者是否对堵耳效应而不是堵塞放大效应做出反应。在佩戴好助听器后，将其关闭并让患者说话或发元音（ee）或阅读一段文字（在双耳验配中，需取出对侧助听器）。如果仍有恼人的感觉，可以轻轻破坏助听器的外壳与耳道之间的密封，或从耳朵轻轻拉出。如果在松动助听器后感觉消失或减弱，那就是堵耳效应的作用[112]。

根据我们的判断，并与其他研究者[109, 116, 117]达成一致的结论是，大多数抱怨声音空洞的感觉确实主要与耳模/外壳有关，并且通常不会因为过多的低频增益或放大后产生新的或不熟悉的声音而引起。而后一个问题与堵塞耳无关，通常通过软件调整放大信号和（或）通过咨询来处理[112, 113, 116]。

因为大多数的耳道共振、外耳郭共振、头部和身体的遮挡及耳郭相关的效应都维持没变（图4-5，图4-22）[3, 9-12]。然而，当通气孔直径开始减小或通气孔加长时，与通气孔相关的共振将转移到较低的频率。因此，通过通气孔传输的声音的频率范围也减小了，减少了未放大的中高频信号进入耳道内腔体。当长通气孔的直径相当小时，通气孔本身也会与中频，特别是高频刺激进入耳朵的通路产生阻抗失匹配[19]。

然而，低频具有更长的波长，即使是最小的通气孔，或根本没有通气孔也会进入耳道内腔体。来自外部的未放大的低频可能通过耳模或定制外壳与耳道壁之间的缝隙进入耳道内[19, 57]。即使被密封非常紧且耳道很深，我们也几乎总是可以依靠进入耳道的一些未放大的低频信号（如果信号足够强）[3]。

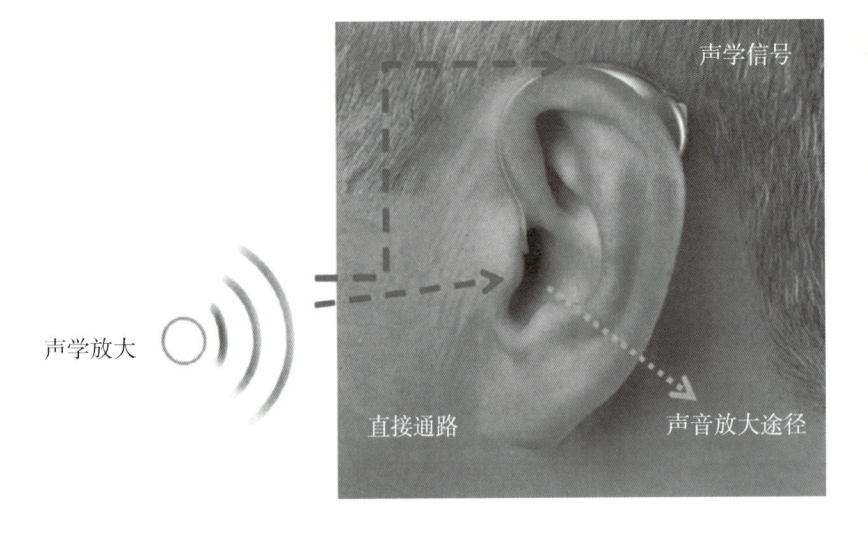

听力治疗学 Audiology Treatment

◀ 图 4-21 演示了通过气孔，放大与未放大的信号传入耳道，与此同时，一些放大的信号从通气孔中泄漏（图片由 Starkey Hearing Technologies 提供）

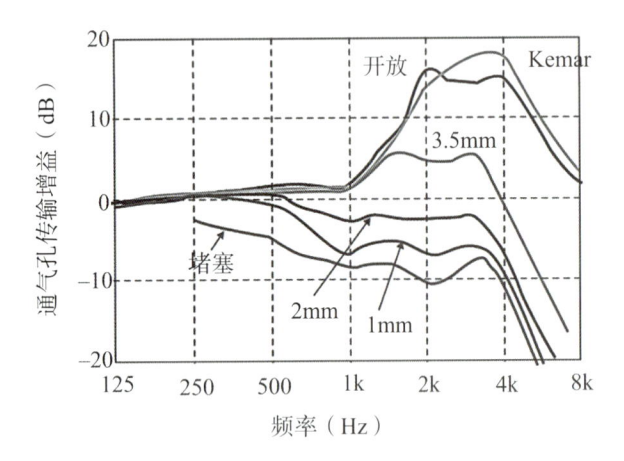

▲ 图 4-22 显示了随通气孔从堵塞到开放，通过耳模的声音信号的频谱范围的变化

在完全开放的情况下，由于外耳效应的恢复，高频的增益和带宽明显增加（经 Dillon[3] 许可改编）（此图彩色版本见书末彩图部分）

（十五）开放耳验配对指向性和降噪算法的影响

有充分的证据表明，相较于堵塞耳验配或小通气孔，方向性麦克风助听器的指向性指数（DI）在大通气孔、开放耳验配中更会受到影响[87,121-124]。开大通气孔后，增益在低频处下降，而低频正是最大的方向性效率所处的频率。因此，患者在这个区域就很难从方向性中获益。

然而，方向性助听器在高于与通气孔相关截止频率的较高频率上是具有一定方向性的。根据 Ricketts[125] 实验室的估计，与封闭的验配相比，在开放耳验配中，DI 平均降低了约 50%。Magnusson[126] 等发现，与无通气孔的堵塞耳模相比，开放耳验配的方向性获益降低了约 60%。尽管在非堵耳验配中方向性效率降低了，但研究也发现，与非方向性助听设备相比，带有方向性麦克风的助听器，其开放耳验配的效果有明显改善[87,126-128]。即使方向性助听器在降噪方面所能提供的改善很小，但也能保证在部分或完全开放耳的耦合条件下完成验配[128]。

总的来说，自适应降噪算法对改善开放耳验配的言语清晰度效果影响相对较小[3]。在大通气孔时，数字降噪算法是相对无用的，因为低频（通常与噪声相关）没有被放大，因此几乎不可能或者说根本不可能通过电子方式降噪。Magnusson[126] 等研究了方向性助听器联合降噪算法在开放耳验配中的有效性，并得出结论，与传统的堵耳式耳模相比，使用开放、无堵塞耳时，两者的优势显著降低了。正如所料，他们发现在开放耳条件下，方向性助听器对噪声下言语识别确实有一定的改善，但他们认为开放耳验配时，在方向性助听器上使用降噪很难改善言语识别。

（十六）相位差效应

每当使用非常大的通气孔时，都会同时发生两件事。助听器放大后的信号进入耳道内腔体时，可察觉到信号由于通气孔会产生低频传递损

第 4 章 助听器的耦合佩戴：理论与应用

开放耳验配的由来

最早在文献中提及开放耳（非堵塞耳）验配是 Harford 和 Barry[129] 在描述为单侧听力损失患者验配时提到的，他们使用 CROS 对传助听器用细管代替耳模将声音传至健侧（图 4-23）。现代的反馈抑制技术在当时还不为人所知，CROS 对传助听器中麦克风和受话器的分离大大减少了反馈的机会。最终，研究发现，CROS 助听器可用于双耳验配、高频听力损失，即使其结果仅放大一侧耳，但这种装置远比当时习惯使用的双侧堵塞耳式或有小通气孔的耳模更被患者接受[130-136]。事实上，他们对双侧开放式（IROS）细管验配也进行了尝试，但由于存在声反馈，所以仅对轻度听力损失进行了尝试[137]。

开放耳 CROS 验配的普及程度迅速提高，因其即缓解了低频听力正常带来的堵耳效应，又提供了高频完美的放大，使得其达到了其他验配类型都无法达到的满意程度[3, 106, 131]。在 20 世纪 70 年代早期，有记录显示，在某些年份，CROS 验配占所有头戴式助听器验配的近 20%[138]。到 1974 年，Harford 和 Dodds[139] 估计 CROS 验配会占大学听力学诊所所有佩戴建议的近 40%。最后，人们发现，除了对高频听力损失外，开放式耳模的放大还有助于解决平坦或缓降型听力损失[140]。

然而，定制式 ITE 助听器在 20 世纪 70 年代末的引入和迅速普及，导致用于高频听力损失的开放耳和 CROS 验配几乎被遗忘。今天，由于主动反馈抑制的采用，开放耳放大又开始流行起来，因为没有了反馈啸叫，双侧高频损失患者验配成功的数量急剧增加[75, 141, 143]。

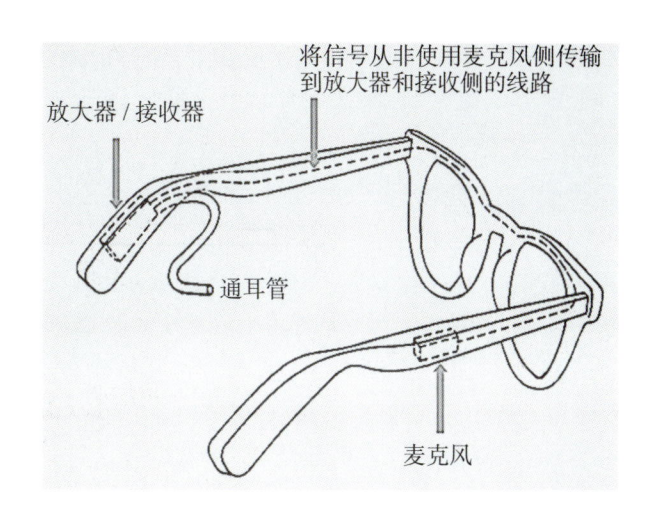

▲ 图 4-23 早年间由于没有消除反馈的方法，如图所示的眼镜 CROS 助听器使开放耳放大成为可能。麦克风通过一根穿过镜框的电线与受话器相连，这样两者之间的分离大大减少了反馈的机会。最初它应用于单侧听力损失的患者，很快就扩展到了双侧高频听力损失的患者（经 Staab[147] 许可改编）

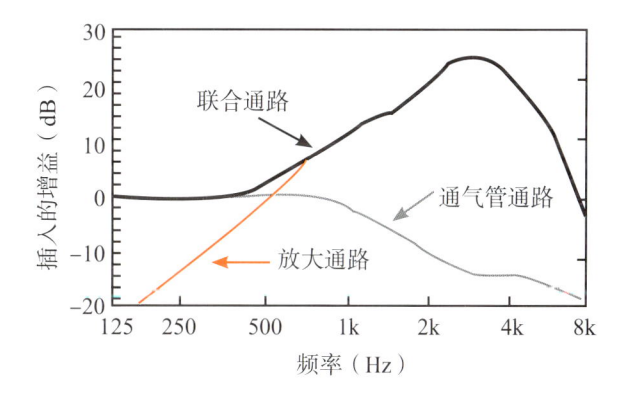

▲ 图 4-24 黑线所示为通过通气孔传入的未放大信号，与由助听器在耳道内腔体产生的放大信号混合后声音的频谱（经 Dillon[3] 许可改编）

失。与此同时，来自周围环境的未放大的声音顺利通过大通气孔，与助听器放大的声音在耳道内腔体结合（图 4-24）。助听器产生的传入放大信号的振幅可以在任何频率上小于、等于或大于未放大的通气孔传输信号。

在现代助听器中，芯片组处理的平均延迟约为 5ms，也就是说，信号在一个助听器的数字电路中传输大约需要 5ms 的时间[144-146]。问题是，在开放耳验配中，两路输入信号即放大和非放大的信号是异相位的，他们会影响复合信号的频谱吗？或者是患者自己的感知？结果表明，当两个声音中的一个高于另一个声音 10dB 或更高时，主信号会毫无变化地进入耳道内腔体[3]。在大通气孔情况下，来自环境的未放大的低频信号通常是主信号，因此，不受异相位到达时间的影响。类似地，在高频范围内（约 1500Hz 及以上），助听器发出的放大信号通常比从通气孔进入的任何声音都要大得多。此时，放大信号将直接传输到鼓膜，而不受异相位到达时间的任何影响[3, 148]。然而，当放大和非放大声音水平几乎相同时，抵消和增强效应可能出现在复合频谱上的一部分。

055

如果 2 种信号在相位和幅值上完全相等，则增强约 6dB，如果信号相位差为 180°，抵消量约为 10dB。在现实中，这两路信号的幅值很少相等，相位差也不会恰好为 180°，而且通常情况信号源的幅值和相位关系是不断快速变化的。因此，在大多数情况下，由于消除和增强而引起的频谱缺口和高峰在真实耳中会大大减少或消失。换句话说，虽然会在真耳助听响应的测量中被检测到，但相位差效应对复合信号的影响更多是在理论上的（图 4-25）[19]。

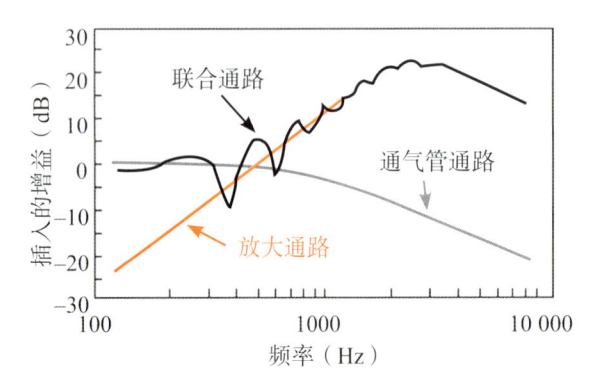

▲ 图 4-25 如上文所述，当进行真耳分析时，可以看到由于相位和幅度相互作用而产生的放大信号和经通气孔信号的联合抵消和增强效应。这些干扰在实际的听力情况下基本上是不存在或很小的，患者也几乎或感觉不到对放大信号的影响（经 Dillon[3] 许可改编）

虽然有研究表明，在延迟为 5ms 或更短的助听器中，有时能够分辨异相位的 2 种信号的到达时间[146]。但更重要的是，大量的证据表明，这对轻度至中度听力损失患者的分辨能力基本没有影响[148-151]。

（十七）实现插入增益目标

开放耳验配由于开放耳效应（耳道共振、头和耳郭的放大作用等），使助听器放大的信号在 2000～3000Hz 能比堵塞耳时增加 10～15dB 甚至更多。（图 4-22）[3, 35]。尽管如此，在某些非堵塞耳的情况，如非常大的通气孔时，在发生声反馈之前可能无法达到匹配目标所需的高频增益量[8, 59, 152]。减小通气孔的尺寸可以恢复一些高频增益并增加低频放大，但同时出现堵耳效应的可能性也增加了。成人中，在高频实现非常好的目标匹配的代价是增加堵耳效应；能够同时解决堵耳效应并完美匹配目标才是更好地选择[3]。幸运的是，现代反馈消除算法允许增加 15～20dB 的增益[125, 153, 154]，这为不减小通气孔尺寸而仍能在高频实现目标匹配提供了可能。

（十八）使用通气孔的第四个原因是其可以使耳道内腔体内外压力均衡，空气流通

有些重度、极重度听力损失的患者在使用完全堵塞的耳模或外壳后会有类似耳闷的不舒适感，他们往往需要耳模内外的压力能够平衡[22, 61, 106]，有时会刻意钻很细的通气孔（如 0.04mm）或者在耳模或外壳上做一很小的"通气槽"以缓解这种感觉（图 4-15）。但有时耵聍碎片可能会反复堵住通气孔，这 2 种泄压操作的效果可能会受到影响。

三、助听器传声通路

（一）共振峰

在标准声管耳背式助听器中，从助听器受话器一直到耳道中耳模的尖端，耳钩的长度和直径、声管及耳模声孔和长度共同组成了一条传声通路（图 4-26）。细声管 BTE 有类似的传声通路，但没有耳钩。因为通常受话器端是高阻抗，耳道内残余腔和鼓膜的阻抗是低阻抗[36, 38, 48]，一系列的（1/4 波长）共振峰的峰值可能出现在大约 1000Hz 及奇数倍频率上[23, 48]。虽然在现代耳背式助听器验配中不是实质性问题，但已发现传声通路峰值的存在会对可懂度和放大质量有负面影响[155, 156]，或者如果峰值足够大，可能会引起患者不舒服，从而需要降低整体增益[157, 158]。

直到 20 世纪 70 年代，只有一种方法可用于降低模拟 BTE 助听器中的共振峰值；助听器验配师使用"羊毛"，一种像棉花似的材料，以不同的量安装在通气孔或声管中，来增加阻尼或平

滑响应峰值。但这是一种不可靠的方法。

20世纪70年代后期引入了一种更好地方法来降低BTE助听器响应中的峰值，包括在耳钩、声管或耳模声孔中的各个位置放置不同阻抗的阻尼元件[23, 33, 159, 160]。这些阻尼子，每个都有不同的阻抗值，作用就是以简单的阻力，平滑和减少共振峰（图4-27）。它们优于羊毛，因为它们有可重复的影响。但是，无论是位于声管、耳钩还是声孔中，建议注意它们容易被水分和碎屑堵塞，需要经常更换。

尽管制造商以电子和机械方式对模拟BTE助听器的响应进行了处理，尽量降低了峰值[33, 48, 163]，但在引入定制助听器之前，这仍是一个问题。定制助听器的出现一定程度上减少了问题，如图4-28所示。定制助听器的传声通路明显缩短，因此，大多数共振峰会移动到更高的频率，超出助听器的带宽[48]。

（二）声孔

Killion在20世纪80年代早期推出了使用喇叭形声孔的BTE定制耳模[7, 32, 48, 160, 164]，在这时期，第一代宽频受话器问世；结果，使用喇叭口的耳模使进一步增加高频增益和带宽成为可能[165]。通过系统地增加传声通路的内径，从受话器开始，通过耳钩和声管，到耳模的尖端来制作喇叭口的耳模（图4-29和图4-26）。这种喇叭口结构减少了助听器的受话器系统和耳道/中耳系统阻抗之间的不匹配[19]，在3000Hz及以上的高频信号得到了更好地传输。图4-30显示了使用各种喇叭口的BTE耳模结构获得的高频增强。

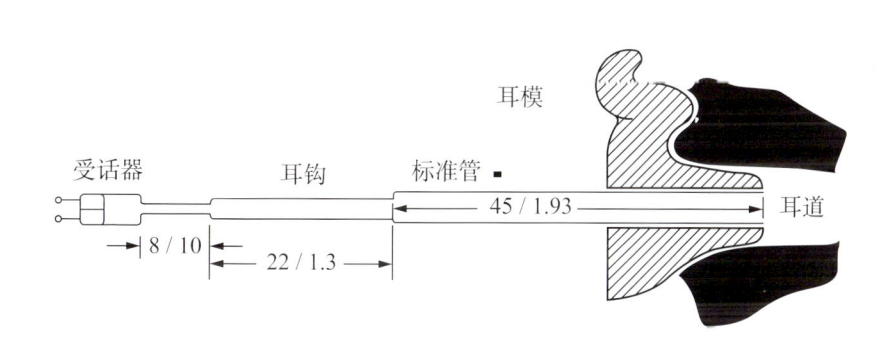

▲ 图4-26 BTE传声通路的示意图
注意每个传输部件的直径在系统性增加，这为号角型声孔在耳模上的使用提供了依据（见文及图4-28）（经Cox[19]许可改编）

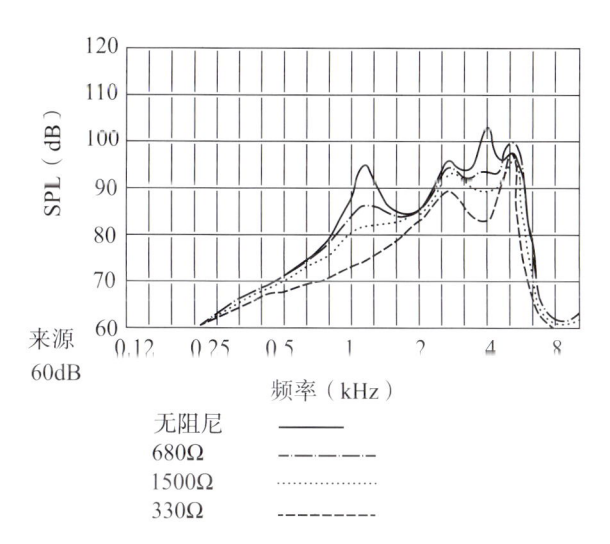

▲ 图4-27 在数字信号处理出现之前，临床医生可以通过在耳钩或声管中安装不同阻抗值的阻尼子来降低模拟助听器放大响应中的共振峰
（经Valente和Valente[13]许可改编）

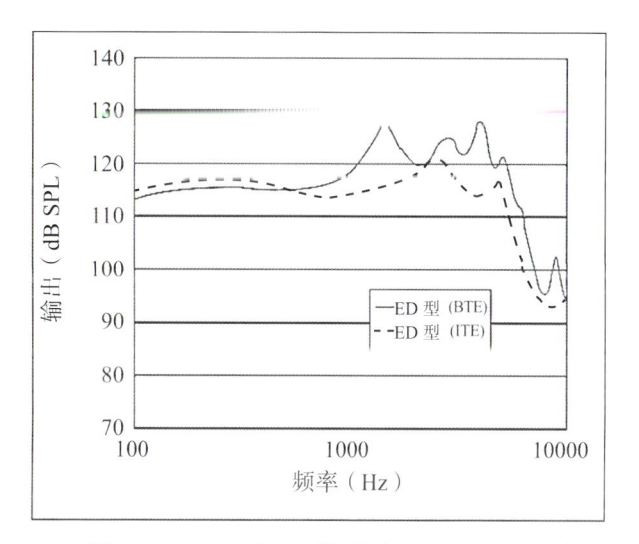

▲ 图4-28 显示了同一受话器在BTE和ITE两种构型下的响应曲线
注意ITE的曲线中，共振峰的降低或消失，以及几乎消除了的传声线路（耳钩、声管、耳模）的响应（经Kuk和Baekgaard[8]许可改编）

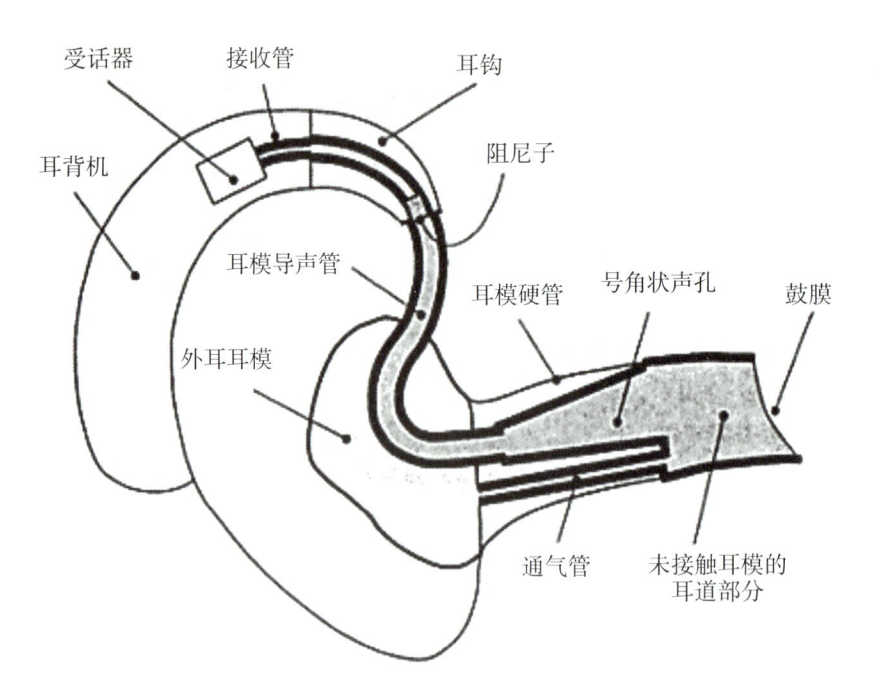

◀ 图 4-29 该图展示了助听器使用号角型声孔耳模的传声路径。如图所示，即使不需要安装阻尼子亦可有号角的作用

（经 Pirzanski[167] 许可改编）

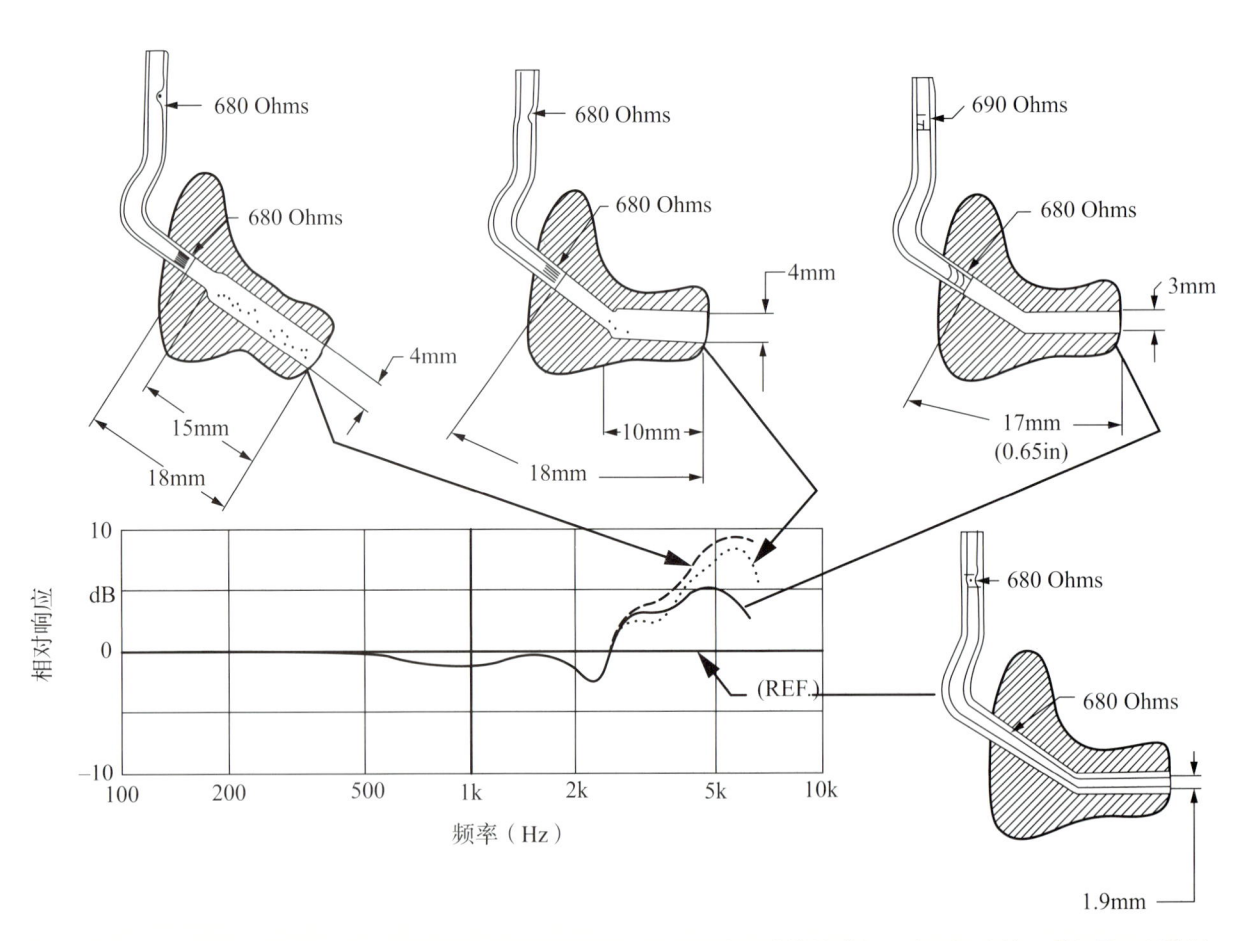

▲ 图 4-30 Killion 为我们展示了耳模出声孔的微小变化都会导致高频传输的增加。这里再次使用了阻尼子以降低峰值，但即使没有，也不会对号角效果产生负面的影响（图 4-32）

（经 Killion[32] 许可改编）

当代观点

今天，共振峰的问题在标准声管和细声管 BTE 中已不是问题，并且在 RIC 和定制机中基本上不存在。使用数字滤波即可减少或舍入任何峰值[161]；此外，在具有多个独立通道的数字信号处理（DSP）的助听器中，可以使用适合的调试软件来控制偶尔出现的峰值。

20 世纪 80 年代，人们对传声通路改变响应的兴趣也导致了 Killion 及其同事开发了一系列特殊用途"声学调谐"耳钩，用于平滑助听器频率增益响应的各个部分[33, 34, 162]，图 4-9 显示出了它们产生的频率增益响应的变化。今天这些使用很有限，但感兴趣的临床医生可以通过 Etymotic Research 获得额外的信息。

关于耳钩和声管中使用阻尼子的更多信息，可以在 Dillon[3]、Mueller 等[35] 及 Valente 和 Valente[13] 中找到。此外，一些助听器制造商还提供了装有各种阻抗的阻尼子 BTE 耳钩。

Dillon 建议，这种喇叭口概念在选配细声管 BTE 时也可用于增强高频信号，因为与标准声管 BTE 助听器相比，它们的高频带宽略低[35, 116, 166]。

位于传声通路的任何位置的收缩的声孔称为"反向"喇叭，有利于降低高频放大。例如，在选配大功率 BTE 助听器时，用厚壁声管（外径 3.30mm）代替标准管（外径 1.30mm），以减少振动引起的反馈，将厚壁声管压入已为标准尺寸管钻取的声孔中，将使声音压缩，并在高频缓降。

一种常见的反向喇叭形式如图 4-31 所示。声管被拉到耳模的出声孔端，使声音在进入耳道残余腔之前被压缩，而通过耳模声孔的声管在声学传输路径上就起到压缩的作用。临床医生应注意，使用"反向"喇叭，会减少一定量的高频放大，这通常不利于助听器的验配[172, 173]。

（三）可调节的通气孔系统

几乎所有制造商和耳模实验室都提供了一

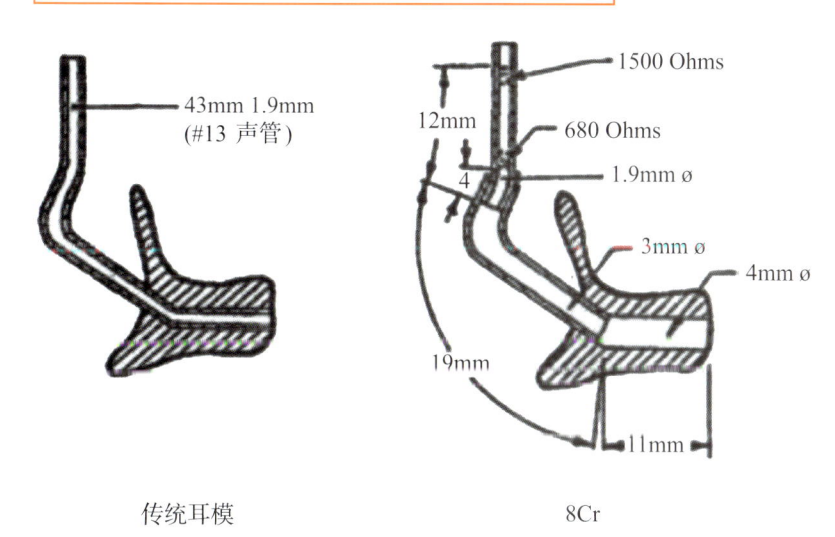

传统耳模   8Cr

◀ 图 4-31 虚线表示耳模声管被拉到声孔末端时 BTE 助听器的频率-增益响应与号角式耳模的比较。注意，使用号角式耳模（8Cr）相比声管被拉到声孔末端的"传统"耳模，在 3000Hz 左右处可获得约 10dB 的增益。阻尼子用来平滑（8Cr）验配的响应，但在现代数字 BTE 助听器中并不是必需的（经 Killion[33] 许可改编）

听力治疗学 Audiology Treatment

耳模喇叭孔效果的局限性

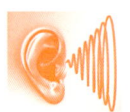

在定制助听器或 RIC 助听器（及体佩式助听器）中，很难制作带有喇叭口的耳模。原因与受话器到耳模末端的距离短（传声通路）有关。在耳背式助听器中，耳钩、声管和耳模的长度足够长，才能形成一个合适的喇叭口的连接装置。在定制助听器中，除非采取特殊步骤[168]，否则接收管的长度不足以形成有用的喇叭口。一些耳模实验室提供角状耳模，用于 RIC 助听器；注意，任何获得的高频增强都将高于 5000~6000Hz[3]。

曾经，大多数耳模实验室提供各种尺寸的预制成型的喇叭口[169,170][如利比喇叭、巴克喇叭和连续流适配器（CFA）]，可订购安装到 BTE 定制耳模中。然而，它们的使用受到患者耳道大小的限制，尤其是儿童，因此一些耳模实验室已经停止使用。另一种选择是，通过仔细打磨和扩大耳模声孔，可以部分达到喇叭口效果。需要尽可能深地钻入耳模（8~10mm 或更大），留下足够的声管（至少 5mm）以防止意外脱落（图 4-32）[3,19,171]。

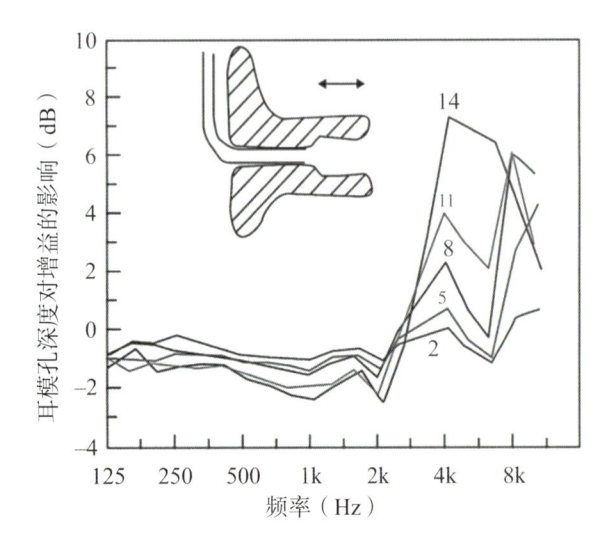

▲ 图 4-32 说明了高频增益可以简单地通过扩大和延长 BTE 耳模孔到不同的深度（mm）来实现（经 Dillon[3] 许可改编）

（此图彩色版本见书末彩图部分）

组通气孔塞或细管填充件，可安装在 BTE 耳模、RIC 耳模或定制助听器外壳的通气孔中（图 4-33）。细管具有不同的内外直径，通气孔塞具有不同的内径。其以"可选择的通气孔"或"可变通气孔"的命名而被熟知，它们的主要用途是减少预先安装的通气孔的直径，以控制中重度至重度听力损失的反馈。

曾经建议使用可调节的通气孔来修改或调整放大频谱的低频部分，但发现特别是通气孔塞基本上是无效的且不可预测[19,21,27]。实际上，这些通气孔系统仅可用于减少中度到重度听力损失的反馈。通过使用验配软件和修改为其他形式的耳模，调节和控制部分阻塞耳和完全阻塞耳的耦合器件，更容易影响低频增益。

（四）通用耳塞

通用耳塞在助听器行业有着悠久的历史，在 20 世纪 30 年代之前以各种形式出现（图 4-34）。在使用定制耳模后，它们的使用逐渐减少。随着 RIC 和细声管 BTE 助听器的出现，各制造商重新推出了一套通用硅胶耳塞（也被称为预成型、预制、可处理、即时贴合、模块化耳塞或耳塞头），设计用于套在 RIC 助听器的受话器或细声管 BTE 助听器的出声孔上（图 4-35）。结合渐变

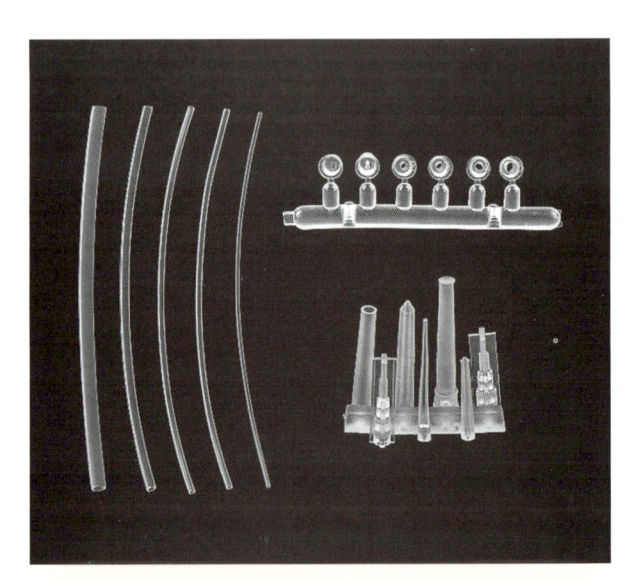

▲ 图 4-33 显示了各种通气孔塞和细管填充件，可在定制助听器和定制耳模验配时使用。这些可调节通气孔系统以减少反馈。通气孔塞从通气孔的开口压入即可，而空心的细管可以插入现有的通气孔，以减小通气孔的直径

（图片由 Starkey Hearing Technologies 提供）

060

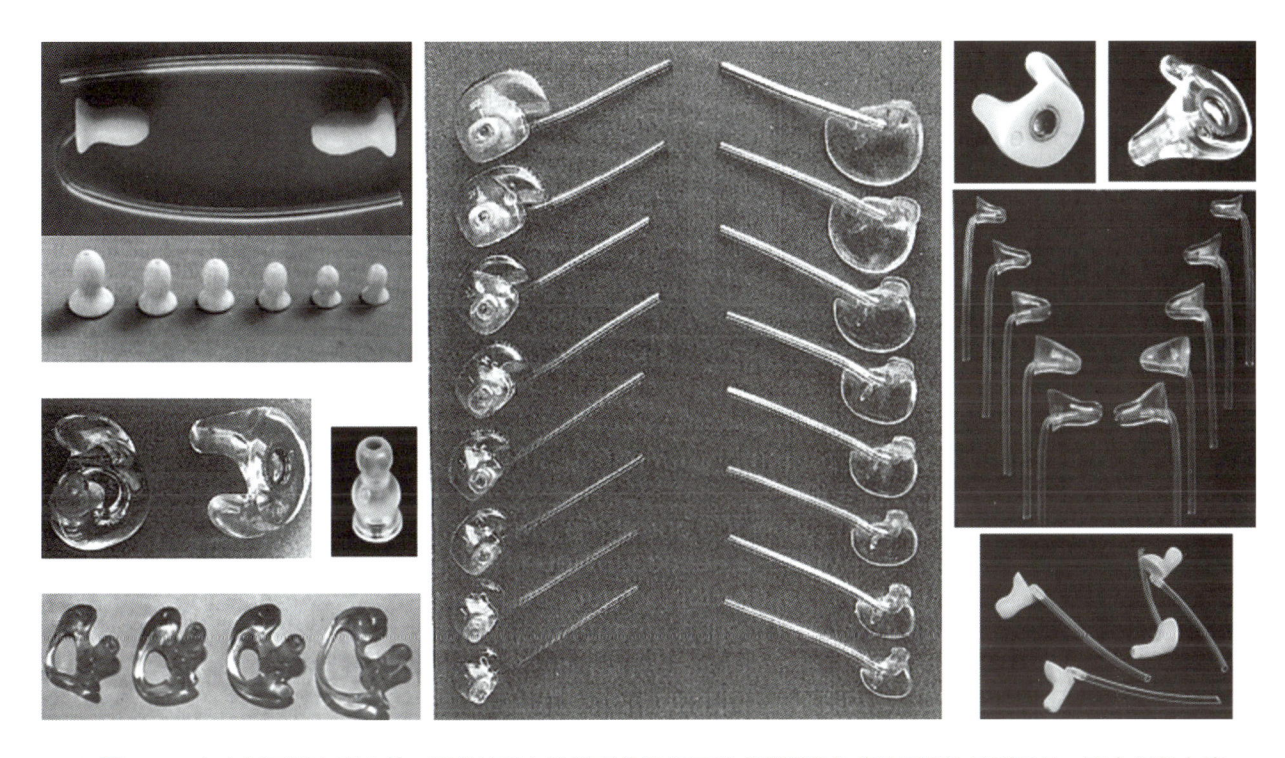

第 4 章 助听器的耦合佩戴：理论与应用

▲ 图 4-34 在定制耳模出现之前，通常使用各种类型的通用耳模或验配器件将助听器连接到耳朵。现在仍然在使用，例如最近推出的用于 RIC 和细管 BTE 助听器的通用硅胶耳塞（经 Staab[147] 许可改编）

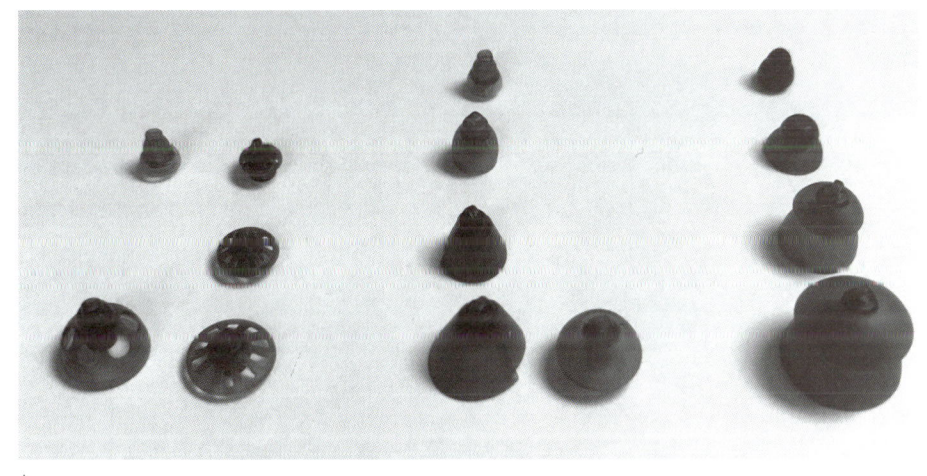

◀ 图 4-35 A. 3 种基本款的通用耳塞（从左到右）：开放式耳塞、封闭式耳塞、双层封闭式耳塞；B. 耳塞在 RIC 受话器上的安装

（图片由 Starkey Hearing Technologies 提供）

A

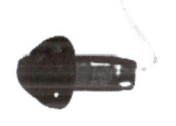

开放式耳塞——
小、中、大

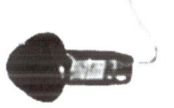

封闭式耳塞——
小、中、大

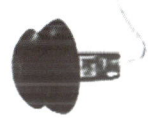

双层封闭式耳塞——
小、中、大

B

061

听力治疗学 Audiology Treatment

的通气量，从不堵塞到堵塞，耳塞可用于替代定制耳模。

开放式、通气孔式，或非堵塞的通用耳塞通常用于开放耳式验配，因为它们可有效地解决轻度至中度的高频、平坦形或斜坡听力损失（图 4-36）[141,142]。它们在这些验配中的充分使用是过去几十年里 RIC 助听器选配快速增长的部分原因[115]。

另外，尽管对选择和验配给予了关注，但是对于中重度听力损失的患者来说，堵塞的通用耳塞（无通气孔）在不同的测试对象和复测条件下，它的密封效果是不同的，就像最大程度堵塞的耳塞头是用于更重的听力损失一样。图 4-37 和图 4-38 每次取出和重新插入助听器时，插入深度和

通用耳塞与定制耳模

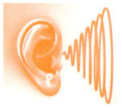

有报告表明，一些经验丰富的验配师更愿意选择适合 RIC 和细声管 BTE 验配的定制耳模而不是通用耳塞[35,141,175]。这些临床医生认为定制耳模的优点包括以下方面。
1. 更好地控制通气孔效果、频率增益响应，以及匹配目标公式可重复性高。
2. 定制耳模解决了手部灵活性有问题的患者插入和正确放置耳塞的问题。
3. 一些耳道由于重复插入和去除通用耳塞和（或）对耳塞材料造成了皮肤敏感。
4. 有些人认为定制耳模与现成的通用耳塞相比，是一种更专业的验配方法。

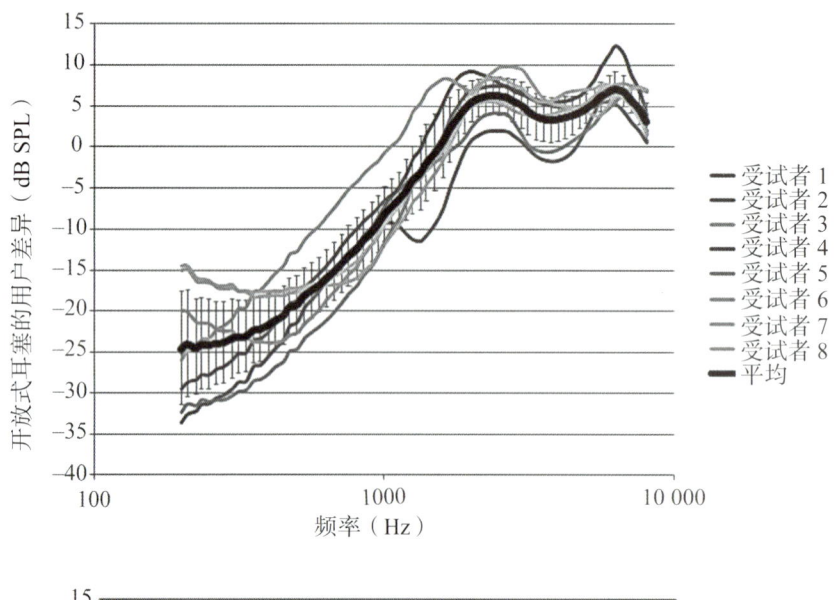

◀ 图 4-36 8 名受试者佩戴开放式耳塞的真耳响应，显示了每位受试者的低频频率都有适当地降低

实线表示平均响应。每个耳塞上均有一小孔，测试探管可密封小孔，以确保不会有额外的缝隙泄漏（经 Coburn 等[68]许可改编）（此图彩色版本见书末彩图部分）

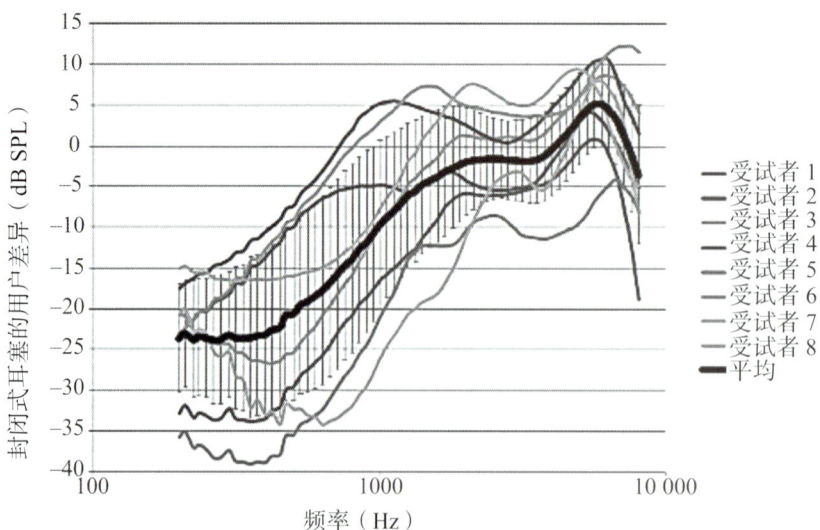

◀ 图 4-37 8 名受试者佩戴封闭式耳塞的真耳响应，显示了受试者间密闭的程度是离散的

在某些受试者中，由于泄漏而导致的低频衰减与图 4-35 中使用开放式耳塞所获得的类似。每个耳塞上均有一小孔，测试探管可密封小孔，以确保不会有额外的缝隙泄漏（经 Coburn 等[68]许可改编）（此图彩色版本见书末彩图部分）

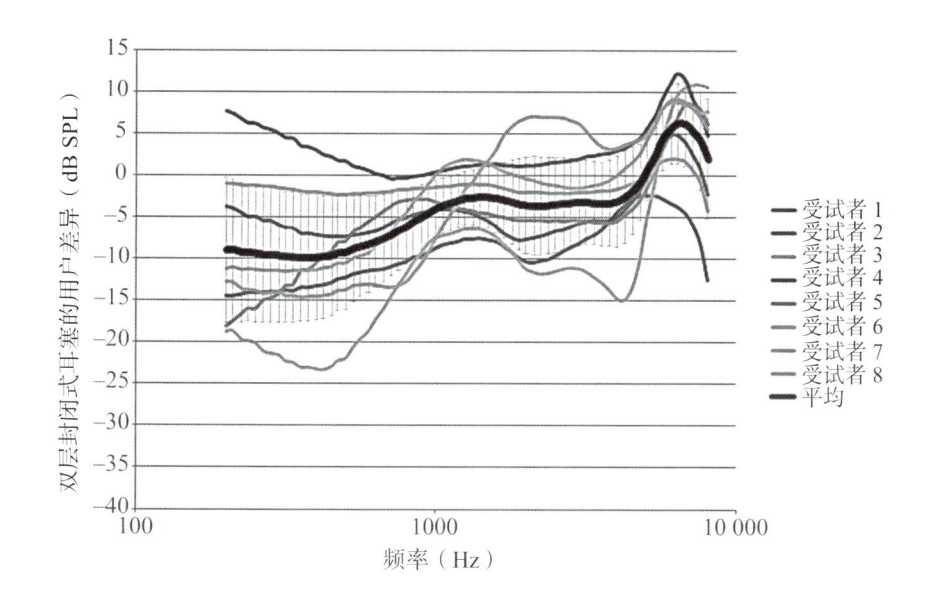

第4章 助听器的耦合佩戴：理论与应用

◀ 图 4-38 显示了 8 名受试者佩戴双层封闭式耳塞后，耳塞的密封效率并不一致

每个耳塞上均有一小孔，测试探管可密封小孔，以确保不会有额外的缝隙泄漏（经 Coburn 等 [68] 许可改编）（此图彩色版本见书末彩图部分）

缩短通气孔

缩短通气孔的推荐方法是从通气孔的耳道端开始，沿着气孔在耳模内的走行，向外一点一点地打磨通气孔周围的材料，逐渐暴露（图 4-39）。每次只去除通气孔周围的少量材料，然后依次进行打磨、抛光。再让患者佩戴助听器后聆听并评估其变化。这样的步骤可能需要重复多次，直到患者不再感觉到堵耳效应（图 4-40）。耳模的表面都应光滑、无突起凹陷，无刺激。关键是要循序渐进，让患者在每次修改后反复试听（Curran[176]；图 4-40）。

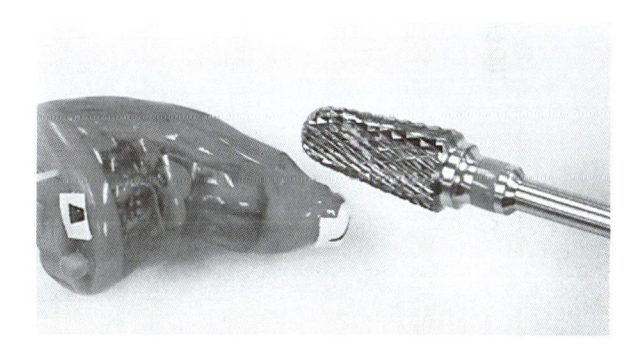

▲ 图 4-39 暴露通气孔是要从耳模或定制机的耳道端开始每次一点一点地打磨去除材料（图片由 Starkey Hearing Technologies 提供）

密封程度都有可能在同一患者体内发生变化。因此，考虑到封闭性和最大封闭性耳塞的变异性，在正常佩戴条件下，可以想象初始目标匹配可能会受到影响。

最后一点，增加使用通用硅胶耳塞代替定制耳模使得特别是学生和初上手的验配人员缺乏准确取耳印模的经验。当然，成功的验配和患者护理必然需要高舒适度和技能的精通，这些只有通过亲自实践练习才能获得。

（五）在办公室中进行修改

有时需要现场对耦合器件进行修改，例如，减少或打薄耳轮区域、变细或缩短耳道部分、改变通气孔，或打磨和抛光外表面。然而，对于在办公室中进行的修改，主要原因是希望改善堵耳效应。在实践中，使用"开放耳"验配有时可以立即解决问题。如前所述，一般有 2 种最基本的修改方法：①增加通气孔的直径；②缩短通气孔的长度。每种方法都是通过减少通气孔的声质量来影响放大频谱的低频部分。即随着通气孔直径的增加或通气孔的缩短，声质量会相应减小，导致低频的衰减更大。

在讨论解决堵耳效应的策略时，大多建议增加通气孔直径以衰减低频。这种策略很难，但如果能很好地完成会非常有效。在修改定制助听器或 RIC 机的嵌入式耳模时，扩大通气孔的直径需

063

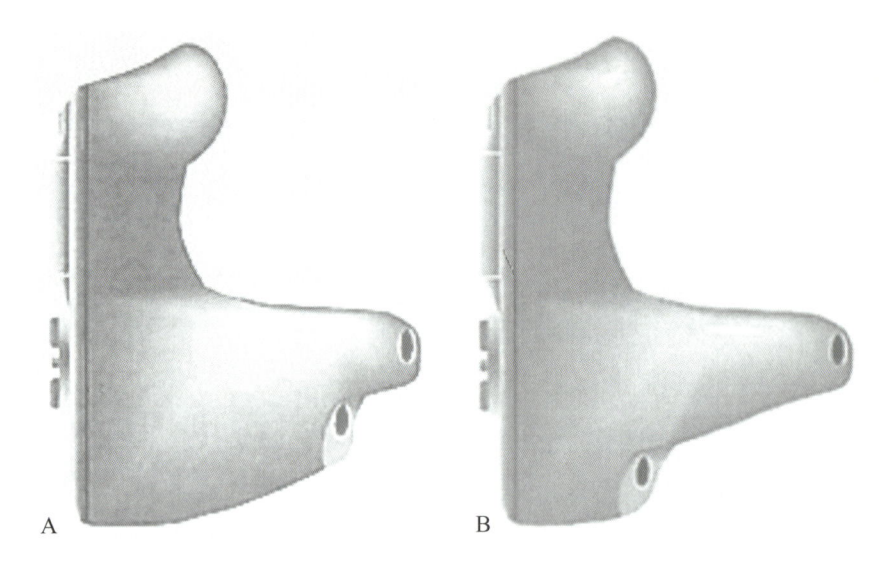

听力治疗学 Audiology Treatment

◀ 图 4-40 A. 显示了一个定制式助听器，其通气孔从尖端缩短了约 6mm。注意，暴露的通气孔的侧面已被磨平并缩小；B. 将通气孔由尖端大幅缩短至约 15mm。但是逐步进行的，每磨除一点就重新测量以研究缩短对堵耳效应的影响（由 Starkey Hearing Technologies 提供）；C. 显示（a）和（b）中所示缩短通气孔的结果。注意，在 500～1000Hz 频率范围内，通气孔的增益为 10～12dB，由于通气孔从尖端开始依次缩短了约 14mm（图片由 Curran[177, 178] 提供）

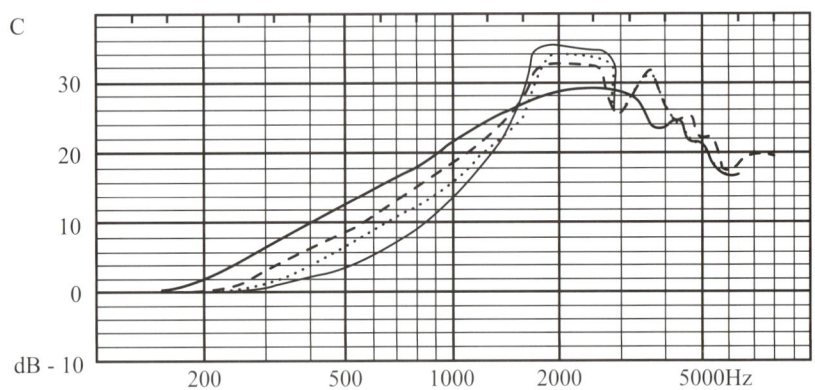

要一些技巧以避免意外钻入助听器或受话器，并且可能需要花费相当长的时间才能完成。

另一种方式是，缩短通气孔以近似"开放耳"的方式验配对于缓解堵耳效应可能更简单、便捷，适用于定制助听器和定制的耳背式耳模，包括 RIC 助听器的嵌入式耳模以及标准和细声管耳模。如前所述，较短的通气孔，除了声质量低，对耳模/外壳周围声音逸出的阻力比长通气孔的小，从而导致缝隙泄漏增加，进一步降低低频信号[3, 19, 27, 70, 81]。

除了缩短耳模/外壳内侧端的通气孔外，还可以缩短外侧和表面的通气孔，但必须注意不要影响耳郭内部分的稳固特性，尤其是耳道式助听器。此外，有些耳朵在耳道口处的皮肤弹性差，在缩短通气孔时皮肤可能会下垂并堵住通气孔的外口。最后，稍微增加通气孔的外口或内口都会对声质量的下降产生影响（图 4-41）。

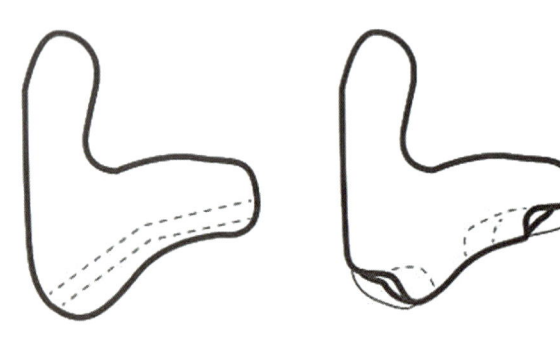

▲ 图 4-41 展示的是从通气孔的两端磨除材料。根据需要可以在缩短的同时扩大通气孔（经 Dillon[3] 许可改编）

（六）修改耳道式定制助听器

有些耳道式定制助听器比全耳甲式耳内助听器或全堵塞的定制耳模的耳道部分短，从而通气孔也短，在同等条件下，比较而言，声质量就会更小，声泄漏也更多。因而，相比拥有更长耳道

掌握在办公室修改技巧的重要性

根据作者的观察，在过去10年中，在办公室中对定制耳模或定制助听器进行简单修改所需技能的指导并没有受到太大重视。使用现成的通用耳塞和计算机辅助验配软件，使验配时出现这样的问题比以前少了。然而，能够对定制耳模或外壳进行简单的现场修改，不仅符合临床需要，而且经济实惠，这直接反映了验配师的能力。努力学习和练习修改技巧对初学临床的医生尤其重要，因为它使临床医生能够胜任各种实践环境。对于有兴趣的听力学家希望进一步精进现场修改的技能，Starkey 提供了一个在线修改指南，为完成许多修改技术提供了说明和插图。它可以在 https://starkeypro.com/pdfs/Hearing_Aid_Modification_Guide.pdf 下载。

此外，Curran[177-179] 的文章涵盖了推荐的设备和技术细节，在本章和其他章节中也会有所描述。

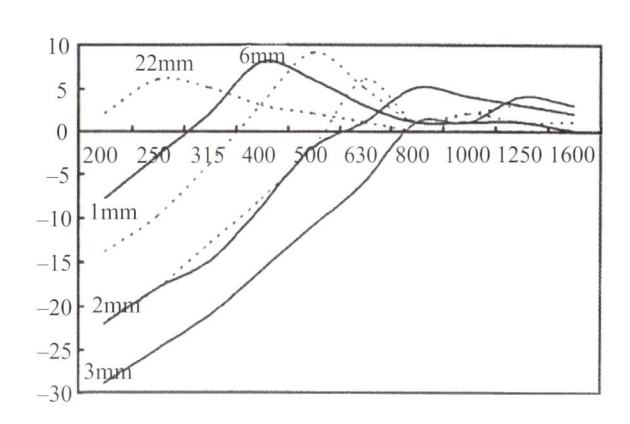

▲ 图 4-42 显示了两个耳模增加通气孔直径的效果，其中一个耳模的通气孔较短（**6mm**），而另一个耳模的通气孔较长（**22mm**）。正如预期，随着通气孔直径的增加，与通气有关的共振在两个耳模中都朝着更高的频率移动。注意，直径为 **2mm** 的短通气孔在低频中提供的衰减量与直径为 **3mm** 的长通气孔相同。结论是，在给定相同通气孔直径的情况下，较短的通气孔比较长的通气孔可以提供更大的低频衰减（经 **Kuk** 和 **Keenan** 许可改编[59]）

的定制助听器或耳模，缩短通气孔在降低低频输出方面更有效[59, 60, 65]（图 4-42）。即使不满意，还有其他的传统方法可以尽量减少堵耳效应：① 逐渐缩短或将助听器的耳道端修得更细（图4-43）；② 做通气槽（图 4-15）。每一种操作都会增加缝隙泄漏，从而增加低频传递损失。

（七）选择耳模的建议

如何决定哪种类型的耳模或定制外壳适合？为了提供一些基本的指导，根据对外耳道口内耳道部分的堵塞量和程度，我们将耦合器件分为3大类[10, 11]。同时每个类别都与患者在 250Hz、500Hz、750Hz（如果可用）和 1000Hz 的纯音听阈的构型和损失程度有一定的相关性。

第 1 类 耳模 / 外壳为开放或几乎完全不堵塞。
第 2 类 耳模 / 外壳为部分开放或部分堵塞。
第 3 类 几乎或完全堵塞的耳模 / 外壳，带有一个小的减压通气孔或没有通气孔。

图 4-44 显示了一个听力图模板，划出了 3 个耦合器件类别的大致范围。通过将患者的低频阈值（250～1000Hz）拟合到模板中，就可以大致了解哪种类型的耳模 / 外壳可能适合。表 4-4

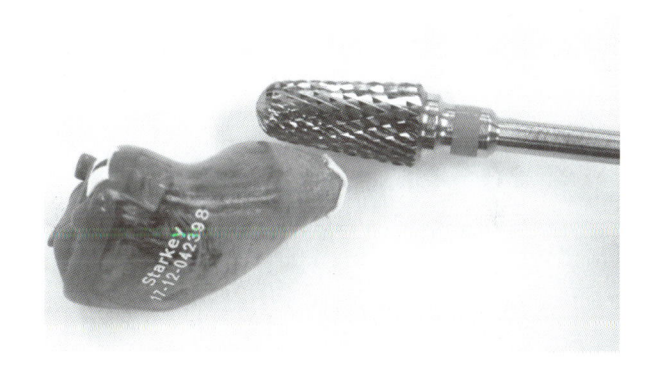

▲ 图 4-43 通过仔细打磨和抛光，耳模 / 外壳的尖端可以缩短或变细，以增加缝隙泄漏，产生更大的低频衰减（图片由 Starkey Hearing Technologies 提供）

总结了这 3 类耦合器件的类型。

（八）第 1 类验配

第 1 类耦合器件，完全或几乎无堵塞耳，包括各种非常大的通气孔。它们能够提供最大程度的低频传递损失，同时允许大量未放大的低频、中频和高频声音通过通气孔进入耳道内。由于更差的低频听力损失通常需要更多的堵塞，当低频

表 4-4　耦合腔建议可能适用于图 4-44 中定义的每个类别

	耳背机标准声管（BTE）	耳背机细声管（BTE）	受话器外置助听器（RIC）	传统 ITE、ITC、CIC
种类 1	传统自由声场，信号同侧传递，声管	传统自由声场，信号同侧传递，声管	Helix 信号同侧传递	大通气孔，信号同侧传递，最大可用通气孔***，或制造商的设定**
	定制的中空外壳，最大可用通气孔 中等大小通气孔	定制的中空外壳，最大可用通气孔 中等大小通气孔	定制的中空外壳，最大可用通气孔*** 定制嵌入，最大可用通气孔***	
		通用硅胶耳塞，非堵耳	通用硅胶耳塞，非堵耳	
		通用套管式的耳模	通用套管式的耳模	
种类 2	定制耳模* 大通气孔	定制耳模* 大通气孔	定制的中空外壳，中等平行通气孔*	中等大小通气孔*，或制造商的设定**
	定制短通气孔* 中等大小通气孔	定制短通气孔* 中等大小通气孔	定制嵌入，中等大小通气孔*	
	定制的中空外壳，平行通气孔	定制的中空外壳 平行通气孔 通用硅胶耳塞，非堵耳	通用硅胶耳塞，非堵耳	
种类 3	定制，深入耳道，小通气孔 定制，深入耳道，无通气孔	通用硅胶耳塞，电池	定制嵌入，无通气孔 通用硅胶耳塞，电池	深入耳道，无通气孔

*. 可供选择的插入耳塞；**. 根据空间变化的通气孔；***. 较大供选择的通气孔
除了第 3 类验配，对各类助听器都可以有多种选择（引自 Starkey Hearing Technologies）

（250～1000Hz）的阈值不超过 35～45dB HL 时，可考虑第一类选配（图 4-44）。第 1 类选配包括轻度、中度、平坦或缓降以及高频陡降的听力损失。

适用于第 1 类验配的耦合器件如下所述。

1. 外壳式耳模

外壳式耳模可能是用于耳内受话器或耳背式助听器中最受欢迎的定制式耳模（图 4-45A 和 B）。外壳式耳模的壁厚通常是 0.07～1mm，因此，打在外壳式耳模尖端的通气孔的长度与壁厚相同，声质量也会比实心耳模中相同直径通气孔的小。此外，由于外壳式耳模通常比实心耳背式助听器的耳模短，通常有更多的缝隙泄漏。Kuk 等[180]的结论是，与具有相同直径通气孔的实体耳模相比，外壳式耳模声质量更小和缝隙泄漏更大导致了低频传递损失的增加。他们发现，在一个空心耳模中安装一个 1mm 的通气孔，大致相当于在一个实心定制耳模中安装一个 3mm 的通气孔，并表明 2mm 及以上通气孔的空心耳模接近完全无堵塞状态。

2. 耳内受话器嵌入式耳模

在验配中，RIC 受话器由制造商嵌入耳模内。带有非常大通气孔的第 1 类嵌入式耳模有时被称为同侧信号绕射式或最大可用通气孔（BAV）耳模，通气孔的大小取决于听力损失程度、受话器大小和耳道结构（图 4-46）。

3. 无堵塞（大通气孔）通用耳塞

常与耳内受话器助听器或细声管耳背式助听

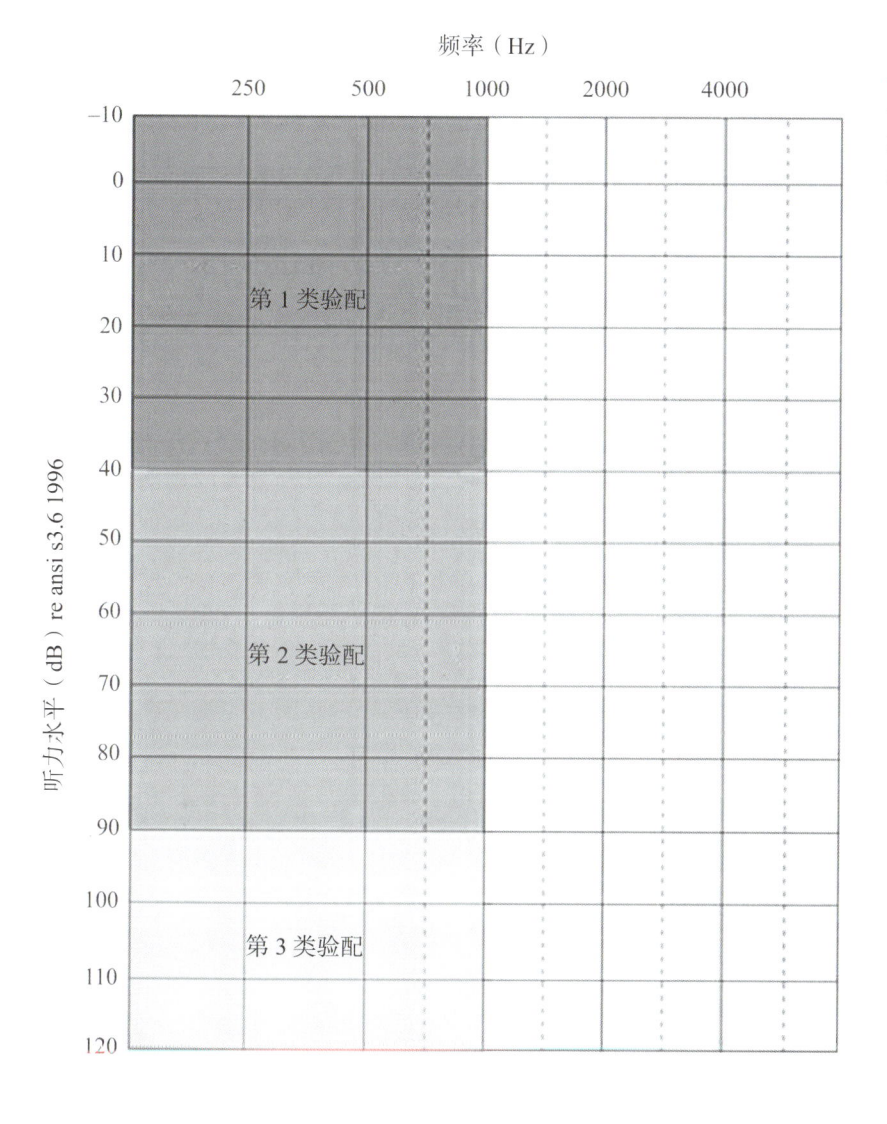

第 4 章 助听器的耦合佩戴：理论与应用

◀ 图 4-44 通过将患者的低频阈值 (250～1000Hz) 拟合到模板中，就可以大致了解哪种类型的耳模/外壳可能适合

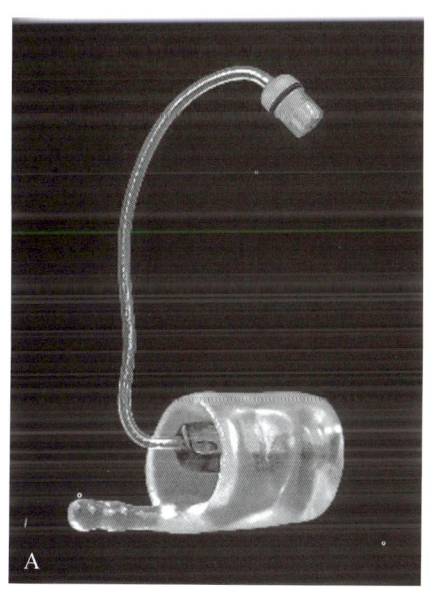

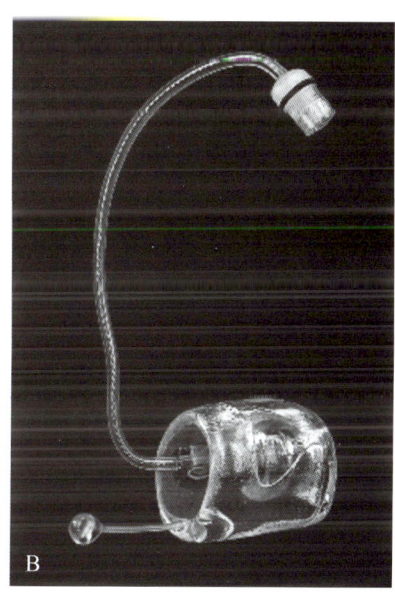

◀ 图 4-45 2 种第 1 类验配使用的 RIC 中空耳模

A. 软耳模；B. 硬耳模（图片由 Starkey Hearing Technologies 提供）

067

器一起使用，还包括通用套管式的耳模，像开放耳验配一样套在受话器上（图 4-7，图 4-35）。

4. 定制耳背式耳模

与标准声管耳背式或细声管耳背式助听器一起使用，可以是非堵塞耳模、CROS 耳模、IROS 耳模、Janssen 耳模，各形状稍有不同，且均接近无堵塞状态（图 4-3 和图 4-4A）。

5. 定制助听器（包括 ITE、ITC、CIC 和 IIC）

第 1 类验配的耦合器件自问世以来，就可以定制 IROS 或 BAV 通气孔（图 4-47）。每个厂家都有基于听力损失程度、定制助听器类型和大小限制的尺寸规则。在大多数情况下，它们都能提供合适的无堵塞器件。

（九）第 2 类验配

图 4-44 显示了第 2 类验配的低频听力阈值的大致范围，这代表会有部分开放和部分闭合的状态，提供一定低频增益的同时，允许一些未放大的信号通过通气孔传入耳朵，具体传入的多少取决于通气孔的大小。随着低频听力损失变大，对于耳模闭塞的要求也随之增加；这种状态开始转向阻塞，但并未到完全阻塞。该类验配适用于低频（250～750Hz）的轻微倾斜下降，平坦和不规则的听力图，范围从 40～50dB HL 到 75～85dB HL。

适用于第 2 类验配的耦合器件如下所述。

1. 外壳式耳模

与 RIC 和细声管 BTE 助听器配合使用，定制的中空的耳模可以定制一个平行通气孔（1～2mm），该通气孔贯穿耳模的长度；但是，Kuk 等[180]发现，随着听力损失加重，当需要更多的增益时，外壳式耳模会失去其有效性。建议

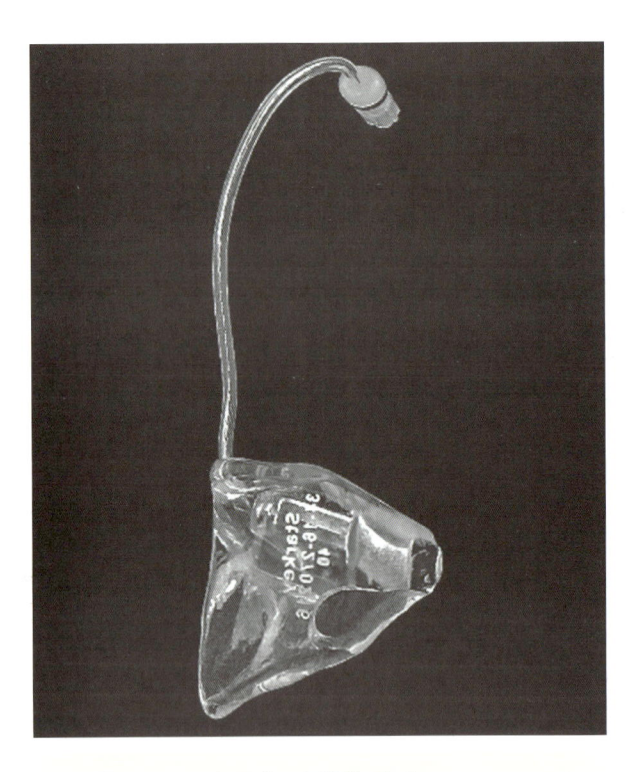

▲ 图 4-46 具有最大可用通气孔（biggest available vent，BAV）的第 1 类嵌入式 RIC 耳模（图片由 Starkey Hearing Technologies 提供）

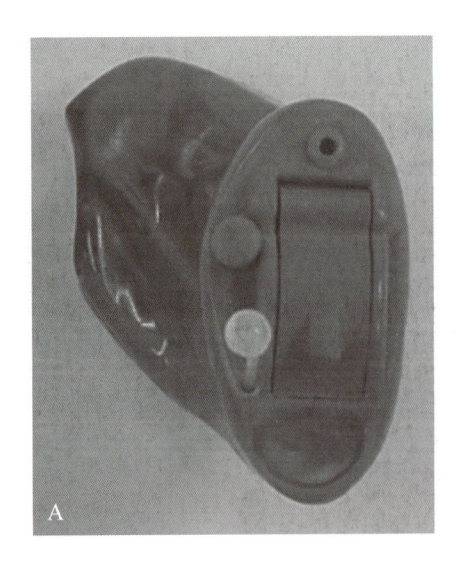

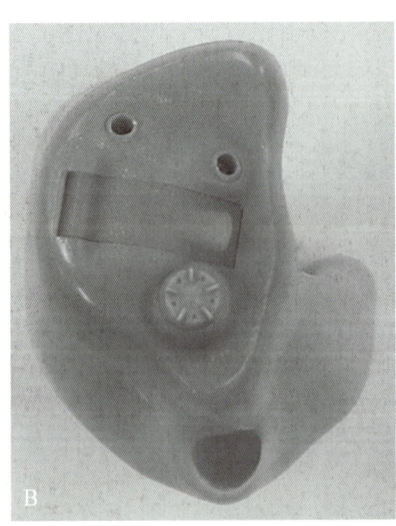

◀ 图 4-47 A. 具有 BAV 的第 1 类验配定制式耳道式助听器；B. 第 1 类验配定制式 ITE 典型的 IROS 通气孔。每个制造商都有自己为定制式助听器设计的通气孔（图片由 Starkey Hearing Technologies 提供）

使用可调节的声管插入组件（图 4-45）。

2. RIC 嵌入式耳模

对于中度听力损失，可加 1.5~2mm 的通气孔；对于中重度听力损失，可加 1~1.5mm 的通气孔（图 4-48）。这些耳模可能需要在受话器口有防耵聍的设计。

3. 阻塞（无通气孔）通用耳塞

与 RIC 和细声管 BTE 助听器配合使用，没有通气孔的通用耳塞在密封能力上可能会有很大的差异[68]。每次取下或更换助听器后，耳塞与耳道壁形成的缝隙所泄漏的声音都可能会发生变化，从而会影响低频增益（图 4-47、图 4-35A 和 B）。

4. 定制耳模

与标准和细声管 BTE 助听器配合使用。对于中等损失，所谓的"定制"耳模，即耳道部分是缩短的、有时是钟形的并带有适当的通气孔（2~4mm）（图 4-49A 和 B）。随着低频听力损失的增加，需要增加验配的密闭性；更长的耳道部分和更小的通气孔直径（1~2mm）。建议将可调节的声管插入组件或通气孔塞用于第 2 类定制耳模，以增加密闭性（和增益）和（或）减少声反馈。

5. 定制助听器（包括 ITE、ITC、CIC 和 IIC）

常规可使用不同大小的通气孔（图 4-49）。每个厂家都有基于听力损失程度制作通气孔。定制助听器类型和大小限制的尺寸规则。除了增加阻塞（增益）和（或）减少声反馈，在第 2 类定制助听器验配时还可以选择可调节的声管插入组件（图 4-50）。

（十）第 3 类验配

第 3 类验配适用于 250~500Hz 在 85~90dB

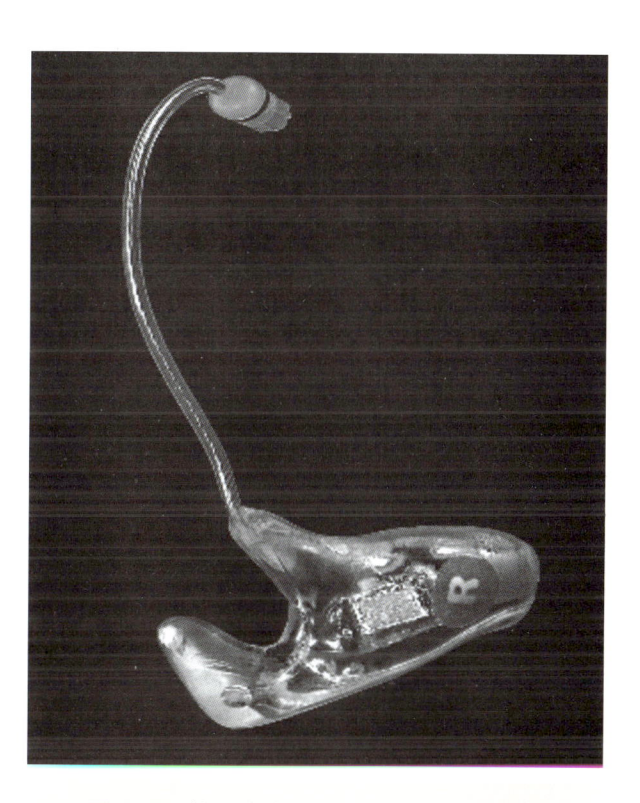

▲ 图 4-48 第 2 类验配 RIC 嵌入式（耳道式）耳模的一种变型，在耳模底部有 1.5mm 的通气孔。缩短底部通气孔可以减少阻塞，而使用细插管可以实现更多的阻塞（图片由 Starkey Hearing Technologies 提供）

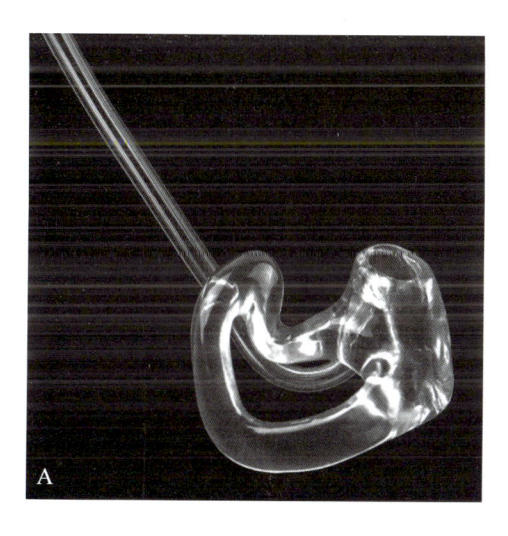

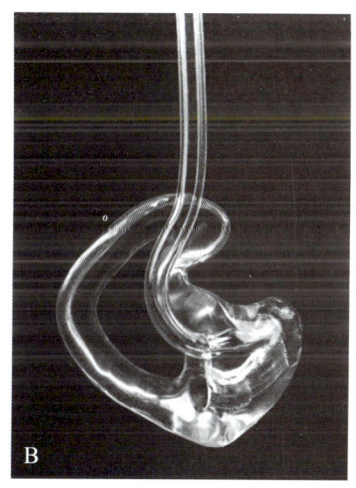

◀ 图 4-49 第 2 类"定制"BTE 耳模的两个拍摄角度。它具有短至中等长度的中空耳道部分和 2~4mm 的通气孔。建议使用可调节的阻尼子或细声管（图 4-33）（图片由 Starkey Hearing Technologies 提供）

HL 或更重的平坦或斜坡型听力损失（图 4-44）。其可以是：①完全阻塞耳（封闭），深耳道耳模/外壳，有一小通气孔；②完全阻塞耳，深耳道耳模/外壳，无通气孔。

适用于第 3 类验配的耦合器件如下所述。

1. 定制耳模

对于标准或细声管耳背式助听器，建议使用中等深度至非常深、紧密贴合耳道的耳模。根据损失程度可以打非常小的泄压孔（0.04mm 或更小）。应注意确保适当保留密闭性能，又不至于太笨重；建议采用骨架式和外壳式（图 4-51）。

2. RIC 嵌入式耳模

最大的可用受话器嵌入深入式硬耳模中，以提供所需的增益和输出，有大功率（AP）和超大功率（UP）配件。可选非常小的泄压孔（0.04mm 或更小）（图 4-52）。这些耳模可能需要在受话器口有防耵聍的设计。

3. 最大堵耳能力的耳塞头

可与 RIC 和细声管耳背式助听器一起使用。取下和重新插入耳塞头时，密封性能可能会有所不同。

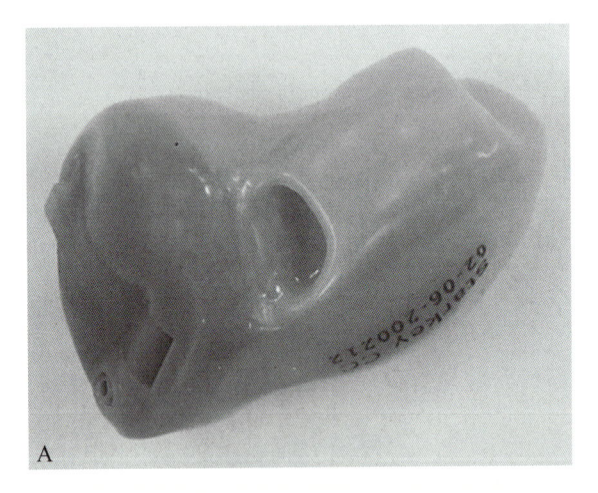

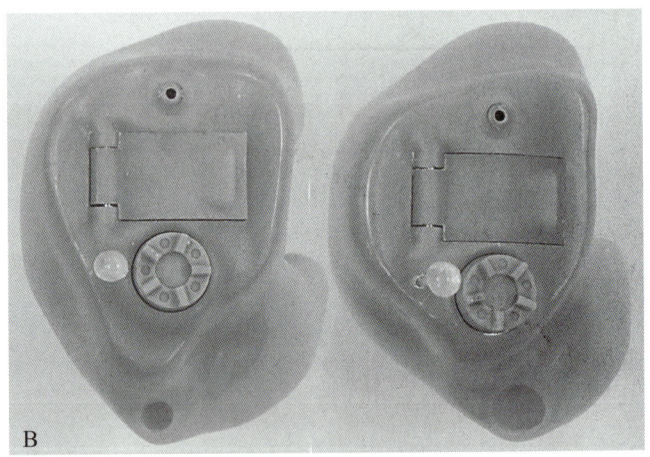

▲ 图 4-50 A. 第 2 类验配 CIC 助听器的通气孔；B. 可根据需要为第 2 类验配定制 ITE 助听器提供不同尺寸的通气孔。建议使用细导声管 / 或在办公室中修改来打开或关闭通气孔（见图 4-33）。每个制造商都有自己的第 2 类验配定制助听器的设计

（图片由 Starkey Hearing Technologies 提供）

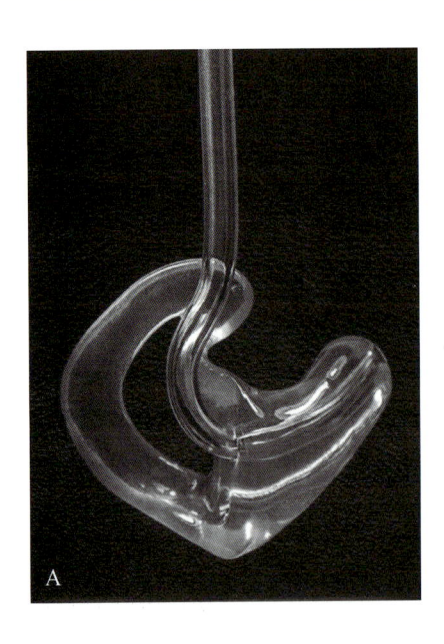

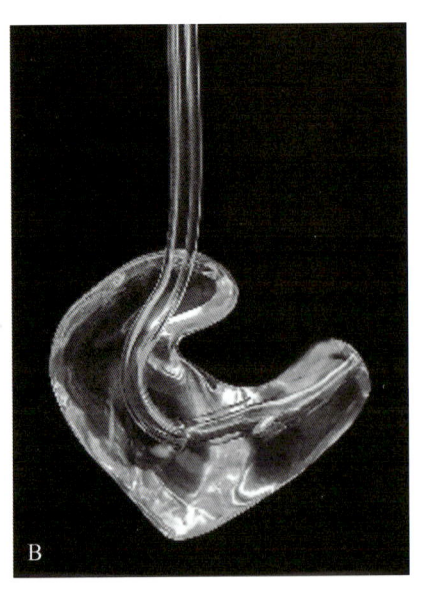

◀ 图 4-51 A. 一种带有小通气孔的第 3 类验配深入式 BTE 骨架耳模；B. 一种无通气孔的第 3 类验配深入式 BTE 耳模

（图片由 Starkey Hearing Technologies 提供）

4. 定制助听器（包括 ITE、ITC、CIC 和 IIC）

自第 3 类验配出现以来，便已常规提供。偶尔有因为耳道太小无法容纳大功率的耳道式助听器，需要半耳甲或全耳甲式耳内机。每个厂家都有基于听力损失程度、定制助听器类型和大小限制的尺寸规则。

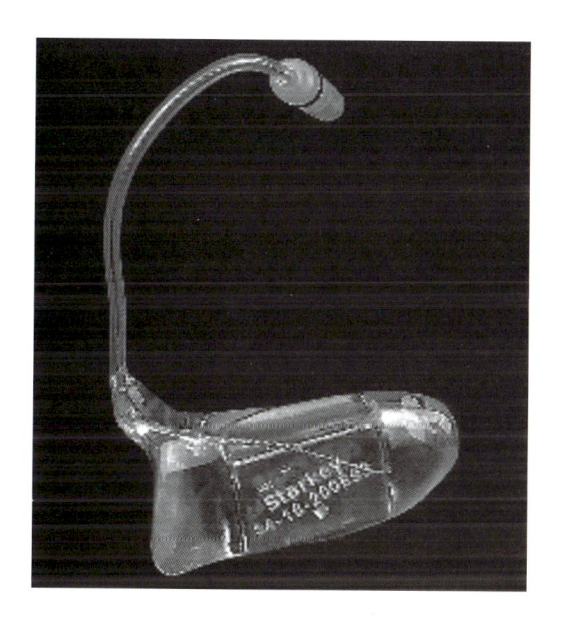

▲ 图 4-52 重度及以上听力损失患者使用的第 3 类验配 RIC 深耳道式大号受话器嵌入式耳模 [超大功率（AP）、大功率（UP）]

（图片由 Starkey Hearing Technologies 提供）

四、结论

耳模或耦合器件不仅使助听器佩戴安全，而且还能改变传输声音的声学特性。本章着重讨论耦合器件的构型对放大信号声学特性的影响，选择耦合器件时应考虑的各种因素，并列举了可供临床选择的各种配件和选项。熟练掌握这些信息，验配师就能够在一定程度上预估所选耦合器件的效果，还可以使用各种替代方案来解决可能出现的问题。

提供合适的验配当然需要科学，但同时也需要艺术。学习和提高改变声学特性的技巧是一个增值项，可以快速并成功地解决问题，还能提高个人成就感。

就像链条的好坏取决于它最薄弱的环节，传声通路中的每一个元件，包括耦合器件，都必须是最优化选择才能使助听器验配达到预期的效果。无论是定制耳模、定制 ITE、BTE 还是 RIC，耦合器件都是传声过程中的关键因素。从众多可选项中选择合适的类型和结构具有挑战性，但有可能是最终验配成功的关键。

类别间的过渡

第 1 类和第 2 类之间及第 2 类和第 3 类之间没有绝对界限，因为听力图的构型并没有显示出耳朵的物理特性，也没有关于个体对堵耳感受的一致性信息[30,39]。例如，一位患者可能需要额外的低频增益（部分堵耳的第 2 类），而另一位具有几乎相同阈值的患者则倾向于使用更开放、无堵耳的耦合（第 1 类）。

当不确定时，经验丰富的专业人士为了提高成功率，在定做耳模或定制式助听器时，会根据需要在确定某一类别后将气孔或耳模人为修改为更开放或更堵耳的状态。例如，一个中等深度、2mm 气孔的第 2 类耳背机定制硬耳模，可以在办公室很轻松地继续修改，通过大幅度扩大或缩短通气孔，以及缩短耳道部分的长度可以修改为几乎无堵耳的第 1 类；还可以通过增加小气孔然后逐渐增加气孔直径将无气孔的外壳式耳模由堵耳变为非堵耳状态。

声明

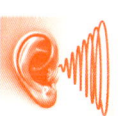

作者感谢以下人员在编写本章时所提供的帮助：Andrea Pociecha、Courtney Coburn、Elizabeth Galster、Jason Galster、Mary Leisses、Allison Grimes、David Preves、Wayne Staab、Brian Kaspari 和 Chris Marxen。插图由 Chris Bracke 提供，照片由 Hieu Nguyen、Jacques De Lange 和作者提供。

参考文献

[1] Alvord LS, Morgan R, Cartwright K. Anatomy of an earmold: A formal terminology. J Am Acad Audiol. 1997: 8: 100–103
[2] Kuk FK. Maximum usable real-ear insertion gain with ten earmold designs. J Am Acad Audiol. 1994; 5(1):44–51
[3] Dillon H. Hearing aid earmolds, earshells and coupling systems. In: Dillon

H, ed. Hearing Aids. 2nd ed. Turramurra, Australia: Boomerang Press; 2012:127–169
[4] Shaw EAG. The external ear. In: Keidel WD, Neff WD, eds. Handbook of Sensory Physiology. New York, NY: Springer-Verlag; 1974:455–485
[5] Wiener FM, Ross DA. The pressure distribution in the auditory canal in a progressive sound field. J Acoust Soc Am. 1946; 18:401–408
[6] Lybarger SF. Ear molds. In: Katz J, ed. Handbook of Clinical Audiology. Baltimore, MD: Lippincott & Wilkins; 1972:603–623
[7] Killion MC. Principles of high fidelity hearing aid amplification. In: Sandlin RE, ed. Handbook of Hearing Aid Amplification, Vol. I. Boston, MA: Little Brown; 1988a:45–79
[8] Kuk F, Baekgaard L. Hearing aid selection and BTEs: choosing among various "open ear" and "receiverin- canal" options. Hear Rev. 2008; 14(3):22–36
[9] Mueller HG, Ricketts TA. Open canal fittings: ten take home tips. Hear J. 2006; 59(11):24–39
[10] Sullivan RF. An acoustic coupling-based classification system for hearing aid fittings, Part I. Hear Instrum. 1985a; 36(9):25
[11] Sullivan RF. An acoustic coupling-based classification system for hearing aid fittings, Parts II, III. Hear Instrum. 1985b; 36(12):16
[12] Yanz JL, Olsen L. Open-ear fittings: an entry into hearing care for mild losses. Hear Rev. 2006; 13(2):48–52
[13] Valente M, Valente LM. Earhooks, tubing, earmolds and shells. In: Valente M, Hosford-Dunn H, Roeser RJ, eds. Audiology Treatment. 2nd ed. New York, NY: Thieme Medical Publishers; 2008:36–71
[14] Lybarger SF, Barron FE. Head-baffle effect for different hearing-aid microphone locations. J Acoust Soc Am. 1965; 38:922
[15] Preves DA. Real-ear gain provided by CIC, ITC, and ITE hearing instruments. Hear Rev. 1994; 1(7):22–24
[16] Sullivan R. Custom canal and concha hearing instruments: a real ear comparison. Hear Instrum. 1989; 40(4):23–24
[17] Byrne D. Theoretical prescriptive approaches to selecting gain and frequency response of a hearing aid. Monographs in Contemporary Audiology. 1983; 4(1):1–39
[18] Cox RM. Combined effects of earmold vents and suboscillatory feedback on hearing aid frequency response. Ear Hear. 1982; 3(1):12–17
[19] Cox RM. Acoustic aspects of hearing aid-ear canal coupling systems. Monographs in Contemporary Audiology. 1979; 1(3):1–44
[20] Kuk FK. Perceptual consequence of vents in hearing aids. Br J Audiol. 1991; 25(3):163–169
[21] Lybarger SF. Earmold venting as an acoustic control factor. In: Studebaker GA, Hochberg I, eds. Acoustical Factors Affecting Hearing Aid Performance. Baltimore, MD: University Park Press;1980:197–217
[22] Lybarger S. Earmolds. In: Katz J, ed. Handbook of Clinical Audiology. 3rd ed. Baltimore, MD: Lippincott & Wilkins; 1985:885–910
[23] Valente M, Valente M, Potts LG, Lybarger EH. Options: earhooks, tubing, and earmolds. In: Valente M, ed. Hearing Aids: Standards, Option, and Limitations. New York, NY: Thieme Medical Publishers; 1996:252–326
[24] Westermann S. Ear canal resonances. In: Sandlin R, ed. Textbook of Hearing Aid Amplification. 2nd ed. San Diego: Singular Publishing Group Thomson Learning; 2000:369–410
[25] Curran JR. Earmold modification effects. Hear Rev. 1978; 29(12):14
[26] Ely W. Electroacoustic modifications of hearing aids. In: Bess FH, Freeman BA, Sinclair JS, eds. Amplification in Education. AG Bell: Washington, DC; 1981:316–341
[27] Lybarger SF. Controlling hearing aid performance by earmold design. In: Larson VD, Egolf DP, Kirlin RL, Stile SW, eds. Auditory and Hearing Prosthetics Research. New York, NY: Grune and Stratton; 1979:101–132
[28] McDonald FD, Studebaker GA. Earmold alteration effects as measured in the human auditory meatus. J Acoust Soc Am. 1970; 48(6)–1366
[29] Chasin M. The acoustics of CIC hearing aids. In: Chasin M, ed. CIC Handbook. San Diego, CA: Singular Publishing Group; 1997:69–81
[30] Kates JM. Acoustic effects in in-the-ear hearing aid response: results from a computer simulation. Ear Hear. 1988; 9(3):119–132
[31] Mueller HG, Hall JW. Boyle and his famous law. In Audiologists' Desk Reference. Vol. II. San Diego, CA: Singular Publishing Group; 1998:304
[32] Killion MC. Problems in the application of broadband hearing aid earphones. In: Studebaker GA, Hochberg I, eds. Acoustical Factors Affecting Hearing Aid Performance. Baltimore, MD: University Park Press; 1980:219–26
[33] Killion MC. Earmold options for wideband hearing aids. J Speech Hear Disord. 1981; 46(1):10–20
[34] Killion MC. Recent earmolds for wideband OTE and ITE hearing aids. Hear J. 1984; 8:15–18
[35] Mueller HG, Ricketts T, Bentler R. Ear impressions, earmolds, and associated plumbing. In: Mueller H, Ricketts T, Bentler R, eds. Modern Hearing Aids. Pre-fitting Testing and Selection Considerations. San Diego, CA: Plural Publishing; 2014:281–321
[36] Gilman S, Dirks DD, Stern R. The effect of occluded ear impedances on the eardrum SPL produced by hearing aids. J Acoust Soc Am. 1981; 70(2):370–386
[37] Gilman S, Dirks DD. Acoustics of ear canal measurement of eardrum SPL in simulators. J Acoust Soc Am. 1986; 80(3):783–793
[38] Larson VD, Egolf DF, Cooper WA. Application of acoustic impedance measures to hearing aid fitting strategies. In: Studebaker GA, Bess FH, Beck LB, eds. The Vanderbilt Hearing-Aid Report II. Parkton, MD: York Press; 1991:165–174
[39] Stuart A, Allen R, Downs CR, Carpenter M. The effects of venting on in-the-ear, in-the-canal, and completely- in-the-canal hearing aid shell frequency responses: real-ear measures. J Speech Lang Hear Res. 1999; 42(4):804–813
[40] Courtois J, Johansen PA, Larsen BV, Christensen PH, Beilin J. Open molds. In: Jensen HJ, ed. Hearing Aid Fitting, Theoretical and Practical Views, Thirteenth Danavox Symposium. Stockholm: Almqvist & Wiksell; 1988:175–200
[41] Dillon H. Earmolds and high frequency response modification. Hear Instrum. 1985; 36(12):8–12
[42] Lybarger SF. The earmold as a part of the receiver acoustic system. Canonsburg: Radioear Company; 1958
[43] Lybarger SF Livonia MI. Earmold acoustics. Audecibel. National Hearing Aid Society. 1967:9–19
[44] Lybarger SF. Earmolds. In: Katz J, ed. Handbook of Clinical Audiology. 2nd ed. Baltimore, MD: Williams & Wilkins; 1978:508–523
[45] Studebaker G. The acoustical effect of various factors on the frequency response of a hearing aid receiver. J Audio Eng Soc. 1974; 22:329–334
[46] Studebaker GA, Cox RM. Side branch and parallel vent effects in real ears and in acoustical and electrical models. J Am Audiol Soc. 1977; 3(2):108–117
[47] Zachman TA, Studebaker GA. Investigation of the acoustics of earmold vents. J Acoust Soc Am. 1970; 47(4):1107–1115
[48] Killion MC. Earmold acoustics. Semin Hear. 2003; 24(4):299–312
[49] Danaher EM, Osberger MJ, Pickett JM. Discrimination of formant frequency transitions in synthetic vowels. J Speech Hear Res. 1973; 16(3):439–451
[50] Danaher EM, Pickett JM. Some masking effects produced by low-frequency vowel formants in persons with sensorineural hearing loss. J Speech Hear Res. 1975; 18:261–271
[51] Danaher EM, Wilson MP, Pickett JM. Backward and forward masking in listeners with severe sensorineural hearing loss. Audiology. 1978; 17(4):324–338
[52] Trees DE, Turner CW. Spread of masking in normal subjects and in subjects with high-frequency hearing loss. Audiology. 1986; 25(2):70–83
[53] Burkhard MD, Corliss LR. Responses of earphones in ears and couplers. J Acoust Soc Am. 1954; 26:679–685
[54] Dalsgaard SC, Johanssen PA, Chisnall LG. On the frequency response of earmolds. J Audit Technol. 1966; 5:126–139
[55] Ewertsen HW, Ipsen JB, Nielsen SS. On acoustical characteristics of the earmould. Acta Otolaryngol. 1957; 47(4):312–317
[56] Sandberg LE, Nielson SS. Acoustic characteristics of insert-earphone versus external earphone. Acta Otolaryngol. 1967; 64(2):179–186
[57] Dillon H. Allowing for real ear venting effects when selecting the coupler gain of hearing aids. Ear Hear. 1991; 12(6):406–416
[58] Courtois J. Binaural IROS fitting of hearing aids. In: Dalsgaard SC, ed. Earmoulds and Associated Problems, Seventh Danavox Symposium. Stockholm: Almqvist & Wiksell; 1975:194–234
[59] Kuk F, Keenan D. How do vents affect hearing aid performance? Hear Rev. 2006; 13(2):34–42
[60] Lau C. Clinical performance of standard and extra small CICs. Hear Rev. 1998; 5(4):22
[61] Lybarger SF. Sound leakage from vented earmolds. In: Dalsgaard SC, ed. Earmolds and Associated Problems, Seventh Davavox Symposium. Stockholm: Almqvist & Wiksell; 1975:260–270
[62] Macrae J. Acoustic modifications for better hearing aid fittings. Hear Instrum. 1983; 34(12):8–11
[63] Stuart A, Stenstrom R, MacDonald O, Schmidt MP, MacLean G. Probe-tube microphone measures of vent effects with in-the-canal hearing aid shells. Am J Audiol. 1992; 1(2):58–62
[64] Tecca JE. Real-ear vent effects in ITE hearing instrument fittings. Hear Instrum. 1991; 42(12):10–12
[65] Tecca JE. Further investigation of ITE vent effects. Hear Instrum. 1992; 43(12):8–10
[66] Preves DA. Effects of earmold venting on coupler, manikin, and real ears. Hearing Aid J. 1977; 9:43–47
[67] Studebaker GA, Cox RM, Wark DJ. Earmold modification effect measured by coupler, threshold and probe techniques. Audiology. 1978; 17(2):173–186

[68] Coburn S, Rosenthal J, Jensen KK. Acoustic variability of occluded earbuds in receiver-in-the-canal hearing aid fittings. Starkey Hearing Technologies. Poster presented at Scientific and Technology meeting, American Auditory Society, Scottsdale, AZ; 2014

[69] Kiessling J, Brenner B, Jespersen CT, Groth J, Jensen OD. Occlusion effect of earmolds with different venting systems. J Am Acad Audiol. 2005; 16(4):237–249

[70] Kuk F, Keenan D, Lau CC. Vent configurations on subjective and objective occlusion effect. J Am Acad Audiol. 2005; 16(9):747–762

[71] MacKenzie K, Browning GG. The real ear effect of adjusting the tone control and venting a hearing aid system. Br J Audiol. 1989; 23(2):93–98

[72] Burnett ED, Beck LB. A correction for converting 2cm^3 coupler responses to insertion responses for custom in-the-ear nondirectional hearing aids. Ear Hear. 1987; 8(suppl 5):89–94

[73] Mason D, Popelka GR. Comparison of hearing-aid gain using functional, coupler, and probe-tube measurements. J Speech Hear Res. 1986; 29(2):218–226

[74] Egolf DP. Techniques for modeling the hearing aid receiver and associated tubing. In: Studebaker GA, Hochberg I, eds. Acoustical Factors Affecting Hearing Aid Performance. Baltimore, MD: University Park Press; 1980:279–319

[75] Flynn MC. Opening ears: the scientific basis for an open ear acoustic system. Hear Rev. 2003; 10(5):34–37

[76] Dillon H. NAL-NL1: a new prescriptive fitting procedure for non-linear hearing aids. Hear J. 1999; 5(4):10–16

[77] Seewald RC, Cornelisse LE, Ramji KJ, Sinclair ST, Moodie KS, Jamieson DG. DSL for Window: A software implementation of the desired sensation level for fitting linear and wide-dynamic-range compression hearing instruments: user's manual. London, Ontario, Canada: Hearing Health Care Research Unit; 1997

[78] Byrne D, Dillon H. The National Acoustic Laboratories' (NAL) new procedure for selecting the gain and frequency response of a hearing aid. Ear Hear. 1986; 7(4):257–265

[79] Scollie S. DSL version v5.0: Description and early results on children. http://www.audiologyonline.com/ articles/dsl-version-v5-0-description-599. Accessed January 19th, 2018

[80] Hellgren J, Lunner T, Arlinger S. Variations in the feedback of hearing aids. J Acoust Soc Am. 1999; 106(5):2821–2833

[81] Leavitt R. Earmolds: acoustic and structural considerations. In: Hodgson WF, ed. Hearing aid assessment and use in audiologic rehabilitation. 3rd ed. Baltimore, MD: Williams & Wilkins; 1986:71–108

[82] Pirzanski CZ. Earmold acoustics and technology. In: Sandlin RE, ed. Textbook of Hearing Aid Amplification. 2nd ed. San Diego, CA: Singular Publishing Group; 2000:137–169

[83] Pirzanski CZ, Chasin M, Klenk M, Maye V, Purdy J. Attenuation variables in earmolds for hearing protection devices. Hear J. 2000; 53(6):44–50

[84] Dirks DD, Kincaid GE. Basic acoustic considerations of ear canal probe measurements. Ear Hear. 1987; 8(suppl 5):60–67

[85] Yanz JL. Panelists challenge "conventional wisdoms" on hearing aid design. Hear J. 2006; 59(3):38–44

[86] Killion MC, Wilber LA, Gudmundsen GI. Zwislocki was right. A potential solution to the "hollow voice" problem. Hear Instrum. 1988; 39(1):28–30

[87] Kuk F, Keenan D, Ludvigsen C. Efficacy of an openfitting hearing aid. Hear Rev. 2005; 12(2):26–32

[88] Revit L. Two techniques for dealing with the occlusion effect. Hear Instrum. 1992; 43(12):16–18

[89] Mueller HG, Ebinger KA. CIC hearing aids: potential benefits and fitting strategies. Semin Hear. 1996; 17(1):61–81

[90] Goldstein DP, Hayes CS. The occlusion effect in bone conduction in hearing. J Speech Hear Res. 1965; 8:137–148

[91] Khanna SM, Tonndorf J, Queller JE. Mechanical parameters of hearing by bone conduction. J Acoust Soc Am. 1976; 60(1):139–154

[92] Tonndorf J. Bone conduction. In: Tobias JV, ed. Foundations of Modern Auditory Theory. New York, NY: Academic Press; 1972

[93] Zemlin WR. Speech and Hearing Science. 4th ed. Needham Heights, MA: Allyn and Bacon; 1998

[94] Fagelson MA, Martin FN. The occlusion effect and ear canal sound pressure level. Am J Audiol. 1998; 7(2):50–54

[95] Fulton B, Martin L. Drilling a vent often fails to give relief from occlusion Hear J. 2006; 59(7):44–45

[96] Kampe ST, Wynne MK. The influence of venting on the occlusion effect. Hear J. 1996; 49(4):59–66

[97] Killion MC. The "hollow voice" occlusion effect. In: Jensen JH. ed. Hearing Aid Fittings: Theoretical and Practical Views, 13th Danavox Symposium. Copenhagen: Stougaard Jensen; 1988b

[98] Mueller HG, Bright KE, Northern JL. Studies of the hearing aid occlusion effect. Semin Hear. 1996; 17(1):31–32

[99] Stender T, Appleby R. Occlusion effect measures: are they all created equal? Hear J. 2009; 62(7):21–24

[100] Carle R, Laugesen S, Nielsen C. Observations on the relations among occlusion effect, compliance, and vent size. J Am Acad Audiol. 2002; 13(1):25–37

[101] Pirzanski CZ. Diminishing the occlusion effect: clinician/ manufacturer factors. Hear J. 1998; 51:66–79

[102] Vasil KA, Cienkowski KM. Subjective and objective measures of the occlusion effect for open-fit hearing aids. J Acad Rehabilitative Audiol. 2006; 39:69–82

[103] Vasil-Dilaj KA, Cienkowski KM. The influence of receiver size on magnitude of acoustic and perceived measures of occlusion. Am J Audiol. 2011; 20(1):61–68

[104] Biering-Sørensen M, Pedersen F, Parving A. Is there a relationship between the acoustic occlusion effect and the sensation of occlusion? Scand Audiol. 1994; 23(2):111–116

[105] Sweetow R, Valla A. Effect of electroacoustic parameters on ampclusion in CIC hearing instruments. Hear Rev. 1997; 4(9):8–12

[106] MacKenzie K, Browning GG, McClymont LG. Relationship between earmould venting, comfort and feedback. Br J Audiol. 1989; 23(4):335–337

[107] Cox RM, Alexander GC. Acoustic versus electronic modifications of hearing aid low-frequency output. Ear Hear. 1983; 4(4):190–196

[108] Lundberg G, Ovegård A, Hagerman B, Gabrielsson A, Brändström U. Perceived sound quality in a hearing aid with vented and closed earmoulds equalized in frequency response. Scand Audiol. 1992; 21(2):87–92

[109] Mueller HG. There's less talking in barrels, but the occlusion effect is still with us. Hear J. 2003; 56(1):10

[110] Staab WJ, Finlay B. A fitting rationale for deep fitting canal hearing instruments. Hear Instrum. 1991; 42(1):6–10

[111] Staab WJ, Martin RL. Taking ear impressions for deep canal hearing aid fittings. Hear J. 1994; 47(11):19–28

[112] Sweetow RW, Pirzanski CZ. The occlusion effect and the ampclusion effect. Semin Hear. 2003; 24(4):333–334

[113] Kuk F, Ludvigsen C. Ampclusion management 102: a 5-step protocol. Hear Rev. 2002; 9(9):34

[114] Painton SW. Objective measure of low-frequency amplification reduction in canal hearing aids with adaptive circuitry. J Am Acad Audiol. 1993; 4(3):152–156

[115] Laugesen S, Jensen NS, Maas P, Nielsen C. Own voice qualities (OVQ) in hearing-aid users: there is more than just occlusion. Int J Audiol. 2011; 50(4):226–236

[116] Kuk F, Peeters H, Keenan D, Lau C. Ampclusion management 103: high frequency hearing loss. Hear Rev. 2005; 12(4):74–75

[117] Mueller HG. CIC hearing aids: what is their impact on the occlusion effect? Hear J. 1994; 47(11):29–35

[118] Grover BC, Martin MC. Physical and subjective correlates of earmould occlusion. Audiology. 1979; 18(4):335–350

[119] Kiessling J, Margolf-Hackl S, Geller S, Olsen SO. Researchers report on a field test of a non-occluding hearing instrument. Hear Rev. 2003; 56(9):36–41

[120] Chung K. Challenges and recent developments in hearing aids. Part II. Feedback and occlusion effect reduction strategies, laser shell manufacturing processes, and other signal processing technologies. Trends Amplif. 2004; 8(4):125–164

[121] Bentler RA, Wu YH, Jeon J. Effectiveness of directional technology in open-canal hearing instruments. Hear J. 2006; 59(11):40–47

[122] Freyaldenhoven MC, Plyler PN, Thelin JW, Nabelek AK, Burchfield SB. The effects of venting and low-frequency gain compensation on performance in noise with directional hearing instruments. J Am Acad Audiol. 2006; 17(3):168–178

[123] Ricketts T. Directivity quantification in hearing aids: fitting and measurement effects. Ear Hear. 2000; 21(1):45–58

[124] Ricketts T, Henry P. Low-frequency gain compensation in directional hearing aids. Am J Audiol. 2002; 11(1):29–41

[125] Mueller HG. A candid round table discussion on opencanal hearing aid fittings. Hear J. 2009; 62(4):19–26

[126] Magnusson L, Claesson A, Persson M, Tengstrand T. Speech recognition in noise using bilateral open-fit hearing aids: the limited benefit of directional microphones and noise reduction. Int J Audiol. 2013; 52(1):29–36

[127] Klemp EJ, Dhar S. Speech perception in noise using directional microphones in open-canal hearing aids. J Am Acad Audiol. 2008; 19(7):571–578

[128] Valente M, Mispagel KM. Unaided and aided performance with a directional open-fit hearing aid. Int J Audiol. 2008; 47(6):329–336

[129] Harford E, Barry J. A rehabilitative approach to the problem of unilateral hearing impairment: the contralateral routing of signals (CROS). J Speech Hear Disord. 1965; 30:121–138

[130] Curran JR. Understanding and using CROS fittings and open-canal amplification. Hearing Dealer. 1971; 8:22–23

[131] Dunlavy AR. CROS: The New Miracle Worker. Audecibel 1970;141–148
[132] Green DS, Ross M. The effect of a conventional versus a nonoccluding (CROS-type) earmold upon the fre-quency response of a hearing aid. J Speech Hear Res. 1968; 11(3):638–647
[133] Harford E. Innovations in the use of the modern hearing aid. International Audiology. 1967; 6:311–314
[134] Harford E. Recent development in the use of ear–level hearing aids. Maico Audiological Series. 1968; 5:10–13
[135] Kaspar EA. The non-occluding mold. Hearing Dealer. 1967; 17(2):12–13
[136] McClellan ME. Aided speech discrimination in noise with vented and unvented earmolds. J Aud Res. 1967; 7:93–99
[137] Berland O. No-mold fitting of hearing aids. In: Dalsgaard SC, ed. Earmoulds and Associated Problems, Seventh Danavox Symposium. Stockholm: Almqvist & Wiksell; 1975:173–193
[138] Annual Industry Statistics, (1965–1980, December) The National Hearing Aid Journal
[139] Harford E, Dodds E. Versions of the CROS hearing aid. Arch Otolaryngol. 1974; 100(1):50–57
[140] Harford ER, Fox J. The use of high-pass amplification for broad-frequency sensorineural hearing loss. Audiology. 1978; 17(1):10–26
[141] Johnson EE. Practitioners give high marks for user benefit to open-canal mini-BTEs. Hear J. 2008; 61(3):19–20
[142] MacKenzie DJ. Open-canal fittings and the hearing aid occlusion effect. Hear J. 2006; 59(11):50–56
[143] Taylor H. Real-world satisfaction and benefit with open-canal fittings. Hear J. 2006; 59(11):74–82
[144] Dillon H, Keidser G, O'Brien A, Silberstein H. Sound quality comparisons of advanced hearing aids. Hear J. 2003; 56(4):30–40
[145] Agnew J, Thornton JM. Just noticeable and objectionable group delays in digital hearing aids. J Am Acad Audiol. 2000; 11(6):330–336
[146] Stone MA, Moore BCJ. Tolerable hearing aid delays. II. Estimation of limits imposed during speech production. Ear Hear. 2002; 23(4):325–338
[147] Staab WJ. Hearing aid evolution VI—hearing aid coupling. http://hearinghealthmatters.org. Accessed January 19th, 2018
[148] Zakis JA, Fulton B, Steele BR. Preferred delay and phase-frequency response of open-canal hearing aids with music at low insertion gain. Int J Audiol. 2012; 51(12):906–913
[149] Stone MA, Moore BCJ, Meisenbacher K, Derleth RP. Tolerable hearing aid delays. V. Estimation of limits for open canal fittings. Ear Hear. 2008; 29(4):601–617
[150] Bramsløw L. Preferred signal path delay and highpass cut-off in open fittings. Int J Audiol. 2010; 49(9):634–644
[151] Groth J, Søndergaard MB. Disturbance caused by varying propagation delay in non-occluding hearing aid fittings. Int J Audiol. 2004; 43(10):594–599
[152] Aazh H, Moore BCJ, Prasher D. The accuracy of matching target insertion gains with open-fit hearing aids. Am J Audiol. 2012; 21(2):175–180
[153] Merks I, Banerjee S, Trine T. Assessing the effectiveness of feedback cancellers in hearing aids. Hear Rev. 2006; 13(4):53–57
[154] Ricketts T, Johnson E, Federman J. Individual differences within and across feedback suppression hearing aids. J Am Acad Audiol. 2008; 19(10):748–757
[155] Davis LA, Davidson SA. Preference for and performance with damped and undamped hearing aids by listeners with sensorineural hearing loss. J Speech Hear Res. 1996; 39(3):483–493
[156] van Buuren RA, Festen JM, Houtgast T. Peaks in the frequency response of hearing aids: evaluation of the effects on speech intelligibility and sound quality. J Speech Hear Res. 1996; 39(2):239–250
[157] Byrne D, Christen R, Dillon H. Effects of peaks in hearing aid frequency response curves on comfortable listening levels of normal hearing subjects. Aust J Audiol. 1981; 3:42–46
[158] Teder H. Smoothing hearing aid output with filters. Hear Instrum. 1979; 30(4):22–23
[159] Carlson EV, Mostardo AF. Damping element. U.S. Patent 3930560. Washington, DC: U.S. Patent and Trademark Office; 1976
[160] Killion MC. Transducers, earmolds and sound quality considerations. In: Studebaker GA, Bess F, eds. The Vanderbilt Hearing-Aid Report. Upper Darby, PA: Monographs in Contemporary Audiology; 1982:104–11
[161] Killion MC. Myths that discourage improvements in hearing aid design. Hear Rev. 2004; 11(1):32
[162] Killion MC, Wilson D. Response modifying earhooks for special fitting problems. Audecibel; 1985:28–30
[163] Killion MC, Papalias CW, Becker AJ. Electronic damper circuit for a hearing aid and a method of using the same. U.S. Patent No. 5. Washington, DC: U.S. Patent and Trademark Office; 1998
[164] Killion MC, Berlin C, Hood L. A low frequency emphasis open canal hearing aid. Hear Instrum. 1984; 35(8):30
[165] Knowles HS, Killion MC. Frequency characteristics of recent broad band receivers. J Audiolt Tech. 1978; 17:86–99
[166] Alworth LN, Plyler PN, Reber MB, Johnstone PM. The effects of receiver placement on probe microphone, performance, and subjective measures with open canal hearing instruments. J Am Acad Audiol. 2010; 21(4):249–266
[167] Pirzanski CZ. Issues in earmold fitting and troubleshooting. Seminars in Hearing. 2003; 24(4):355–364. DOI: 10.1055/s-2004-815547
[168] Preves DA. Stepped bore earmolds for custom ITE hearing aids. Hear Instrum. 1980; 31(10):24
[169] Libby ER. A new acoustic horn for small ear canals. Hear Instrum. 1982a; 33(9):48
[170] Libby ER. In search of transparent gain insertion aid responses. In: Studebaker GA, Bess FH, eds. The Vanderbilt Hearing Aid Report. Upper Darby, PA; 1982b:112–123
[171] Pirzanski C. Earmolds and hearing aid shells: BTE styles, materials and acoustic modifications. Hear Rev. 2006; 13(8):26–28
[172] Ricketts TA, Bentler RA. Impact of "standard" earmold on RECD. Am J Audiol. 1995; 4(1):43–45
[173] Skinner MW. Hearing Aid Evaluation. Englewood Cliffs, NJ: Prentice-Hall; 1988
[174] O'Brien A, Keidser G, Yeend I, Hartley L, Dillon H. Validity and reliability of in-situ air conduction thresholds measured through hearing aids coupled to closed and open instant-fit tips. Int J Audiol. 2010; 49(12):868–876
[175] Rose DE. The return of the earmold. Hear Rev. 2006; 13(9):14–19
[176] Curran JR. A forgotten technique for resolving the occlusion effect. Starkey Innovations 2012;2(2):19–24
[177] Curran JR. Practical modification and adjustments of in-the-ear and in-the-canal hearing aids, Part l. Aud Today 1990a;2(1):27–28
[178] Curran JR. Practical modification and adjustments of in-the-ear and in-the-canal hearing aids, Part 2. Aud Today 1990b;2(3):23–25
[179] Curran JR. Practical modification and adjustments of in-the-ear and in-the-canal hearing aids, Part 3. Aud Today 1991;3(1):24–26
[180] Kuk F, Keenan D, Lau CC. Comparison of vent effects between a solid earmold and a hollow earmold. J Am Acad Audiol. 2009; 20(8):480–491

推荐阅读

Ballachanda BB. Theoretical and applied external ear acoustics. J Am Acad Audiol. 1997; 8(6):411–420

Bryant MP, Mueller HG, Northern JL. Minimal contact long canal ITE hearing instruments. Hear J. 1991; 42(1):12–15

Curran JR. The discovery of open canal amplification. Starkey Innovations. 2011; 1(2):22

Fiene H. Acoustic device. U.S. Patent 2312534 A. Washington, DC: U.S. Patent and Trademark Office; 1943

Flynn M. Maintaining the directional advantage in open fittings. Hear Rev. 2004; 11:32–36

Jespersen CT, Groth J. Vent is designed to reduce occlusion effect. Hear J. 2004; 57(10):44–45

Juneau RP. NAEL: fitting facts. Part I: the ear impression. Hear Instrum. 1983; 34(3):6–7

Lantz J, Jensen OD, Haastrup A, Olsen SO. Real-ear measurement verification for open, non-occluding hearing instruments. Int J Audiol. 2007; 46(1):11–16

Macrae J. Acoustic modification of hearing aids. Hear Instrum. 1985; 36(12):13–15

Strom JR. Otoscopic tip element and related method of use. U.S. Patent 7354399 B2. Washington, DC: U.S. Paten and Trademark Office; 2008

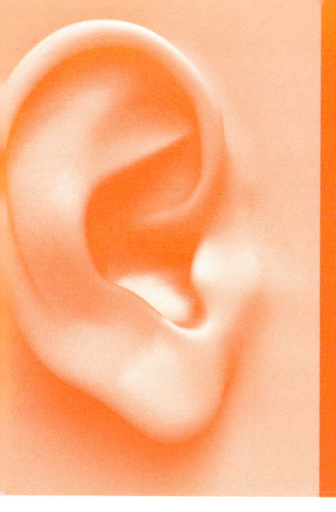

第 5 章 助听器的耦合佩戴：技术和技巧
Hearing Aid Coupling: Techniques and Technologies

James R. Curran Dennis Van Vliet 著

李 刚 译

一、概述

本章涉及的理论和实践操作内容与前面章节中提及的内容对于成功验配同等重要。合格的专业技术人员应该熟练掌握耳部检查、处理异常情况以及完美耳模制作的方法和技术。这些操作步骤的高效完成是获得满意康复效果的强有力支撑和必需的要素。

二、耳部准备和首次检查

耳部检查应开始于病史询问时。任何病史都可能会影响听力和生活经历，例如，耳部的噪声暴露和外伤史很重要，需要记录。特别需要关注的既往医学治疗包括耳内和耳周手术、对糖尿病或免疫系统抑制状况下感染的易感性、针对降低血凝的任何药物治疗或医疗状况。这些因素加上完整的听力评估不仅有助于诊断，而且对于保护患者和临床工作者免受由检查和治疗引起的损伤、感染和其他意想不到的结果很重要。

遵守感染控制原则至关重要，也是最佳方案的一部分。不过，具体方法不属于本章介绍的内容范围。有兴趣的读者请阅读《门诊患者感染预防指南》[1]，以及由行业专家（如 Bankaitis）编写的专门针对耳朵的感控方案[2]。听力损失诊断和治疗技能中的重要组成部分是熟悉相关解剖结构的专业名称。Alvord 等[3] 提出了外耳的正式专业名称，有助于与耳模工厂和生产厂商的沟通（图 5-1）。

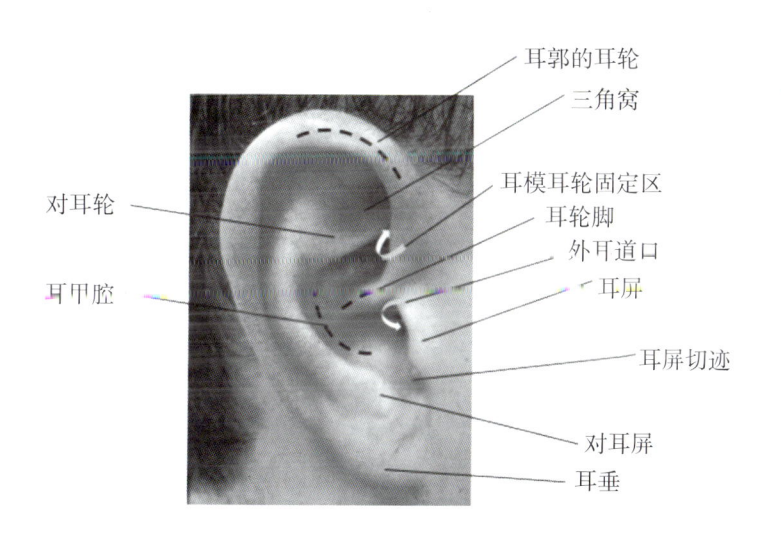

◀ 图 5-1　用于与耳模工厂或助听器生产厂商沟通的重要外耳专业名称（经 Alvord 等[3] 许可改编）

一套完整的检查包括耳郭、外耳道和鼓膜的肉眼观察。外耳道检查需要充足的光线、合适的视角，以及可能需要通过上提或后拉耳郭来操纵外耳道软骨部从而能够观察整个外耳道以及鼓膜。接下来将会讨论多种可适用于耳部检查的光源。没有对耳内和耳周进行完整的检查可能会造成疏漏，如少见但已有大量记载的耳后瘘管[4]。

三、额镜

额镜发明于19世纪中叶，曾经被全科医生普遍使用，随后大部分被头灯、耳镜和不太笨重的光源取代，但时至今日一些耳鼻咽喉-头颈外科医生和听力学专业技术人员仍旧会使用[5]。额镜是一个安装在头带上的凹透镜，镜面朝外，视觉观察口位于检查者眼睛前方正中。光源位于患者后方，朝向检查者（图5-2）。反射光线经过凹透镜汇聚，直接照射在需要检查的部位。额镜上的孔允许在反射光的直线光束下进行双目观察。

四、头灯和小型放大镜

头灯为检查提供了便利的光源，同时也解放了临床工作者的双手。如果头灯发出的光束能够聚集在小范围内以避免周围组织的反光影响观察，则此种照明最有效。头灯通常配以小型放大镜来提高观察效果。放置耳障和处理耵聍要求临床工作者具有双目观察能力，因为充分深入的观察有利于更准确的操作。双目小型放大镜配以集中的中央光源能够为检查、耵聍处理和耳模安全制作提供极好的视野（图5-3）。

五、耳镜

Guy de Chauliac 在1363年发表的 Chirurgia Magna 中首次介绍了耳镜[6]，是第一台被设计用

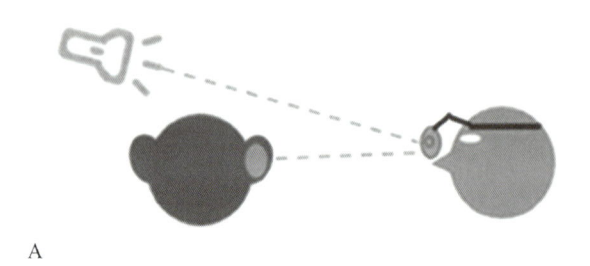

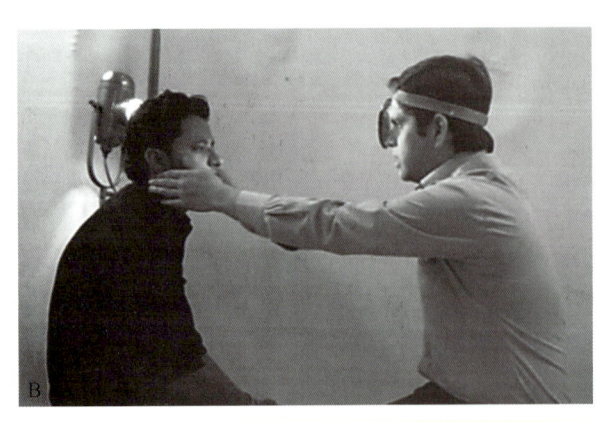

▲ 图 5-2　A. 显示额镜使用时的位置布局；B. 显示额镜反射来自患者后方的光线，为双目观察提供充足光线

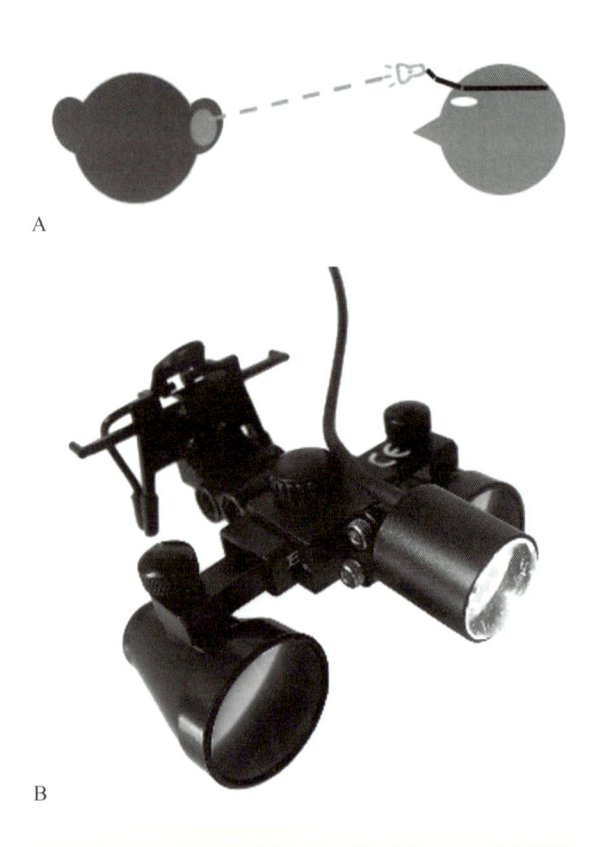

▲ 图 5-3　A. 图片描述了头灯的使用；B. 显示带有附加光源的折叠式双目小型放大镜。可配或不配头带或附加在眼镜上，可以配或不配头灯。小型放大镜可以提供良好的放大和观察部位深度

于观察耳朵和鼻腔的仪器。接下来经过几个世纪的不断改良，包括锥形镜面、电源、光学及光源改进，使得耳镜在性能上不断得到提升。光源由太阳光和火焰光进化为白炽灯，后者又进化为卤素灯泡，最终进化为发光二极管（图5-4A）；推荐亮度要达到或超过100烛光单位[7]。随着消费类电子产品的发展，一系列经过改进的电源取代了碳干电池。2010年以后，在大多数便携式充电电子设备（包括耳镜）的研究和应用中，锂离子充电电池持续受到关注[8]（图5-4B）。

六、视频耳镜

视频耳镜与光学耳镜具有类似的功能。不过，其通过在手持式或远程显示器上显示画面从而为临床工作者提供外耳道和鼓膜的放大图像，可采集图片或视频（图5-5）。与高质量的标准光学耳镜相比，视频耳镜的优势在于可以形成更好地视野从而能够更深入地检查耳朵情况。除了外耳道检查以外，视频耳镜还能够很好地用于资料保存、学生培训、患者教育以及使临床工作者治疗患者的方式透明[9]。

七、耳灯

耳灯被用于辅助耳障在耳内的放置，标准耳灯是用一个简易的、清晰的塑料帽套在灯笔上，从而利用塑料帽的纤维光学特性提供汇聚的光源。商用自带光源耵聍刮匙同样可被用于辅助棉球或泡沫耳障的放置（图5-6）。

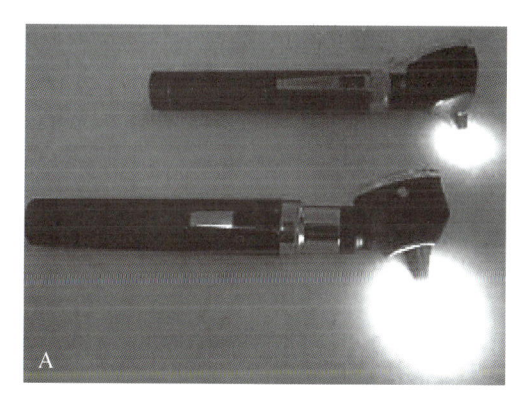

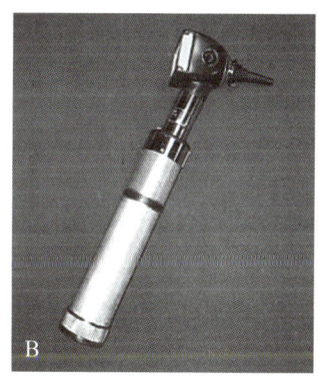

◀ 图5-4 A.显示白炽灯和发光二极管之间的照明区别；B.举例显示门诊和相关领域使用的标准光学耳镜；Welch Allyn 25020 耳镜及 71000-C 可充电手柄

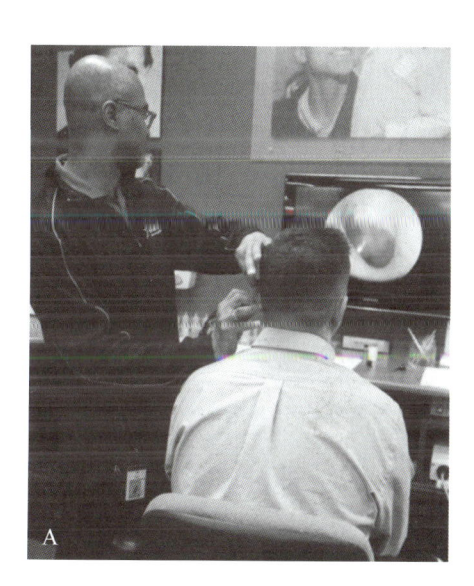

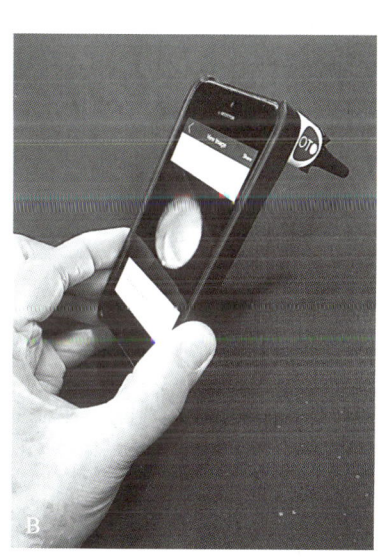

◀ 图5-5 A.显示临床工作者使用视频耳镜检查耳朵。外耳道和鼓膜的图像被放大并显示在视频显示器上（图片由 Starkey 听力技术有限公司提供）；B.显示一种能够轻松安装在移动手机上的附件——Cellscope Oto，其加上专用APP 能够使移动手机变为一台小型视频耳镜

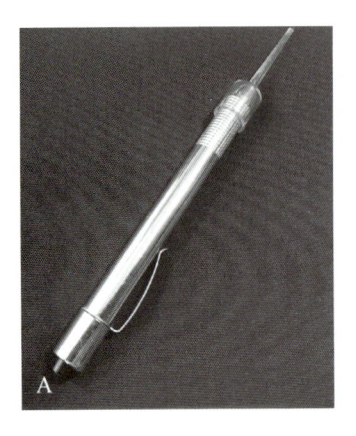

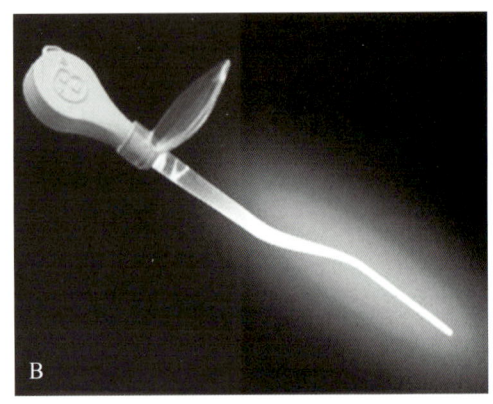

◀ 图 5-6 三种类型的耳灯

A. 标准型，配有塑料探头的常规耳灯；B. 带放大镜的 Bionix 照明放置探针；C. 耳匙，带有用于取耵聍的光源，可提供不同类型的一次性刮匙

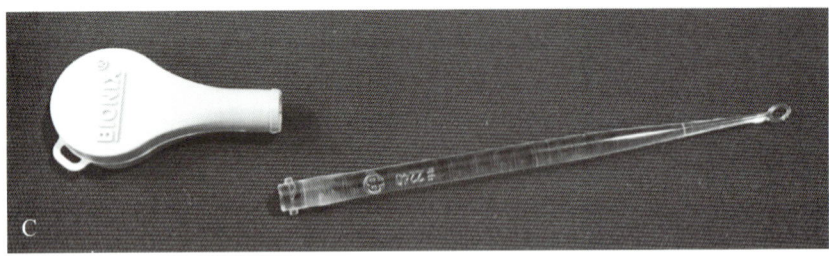

八、耳部检查

病史询问和耳部检查的目的之一是发现任何可能影响耳印模、助听器或者耳塞使用的情况。最常见的情况是耵聍，它可以堵塞外耳道，或者占据部分外耳道空间从而阻碍耳印模的正常制作。因此，在制作耳印模前，必须彻底清理耵聍。耵聍清理方法不在本章介绍的内容范围内，它需要临床工作者具备扎实的理论基础和技能培养。有兴趣的读者，可查阅 Roeser 和 Wilson[10] 对其更完整的介绍。除此之外，各种状态的外耳道和鼓膜优质彩图可以在 Sanna 等中找到[11]。

疾病、手术或先天异常可造成耳部解剖结构的改变，此种改变需要额外关注和计划以避免造成损伤或产生不适。例如，外伤或疾病导致的鼓膜置管或穿孔会对患者产生威胁，如果印模材料靠近鼓膜或者进入中耳（图 5-7）。一旦发生此事，就需要通过可能复杂的中耳手术取出材料，而这会对患者产生相关风险[12]。

乳突根治术重建了外耳道或者其他手术造成外耳道改变的患者将面临挑战，因为形成的空腔明显大于外耳道开口（孔径）（图 5-8）。由于任何印模材料如果深入空腔都会在取出时造成患者不适，甚至可能受伤。因此，制作印模时，必须使用耳障材料小心填塞空腔，避免印模材料超过空腔中扩大部位之前的最窄部位（图 5-9）[13]。

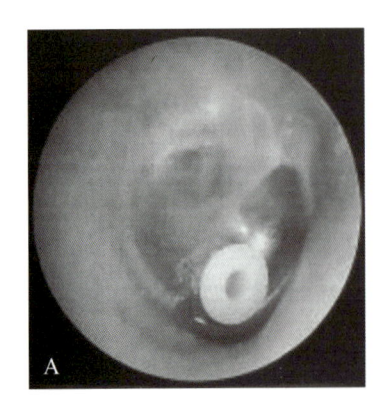

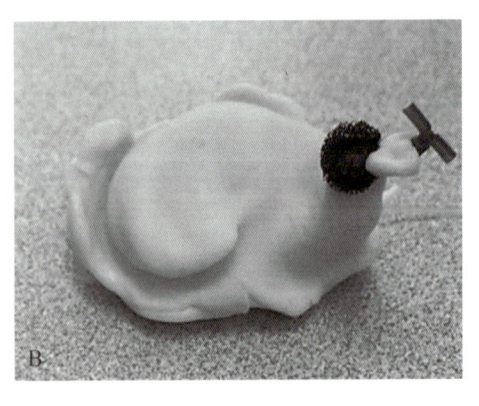

◀ 图 5-7 A. 显示鼓膜上的鼓膜置管。确保耳堤或耳障安全放置很重要，以防止印模材料穿过鼓膜或进入中耳；B. 一个来自儿童患者，泡沫耳障放置不恰当的耳印模。印模材料流经耳障，并黏附于通气管（蓝色）。当取出固化的印模时，通气管被牵拉出鼓膜

（此图彩色版本见书末彩图部分）

第 5 章　助听器的耦合佩戴：技术和技巧

九、外生骨疣

良性外耳道肿块（如外生骨疣）给耳印模制作和医学处理带来了挑战[14]。需要使用耳障材料填充在外耳道肿块外侧以防止印模材料包围肿块组织。如果在外耳道内做了充分填塞，那么印模应该可以正常取出（图 5-10）。

在制作耳印模前，除了可肉眼观察的解剖组织以外，也应关注以下情况。

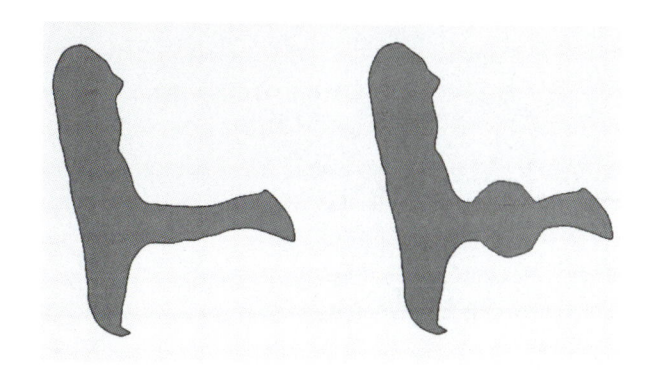

▲ 图 5-8　横断面图示正常外耳道结构（左）和由于先天异常或手术在开口内侧留下较宽的凹陷或空隙的外耳道结构（右）

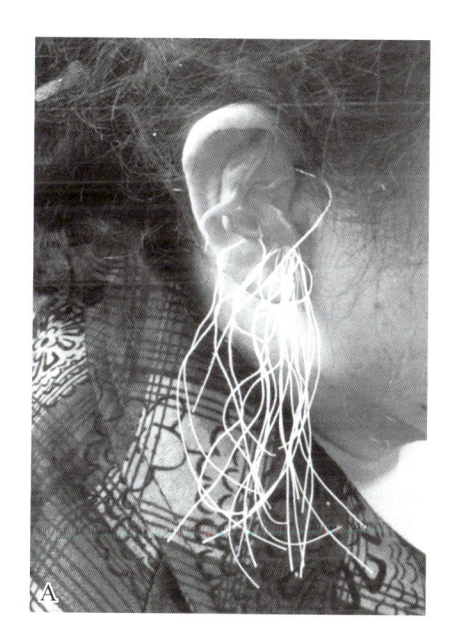

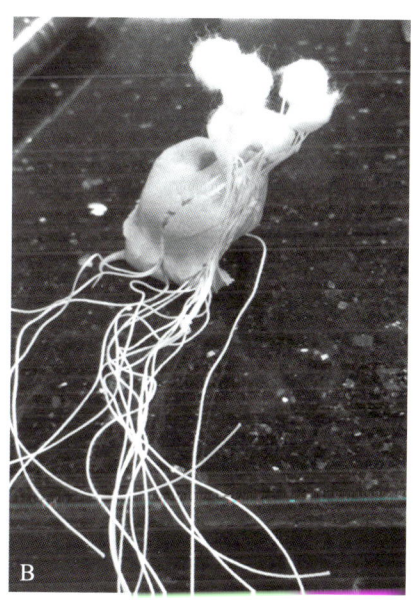

◀ 图 5-9　为了防止印模材料从狭窄的峡部或开口进入内侧较大的空腔，有必要放置大量耳障充分填塞。此患者经历了乳突根治术及广泛外耳道重建

十、抗凝和抗血小板药物治疗

当患者使用药物降低血凝时，他们更容易产生淤血、血肿和出血。即使小心谨慎，也可能会在取耵聍或制作耳印模时发生这些并发症。如果在实际工作中，不能及时地对这些并发症进行医学处理，则应为患者考虑做出推迟干预或转诊至能够随时待命并提供适当治疗的机构的决定[15]。通常，在进行下一步工作之前，应告知患者所有信息以便于他们做出合理的决定。

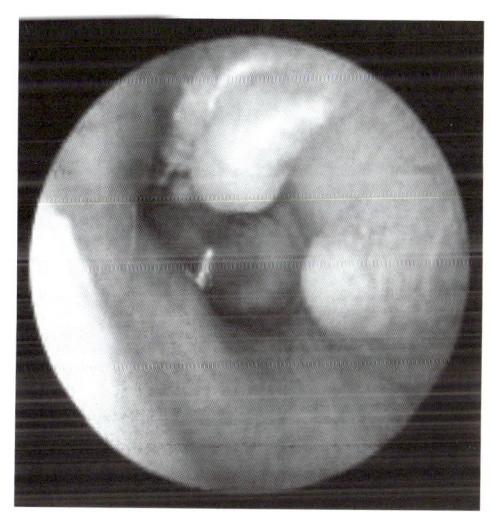

▲ 图 5-10　外生骨疣表现为覆盖有薄层敏感组织的骨肿块，需要小心填塞外耳道

十一、急性感染

急性外耳道炎、耳朵流血或流液及外耳道肿

079

胀的患者不适宜制作印模和取耵聍，应该转诊至医疗机构。听力学干预应推迟至患者经过医学治疗康复后。当这些医学情况存在时，最佳方案和联邦条例一样，需要医学转诊[16]。当患者正在进行鼓膜穿刺治疗或鼓膜置管时，应建议患者在游泳或沐浴时使用耳塞。同时，如果没有明显感染和外耳道肿胀，可考虑在小心放置耳障后正常制作合适的印模。

十二、耳印模

接下来的部分将讨论耳印模历史、技术现状以及新兴技术。由于印模材料和制作工艺发生了变化，因此一些新的方法正在出现。

Knox Brooks 是一位加利福尼亚州的助听器专家，在 1949 年跟随他的父亲从事助听器工作。他发现在 20 世纪 30 年代和 40 年代初，标准做法是使用熟石膏制作印模，但是由于其既笨重又危险，所以据报道人们都不太愿意使用此方法；此外，石膏在取出时容易受损，以及在印模制作时材料可能会产生令人不适的热量。同时，他报道当时也常常使用常规模具并根据合理匹配在房间内加以适当修改（K. Brooks, personal communication, 2016）。

一种粉末（聚合物）和液态（单体）混合物（甲基丙烯酸甲酯）在 20 世纪 50 年代被选为印模材料，这种混合物成本较低，同时通过简单的混合和处理就可以制成合适的印模（图 5-11）。不过，固化的印模会随着时间的推移缩小，并且不能保持稳定的外形（由于温度变化造成）是其常见问题，因此不太受欢迎。不过仍然有部分专业技术人员会选择使用。另外，目前有一种少见、但已知的趋向，丙烯酸聚合物是接触性皮炎的皮肤致敏剂[17]。因此，当甲基丙烯酸甲酯被用于为患者制作耳印模时，病史应包括询问其是否对类似材料过敏。

硅树脂印模材料在 20 世纪 80 年代开始使用，其成本较高，但稳定、精确，因此被大部分听力学家作为首选材料。硅树脂材料以 2 种形式提

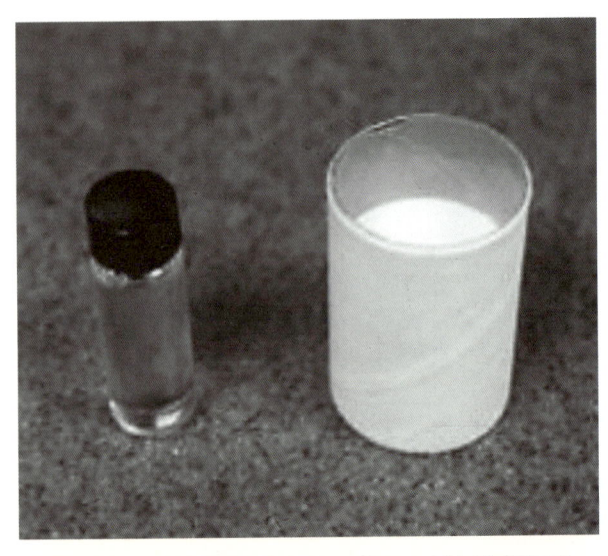

▲ 图 5-11 较以前少用，当印模和耳模制作相隔时间短到印模材料无法完成收缩时，可以使用液态和粉末印模材料（甲基丙烯酸甲酯）

供，冷凝固化（condensation-cure）和加成固化（addition-cure）。冷凝固化是指将少量活性剂（催化剂）与基础物质混合；加成固化是指两部分物质按照 1∶1 混合。硅树脂材料可以在数分钟内保持松软、可塑特性，随后在数秒内迅速固化。

硅树脂印模材料可有批量应用包装、单独应用包装，或者筒装。批量或单独应用的冷凝固化硅树脂和粉末、液态材料被设计可在杯中用手混合（或用干净的手在清洁表面混合），随后将其放入注射器并通过按压注射器活塞注入耳内。当使用筒装加成固化硅树脂时，使用带有手枪式握把（枪）和棘轮杆的机械装置推动活塞运送材料，促使材料通过混合导管以确保充分混合（图 5-12）。

十三、技能发展：制作耳印模

关于准备工作和耳印模的制作，在最佳实践指南中做了大致介绍[18,19]，并由指导人员、临床监督人员、耳模和助听器制造人员通过"部落知识"进行具体的技能培训。作为参考，安大略听力和言语 - 语言病理学院提供了一个好的、详细的专业实践指南[27]。

作为听力学家，我们需要面对一些苛刻要

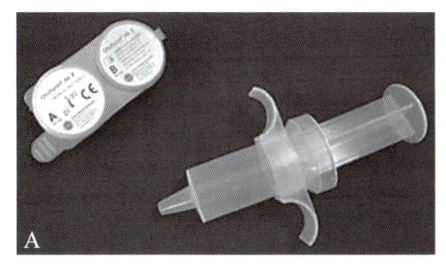

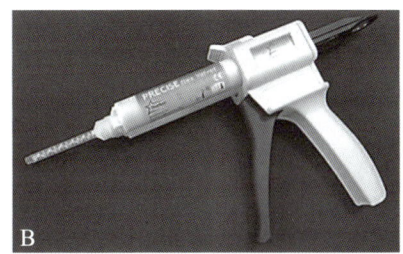

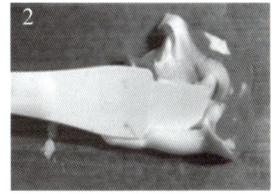

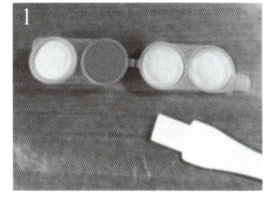

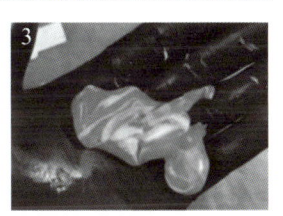

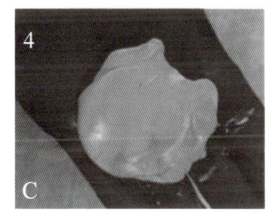

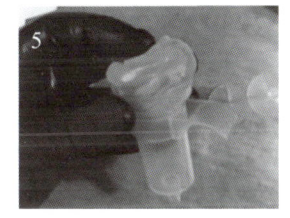

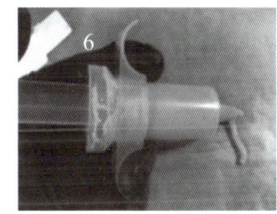

第 5 章 助听器的耦合佩戴：技术和技巧

◀ 图 5-12 A. 显示常规印模注射器，使用手混合硅树脂和（或）粉末与液态印模材料；B. 描述了一种准备注入、装有加成固化硅树脂印模筒的印模枪；C. 为了正常固化，硅树脂印模材料必须快速、充分混合；当用手混合时，要求严格卫生。此处，经过预先测量、等份的加成固化材料（1）使用铲混合（2）或用手（3）直至材料形成统一颜色（4）。混合材料放入手持注射器中（5），推出少量材料用以释放注射器管嘴处的任何气穴（6）及在将混合材料注入耳内前评估材料的质地

求，在耳印模制作方面要求具有灵巧的手工技能。在这个过程中，保证患者安全最重要。需要牢记的一条基本原则是，任何时候，一种设备（耳镜、耳灯、耳匙、注射器等）放入外耳道内，握住设备的手应该在患者头部做好支撑，以保证当患者移动时，手和设备跟着移动，从而降低损伤的风险。如果握住设备的手不能放在患者头部，那么这只手与患者头部之间的空间需要用另一只手进行"搭桥"（图 5-13）。

十四、耳堤和耳障

耳堤（ear dams）或耳障（ear blocks）由于涉及的内容相同，因此在本节中可交替使用（图 5-14）。商用的耳障一般用棉球或泡沫制成。一些临床工作者选择自己制作（在棉球上套一条细线或丝线，以利于从外耳道内取出），而另一些临床工作者则开发有效技术修整泡沫耳障以保证其能安全、舒适地放置在外耳道内。

不管哪种类型的耳障，放置耳障、验证其在外耳道内位置是否合适和安全的技术至关重要。第一弯及其内侧的外耳道组织非常敏感，用于检

铸模技术的早期历史

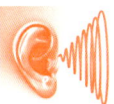

复制 3D 外形制作模具的工艺已经有上千年历史。现存已知最古老的铸模，一只铜蛙，是公元前 3200 年在美索不达米亚地区铸造而成。超过 5000 年，复制外形制作一个三维负向形状和产生正向铸件的基本工艺没有实质变化[20]（见原始围模方法）。

有参考文献提及 19 世纪手工金属定制声学喇叭和非电动听力装置模具，不过很少有关于如何获得制作模具的印模信息。据记载，17 世纪牙科使用了蜡和石膏铸模技术[21, 22]。Berger 对早在 1890 年使用"Stents 牙科塑形用蜡"制作的印模进行了简短描述[23]。蜡印模经过修整和金属粉末覆盖，随后浸入带有铜阳极的电沉积槽。一薄层铜沉积在模具表面，形成耳朵外形。将蜡融化，定制而成的铜模具被用于制作汇聚声音的声杯。

1926 年，Frederick[24] 收到一份关于一套常规耳模的专利，该耳模由硫化橡胶制成，由西方电气公司分发给经销商[23]。在第二次世界大战以前，可以产生充足增益的电子助听器被研发，如果耳朵不能紧密密封就会产生啸叫，因此定制耳模被认为是一种解决方案。关于可穿戴真空管助听器的专利在 1937 年被申请[25]，随后，来自牙科材料工厂的定制橡胶耳模开始被使用[23, 26]，其使用熟石膏作为印模材料。

081

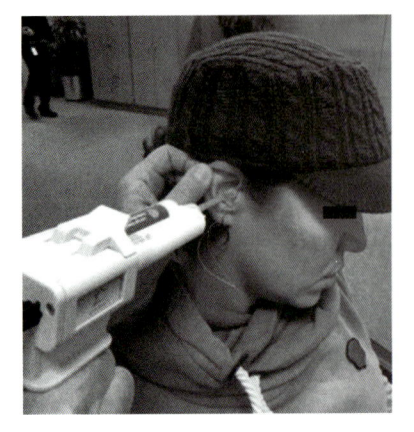

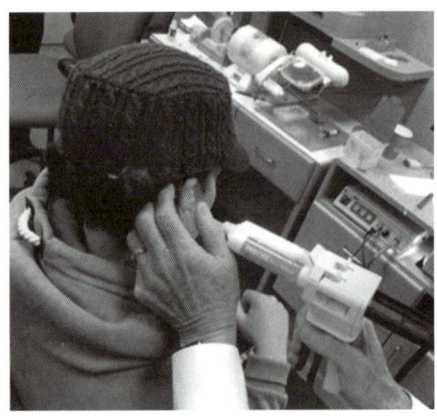

听力治疗学 Audiology Treatment

◀ 图 5-13 正常搭桥的 2 种视角显示临床工作者的手指紧贴患者头部。注意，在整个过程中，手形成的搭桥始终要与印模枪紧贴。如图示，牵拉耳郭使外耳道变直同时可形成搭桥。注射器也可使用类似流程

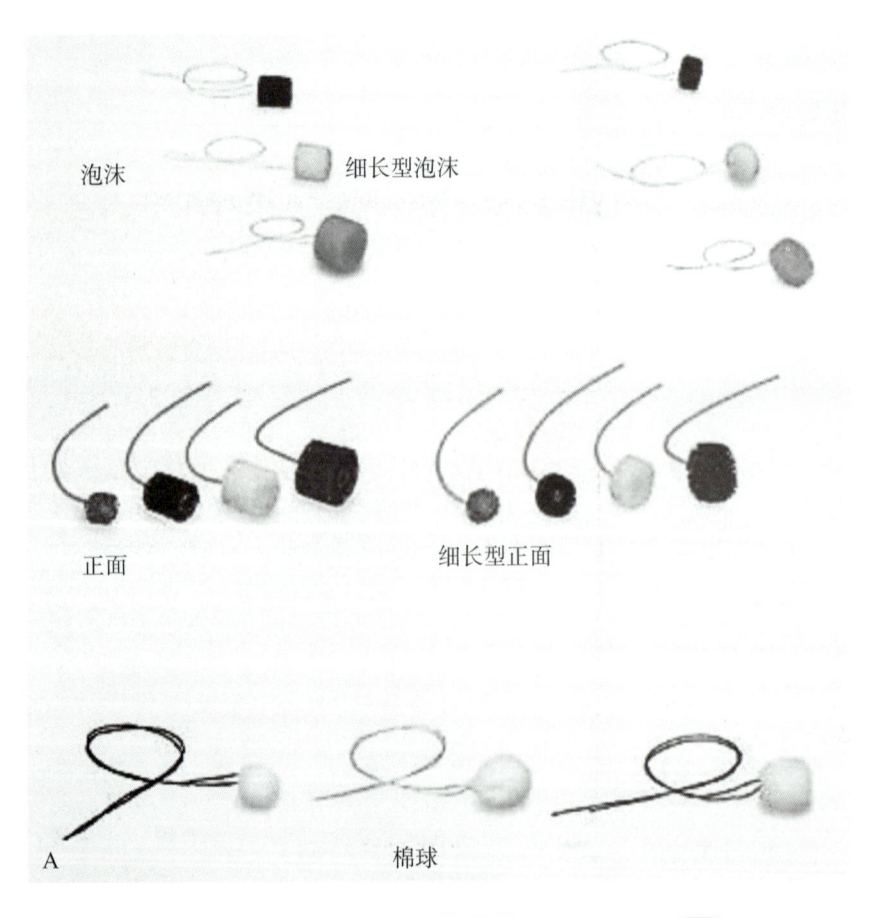

◀ 图 5-14 A. 供应商提供的简易包装的棉球和泡沫耳障，其有各种尺寸和形状。此处展示了标准型和细长型棉球和泡沫耳障。细长型耳障在外耳道内占的空间较小，可用于制作较深印模时（图片由 Oaktree 产品提供）。B. 显示插入前蓬松、平整的棉球耳障。C. 两个完美的印模，无空隙、印模材料超过第二弯、完全填满了外耳

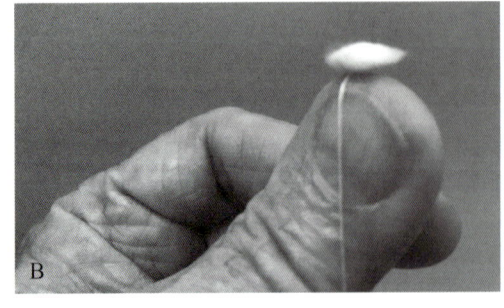

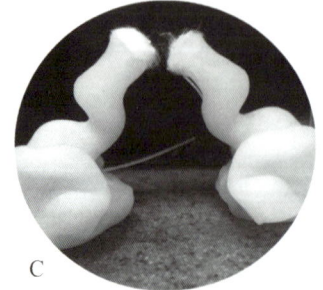

082

查和引导耳堤放置的设备需要尽可能远离外耳道壁，以保证患者舒适及避免损伤。这里有必要重申多种适宜的照明和放大设备的选择。充分照明和放大显示外耳道对于促进耳障放置在合适的位置非常重要。

由于耳障要放置在外耳道内，因此必须监控耳障进入的"感觉"。耳障过大、轻易到达外耳道内变窄部位，或者到达鼓膜处均会产生阻力的细微变化。必须谨慎选择制作深印模的患者。如果外耳道很窄，或者近鼓膜处外耳道容积较大而其外侧外耳道窄，则不能使用深印模，因为会有患者受伤或者取出时出现不适的风险（图5-15）。

仅靠肉眼检查不足以确定耳障是否安全放置在外耳道内；其后，需要使用耳匙直接但轻轻地触碰，或者使用耳灯完全照射耳障外侧面，以明确在耳堤后面没有产生轻微压力的空间或空隙。这些只能通过触碰发现的空隙会使阻塞不完美，以及允许印模材料迁移。当材料环绕耳堤，则会发生"漏气"情况（图5-16）。

如果印模材料接触完整的鼓膜，它的存在通常不是很大的问题，但在取出印模时会是很大的问题。取出时会产生不舒适的真空状态，造成患者不适和鼓膜或相邻耳道血肿（图5-17）。任何深或浅印模的取出都应该缓慢、轻柔，取出时应确保通过轻微旋转和扭动印模消除真空。尤其在制作深印模时，许多临床工作者在制作印模前会在外耳道内涂上一层薄薄的润滑剂以便于取出。

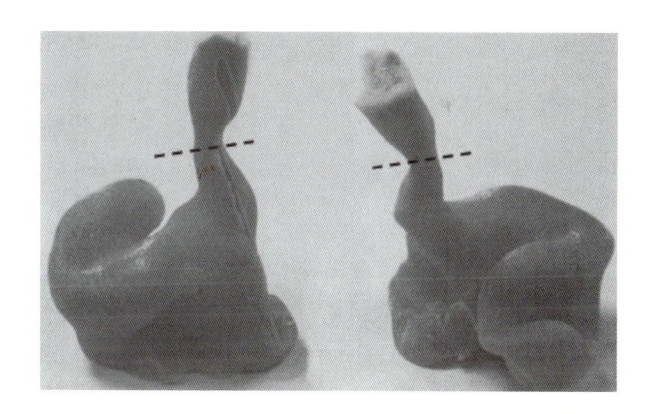

▲ 图5-15 这些插图显示不适合制作深耳印模的解剖结构，因为邻近鼓膜的外耳道较大，而其外侧有很窄的峡部。对于具有类似狭窄的耳朵，正常的步骤是在图中虚线位置堵住外耳道以阻止印模材料继续向内进入。可以想象在印模取出时造成的患者轻微损伤和不适

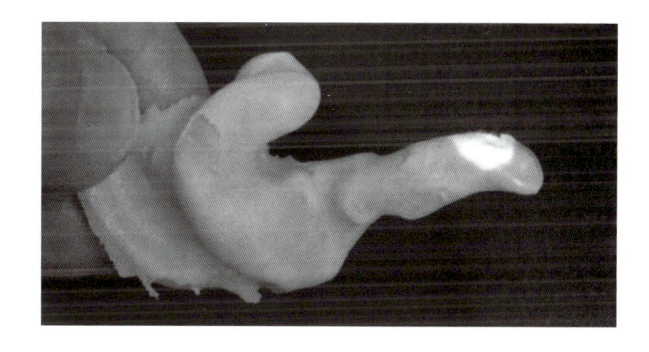

▲ 图5-16 耳障放置不当、耳障未修整，或者印模材料注入技术不恰当产生的印模。结果是一个允许印模材料到达鼓膜的"漏气"印模

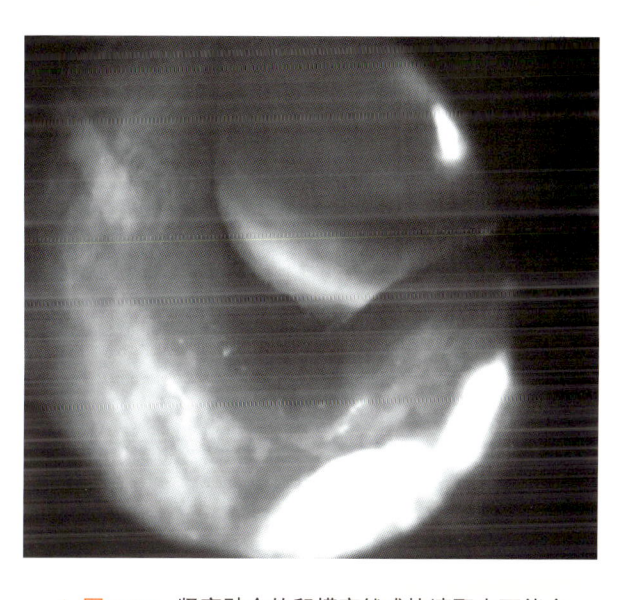

▲ 图5-17 紧密贴合的印模突然或快速取出可能会造成鼓膜血肿

确保印模完美

完美的印模应超过外耳道第二弯，即使将要制作的是浅耳模或外壳；为了保证声音出口和通气孔位置恰当，有必要让耳模/外壳制作技术人员能够观察整个外耳道。

十五、印模材料注入

推动印模材料的用力程度依赖于临床工作者的技能和判断。同时，当填注外耳道时，要保证

083

注射器尖端内充满了印模材料，然后边快速推动印模材料边缓慢后退注射器。即使外耳道内模型正在形成，也需要使用剩下的印模材料填满外耳。如果进入角度不恰当，或者印模材料注入太糟，那么印模质量可能会太差，需要重新制作。

毋庸置疑，耳印模是我们作为听力学家面临的最大挑战之一。同时，安全制作印模的技能只能通过不断重复练习获得。虽然我们已经强调了印模制作中包含的问题，但是初学者不应该不知所措或犹豫不决，随着不断的练习，这项技能不久就会变得自然平常。

十六、张开还是关闭下颌

外耳道是身体上的一个活动部位，可以根据自身需要改变至不同角度。印模制作时通常推荐下颌处于放松的位置，因为其结果是外耳道正常移动范围的平均值。根据个体解剖结构，张开下颌时制作的印模通常会比较紧，因为下颌张开时许多个体的外耳道会变大[28]。在下颌活动时观察外耳道有助于确定在张开还是关闭下颌时制作印模，尤其如果已知患者在佩戴时会存在并发情况（如当交谈、咀嚼等时存在过度啸叫）。

十七、印模取出

如前所述，取出固化的印模通常需要动作缓慢，以保证鼓膜处的负压能够逐步释放。首先，轻轻地将印模材料与外耳弯道和裂隙分离。其次，在握住（不是牵拉）丝线或细线的同时抓住印模，并且在向上提和（或）向下拉耳郭时打破印模和外耳道壁的密封。嘱咐患者张开和关闭下颌。轻轻上提、扭动，或轻微旋转印模，始终缓慢而稳定地消除压力。不能用力和着急取出，取出是一个循序渐进的过程，需要有耐心，缓慢轻松情况下获得的结果要好于快速急躁情况下获得的结果（图5-18）。

> **供应商提供各种性质的硅树脂印模材料**
>
> **颜色**：两部分混合材料以可对比颜色提供，可评估混合的充分性。这些颜色通常都是品牌特有的，生产厂商之间没有什么意义。
>
> **黏性**：有不同黏性的硅树脂材料可用。对于小耳或很深的印模，较低黏性或更多液体的材料可能更好，这样材料可以轻易流入外耳道内。较高黏性或较硬的材料有必要用于需要提供压力打开外耳道内塌陷的软组织，或者排放外耳道内不能在印模制作前排出的多余气体。
>
> **支撑**：支撑涉及固化印模的硬度，数值越低，材料越软。当需要注入深至外耳道骨部时，可使用较软的固化印模材料，不过这也要基于临床工作者的选择和意见而不是有力证据。不同供应商提供的材料性质会有所不同，记住这一点很重要，在患者使用某种材料之前熟悉其性质是有好处的。（大多数常用印模材料的黏性都能够在Starkey修正指南中找到，可以登录https://starkeypro.com/pdfs/Hearing_Aid_Modification_Guide.pdf下载）。

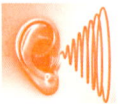

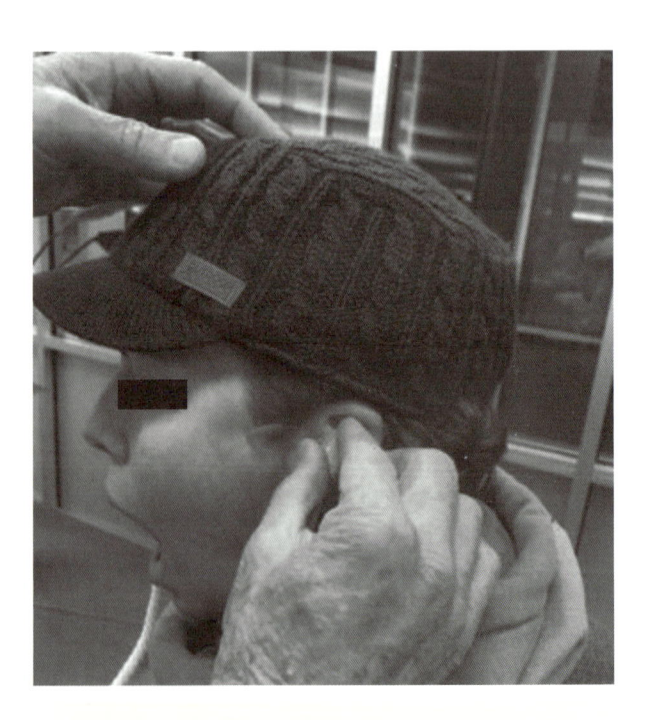

▲ 图5-18 印模取出时指导患者张开和关闭下颌可能有助于打破密封和解除任何真空压力。这里，耳轮处已经松动，印模将通过缓慢旋转和扭动从外耳道取出

十八、印模制作的详细步骤

耳部病史询问和检查后，当临床工作者确定可以安全、恰当地进行下一步工作时，必须为患者提供关于预期情况的咨询，以及患者应做好印模制作的准备和同意继续下一步工作。建议的工作流程如下所述。

• 告知患者印模的作用、接下来的流程，包括描述患者将要经历的感觉。
• 获得同意进行下一步工作。
• 布置临床工作者和患者的座位，确保患者的耳朵与临床工作者眼睛处于同一水平位置。避免弯腰或屈身。临床工作者和患者最好都有一个舒适的坐姿。
• 确保印模制作必需的充足光线，工具和辅助设备被合理布置和易取。
• 仔细检查用于耳印模制作的设备。注射器应该干净、无裂缝或者尖锐的边缘。如果使用印模枪，机械操作应平顺，混合导管应牢固连接在筒上。
• 准确放置耳障，使用适宜技术避免患者不适，以及确保安全并且无空隙。用耳镜和触碰评估位置和放置。

选择棉球还是泡沫？

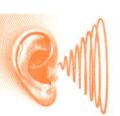

棉球和泡沫耳障均被设计用于阻止耳印模材料进入其不应该到达的部位。对于患者，棉球通常更舒适，但是需要修整及弄得蓬松和平整从而形成有效的耳障。由于泡沫的自然弹性，其具有填充空隙的特点。不过，泡沫耳障对于一些耳朵而言太粗糙，当其与外耳道摩擦会产生不适，尤其所选择的尺寸较大时。重要的是，超过第二弯较多的很深的耳印模必须谨慎处理，因为外耳道骨部非常敏感，常规不要使用泡沫耳障。对于这些印模，在确保远离鼓膜方面，经过充分准备、尺寸适宜的棉球耳障相较于泡沫耳障可能是更好地选择。棉球或者泡沫的选择依赖于临床工作者。有强烈观点支持一种或另一种，不过很少有证据表明一种优于另一种。

• 根据材料生产厂商的说明准备印模材料。不能使用过期材料，这会引起制作不正常。印模材料被设计在特定温度范围内使用。例如，如果使用热的卡车运输材料，在使用前应将其恢复至室温水平。
• 轻轻抓住耳郭顶部，然后向上或向后牵拉以帮助观察外耳道。
• 放置注射器或枪导管，确保尖端位于第一弯附近并面向耳堤。握住注射器或枪的手必须在患者头部有足够的支撑。
• 观察硅树脂通过导管的进程，确保材料充分混合。保证注射器或导管的尖端浸于液态材料内，在耳朵注入材料时缓慢将其回撤。
• 材料注入应保持稳固的速度，使其能够到达耳障位置并完全填充外耳道。完全注满外耳道后，继续填充对耳轮、三角窝和耳轮。然后再继续填充耳甲腔和耳屏切迹。为了获得优秀、合适的耳模和外壳，完全填充和覆盖整个外耳是值得做的要素。
• 抑制冲动保证印模外表面光滑平整。实际上，操作者很有可能使印模变形，导致不准确匹配。
• 印模材料固化。使用指甲边缘按压测试固化材料。如果材料上有一条线，则需要等待，直到取出前指甲压力不能留下标记为止。
• 嘱咐患者张开和关闭她或他的下颌以准备取出印模，首先通过分离印模与耳轮和耳甲腔轻微移动印模。
• 当感觉压力释放时，要求患者告知。一旦感觉真空消失，印模可以从耳朵缓慢旋转取出。
• 还没结束！询问患者耳朵感觉，观察耳朵内任何部位的状况，根据产品要求检查印模的瑕疵、裂隙和合适程度。

十九、过敏反应

硅树脂印模材料通常具有低致敏性，极少个体对硅树脂材料制作的印模产生过敏反应。丙烯酸粉末和液态混合材料偶尔会产生过敏反应，从

> **使用注射器还是印模枪?**
>
> 技能熟练的专业技术人员使用注射器或者机械枪都能够制作高质量的印模。一方面,一些临床工作者发现印模枪在操作和适当支撑方面显得更笨重。另一方面,在注射器活塞上施加合适的力需要一点经验就可以达到好的效果。一些大型执业机构已经采用双筒枪组合,以降低不准确混合的概率和标准化材料注入方式。不过,注射器或印模枪的选择通常由顶尖的临床工作者评判哪个对患者和临床工作者是最佳的。

轻度发红和瘙痒到皮肤起疱和流液。实际上,如果患者以往有过敏反应,通常会告知临床工作者。除了通过病史或患者反映发现以外,没有其他方法可以预测患者是否对印模材料中的化学成分有反应。当过敏反应发生时,根据反应情况,可能需要医学转诊治疗。

二十、定制外壳或耳模的制作

(一)原始围模方法

作为一种商业选择或者在需要快速制作产品的个别情况时,一些生产厂商仍旧会采用传统的耳模和外壳制作方法。在传统方法中,将耳印模浸入铸模介质。然后取出印模,留下一个完美负向表现原始印模的空腔;这被称为围模(图5-19)。将制作耳模/外壳的理想材料导入围模中并固化。最后,外壳或耳模通过手工成型和细化形成成品。

(二)数字化工艺

过去20年,3D CAD建模和打印工艺的使用使得外壳和耳模的制作数字化。通过标准程序现场获得的耳印模,可以就地扫描并按照顺序以电子信息方式传输,或者运送印模至耳模工厂或生产厂商并扫描。印模扫描可以生成准确的"点-云"数字图像,该图像被存储在电脑内并可被熟练技术人员进行数字化操作和成型以形成合适的外壳或模具样式、类型和结构(图5-20)。新建模的耳模或外壳的完整图像被转化成指令,随后被传送至用于制作外壳或模具的3D打印机(图5-21A)。

电脑控制的紫外线光束在丙烯酸光敏液态基质中勾勒轮廓形状,形成一层固化的丙烯酸。在第一层上建立固化丙烯酸的其他层,最终形成一个外形并产生3D建模文件。3D打印工艺实质上减少了制作外壳和模具的劳动时间,降低了工作人员在粉尘和化学物品中的暴露,以及允许不可能手工制作的内部空腔的复杂成型(图5-21B)。

(三)耳模材料

观察耳模材料的简单方法是将它们看作硬的、刚性的或可弯曲的。各种各样的材料可供选择,但是目前常见的是医用硅树脂用于软模具,

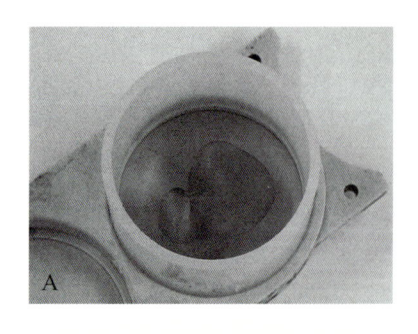

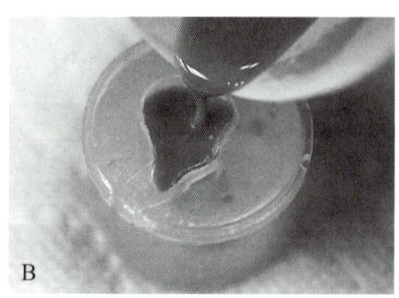

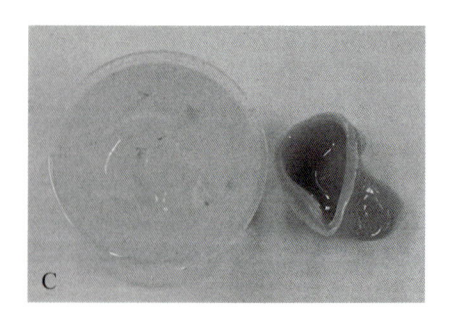

▲ 图5-19 A.耳印模被放置在容器内,并倒入一种液态胶质材料。在完成印模反向复制形成空腔(围模)后,从胶质凝胶内取出印模。B.将甲基丙烯酸甲酯外壳(耳模材料)倒入围模内并固化。C.固化后,将外壳(耳模材料)从围模中取出用于随后的处理

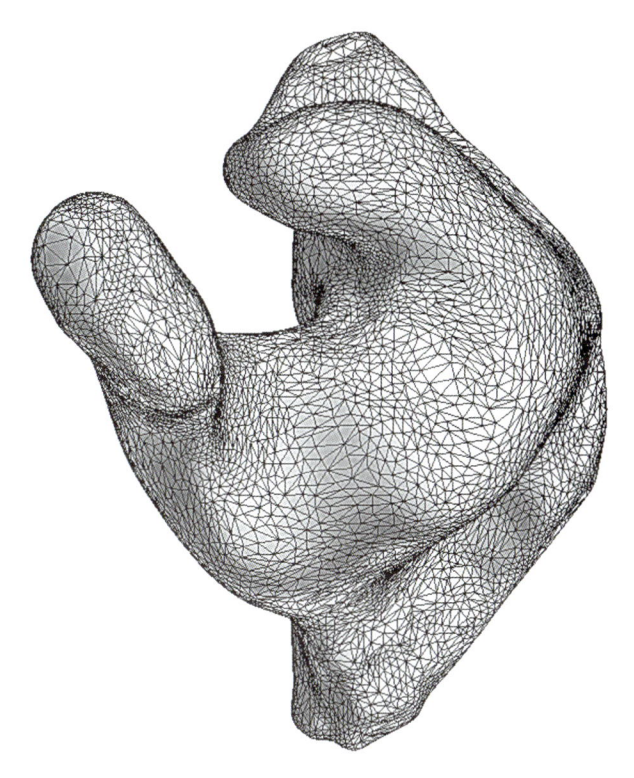

第 5 章　助听器的耦合佩戴：技术和技巧

◀ 图 5-20　使用数以千计的点扫描印模从而产生准确的数字表现（点云）并存储在电脑中

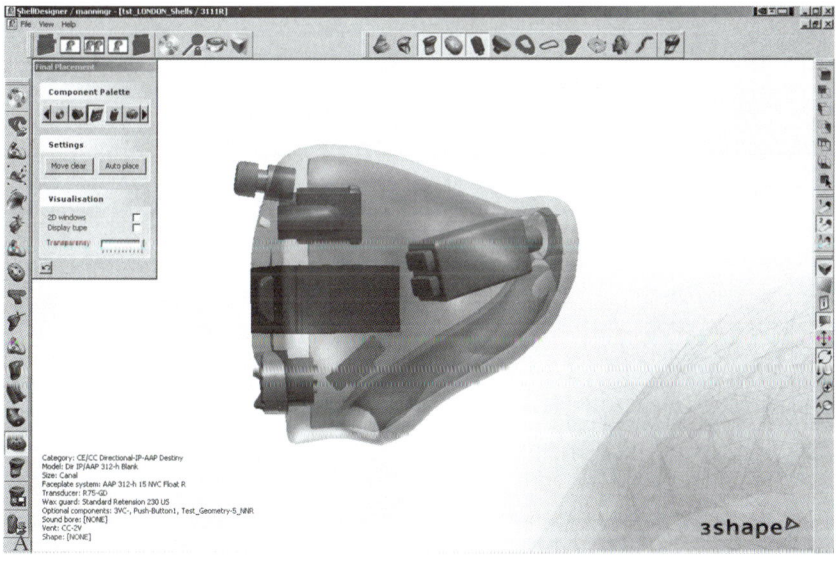

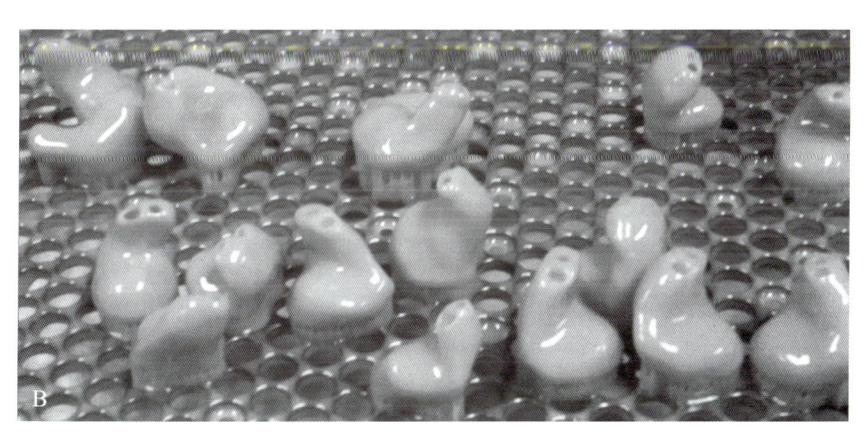

◀ 图 5-21　A. 通过数字化表现印模，可使用软件程序制作耳模或外壳模型。这里，电脑截图显示以投影形式展示的耳内式助听器，其包含了助听器内部各部件计划放置的位置。这种虚拟显示可以指导组装技术人员制作产品。B. 使用现代 3D 打印技术，可以通过光敏液态丙烯酸树脂一层一层制作耳模或外壳

087

紫外线固化丙烯酸用于硬模具或外壳。硬丙烯酸材料容易在办公室内进行修整、易于清洁及非常耐用。它通常被认为不能用于儿童或者从事身体接触运动的患者，因为在机械撞击头部时有受伤风险。由于软性材料在外耳道活动时具有一定的变形能力及有需要时可以提供更紧密的贴合，因此建议重度和极重度听损患者最好使用软性材料。目前尚无研究证实这个假设。不过，回顾一项相关研究，Pirzanski[29]指出："总之，所有这些数据显示软性材料的使用没有提高耳模贴合程度和声学密封性。相反，印模制作技术、印模材料的黏性，以及建模工艺参数决定了耳模匹配的准确性"[29]。

二十一、未来发展

21世纪初开始，印模的3D扫描已被用于生成模具或外壳制作的数字图像（C. Marxen, personal communication, 2016）。目前此技术已经发展到正在积极开发直接扫描整个外耳道技术的程度。其目标是创建一种获得耳印模的低侵入性方法。更快、更舒适和准确的工艺对临床工作者和患者均有益处。而生产厂商获得的益处是获得更吻合的印模，以及完整电子传输的、用于耳模制作的基本信息和解剖信息。本文撰写时，并不清楚什么技术将会被采用，但是临床工作者对此技术很感兴趣，一旦其可用并且价格合理，则很可能会被采用。

二十二、结论及总结

在第4章和本章中，我们讨论了影响总体放大信号的耦合的多种因素和思考。就像很多临床活动一样，最初可能看起来复杂困难，经过不断实践就会变得平常有序。

最后，良好、充分匹配的基础是印模。完全掌握整个匹配工艺，通过投入时间和仔细留意，成为印模制作专家。只要有可能，我们均建议使用匹配的定制耳塞而不是匹配的常规耳塞。虽然它们也有它们的用处，但我们始终认为其应被视为第二选择。

新兴听力学家用心撰写了这些章，并且强调所提供的信息容易被消化吸收。那些临床工作者一旦熟悉了谈论的信息和必要技能，当进入临床时就能够为他们的患者提供最高水平的助听器验配服务。

声明

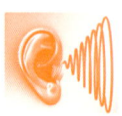

感谢以下人员对本章撰写的热心帮助：Andrea Pociecha、Courtney Coburn、Elizabeth Galster、Jason Galster、Mary Leisses、Allison Grimes、David Preves、Wayne Staab、Brian Kaspari 和 Chris Marxen。Chris Bracke 提供了插图，Hieu Nguyen、Jacques De Lange 和本章作者提供了照片。

参考文献

[1] Guide to infection prevention for outpatient settings: minimum expectations for safe care, v 2.3. (2016, September). https://www.cdc.gov/infectioncontrol/ pdf/ outpatient/guide.pdf. Accessed 22nd January, 2018
[2] Bankaitis AU. Infection control: getting your practice compliant with OSHA standards. Audiology Practices. 2011; 2(2):22–27
[3] Alvord LS, Morgan R, Cartwright K. Anatomy of an earmold: a formal terminology. J Am Acad Audiol. 1997; 8(2):100–103
[4] Choo JC, Shaw CL, Chong YC S. Postauricular cutaneous mastoid fistula. J Laryngol Otol. 2004; 118(11):893–894
[5] Roberts-Grey G. Is there still a place for the head mirror? ENT Today. http://www.enttoday.org/araniconic- tool-is-there-still-a-place-for-the-headmirror/2/. Accessed January 19th, 2018
[6] Feldman H. Die Geschichte der Ohr-Specula Laryngorhinootologie. 1996; 75(5):311–318
[7] Johns Hopkins University. (2002). A view through the otoscope. Retrieved from he-aap/Committees- Councils-Sections/Section-on-infectious-diseases/Documents/monograph.pdf. https://www.aap.org/ en-us/about-thool of Medicine. Accessed January 19th, 2018
[8] Pillot C. Battery market development for consumer electronics, automotive, and industrial: materials re& trends. http://www.rechargebatteries.org/wpcontent/ uploads/2015/01/Avicenne-marpdf 0. Accessed January 19th, 2018
[9] Sullivan RF. Video otoscopy in audiologic practice. J Am Acad Audiol. 1997; 8(6):447–467
[10] Roeser RJ, Wilson PL. Cerumen management. In: Hosford-Dunn H, Roeser RJ, Valente M, eds. Audiology: Practice Management. 2nd ed. New York, NY: Thieme; 2000:273–290
[11] Sanna M, Russo A, De Donato G. Color Atlas of Otoscopy. New York, NY: Thieme; 1999
[12] Algudkar A, Maden B, Singh A, Tatla T. Inadvertent insertion of hearing aid impression material into the middle ear: case report and implications for future community hearing services. Int J Surg Case Rep. 2013; 4(12):1179–1182
[13] Wynne MK, Kahn JM, Abel DJ, Allen RL. External and middle ear trauma resulting from ear impressions. J Am Acad Audiol. 2000; 11(7):351–360
[14] Kemink JL, Graham MD. Osteomas and exostoses of the external auditory canal—medical and surgical management. J Otolaryngol. 1982;

11(2):101–106

[15] Institute for Safe Medication Practices. (2015). High alert medications—warfarin. http://www.consumermedsafety.org/tools-and-resources/medicationsafety-tools-and-resources/high-alert-medications/warfarin-coumadin. Accessed 22nd January, 2018

[16] American Speech-Language Hearing Association. (2008).0 Practice Portal. Hearing Aids for Adults. http://www.asha.org/PRPSpecificTopic.aspx?folderid= 8589935381&section=Key_Issues#The_Hearing_Aid_Fitting_Process. Accessed January 19th, 2018

[17] Pemberton MA, Lohmann BS. Risk assessment of residual monomer migrating from acrylic polymers and causing allergic contact dermatitis during normal handling and use. Regul Toxicol Pharmacol 2014;69(3):467–475. http://www.sciencedirect.com/science/article/pii/S0273230014000956. Accessed 22nd January, 2018

[18] American Academy of Audiology. Guidelines for the audiological management of adult hearing impairment. Audiology Today. 2006; 18(5):32–36

[19] American Speech-Language Hearing Association. (2016).0 Practice Portal. Hearing Aids for Adults. http://www.asha.org/PRPSpecificTopic.aspx?folderi d=8589935381&section=Key_Issues#The_Hearing_Aid_Fitting_Process. Accessed 22nd January, 2018

[20] Timeline of casting technology. (2014). The Free Library. http://www.thefreelibrary.com/Timeline+ of+ casting+technology.-a019043906. Accessed 22nd January, 2018

[21] Bremner M. The Story of Dentistry. New York and London: Dental Items of Interest Pub Co., Inc; 1958

[22] Guerini V. A History of Dentistry. Philadelphia and New York: Lea and Febiger; 1909

[23] Berger KW. The Hearing Aid: Its Operation and Development. 3rd ed. Livonia, MI: National Hearing Aid Society; 1984

[24] Frederick HA. Acoustic device. U.S. Patent No. 1,601,063. Washington, DC: U.S. Patent and Trademark Office; 1926

[25] Wengel A. Hearing aid device. U.S. Patent 2192669. Washington, DC: U.S. Patent and Trademark Office; 1940

[26] Bergman M. On the Origins of Audiology: American wartime military audiology Audiology Today. 2002; 1:1–28

[27] College of Audiologists and Speech Language Pathologists of Ontario. (2005, 2014). Preferred practice guidelines for ear impressions. Toronto, Ontario, Canada. http://www.caslpo.com/sites/default/uploads/ files/PPG_EN_Ear_Impressions.pdf. Accessed 22nd January, 2018

[28] Pirzanski CZ. Issues in earmold fitting and troubleshooting. Semin Hear. 2003; 24(4):355–364

[29] Pirzanski CZ. Earmolds: are soft materials superior? Hear J. 2001; 54(7):36–42

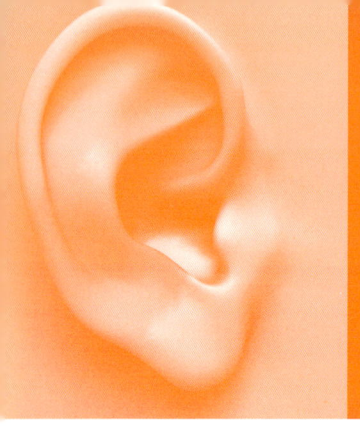

第6章 用于助听器的音频信号处理
Audio Signal Processing for Hearing Aids

Ayasakanta Rout 著
谢林怡 译

一、概述

如今几乎所有的助听器都以数字信号处理（digital signal processing，DSP）为核心。自从20世纪80年代Nicolet公司推出首款商用人体级数字助听器Nicolet Project Phoenix以来，快速发展的助听器信号处理领域取得了长足的进步。在商用数字助听器推出之前，20世纪70年代曾有大量关于数字技术助听器研究原型的报道。Levitt[1]总结了早期DSP助听器发展的里程碑。虽然Nicolet公司的Phoenix在商业上不成功，但是它铺平了耳用级数字助听器快速小型化和快速发展的道路。在1996年有2家制造商推出了第一个商业耳用级DSP助听器。与任何突破性的新技术一样，新的数字助听器对研究发展产生了高水平的刺激和开放的机会。

从临床的角度来看，一种可以用电脑和可视化图形界面编程的助听器是非常必要的。为了解决这个问题，助听器制造商在20世纪80年代末推出了模拟可编程助听器。这些助听器使用一个由数字芯片控制的模拟组件，能提供一些数字助听器的潜在优势，例如用来存储参数设置的内存，能轻松修改助听器设置的能力，比早期的模拟助听器更精确，以及方便在不同的听力情况下选择适当的参数设置。1988年，Dalhberg Miracle Ear公司推出了第一款商用可编程助听器，随后Bernafon公司和Siemens公司也相继推出了该产品。在接下来的几年里，可编程助听器增加了数据记录等附加功能（图6-1）。

开发数字助听器面临着广泛的挑战和设计限制。为了让患者普遍接受，助听器必须很小，信号处理必须几乎是实时的，而这一切都是通过1.4V的电池来完成的。这一章是为临床医生所写，目的是介绍DSP在助听器中的应用，以及与此相关的复杂任务所面临的挑战。

（一）模拟信号处理与数字信号处理的区别

模拟信号是指信号随着时间的连续表现，也称为"在时域内"。当振动源使空气分子运动时，声波是连续性传播的。这样的声波可以被绘制成XY图形（称为波形）上的连续信号。当麦克风接收到声波时，麦克风的膜片不断振动，产生与原始声波对应的电压波动。因此，电压也可以作为连续的声波被绘制。只要没有失真，模拟信号就代表了原始声音最纯粹的形式。在模拟助听器技术中，麦克风的电压被放大成连续不断的信号。这种技术的一个优点是可以很容易地发出很大的声音。

然而，助听器使用者的听力需求是复杂的。我们需要助听器来抑制不希望听到的声音，在没有可听到的振动（啸叫反馈）的情况下进行放大，将讲话声放大到舒适的声强，同时使发出的响亮声音可以忍受，以及其他许多令人满意的功能。因此，在助听器尺寸受限的情况下，利用模拟电路进行实时测试是一项困难的任务。另外，DSP提供了一种不同的策略，它将模拟信号分割成数百万个离散的数据点，并有效地处理所有数据，

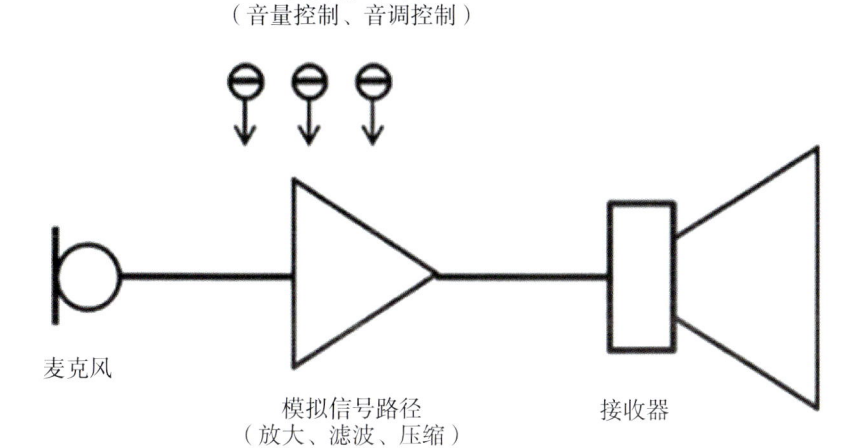

◀ 图 6-1 模拟助听器（上）和模拟可编程助听器（下）图示

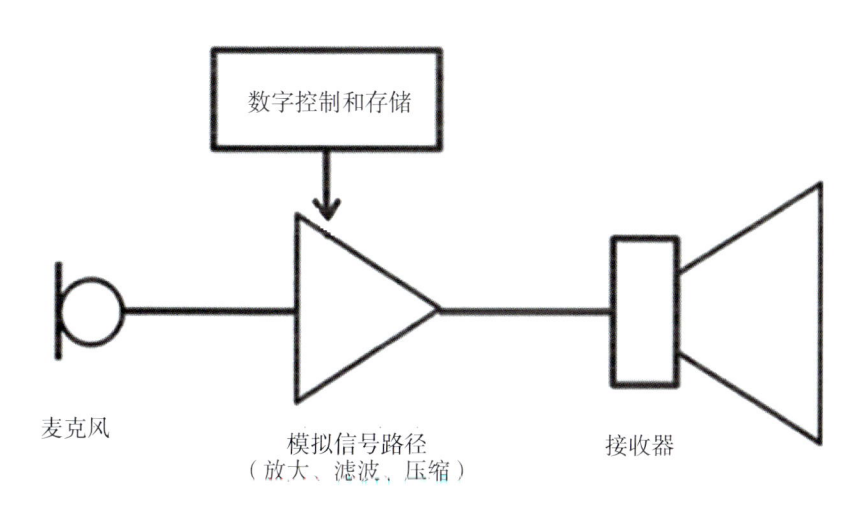

从而应用一些数学规则来实现所需的声音输出。在助听器中有 4 个 DSP 的通用组件（图 6-2）。

• 前端：从麦克风接收声音，将模拟电压转换为数字采样。

• DSP 核心：应用信号处理规则处理传入的声音。通常，在一个高级数字助听器中有多个 DSP 核心。

• 输出阶段：将数字化的信号转换回耳朵可以感知的模拟格式。

• 无线连接：现代数字助听器提供与若干音频、视频和无线设备的连接，以及一对助听器之间的数据交换。

（二）数字信号处理基础

DSP 的第一步是将模拟信号转换成一系列离散的数据点。为了准确地表示原始模拟信号，助听器前端需要频繁地"采样"波形（采样率），记录这些点的振幅。尽可能精确地记录采样数据点的振幅也很重要。这被称为量化或位分辨率。

（三）采样率

音频信号的数字化产生一组数据点，这些数据点表示信号在某一区间的振幅。模拟信号的采样率通常被称为采样率或采样频率（fs）。采样速率的单位是赫兹（Hz）。采样速率为 10 000Hz，表示模拟波形每秒"采样"10 000次，得到10 000个数据点。图6-3显示了一个模拟信号的波形（在这种情况下的正弦波）和图6-4显示同一模拟信号的采样。

DSP仅利用采样数据点重建原始波形。根据Nyquist规则确定适当的采样率，该规则要求最小采样频率至少是最高频率的2倍。在助听器相关的应用程序中，显示大多数语音信息的频率低于10 000Hz。根据Nyquist规则，最小采样速率需为20 000Hz。否则，在信号中将引入一个称为混叠的声响误差（图6-5）。如果原始信号包含高于10 000Hz的频率，而我们以20 000Hz的采样率对输入信号进行采样，那么高频将被扭曲表现为不需要的低频。这会成为令人不悦的音质。

另一个值得考虑的重要概念是抗混叠滤波。简单地说，这是一个在助听器输入阶段的低通滤波器。低通滤波器的截止频率与最高频率相匹配，那么采样频率可以如实处理而不会出现混叠。抗混叠滤波器的设计是为了不让任何助听器无法处理的高频信号进入助听器。

在许多情况下，使用比最低采样率高得多的采样率可能是有利的。这种技术称为过采样 [参见本章后述]。

（四）比特分辨率（量化）

影响数字助听器音质的另一个参数是比特分辨率，即用于存储每个样本信息的比特的数量。1比特（从二进制位术语派生而来）是与十进制位相似的字长。然而，十进制位可以由10种状态（0到9）表示，二进制位只能由两种状态表示：1或0。例如，一个2比特的二进制数有4种（$2^2=4$）状态，一个3比特的二进制数有8种（$2^3=8$）状态，以此类推。表6-1阐明了增长的比特数（字长）和相应实数的二进制代码间的对

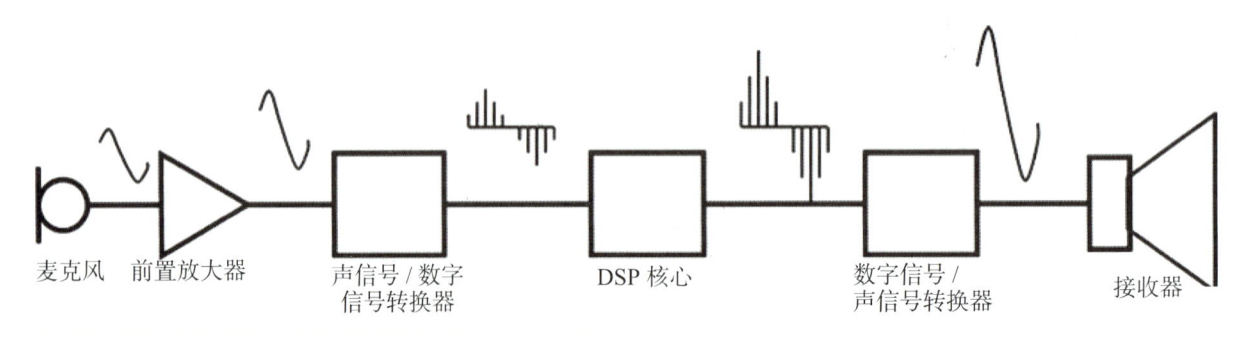

▲ 图6-2 数字助听器图示

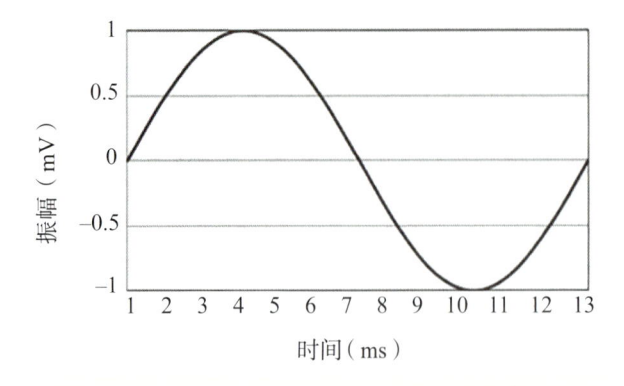

▲ 图6-3 正弦信号的模拟波形。模拟指的是信号的连续表现

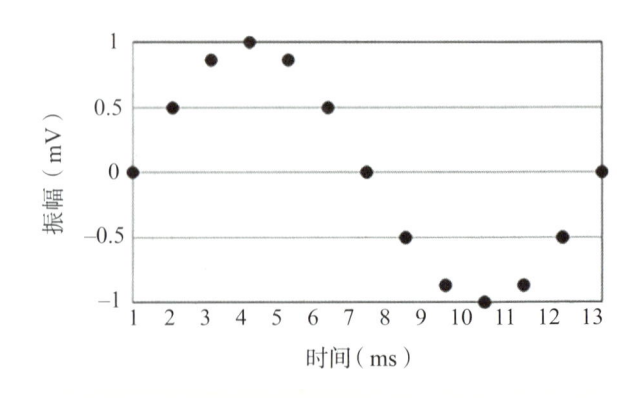

▲ 图6-4 图6-3中的模拟信号被离散间隔（每1秒）采样，并绘制出采样点的振幅

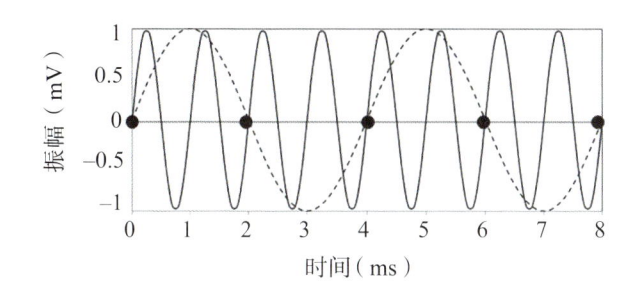

▲ 图 6-5 混叠实例

当一个高频率正弦波（实线）的采样频率小于该频率 2 倍的时候，就会被误传为一个低频率的信号（虚线）

表 6-1 十进制和二进制。所有的整数被转换成 2 比特、3 比特和 4 比特的字长

	2 比特 (2^2=4 状态)	3 比特 (2^3=8 状态)	4 比特 (2^4=16 状态)
0	00	000	0000
1	01	001	0001
2	10	010	0010
3	11	011	0011
4		100	0100
5		101	0101
6		110	0110
7		111	0111
8			1000
9			1001
10			1010
11			1011
12			1100
13			1101
14			1110
15			1111

比。由于 2 比特系统只有 4 种状态，因此这种系统所能表示的最高数字是 3（0、1、2 和 3），而 4 比特系统可以表示 16 个数字（0~15）。

正如我们前面所讨论的，模拟信号是由连续精确的振幅值表示。然而，DSP 无法以无限精度测量任意给定点的信号的振幅。因此，每个采样值四舍五入到最接近的整数。必须有足够数量的比特数来表示最大和最小的信号振幅。如果用来表示信号的比特数太少，就会导致量化错误——在低信号强度的情况下信号的表达不精确，以及在高信号强度情况下的失真（剪切）。由低比特分辨率引起的失真被认为是一种静态噪声或其他形式的令人不悦的音质，也称为量化噪声。随着比特分辨率的增加，数字化采样和原始信号之间的差异变得越来越小，而且量化噪声的水平也降低了（图 6-6）。

量化噪声随着比特分辨率的提高而降低 6dB/bit。例如，一个 16 比特的程序可以减少 96dB 的量化噪声。这种降噪不应与本章后面所述的数字降噪混淆。这里 16 比特系统中的 96dB 是指 A/D 转换器的本底噪声与系统的最大输出相比"有多低"。在音频信号处理文献中，这通常被称为输入动态范围或峰值储备。激光唱片（CD）的音频记录使用采样频率为 44.1kHz 的 16 比特来采样，而 DVD 音频记录提供了一个采样频率为 96kHz 的 24 比特的更高质量的信号。目前，市场上最先进的数字助听器能将采样频率为 20kHz 的 16~20 比特的信号数字化。

从上一节可以明显看出，一个好的助听器需要有一个好的前端将模拟信号转换成更清晰的数字数据。然而，每增加 1 比特都需要增加空间和功耗。这 2 项都不是好的助听器所需要的。在过去的 20 年中，助听器设计工程师采用了一种新型的 1 位模数转换器来代替上面描述的传统方法。这种技术在信号处理语言中被称为 delta-sigma（Δ-Σ）转换器。

（五）Delta-Sigma（Δ-Σ）模拟 - 数字

当我们理解 delta-sigma 技术在助听器中的工作原理之前，理解另一个被称为过度采样的概念是很重要的。如前所述，Nyquist 规则规定采样频率至少是信号最高频率的 2 倍。如果信号的采

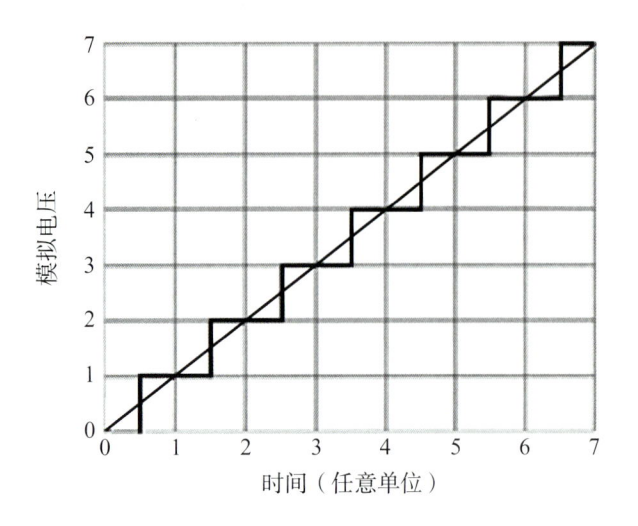

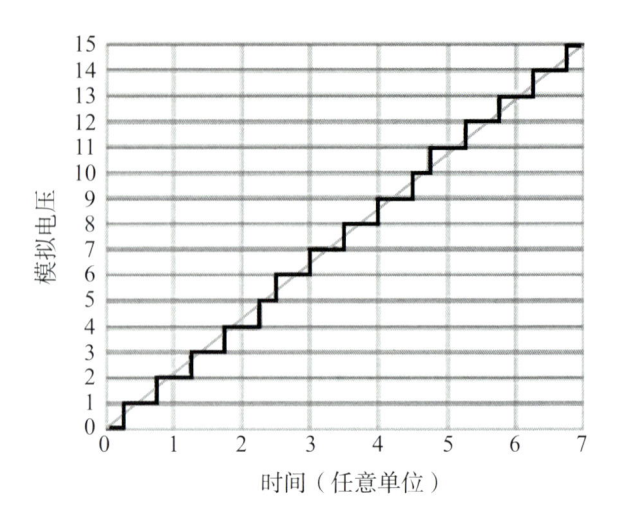

▲ 图 6-6 比特分辨率和量化误差的示例

这 2 个图演示了使用 3 比特（左）和 4 比特分辨率对同一直线进行量化时的差异。在较高的比特分辨率下，量化后的信号与原信号的偏差较小

样频率远远高于 Nyquist 规则所建议的频率，结果会怎样？无论采样率如何，产生的噪声的总能量级是相同的。当我们增加采样率时，系统能准确表示的最高频率就增加了。因此，量化噪声就分布在更宽的频带上。事实上，每增加 1 倍采样频率，A/D 处理器的噪声下限就会降低大约 3dB。一旦我们成功地将量化噪声扩展到一个大的频率范围，就可以使用一个低通滤波器来丢弃不需要的频率，从而达到理想的信噪比。过度采样的采样率通常高于 1MHz，是语音频率的数百倍。图 6-7 显示了因过度采样而减少量化噪声的假设。

Δ-Σ 转换器采用非常高的采样率，每个采样点的振幅被表示为一个 1 比特的代码（0 或 1）。Δ-Σ 转换器有 2 个功能组件：1 个调制器和 1 个抽取滤波器。调制器将输入电压转换成一系列快速脉冲。脉冲可以表示为 1 比特信号。如前所述，1 比特系统只有 2 种状态（2^1=2），在这种情况下，这两种状态是 0 或 1。由此产生的脉冲流可以表示一个复杂的时间变化的类似信号的语音。

调制器输出的是一个非常高频的信号。原始输入信号（如语音）被嵌入到这个高频脉冲序列中。这个时候，脉冲流是非常嘈杂的。采用十进制滤波器对调制器输出信号进行低通滤波，从高频脉冲流中恢复原始数字信号（图 6-8）。现代的 Δ-Σ 转换器提供高分辨率、低功耗和低成本，使其成为数字助听器模数转换器中一个很好的选择。Δ-Σ 转换器的更多细节和架构不在本章的范围内。Baker[2, 3] 为 Δ-Σ 转换器如何工作提供

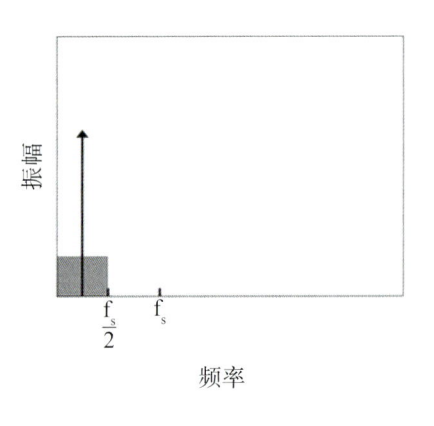

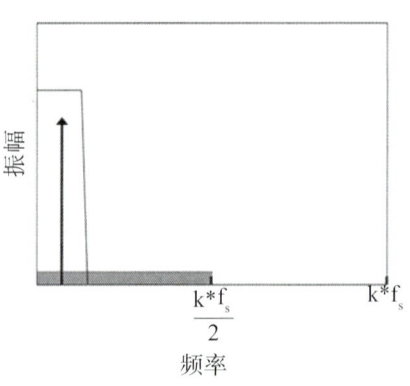

◀ 图 6-7 过采样的假设

当我们以比 Nyquist 法则要求的高得多的速率进行过采样时，噪声下限就分布在宽的频带上。应用低通滤波器可以去除一些噪声来产生更好地信噪比

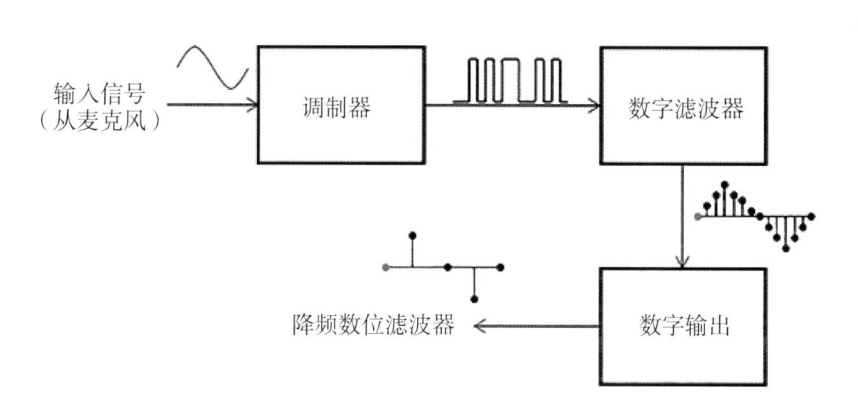

◀ 图 6-8 转换器的操作流程图
改编自 Baker[2]

了一个详细的技术描述。

（六）数字信号处理核心

模拟－数字转换过程完成之后，由助听器芯片的 DSP 核心对数字化的信号（数据流）进行处理。DSP 核心负责对信号进行分析和分类，实现助听器编程的信号处理算法。信号处理算法可以简单到在特定频率上应用增益，也可以复杂到高级降噪算法。一个好的数字助听器需要有准确的信号分析和声学分类算法。对输入信号进行幅值（强度）、时域调制（它是波动的还是稳定的）、环路增益（听觉反馈的概率）和其他参数的分析，以确定在 DSP 中采用哪种算法。在助听器的各个频段内同时实时进行信号分类。

信号处理算法使用数以百万计的数学运算来实现所需的参数。例如，如果临床医生在某一频率上编程 6dB 增益，那么 DSP 算法通过将数字化数据乘以 2 来获得增益。类似地，乘以 4 的倍数会得到 12dB 的增益。

助听器的另一个常见操作是滤波。滤波器是一种去除信号的某些成分或修改信号的某些特征的系统。滤波器用来将输入信号分割成频率带，实现降噪、反馈抵消等信号处理算法。低通滤波器允许低频通过，同时阻止高频通过。高通滤波器允许高频通过。类似地，带通滤波器只允许一定频段的频率，而衰减其余频段。带阻滤波器（陷波滤波器）是用来抑制窄带频率的。我们讨论了在助听器的输入阶段使用低通滤波来避免混

叠。带通滤波器用于创建信号处理算法的各个频段。除了这些基于频率响应的基本滤波器类型之外，当今先进的数字助听器还有许多复杂的自适应滤波器，它们会同时工作来处理信号。

滤波可以看作是平滑的一种形式。语音信号由时域内的许多波动组成。快速波动来自高频成分，缓慢波动来自低频成分。如果对这个快速波动的信号进行采样，并在采样前后对每个样本进行平均，那么产生的输出将是一个波动更平稳的信号（如，快速变化被删除）。当我们去除时域中的快速波动，我们就去掉了频域中的高频。这是一个简单的低通滤波器的例子。

数字滤波器有 2 大类：有限脉冲响应（finite impulse response，FIR）滤波器和无限脉冲响应（infinite impulse response，IIR）滤波器。这 2 类滤波器都可以提供我们想要的任何频率响应（低通、带通等）。FIR 滤波器和 IIR 滤波器的主要区别在于如何实现延迟。这 2 种类型的滤波器的优点和局限性在表 6-2 中进行了总结。适当的滤波器使用可以产生平滑的频率响应和可接受的处理延时，这两个都是助听器设计中的重要考虑因素。

（七）有限脉冲响应或非递归滤波器

下一节将描述 2 种常见的滤波器类型：这种滤波器用于创建助听器通道，在通道内可以进行幅度压缩和各种其他信号处理。图 6-9 中的框图是数字滤波器的一个例子。输入信号被延迟，并

表 6-2　FIR 和 IIR 滤波器的优点和局限性

	优　点	局限性
有限脉冲响应（FIR）滤波器	• 平稳的频率响应（失真小）	• 与 IIR 相比，所有频率的处理延迟都更长 • 计算上比 IIR 更昂贵
无限脉冲响应（IIR）滤波器	• 计算能力要求更低（更容易实现） • 处理延迟更短	• 可能频率响应失真

在指定时间被添加回原始信号。还要注意是，这个信号被乘以一个常数因子（b）。如果我们要计算这 2 个信号（原始和延迟）的平均值，那么 b 的值就是 0.5。类似地，我们可以使用任何因子作为过滤器中的乘数。图 6-9 表示 FIR 滤波器的一部分。如果我们平均更多的数据点，那么电路中就会有相应数量的延迟和增加。FIR 滤波器可以设计成频率响应非常一致（低失真），这在一个好的助听器中是非常必要的。然而，这需要很高的计算成本。同样值得指出的是，任何过滤器都有一个固有的延迟，称为组延迟或处理延迟。长时间的处理延迟会导致声音质量的明显变化[4]。因此，在计算费用和滤波器特性之间存在权衡。读者可以参考 Kates[5] 和 Levitt[6] 的研究，以便了解更深入的数字助听器的滤波器设计的说明。

（八）无限脉冲响应或递归滤波器

IIR 滤波器是通过添加连续输出返回原始信号来设计的（图 6-10）。因为滤波器表达式中有先前的输出项和输入项，似乎 IIR 滤波器需要执行更多的计算。事实上，通常情况正好相反。与等效的非递归（FIR）滤波器相比，IIR 滤波器通常需要更低阶的滤波器（因此计算费用更少）。IIR 滤波器通常用于反馈抵消算法。

（九）数字 – 模拟（D/A）转换

将模拟信号转换成数字数据的优点之一是 DSP 的便利性。一旦我们有了数字数据，我们就可以应用多种数学运算来有效地处理信号。但是，侦听器不会听到数字数据流。在助听器处理的最后一步，数字数据流转换回模拟信号。这个过程称为数模转换或 D/A 转换。

D/A 转换过程非常类似于我们前面讨论的 delta-sigma 转换。你们可能还记得，delta-sigma 转换的调制器负责将模拟信号转换成一系列高速脉冲序列。在 D/A 转换中，过程正好相反，高速脉冲被转换回模拟信号。在工程术语中，这个过程被称为脉宽调制（PWM）技术。产生的模拟

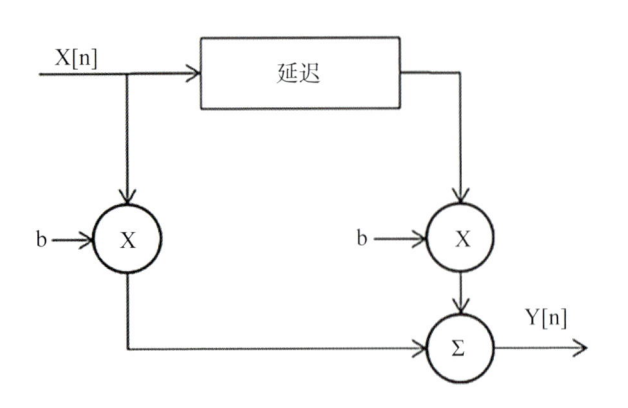

▲ 图 6-9　有限脉冲响应（FIR）滤波器框图

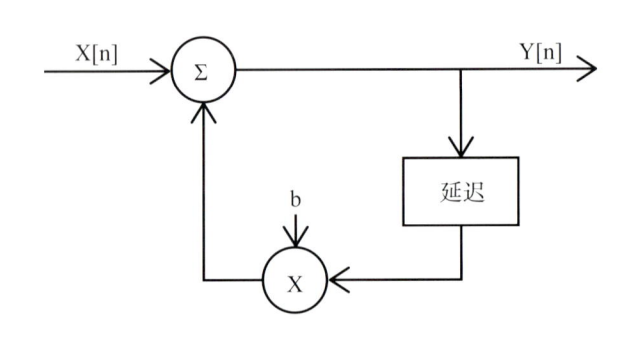

▲ 图 6-10　无限脉冲响应（IIR）滤波器框图

信号非常嘈杂。它采用低通滤波器去除不需要的高频分量，以形成所需的输出。由于设计助听器的空间限制，人们采用了一种巧妙的技术，使受话器本身起到低通滤波器的作用。许多助听器制造商都在市场上销售这种技术，如数字接收机或直接驱动数字接收机。

（十）助听器芯片的设计与开发

助听器信号处理的迅速发展主要归功于芯片设计的发展——在这里，"芯片"一词是指管理所有 DSP 的计算机芯片。每 3~5 年，大型助听器制造商就会推出一个比上一代技术更快、更高效的新平台。在本节中，我们将向临床医生概述芯片的开发过程。

英特尔（Intel）联合创始人 Gordon Moore 在 1965 年预测，未来集成电路中每平方英寸晶体管的数量将呈指数级增长。50 年来这一预测一直是正确的。当最早的商用集成电路上市时，它们的体积相当大，计算能力非常慢。随着硅制造技术的进步，每平方英寸晶体管的数量呈指数增长。表 6-3 列出了几种不同的处理器和他们的晶体管数量。另一个重要的数字是制造工艺的节点，它就是指相邻晶体管之间的距离。距离越短，集成到芯片上的晶体管就越多。目前的助听器芯片是用 65nm 工艺制作的，这一工艺可以与几年前的先进计算机芯片相媲美。值得指出的是，这种助听器芯片虽然不像电脑或智能手机那么强大，但耗电量要小得多，体积也小得多。表 6-4 列出对应 3 个微单元长度的例子。

助听器的芯片开发是非常具有挑战性的，因为它必须在一个非常有限的电源供应下达到几乎实时地处理信号。除了这些设计限制，助听器

表 6-3 计算机处理器及其晶体管数目与助听器芯片的比较一览表

处理器	年 份	晶体管数量	邻晶体管之间的距离
Intel 4004	1971	2300	10 000nm
Intel Pentium	1993	3 100 000	800nm
Intel Pentium 4	2002	55 000 000	130nm
Advanced hearing aid chips	**2016**	**约 65 000 000**	**65nm**
Intel Core 2 Duo	2006	291 000 000	65nm
Apple A7 chip	2013	1 000 000 000	28nm
Apple A8 chip	2014	2 000 000 000	20nm

表 6-4 微观单位：尺度的意义

微观单位		举 例
毫米（mm）	10^{-3}（1/1000）m	312 电池的高度 =3.6mm 312 电池的直径 =7.9mm
微米（μm）	10^{-6}（1/100 万）m	人的头发直径 ≈ 100~200μm 大气尘埃粒子 ≈ 1~5μm
纳米（nm）	10^{-9}（1/10 亿）m	助听器晶体管 =65nm 碳原子直径 ≈ 0.2nm

制造商每3~5年就会推出新的平台。有一种芯片设计方法叫作芯片系统（system-on-a-chip, SoC），它可以在一个非常小的芯片上集成助听器处理的几个不同组件。然而，如果不构建一个全新的芯片，就不可能升级任何一个单独的功能。例如，如果一个助听器制造商想要在他们的设备上升级无线兼容性，在SoC设计中，整个芯片需要重新开发（在材料科学语言中称为重新旋转）。这个过程既昂贵又耗时。为了在开发过程中更加灵活，今天的高级助听器有多个芯片。在高级助听器中通常有6~8个芯片（用于无线、模拟前端、电源管理等的独立芯片）。读者可以参考半导体上的技术说明[7]（TND6092/D, 2014）来详细了解现代助听器中的芯片设计。

（十一）信号处理体系结构

助听器制造商最近推出了一种可以从中级升级到高级技术的助听器。他们是怎么做到的？答案就在于助听器芯片的信号处理平台架构。DSP架构可以被设计为一个封闭的平台，所有的特性都可以永久地内置其中。这种方法在电源管理（低电池消耗）中非常有效。然而，如果制造商想要更新某些信号处理算法，整个芯片需要重新设计；因此，大多数公司都放弃了这种设计。

解决封闭平台非灵活性的另一种方法是开发可编程的体系结构。这没有封闭平台那么节能，但是它给了工程师更新一些信号处理算法的灵活性。能允许临床医生进行临床技术水平升级的助听器，是建立在这种通常称为开放可编程架构的架构之上的。可编程架构的明显局限性是增加了电池的消耗。但是，通过巧妙的设计，助听器的电池损耗可以得到显著改善。

（十二）平台设计的新发展

为了在较小的芯片上实现更快的处理速度，制造商在芯片设计中采用了多核架构。多核只是指同一芯片上的2个或多个处理核。这些独立的处理器同时执行不同的操作，从而产生高效的信号处理。多核架构的另一个优点是芯片不会过热，耗电量更少[8]。

主要的助听器制造商都在内部开发芯片，这使助听器设计的创新和小型化成为可能。这个过程非常昂贵。正如我们近年来所观察到的，主要制造商的合并和收购使得芯片的共同开发成为可能。开发助听器芯片的一种较不常见的方法是使用标准的核心处理器，这种处理器可以为助听器的信号处理定制[7]。

（十三）助听器数字信号处理算法

如前所述，DSP的优点之一是能够在非常小的处理器上实现复杂的算法。信号处理算法构成了助听器的"大脑"。通常制造商根据信号处理算法的复杂程度，在不同的技术水平（如高级和中级）上销售他们的产品。高端助听器具有振幅和频率压缩、自适应方向性、数字降噪、反馈抵消、风噪声降噪、双耳同步、瞬态降噪等诸多特性。这些算法的具体实现和操作架构超出了本章的范围。有关助听器信号处理算法的进一步信息，请参阅Holube等[9]和Kates[5]。

一个先进的助听器的平台架构如图6-11[10]所示。从流程图中可以看出，每个麦克风的输出都实现了语音增强、降噪、风噪声管理等算法。然后将2个麦克风信号进行组合，并使用压缩和扩展等其他信号处理算法。这种特殊的助听器将输入信号分成64个不同的频率通道。大多数制造商在前端使用FIR滤波器，使得所有滤波器都具有线性相位和相同的处理延时（组延时）。均匀的组延时很重要，因为在双耳聆听中，听者使用两耳之间微小的双耳时间差（ITD）来帮助声源定位；因此，双耳上所有麦克风的处理延时应该都是相同的。

（十四）频带与通道的关系

频带和通道这2个术语在临床听力学中经常被误解和互换使用。但是，在信号处理方面两者存在差异。助听器通道可以被定义为由数字滤波器或助听器内的一系列数字滤波器创建的频率范围。除了压缩之外，大多数信号处理特性，如数

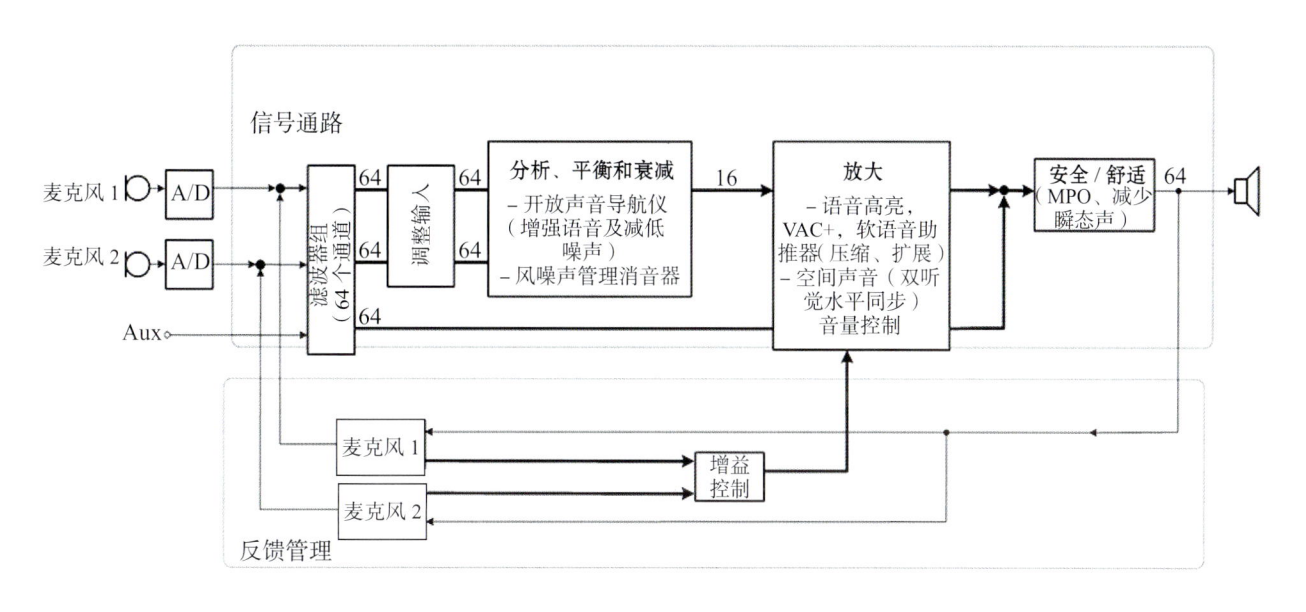

▲ 图 6-11　一种先进数字助听器的平台架构（经 Weile 和 Bach[10] 许可改编）

字降噪、反馈抑制和多通道方向性，都是在各个通道的基础上进行操作的。频带可以简单地定义为编程软件中提供的用于增益操作的调整"手柄"的数量[11]。助听器架构如图 6-11 所示，有 64 个通道用于信号处理，但临床医生在拟合软件中调整 16 个增益手柄来达到适当的增益。虽然更多的通道可以进行更精细的信号处理，但更多的通道并不一定能提高语音清晰度。

（十五）助听器的数字降噪

对于助听器使用者来说，在有背景噪声的情况下理解语音仍然是最具挑战性的情况之一。因此，降噪一直是助听器设计和开发过程中的首要关注点。每一代新平台都引入了比上一代芯片更先进的降噪技术。本节将介绍一种降低数字噪声的通用方法。

在尝试将噪声从语音中分离出来之前，我们最好先了解一下是哪些声学参数将这 2 个信号分离开来。我们可以从空域、时域、谱域 3 个方面分析信号。

（十六）空域降噪

为了我们的讨论，噪声将被定义为不需要的声学信号，语音将被定义为感兴趣的信号。在许多环境中，助听器使用者会转向感兴趣的信号的方向。在这种情况下，语音和噪声之间存在空间分离（想要和不想要信号的方向源）。多麦克风定向系统已经在助听器中使用了几十年，用来选择性地衰减来自特定方向的信号。更先进的多麦克风系统，通常被称为自适应定向，是所有高级和中级助听器的标准配置。

为了创建一个自适应方向系统，我们至少需要 2 个麦克风。当信号到达 2 个麦克风时存在时间差。这种差异（通常以几微秒为单位）通常称为外部延时。如果声音来自助听器的后部，它首先到达后面的麦克风，然后在几微秒后继续到达前面的麦克风。如果从后传声器向信号引入几微秒的延迟，则 2 个信号将同时到达助听器信号处理中的一个总结点。这种延迟称为内部延时。外部和内部延时的比值决定了方向性麦克风系统的灵敏度。实际上，理论上每隔几毫秒就可以改变内部延时，从而获得不同的麦克风灵敏度模式。一种常用的表示方向系统灵敏度模式的方法叫作极坐标模式。一个自适应的定向系统如图 6-12 所示。

（十七）时域降噪

语音和噪声是时变信号，可以根据每个信号在时间上的波动速度来区分它们。图 6-13 显示

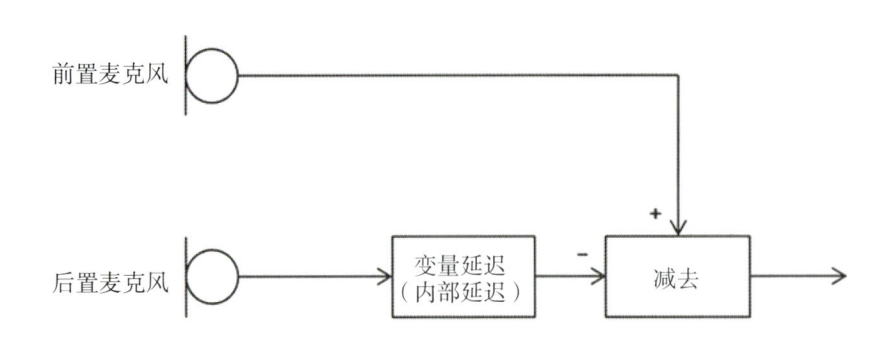

▲ 图 6-12　通用自适应定向麦克风系统框图

后传声器的输出被延迟，并从前传声器信号中被减去。在更先进的系统中，每个麦克风的输出被分割成多个通道，每个通道的内部延时发生变化，从而得到不同的极性模式。有关自适应定向系统的详细描述，请参阅 Kates[5] 的相关文献

在安静状态下说出的句子的时间波形（上图）和机器产生的随机噪声样本的波形。语音信号的调制速度较慢，而噪声的调制速度较快。调制速率被称为调制频率，它是对每秒波动次数的测量。不同的声学单元产生不同的调制频率。例如，在会话语音中，我们可以期望每秒发出 10～12 个音素，从而产生 10～12Hz 的调制频率。同样，音节产生的调制频率为 5Hz[9]。我们还可以注意到，语音信号的调制深度要比噪声的调制深度高得多。调制深度通常用百分数表示。例如，100% 调制深度指的是句子中有间隙或停顿的最安静的部分。重要的是，噪声的幅值在很长一段时间内保持相对稳定。基于这些差异，人们提出了几种降噪算法。

我们可以应用数学规则将输入信号分为快调制和慢调制。较深的慢调制信号归为语音，较长时间保持稳定的快速波动信号归为噪声。该降噪算法采用基于语音相对于噪声分类的降噪算法。

语音和噪声的调制光谱分别如图 6-14 和图 6-15 所示。对于口语来说，调制速率峰值为 3～4Hz，而噪声产生的调制速率更快，为 32～64Hz。

减少增益调制频率和调制深度的函数分别如图 6-16 和图 6-17 所示。这些数字是根据 Powers 及其同事的工作改编而成的[12]。在这些例子中，基于调制频率的降噪采用了 9dB 的最大增益降噪。当调制深度为 0% 时，增益降低幅度更大（12dB）。这表明，当存在持续的稳态信号（如计算机嗡嗡声或稳定的发动机噪声）时，该算法更有利于降低增益。需要注意的是，每个制造商在其算法中应用不同的规则集来降低增益。目前，稳态信号的最大增益衰减范围为 9～20dB。

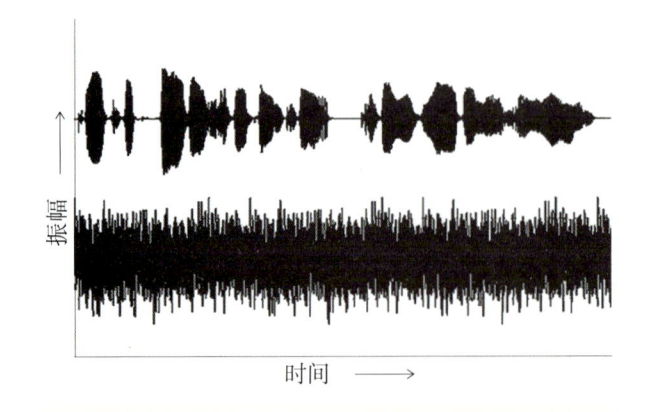

▲ 图 6-13　语音波形（上）和随机稳态噪声波形（下）

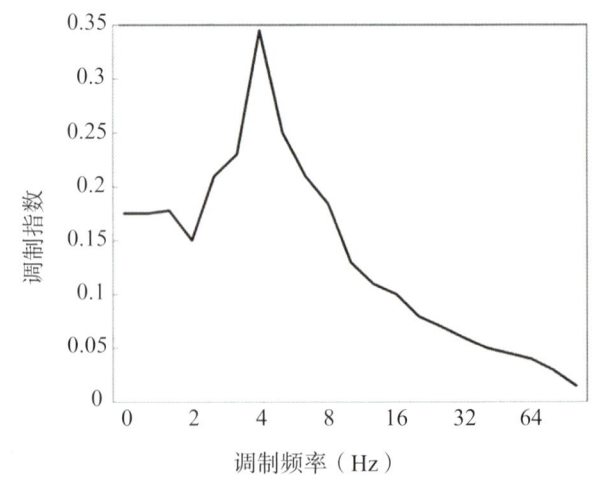

▲ 图 6-14　语音（单句）调制频谱

调制指数（调制深度的度量）绘制在 y 轴上。在这个语音样本中，调制频率峰值约为 4Hz（经 Powers 等[12]许可改编）

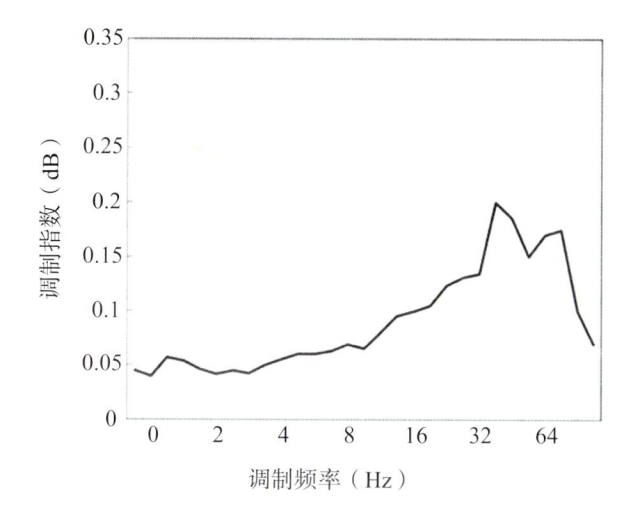

▲ 图 6-15 喷气发动机噪声调制频谱

调制指数（调制深度的度量）绘制在 y 轴上。在这个语音样本中，调制频率峰值为 32～64Hz（经 Powers 等[12] 许可改编）

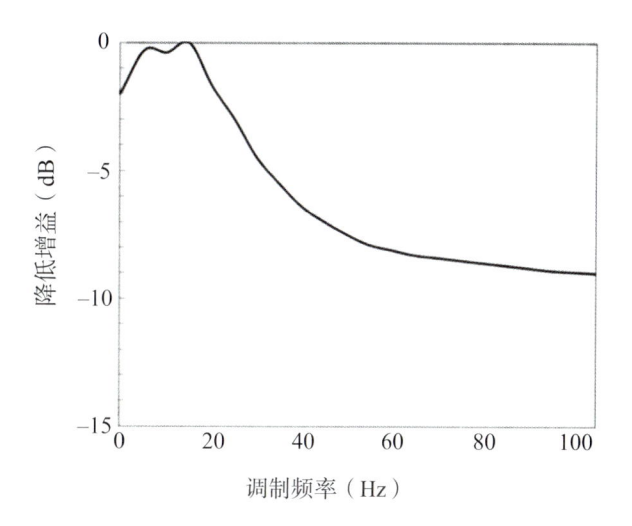

▲ 图 6-16 不同调制频率的增益降低

在本示例中，在 64Hz 以上的调制频率下，最大增益降低为 9dB。注意，在 16Hz 以下时不使用增益降低（经 Powers 等[12] 许可改编）

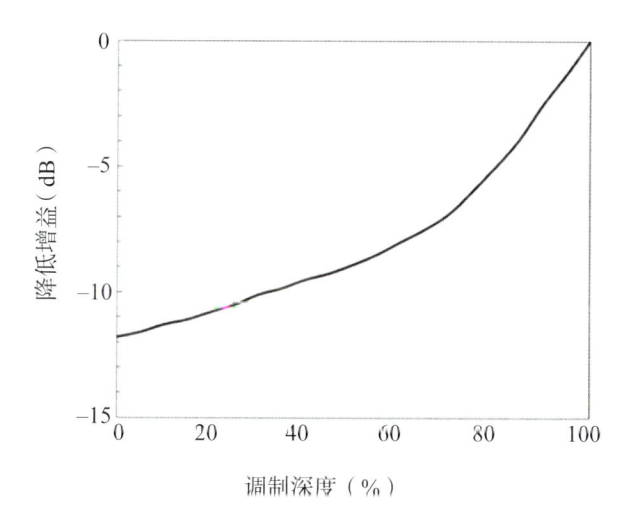

▲ 图 6-17 不同调制深度的增益降低

在本示例中，稳态信号（调制深度接近 0%）的最大增益降低为 12dB。注意，当调制深度接近 100% 时不使用增益降低（经 Powers 等[12] 许可改编）

基于时域调制的降噪是在助听器的各个通道内实现的。如果助听器的滤波器组将接收到的信号分成 64 个通道，那么每个通道内的信号将被进行调制速率和深度的分析。因此，理论上增加通道的数量可以帮助在更小的范围内"清理"噪声。然而，在一个小芯片中实现更多通道是有计算成本的。在撰写本文时，许多高级助听器提供了 16～64 个降噪通道。值得注意的是，没有证据显示更多的通道可以提高降噪的效果。想要了解数字降噪的深入描述，读者可参阅 Bentler 和 Chiou[13]、Chung[14]、Kates[5]、Holube[9] 等的相关文献。

（十八）基于时域调制降噪的局限性

只有当噪声为稳态信号时，可以利用时域调制特性识别语音和噪声；然而，在现实生活中，噪声也可能是一个人或一群人的说话声。这些真实的噪声坏境不容易被基于时域调制的算法检测到。此外，在语音与稳态背景噪声混合的环境中，助听器降噪算法"默认"将这种组合信号分类为语音。在现实生活中，这种情况经常发生。因此，基于时域调制的算法在许多实际场景中的有效性可能会降低。

（十九）谱域降噪

我们能在频谱域中把语音和噪声区分开吗？这是一个历史悠久的听力学临床方法，旨在"降低低频率增益"，这是一种减少噪声的方法。这里有 2 个假设：①噪声主要存在于低频；②中高频对语音清晰度更为重要。后一种假设经过数十年的语音清晰度指数研究验证。第一个假设并不完全正确，因为不同噪声类型的频谱在不同的频率上显示峰值。另外，当不需要的信号是语音时，它的频谱与我们想要听到的语音信号的频谱是一致的。在这种情况下，我们最终通过降低低频增益来达成妥协——一些噪声可以被衰减，但对语音清晰度最重要的频率却没有衰减。

特定频率降低增益在现代助听器中很少使用，但它在历史上对基于时域调制的方法进行了补充。目前，现有的降噪算法可能具有限制中频（通常在 1000～4000Hz 区域）增益降低的语音保留逻辑。这种保守的方法指出了语音与噪声分离的潜在困难。

（二十）基于自适应 Wiener 滤波器的助听器降噪

Wiener 滤波器是一种谱减方法，其中频谱已知的不需要信号（如噪声），可以从有噪声的语音中减去，从而得到一个更清晰的语音样本[15]。当噪声频谱可以提前估计时，Wiener 滤波器可以很好地用于离线降噪算法（如从旧音乐样本中降噪）。然而，这在助听器中是不可能的。助听器的信号处理是实时进行的，而且噪声类型随环境的变化而变化很大。基于自适应 Wiener 滤波器方法的助听器，是通过分析语音的间隙来估计噪声频谱的。然后从输入信号中减去估计噪声的频谱。这种方法已应用于市面上的助听器。自适应 Wiener 滤波通常在信噪比为正时最有效。这些降噪方法已被证明可以提高背景噪声的接受度，减少主观上报告的背景噪声烦恼[16]。

（二十一）反馈消除

反馈仍然是放大最不受欢迎的结果之一。当放大的信号从助听器中泄漏出来并重新进入麦克风时，额外的增益会使输出更高，而且这个过程会重复。这样就形成了一个声波环路。当循环增益足够大时，系统就变得不稳定。这导致了可听见的振动或声反馈。图 6-18 展示了导致循环的一条可能的外部反馈路径示意图。放大后的信号传回麦克风的路径被称为反馈路径。因此，反馈消除的目标就是打破这种反馈路径。目前有几种方法可以抑制助听器的反馈。

在助听器中，有 2 种主要的反馈消除方法：陷波滤波和相位抵消。陷波滤波的工作原理是去除反馈周围的窄带频率。在早期的数字助听器时代，这种技术曾是标准。虽然这种方法能够抑制反馈，但去除一个频带会导致音质变差。此外，这种方法不能适应反馈路径的变化，这意味着它比现代的方法更有可能发生反馈。2000 年代早期，基于相位抵消的反馈消除方法被引入。相位抵消的原理图如图 6-19 所示。当检测到反馈路

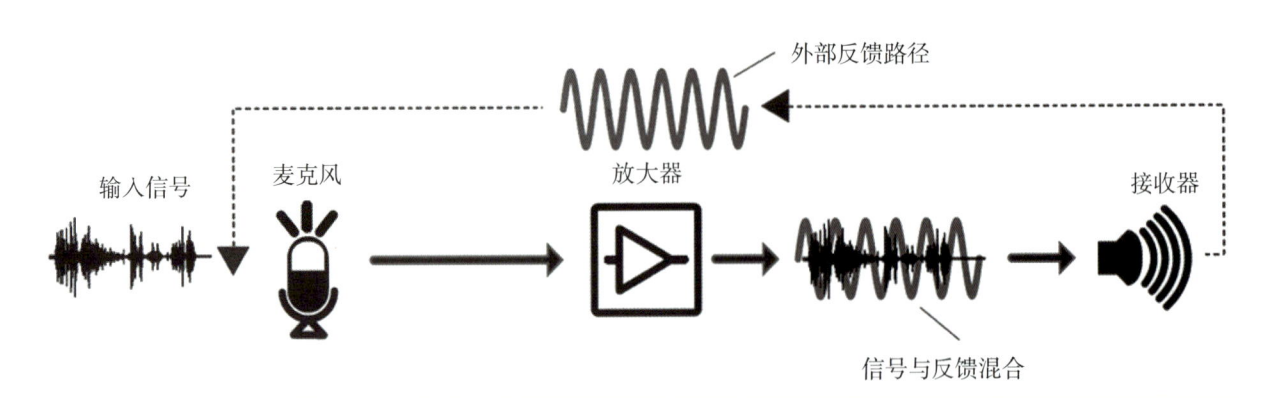

▲ 图 6-18 助听器外部反馈路径

当助听器的输出漏出并被麦克风接收时，这个过程就会形成一个循环。这个环路中的增益变得不稳定，导致可听见的振动（反馈）（经 Banerjee[17] 许可改编，©2006 Starkey 听力技术，版权所有）

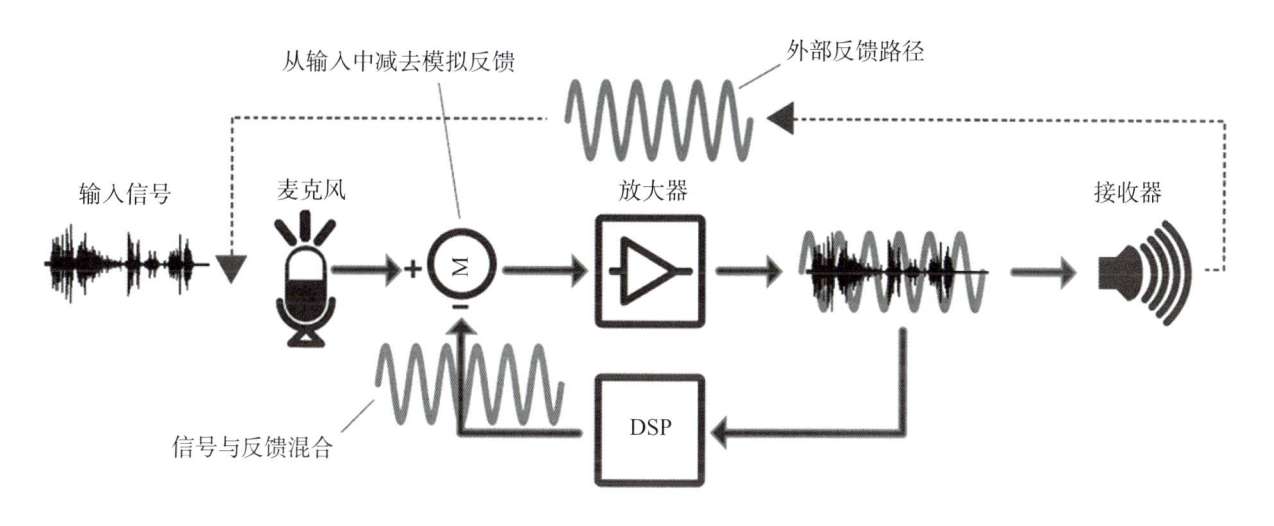

▲ 图 6-19 相位抵消法抑制反馈的基本原理

（经 Banerjee[17] 许可改编，©2006 Starkey 听力技术，版权所有）

径时，相位抵消算法模拟反馈并创建该信号的克隆。在助听器的 DSP 中，从放大路径中减去这个克隆，从而打破循环。只要反馈环路稳定，相位抵消法就能有效抑制反馈。然而，在现实生活中，助听器使用者会因为头部运动、咀嚼、戴帽子或拿起电话交谈而改变反馈路径。这些变化发生得既快又不可预测。为了拦截反馈路径的快速变化，我们需要一种能够在几毫秒内起作用的反馈抵消算法。这种快速反应的系统需要权衡。当环境中存在音调信号时，这些算法可能会错误地进行相位抵消。这种相位抵消算法产生的误报警称为夹带。

大量的研究和开发都集中在反馈路径的动态建模上。读者可参考 Kates[5] 来了解关于助听器中反馈消除方法的深入技术描述。Chalupper 和他的同事们[18]描述了一种对动态反馈路径建模的多维方法。在商业文献中，这种方法被描述为与瞬态移频相结合的自适应相位抵消系统。

什么是移频？当反馈回路形成，增益变得不稳定时，该算法将反馈频率进行小幅度的偏移。通过简单地改变频率，打破了反馈回路，这有助于抑制反馈。有的厂家将频率偏移 25Hz[18]，有的厂家将频率偏移 10Hz[19]，还有的厂家将随机和伪随机抖动引入到移频中。移频可能会降低音质。所以，将移频最小化是很重要的。

开放式助听器的巨大普及和成功很大程度上归功于有效的反馈消除算法。这使得临床医生可以解决舒适性（不需要安装紧耳模）和闭塞性（在开放式助听器中低频衰减）的问题。虽然反馈消除算法通常是有效的，但制造商之间存在很大差异[20]。

（二十二）风噪声降噪

助听器中的风噪声是由于麦克风端口上方气流的流动而产生的。当气流路径上的障碍物增多时（如助听器本体、耳郭、头部），气流流动增加。这导致麦克风过载。助听器使用者认为风是一种波动的噪声，在这种情况下语音清晰度大大降低。对助听器进行简单的物理改造可以减少风噪声。例如，通过在进气道上放置麦克风盖，防止湍流风直接冲击麦克风的隔膜。某些类型的助听器，如隐形助听器（invisible in canal，IIC），可以潜在地"保护"麦克风不受风噪声的影响。对于绝大多数佩戴助听器的人来说，风噪声是一种具有挑战性的情况。

现代助听器算法通过利用 2 个麦克风入口紊乱气流的本质来解决风噪声问题。紊乱气流本质上是随机的。因此，对于风而言，2 个麦克风端口的输入更有可能没有相关性。相反，当语音信号到达2个麦克风入口时，2个端口的输入将显示出更大的相关性。这种信号相关性可以作为风噪声的测试。

除相关方法外，还可以在谱域内降低风噪声。风噪声的频谱以低频段为主，大部分能量低于300Hz[21, 22]。将输入声进行高通滤波，排除低于风噪声频谱峰值的低频段，为降噪提供了另一种途径。Kates[5]认为双麦克风定向系统在降低风噪声方面具有固有的优势。当2个相关信号相加时，输出增加6dB。将2个不相关的信号相加可以得到3dB的增益。由于语音信号是相关的，风噪声是不相关的，因此双麦克风定向系统具有内置的3dB信噪比优势。此外，方向性系统中的低频滚转可以衰减更多的风噪声。上述所有技术都被结合运用在今天的助听器中。

（二十三）频率降低算法

高频陡降型听力损失患者在助听器验配上面临着独特的挑战。首先，助听器的接收器可能无法在最高频率上提供高增益。其次，高增益使助听器易受声反馈的影响。最后，有证据表明，当听力损失严重时，高频增益的益处是有限的[23]。助听器中的几种信号处理技术可以使高频声音能被听到。通用术语频率降低经常被用来描述这些方法。目前助听器有3种主要的频率降低的技术。

1. 移频

移频的目的是通过将整个频段的频率移动到一个较低的频段，来提高高频声音的可听性。这形成了在高频下没有能量的窄频谱。移动的频率成分被叠加在现有信号上。

2. 频率压缩

频率压缩通过将高频映射到逐渐降低的频率来缩小助听器的输出带宽。这产生一个狭窄的带宽，但不同于调频，没有一个频率成分是叠加在另一个波段上。此外，还定义了截止频率，在截止频率以下，助听器输出不受频率压缩算法的影响。

3. 频率转换

上述2种技术限制了信号的带宽，可能会导致音质的显著变化。频率复制技术通过保留原始带宽和"搜索"高频语音（如 /s/ 和 /sh/）来解决这个问题。当检测到这些声音时，声音的频率被降低，且以较低的频率加入原始声中。只有当感兴趣的高频能量存在时，频率降低效应才会发生。

从声学上讲，这些方法可以改善对高频语音的获取。然而，从感知上看，个人似乎对频率降低的音质有不同的偏好。读者可以参考Simpson[24]和Alexander[25]来深入了解不同的频率降低方法及其对患者的好处。

（二十四）无线技术

无线技术在我们的领域已经存在了很长时间，包括感应回路系统、调频系统和红外系统。新型的无线助听器技术改变了一对助听器之间，以及与其他设备如智能手机和外部音频源之间的通信方式。图6-20显示了具有无线功能的数字助听器的功能框图。目前的无线技术可以根据其传输信号的距离分为近场传输和远场传输两大类。

近场是指较短的传输距离（通常小于1m）。这些系统基于近场磁感应（near-field magnetic induction，NFMI）。由于NFMI技术类似于拾音线圈，所以它在听力仪器中实现起来相对简单快捷。我们不需要开发专门设计的天线来实现NFMI技术。这也是最初助听器厂商采用NFMI作为无线技术的主要原因。这种方法有局限性。由于近场信号只能传输1m，因此不可能进行远距离无线通信，如接收来自电视的直接音频信号。因此，使用NFMI技术的助听器还必须使用中间网关设备来和远距离声源进行通信。网关设备通过蓝牙技术与音频源（如电视适配器）通信，并将蓝牙信号转换为电磁信号。这种电磁信号通过通常戴在患者脖子上的网关设备的环路进行广播。NFMI天线接收到磁信号的原理类似于感应回路系统的工作原理。NFMI系统的传输频率为10～14MHz。

NFMI系统的主要优点是易于设计和低功耗。

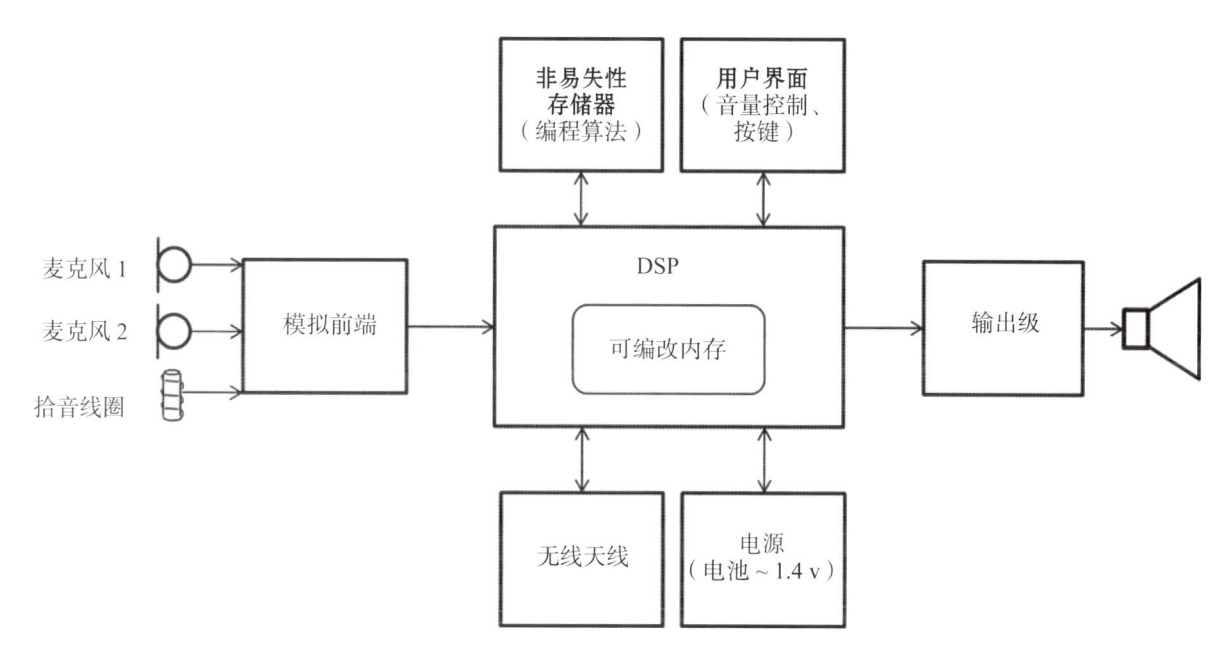

▲ 图 6-20　数字助听器的主要功能部件包括无线天线

非永久性存储器（volatile memory，RAM）集成在主 DSP 芯片上。当助听器电源关闭时，它不会存储内容。永久性存储器以带电可擦可编程只读存储器（electrically erasable programmable read-only memory，EEPROM）的形式存在于一个单独的芯片上，其中存储了算法、拟合参数和数据日志。当助听器在诊所中被编程时，编程信息存储在永久性存储器中。当助听器电源关闭时，这些数据不会被删除。它可以根据半导体技术记录[7]编写多次（如重新编程或微调患者的助听器）（经 ON Semiconductor Technical Note[7]许可改编）

另一个优势是一对助听器（左右）之间的通信。由于传输频率相对较低，信号可以相对轻松地绕头传递，2 个助听器可以保持通信。正如在其他地方讨论的，一对助听器快速地交换数据，以同步 2 个助听器之间的几个参数。然而，这种方法也有局限性。首先，网关设备是一种附加设备，一些患者可能会拒绝佩戴。其次，蓝牙协议会导致 40～125ms 的传输延迟。较长的音频延迟可能会在看电视时导致音频 – 视频不同步。

远场无线技术使用无线电频率（radio frequencies，RF）来在更长的距离上播送信号，通常是 7～9m（23～30ft）。这就消除了在患者的脖子上安装网关设备的需要。由于没有中间设备，也不需要将一种语言翻译成另一种语言，因此从声源（如电视）到助听器的传输延迟是最小的。

我们可以使用不同的无线电频率来播送信号。美国的标准协议使用 900MHz 的无线电频率进行广播，而欧盟使用 868MHz。这有 2 个问题：患者和制造商的兼容性问题。此外，这些无线电频率需要特别设计的天线，这些天线对于助听器来说相当大。另一个选择是使用通用的无线电频率。目前，2.4GHz 用于助听器与其他具备该频率通信能力的设备之间的直接通信。2.4GHz 技术也有一些局限性。运行 2.4GHz 收音机的功耗要高得多。因此，当患者从电视上播放音频或从手机上听音乐时，助听器的电池寿命会大大缩短。2.4GHz 的信号在人的头部周围不能很好地传播，因此不适合双耳之间的通信。

最近的创新产生了使用双无线电解决方案的助听器。这种方法把 2 个独立的天线装在一个小助听器里。图 6-21 展示了具有独立集成电路（IC）和 2 个无线电设备的芯片的功能块。NFMI 和无线电频率技术的优缺点在表 6-5 中进行了总结。

（二十五）"iPhone 专用"助听器

2.4GHz 无线电频率允许助听器与 iPhone 或任何其他兼容 iOS 系统的设备直接通信。目前，

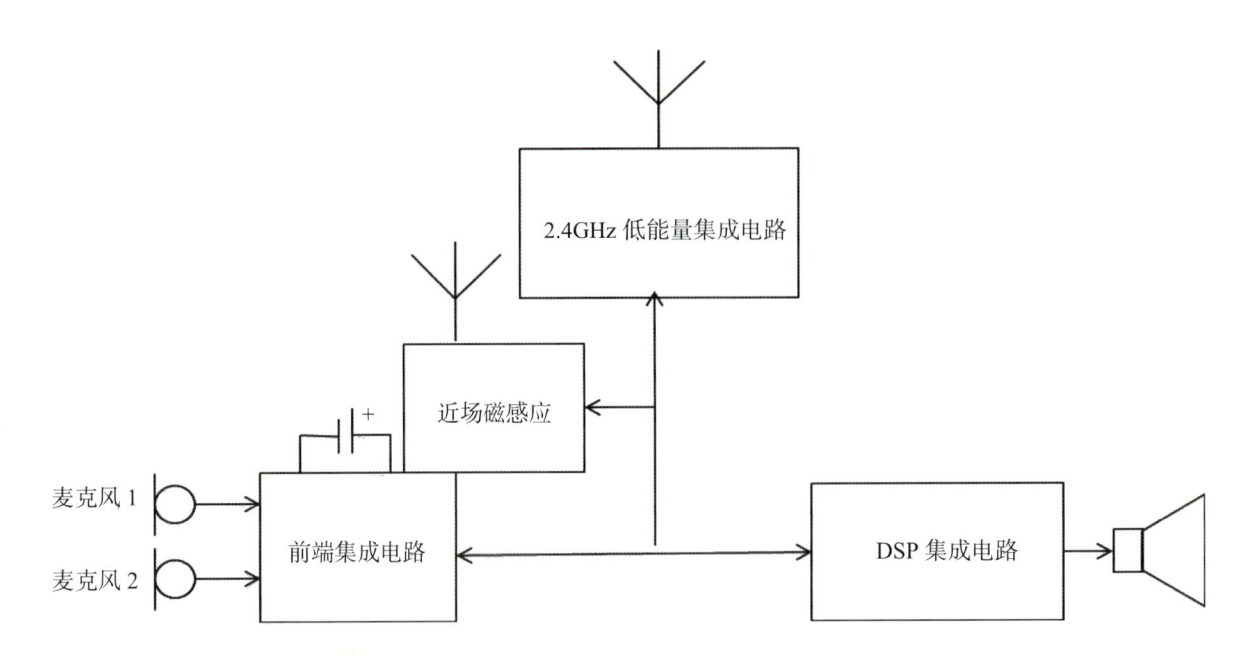

▲ 图 6-21　市面上有售的数字助听器芯片（Velox）的功能块，该功能块有独立的集成电路和 2 个无线电（TwinLink）
（经 Weile 和 Bach[10] 许可改编，©2016 OticonA/S，版权所有）

表 6-5　NFMI 和 RF 技术的优势和局限性概述

	优　势	局限性
NFMI （从助听器到网关设备）	• 易于实现，已有射频芯片，简单的天线设计 • 低频意味着更容易进行两耳之间的交流 • 低功耗	• 传输距离短（小于 1m） • 所有媒体、电话和编程连接都需要一个流媒体设备 • 可能会受到磁源干扰（人工耳蜗）
蓝牙 （从声源到网关设备）	• 可以使用现有技术实现。不需要在助听器内设计特殊天线	• 用于音频流的蓝牙引入了延迟（通常是 >100ms），这可能会导致在观看电视时出现音频视频同步问题
RF 900/868MHz	• 不需要媒体连接的"网关设备" • 远距离信号传输 • 功耗相对较低 • 从声源到聆听者的低延迟（处理延迟） • 看电视时没有回声问题和口型同步问题	• 需要特别设计的天线 • 需要蓝牙连接流设备 • 900MHz 频段仅限于美国、格陵兰岛和一些东太平洋岛屿等特定地区使用 • 868MHz 频段仅限于欧盟使用
RF 2.4GHz	• 不需要"网关设备" • 远距离信号传输（高达 9m） • 坚固可靠的连接 • 传输数据容量高：带宽、立体声、低失真 • 低延迟（延迟） • 全球适用	• 需要特别设计的天线 • 无法跨越物理屏障（如人脑）进行传播 • 相对较高的功耗
NFMI 和 RF 结合	• NFMI 允许更好地双耳之间的交流 • RF 消除了对网关设备的需求	• 需要复杂的天线设计和空间限制

NFMI. 近场磁感应；RF. 无线电频率

任何运行 iOS 7 或更高版本的苹果设备都能与 iPhone 专用助听器兼容。2014 年，第一款"iPhone 专用"助听器问世。这为助听器的使用者和制造商都提供了令人兴奋的机会。这种直接连接消除了对配件的需求，并引入了一些定制设计的助听器应用程序，允许患者通过 iPhone 控制助听器。助听器用户从能直接连接到 iPhone 这点上可以享受到以下便利。

- 没有任何中间设备的 iPhone 流媒体音频：助听器用户可以用流媒体播放音乐，直接连接到电话，或者将 YouTube 视频的音频直接连到助听器上。
- 定制助听器应用程序：由助听器制造商开发的应用程序可以通过 iPhone 控制和个性化设置助听器
- 寻找放错地方的助听器：当 2 种设备靠得更近时，助听器应用程序会显示更强的信号，从而帮助定位助听器。如果助听器电池没电，或者助听器关机，应用程序可以显示助听器和 iOS 设备最后连接的位置。
- 地理标记：助听器用户可以标记一个地理位置（如图书馆或咖啡店），并为该位置设置特定的设置。当用户之后返回该位置时，助听器将自动使用该位置的存储设置。

专为 iPhone 设计的技术给了助听器设计工程师一个全新的信号处理世界。助听器信号处理的主要挑战是有限的电源供应和芯片的小包装。通过与 iPhone 的无线连接，可以在 iPhone 内部运行复杂的信号处理算法，并将输出发送到助听器进行进一步处理。你可能还记得苹果公司的 A8 芯片有 20 亿个晶体管，而在高级助听器中只有 6500 万个晶体管。增加的处理能力可以帮助实现许多复杂的信号处理算法，这些算法以前被认为是不可能的。它也有可能使助听器成为家庭网络的一部分，在家庭网络中，几个兼容的设备被编程为同步工作。例如，当助听器用户在早上第一次打开助听器时，它可以向家庭网络中兼容的咖啡机发送一个信号，让它开始煮咖啡。随着新技术的出现，互联互通领域很可能出现更多创新。

二、助听器信号处理未来的方向

（一）高级声学场景的分类

目前，助听器可以将不同的声学场景分为 4~8 个不同的环境。助听器对传入的信号进行分析，并将参数与预设的静态值进行匹配，以确定是某一声学场景（如安静环境下对话、噪声环境下对话、机器噪声、风噪声、音乐等）。在目前的技术水平上，大多数声学场景分析仪的分类都是"保守"的。可以使用更动态的方法来精确地对不同的环境进行分类。也希望这些先进的信号处理方案能够根据用户的听觉环境自动"学习"和适应助听器的放大。

（二）无线连接

正如上一节所讨论的，助听器在不久的将来将不再是一种孤立的设备。相反，助听仪器将成为安全无线网络的一部分。由于助听器和其他可穿戴设备的融合，我们可以预见，在不久的将来，被称为"可听技术"的组合设备将出现爆炸式增长。对于那些不愿佩戴传统助听器的失聪人士来说，这类设备可能会是一个有吸引力的选择。

高级无线连接的其他应用程序可能包括使用助听器和外部处理器（如 iPhone）的并行信号处理。iPhone 优越的处理速度和电池容量，可以用来执行在助听器外部计算成本高昂的算法。同样，许多有用的移动应用程序（app），如外语翻译，可以直接与助听器连接。

上述助听器信号处理的未来发展方向是基于当前和预测的技术演变。有几个新的领域可能要求全新的信号处理策略。例如，当毛细胞再生成为人类可行的治疗方法时，尚不清楚目前的信号处理方法是否适用于新再生的系统。最近关于毛细胞再生后功能恢复的研究表明，鸟类对声音的感知能力改善有限[26]。目前有几项针对不同药物治疗听力损失的临床试验正在进行中，大多数药物都是针对突发性听力损失，而且目前还无法预测恢复的程度。虽然这些都是令人兴奋的发展，但是未来修复后的听觉系统可能需要一套不同的信号处理算法（如压缩和扩展）。

参考文献

[1] Levitt H. A historical perspective on digital hearing AIDS: how digital technology has changed modern hearing AIDS. Trends Amplif. 2007; 11(1):7–24

[2] Baker B. How delta-sigma ADCs work, part 1. Analog Application Journal. 2011a; 3Q:13–16

[3] Baker B. How delta-sigma ADCs work, part 2. Analog Application Journal. 2011b; 4Q:5–7

[4] Stone MA, Moore BCJ. Tolerable hearing-aid delays: IV. effects on subjective disturbance during speech production by hearing-impaired subjects. Ear Hear. 2005; 26(2):225–235

[5] Kates JM. Digital Hearing Aids. San Diego, CA: Plural Publishing; 2008

[6] Levitt H. Digital hearing aids: a tutorial review. J Rehabil Res Dev. 1987; 24(4):7–20

[7] ON Semiconductor. Solving the hearing aid platform puzzle: seven things hearing aid manufacturers should think about [Technical note # TND6092/D]. http://www.onsemi.com/pub/Collateral/TND6092- D.PDF. Accessed June 10, 2016

[8] Chai L, Gao Q, Panda DK. Understanding the impact of multi-core architecture in cluster computing: a case study with intel dual-core system. IEEE International Symposium on Cluster Computing and the Grid

[9] Holube I, Puder H, Velde TM. DSP hearing instruments. In: Metz MJ, ed. Sandlin's Textbook of Hearing Aid Amplification. San Diego, CA: Plural publishing; 2014:221–293

[10] Weile JN, Bach R. The VeloxTM platform [technical white paper]. http://www.oticon.global/professionals/ evidence. Accessed December 11, 2016

[11] Galster J, Galster EA. The value of increasing the number of channels and bands in a hearing aid. Audiology Online. http://www.audiologyonline.com/articles/value-increasing-number-channelsand- 826. Accessed Jun 5, 2016

[12] Powers T, Holube I, Wesselkamp M. The use of digital filters to combat background noise. Hear Rev. 1999; 3(suppl):36–39

[13] Bentler R, Chiou LK. Digital noise reduction: an overview. Trends Amplif. 2006; 10(2):67–82

[14] Chung K. Challenges and recent developments in hearing aids. Part I. Speech understanding in noise, microphone technologies and noise reduction algorithms. Trends Amplif. 2004; 8(3):83–124

[15] Boll S. Suppression of acoustic noise in speech using spectral subtraction. IEEE Trans Acoust Speech Signal Process. 1979; 27(2):113–120

[16] Ricketts TA, Hornsby BW. Sound quality measures for speech in noise through a commercial hearing aid implementing digital noise reduction. J Am Acad Audiol. 2005; 16(5):270–277

[17] Banerjee S. Active feedback intercept: a state-of-theart algorithm [white paper]. https://starkeypro.com/ pdfs/technical-papers/WTPR9634-EE-ST.pdf. Accessed June 10, 2016

[18] Chalupper J, Powers TA, Steinbuss A. Combining phase cancellation, frequency shifting, and acoustic fingerprint for improved feedback suppression. Hear Rev. 2011; 18(1):24–29

[19] Callaway SL. Feedback shield LX and feedback analyzer: reinventing feedback management for the next generation of hearing aid [white paper]. http://www.oticon.global/professionals/evidence. Accessed December 10, 2016

[20] Ricketts T, Johnson E, Federman J. Individual differences within and across feedback suppression hearing aids. J Am Acad Audiol. 2008; 19(10):748–757

[21] Larsson P, Olsson P. Detection of Wind Noise in Hearing Aids [Master's Thesis]. Lund, Sweden: Lund Institute of Technology; 2004

[22] Raspet R, Webster J, Dillon K. Framework for wind noise studies. J Acoust Soc Am. 2006; 119: 834–843

[23] Hogan CA, Turner CW. High-frequency audibility: benefits for hearing-impaired listeners. J Acoust Soc Am. 1998; 104(1):432-41

[24] Simpson A. Frequency-lowering devices for managing high-frequency hearing loss: a review. Trends Amplif. 2009; 13(2):87–106

[25] Alexander J. Frequency lowering ten years later—new technology innovation. Audiology Online. http:// www.audiologyonline.com/articles/20q-frequencylowering- ten-years-18040. Accessed May 14, 2017

[26] Ryals BM, Dent ML, Dooling RJ. Return of function after hair cell regeneration. Hear Res. 2013; 297:113–120

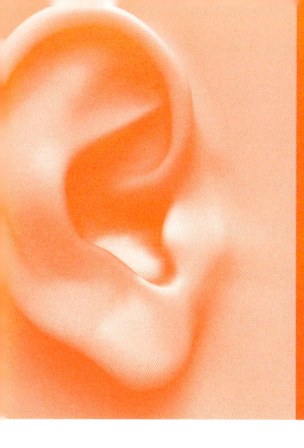

第 7 章 真耳测试基础
Fundamentals of Real-Ear Measurements

John Pumford　David Smriga　著
冀　飞　译

一、概述

对听力最佳实践的建议包括将助听器放在患者耳道中的测量。这些原位测量通常称为真耳测试（real-ear measurements，REM）或探管传声器测试（probe microphone measurements，PMM）。测量助听器响应是确认助听器性能的唯一客观手段，应作为每个助听器验配流程的一部分。如果没有这些测量，就不可能真正了解患者鼓膜处的声压级。从另一个角度表达，必须进行测量以记录听力损失患者真正听到的声音。

据估计，美国仅 30%～40% 的执业验配师经常使用 REM[1]。REM 使用率低的确切原因尚不清楚，但可以部分归因于设备费用高、流程复杂以及完成 REM 所需的时间长。值得庆幸的是，制造商提供各种价格的 REM 系统，以解决经济原因带来的问题。此外，设备已经发展出更加友好的用户界面和自动化程序，帮助使用者短时间内完成 REM。

REM 不应与目前常用的编程软件屏幕上显示的助听器响应相混淆。这些屏幕显示的响应曲线是依据平均数据得出的助听器响应的估计值。所谓平均数据包括残余耳道容积、耳模通气孔、传声器位置和助听器受话器的特性等。虽然助听器开发人员试图获得准确的预测值，但作为验配师，应优先考虑将经测量得到的助听器响应作为金标准。

本章介绍了 REM 所需的硬件，并介绍了助听器验配时需要考虑进行的基本测量以及随后对助听器响应进行的微调。

（一）真耳测试的硬件

市场上有许多厂家生产各种 REM 系统（图 7-1 至图 7-3）。其中既包括基本的价格低廉的型号，具有相对较少的功能，可评估核心可听性要求；也有用于高端的包含额外测试、信号和硬件的全功能产品，这些产品还有助于有效验证现代助听器中的自适应功能（如降噪、方向性、设备间通信等）。这些验证系统中有的是真耳测试专用，而其他的则同时提供真耳和测试箱测量功能。系统在与其他临床设备（如听力计和助听器验配软件）集成兼容的能力方面也各不相同，从独立选项到模块化和（或）PC 支持的平台都有。

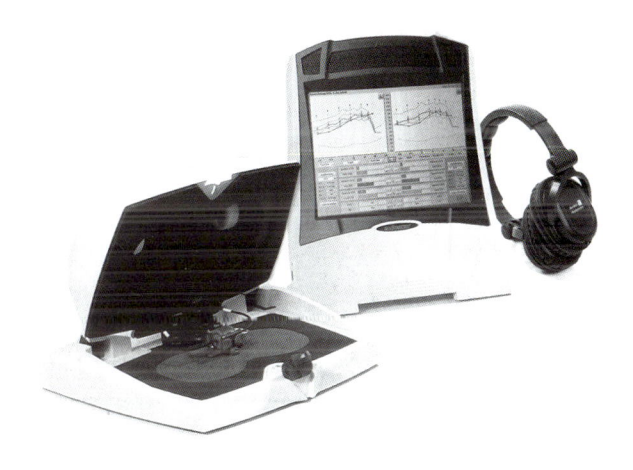

▲ 图 7-1　提供测试箱和真耳测试功能的桌面验证系统示例

听力治疗学 Audiology Treatment

试，也可支持真耳测试，具体取决于扬声器的位置（如测试箱的盖子打开或关闭）；有的测试系统有单独的扬声器，专门用于真耳或测试箱测量。许多真耳测试系统制造商还可连接外部扬声器，通过外部扬声器连接实现各种测试目的。例如，可以将单独的扬声器连接到外部支架，以通过从位于收听者前方和后方的扬声器发出信号来评估方向性传声器的性能。或者，如果验配师希望灵活地将患者定位在远离真耳测试硬件的不同测试位置（如为了避免声场反射或提供更多测试空间），可通过扬声器座、扬声器支架或摆臂等多种方法固定安装外部扬声器，代替内部集成的扬声器。REM 制造商可以改变扬声器选项，以便验配师可以根据自己的需求确认是否很好地满足了他们的需求。验配师至少应确认，使用的扬声器可提供平滑的频率响应和足够的输出，以支持要进行的信号测试，而不用担心失真或测试信号伪迹。

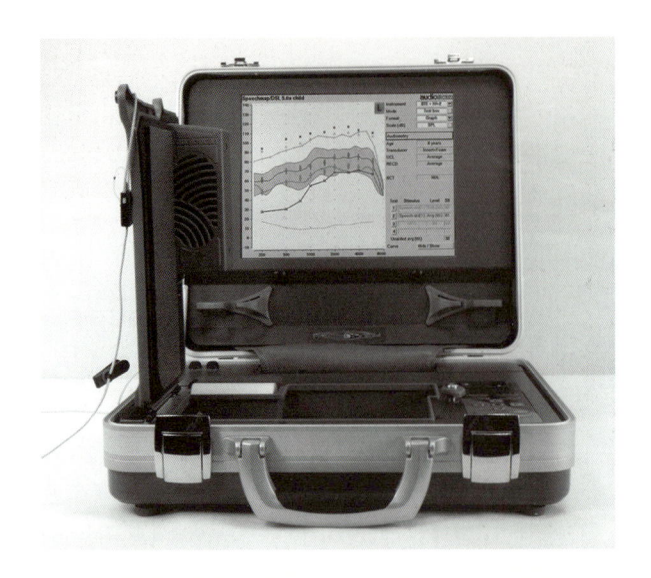

▲ 图 7-2 提供测试箱和真耳测试功能的便携式验证系统示例

（二）探管模块

为了便于在耳道中进行测量，许多制造商提供了一个探管模块，该模块包含参与测试的参考传声器和探管传声器，以及将设备连接到患者的支持部件（图 7-4 和图 7-5）。一些系统将探管传声器和参考传声器（有时也称为监测传声器或调节传声器）分离，并提供 2 个独立的组件，需要单独连接到患者。正如在扬声器的相关内容中提到的一样，探管模块的构成可能因制造商不同而异。其核心在于提供一个外壳，可以方便地固定探管传声器和连接到它的任何探管，以及靠近耳道的参考传声器。

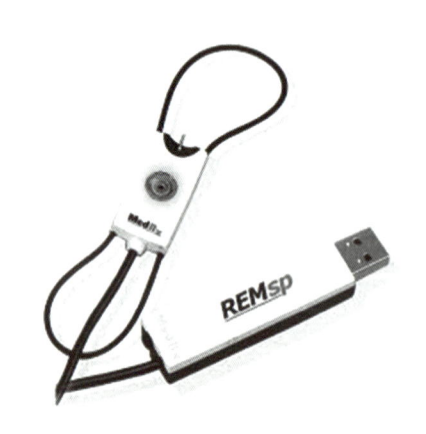

▲ 图 7-3 提供实时功能的支持 PC 的验证系统示例

还根据个别验配师的需要提供便携式选项，以便在诊室以外的不同地点进行验证。尽管在功能和价格方面有所差异，各种 REM 系统都可以以某种形式或方式提供下面列出的核心组件。

扬声器：REM 需要生成各种测试信号以支持不同的评估方法，因此需要扬声器来产生这些信号。扬声器的功能可以有所不同，REM 系统可以将计算机扬声器集成到一台独立的计算机中，也可以使用集成在 REM 系统中的专用扬声器。有的测试系统的扬声器既可以支持测试箱测

除了容纳探管传声器和参考传声器，探管模块通常还提供将设备连接到患者的支持部件。例如，一些系统提供保持绳和紧固部件，以便将探管模块挂接到患者的外耳。还有的系统提供耳钩，有时与尼龙搭扣附件、头带或颈部佩戴的外壳相结合。探管模块及其相关传声器与测量系统的物理连接也可能因制造商不同而异，其中一些提供无线连接，另一些提供有线连接方法。

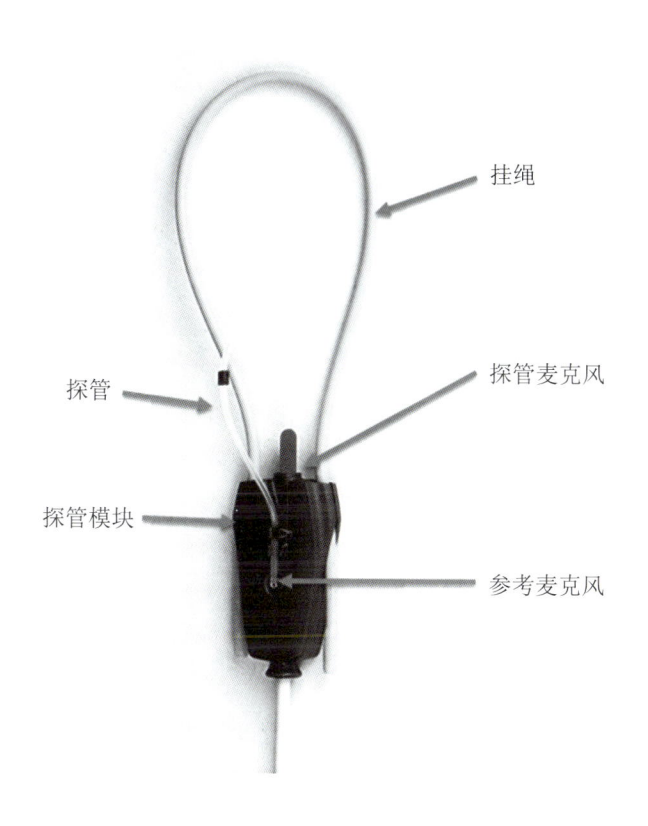

▲ 图 7-4 包括探管和参考传声器的探管模块，探管已经连接到探管传声器上，末端开口贴附于参考传声器位置

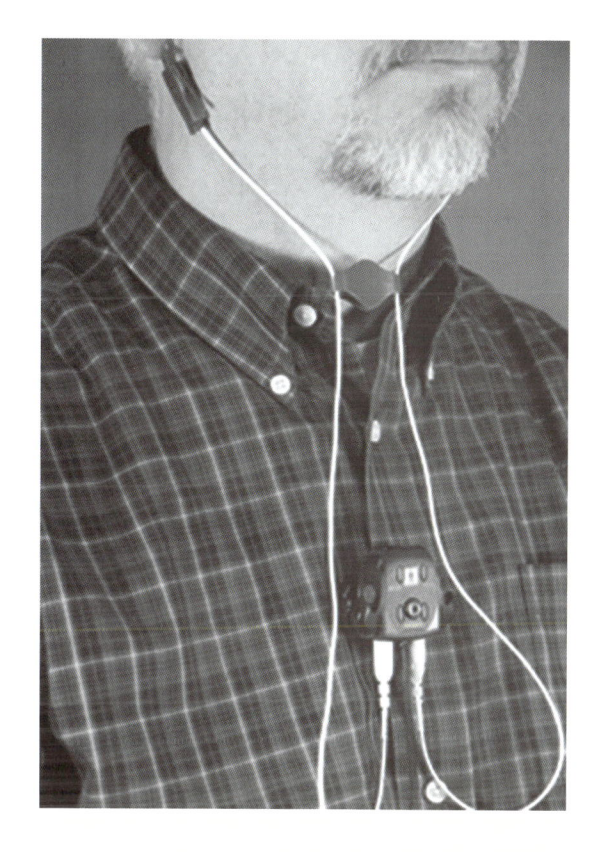

▲ 图 7-5 探管模块和相应的线缆连接固定在受试者身上准备进行 REM 测试

（三）探管传声器

探管传声器通过与之连接的探管，测量耳道内的声音。虽然理论上人们希望将传声器本身放置在感兴趣的测量位置（即鼓膜处或鼓膜附近），但实际上，这样的做法在不同患者身上会遇到很多问题，包括传声器被耵聍堵塞和感染控制问题。因此，探管被设计为向内移动到耳道深部的虚拟测量传声器，这同时避免了在将传声器放置在原位时可能发生的损坏和污染的传声器的成本问题。也就是说，如后所述，为了确保从评估中消除探管引入的声学效果，以便我们仅测量感兴趣的效果，需要校准探管。

（四）参考传声器

参考传声器的作用是确保适当的声场校准，以便在测量点提供所需的信号声压级或频谱。在主动实时声场校准的系统中，为确保所要求的信号声级的准确和稳定，参考传声器持续进行测量，使真耳测试系统根据需要在整个频率范围内调整扬声器的输出声级。实质上，参考传声器是扬声器信号比较的标准[2]，帮助克服患者运动和不良的环境/测试条件对测量结果的影响，并确保输入的一致性。也就是说，通过使用参考传声器可解决的问题是有限的。在真耳分析期间，验配师应注意一般的测量事项（如与测量扬声器的距离、环境噪声等），以提高结果的有效性。这些相关内容将在本章后续进一步讨论。参考传声器通常置于耳垂下方，靠近耳道开口。虽然这个位置对于大多数应用情况来说工作良好，但是在验证开放耳选配的助听器时可能会产生问题，因为放大的声音可能会从耳道泄漏，并与通过声场路径直接采集到的信号相混合，从而导致不准确的声场校准。本章稍后将讨论解决这一潜在声场

111

校准问题和在开放耳选配中测量伪迹的方法。

（五）探管

探管有助于测量所关注的信号，而不需要将探管传声器放入耳道中。探管通常由硅树脂材料制成，具有专为特定制造商设计的专用尺寸。因此，建议使用专门为相关设备设计的替换探管。探管还可提供可调节的测量标记环，可用于帮助根据该标记环与解剖标志（如耳屏间切迹）或预先放置的耳塞、耳模或助听器的相对位置，将探管准确放置在耳道中。在使用过程中，探管的一端连接到探管传声器，另一端插入耳道。应为每位患者更换探管，不得重复使用。除了感染控制问题之外，如果碎屑或耵聍从探管连接的一端进入到探管传声器，那么探管的重复使用会导致对探管传声器造成代价高昂的损坏。在文献中提到[3,4]，如果探管被耵聍堵塞，可以剪短后对同一患者重复使用。如果采取这种方法，验配师必须重新校准探管/传声器，以排除缩短的探管声学特性的改变，以便测量系统应用的任何后续数学校正准确地使用"新"的探管尺寸。

（六）测试信号

REM系统提供许多测量信号，包括但不限于啭音、噪声、环境声音和言语声。此外，大多数系统提供选择"实时"信号模式的能力，其中测量系统仅用作频谱分析仪，其本身不提供测试信号。在这些情况下，需要提供验配师感兴趣的外部声源。正如后续描述的那样，虽然使用非校准的实时信号可以提供一些表面效度并被证明在咨询中有所帮助，但是其可重复性和在所讨论的测试环境之外的普适性方面存在重大限制。因此，为保证重复性、一致性和准确性，通常推荐使用校准后的言语声测试信号评估许多感兴趣的临床问题，特别是当与特定输入信号级和频谱的处方验配的目标匹配相关时。出于这个原因，REM系统通常识别那些专门用于处方验配的目标匹配的测试信号，通常只有在设备生成这些特定信号时才生成验配公式目标。使用真实言语声信号还解决了由于助听器中关于噪声或反馈啸叫的自适应特征功能对模拟言语声信号误分析的潜在问题。结果，验配师可以更加确信所进行的任何验证测试都能反映在患者的实际聆听环境中具有真实言语声输入的设备的性能。

根据关注的问题和测试目的，除了言语声之外，还有许多其他测试信号具有应用价值。例如，为了评估听力系统的最大输出能力，通常推荐使用窄带短纯音（猝发音），并且许多公司提供专门用于在助听器验配期间评估这一重要指标的信号。此外，对于自适应特征功能的评估，一些系统提供特定的测试信号，用于评估降噪、方向性传声器和移频等功能。许多REM系统现在也可提供磁信号，以评估现代助听器系统的感应线圈和感应回路性能。除了集成的测试信号，一些REM系统还为验配师提供了在测试设备中使用他们自己记录的测试信号的功能。例如，包含录制好的刺激信号的USB连接可用于帮助验证感兴趣的声音文件。如果在选定的设备中有此选项，请参阅制造商有关上传用户定义刺激的要求的规范。关于REM过程中各种刺激的应用的更多细节将在本章后面描述。

（七）显示选项

现代REM系统提供各种单色和彩色屏幕显示选项，以便于观察测试结果和支持患者咨询。在一些实施方式中，屏幕显示由专用的集成LCD组成，通常为每次测量捕获多种颜色选项，以便于识别和讨论测试结果。对于其他REM系统，需要单独的计算机监视器或显示器，特别是对于集成到计算机中的功能。此外，REM系统可以提供附加次级屏幕显示的选项，既可以作为单一的显示选项，也可以作为集成产品的补充，以支持临床实践中的各种咨询和查看要求。例如，除了集成显示器之外，一些验配师还将安装更大的显示器，以使患者和家庭成员更容易地查看、发现并支持相对于较小的集成屏幕可能需要的任何咨询交互。

为了在使用编程软件时简化工作流程，许多 REM 制造商都支持"置顶模式"功能，即 REM 测量屏幕和助听器验配软件位于同一台显示器上。简单地切换和（或）调整 2 个应用程序的显示界面尺寸大小可以使得验证更有效率。在某些情况下，此功能是通过安装远程控制软件提供的，其中验配用的计算机通过网络功能连接到独立的 REM 系统，而在没有单独专用监视器的计算机系统中，此功能作为集成功能的一部分提供。

随着消费电子技术的不断进步，一些系统现在也支持使用 VNC 查看器应用程序，这些应用程序可以在 iPad 或 iPhone 等苹果产品上查看和操作 REM 设备。简单下载免费的 VNC 应用程序并随后连接到任何支持网络的 REM 系统的网络地址，可以简化此操作，并根据验配师的需求提供额外的灵活性。

（八）监听耳机

一些 REM 系统提供监听耳机选项以支持助听器的验配和验证。验配师可以佩戴这些设备，用于监听正在患者的耳朵上或测试箱中（对于提供测试箱功能的系统）进行的任何测量。监听耳机可以在很多方面协助验证，包括但不限于设备故障排除、识别声音质量问题、确认用户控件的正确功能以及任何配对设备等。根据所关注的 REM 系统，还可为验配师提供灵活功能，如调整监听耳机的增益水平，以及选定系统的某个耳 / 声道信号同时传送到双耳耳机等。

（九）测试箱

许多 REM 系统还提供隔声的测试箱（图 7-6）便于各种电声测量，包括质量控制（即与制造商遵循的 ANSI 规范的比较）、一般自适应特征验证（例如降噪、方向性传声器等），或辅助进行基于耦合腔的模拟 REM 测试。根据所涉及的制造商，测试箱可作为具有 REM 平台功能的集成组件提供，也可作为系统的独立配件。根据系统包含的硬件和相关测试软件平台不同，所

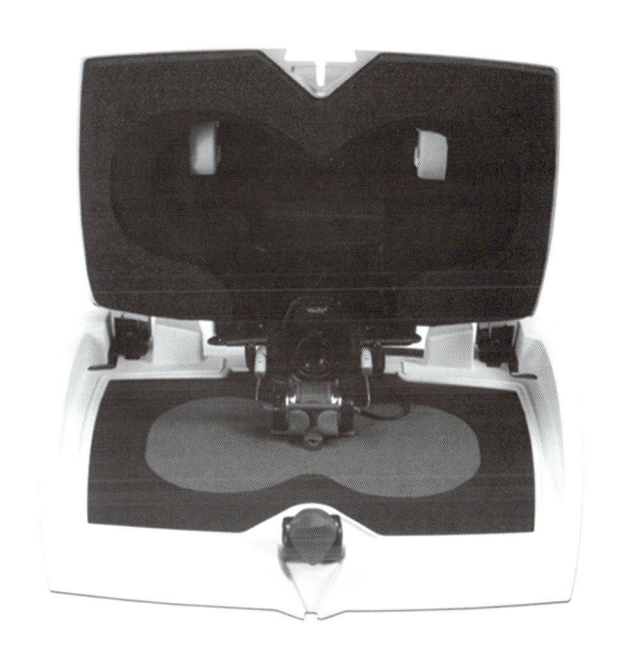

▲ 图 7-6 一种验证系统的测试箱示例，提供用于同时测量 2 个助听器的双耦合腔和参考传声器、用于方向性测试的多扬声器、用于拾音线圈测试和电池消耗测试的集成磁环路

提供的测试箱可以提供广泛的测试选项。根据系统的不同，测试箱可以帮助评估各种电池的耗电量，可以通过集成磁环评估磁感应拾音线圈，可以通过测试箱内置的扬声器评估方向性传声器，可以通过耦合腔测量和真耳耦合腔差值（即后文所述 RECD）的组合进行仿真 REM 测试。各种测试系统中，与测试箱耦合相关的硬件可以有所不同，但通常包括提供 HA-1（ITE）或 HA-2（BTE）$2cm^3$ 适配器，以及帮助将这些适配器连接到耦合腔的胶泥、参考传声器（用于监测和控制由测试箱扬声器产生的信号级）和耦合腔传声器（连接到耦合腔，测量助听器的输出）。最新的系统还提供定位工具以便于将助听器放置在测试箱中的适当方向，以及不用胶泥密封连接耳内受话器助听器（RIC）或细声管助听器所使用的适配器。很多现代助听器都标称具有扩展带宽放大功能，新近的验证系统还提供 $0.4cm^3$ 耦合腔，以便将被测设备的输出提升到高于测量传声器本底噪声来促进扩展带宽验证。

（十）打印选项

REM 的打印功能因系统而异，有的可提供集成打印机，有的仅提供外部网络打印机。便携式系统包括集成打印机，以便于远程应用程序中的记录保存，但是此类 REM 设备也可通过直接连接或网络连接提供外部打印机功能。有关支持任何外部打印机及其相关驱动程序的系统功能应由相关制造商根据技术能力确定。除了从测量系统平台直接打印之外，在某些情况下还可以使用与 REM 设备集成的其他软件平台来提供打印功能。例如，各种制造商提供的 NOAH 模块可以为任何存储的数据提供打印功能。某些网络系统还提供截屏技术，可以将设备上显示的当前屏幕直接打印到 Web 浏览器。市场上提供的其他选择包括以各种图像格式将测试显示打印到连接的 USB 存储设备。总而言之，各种打印选项可用于支持验配专业人员的文档需求。

（十一）数据存储

为了进一步支持记录保存要求，REM 系统提供了许多数据存储功能。对于计算机集成系统，客户端记录通常可存储在本地计算机系统中，以便以后根据需要调取，也可以通过使用制造商特定的 NOAH 模块存储验证数据。该模块将检索到的测量结果附加到客户的文件中供以后查看。数据存储还有助于在将来访问时将客户数据传输到测量设备，以加快拟合和验证过程，无须重新输入数据。通过将测量值传输到 USB 设备和（或）任何网络验证系统的网络文件夹，也可有助于外部数据存储。数据存储和传输功能因产品而异，感兴趣的读者可通过制造商获取相关设备的具体细节。

（十二）联网

现代 REM 系统提供网络功能，以促进数据的传输和存储，并通常支持将测量设备完全集成到临床实践中。与之前描述的 REM 系统功能一样，网络功能可能因制造商/产品而异，提供从有线平台到提供有线和无线网络的平台的方式。REM 系统通常提供用户友好的自动联网程序以协助设置。一旦启用并激活，网络功能可以促进许多先前提到的 REM 系统功能，包括远程操作、远程听觉应用、灵活性打印和数据存储等。

二、真耳测试的方法

多年的研究证明，REM 是一种有效、可重复且准确的确定助听器在患者鼓膜处提供的各频率放大声级的方法。即便如此，为了充分发挥这种客观测量工具的潜力，验配师在进行 REM 时还应注意很多相关环节。

（一）探管校准

在进行 REM 时通常执行的第一步是探管校准。如前所述，探管传声器物理上并非位于耳道内，而是通过探管作为它的延伸部分。探管校准主要考虑的是在声音通过探管到达探管传声器的过程中，由探管引入的声学效应。本质上，探管校准程序通过数学方式消除声音从探管向探管传声器传播时发生的管腔效应（或共振效应），使探管在声学上"不可见"。这些管腔效应可以在真耳设备中显示的典型校准屏幕上观察到。系统存储校准信息并在数学上自动消除这些影响，因此验配师无须进一步考虑这些影响。鉴于校准值将应用于所有后续 REM，细致精确的探管校准对提高有效进行 REM 尤为重要。

探管校准可以根据需要反复进行。不同系统通常提供多种选项来存储不同时间间隔的校准曲线（例如，每日或每周的校准数据）。到达提示日期后，REM 系统将提示验配师如果再进行其他测试，需要重新进行新校准。通常，由制造商提供的每个探管具有相同的物理尺寸，因此每个探管的校准应该是等效的。也就是说，许多制造商的最佳实践程序规定，如果更换探头模块或安装了尺寸与以前不同的探管，则应重复进行探管校准。鉴于探管中的完整性问题、未知的可能性和（或）模块中的测量传声器漂移，只要使用新的探管（例如在对每个患者进行测试之前），就应常规进行探管校准。

REM 涉及 2 个测量传声器——探管传声器和参考传声器。校准过程包括比较参考传声器与连接探管后的探管传声器的频率响应平坦性。测量系统不同，探管校准程序可能会有所不同，但通常包括以下步骤：①在真耳测试设备上选择"探管校准"；②将新探管的膨大端按压进探头模块顶部的凹口；③将探管的开放端置于参考传声器拾声孔处，将其压进用于固定探管在校准位置的支柱上（图 7-4）；④保持探管模块与声场扬声器前面板的距离在 15~90cm（6~36in），使参考传声器面向扬声器（图 7-7）；⑤在设备上选择"校准"。

注：对于大多数系统，校准时，探管与扬声器之间的距离并不是非常重要，且与实际测试时患者所在的位置无关。在对患者进行实测之前进行的声场校准是一个单独的过程，是为了保证测试点上保持适当的信号声级。

校准后，许多测量系统提供的显示测量曲线可以与制造商在其文档中提供的金标准曲线进行比较（图 7-8）。为了降低不准确测量的可能性并协助验配师，许多 REM 系统将会根据已知的允差或测量边界条件标记不准确的探管校准。验配师应参考所使用设备的特定探管校准程序，以获得系统特定说明并了解探管校准方面的预期曲线和相关的疑问解答。

（二）耳镜检查

与任何涉及将外部装置放入耳道的临床操作一样，在进行 REM 之前和测试期间必须进行耳镜检查。该步骤用于预先发现可能影响测量的任何问题（如耵聍栓塞、鼓膜穿孔等），记录可能需要医学转诊的任何病理问题，并最终协助插入探管。如果耳道阻塞或耵聍位于可能影响探管放置并可能堵塞探管的区域，则应在 REM 之前移除耵聍。此外，直观检视耳道可帮助放置探管，

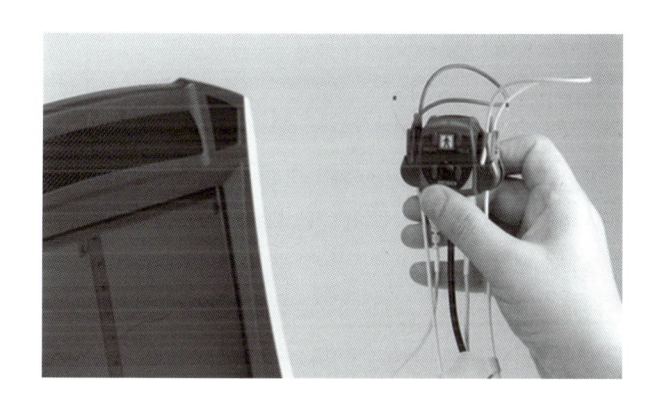

▲ 图 7-7 置于探管校准位置的探管模块

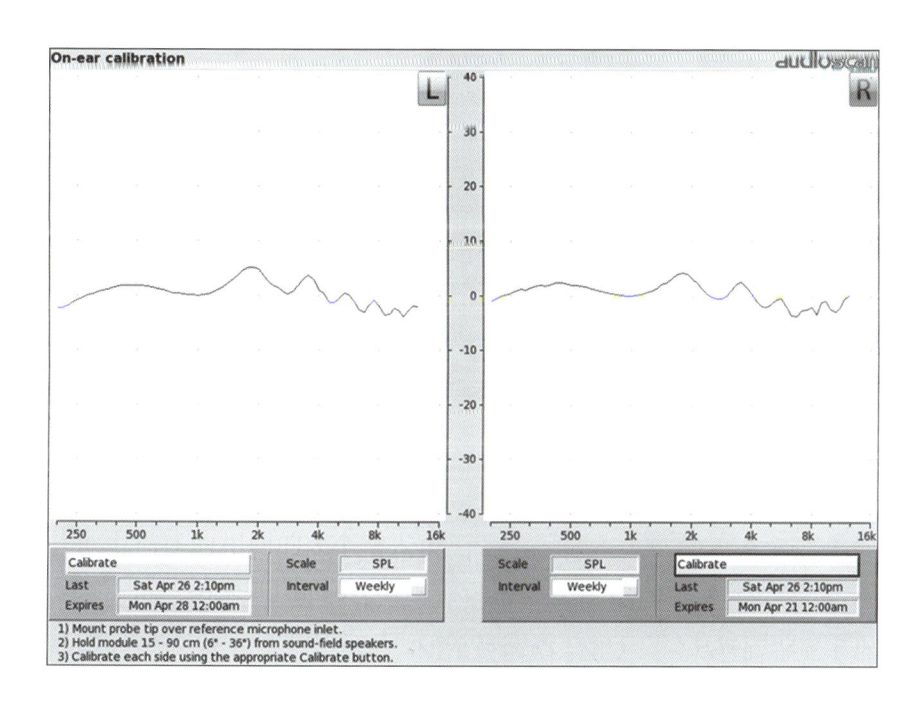

◀ 图 7-8 真耳测试系统的典型探管校准曲线

使得探管末端尽可能接近鼓膜以保证高频测量的精确度。

（三）受试者位置

受试者的位置对获得准确的 REM 结果很关键。鉴于声场测量的特性，如果没有适当的控制，来自附近（包括测试者）的表面声音反射可能导致较大的测量误差。此外，室内/环境噪声也会影响测量，增加测试时间，影响助听器的处理。因此，应尽可能减少测试过程中的环境背景噪声。对此，ANSI S3.46—2013[5] 建议受试者和扬声器与最近的声反射面的距离至少保持为"扬声器工作距离"的 2 倍，以尽量减小上述因素影响测量的可能性。例如，如果 REM 患者与扬声器之间的距离为 0.5m，那么根据 ANSI 的建议，最近的反射面（如墙面）距离至少应为 1m。显然，某些临床测试室房间尺寸很小，满足这样的要求具有一定难度，所以最好的解决方案是让患者更靠近扬声器。

很多研究者都评估了扬声器工作距离和声入射方位角对于 REM 测试精度的影响[6,7]。特别是在使用替代法进行声场均衡时，由于参考传声器并没有实时监测和计算声信号传导到测量点的过程中声场特性的任何变化，这两者的影响更大一些。对于声入射方位角，文献推荐选用 2 种入射角以保证测量精度：0° 入射角（即扬声器正对受试者）和 45° 入射角（即扬声器在受试者的当前测试耳一侧，与受试者参考面成 45°）。而 90° 入射角（即扬声器在受试者侧方正对测试耳）已被报道会导致明显的变异或误差，通常应避免采用[6,8]。扬声器相对于测试位置的高度也应该考虑。例如，扬声器的位置过低（低于受试者头部）可能导致在高频区实际输入信号低于预期信号级，从而影响结果和结论，并导致不适当的验配[3]。因此，大多数 REM 系统建议将 REM 扬声器放置在垂直方位角为 0 度的位置（即与受试者耳部等高）以确保传送到助听器麦克风的输入信号级和频谱符合要求。

在相关的操作指南中，涉及受试者（患者）与扬声器距离的问题时，往往希望在所需的测试精准度和受试者的舒适度之间实现折中。如果距离过近，测试结果可能会受到声场失真[9]和受试者本身物理空间的影响。另外，如果距离过远，REM 系统可能无法在测量点提供所要求的信号级。因此，受试者向 REM 测试扬声器移近一些，可以减少扬声器过载的可能性，并且也是在 REM 测试过程中出现这类问题时的一个有效的解决办法。

尽管不同测试系统的操作指南内容有所不同，但关于在测试中减少由于测试空间的环境因素导致的负面影响，各种操作指南大都包括了如下的典型建议：①尽量选择安静的测试环境，受试者和声场扬声器距离周边硬质表面至少 1.5m（5 英尺）；②使受试者正对扬声器（0° 入射方位角），头部正中与声场扬声器的距离保持在 45～90cm（18～36ft）。

注：ANSI S3.46—2013[5] 提示测试环境的背景噪声应比 REM 使用的测试信号低至少 10dB，以尽量减少对测试结果的影响。

应注意的是，这些操作指南中涉及入射方位角的规定可能会根据所进行的具体验证流程有所改变。例如，进行 CROS 或 BiCROS 验配时，根据本章后面提到的助听器效果验证的不同阶段，扬声器的位置在受试者前方 +/-90° 的范围内进行移动。同理，在使用"前后法"（front-to-back method，FBR）评估方向性麦克风效果时，在测试的不同阶段，扬声器的位置在受试者 0°～180° 范围内改变。正如前文提到的，临床测试人员应阅读其所使用的 REM 系统厂家提供的说明文件，确保在助听器效果验证流程中，按照所使用设备的推荐方法设置受试者位置。

（四）探管放置技巧

探管在耳道内的放置位置对于取得精准的 REM 结果至关重要。对此，推荐的典型放置应使探管末端尽可能靠近鼓膜，以便在感兴趣的频率范围，特别是在高频范围内测量获得精确的声压级。放置过程中应注意放置耳道内驻波的形成。驻波是由从鼓膜反射回到耳道内的声波与入射声波在耳道内相互叠加干涉形成的，叠加干涉的距离等于1/4驻波的波长。通常操作指南建议按照如下步骤操作。

• 将探管放置在鼓膜附近不超过5mm的位置，以便准确测量高频响应分量。Dirks和Kincaid[10]认为，探管末端越靠近鼓膜，高频测量就越精确。探管末端距离鼓膜5mm以内在临床上是较为合适的，因为在8kHz以内的频率范围内的测量声压级估计误差通常不高于2dB。随着现代REM系统的出现，带宽测量能力扩展到8kHz以上，探管放置在距离鼓膜更近一些的位置，可提高高频测量的精度。在临床上，我们的目标是把探管尽量靠近鼓膜以提供所需的高频测量精度，和避免探管接触鼓膜导致患者不适之间进行折中。

• 使探管末端超出耳机或耳模的耳道部分大约5mm，以避免"近场效应"。这一基本要求主要考虑在由声孔至耳道的过渡部位声压级测量有效性的问题。但ANSI S3.46—2013[5]指出，对于深耳道式助听器，这一要求可能不是必需的。对此有研究表明[11]，深耳道式助听器（如CIC）的REM测试不一定必须符合传统的探管放置要求。因此，即便助听器耳道部分末端与鼓膜之间的距离已不满足上述推荐距离，验配师仍然可以在避免探管接触鼓膜的情况下实现精确的测量。

临床上有很多方法可以辅助将探管放置在相对于鼓膜的适当位置。但无论具体的操作流程如何，耳镜检查、临床判断、安全性和一般常识都应优先于探管放置技术考虑。

1. 视觉辅助定位技术

视觉辅助定位技术是依据典型的耳道解剖，将探管以固定深度插入耳屏或耳间切迹以内，以使探管末端位于距离鼓膜大约5mm的范围内。操作指南中关于探管应插入的深度的规定根据受试者的年龄和性别而不同。例如，成年男性平均耳道长度约25mm，其外耳道开口到耳屏间切迹的平均距离是10mm。因此，将探管末端插入耳屏间切迹30mm后，其末端位置应在普通成年男性鼓膜5mm内。成年女性通常有相对较短的耳道，因此推荐的插入深度有所不同。由于儿童耳道的解剖变异较大，推荐的插入深度变化范围较大，通常不推荐使用固定插入深度的方法。为辅助使用这种方法放置探管，验配师可以使用前面描述的探管上的标记环标记出（或用笔在探管上做个标记）到探管末端的适当距离，插入探管直到这个标记接近耳屏间切迹（图7-9和图7-10）。

通常，为确保在8 kHz以内在鼓膜附近测量得到精确度在2dB以内的声压级，操作指南给出如下推荐的探管插入深度：①成年男性，探管末端超出耳屏间切迹30~31mm；②成年女性，探管末端超出耳屏间切迹28mm；③儿童，探管末端超出耳屏间切迹20~25mm。

对于提供扩展带宽的高频测量能力至12.5kHz的现代REM系统，上述指导值增加2mm，可使探管末端进一步靠近鼓膜，并提高8kHz以上的高频测量精度。有研究对扩展频带测量进行了评估，结果表明[12]，较深的插入深度比较浅的插入深度具有更好地精确度和可重复性，变异度明显更小，对鼓膜处声压级的预测能力更强。总的来说，这些指导值是基于人体平均解剖尺寸，并不一定适用于每个受试者。在某些情况下，放置深度可能会超过推荐值，而在另外一些情况下，可能需要较浅的放置以避免与鼓膜

◀ 图7-9 带有辅助定位标记环的探管

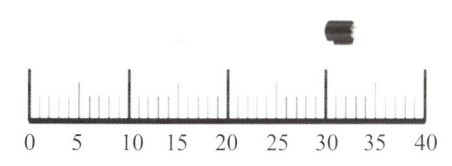

从耳屏间切迹到探管末端的平均距离
成年男性：30~31mm；成年女性：28mm；儿童：20~25mm

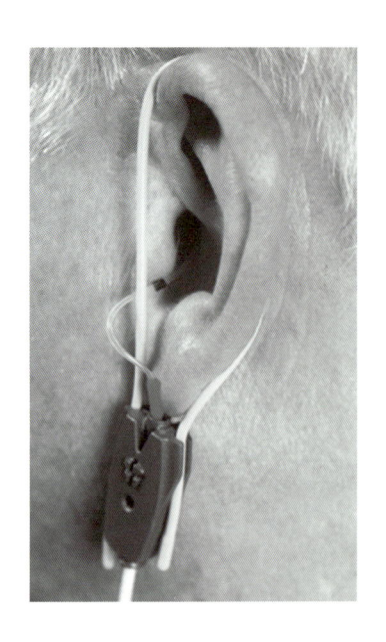

▲ 图 7-10　使用视觉辅助定位技术放置的探管模块和探管示例

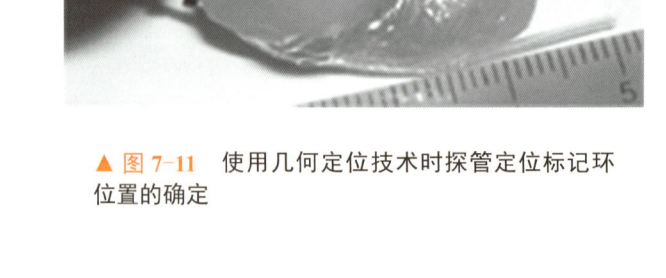

▲ 图 7-11　使用几何定位技术时探管定位标记环位置的确定

接触。因此，通常建议验配师在探管上的标记环对齐耳屏间切迹之前停止操作，进行耳镜检查，以确定探管和鼓膜之间的剩余距离。如果剩余空间依然足够，则继续插入探管。

2. 几何定位技术

几何定位技术指的是使用患者的耳模或助听器来辅助探管的放置。具体地说，耳模或助听器的外缘被用来对应耳屏间切迹的位置。由于这个位置并不总是很明显，在标记之前将助听器或耳模放入耳道进行比试，找到最合适的标记点，在临床上是有帮助的。找到这个位置之后，将探管紧贴助听器或耳模的前下方放置，使探管前段开口超出助听器或耳模的尖端（耳道部分）5mm，将标记环放置在该位置对应的探管相应位置上（图 7-11）。应注意，对于使用深耳道助听器或儿童验配时，由于内部空间较平均值小，这个超出尖端的距离应适当减小，以免放置时碰触鼓膜而引起患者不适。然后将探管与先前确定的耳模或助听器面板的外缘对齐，将其插入耳道，直到探管上的标记环位于耳屏间切迹处。然后需要注意的是，插入深度是否合适仍然取决于助听器耳内部分的长度。如，有的耳模耳道部分较短（如不超过第二个弯曲），很可能探管距离鼓膜不够近，这时高频的测量可能就不够精确。

3. 声学定位技术

利用声学定位技术，验配师可借助耳道中驻波的概念来确定合适的探管位置。首先，验配师从 REM 系统中选择一个 6kHz 窄带信号，通过扬声器以约 70dB 声压级播放。使受试者按照操作说明面对测试系统坐好，缓慢将探管深入耳道，同时观察屏幕上 6kHz 的频响曲线，在此过程中可发现当探管推进到某一位置时频响曲线出现一个很大的切迹（即响应幅度减小）。为确认频响是否已达最小，可继续向内插入探管，直至观察到 6kHz 的频响开始回升。根据驻波理论和典型的成年男性耳道的解剖，可以预估当探管末端距离鼓膜约 15mm 时，将会出现这个切迹。此时验配师只需将探管继续向前推进约 10mm，其末端即可达距离平均成年男性鼓膜约 5mm 的位置。在实践中，由于在插入探管过程中受试者附近物体（如验配人员的手）的声反射作用可能影响到记录到的频响，这一方法具有一定的挑战性。因此，ANSIs3.46–2013[5] 建议验配师的手在接近最小反应时远离受试耳和参考传声器，以尽量提高反应准确性。一些 REM 系统提供探管放置的软件工具，试图利用声学定位的概念将探管放置的过程自动化。这些软件工具仍然要求临床人员在放置探管过程中注意屏幕上的频响曲线，同时等待系统提示最佳位置的出现。

4. 声学辅助定位技术

声辅助定位技术，指的是首先运用视觉辅助技术推荐的探管插入深度作为探管放置的基础。一旦标记环接近耳屏间切迹，测试者就利用声学定位技术中描述的方法来确定合适的探管位置。即按照 ANSI S3.46–2013[5] 的规定播放一个窄带或宽带声信号（如 6kHz），测试者观察耳道内的响应曲线。根据频响曲线切迹变化确定驻波点之后，再将探管推进 2mm，观察同一输入声压级下的频响曲线。如果此时频响曲线未发生明显变化，则当前位置作为探管测量点。如果频响曲线变化显著，再次将探管向前推进 2mm 并重新测量，重复这些步骤直到在感兴趣的频率区域没有观察到变化。

综上所述，虽然各厂家关于探管放置的具体操作指南可能有所不同，但一般原则如下：①进行耳镜检查以评估耳道的状态和查看耳道内是否有明显的碎片物质（如耵聍），并为视觉辅助定位技术提供患者实时的耳道解剖信息；②在探管模块上安装一个新的探管；③将探管模块外壳或支架挂到患者身上；④将探管模块挂在患者耳上，确保参考传声器面向外，背向面部；⑤调整探管模块在耳上的位置，使外壳紧贴头部和耳垂下方。使用夹子或固定装置来拉紧电缆中的松弛部分，以确保在患者移动时模块位置保持不变；⑥把探管轻轻滑入耳道。如使用标记环，则插入探管直到标记环接近耳屏间切迹。使用耳镜观察，确定探管是否在鼓膜附近约 5mm 范围内，并根据需要调整放置位置。

（五）声场均衡

为确保在测量点上获得适当的信号级和频谱，REM 系统提供多种通过声场均衡（sound field equalization）对测试环境中声信号进行校准的方法。ANSI S3.46—2013[5] 也规定了一系列声场均衡的方法，包括：替代法（substitution method）、使用存储均衡的修正声压法（modified pressure method）和使用实时均衡的修正声压法等，下文详述。

1. 替代法

使用这种方法进行声场均衡时，受试者并不在测量点的附近（即受试者不在场），仅使用参考传声器对测量点上的声场进行校准。测试时，受试者的头部正中对准此前校准过程中参考传声器所在的测量点位置。如果受试者头部从此前的校准点移开，或者测试环境有所变化，则需要再次进行声场均衡以保证受试者的测量点处的信号级和频谱的准确性。使用这种方法，当受试者在场时，测试信号仍然直接传递至测量点，将不可

> **知识点：协助放置探针管的临床技巧** ✓
>
> - 利用探管模块上的保持绳固定探管的方法：当助听器或耳模插入或从耳道中取出时，探管与保持绳之间的摩擦力可以帮助将探测管固定在适当的位置。
> - 使用润滑剂：在耳道中部放置些润滑剂（如 Oto-Ease、OtoFerm 等）可以帮助保持耳道中探管的位置，并且更容易让助听器或耳模通过耳道而不产生可能移动的摩擦。沿探管涂抹（或涂抹到助听器或耳模的耳道部分）润滑剂也可最大限度减小由探管造成的缝隙引起反馈啸叫的可能性。
> - 如果没有现成的标尺来设置探头标记，可以将测量设备的外壳用作标尺：许多测量系统提供一个安装在他们的设备上的尺子，或者关于探管模块的尺寸说明，可通过将探管与外壳对齐来设置探管标记环的位置。
> - 考虑同时插入探管和助听器 / 耳模：这项技术已被证明对儿童[13]和（或）不太配合测试的患者（在测试过程中插入探管时他们无法保持静止）很有价值。使用这种方法，探管末端伸出助听器或耳模的耳道部分约 2~5mm，使用防潮材料将探管固定附着在助听器或耳模上，然后将助听器或耳模与探管同时插入。这种方法的准确性取决于所测试的助听器或耳模耳道部分的长度。

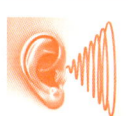

避免地受到受试者头部和躯干的反射、衍射以及外耳道本身共振特性的影响[8]。因此，REM 生产厂家会说明其所使用的声场校准方法，作为其系统验配公式算法的输入，以便使用该假定信号生成正确的目标曲线。

2. 使用存储均衡的修正声压法

使用存储均衡的修正声压法，受试者需要置身于测量点上，按照系统说明将参考传声器放在测试耳上。系统的测试扬声器发送一个校准信号（如宽带噪声）到测量点上，参考传声器在测量点上测量该信号的声级和频响（即声场传递函数）并存储在系统中。该声场传递函数在随后的测试中被应用于所有 REM 扬声器使用的测试信号，以保证在测量点上获得准确的信号级和频响。临床上，这种声场均衡方法通常应用于通气比较明显的助听器（如开放耳选配助听器），用以解决放大后的声音从耳道泄漏出来，被实时测量的参考传声器采集到，从而影响到声场校准过程的问题。因此，使用存储均衡的修正声压法时，受试者的助听器正常佩戴，但需要静音或者关闭。很多 REM 测试系统提供自动引导功能，当目标助听器的"开放耳选配"状态选项被选择后，系统自动引导测试人员使用存储均衡的修正声压法对声场进行校准。和替代法一样，这种方法校准的仍然是声场中的某一个点，当受试者的位置或者测试环境发生改变时，应重新进行校准。

3. 使用实时均衡的修正声压法

和使用存储均衡的修正声压法一样，使用实时均衡的修正声压法也需要受试者实时在场，参考传声器置于耳道口。但与之不同的是，使用实时均衡的修正声压法进行助听器验证的过程中，参考传声器是实时工作的，监测测量点上接收到的信号声压级和频谱特性并反馈至系统。系统在必要时会调整扬声器的输出，以保证在测量点上的信号持续稳定。通过这种方式，测试信号从扬声器发送到测量点过程中所受到的测试环境的影响（如背景噪声、反射、驻波等）均被实时考虑并且进行控制，这样就可保证助听器接收到的信号是持续稳定的。这样验配师就可以确信，2 种不同测试结果得到的差值确实来自助听器状态的真实差别，而不是来自于 2 个测试条件下输入信号的差异导致的误差。通常，这种实时进行的声场评估和随后的信号级/频谱调整发生在校准信号（如宽带噪声）的发送过程中。校准信号在所选择的刺激信号（如言语信号）播放的过程中周期性地发送。因此，在发送校准信号时，测试环境必须保持安静并能代表随后患者的测试位置。临床上，实时均衡的方法为声场均衡提供了更多便利，因为相比于替代法和存储均衡法，这种方法允许受试者的位置改变，在环境产生改变时也不必重新进行校准，就可以确保在整个测试过程中测量点上测试信号的声压级和频谱特性保持稳定。另一方面，正如上文所描述的，对开放耳选配的助听器进行 REM 测试时，实时均衡可能导致由于不正确的声场校准（以及不正确的输入信号特征）而产生的测试误差。

4. 双侧同时进行真耳测试应考虑的校准问题

随着能够在双侧耳道内同时进行助听器 REM 的测试系统的出现，如何进行正确的双侧声场校准的问题也需要考虑。双侧校准所面临的主要问题是确保从一个单一的声源（即 REM 系统声场扬声器）向 2 个测量位置（即双侧助听器）发送的信号都具有所要求的输入声压级和频谱特性。测试声信号从扬声器向双侧测量点传播的过程中，受试者头部或躯干的反射、衍射作用，患者附近的反射面（如测试者、墙壁、屋内陈设等），以及环境噪声等因素，可能会使信号级出现非对称性的改变。这会导致到达双侧助听器的信号并不完全等效。这不是一个连续单耳测量的问题。如前所述，置于测试耳上的参考传声器主要作用是确保扬声器向被评估的耳/助听器发送正确的信号级。然而，同时进行双侧（或双耳）测量时，问题就变成了如何调整单一声源来应对可能存在的双侧声场差异。由于验配公式目标值要求精确的输入信号级和频谱特性，因此确保测试信号传输中的任何声场不对称都被纳入 REM 的分析，对于验配师作出正确的验配决策是很重要的。简而言之，助听器接收到的输入信号声压级决定了其输出，效果验证决定也会因此受到影响。相对目标值可能出现增益不足或者过度增益，可能只是源于 REM 过程中不正确的输入信号。REM 系统使用各种方法来确定进行双侧同时 REM 测量时实际传递到两侧测量点的信号级，并将在测量点接收到的输入信号级或频谱特性的不对称性纳入分析。这些方法包括计算两侧参考传声器之间差值的平均值，或允许测试者选择其中一个参考传声器作为所有双侧 REM 声场校准的基础。这 2 种方法都涉及接收信号级未知的误差，因为在每个设备上接收到的输入信号可能不相等，并且可能与要求的信号级和（或）频谱都不同。结果可能随声场的非均匀程度有所不同，更可能与顺序进行单耳声场校准所得到的结果差异很大。为解决这些问题，确保进行双侧测试时提供准确的输入信号，一些 REM 系统提供定位指导功能，即测量和比较双侧参考传声器处的信号级，一旦存在双侧不对称的情况，指导测试者调整受试者位置，解决不对称的问题（图 7-12）。

三、真耳测试的相关术语和测试类型

（一）需要了解的缩略语

为了加深对各种 REM 术语及其相关测试方法的理解，读者应了解各种真耳相关的术语英文缩写词的构造方式。首先，真耳相关的英文缩略术语往往以字母 "RE" 开头，RE 即是英文 "真耳"（real-ear）的缩略语。这个字母之后，通常是另外 2 个描述具体测试内容的首字母缩写，如字母 "A" 代表 "aided"（助听后的），字母 "U" 代表 "unaided"（无助听的）。如果真耳相关的术语以字母 "G" 结尾，那么该术语指的是 "增益"（gain）。增益是测量各频率上输出信号级（即响应）减去输入信号级的差值。如果真耳相关的术

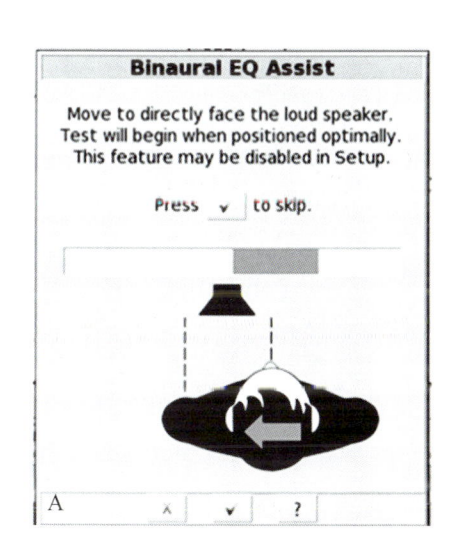

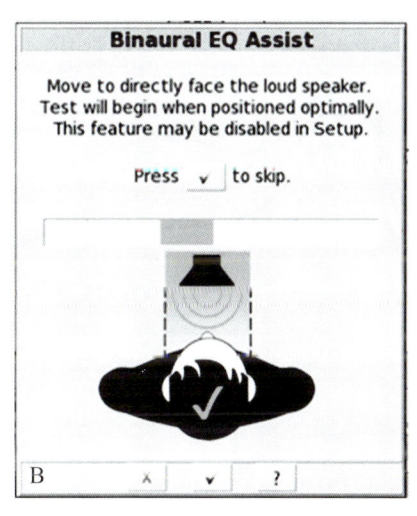

◀ 图 7-12 受试者自动定位工具示例

在双侧同时 REM 过程中，系统自动识别双侧输入信号的声压级和频谱特性差值（A）；并指导测试者对受试者进行定位，从而对双侧参考传声器进行声场均衡（B）

表 7-1 在真耳测试中使用缩写 G（增益）和缩写 R（响应）的测试量之间的关系示例

测试量缩写	频率（kHz）								
	0.25	0.5	0.75	1	2	3	4	6	8
REAR（dB SPL）	65	72	75	80	83	85	88	75	71
输入（dB SPL）	60	60	60	60	60	60	60	60	60
REAG（dB）	5	12	15	20	23	25	28	15	11

语以字母"R"结尾，那么该术语指的是"响应"（response）。响应指的是测量得到的绝对输出声压级，也就是并不考虑输入信号级。表 7-1 给出了真耳测试中一对使用缩写 G（gain）和缩写 R（Response）结尾的测试量之间的关系示例。

（二）真耳测试各测试量的定义、测试方法和临床意义

根据所进行的效果验证关注的内容，真耳测试有很多测试量。不同的测试量具有相应的术语缩略词，下文一一列出。本节下面的内容主要参考了 Pumford and Sinclair 发表在 Audiology Online 网站上的文章[14]，给出了 REM 中常见的术语定义，并简要介绍了各个测试量的测试操作流程及其在临床上的应用意义（译者注：中文翻译参考了 GB/T 20242—2006 中的相关定义）。

1. REUR 和 REUG

（1）定义

①真耳无助听响应（real-ear unaided response，REUR）

➢ 正式定义（ANSIS3.46—2013）[5]

• 在规定的声场中，在耳道不堵塞时，在规定的耳道内测量点处的声压级与频率的函数关系。

非正式定义

• 对于给定的输入信号，在开放耳道内（无助听）测得的各频率输出声压级。

②真耳无助听增益（real-ear unaided gain，REUG）

➢ 正式定义（ANSIS3.46—2013）[5]

• 在规定的声场中，在耳道不堵塞时，耳道内测量点处的声压级和声场测试参考点处的信号级之差（dB）与频率的函数关系。

➢ 非正式定义

• 在开放耳道中测得的由耳郭和耳道以及头部衍射效应产生的增益。从各频率的 REUR 中减去输入信号级即可得到 REUG。

• 受试者开放耳道的自然放大量。

图 7-13 和图 7-14 分别给出了典型的 REUR 和 REUG 曲线示例。普通成人的 REUG 会在 2700Hz 附近有一个 17dB 左右的第一共振峰，在 4000~5000Hz 频率区域有一个 12~14dB 的第二共振峰[8]。但是 REUG 的个体差异很大，除了解剖学上的差异之外，鼓膜的穿孔以及涉及鼓膜和耳道的手术也是主要影响因素。

（2）如何测试 REUR 和 REUG：①行耳镜检查；②将探管插入开放耳道的适宜深度（如距鼓膜 5mm 以内）；③将患者置于相对于扬声器适当的距离和方位角（例如 0.5m/0°）；④选择所需的测试信号类型和输入信号级[*]；⑤发送测试信号并记录测量结果（图 7-13 和图 7-14）。

（3）REUR 和 REUG 的临床意义：REUR 和 REUG 通常被用作进行真耳插入增益（REIG）目标曲线拟合的第一步。从真耳助听增益（REAG，下文详述）中减去 REUG 即为 REIG。有的 REM 系统可以自动从 REUR 减去测试输入信号级计算出的 REUG 并显示在验配界面上，这有助于避免测试结果中出现问题。有的 REM 系统中，REUR 和 REUG 还可被应用在使用 SPL-o-gram 方法的助听器验配（如使用 DSL 处方公式）中，用于将声场测听结果从 dB HL 转换为鼓膜处的 dB SPL。很多系统使用平均 REUG 值来将以 dB HL 表示的声场测听结果转换为以 dB SPL 表示的鼓膜附近声压级。在这些情况下，需要注意 REM 系统中选定的扬声器入射方位角要与听力评估中使用的方位角一致。这一点很重要，因为 REUG 会随声源位置不同而变化。当在 SPL-o-gram 界面进行操作时，REUG 被证明对于确定适宜开放耳选配的患者验配是有价值的，因为它使得验配人员在患者不戴助听器的情况下可以评估其对低频声音的可听性。REUR 测试结果也被证明是某些耳道或中耳异常（如鼓膜穿孔）的有用指标，其依据是它们对测量频率响应的影响[4, 8]。

---

[*]. 如前文所述，对于测试信号类型和所采用的信号级有各种各样的考虑。至少要确保测试信号在助听器验证的范围内，高于房间的背景噪声级，低于可能会导致受试者听力不适的声级。

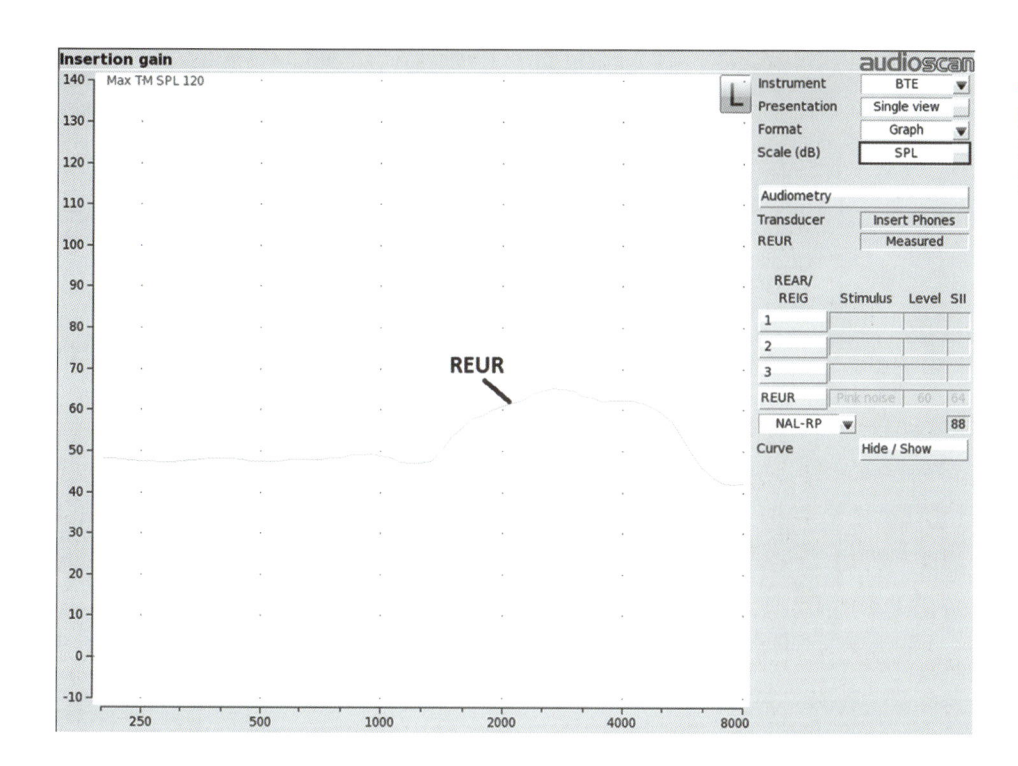

◀ 图 7-13 真耳无助听响应（REUR）测试示例，输入测试信号为 60dB SPL 粉红噪声

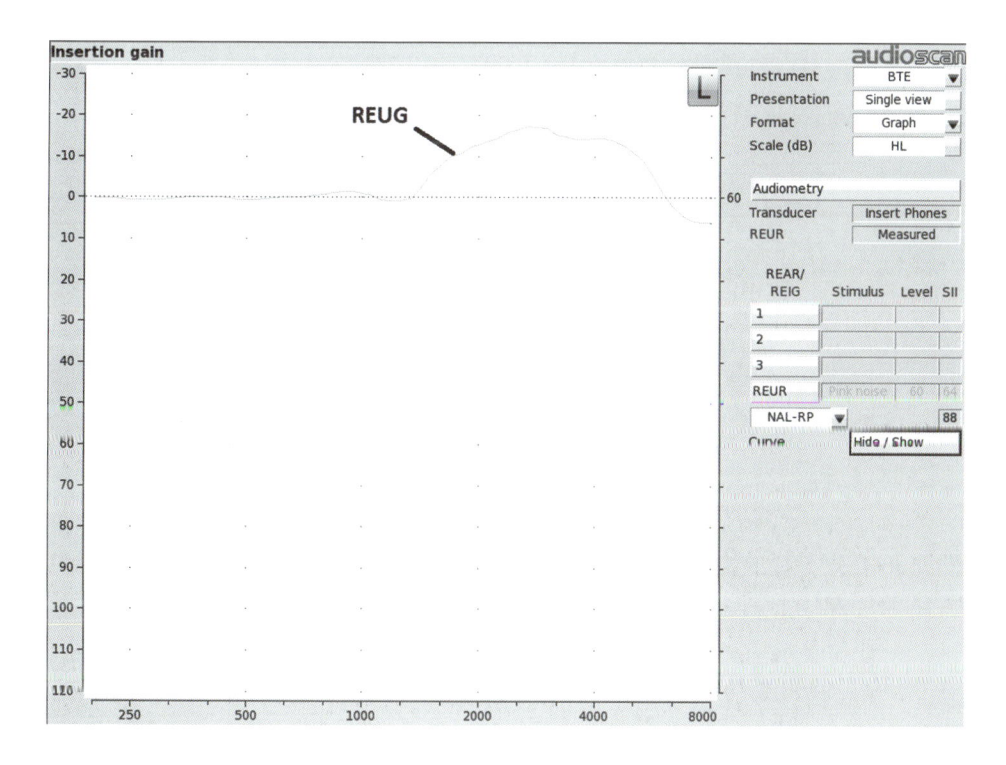

◀ 图 7-14 真耳无助听增益（REUG）测试示例，输入测试信号为 60dB SPL 粉红噪声

2. REAR 和 REAG

(1) 定义

①真耳助听响应（real-ear-aided response，REAR）

> 正式定义（ANSI S3.46—2013）[5]

• 在规定的声场中，在患者戴助听器（包括其声学耦合部件）且助听器工作时，在规定的耳道内测量点处的声压级（dB）与频率的函数关系。

> 非正式定义

• 在佩戴助听器且助听器工作状态下，在耳道内测得的某个特定输入信号的频率响应。

②真耳助听增益（real-ear-aided gain，REAG）

> 正式定义（ANSI S3.46—2013）[5]

- 在规定的声场中，在患者戴助听器（包括其声学耦合部件）且助听器工作时，在规定的耳道内测量点处的声压级和声场测试参考点处的信号级之差（dB）与频率的函数关系。

> 非正式定义

- 在佩戴助听器且助听器工作状态下，在耳道内测得的某个特定输入信号在各频率上获得的增益。

(2) 如何测试REAR和REAG：①行耳镜检查；②将探管插入开放耳道的适宜深度（如距鼓膜5mm以内，超出助听器或耳模的出声孔）。注意如果REAR/REAG用于测试插入增益，需确保探管在耳道内的位置与测试REUR/REUG时保持一致；③为受试者佩戴助听器，注意保持探管在耳道内的位置不变；④将患者置于相对于扬声器适当的距离和方位角（如0.5m/0°）；⑤在已编程调试后的设置下打开助听器。注意如果助听器具有明显的通气设置（如开放耳选配），在测试前应首先在受试者戴助听器但关闭或静音的条件下采用存储均衡对声场进行校准；⑥选择所需的测试信号类型和输入信号级*；⑦发送测试信号并记录测量结果（图7-15和图7-16）。

(3) REAR和REAG的临床意义：以往REAR和REAG主要是作为真耳插入增益（REIG）进行助听器验配作的参考（即REAG-REUG=REIG）。近年来，这对指标逐渐成为验证各种助听器验配处方效果的首要工具，特别是针对DSL公式。

本章随后会提到，当与SPL-o-gram听力图联合应用时，REAR可以快速评估助听器的输出相对于患者的听觉动态范围（即从阈值级到不舒适级之间的范围）是否合适，这比传统的真耳验配只考虑是否接近目标值提供了更多信息。

3. 真耳插入增益（REIG）

(1) 定义

> 正式定义（ANSI S3.46—2013）[5]

- 在同一声场中，同一测量点上测得的REAG与REUG之差（dB）与频率的函数关系。之前曾使用术语为真耳插入响应（real-ear insertion response，REIR）。

> 非正式定义

- 助听器在佩戴到患者耳上时提供的实际增益量，可由各频率上的REAG减去REUG或者REAR减去REUR计算得到。

注：ANSI S.3.46—2013[5]的术语和定义中并未给出REIR的定义。因为插入增益的计算是差值测量，包含的是"增益"的意思，如上文所述，所以应使用以"G"结尾的术语。

(2) 如何测试REIG：①按上述步骤测试REUR；②按上述步骤测试REAR，确保测试时声场条件和探管位置与REUR测试一致；③计算（REAR −REUR）或者（REAG −REUG）得到REIG。通常REM系统可以自动计算REIG并将REIG曲线显示在屏幕界面上；④调节助听器使得REAR（REAG）以及计算得到的REIG曲线在各个频率上尽量与REIG目标曲线吻合（图7-15）。

(3) REIG的临床意义：REIG的主要临床应用是通过与验配选用的处方公式针对输入信号级生成的REIG目标值进行对比，验证助听器的验配效果是否达到预期。如果没有理论目标值，单独计算REIG没有意义[4, 8]。REIG验配方法相对于SPL-o-gram方法（只使用REAR）确实存在一些局限性，包括缺乏实测REIG值与目标值不匹配时对可听度影响的参考框架，以及缺乏相对于患者不舒适响度级的提示（即缺乏听觉动态范围的直观展示）。此外，使用插入增益的验配方法计算目标值时，假定了输入的听力图是已经包含开放耳效应（即REUG）的声场测听结果。由于计算方法会受到患者REUR或REUG个体差异的影响，一些高频区包含了一些切迹和下降的异常REUG曲线，会影响到实测值与目标曲线吻合度的判断，一些极端情况可能无法得到所需要的目标曲线。REUG在这一计算过程中的影响，

---

*. 如前文所述，对于测试信号类型和所采用的信号级有各种各样的考虑。至少要确保测试信号在助听器验证的范围内，高于房间的背景噪声级，低于可能会导致受试者听力不适的声级。对于插入增益测试，需要进行REAR和REUG两个阶段的测试。如果所使用的测试系统不能自动识别两个测试阶段输入信号的差异，应确保两者的输入信号特征保持一致。

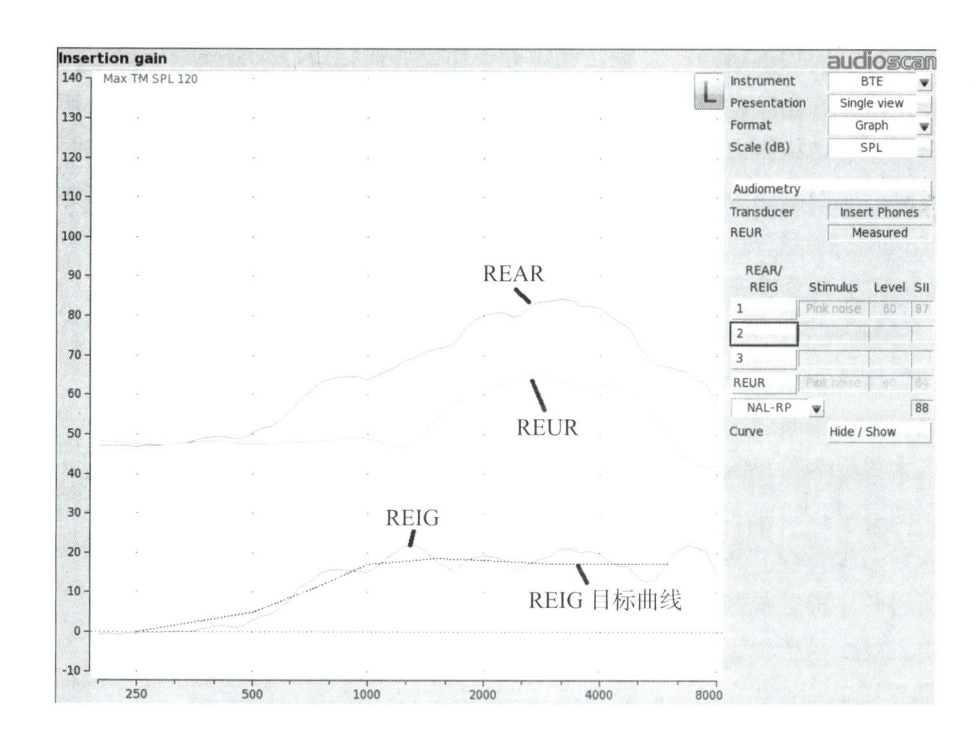

◀ 图 7-15 真耳助听响应（REAR）测试示例，输入测试信号为 60dB SPL 粉红噪声。图中还同时显示了 REUR、REIG（真耳插入增益）和 REIG 目标曲线

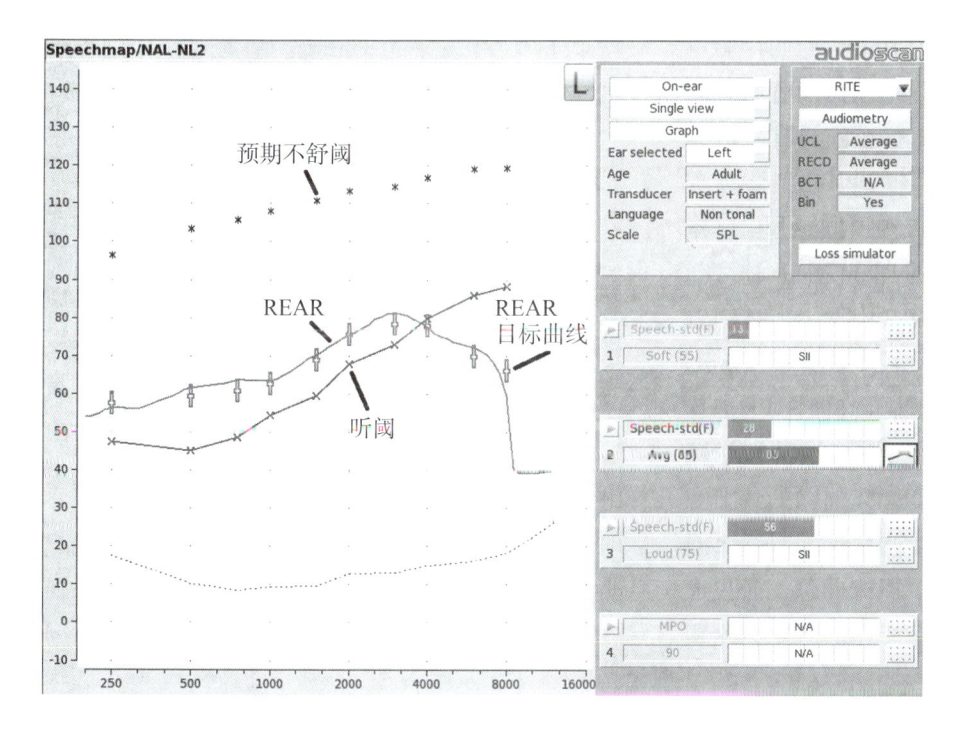

◀ 图 7-16 在 SPL-o-gram（或称言语图）界面上进行的真耳助听响应（REAR）测试示例，输入测试信号为平均言语级。图中还同时显示了处方公式生成的该输入信号级的 REAR 目标曲线（+）、患者听阈（X）和患者预期不舒适阈 UCL（*）

使得一些 REM 系统推荐在计算 REIG 时仅采用平均 REUG 值，除非听力图是由声场扬声器测试得到的。具体而言，实测的个体 REUG 值仅在听阈由声场测听得到的情况下推荐使用，因为这个实测值还要作为后续评估计算的一部分，应该在目标曲线设定时予以考虑。而对于使用其他种类的换能器（如压耳式耳机、插入式耳机等）得到的听力检查结果，由于听阈测试过程中并未考虑个体的 REUG 差异，推荐使用验配公式开发者提供的平均 REUG 值计算 REIG。

4. REOR 和 REOG

(1) 定义

① 真耳堵塞响应（real-ear-occluded response, REOR）

➢ 正式定义（ANSIS3.46—2013）[5]

• 在规定的声场中，在患者戴助听器（包括其声学耦合部件）且助听器关闭时，在规定的耳道内测量点处的声压级（dB）与频率的函数关系。

➢ 非正式定义

• 在佩戴助听器且助听器关闭状态下，在耳道内测得的某个特定输入信号的输出声压级（dB）频率响应。

②真耳堵塞增益（real-ear-occluded gain，REOG）

➢ 正式定义（ANSIS3.46—2013）[5]

• 在规定的声场中，在患者戴助听器（包括其声学耦合部件）且助听器关闭时，在规定的耳道内测量点处的声压级和声场测试参考点处的信号级之差（dB）与频率的函数关系。

➢ 非正式定义

• 在佩戴助听器且助听器关闭状态下，在耳道内测得的信号级与输入信号级在各频率上的差值（dB）。各频率上的REOR减去相应输入信号级即可得到REOG。

(2) 如何测试REOR和REOG：①行耳镜检查；②将探管插入开放耳道的适宜深度（如距鼓膜5mm以内，超出助听器或耳模的出声孔）；注意如果REOR/REOG用于与REUR/REUG比较，需确保探管在所有测试过程中在耳道内的位置保持一致。③为受试者佩戴助听器，注意保持探管在耳道内的位置不变；④确保助听器关闭或静音。⑤将患者置于相对于扬声器适当的距离和方位角（如0.5m/0°）；⑥选择所需的测试信号类型和输入信号级*；⑦发送测试信号并记录测量结果（图7-17）。

(3) REOR和REOG的临床意义：REOR和REOG测试的一个主要目的是评估助听器的通气特性[4, 8]。也就是说，这种测量方法可以通过测量到达鼓膜位置的特定频率的信号，帮助确定通气孔是否如预期的那样工作。例如，如果耳模或者耳塞的通气特性接近"开放耳"，则对于同一耳道内记录的REOR/REOG与REUR/REUG应非常接近（图7-17）。相反，在堵塞耳验配中，REOR/REOG预期会显著低于REUR/REUG，在大多数频率REOG为负值（负值代表有衰减）。根据作者的经验，厂家标注"开放耳"的助听器

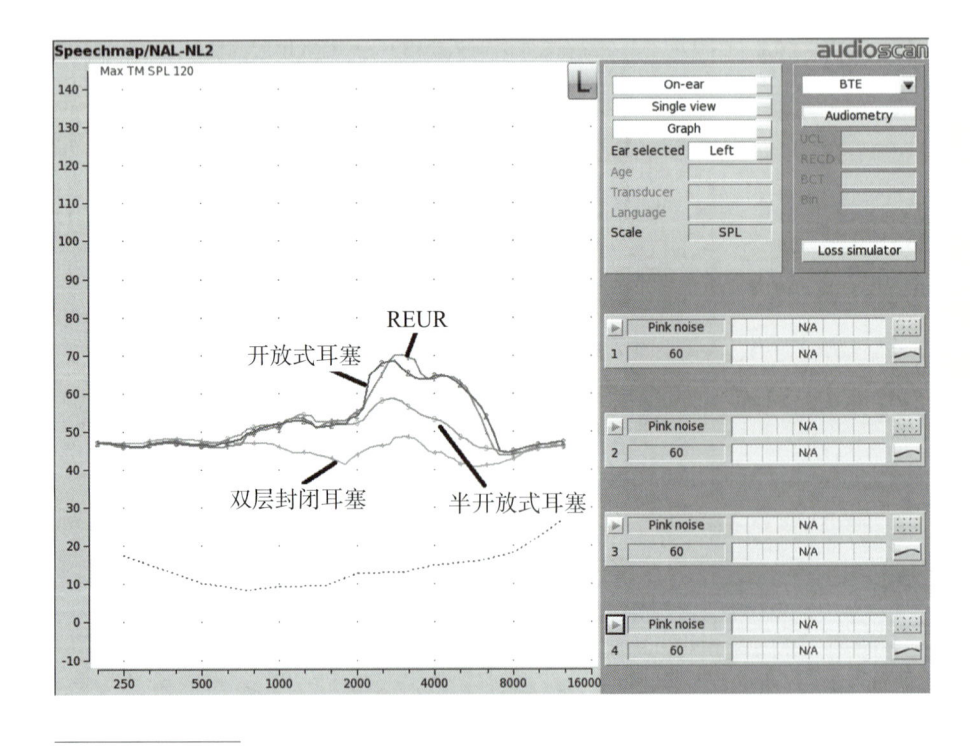

◀ 图7-17 不同堵耳条件下真耳堵耳响应（REOR）测试示例

图中同时显示了REUR曲线和开放式耳塞、郁金香耳塞（半开放式耳塞）、封闭式耳塞的REOR曲线。随着耳塞开放性越来越小，耳道堵塞程度越来越大，测得的REOR曲线相对于REUR的衰减量越来越大

---

*. 尽管测试过程中可以改变输入信号级和信号类型，但在REOR/REOG和REUR/REUG的测试过程中均使用相同特征的测试信号更加有意义。

或耳塞并不一定符合真正的"开放耳选配"（如大直径的耳塞会导致在耳道中有多余的材料边缘折叠的现象）。因此，使用 REOR/REOG 测试的使用有助于为助听器或其耳塞按照预期通气特性选择合适的通气孔（如开放耳选配）。从某种程度上来说，耳塞外侧面的狭缝也有通气的效果，那么 REOR/REOG 也可以用来评估验配的密闭性。REOR/REOG 还可用于监测耳道中由通气孔造成的共振引入的任何不希望的声学效应[4, 8]。虽然通气常被用来解决与堵塞耳有关的问题，但 Bentler 等指出[4]，REOR/REOG 测量的并不是堵耳效应。除非它与 REUG 相似（即开放的耳道完全排除了堵耳效应），否则 REOR/REOG 并不能很好地预估堵耳效应的程度。堵耳效应的测量将在本章后面部分描述。

5. 真耳耦合腔差值（real-ear-to-coupler difference，RECD）

(1) 定义

> **正式定义（ANSIS3.46—2013）[5]**

• 对于同一高声阻抗耦合腔产生的声源，在堵耳耳道近鼓膜处测得的声压级与 HA-1 型 $2cm^3$ 耦合腔内测得声压级的差值（dB）与频率的关系。

> **非正式定义**

• 由换能器生成的相同输入信号，在耳道内和在耦合腔内测得的声压级在各频率上的差值（dB）

尽管 RECD 在助听器的验配和效果验证中已使用多年，但在 ANSI 之前关于 REM 的标准 ANSI S3.46—1997 中并未定义 RECD。随着 ANSI S3.46—2013 的发布，RECD 方才被标准化并作出具体规定，包括使用 HA-1 耦合器参考和高阻抗声源。这一具体的规定是基于使用 HA-2 耦合腔的一些弊端。当测试中所使用的声源阻抗变化时，HA-2 耦合腔参考可能会在相同的耳上测得不同的 RECD 值。有兴趣了解更多关于声源和耦合阻抗对 RECD 测量影响的读者，请参阅 ANSI S3.46—2013.5 的附录 C。

(2) 如何测试 RECD：很多 REM 系统都提供自动 RECD 程序，帮助测试者按步骤实施 RECD 测试。每种系统的具体步骤可能有所不同，下面简要列出进行 RECD 操作时的主要步骤。

◆ 耦合腔测试（图 7-18）：①将信号发生器或 RECD 换能器连接到 RECD 信号插孔上；②将耦合腔*连接到耦合腔传声器上；③将 RECD 的换能器连接到耦合腔上；④发送测试信号†；⑤存

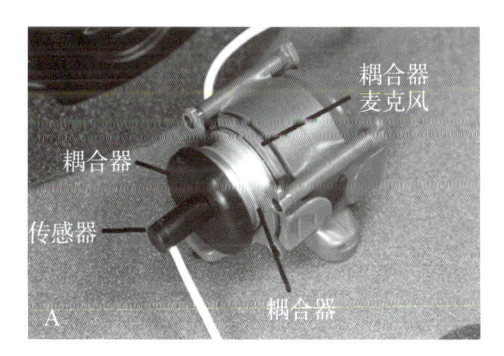

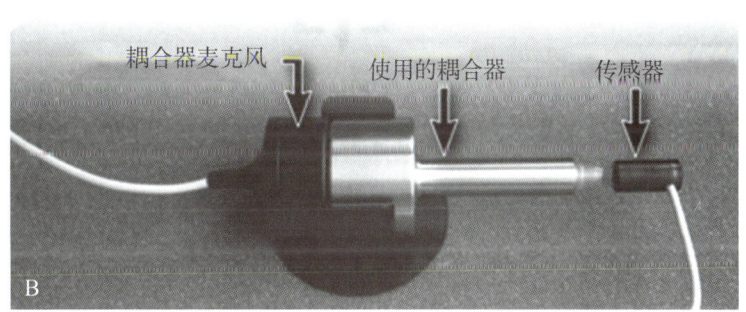

▲图 7-18 RECD 测试的耦合腔步骤中的器件连接示例

A. 使用 $0.4cm^3$ 耦合腔（适用于宽频 RECD 测试）；B. 使用 $2cm^3$ HA-2（BTE）耦合腔（适用于 RECD 测试）。REM 系统自动将耦合腔测试值转换为 HA-1 耦合腔等效参考值

---

*. 各厂家在耦合腔测试步骤中所使用的耦合腔各自不同。有的系统使用 HA-2 型 $2cm^3$ BTE 耦合腔，主要为了便于连接 RECD 换能器，然后 HA-2 耦合腔测得的数据通过数学变换转换成 HA-1 的格式。有些系统使用 HA-1 型的 $2cm^3$ ITE 耦合腔或带橡皮帽的 $0.4cm^3$ 耦合腔，以便连接 RECD 换能器。读者请向生产厂家查询所使用系统的具体设置。

†. 尽管可以使用不同的输入信号类型和信号级进行这一步骤的测试，但通常厂家会在这一步提供具体的宽频测试信号。其信号级高于环境背景噪声，同时在受试者能接受的最舒适响度级。

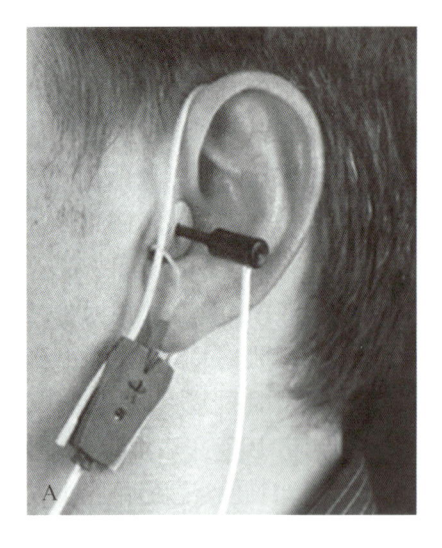

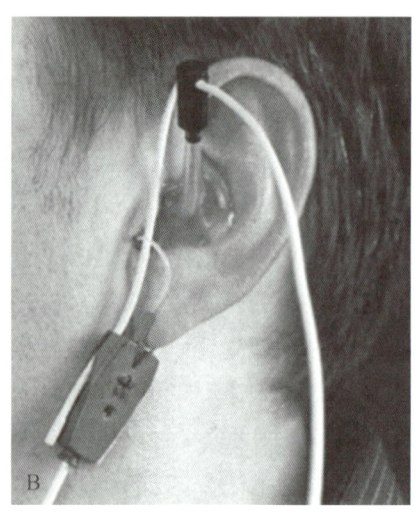

听力治疗学 Audiology Treatment

◀ 图 7-19 RECD 的真耳测试步骤测试器件连接示例
A. 使用标准泡沫耳塞；B. 使用患者自己的耳模

储耦合腔测量值。注意大多数测设备可以自动存储耦合腔响应。有的设备还可以标记测量结果相对于预期耦合腔响应的误差以备校验。

◆ 真耳测试（图 7-19）：①行耳镜检查；②将探管插入开放耳道的适宜深度（如距鼓膜 5mm 以内，超出所测试的助听器或耳模的出声孔）*；③将 RECD 换能器连接到标准泡沫耳塞上（或者患者的耳模声管或耳塞上）；④将泡沫耳塞（或耳模†）插入耳道，注意不要移动已经放入耳道的探管的位置。注意泡沫耳塞的外侧部分应按测听时插入的深度放置，填充耳道的外口；⑤发送与耦合腔测试步骤使用的相同信号；⑥存储 REM 数据。注意大部分测试系统可以自动存储真耳响应；⑦从真耳响应中减去存储的耦合腔响应即得到 RECD。注意大部分系统可以自动计算 RECD，并且在屏幕上同时显示计算结果和相应年龄的平均 RECD 曲线以备校验。有的系统还可以对疑似无效的 REM 结果进行标记。

图 7-20A 给出了一个 RECD 测试示例。从图中可以看出，鉴于本例使用了 $2cm^3$ 容积的耦合腔，对于同样的信号，耳道容积小于 $2cm^3$ 的个体耳道内测量到的声压级会高于 $2cm^3$ 耦合腔，从而从耦合腔反应减去真耳反应得到的 RECD 结果为正值。图中还可以看到，测得的 RECD 值在各频率上比相应年龄的平均参考值略高。图 7-20B 显示了一个系统为方便扩展带宽验证提供的宽带 RECD 测试（wRECD）示例。由于该测试使用的耦合腔容积更小（如 $0.4cm^3$ 耦合腔），测得的耦合腔响应比 $2cm^3$ 耦合腔测得的值还要高，而且在一些频率测得的真耳响应较低，导致计算出来的 wRECD 值在某些频率上是负值。因此，了解所使用的耦合腔的特性对确定所获得的 RECD 值是否有意义非常重要。鉴于此，REM 系统提供的与年龄相适应的平均值是很有用的工具。本节后面还给出了一些 RECD 的通用测试技巧。无论使用哪种类型的耦合腔，大部分现代 REM 系统都会通过运算将测量值转换成 HA-1 参考值，并在结果中列出，以方便使用其他测试系统或者验配软件时应用。参考文献 16 和 17 评估了 wRECD 方法，结果表明其复测信度和测量精度与 $2cm^3$ 耦合腔测试方法相当，同时还可提供 8kHz 以上扩展高频区域的测试数据。

(3) RECD 的临床意义：RECD 作为一个非常有效的工具，主要应用于助听器验配的两个方面。①将以 dB HL 表达的插入式耳机测听结果转换成以 dB SPL 表达的近鼓膜处的声压级；②使用测试箱或耦合腔对 REM 进行模拟和预估。虽然对于泡沫耳塞和耳模耦合类型都有适龄平均参

*. 对于某些儿童，建议同时插入探管和耳塞，其测试精度也在可接受的范围内。对此项技术，Bagatto 等[13]有详细介绍。
†. 由于传统的 RECD 并未考虑通气效应，因此如果有通气孔，建议将耳模上的任何通气孔中间塞住[15]。

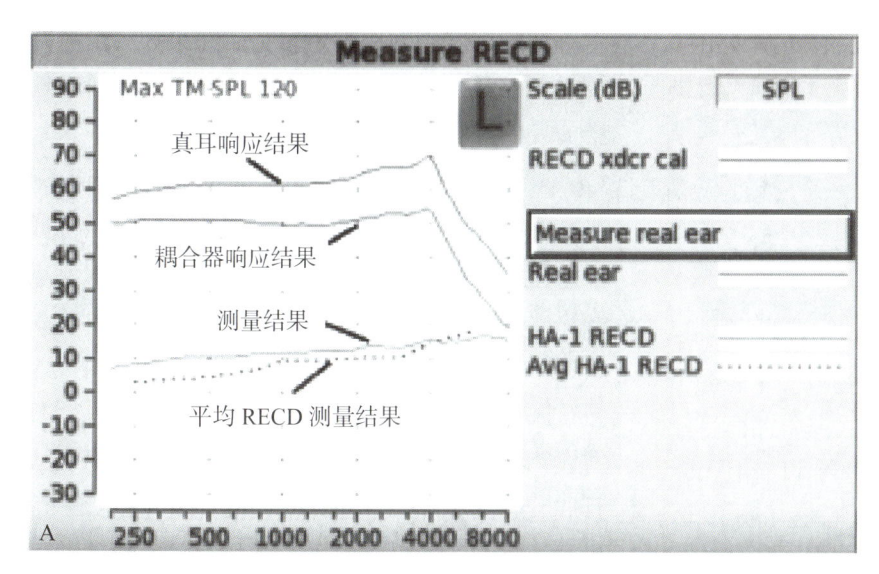

▲ 图 7-20 A. 完整 RECD 测试示例。测试界面显示了实测的真耳响应、已测得的 2cm³ 耦合腔响应、自动计算的 RECD 曲线（即真耳响应曲线减去耦合腔响应曲线），以及适龄平均 RECD 参考曲线；B. 完整 wRECD 测试示例。测试界面显示了实测的真耳响应、已测得的 0.4cm³ 耦合腔响应、自动计算的 wRECD 曲线（即真耳响应曲线减去耦合腔响应曲线），以及适龄平均 wRECD 参考曲线

（此图彩色版本见书末彩图部分）

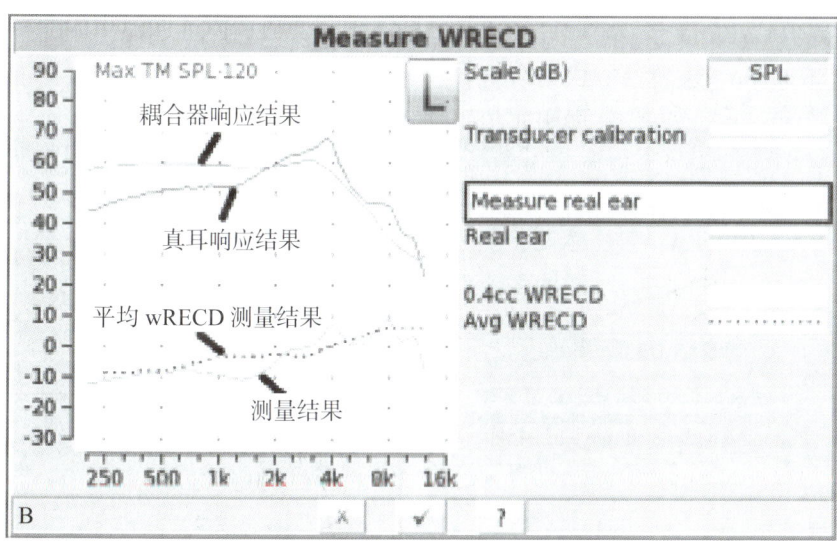

考值，但任何给定的年龄组（包括成人）中都存在较大的个体差异[19, 20]，因此仍提倡尽可能每个患者单独测量 RECD。

对于测听结果转换，RECD 本质上是修正插入式耳机使用的 2cm³ 耦合腔校准值，并测量患者耳道对传递到鼓膜的测听信号的影响。各测听频率的具体计算如下。

dB HL 听阈级 +RECD+RETSPL= 真耳 SPL 听阈级（dB）

其中，RETSPL 即基准等效阈声压级（reference equivalent thresholdsoundpressure level）或称校准零级。RETSPL 是标准值，所有听力计对各种换能器在规定耦合腔（如 2cm³ 耦合腔）产生的频率响应。

由于 RECD 还提供了一个 2cm³ 耦合腔参考值，实际上还通过将 RECD 加上这个修正因子来确定测听各频率传递到耳膜的声压级，从而实现个性化校准。事实上这个操作可以通过 REM 系统自动实现，因为使用 SPL-o-gram 结果的验配方法（DSL）需要这些数据。参考文献 21 报道的研究表明，这种测听结果转换方法具有很好的效度和可重复性。在测听过程中精确测定近鼓膜处的真实声压级阈值，这样验配公式可为患者提供更准确的处方增益。可以说，RECD 最有用的应用是运用助听器在测试箱中进行测量的结果预估真耳输出声压级响应。如 Seewald 等所说[22]，由于 RECD 使测试者得以了解同一信号在真实耳道内与在耦合腔中输出声压级之间的差异，那么

知识点：RECD 的问题解决

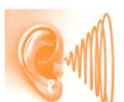

为了充分实现 RECD 的优势，必须要准确和真实地反映个体耳道的声学特征。为了尽可能测得精确的 RECD，大多数厂家在测量界面上提供与相应年龄 RECD 参考值，用以与测量值进行比较。Bagatto[18] 总结出了一些在 RECD 测试中通常应考虑到的问题及相应解决办法，以尽量增加测量的精确性，并帮助确定为每一个患者测量得到的 RECD 是否有效，主要包括以下内容。

· 低频区 RECD 值降低

可能的原因 1：过度通气。

解决方法：使泡沫耳塞充分膨胀；选择较大的泡沫耳塞或将泡沫耳塞向耳道内插入更深一些；移出耳塞重新插入，在耳模表面涂抹润滑剂，或者沿着探管中间放置；如果使用带有通气孔的耳模，适当对通气孔进行一些封堵。

可能的原因 2：鼓膜穿孔或耳科手术。

解决方法：无。此种情况下 RECD 的结果是有效的，因为等效的耳道容积远远大于正常耳道。

· 高频区 RECD 值降低

可能的原因 1：探管放入耳道位置过浅。

解决方法：按照临床操作规范移出耳塞并重新插入探管，使探管的位置向耳道内更深入一些。

可能的原因 2：在真耳测试阶段使用的是耳模。

解决方法：无。因为如果耳模声管长于安装标准泡沫耳塞的测试声管，高频区的值确实会出现下跌，此时的 RECD 测试结果是有效的。

· 整个频率范围内显示较大的负值

可能的原因 1：探管被堵塞，挤压或从耳模脱落。

解决方法：移出探管，检查探管是否被阻塞，以及耳道是否有异物阻塞，然后重新放置探管。重新放置探管后需检查探管与探管传声器、真耳测量模块之间的物理连接是否良好。注意：如果探管口有异物阻塞，将探管剪短后重新使用时，必须重新进行探管校准。

可能的原因 2：在测试软件中选择了错误的探管模块。

解决方法：确认所需的探管模块与测试软件中的选择是否一致。

可能的原因 3：测量模块或 RECD 换能器未连接。

解决方法：检查和确认所使用的测量模块或 RECD 换能器是否与系统良好连接。

对于助听器在真耳中实际输出声压级的预测可以精确到几分贝以内。各测听频率上真耳预测声压级的具体计算方法如下。

耦合腔声压级 SPL（或增益）+RECD+MLE=真耳预测 SPL（或增益）

其中，MLE 代表所测助听器类型的麦克风位置效应（the microphone location effect）或声音从声源传递到助听器麦克风的传递函数。

已经证实，由于头部和躯干的声音衍射和外耳的共振作用，不同的助听器麦克风位置对某些频率区域可以有不同程度的增强作用[23,24]。为了从基于测试箱的耦合测量结果准确预测真耳响应，许多提供测试箱验证的 REM 系统会根据测量界面上选择的助听器类型，在输入测试信号中自动加上相应的 MLE 值。

传统上，通过测试箱的测量结果预测助听器的真耳响应的能力被认为只对儿童验配有意义。然而事实上，使用 RECD 模拟的 REM 对所有年龄段的患者都提供了很多便利之处，包括允许在患者不在场的情况下预设助听器、降低对患者配合的要求、减少患者参与验配所需的时间等。由于所有验配都是在声学条件严格控制的测试箱条件进行，无关噪声对测试的影响被尽量降低。如果读者有兴趣了解更多关于 RECD 的使用和应用，建议参阅 Bagatto 等[19] 或 Scollie 等[25] 的文献。

6. 真耳表盘差值（real-ear to dial difference, REDD）

(1) 定义

➤ 正式定义（ANSIS3.46—2013）[5]

· 测听声源在耳道近鼓膜处产生的声压级与驱动声源的听力计表盘显示的听力级之间的差值（dB）与频率的关系。

➤ 非正式定义

· 在真耳耳道内测得的声压级与产生信号的听力计表盘示数听力级在各频率上的差值（dB）。

(2) 如何测试 REDD：不同的 REM 系统中内置的 REDD 自动测试程序可能会有所不同，可查阅所使用设备的说明书了解具体的细节。以下简要列出的测量流程包含了进行 REDD 时应遵循的一般原则。①行耳镜检查；②将探管插入开放耳道的适宜深度（如距鼓膜 5mm 以内，超出助听器或耳模的出声孔）；③将测听时的同一个耳机戴在患者耳部*，注意不要改变已插入的探管的位置；④设置听力计表盘为待测试的频率（如 250Hz），发送一个持续的 70dB HL 纯音；⑤测量耳道内的输出声压级；⑥从测得的 REM 声压级（如 80dB SPL）减去听力计表盘显示的听力级（即上一步所说的 70dB HL）即得到该测试频率（如 250Hz）上的 REDD 值；⑦在全部测听频率上重复上述步骤，获得各频率上的 REDD。

（3）REDD 的临床意义：REDD 用于将测听结果（如听阈和不舒适阈）从 dB HL 转换为 dB SPL，后者是在使用 SPL-o-gram 方法验配时所要求的。上一节内容曾提到，RECD 也可以用于将插入式耳机获得的 dB HL 测听结果转换到 dB SPL。因此，REDD 通常在使用头戴式耳机进行测听时才考虑使用。由于插入式耳机的使用越来越普遍，而且由于要求真耳测试时的器件放置与测听时听力计/耳机的放置尽量相同，REDD 的测量比较困难，因此 REDD 的应用越来越少[3, 4]。研究表明，REDD 测得的耳道内声压级与真实耳声压级（也就是说，如果测听时在鼓膜处放置一个探管，该探管测量到的声压级）的误差范围在大约 2.3dB 以内[21]。

7. 85 或 90dB 输入声压级的真耳助听响应（real-ear-aided response for 85 or 90dB input，REAR85/90）

(1) 定义

➤ 正式定义

• 患者戴助听器（包括其声学耦合部件）且助听器工作时，增益调至满档或刚刚低于反馈啸叫产生的增益，在声场中输入声信号级为 85 或 90dB SPL 时，在规定的耳道内测量点处的声压级（dB）与频率的函数关系。

➤ 非正式定义

• 输入信号为 85 或 90dB SPL 时，在耳道中测得的处于工作状态的助听器的频率响应。此外，也可以看作是输入声压级 85 或 90dB 时测得的 REAR，该输入声级足够高，使得助听器达到其最大输出级。

(2) 如何测试 REAR85/90：①行耳镜检查；②将探管插入开放耳道的适宜深度（如距鼓膜 5mm 以内，超出助听器或耳模的出声孔）；③为受试者佩戴助听器，注意保持探管在耳道内的位置不变；④将患者置于相对于扬声器适当的距离和方位角（如 0.5m/0°）；⑤打开助听器，调节增益控制到不产生反馈啸叫的最大位置或事前规定的位置。注意如果助听器具有明显的通气设置（如开放耳选配），在测试前应首先在受试者戴助听器但关闭或静音的条件下对声场进行校准；⑥选择输入信号级为 85 或 90dB SPL†。注意有的系统为此测试目的提供专门设计的信号（有的系统称之为 MPO）。可查阅所使用设备的说明书了解具体的细节；⑦发送测试信号并记录测量结果（图 7-21）。

REAR85/90 的值可随使用的输入信号类型而有所不同。窄带信号（如纯音、啭音）与宽带信号相比，通常能给出在最坏情况下可能的最大输出的更好估计[26]。因此，大多数 REM 系统提供专用的短时程窄带信号，专门用于评估被测设备的最大输出特性。可查阅所使用设备的说明书了解具体的细节。

(3) REAR85/90 的临床意义：REAR85/90 的主要目的是记录在较高输入声级的情况下助听器能够传递给患者耳道内的最大声压级，以获得响

---

*. ANSI S3.46—2013[5] 指出，REDD 是专门针对听力计及其测听时使用的声源（即换能器）的。因此，如果要借助 REDD 将患者以 dB HL 表达的测听结果准确转换为耳道声压级，则必须使用与患者测听力时相同的听力计和相同的声源（如耳机）。

†. 考虑到耳道中可能会出现较高声级，在耦合腔中预设助听器的最大输出（使用 RECD 预测真耳输出）可以有效避免超过患者的不舒适响度级。另外，一些 REM 系统还提供"最大输出声压级"这个参数，用户可选择一个不允许超过的耳道声压级值，一旦超过该值，信号将停止发送。如果需要，可以借助 SPL-o-gram 界面上提供的患者真耳实测或预测的 SPL 值来确定这些"最大输出声压级"值。

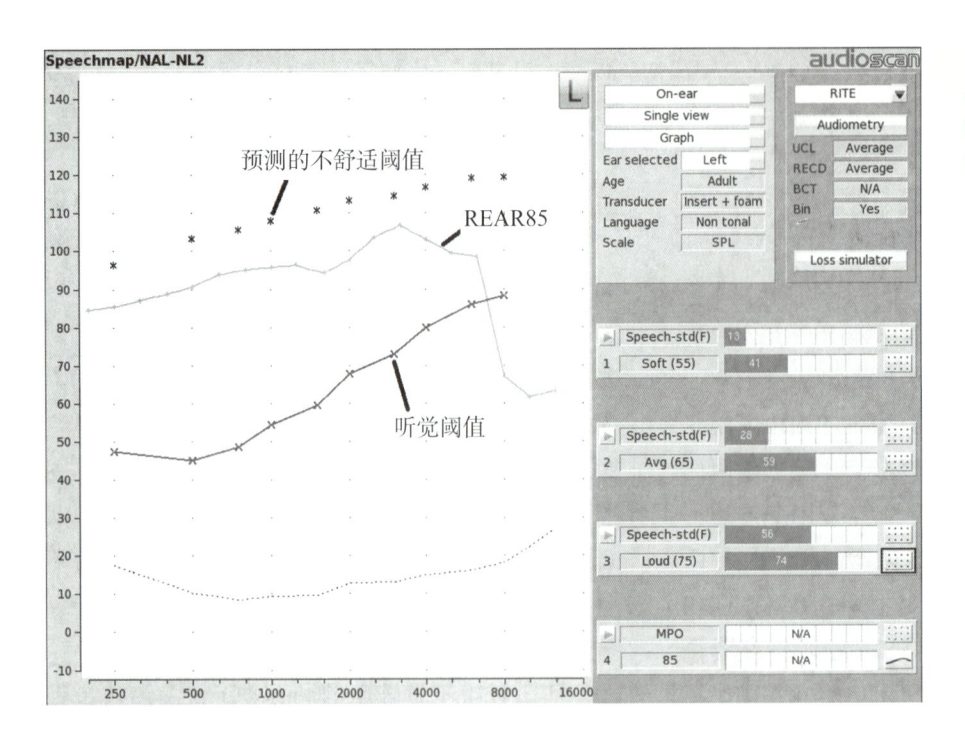

▲ 图7-21 85dB真耳助听响应（REAR85）测试示例

亮的声音。由于测试使用的输入声压级不一定会使助听器达到饱和状态，因此，此前描述这一测试过程的术语"耳饱和响应"（real-ear saturation response，RESR）已不再使用。REAR85/90测试获得的信息主要用于3个目的，都与记录助听器最大输出能力有关：①确保放大后的信号在助听器日常使用中不超过患者不舒适听力级；②确保放大后的信号不会达到可能损害患者残余听力的声级；③确保助听器有足够的净空（即确保MPO不过低或过度限制）以保证助听器具备合适的可听性和对大声的响度感知能力，并避免助听器处理较大声音时产生饱和或者失真。如上所述，由于在MPO设置过高的条件下进行REAR85/90测试可能会导致患者不适甚至损伤，应考虑通过使用模拟REM（即借助RECD中的耦合腔测试）预先设置REAR85/90，或激活REM系统内置的"最大鼓膜声压级"参数功能，以保证当鼓膜处声压级超过预设值时，自动关闭输入信号。有兴趣的读者可以参阅Hawkins的文章[27]了解更多关于助听器输出限制的详细内容。

四、助听器信号处理特征和形式因素的评估

（一）移频

移频（frequency-lowering，FL）技术旨在改善高频信号的可听性，这在传统助听器技术中是比较难实现的。该方法通常适用于由于反馈啸叫或助听器的增益限制而无法提供足够可听度的高频陡降型听力损失患者。FL可以通过许多不同的技术来实现（如，频率压缩、移位、平移和合成），每一种技术对放大的信号都有独特的影响。尽管在实现上存在差异，但各种FL方法的共同目标是，将输入的高频信号向下移动到低频区域输出，使助听器使用者能更好地感知这些信号。对FL的理论基础和相关证据有兴趣的读者可以参阅Mueller等[28]或Scollie等[29]的文章了解更多细节。

虽然FL的实现方法可能因厂家而异，但无论采用何种技术，验证方法都是相同的，如下面的协议所述。也就是说，当高频输入信号无法通过常规方式提供足够增益时，对FL功能开启后的效果进行验证以确保高频信号的可听性[30]。这

其中隐含着来自目前美国儿童助听器验配临床指南的建议，即验配师在使用经过有效性验证的处方方法激活 FL 之前，首先应尽可能使助听器的输出带宽达到最大[31]。只有在不开启 FL 的情况下进行了尽最大可能地验配尝试后，验配师方才可以使用一些高频的言语信号（如 /s/）进行移频验证，以确定是否需要开启 FL 功能。如 Glista 等[30]所述，首先在不开启 FL 功能的情况下进行一次标准的 REAR 验证，可以帮助确定最大可听输出频率（maximum audible output frequency, MAOF）范围，该范围用作 /s/ 信号的目标区域。MAOF 的频率范围高频界限为平均言语信号的 REAR 峰值曲线与患者听阈曲线的交点，低频界限为该平均言语信号的 REAR 长时平均言语谱（LTASS）曲线与听阈曲线的交点（图 7-22）。

REM 系统通常会为验证 FL 技术提供多种信号。这些信号的通用设计原则是为给验配师提供一种直观观察高频输入信号向低频输出区域移动的方法。使用宽带输入信号时，由于被移动到低频区的信号会与输入信号本身的低频能量重叠，因此很难实现这个要求。为此，验证系统提供各种窄带信号（如 /s/、/sh/）或滤波信号（如中心频率为 3150Hz、4000Hz、5000Hz、6300Hz 的

1/3 倍频程言语信号）来克服这个问题。Scollie 等收集的证据[29]支持预先录制并经过校准的言语信号 /s/ 和 /sh/ 作为验证 FL 选配助听器效果的首选方法，这些信号可以帮助很好地评估言语中重要的高频信号的可听性和频谱离散性。

一些验证 FL 技术的方法考虑了在频谱分析模式下使用测试者实时发出的语音信号 /s/ 或 /sh/ 来确定 FL 的设置。虽然这种方法确实提供了一些表面效度，但它的问题在于输入信号没有经过校准，每次测试都可能互相有所不同。这导致很难界定一些问题，例如，很难确定输出频谱的变化是由于输入信号的变化引起的，还是由于编程调试产生的变化引起的。为了避免决策过程中的潜在错误，最好使用预先录制好并经过校准的输入信号。

（二）使用移频技术的验配方案

Scollie 等[29]和 Glista 等[30]对通用的移频验配流程做了概述，主要包括以下内容。

1. 在不启动 FL 功能的情况下，根据典型方法验证助听器是否与验配公式的目标相匹配。其目标是确认仅靠助听器本身的增益，对言语信号所能提供的最大可听带宽和匹配目标曲线的程度。有时助听器本身已经可以提供足够的

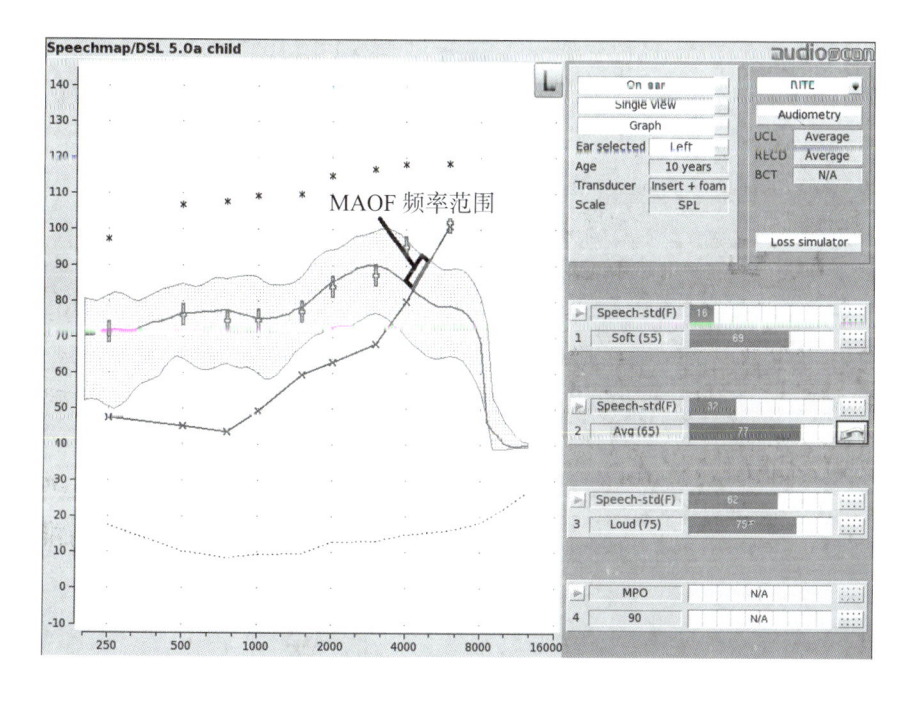

◀ 图 7-22　利用输入信号为平均言语信号的 REAR 确定 MAOF 范围示例

图中显示了 MAOF 的频率范围，该范围高频界限为平均言语信号的 REAR 峰值曲线与患者听阈曲线的交点，低频界限为该平均言语信号的 REAR 长时平均言语谱（LTASS）曲线与听阈曲线的交点

可听度，在这种情况下就无须再开启 FL 功能。

2. 关闭助听器的降噪（noise reduction, NR）功能。所使用的测试信号（即 /s/ 和 /sh/）在本质上与噪声类似，有可能会激活降噪，由此低估这些音素在连续语音中的真实可听性。

3. 播放 65dB SPL 的 /s/ 语音信号，看此时患者是否能够听到。如果未开启 FL 功能时患者即可听到该信号，则无须开启 FL 功能，验证过程结束。如果此时患者无法听到信号，应开启 FL 功能，按照下列步骤继续操作。

4. 在厂家提供的默认设置下开启助听器的 FL 功能。

5. 播放 65dB SPL 的 /s/ 语音信号，并调整 FL 的设置，直到患者听到 /s/，并尽量以最弱的移频量使信号频谱右肩落入 MAOF 范围 * 内。

6.（可选做[†]）播放 65dB SPL 的 /sh/ 语音信号，调节移频强度，使得 /sh/ 可听，同时使 /sh/ 与 /s/ 的频谱分离足够明显。如果两者产生显著交叠，则患者可能难以区分这两个音以及其他的频率成分，应继续进行微调。

7. 在默认设置下开启助听器的降噪功能。

8. 打开助听器令患者试听，看是否可以实现可接受的音质以及是否能区分实际言语中的 /s/ 和 /sh/。

9. 在验配和随访时，均应考虑患者对音质的实际感知反应和测量[#]其在真实世界听觉环境中区分 /s/ 和 /sh/ 的能力。

（三）移频验配示例

针对目标处方曲线的初始验配应使用经过校准的言语信号在多个输入信号级进行验证。图 7-22 中显示的平均言语信号的 REAR 代表了 FL 功能关闭时所能达到的最大可听带宽 MAOF，黑色方括号标出了 MAOF 的范围。随后关闭助听器的降噪（NR）功能，发送信号 /s/。在图 7-23 中可以看到，信号 /s/ 并不能被患者听到（在患者听阈曲线以下），且未落入 MAOF 范围内，说明这个患者是 FL 的潜在适用患者。随后在厂家预设的默认设置条件下开启 FL 功能，再次发送信号 /s/。微调 FL 量，直到使信号 /s/ 的频谱右肩

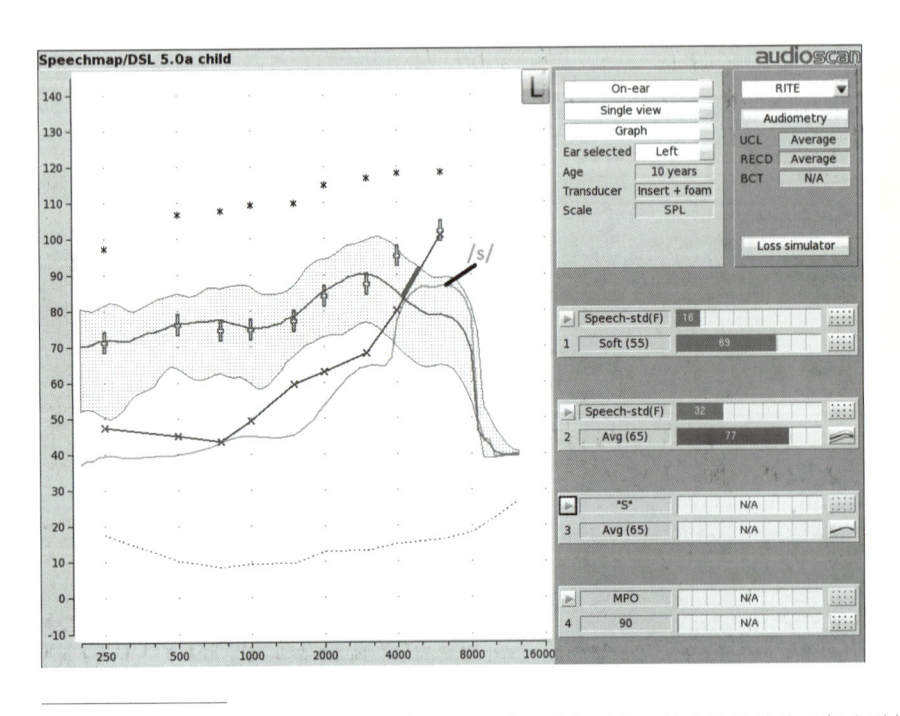

◀ 图 7-23 移频（FL）功能关闭的情况下平均言语信号的 LTASS（紫色）和信号 /s/（蓝色）的 REAR 曲线示例

图中可以看到，信号 /s/ 未落入 MAOF 范围内，且不能被患者听到（在患者听阈曲线以下），说明这个患者是 FL 的潜在适用患者（此图彩色版本见书末彩图部分）

---

*. 为了辅助验配，一些 REM 系统提供 "MAOF 指示标" 功能，按步骤引导验配师分别标记出平均言语信号的峰值曲线和其 LTASS 曲线与患者听阈曲线的交叉点，这两个点所围出的频率区域即为 MAOF。

†. 鉴于第 5 步的结果已经是 /s/ 的可听性所需的最小 FL 强度设置，可以认为已经提供了 /sh/ 与 /s/ 的最大可能的分离。

#. 有很多种测量方法可用来评估 FL 对效果的影响。感兴趣的读者可参阅 Scollie 等[29]的文章了解更多信息。

落入 MAOF 范围内，如图 7-24 所示。从技术上讲，这种方法可以实现这样一个目标，即在为高频信号提供较高可听度的同时，最大限度地减少音质的受损和由于与其他高频音素频谱交叠而产生的混淆错误。作为额外的可选测试项，信号 /sh/ 除了可以标定其可听的信号级，还可以评估其与相近频率的信号 /s/ 的交叠程度或者频谱的离散程度，如图 7-25 所示。从图 7-25 可以看到，这两种信号都是可以被听到的，同时频谱相互分离。图 7-26 显示了同一助听器中可供设置的 FL 量更大的一个例子。从图中可以看到 /s/ 向低频区域的移动越来越大（从橘黄色曲线位置到绿色曲线位置）。患者关于音质和高频言语成分不易分辨的抱怨可能来自于过于激进的 FL 设置，通过正确实施上述 FL 验证协议可以避免这些问题。

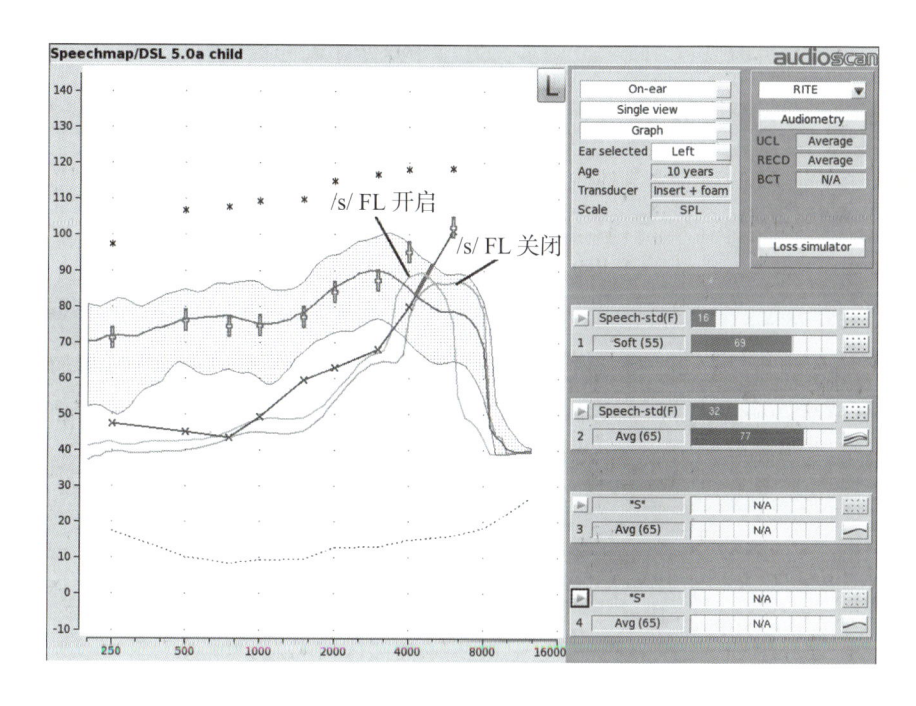

◀ **图 7-24** 平均言语信号的 **LTASS**（紫色）和在 **FL** 功能关（蓝色）和 **FL** 功能开（橘黄色）的条件下信号 /s/ 的 **REAR** 示例

可以看到，随着 FL 功能开启和调节，信号 /s/ 相对于 FL 关闭时向低频区发生了移动，此时该信号可听（位于听阈曲线以上）且落入了 MAOF 范围内（此图彩色版本见书末彩图部分）

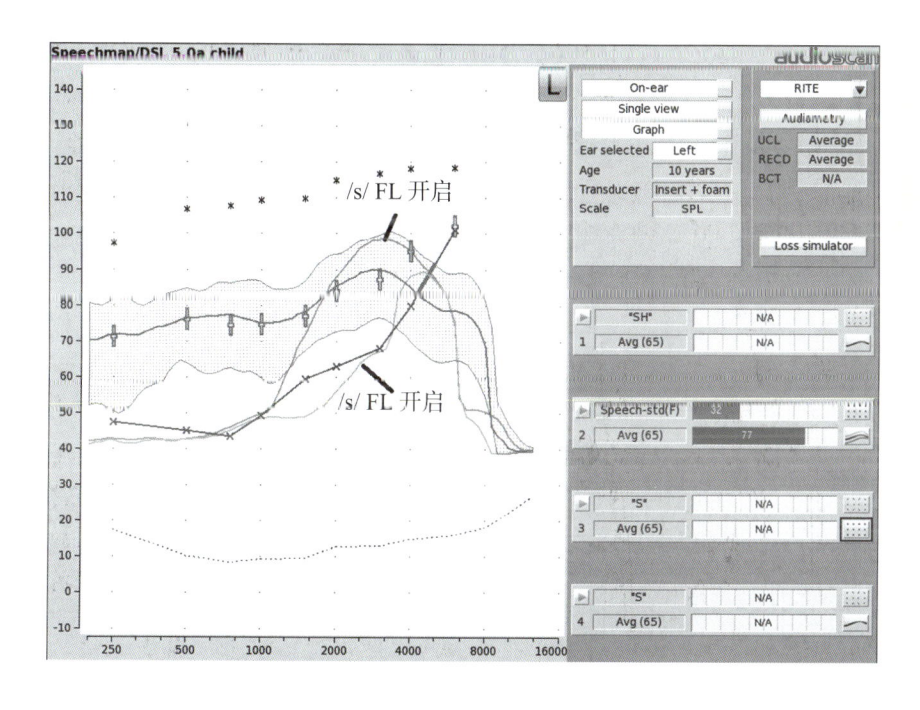

◀ **图 7-25** 平均言语信号的 **LTASS**（紫色）和在 **FL** 功能开启的相同设置下信号 /s/（橘黄色）和信号 /sh/（绿色）的 **REAR** 示例

信号 /s/ 可听且落入 MAOF 范围内。信号 /sh/ 也可听，但与信号 /s/ 的频谱有显著的分离（此图彩色版本见书末彩图部分）

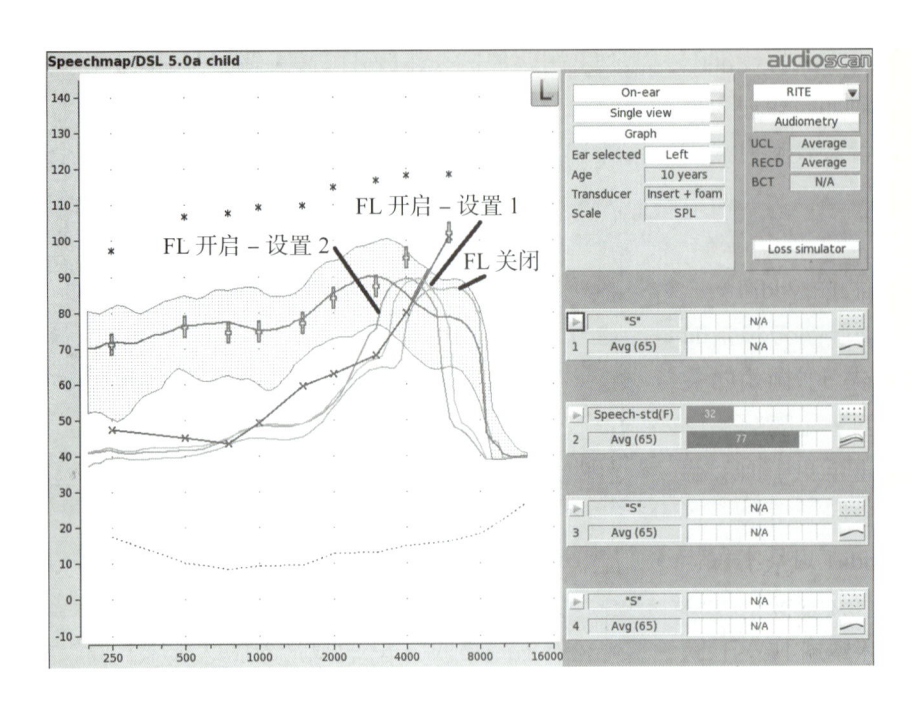

◀ 图7-26 平均言语信号的 LTASS 曲线（紫色）和 FL 强度设置变化及其对信号 /s/ 的 REAR 影响的示例

图中可见，FL 关闭（蓝色）的情况下，助听放大后的信号 /s/ 不可听；开启 FL 功能并置于移频设置 1（橘黄色），此时信号 /s/ 可听且落入 MAOF 范围；FL 设置 2（绿色）代表了更强的移频程度，可以提供更大的可听性，但就以最小的音质损害和高频音素交叠来满足验配目标而言，设置 2 比实际需要的移频程度更强（此图彩色版本见书末彩图部分）

（四）开放耳选配

开放耳选配（open fittings）是当前许多验配师的常见选择。对开放耳选配产品的需求和相应的成功，部分与它们可能解决许多助听器佩戴者对声音质量的抱怨有关，特别是由于堵耳效应产生的"自己的声音过响"问题（后文详述）。反馈消除技术的改进使越来越多需要更大增益的患者使用开放耳选配产品成为可能。即便如此，REM 仍然是一种有价值的工具。运用 REM 可以确保任何额外的可用增益都可以转化为助听器佩戴者在各频率上的适当增益特性。

开放耳选配助听器的验证与其他通气程度较小的助听器遵循相同的一般步骤和程序。然而，由于在给开放耳助听器进行 REM 测试过程中，会有放大后的声音泄漏出来，因此在进行声场校正时需要对此特别考虑。正如本章前文所述，参考传声器用于记录耳道入口测量位置的声级，并调整扬声器发出的信号，以确保在测试期间保持适当的输入信号级和频谱。使用放耳选配时，助听器放大后的声音会从耳道泄漏出，污染参考传声器的测量值。这种情况在使用实时均衡的修正声压法（即参考传声器在整个测试过程中持续工作）校准声场时影响尤其大。由于放大后的声音从开放的耳道传出来，此时参考传声器会记录到比通气性较低的情况下更高的声压级。系统的控制回路随后据此降低扬声器的输出信号级，也就是降低了助听器麦克风的输入信号级，从而导致探管传声器记录到的耳道内真耳输出声压级降低。这个测量误差的最终可能会使验配师错误地低估助听器提供的增益或真实的输出量，进而在编程时给助听器提高不需要的额外增益。Bentler 等[3,4]研究认为，这种潜在的测量误差随着助听器高频增益的增加而增加，有报告显示误差在 5~10dB 或更高[32]。

为解决这个测量伪迹的问题，建议在进行开放耳选配的验证时，使用本章前面描述的存储均衡修正声压法进行声场信号校准。使用这种方法，在真耳验证过程中参考传声器是不工作的，从耳道泄漏出的放大后的声音不会影响扬声器的输出信号。如果患者保持在先前校准过的测试位置不移动，就可确保向助听器麦克风提供了正确的输入声级和频谱特性。

（五）使用开放耳选配的验配方案

开放耳选配的通用验证方案如下：①行耳镜检查；②输入测听数据，根据所选常规验证方法选择对应的处方公式；③将探管插入耳道，根据常规验证方法放置助听器；④关掉助听器或调到静音状态；⑤点击测试信号，并在提示时存储均衡结果（图 7-27）*；⑥打开助听器或解除静音；⑦与其他类型助听器的验证一样，验证多个输入声级下助听器真耳响应与目标曲线的匹配程度。

（六）开放耳选配示例

图 7-28 显示了使用上述方案对开放耳选配助听器进行验证的结果。为了直观显示正确的声场校准方法（存储均衡）的重要性和不使用存储均衡进行开放耳选配验证所可能导致的误差，图中同时显示了对于同一助听器的相同设置下在相同的耳道内测试得到的 REAR 曲线，REM 测试前分别采用了 2 种声场校准方法：①参考传声器开启（即实时均衡，绿色曲线）；②参考传声器关闭（即存储均衡，紫色曲线）。从图中可以注意到，在同样条件下，采用实时均衡的测量结果在 3000Hz 附近比存储均衡方法低约 5dB。在临床上，这种测量伪迹可能会导致在真耳验配过程中，验配师为了与目标曲线实现匹配而不必要地增加增益，或者相反地，在实际上远超过目标值

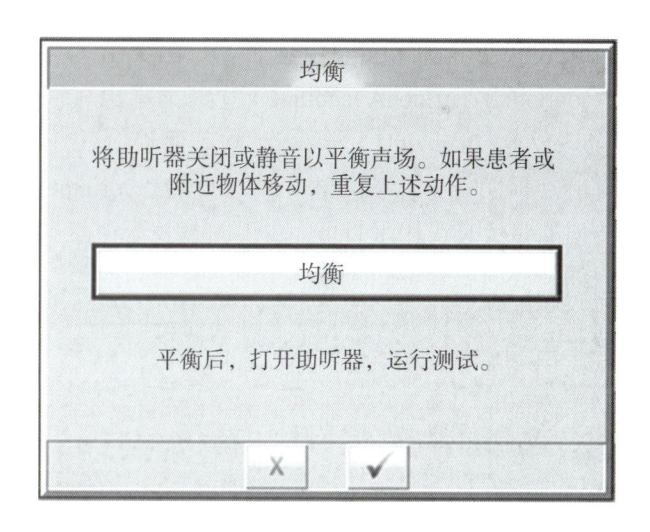

▲ 图 7-27 开放耳选配的助听器开始进行 REM 之前，系统提示用户应使用存储修正声压法进行均衡的提示示例

时仍然保持增益导致过度放大。显然，为了与相关的验配公式目标值实现良好匹配，为助听器输入正确的测试信号输入级和频谱特性非常重要。如上所述，使用存储均衡验证开放耳选配助听器更利于得到精确的结论和做出正确的编程决策。

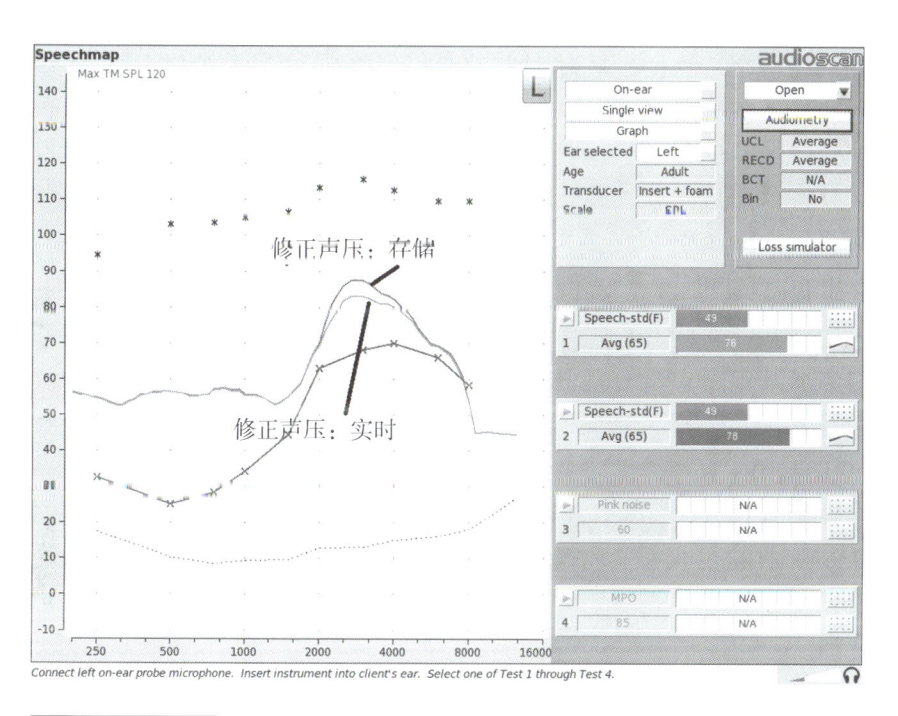

◀ 图 7-28 对于同一患者，使用同一开放耳选配助听器，在相同的参数设置下，分别采用存储均衡的修正声压法和实时均衡的修正声压法进行声场校准后，使用平均言语信号进行的 REAR 测试结果示例

注意：由于校准过程中从开放的耳道泄漏出来的声音污染了参考传声器的测量值，实时均衡后得到的 REAR 结果比存储均衡后的结果低

---

*. 注意：不同系统启动存储均衡的方法可能不同，但通常首先要从屏幕中助听器/通气类型的下拉列表中选择"开放耳"。选择这个选项后，通常系统会在首次给出测试信号时提示存储均衡数据（图 7-27）。由于使用的是"存储均衡"方法，因此如果患者在测试期间的任何时候从以前的校准位置移动，都对声场信号进行重新均衡校准，以确保传送到新的测量位置的仍然是同样的信号级。各种系统的具体操作，请参阅厂家说明书。

（七）堵耳效应测试

堵耳效应（occlusion effect）被定义为由于耳道堵塞而引起的低频骨导响度的增强[34]。在临床上，这个问题通常表现为佩戴助听器者关于声音不自然（如有回声、声音空洞等）或咀嚼食物声音过响的抱怨。这些问题常见于低频听力正常或轻微损失，而助听器的通气量不足的患者。堵耳效应是由于声音骨传导过程中，耳道壁振动产生的声能量被阻隔在耳道中而产生的[34]。对于正常人，这部分骨导能量通常会随着开口说话或者咀嚼吞咽从耳道口释放出去。但是当耳道里放置了助听器，特别是没有足够通气量的助听器之后，这些能量的一部分就被封闭在耳道中并被患者感知到。有兴趣对堵耳效应进行深入探讨的读者可参阅 Mueller 等的文章[35]。

由于与自身语声问题相关的抱怨也可能与低频的过度放大有关，因此有时很难确定采用哪种方法来解决患者关注的问题——也许是调节通气程度，也许是调整编程参数，也许是这些方法的组合。值得庆幸的是，REM 系统为确定是否存在堵耳效应提供了有效和易于使用的工具，可以

争议：模拟 REM（测试箱测量）和开放耳选配

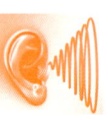

虽然利用测试箱进行 RECD 测试来预测真耳特性的模拟 REM 已经被证明具有显著的临床价值，但是这种方法对开放耳选配还是存在问题。事实证明，通过测试箱进行开放耳选配的模拟 REM，需要同时考虑通过直接（即通过开放的通气道传导至鼓膜）和间接（即经过助听器放大后传导至耳道）这两种路径传导的声音，结果非常不稳定，难以进行精确的真耳模拟。毫无疑问，业界人士正在努力解决这个问题，但直到本书英文原版截稿时，作者尚未了解到有任何方法可以在临床验证系统中通过测试箱精确模拟开放耳选配的效果。因此，许多提供测试箱功能的 REM 系统并不提供针对开放耳选配的模拟 REM，对此类助听器只提供真耳验证的选项。

知识点：开放耳选配和噪声管理功能

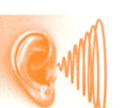

方向性传声器和降噪（NR）功能对于开放耳选配助听器的作用有时会被质疑，因为大量未经处理的环境噪声会直接通过开放的通气口传到鼓膜处。实际上，尽管对开放耳选配助听器在低频的影响降低了，但自适应噪声管理功能（如方向性传声器和降噪 NR）仍有可能在放大信号主要集中的中高频为此类患者提供有价值的帮助。REM 为记录方向性传声器和降噪功能在实际通气条件下的效果提供了一种很好的方法，可用以向患者直观演示这些功能并提供咨询[33]。

为临床决策提供信息。

不同的 REM 系统提供不同的测量堵耳效应的方法，有的提供专门的堵耳效应测试，有的通过频谱分析模式（有时通过"实时语声"模式启动）进行测量。虽然不一定所有验配患者都需要进行堵耳效应测试，但如果患者提到与耳道堵塞相关的问题或抱怨（如自体声音过大、塞胀感等），堵耳效应测试是一个简单快速的方法来判断堵塞效应是否存在，以及评估能否通过调整通气程度来解决相关问题。

（八）运用堵耳效应测试的验配方案

使用 REM 的常规或频谱分析（或实时语声）模式进行堵耳效应测试的一般步骤如下：①行耳镜检查。②将探管插入开放耳道至适宜深度（如距鼓膜5mm以内，超出助听器或耳模的出声孔）。③在测试设备上启动频谱分析模式或实时语声模式。④让患者以中等声级（70～80dB SPL）持续发元音 /ee/*，并保持足够长的时间以便记录测量结果。一些 REM 系统在测量过程中会监测并显示参考传声器处的声压级，以确保测试的各个阶段患者发声声级的稳定一致性。也可以使用声级计对患者发声声级进行实时监测。⑤为受试者佩戴助听器，注意保持探管在耳道内的位置不变。

---

*. 让患者发闭元音 /ee/ 声，通常是由于其第一共振峰的频率与堵耳效应最明显的频率（大约 300Hz）接近，这使得声道中的声压级更高，并且与 /ah/ 等开元音相比，可以获得更多的低频能量来评估堵耳效应。

⑥确保助听器静音或关闭。⑦让患者再次发 /ee/ 声,并与之前开放耳测试记录时的发声声级保持相同。存储测量结果。⑧比较这两个测量值,并确定它们之间的差异程度。堵耳状态(即佩戴助听器且关闭)下的测量值大于耳道开放状态下测量值的程度,代表了堵耳效应的大小(图 7-29)。

对于包含专用堵耳效应测试功能的验证系统,其一般步骤与上面概述的频谱分析模式相类似。主要区别在于,该系统可以比较参考传声器(测量耳道外声级)和探管传声器(测量耳道内声级)测得的声压级,并实时相减从而计算堵耳效应,计算过程比较便捷。因为无须像频谱分析模式那样测量初始的开放耳基线响应用以比较,只需要一次测量。探管传声器测量值高于参考传声器测量值的程度即代表了堵耳效应的大小。有些系统会自动将 2 个传声器测量的整体 C 加权声压级进行相减,并依据计算结果绘制一个堵耳效应条形图,用颜色的差异编码堵耳效应的大小。

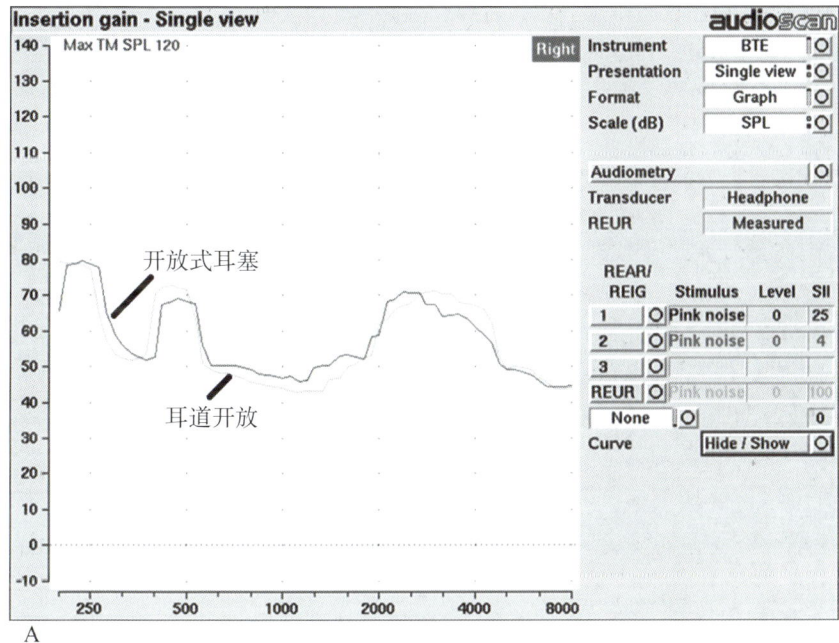

◀图 7-29 在频谱分析模式下测量堵耳效应的示例。同一患者分别佩戴了开放式耳塞和堵耳耳模

A. 佩戴开放式耳塞(紫色)与耳道开放(橘黄色)状态频谱分析模式测量结果;B. 佩戴堵耳耳模(绿色)与耳道开放(橘黄色)状态频谱分析模式测量结果。可以看到,相对于耳道开放状态,在堵塞耳的状态下,堵耳效应使得更多的能量被封闭在了耳道中(此图彩色版本见书末彩图部分)

从图 7-30 中可以看到，同一个患者分别佩戴了开放式耳塞、封闭式耳塞和双层封闭式耳塞，其通气性逐渐降低，图中代表堵耳效应的条带逐渐变长，颜色逐渐加深，意味着患者出现关于堵耳效应的抱怨可能性逐渐增大（也就是说，患者用同样的声音强度讲话，会有更多的能量被封闭在耳道里）。在验配过程中，当患者提出任何可能与堵耳效应相关的音质问题时，验配师可以使用这个测试来评估是否需要额外的通气量，或者确定是否需要通过调整编程参数或咨询的方法来解决患者自体声过大的问题。

（九）信号对传和双侧信号对传的 REM

患有不可助听的单侧听力损失（有时被称为单侧耳聋）的患者，其听力干预是非常具有挑战性的。传统上用于解决这个问题的方法是信号对传（contralateral routing of signal，CROS）或双侧信号对传（bilateral CROS，BiCROS）设备。这 2 种方法都试图提高患者对来自不可助听耳一侧的声音的感知能力（如克服头影效应）。通常情况下，这一目标是通过将传声器或信号发射器放置在不可助听的耳（听力较差耳）上，将该耳侧的所有声音通过无线方式传输到较好听力耳上的助听器或接收器来实现。CROS 和 BiCROS 在实现和验配方法上的区别主要与"听力较好耳"的残余听力水平有关。具体来说，CROS 验配通常适用于较好耳侧听力正常的患者。此时只在不可助听耳侧需要一个传声器，且 CROS 验配的目的并不是放大声音，只是把声音从不可助听耳侧传递到较好耳侧，以尽量减少头影效应的影响[36]。因此，验配的目标主要是尽量保证声学上的透明（也就是使双侧信号的 REUG 相匹配）。另外，BiCROS 验配主要用于听力较好耳也有听力损失的患者。这种情况下，听力较好耳侧也需要放置一个传声器，以收集该侧的声音信号，同时需要对听力较好耳侧接收到的双侧复合信号进行放大。放大量可以用处方公式（如 NAL-NL2、DSLv5 等）来确定，就像在较好耳侧进行传统的助听器验配一样。

虽然 CROS 和 BiCROS 助听器的验证方法上存在差异，但仍有一些需要共同遵守的原则。对此，Dillon[36]、Tecca[37]、Mueller 和 Hawkins[38] 及 Pumford[39] 等都有所总结：①探管应始终置于听力较好耳的耳道内；②根据验配过程的不同阶

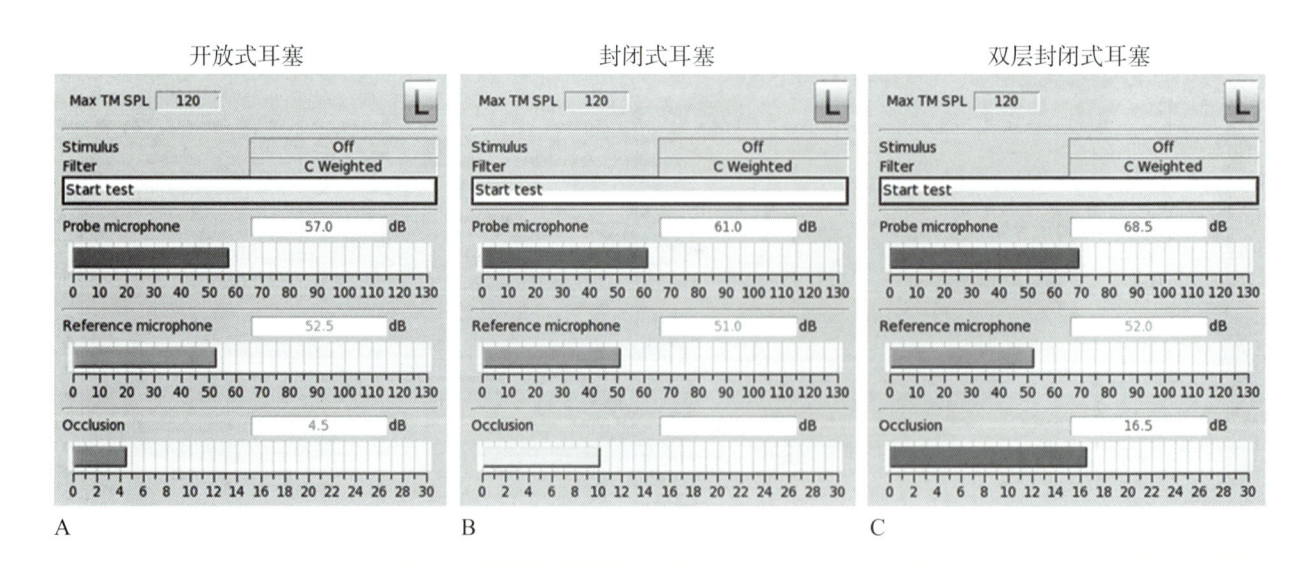

▲ 图 7-30　REM 系统提供的堵耳效应专门测试功能示例

同一患者使用了不同通气量的耳塞，从左至右为开放式耳塞（A）、封闭式耳塞（B）、双层封闭式耳塞（C）。可看到堵耳效应值（即探管传声器测量得到的耳道内声级减去参考传声器测量得到的耳道外声级之差）随着耳道堵塞程度增加逐渐变大。这主要源于探管传声器测量得到的耳道内声级逐渐增大

段，扬声器的位置应在相对于患者前方的 +/-90° 范围内；③参考传声器应与扬声器位于患者同一侧*（以确保在测量的所有阶段输入信号一致）。

Dillon[36]、Tecca[37] 和 Pumford[39] 等所描述的常规 CROS 和 BiCROS 助听器的通用测试方案下文概述。

注意：另有经颅 CROS 验配方法，即在听力较差侧的耳道中插入一个大功率助听器，通过骨传导刺激听力较好耳。这涉及一个不同于下面概述的验配方案。感兴趣的读者可以参阅 Valente 等[40] 的文章以获取更多信息。

（十）CROS 验配方案

目标：①将不可助听耳侧的声音传递至较好耳（听力正常耳）；②匹配正常耳的自然增益（即 REUG）。

1. 测试听力较好耳侧的响应（图 7-31）

①耳镜检查；②按照常规 REM 测试的标准，将探管放入听力较好耳的耳道；③使患者转向，或设置扬声器位置，以便相对于听力较好耳形成 45° 入射方位角[p]；④将参考传声器放置（或开启）于听力较好耳耳道口处（与扬声器在同侧）；⑤测试 REUR[q]（这个响应曲线是 CROS 验配的"目标曲线"）；⑥将 CROS 装置（受话器或信号发射器）置于较差耳（不可助听耳）侧，并且关闭；⑦使用相同输入信号级测试 REOR 和 REUR。REOR 应与 REUR 曲线相一致，以确保开放耦合，没有堵塞较好耳。调整 CROS 装置的耦合佩戴，尽量使 REOR 接近 REUR。

2. 测试较差耳（不可助听耳）侧的响应（图 7-32）

①开启 CROS 装置；②使患者转向，或设置扬声器位置，以便相对于听力较差耳形成 45° 入射方位角[†]；③将参考传声器放置（或开启）于较差听力耳耳道口处（与扬声器在同侧）；④保持探管仍位于听力较好耳的耳道中；⑤使用与测

第 1 步：测量更好响应的侧别

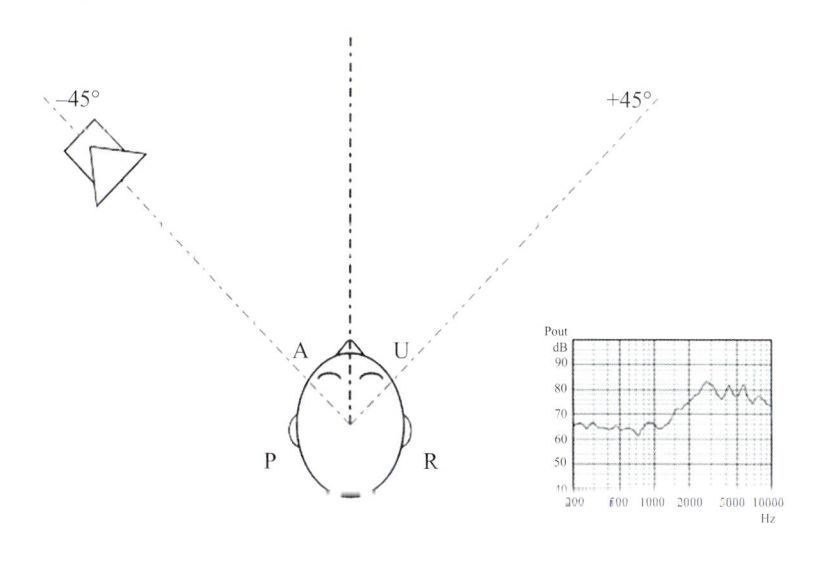

◀ 图 7-31 第 1 步：听力较好耳侧响应的测量设置示例

图中左耳为听力较好耳（可助听耳）（A）；右耳为不可助听耳（U）。探管传声器（P）和参考传声器（R）均置于较好耳侧。扬声器相对于较好耳成 45° 入射方位角（引自 Pumford[39]）

---

*. 为满足这一要求，一些 REM 系统提供了双侧耳探管模块，通过"CROS"设备下拉菜单，可以根据测试阶段选择开启左侧或右侧参考传声器。如果参考传声器不能与测量探管传声器分离，则应将其关闭，并使用替代法校准声场。相关详细信息，请参阅系统说明书。

†. 曾有报道称扬声器相对于患者的理想位置为 90° 入射方位角（即扬声器正对患者一侧耳）。直接从受试者一侧给声（此时是头影效应的影响最大的情况）记录到的输出具备一定优点，一些数据表明，虽然 45° 入射方位角测试的复测变异度较小，但对参考传声器的敏感度低于 90° 入射方位[6,7]。尽管如此，本书作者尚未查到任何明确表明 CROS 验配过程中最优位置的文献，因此无论选择 45° 还是 90° 入射方位角，需要考虑的关键问题是在对听力较好耳和听力较差耳侧的测试过程中，扬声器相对于患者的位置必须保持一致。

试 REUR 时的相同输入信号级 *测试 REAR。测得的 REAR 应与 REUR"目标曲线"相一致。调整 CROS 装置的编程参数，尽量使听力较差耳侧的 REAR 接近听力较好耳侧的 REUR（图 7-33）。

（十一）BiCROS 验配方案

目标为将不可助听耳侧的声音传递至听力较好耳。依据常规处方公式目标值为较好耳（也有听力损失）提供增益。

1. 测试听力较好耳侧的响应

①耳镜检查；②按照常规 REM 测试的标准，将探管放入听力较好耳的耳道；③使患者转向，或设置扬声器位置，以便相对于听力较好耳形成 45° 入射方位角；④将参考传声器放置（或开启）于听力较好耳耳道口处（与扬声器在同侧）；⑤将 BiCROS 装置（受话器或信号发射器）置于双耳，并且关闭；⑥按照常规方法调整听力较好耳侧的助听器，使测得的 REAR 尽量接近所使用

第 2 步：测量听力较差耳（不可助听耳）侧的响应

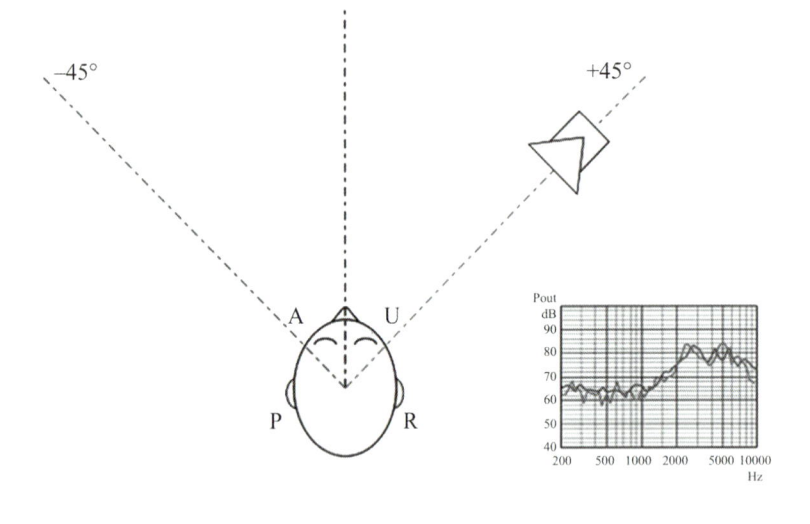

◀ 图 7-32 第 2 步：听力较差耳侧响应的测量设置示例

探管传声器（P）置于听力较好耳（可助听耳）（A）；参考传声器（R）置于听力较差耳（不可助听耳）（U）。扬声器相对于较差耳成 45° 入射方位角（引自 Pumford[39]）

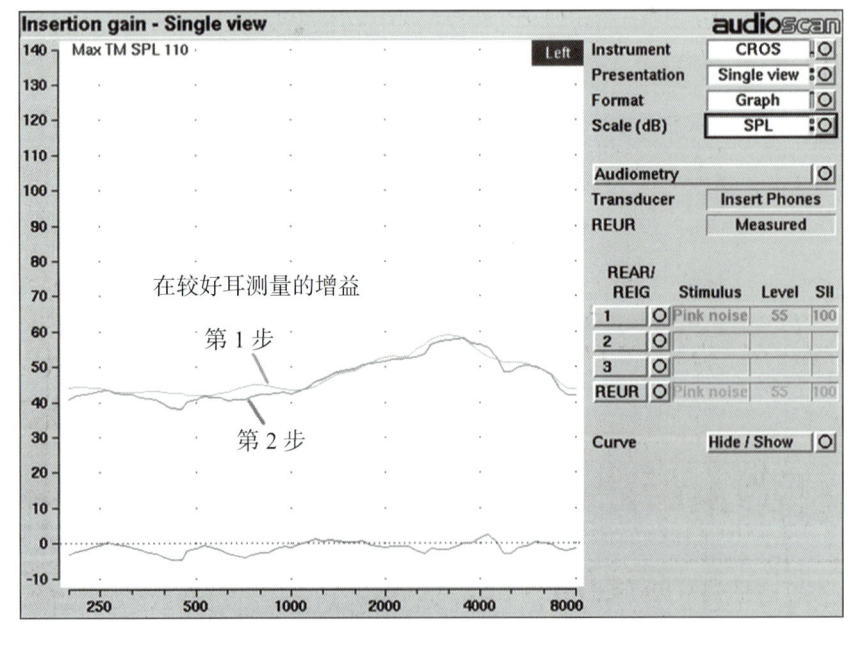

◀ 图 7-33 CROS 助听器真耳验配示例

图中显示了第 1 步（橘黄色曲线）和第 2 步（绿色曲线）在听力较好耳（左耳）测得的 REAR。第 1 步测得的是听力较好耳侧的 REUR 吻合，第 2 步测得的是从听力较差耳侧传递到较好耳侧并被其接收的信号响应。屏幕最下方 0dB 附近的曲线显示了两者的差值，表明从较差耳侧传递过来的信号与较好耳的 REUR 匹配非常好，这是验配方案中期望达到的结果（引自 Pumford[39]）（此图彩色版本见书末彩图部分）

---

*. 可使用不同的信号类型和信号级进行上述测试，但通常会选择使用粉红噪声或标准言语信号，以超过背景噪声的最低限度的中等言语级发送。

的处方公式给出的目标曲线。

2. 测试较差耳侧的响应（图7-32）

①开启CROS装置；②使患者转向，或设置扬声器位置，以便相对于听力较差耳形成45°入射方位角；③将参考传声器放置（或开启）于听力较差耳耳道口处（与扬声器在同侧）；④保持探管仍位于听力较好耳的耳道中；⑤使用与测试较好耳侧时，相同的输入信号级测试较差耳侧REAR。调整助听器的编程参数，尽量使听力较差耳侧的REAR接近听力较好耳侧的REAR。

除上述验配方案外，REM还可以通过演示头影效应以及CROS/BiCROS设备如何克服头影效应和给出预期增益，帮助验配师向患者说明推荐使用CROS/BiCROS设备的理由。Tecca[37]和Pumford[39]介绍的头影效应记录方法如下。

1. 测试听力较好耳侧的REUR

①设置扬声器位置，相对于听力较好耳，形成45°或90°入射方位角；②将参考传声器放置（或开启）于听力较好耳耳道口处；③将探管放入听力较好耳的耳道；④发送信号并记录REUR。

2. 在测试较差耳侧给声信号时测试其REUR

①设置扬声器位置，相对于听力较差耳（不可助听耳）形成45°或90°入射方位角；②将参考传声器置于听力较差耳耳道口处（与扬声器

> **需要特别考虑的环节：CROS验配的佩戴耦合**
>
> 对于较好耳一侧听力正常的人来说，传统的CROS验配的主要目的不是放大声音，而只是将声音从不可测听耳一侧传递到较好耳，以尽量降低头影效应的影响。因此，其主要目的是使任何对侧的声信号尽量无衰减地传递到较好耳（传递路径在声学上尽量透明），并与较好耳的耳道共振（即REUR）相匹配。如果受话器提供了过大增益，患者可能会由于内部噪声过大而拒绝验配。除了编程设置之外，还应该考虑较好耳侧的声音传递机制。具体地说，使用CROS设备时，确保听力较好耳侧的声音能够自然地通过耳道，并将堵塞率至最低十分重要。因此，CROS验配通常采用"开放耳选配"的耦合选项。为了记录CROS耦合没有造成堵耳，验配师可以参照本章前面介绍的方法对听力较好耳进行一次REUG和REOG测量的比较或堵耳效应测试。
>
> 相比之下，对BiCROS患者的设备耦合考虑，可根据较好耳侧听力损失水平，遵循与任何传统助听器相同的决策方法。

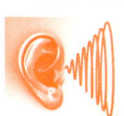

在同一侧）；③保持探管在听力较好耳的耳道；④发送与测试较好耳REUR时相同的信号类型和信号级测试REUR。

两个步骤测得的2个REUR之差（图7-34），即代表了该患者的头影效应估计值。

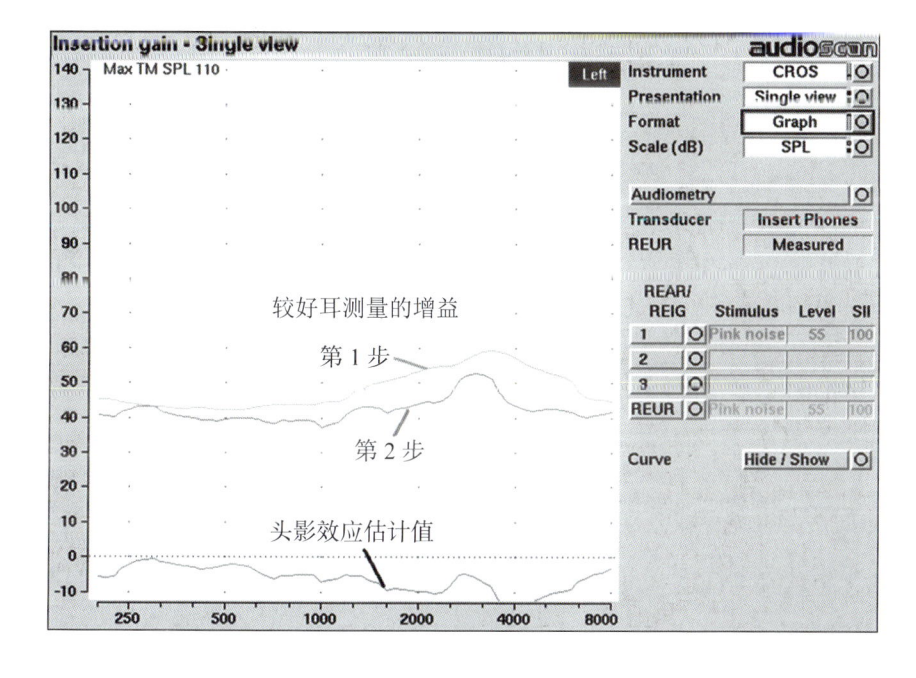

◀ 图7-34 头影效应测量示例

图中显示了在第1步（橘黄色曲线，信号在较好耳侧发送）和第2步（绿色曲线，信号在较差耳侧发送）情况下测得的较好耳侧REUR。屏幕下方的曲线代表了第1步和第2步测得的REUR的差值，给出该患者的头影效应估计值（引自Pumford[39]）（此图彩色版本见书末彩图部分）

143

五、总结

助听器技术不断发展，为给听力损失患者提供更多益处，带来了令人兴奋的新可能性。除了助听器的基本放大元件不断改进改善，更先进的信号处理算法和各种旨在解决各种听力问题的形式因素设计也不断涌现。然而，尽管有这些持续的进步，仍然需要确定通过所选用的助听器传递到患者鼓膜处的实际效果。很多文献[41, 42]都一再表明，最终听力效果的改善反映的不仅仅是助听器本身，同时也反映了助听器的验配方式。在这方面，通过 REM 进行客观验证是一个关键的工具，它为验配师提供了有价值的信息，以确定该助听器（或特征功能）是否是按照被验配患者的实际听觉需求以恰当的状态工作。通过运用本章所述的 REM 工具和技术，验配师在验配助听器时可以更有信心做出决定，并使其为患者带来最大可能的收益。

致谢：感谢 Jason Galster 对本章内容的意见和建议。

参考文献

[1] Mueller HG, Picou E. Survey investigates popularity of real-ear probe-microphone measurements. Hear J. 2010; 63(5):27–32

[2] Northern J. Probe microphone instrumentation. In: Mueller H, Hawkins D, Northern J, eds. Probe Microphone Measurements: Hearing Aid Selection and Assessment. San Diego, CA: Singular Publishing Group Inc; 1992:21–39

[3] Bentler R, Mueller HG, Ricketts TA. Probe microphone measures: rationale and procedures. In: Bentler R, Mueller HG, Ricketts TA, eds. Modern Hearing Aids: Verification, Outcome Measures, and Follow-Up. San Diego, CA: Plural Publishing, Inc; 2016a:237–282

[4] Bentler R, Mueller HG, Ricketts TA. Probe microphone clinical uses. In: Bentler R, Mueller HG, Ricketts TA, eds. Modern Hearing Aids: Verification, Outcome Measures, and Follow-Up. San Diego, CA: Plural Publishing, Inc; 2016b:283–347

[5] ANSI. Methods of Measurement of Real-Ear Characteristics of Hearing Instruments (ANSI S3.46– R2013). New York, NY: American National Standards Institute; 2013

[6] Ickes MA, Hawkins DB, Cooper WA. Effect of reference microphone location and loudspeaker azimuth on probe tube microphone measurements. J Am Acad Audiol. 1991; 2(3):156–163

[7] Killion MC, Revit LJ. Insertion gain repeatability versus loudspeaker location: you want me to put my loudspeaker where? Ear Hear. 1987; 8 (suppl 5):68–73

[8] Mueller HG. Terminology and procedures. In: Mueller H, Hawkins D, Northern J, eds. Probe Microphone Measurements: Hearing Aid Selection and Assessment. San Diego, CA: Singular Publishing Group Inc;1992: 41–66

[9] Frye K, Martin R. Real ear measurements. In: Valente M, Hosford-Dunn H, Roeser S, eds. Audiology Treatment. 2nd ed. New York, NY: Thieme Medical; 2008

[10] Dirks DD, Kincaid GE. Basic acoustic considerations of ear canal probe measurements. Ear Hear. 1987; 8 (suppl 5) :60–67

[11] Scollie SD, Seewald RC, Cornelisse LE, Miller SM. Procedural considerations in the real-ear measurement of completely-in-the-canal instruments. J Am Acad Audiol. 1998a; 9(3):216–220

[12] Vaisberg JM, Macpherson EA, Scollie SD. Extended bandwidth real-ear measurement accuracy and repeatability to 10 kHz. Int J Audiol. 2016; 55(10):580–586

[13] Bagatto MP, Seewald RC, Scollie SD, Tharpe AM. Evaluation of a probe-tube insertion technique for measuring the real-ear-to-coupler difference (RECD) in young infants. J Am Acad Audiol. 2006; 17(8):573–581

[14] Pumford J, Sinclair S. Real-ear measurement: basic terminology and procedures. Audiology Online, Article 1229. http://www.audiologyonline.com. Accessed 24th January, 2018

[15] Bagatto M, Moodie S. (2007). Learning the art to apply the science: common questions related to pediatric hearing instrument fitting. Audiology Online, Article 1886. http://www.audiologyonline.com/ articles. Accessed 24th January, 2018

[16] Folkeard P, Pumford J, Narten P, Vaisberg J, Scollie S. A comparison of wRECD and RECD values and test-retest reliability. Poster session presented at the American Academy of Audiology, Phoenix, AZ. https://www.audioscan.com/Docs/posters/2016S_poster_Audiology- Now_wRECD.pdf. Accessed 24th January, 2018

[17] Vaisberg J, Folkeard P, Pumford J, Narten P, Scollie S. Evaluation of the repeatability and accuracy of the wideband real-ear-to-coupler difference. J Am Acad Audiol. https://doi.org/10.3766/jaaa.17007

[18] Bagatto M. Optimizing your RECD measurements Hear J. 2001; 54(9):32, 34–36

[19] Bagatto M, Moodie S, Scollie S, et al. Clinical protocols for hearing instrument fitting in the desired sensation level method. Trends Amplif. 2005; 9(4):199–226

[20] Saunders GH, Morgan DE. Impact on hearing aid targets of measuring thresholds in dB HL versus dBSPL. Int J Audiol. 2003; 42(6):319–326

[21] Scollie SD, Seewald RC, Cornelisse LE, Jenstad LM. Validity and repeatability of level-independent HL to SPL transforms. Ear Hear. 1998b; 19(5):407–413

[22] Seewald RC, Moodie KS, Sinclair ST, Scollie SD. Predictive validity of a procedure for pediatric hearing instrument fitting. Am J Audiol. 1999; 8(2):143–152

[23] Cox RM, Risberg DM. Comparison of in-the-ear and over-the-ear hearing aid fittings. J Speech Hear Disord. 1986; 51(4):362–369

[24] Kuhn GF. The pressure transformation from a diffuse sound field to the external ear and to the body and head surface. J Acoust Soc Am. 1979; 65(4):991–1000

[25] Scollie SD. New RECDs and a new ANSI standard: revisiting RECD basics and applications. Audiology Online, Article 16380. http://www.audiologyonline.com. Accessed 24th January, 2018

[26] Stelmachowicz PG, Lewis DE, Seewald RC, Hawkins DB. Complex and pure-tone signals in the evaluation of hearing-aid characteristics. J Speech Hear Res. 1990; 33(2):380–385

[27] Hawkins D. Selecting SSPL90 using probemicrophone measurements. In: Mueller H, Hawkins D, Northern J, eds. Probe Microphone Measurements: Hearing Aid Selection and Assessment. San Diego, CA: Singular Publishing Group Inc; 1992:145–158

[28] Mueller HG, Alexander JM, Scollie S. 20Q: Frequency lowering—The whole shebang. Audiology Online, Article 11913. http://www.audiologyonline.com. Accessed 24th January, 2018

[29] Scollie S, Glista D, Seto J, et al. Fitting frequency lowering signal processing applying the AAA pediatric amplification guideline: updates and protocols. J Am Acad Audiol. 2016; 27(3):219–236

[30] Glista D, Hawkins M, Scollie S. An update on modified verification approaches for frequency lowering devices. Audiology Online, Article 16932. http://www.audiologyonline.com. Accessed 24th January, 2018

[31] American Academy of Audiology. American Academy of Audiology clinical practice guidelines: pediatric amplification. http://audiology-web.s3.amazonaws. com/migrated/PediatricAmplificationGuidelines.pdf_539975b3e7e9f1.74471798.pdf. Accessed 24th January, 2018

[32] Mueller HG, Ricketts TA. Open canal fittings: ten take home tips. Hear J. 2006; 59(11):24–39

[33] Smriga D. On ear verification of open fittings. Audiology Online, Article 19326. http://www.audiologyonline. com. Accessed February 2017

[34] Stach BA. Comprehensive Dictionary of Audiology, Illustrated. 2nd ed. Cengage learning; 2003

[35] Mueller HG, Bright KE, Northern JL. Studies of the hearing aid occlusion effect. Semin Hear. 1996; 17(01):21–32

[36] Dillon H. CROS, bone conduction and implanted hearing aids. In: Dillon H, ed. Hearing Aids. New York, NY: Thieme; 2001:434–450

[37] Tecca J. Use of real-ear measurements to verify hearing aid fittings. In: Valente M, ed. Strategies for Selecting and Verifying Hearing Aid Fittings. New York, NY: Thieme; 1994:88–107

[38] Mueller H, Hawkins D. Assessment of fitting arrangements, special circuitry, and features. In: Mueller H, Hawkins D, Northern J, eds. Probe Microphone Measurements: Hearing Aid Selection and Assessment. San Diego, CA: Singular Publishing Group Inc; 1992:201–225

[39] Pumford J. Benefits of probe mic measures with CROS/BiCROS fittings. Hear J. 2005; 58(10):34–40

[40] Valente M, Potts LG, Valente M, Goebel J. Wireless CROS versus transcranial CROS for unilateral hearing loss. Am J Audiol. 1995; 4(1):52–59

[41] Abrams HB, Chisolm TH, McManus M, McArdle R. Initial-fit approach versus verified prescription: comparing self-perceived hearing aid benefit. J Am Acad Audiol. 2012; 23(10):768–778

[42] Leavitt R, Flexer C. The importance of audibility in successful amplification of hearing loss. H Review. 2012; 19(13):20–238

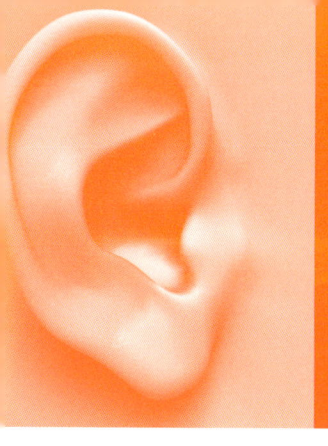

第8章 真耳分析技术
Real-Ear Measurement Techniques

David Smriga　John Pumford　著
王　倩　译

一、真耳分析在助听器验配中的应用

真耳分析（real-ear measurement，REM）为听力保健专业人员提供了一种客观和科学的辩证方法来指导助听器验配。当结合经拟合公式使用时，REM可以帮助指导临床医生调整助听器参数，以确保达到理想的验配目标。

二、助听器验配

几十年来，为了指导临床医生调整助听器参数，制定了多种拟合公式（规则）[1]。根据通过研究和参考助听器性能特征制定的公式，这些规则为临床医生提供了可在REM屏幕上显示的目标曲线。这些曲线通常指定不同测听频率下所需的增益或输出。虽然最初这些目标曲线集中在单个输入水平，主要是为线性放大助听器而设计的，但现在许多公式已经更新，以便为不同频率的输入增益提供目标曲线，以反映现代助听器的非线性/压缩特性。

拟合公式通常分为两大类：公认的验证拟合公式（如NAL和DSL）和制造商专有拟合公式。通常不同的拟合公式可通过菜单选择进行切换，在调试软件（用于编程和调整助听器参数）和真耳分析仪（验证目标是否被递送到患者的鼓膜）中都能体现和应用。表8-1是国际公认具有代表性的拟合公式，可在验配软件和真耳分析系统目标菜单中找到。

图8-1描述了第7章中描述的插入增益测量的示例，该测量用于验证使用NAL-R线性助听器拟合公式的目标插入增益。基于图8-1A所描绘的听力图，得到的拟合结果屏幕截图如图8-1B。在此示例中，已选择NAL-R拟合公式，同时显示插入增益目标（细线）和预测插入增益响应（粗线）。线性增益值在下面的图表中列出：小声（50dB）、中等（65dB）或大声（80dB）3个响度下的目标增益曲线。图8-1C中的屏幕是使用相同助听器设置的插入增益方法得到的曲线。在本例中，在REM系统和助听器验配都使用的是NAL-R公式，并在屏幕底部显示的虚线为增益。真耳助听增益是用在助听器编程软件中65dB的编程程序（顶部绿线）测得。在REM中

表8-1 验配软件和REM系统中国际公认的通用拟合公式列表

拟合规则
线性规定拟合公式
Berger（1979）
Libby（1986）
NAL-R（1986）
POGO II（1988）
非线性规定性拟合公式
Fig. 6（1993）
IHAFF（1994）
DSL i/o（1997）
NAL-NL1（1999）
DSL 5.0（2005）
NAL-NL2（2011）
CamEQ（2005）

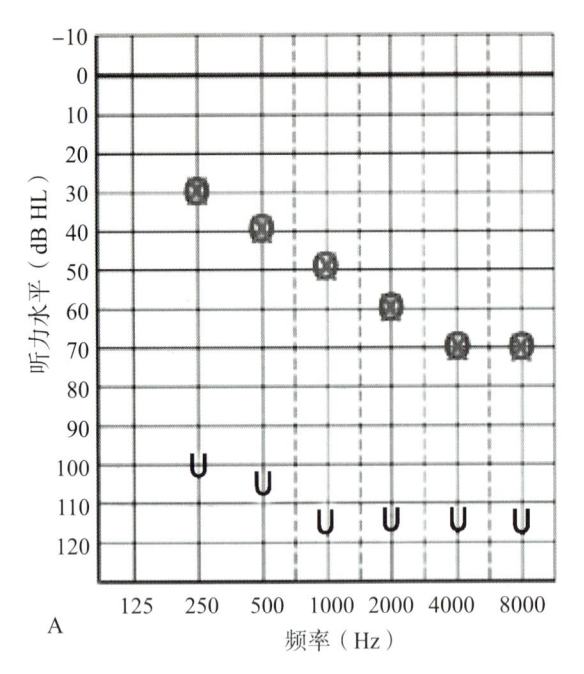

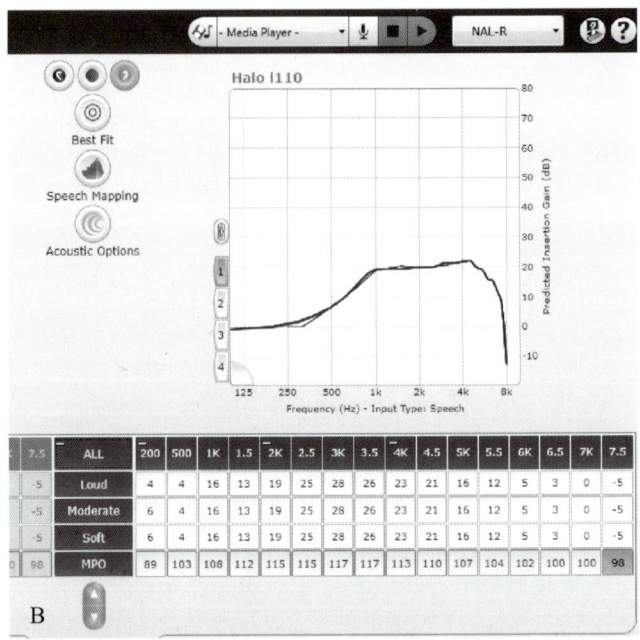

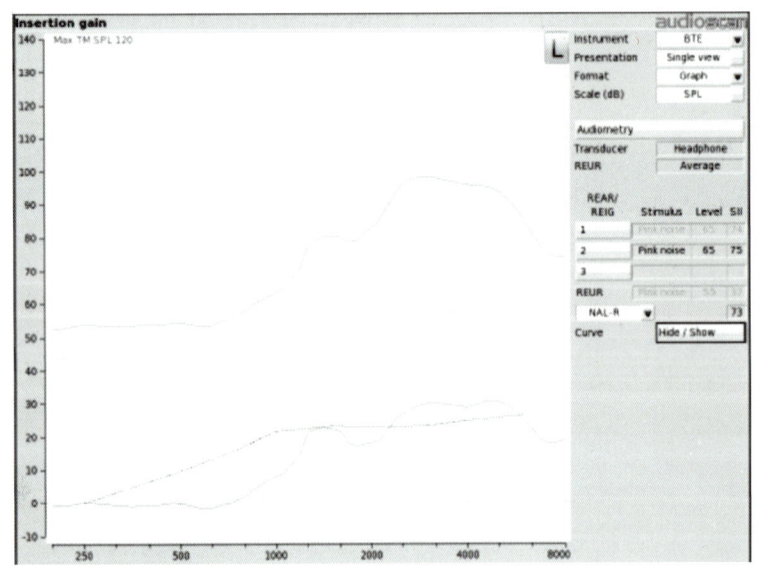

听力治疗学 Audiology Treatment

◀ 图 8-1 根据所示软件编程（A）中的听力图将助听器快速拟合到 NAL-R 规定目标曲线（B）。测得的实际插入增益如（C）所示（底部绿线），表示助听器默认设置与规定的 NAL-R 目标（黑色虚线下）在大部分频率都有较大差距，因此助听器需再做调试
（此图彩色版本见书末彩图部分）

的绿色底线为插入增益。在助听器验配软件中的插入增益在大部分频率上明显偏离目标增益曲线（黑色下虚线）。如上所示的插入增益测量结果表明需要调整听力仪器编程和（或）耳道耦合（或通气）以使设备提供目标性能。正是这种助听器验配软件的预估值和应用真耳分析所得结果的差异，突出了进行 REM 的关键性。

测量到的真耳响应可能与验配软件预期结果不一致，有几个原因。首先，患者外耳和中耳的声学特性（如共振、音量、阻抗）可能与任何软件预测中使用的"平均耳"数据不同。当进行 REM 时，患者独特的耳道特性则会体现。因此，REM 需要额外的增益调整来匹配上面示例中所示的指定目标。其次，助听器声学参数不同，如气孔大小或耳模深度。基于这些原因，REM 的发现对临床医生在助听器验配方面具有指导意义。

在图 8-2 中，助听器现在已经进行了调试，使得 REM 中插入增益与目标增益曲线相匹配。注意拟合软件屏幕现在如何描述该屏幕上偏离目标的增益设置。这进一步表明，临床医生只应将

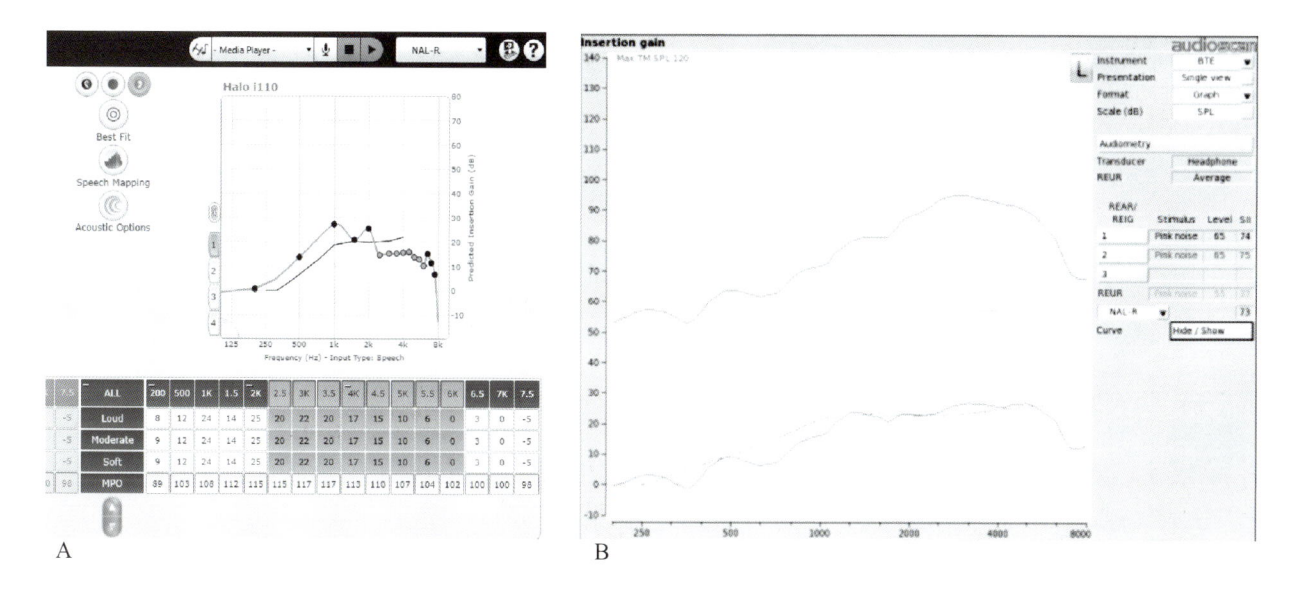

▲ 图 8-2　在本例中，已经对助听器装置进行了重新编程，实际插入增益（下紫色曲线）现在更接近（B）中的 NAL-R 目标曲线（下黑线）。这种与插入增益目标的改进是通过从助听器调试软件设置中调整参数来实现的（A）（此图彩色版本见书末彩图部分）

辅助性能的拟合软件描述视为对患者耳道发生情况的估计。

上面描述的例子说明单一输入声压级的 REM 在线性放大助听器中的应用，但它不适用于非线性放大助听器。在这类助听器中，增益（和输出）随输入的变化而变化。因此，当使用非线性放大/压缩助听器进行 REM 时，最好的做法是确保将不同的输入值传递给助听器，并根据不同的输入声压级给出不同的目标曲线[2]。

在图 8-3 中，编程软件和 REM 系统选择的拟合公式为 NAL-NL1。与之前使用的 NAL-R 拟合公式不同，NAL-NL1 是非线性拟合公式，该规则为多个输入水平提供目标曲线。对于每个输入声压级都有针对性的目标曲线。在图 8-3A 所示的软件屏幕中，编程软件具有快速编程助听器的功能，根据输入的听力图分别提供 50dB、65dB 和 80dB 输入声压的预期增益/输出，以匹配拟合公式目标曲线（在本例中为 REIG 目标）。将用这种方式编程的助听器，使用 REM 对调试软件中描述的相同的 3 个输入声压级进行 REIG 测量。这些结果如图 8-3B 所示。与前面讨论的线性助听器示例中的情况一样，REIG 结果表明，

当前编程到助听器中的增益和压缩设置需要进行调整根据 3 条不同的目标曲线进行匹配。图 8-4 调试后再次进行真耳分析测试。

三、插入增益测量的限制

插入增益测量是验证助听器性能特征的常用方法。然而，正如助听增益所体现的那样，插入增益在助听器调试时有许多限制。

使用插入增益测量的一个关键缺点是固有的假设，即进行纯音测听和 REUR 测量过程中都会出现外耳道共振特性[3]。但只有在声场中进行听力测试时才会出现这种情况，如果听力图是使用头戴式耳机或插入式耳机测试而得，外耳道共振特性与在声场中测试的共振特性则不同。

当人们认识到插入增益目标是基于听力图阈值测量时，这种差异就变得尤为关键。如果用头戴式耳机或插入式耳机测量阈值，但插入增益目标是根据声场 REUG 的进行计算的，则目标增益可能无法提供预期效果。

此外，值得注意的是，REIG 没有提供听动态范围的参考值。也就是说，无法确认阈值和不

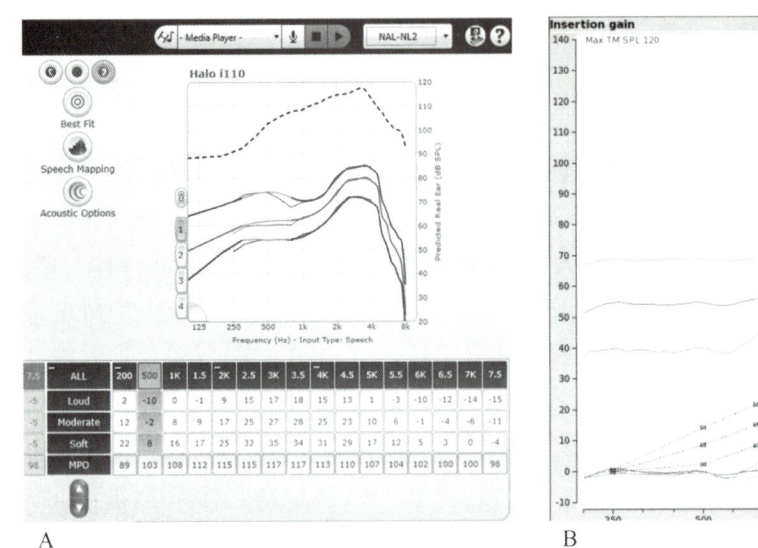

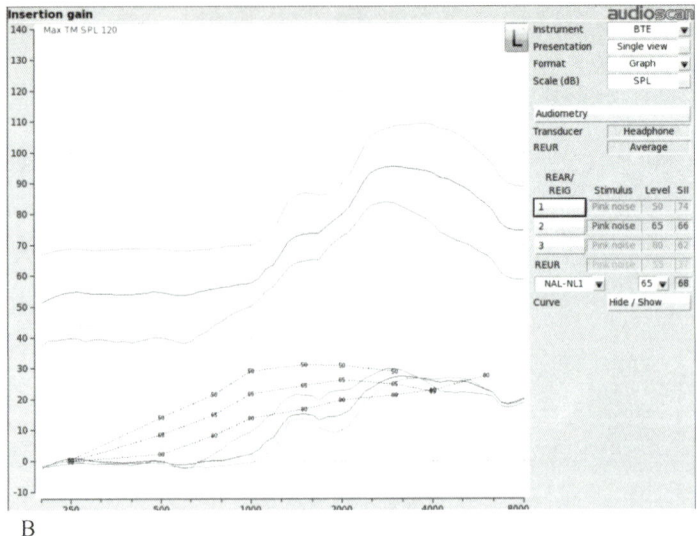

▲ 图 8-3 在本例中，拟合软件和 REM 系统选择的拟合规则是 NAL-NL1，一种非线性拟合公式。REIG 目标现在随着输入水平的不同而不同。尽管助听器调试软件中快速拟合与 A 中的目标匹配，但单独测量的 REIG 结果表明，需要进一步的编程调整，以在 B 中的频率范围内匹配 REM 系统中的输入水平特定目标

（此图彩色版本见书末彩图部分）

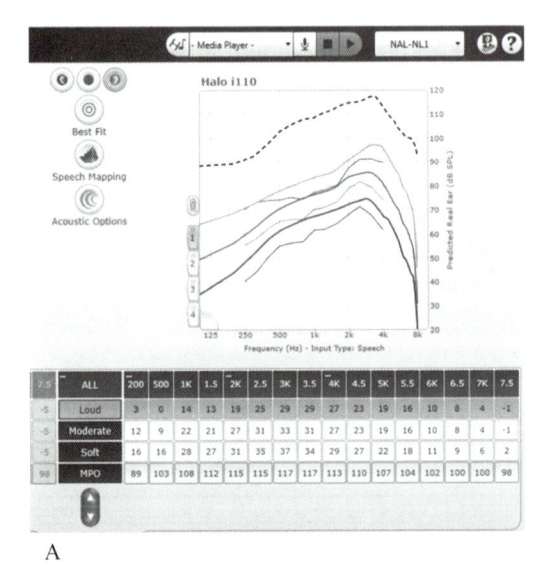

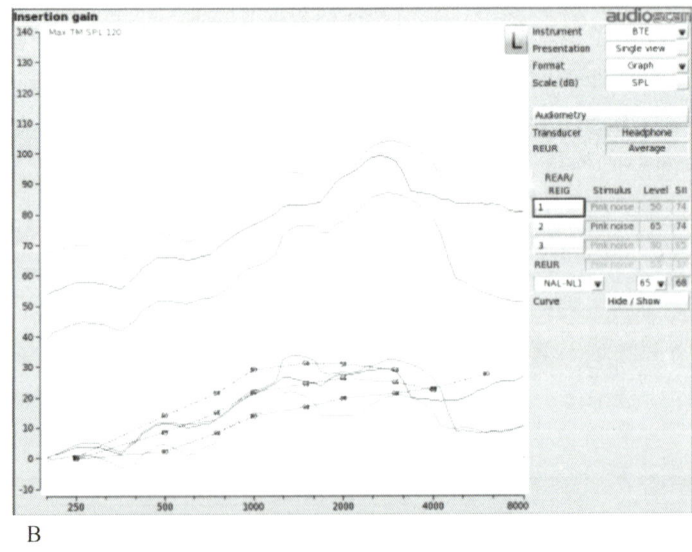

▲ 图 8-4 根据图 8-3 中获得的插入增益结果，对助听器重新编程（A），以便更接近 REM 系统（B）中每个输入水平的插入增益目标

（此图彩色版本见书末彩图部分）

适阈，因为真耳分析上没有阈值或不适响度级别的体现。由于这些原因，许多供应商现在使用 REM 验证多声道宽动态范围压缩助听器的功能时，他们更喜欢测量助听器的输出（即 REAR）而不是插入增益（即 REIG），并且使用输出目标而不是插入增益目标。

四、助听增益的测量

如第 7 章所述，REAR 表示调试后助听器的输出，由耳道中的探管测量而得。为了测试 REAR 的听力特性，将 REAR 与 SPL 为单位的听力图进行比较（即 SPL-o-gram）。

（一）声压级听力图

图 8-5A 中的 HL 为单位的听力图，图 8-5B 中转换成 SPL 为单位的听力图。与标准的 HL 听力图在 Y 轴上的标识相反，SPL 听力图使用升序响度表示。声压级听力图网格底部的虚线代表最小可听声压（MAP）[4]（即 0dB HL 转换为各频率相应的 dB SPL 值）。

在本例中，传统听力图上描述的右耳 dB HL 阈值已转换为 dB SPL 阈值。除了红色阈值线之外，还有一系列星号表示患者的 UCL。不适阈可以在诊断测试期间直接测量，也可以通过阈值估计 UCL。声压阈值和 UCL 之间即是患者可听见又可容忍的声音（即患者的听动态范围）。因此，这两条线定义了患者在鼓膜处的残余听觉区，单位为 dB SPL。

除了残余听觉区外，SPL 听力图上还有一个灰色阴影区，为日常会话所需的声音响度。这是由 dB HL 听力图上使用的"言语香蕉图"转换为 dB SPL 而得。灰色阴影区域中间的实线代表长时平均言语频谱图（long-term averaged speech spectrum，LTASS）。灰色阴影区域的上边界线表示在日常会话中 1% 时间内所需的能量范围。灰色阴影区域的底部边界线表示日常会话中 70% 时间内所需的能量范围。这两行定义了正常会话时语言随时间变化的代表性动态范围。通过将灰色阴影区与剩余听觉区进行比较，直观的体现剩余听觉范围是否达到日常会话的要求。因此，这种 SPL-o-gram 格式可以成为一种有用的咨询工具。

（二）真耳助听增益和声压级听力图的比较

在屏幕上录入未助听和助听后的听力曲线有利于咨询。适当调试后，能够提供 REAR 确保助听器的输出能够在香蕉图内。

在图 8-6 中，绿色区域表示使用 65dB SPL 平均言语信号输入值测得的 REAR。

灰色区域和绿色区域之间的差异代表了由探针传声器在患者耳道中测量的未助听和助听后之间输出的变化。在测量 REAR 时，使用语音作为输入刺激声有时被称为"语音映射"。如图 8-6 中 REAR 所示，言语香蕉图可为听力师提供助听器调试的建议。如果助听后曲线更多落在绿色区域中，那么可以听到更多的语音能量。

五、并非所有言语信号都相同

当使用此信号类型作为输入声刺激来测量

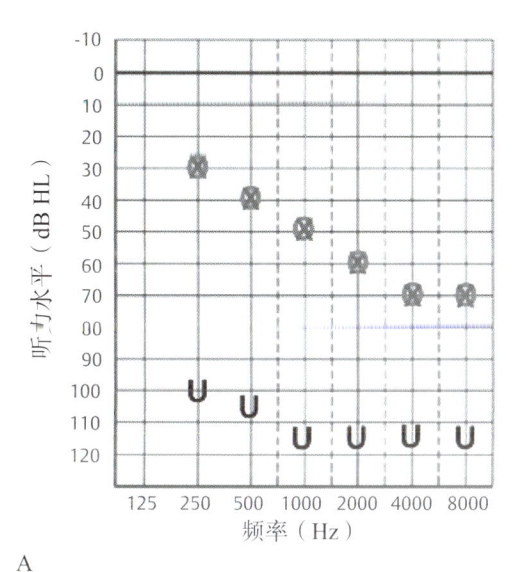

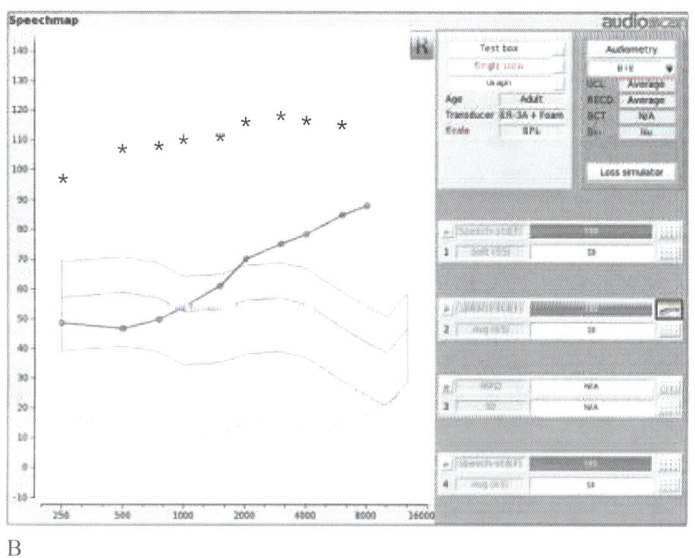

▲ 图 8-5 将 dB HL 听力图（A）（X 或 O= 阈值；U= 不适阈）转换为相应的 dB SPL 听力图（B）（O= 阈值；*= 不适阈）
（此图彩色版本见书末彩图部分）

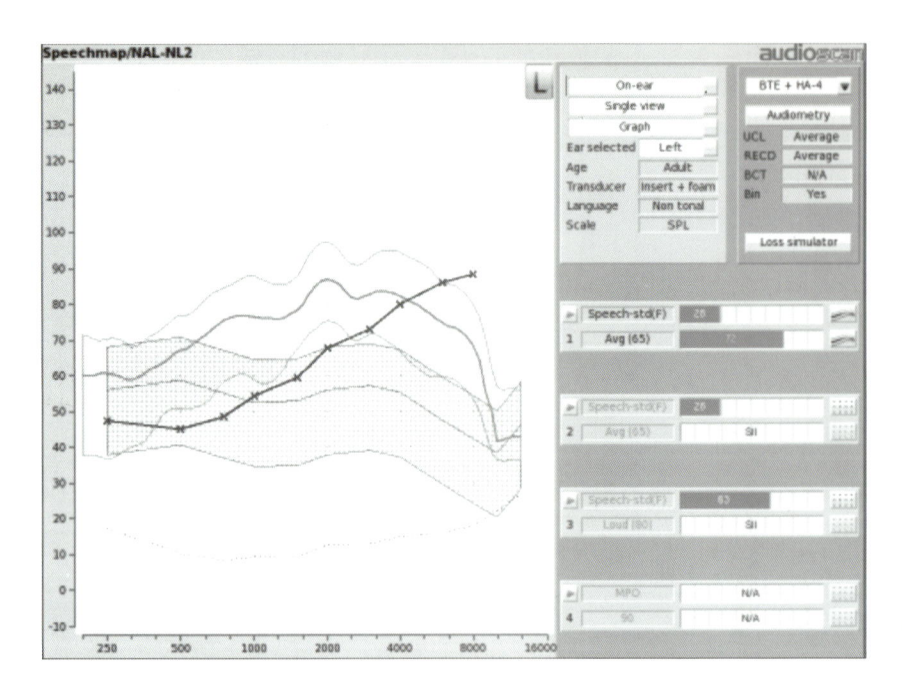

◀ 图 8-6 助听后的曲线（绿色阴影区）与未助听曲线（灰色阴影区）的比较。注意在助听和条未助听条件下，有多少语音能量高于阈值

（此图彩色版本见书末彩图部分）

REAR时，必须意识到它们特有的某些语音特征。例如，如果使用生活言语信号时，几乎无法确保每个输入刺激信号的特性能够完全一致。即使使用相同的说话者和相同的语音材料，所测得的REAR受强度、振幅、音效的影响也会有所不同。因此，如果使用实时语音，通过测试 – 再测试比较来告知编程决策可能会受到输入条件潜在差异的影响。因此，录制的语音段落被认为比现场语音更可取，尤其是在涉及目标匹配时，因为规定的拟合公式目标需要特定的输入水平和频谱。

1994 年，Dennis Byrne 等计算了一个国际平均 LTASS[5]。这种国际公认的 LTASS 已成为定义语音录音频谱和振幅的标准之一，用于助听器适配验证。

2000 年，Audioscan 的工程师们[6]引进了一段录制的语音段落，后来被称为"胡萝卜段落"（carrot passage），它是基于 Byrne LTASS 标准录制的。"胡萝卜段落"是临床上可用的 REM 系统提供的第一个录制的言语段落，该系统产生了在振幅和频谱上国际公认的平均言语。2012 年，由欧洲听力仪器制造商协会（EHIMA）工作小组开发的国际言语测试信号（International Speech Test Signal, ISTS）[7]成为 IEC 和 ANSI 标准的一部分。

这 2 种言语录音在平均振幅和频谱上非常相似，可以互换使用。像这样的标准化录音有时被称为校准过的言语段落。

六、真耳助听反应目标

与前面关于插入增益目标的讨论类似，也有各种专有的和通用的真耳助听反应（REAR）目标拟合公式方法。类似于考虑压缩助听器的REIG 目标，REAR 目标也通常是特定的输入水平和信号类型。

由于言语声通常是在规定放大时要考虑的最重要的输入条件，并且由于言语声输入与扫频音或削峰噪声相比，以独特的方式驱动 WDRC 设备的功能，因此通常指定言语声（更具体地，校准言语声）作为将 WDRC 听力设备编程到 REAR目标时使用的输入条件。

在图 8-7 中，国际公认的目标规则（即 DSLv5）在某 REM 系统的 SPL 听力图画面中被选中。所描绘的绿色目标标记（+ 符号）是 SPL听力图条件规定的 REAR 的平均言语目标。

同样在图 8-7 中，REAR 的结果已经得出并显示在屏幕上。在助听器拟合软件中对助器进行了调整，使 REAR（绿色实线）近似于每个频率的 DSL 目标值。由于在患者耳道内测量 REAR，因此在耳道测量过程中出现的任何声学条件（如残余耳道共振、耳郭效应、通气效应等）都会对显示的 REAR 结果产生影响。

在图 8-8 中，选择 NAL-NL2 目标规则，条件与图中所示相同。通过拟合软件进行同样的增益调整，得到图中显示的 REAR（绿色线）。

除了使用言语映射来测量和显示经过校准的言语声输入所获得的 REAR 外，这些系统还可以用于显示助听后言语包络（speech envelope）（如短期言语波动）。图 8-9 包含和图 8-7、图 8-8 相同的助听后结果，但重新配置以显示整个助听后的言语包络[8,9]。使用一种称为百分位分析的技术，在输入信号的 1/3 倍频带的每一个经过校准的言语段落播放的情况下，实时对助听后言语频谱进行分析。除了收集显示长期平均 REAR 所需的数据（即助听 LTASS），还收集了另外 2 个

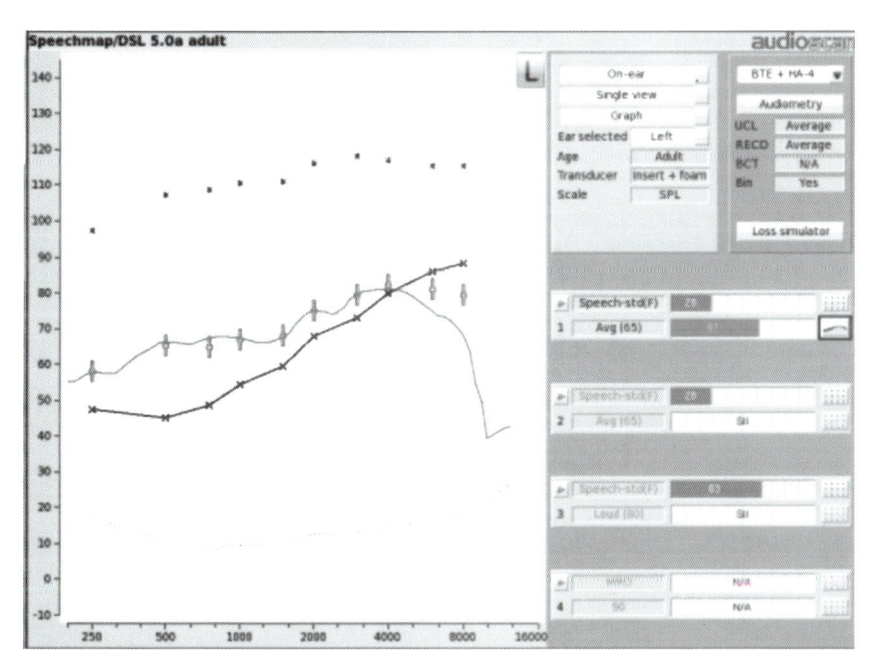

◀ 图 8-7 根据某一听力损失的平均言语水平，自动显示 DSLv5 目标曲线（绿色＋符号），以及经过编程调整以匹配目标后，相关的真耳分析反应所得的平均言语输入水平的曲线（绿色线）

（此图彩色版本见书末彩图部分）

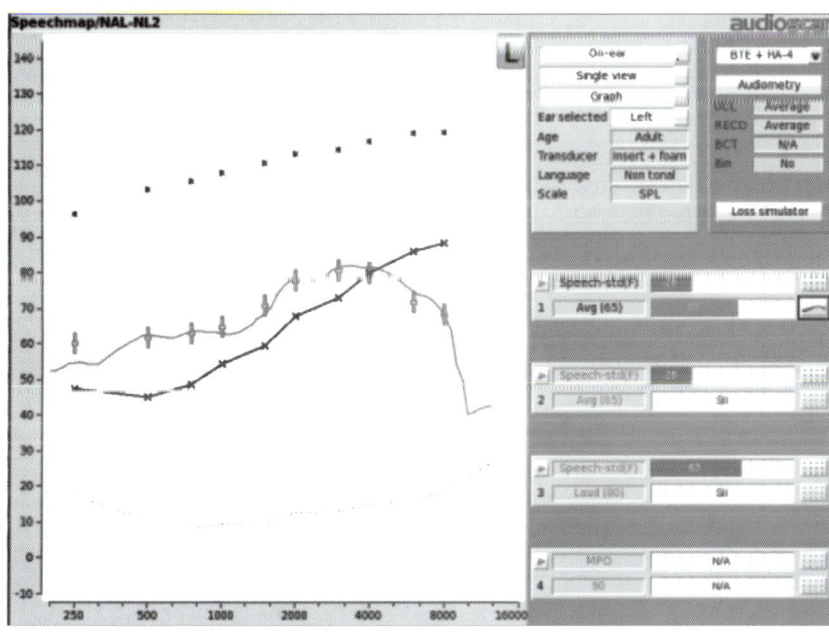

◀ 图 8-8 NAL NL2 平均言语 REAR 目标（绿色＋符号）和通过编程调整定位到 NAL-NL2 目标上的平均言语输入（绿线）对应的 REAR 目标

（此图彩色版本见书末彩图部分）

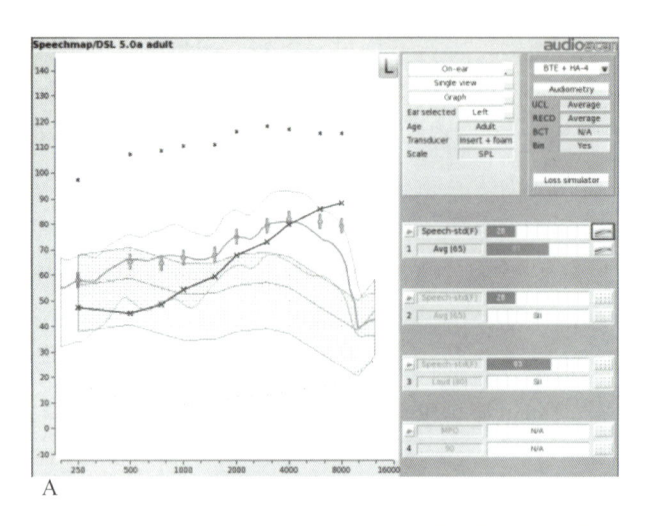

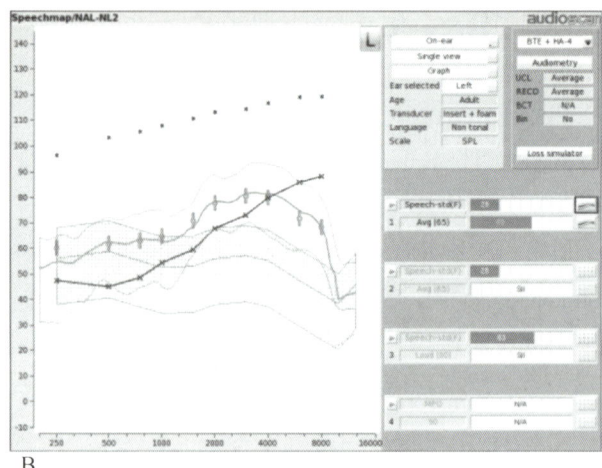

▲ 图 8-9 在相同的输入条件下，助听言语包络（绿色阴影区域）与未助听言语包络（灰色阴影区域）进行比较，可以直观地看到言语能量放大已恢复到患者的动态范围

显示了 DSLv5（A）和 NAL-NL2（B）可能的测量结果（此图彩色版本见书末彩图部分）

数据集。首先是超过 1% 时间的频带的助听后输出水平（言语声峰值）。其次是超过 70% 时间的频带的助听后输出水平（言语声谷值）。这些百分位数与表示未助听言语包络情况下的灰色阴影区域的峰值和谷值相一致。因此，通过比较未助听言语能量包络（灰色阴影区域）和助听后的言语能量包络（绿色阴影区域见图 8-9），定义助听器所提供的言语可听性的整体变化是可能的。

言语能量包络线在计算言语清晰度指数（speech intelligibility index，SII）时尤为重要[10]。根据 ANSI S3.5—1997 的说法，SII 是一种 0.0~1（或 0~100，如果乘以 10）的测量，它"与言语清晰度高度相关"。通过确定在特定数量的频带上言语信息可听见的部分来计算 SII。随着 SII 的增加，言语理解通常也在增加。通过将相关的言语能量包络线与患者的 dB SPL 阈值进行比较，可以将未助听和助听的 SII 评分作为不同 REM 系统言语图谱程序的一部分进行计算。当更多的言语能量包络线落在阈值之上时，SII 分数就会增加。

图 8-10 圈出了未助听平均言语条件和助听平均言语条件下的 SII 结果。由于助听言语能量包络线（粉色阴影区域）在听力范围内的比例大于未助听言语能量包络线（灰色阴影区域），因此 SII 评分更高。

七、一般适配原则与言语图谱验证

为了在经过校准的言语声输入刺激下有效地利用客观测量患者的 REAR，有必要将助听器拟合软件与 REM 系统中所要求的规定性目标尽可能地协调起来。通常，有 3 种主要的放大特性可供调整：增益、压缩和最大输出。在决定如何操作助听器以达到规定的目标性能时，可以考虑以下 3 种方法。

（一）调整输入水平特定增益以匹配输出水平特定目标

图 8-11 是制造商拟合软件屏幕的一个例子。已输入听力图，选择待编程助听器，选择拟合规则（本例中为 NAL-NL2）。基于这 3 个要素，拟合软件自动将通道特定增益、压缩和输出设置编程到助听器中，并显示了这些设置的图形表示形式。在这个例子中，显示设置为真耳助听反应。请注意，图中有 3 个特定输入水平的目标。最下面的一组线表示 NAL-NL2 目标（细线），以及为满足该目标而编程的助听后响应，输入水平 50dB（粗线）。中间一组线表示为 65dB 输入编程的目标和响应。上面一组线表示为 80dB 输入编程的目标和响应。这些输入水平的通道特定响应

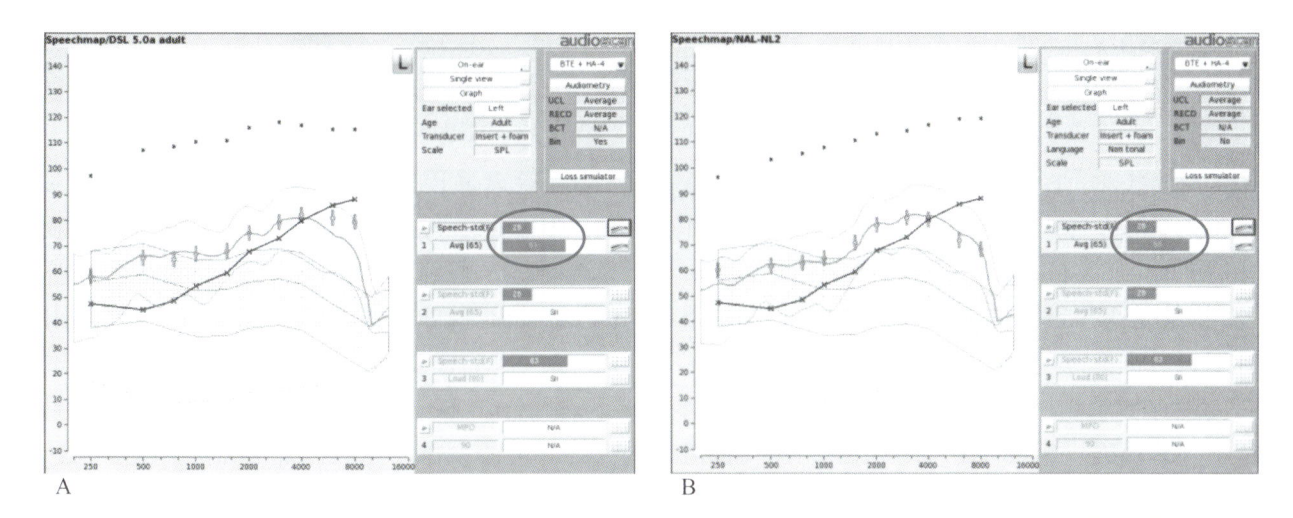

▲ 图 8-10 某听力图的增益和未增益的言语清晰度指数（SII）得分（红色圆圈内）与用 DSLv5（A）和 NAL-NA2（B）的平均言语的助听器设置

助听和未助听的 SII 得分之间的差异能量化该助听器适配后平均言语输入的整体言语清晰度的预测改善程度（此图彩色版本见书末彩图部分）

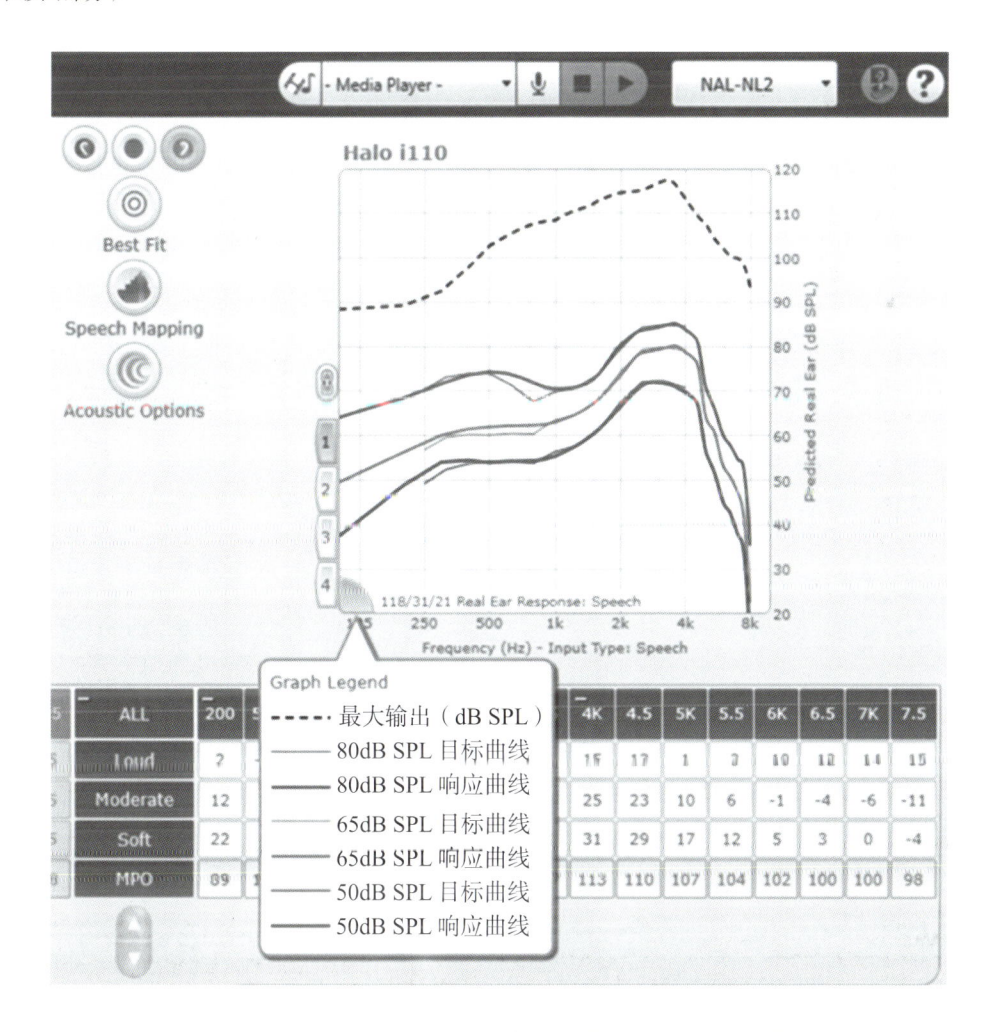

▲ 图 8-11 显示 NAL-NL2 "首次适配"结果的厂家适配屏幕

在这个屏幕上，预测的真耳助听响应和每个输入水平的目标响应似乎是匹配的（此图彩色版本见书末彩图部分）

值显示在响应图下方的表中。由于 NAL-NL2 是一个非线性的目标规则，因此使用 3 个输入水平特定的目标来设置每个通道中需要 NAL-NL2 预测的压缩特性，以适应输入的听力损失条件。这些初始程序设置通常被称为"快速适配"或"首次适配"。

这些特定于输入水平的响应值可以通过使用言语输入的真耳测量来验证。图 8-12 为言语图谱屏幕，拟合软件使用的听阈图已进入验证系统，选取相同的 NAL-NL2 拟合公式。选择言语输入水平为 50dB（软语音）的 NAL-NL2 目标作为一组绿色加号出现在测量中。一旦在这一水平上校准的言语通道被平均并记录下来，一条绿色的 REAR 线表示被测信号的 LTASS 及相应的短期言语波动（即显示言语包络）。绿色助听后 50dB LTASS 线与目标标记不对齐的程度表示与程序规定的助听后目标的偏差。

当临床医生遇到验证目标不匹配时，需要调整拟合软件中输入 50dB 的增益设置，直到 REAR 结果在尽可能宽的频率范围内更接近拟合公式目标。图 8-13 做出了这种调整。请注意，言语图谱屏幕现在显示一个轻声的 REAR，更接近 REAR 的目标。但是，还要注意的是，由于拟合软件所做的预测与前面提到的实际患者和助听器特定变量之间的差异，拟合软件图形现在显示的模拟测量曲线与 50dB 输入的目标存在差异。

一旦调整了 50dB 增益设置，以匹配该输入水平相关的 REAR 目标，就可以使用相同的过程来调整助听器编程，以匹配其他输入水平的相应 REAR 目标（如 65dB SPL 和 80dB SPL）。图 8-14 描述了一个完成的 REAR 验证过程的示例，其中调整了轻声（50dB）、中声（65dB）和大声（80dB）言语的增益设置，以匹配患者耳道中的 NAL-NL2 目标。

除了验证助听器在不同言语输入水平上的表现外，一般认为应记录助听器的最大输出设置，以确保不仅听到大声的声音（即 MPO 相对于 UCL 的设置不是太高），也有足够的空间容纳更大的输入（即 MPO 的设置不应过低，以免影响可听性和音质）。图 8-15 显示了一个 REM 系统中最大输出功率（maximum power output, MPO）测试信号的选择。在这个系统中，一个 85dB 的纯音扫频，从声场扬声器的 1/3 倍频程（REAR85）播放，同时测量助听器的输出。测量到的 REAR85 曲线不应超过 SPL 听力图的 UCL 指标（星号）或相关适配公式（如 DSLv5）产生

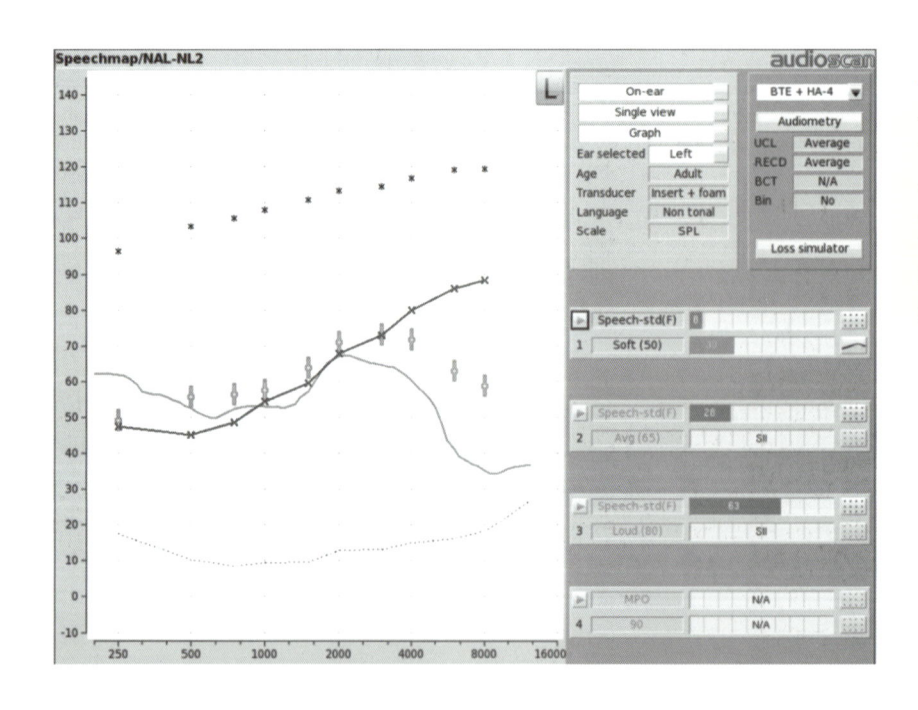

◀ 图 8-12 测量轻声 REAR，在图 8-11 中使用"初次适配"设置，当程序响应与软件屏幕上的 REAR 目标相匹配时，该患者实际获得的 REAR 会偏离 REM 系统中该特定耳朵的 REAR 目标

（此图彩色版本见书末彩图部分）

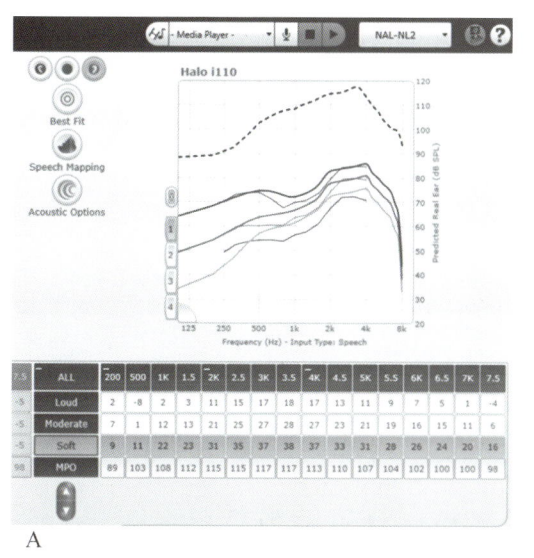

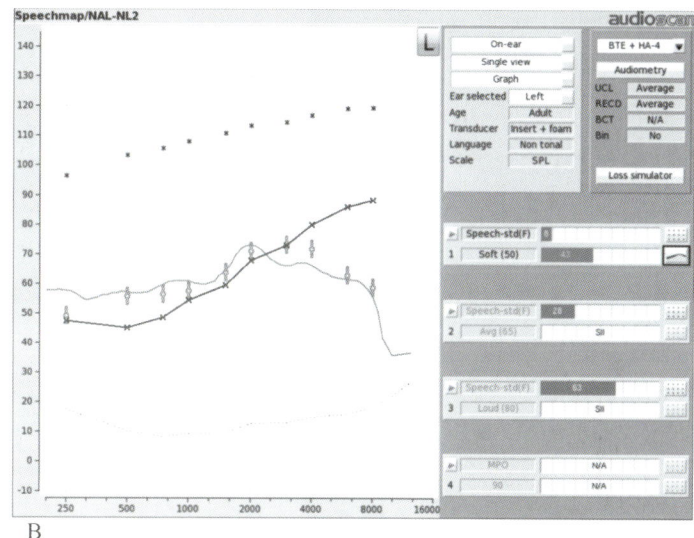

▲ 图 8-13 模拟 REAR 曲线（A）和相应的测量的 REAR 曲线（B），随之调整助听器以匹配 REM 系统中的目标
（此图彩色版本见书末彩图部分）

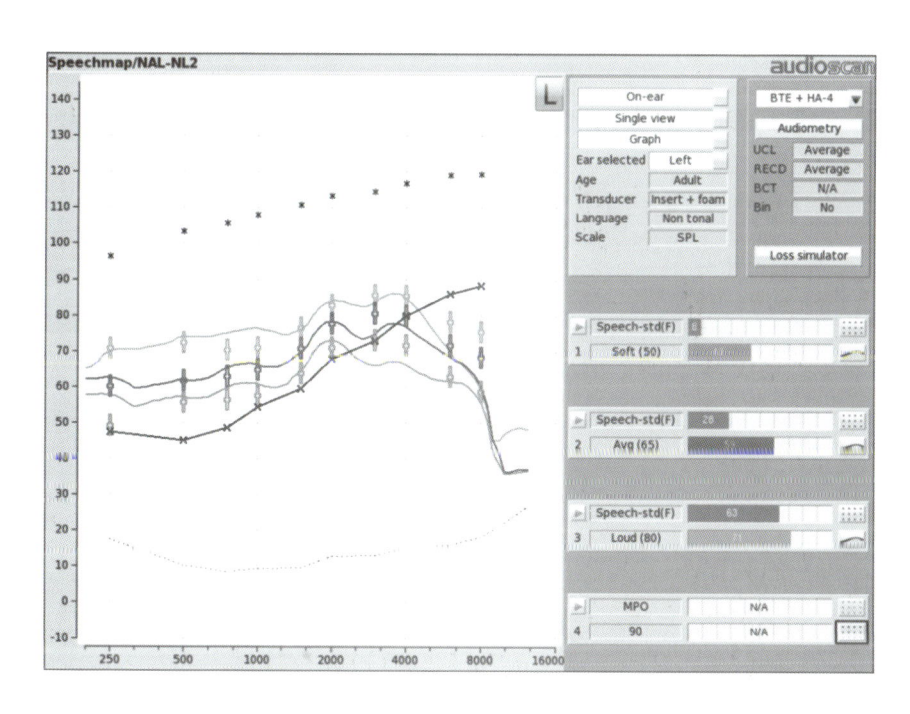

◀ 图 8-14 在编程调整之后，语音图汇总结果显示轻声（50dB SPL），平均（65dB SPL）和大声（80dB SPL）输入水平的 REAR 和相应的 REAR 目标
（此图彩色版本见书末彩图部分）

的 REAR85/90 的预测值。如果需要调整，通常可以通过助听器编程软件中的 MPO 设置来完成。图 8-16 是刚才描述的 4 项测试的总结屏幕，其中 REAR 目标已被近似于轻声、中声和大声，同时 MPO 测量不超过患者预期的 UCL。

（二）调整轻声的总增益并验证压缩设置

应该注意的是，如果使用上述协议，作为"首次适配"的一部分编程的初始压缩设置可能会改变。此外，根据正在评估的设备的底层信号处理体系结构，验配手册顺序可能会受到影响，导致需要重新回顾先前验证的输入水平设置。另一种方法是尽可能减少对其他输入水平进行额外调整的需要（或重新检查以前已验证的输入水平的需要），考虑将轻声的总体增益设置为验证流程的第一步。

155

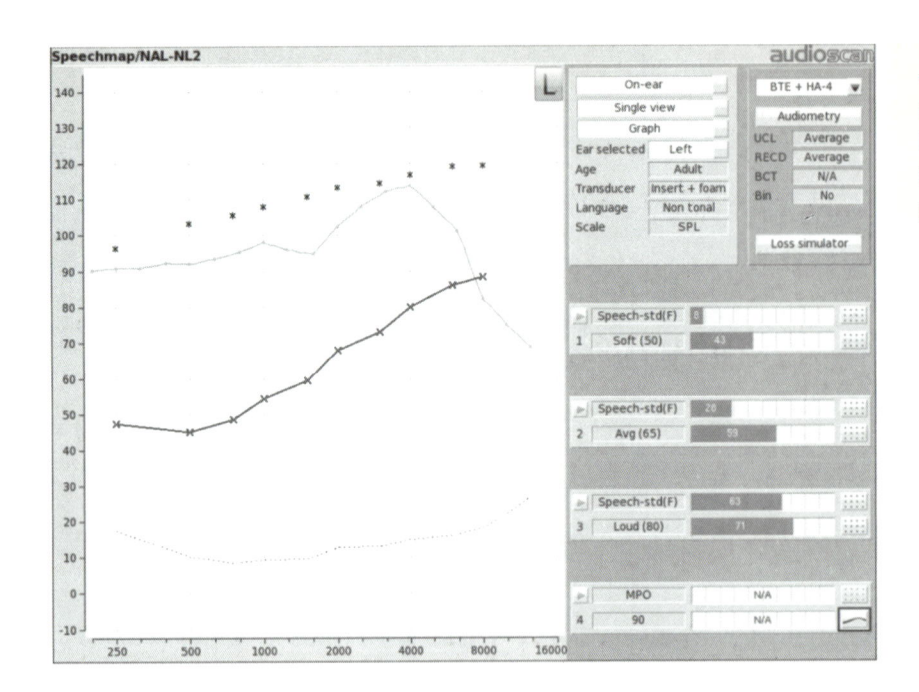

◀ 图 8-15 对代表性 REM 系统上的一个助听器进行 MPO REAR85/90 评估，其中测量曲线不应超过预测的 UCL 值

（此图彩色版本见书末彩图部分）

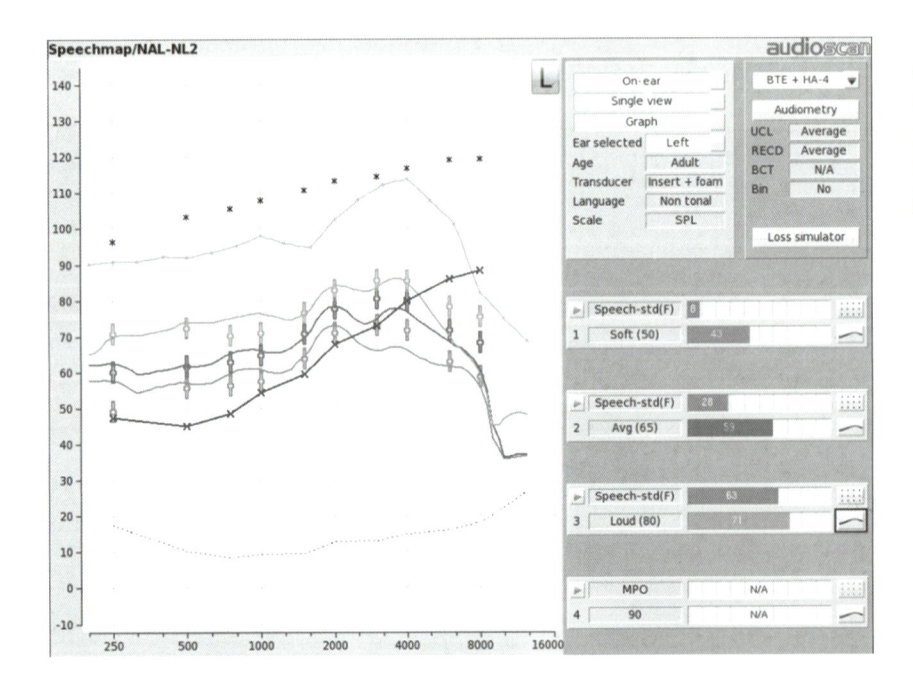

◀ 图 8-16 最终的 REAR 验证屏幕显示 50、65 和 80dB 语音输入的 REAR 和相应的 REAR 目标及 MPO 输入条件

（此图彩色版本见书末彩图部分）

如上述协议中所述，首先得到 50~55dB 语音的 REAR。如果增益后的 LTASS 不在目标上，调整设备的总增益，而不是调整 50dB 输入的增益值。此过程将在需要时改变轻声（50dB）语音输入的增益，同时还保持"初始适配"压缩比（或输入/输出功能）。

然后可以根据需要对输入水平特定处理进行后续调整，以达到 65dB（平均语音），然后根据需要进行 80dB（大声语音）调整，以匹配其输入水平的特定 REAR 目标。在某些情况下，这种方法在初始轻声语音输入增益调整之后最小化了调整的需要。最大输出的验证（即 REAR85/90）也必须在该协议中完成，并且以与先前描述的相同方式完成。在图 8-17，该程序用于验证使用 DSLv5 目标时轻声、平均和大声语音输入在每个级别满足规定的 REAR 目标。

(三)使用语音图作为辅导工具进行验证

验证完成后,可以将 REAR 屏幕配置为有效且引人注目的咨询工具。在图 8-18 中,使用验证系统显示工具修改了图 8-17,以显示 65dB 平均会话语音输入的助听前与助听后语音能量包络。SPL 听力图阈值和不适阈(UCL)保留在屏幕上,当组合时,它们定义患者的动态范围。从灰色阴影区域开始,临床医生可以为患者描述平均会话语音能量中"落在您的聆听范围之外"的部分,而无须放大。只有灰色阴影区域的高于阈值线的那部分在没有放大的情况下是可听见的,因此,相关的 SII 得分低。粉红色阴影区域表示根据患者听力状况编程的助听器的平均会话语音的最终可听性。请注意,更多的语音能量落在患

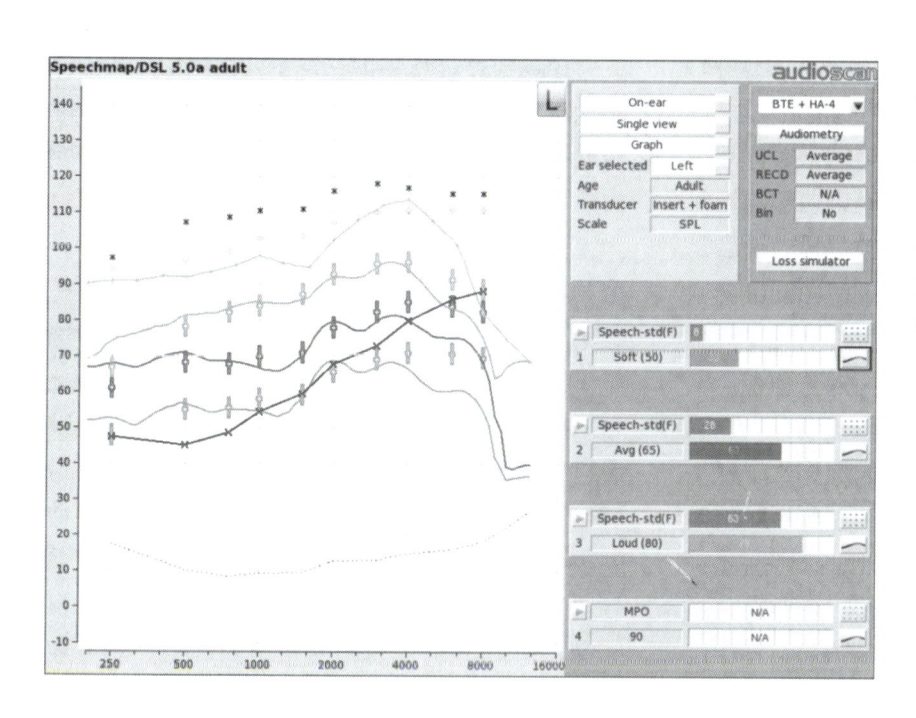

◀ 图 8-17 使用 50dB 输入设置总增益并仅在需要时调整 65 和 80dB 输入增益时的最终 REAR 验证屏幕。这种编程方法可能需要更少的编程调整,因为来自"初始适配"的压缩比不太可能需要修改

(此图彩色版本见书末彩图部分)

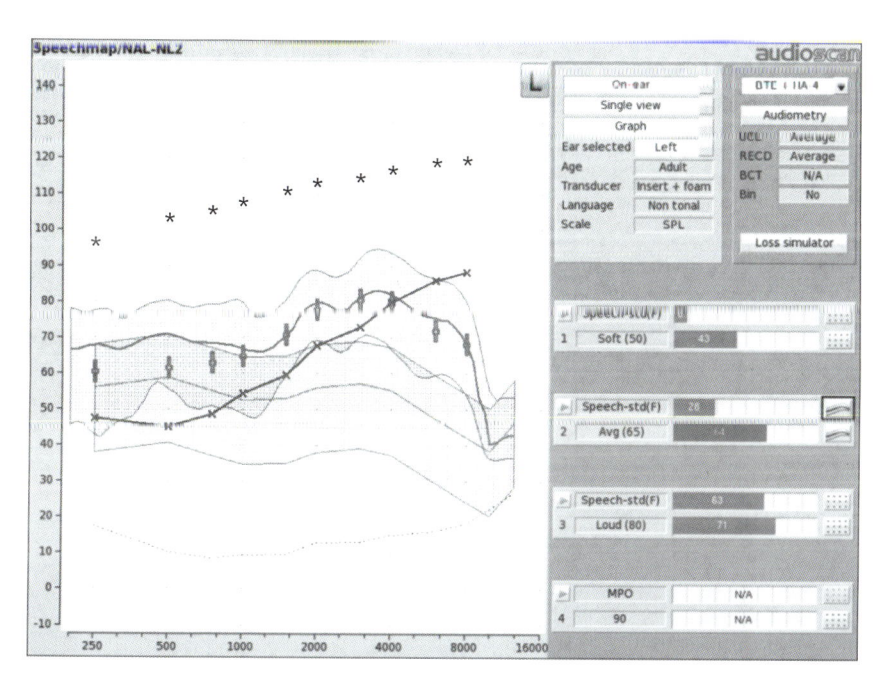

◀ 图 8-18 咨询屏幕显示了助听前(灰色阴影区域)和助听后(粉红色阴影区域)平均语音曲线以及患者的聆听范围[即阈值(×)到 UCL(*)]

(此图彩色版本见书末彩图部分)

者的动态范围内，并且相关的 SII 分数更高。这个较高的 SII 分数表明使用助听器听到的语音提示比例大于没有它的语音提示，因此可能有更高的言语识别能力。

适合特定患者的 SII 值取决于许多因素，其中最重要的是听力损失[11]。SII 规范性评分[12] 是 Western Ontario 大学开发的 PedAMP 协议的一部分，可以作为建立合理的辅助 SII 期望作为听力损失程度函数的有用指南。

八、助听器功能测试

现代助听器配备有各种信号处理功能，旨在使听力损失患者受益。如果临床医生认为这些能力适合于解决影响患者的交流问题，则验证其功能成为治疗过程的必要组成部分。

（一）方向性麦克风性能验证

方向性麦克风性能通常在制造商提供的技术规范中量化，包括频率特定的极坐标图（图 8-19）[13]。尽管这种技术可以提供一种可视化、量化定向麦克风性能的一致性方法，但它并不是一种可以在临床环境中轻易复制的测试。因此，临床医生通常必须依靠各种技术来评估方向性麦克风的性能并确认适当的功能，包括：助听器前后的基本听力检查、方向性麦克风关闭然后打开情况下的噪声测试[13,14]、$2cm^3$ 耦合器输出测量的顺序前后比（FBR）测试[14]，或确定方向性麦克风按规定工作。

WDRC（或任何压缩）技术可能会混淆方向性麦克风的顺序 FBR 测试。通过将耦合器或耳道中测量的来自 0° 方位角的输入刺激的频率的输出水平，与来自同一水平的 180° 方位角的输入刺激的频率测量的输出水平进行比较，可以计算出 FBR，前方声音比后方声音输出更高，表明方向性能和更高的 FBR。但是，如果在压缩助听器上进行 FBR 测试，则应用于这 2 个单独测量的增益将不同，因此，FBR 将受到这些增益差异的影响。

压缩对单个刺激极性模式测量或概念上类似的顺序 FBR 测试的影响通过 Todd Ricketts 在 2000 年使用的 FBR 测试程序进行量化[15]。在这项工作中，获得了 2 个助听器的数据，首先是关闭压缩，然后是打开压缩。如表 8-2 所示，对于传统的顺序 FBR 测量条件，在 0° 和 180° 测量期间仅依次呈现一个信号，压缩开启时的 FBR 结果小于压缩关闭时的 FBR 结果。这是因为方向性麦克风阵列相对于来自前方的相同信号的幅度减小了来自后方的信号水平的幅度，这可能导致从后面来的信号比起从前面来的能施加更多增益。

在本研究中使用的修改的测量条件中，同时

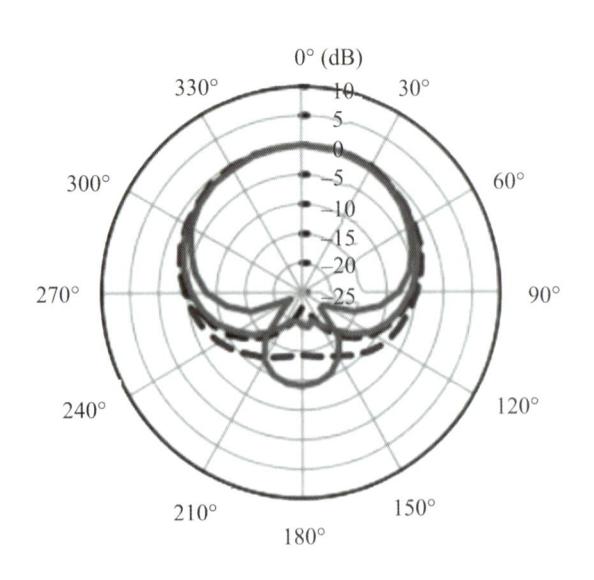

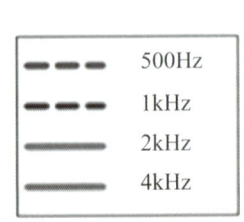

◀ 图 8-19 极坐标图显示了助听器周围 360° 的输入灵敏度，频率为 500Hz、1 kHz、2 kHz 和 4kHz

（此图彩色版本见书末彩图部分）

表 8-2 使用前后比技术量化压缩对方向测试影响的数据。在修改后的测试中，同时呈现 2 个输入源，在存在压缩的情况下进行前后比测量是不妥的，而单源（传统）测量方法则不然

	传统	修改后
B 型（压缩关闭）	7.7db	7.7db
B 型（压缩开启）	3.9db	7.7db
C 型（压缩关闭）	11.2db	11.2db
C 型（压缩开启）	3.7db	11.1db

呈现 2 个信号（一个来自 0° 的扬声器，一个来自 180° 的扬声器，每个相对于助听器），测试信号从前置扬声器发出，后置扬声器发出干扰信号。该方法在测试期间将连续增益移除为测量伪像。换句话说，为了在测量压缩助听器时获得更逼真的 FBR，应同时显示前后输入信号。

一些 REM 系统可以在测试盒或真耳测量条件下使用宽带刺激和快速傅立叶变换（fast Fourier transform，FFT）分析来执行同时 FBR 测试[16]。这种技术允许同时获得 0° 和 180° 刺激条件的输出结果并单独显示，即使被测试的增益是非线性的。

（二）同时真耳前后方向性麦克风测试比

通过将探头麦克风放置在患者的需增益耳中并同时从位于患者头部前方和后方的 2 个声场扬声器传递 2 个输入信号，并使用 FFT 分析，一些商用 REM 验证系统可以测量定向听力的方向效应，如前所述，有助于解决压缩对顺序 FBR 曲线的影响。使用这种类型的 REM 方向测试的临床医生将看到 2 条频率响应曲线，表示由方向性助听器对同时来自设备前部和后部的信号产生的输出。

图 8-20 提供了进行同时 REM 方向测试所需的临床配置的说明。患者就座并面向用于任何 REM 程序的通用声场扬声器。第二（增益）扬声器放置在患者后面。将探管和方向性助听器放置在任一耳朵中，探头组件的参考麦克风将用于调节每个扬声器刺激的水平和频谱，以便它们在刺激水平上匹配。

（三）同时刺激条件

存在可以用于同时前/后方向评估的各种刺激，包括具有或不具有语音的专用噪声信号。

图 8-21 是一个使用噪声刺激的 REM 系统的 REM 定向测试结果的示例。

上面的粗曲线（标记 F1）表示在一个方向设置下，使用助听器测量到的来自前扬声器的信号（0° 方位角）的输出。下面的细曲线（标记 B1）表示在同一方向设置下，从后扬声器（180° 方位角）发出的信号的测量输出。由于 2 个信号的输入水平相等，且 2 个信号同时出现（即在相同增益条件下），所绘结果表明，在前（F1）信号输出相对于后（B1）信号输出较大的情况下，定向性能较好。这种类型的测试结果捕获了所有被测试频率的方向效应，这是一个压缩到单频极坐标图中的唯一且有价值的数据集。由于编程到助听

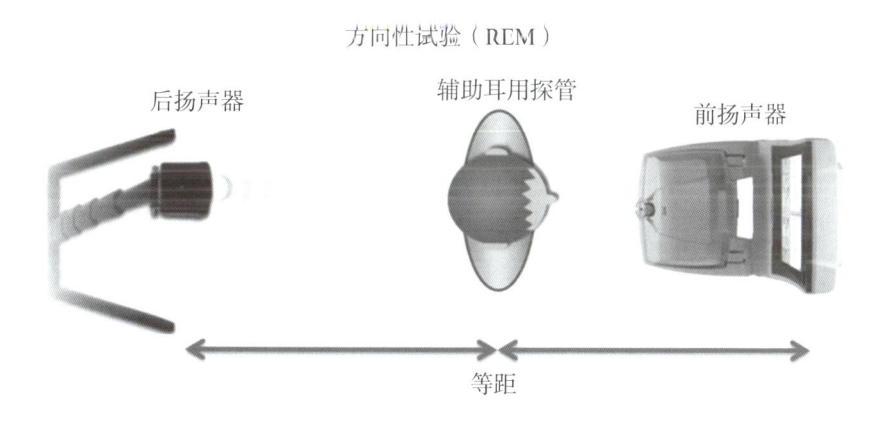

◀ 图 8-20 同时测量耳式定向麦克风性能的前后比时，患者和扬声器位置的图示

器装置的压缩特性是"as-wear"配置，这个方向测试结果反映了患者在使用编入程序的助听器时可用的方向性能。

由于语音激活定向麦克风技术在现代助听器中是可用的，一些 REM 系统提供语音+噪声刺激，以确保在噪声中需要语音的定向设备被适当激活。

图 8-22 显示了使用同时前 / 后语音噪声刺激的 REM 定向测试结果的示例。同样，上粗曲线（标记为 F2）是从前面（0°方位角）显示的信号测量的输出。下细曲线（标记为 B2）是从后面（180°方位角）显示的信号的输出测量值。曲线分离表明麦克风在所有测试频率上的定向效果。

REM 方向测试不仅反映了方向性麦克风对 FBR 的影响，还反映了通气效果和麦克风端口相对于输入刺激条件的水平面方向的影响。因此，对方向麦克风性能的 REM 评价是解决定向性能故障时的一个有价值的工具，可以帮助指导决策和告知患者咨询。

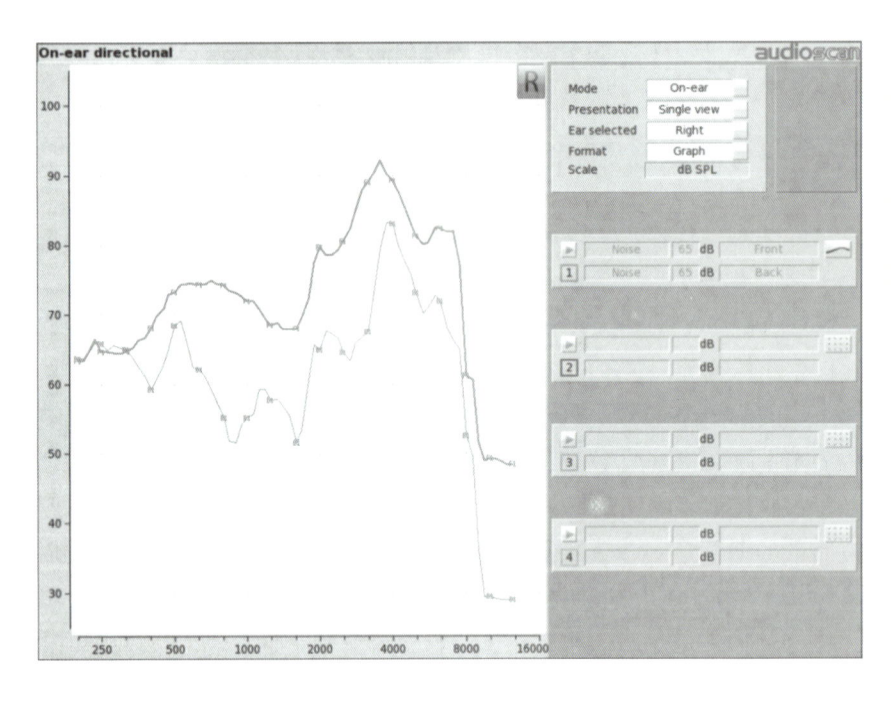

◀ 图 8-21 同时进行的仅前后噪声方向测试的真耳分析测试结果

上粗线（F1）为前向信号的助听器定向模式输出，下细线（B1）为后向信号的助听器定向模式输出。两条曲线之间的分离是方向性表现的证据（此图彩色版本见书末彩图部分）

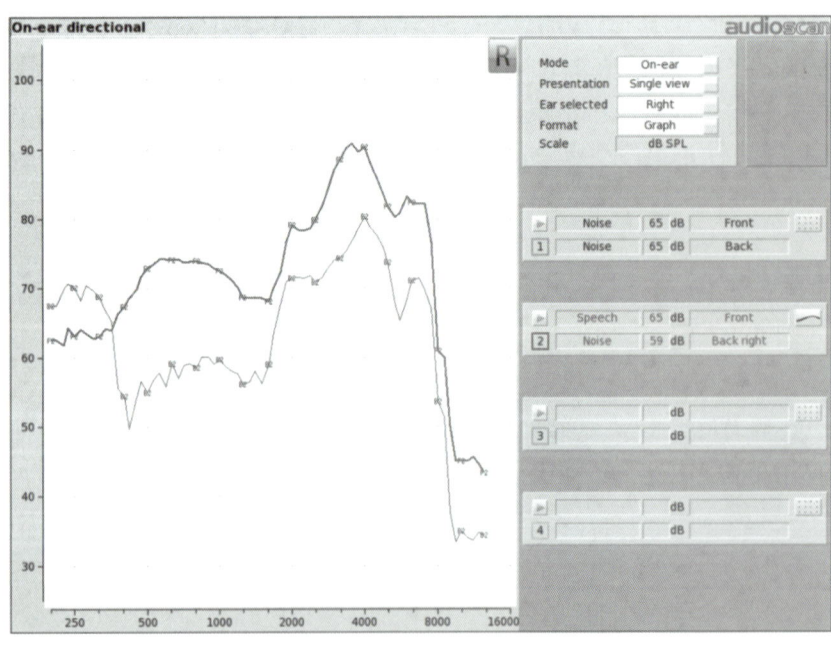

◀ 图 8-22 真耳分析的测量结果来自定向测试

为了得到这些结果，我们分别从前面和后面同时给出了语音和噪声。上粗线（F2）为前向信号的助听器定向模式输出，下细线（B2）为后向信号的助听器定向模式输出。两条曲线之间的分离是方向性能的证据（此图彩色版本见书末彩图部分）

九、降噪

许多现代的助听设备都配备了某种形式的数字降噪装置[17]。通常，该特征在助听设备的每个通道或频带中使用振幅调制检测算法。由于与其他输入源相比，语音的振幅调制模式是独特的，因此不显示类似于语音的振幅调制模式的通道可以自动减小增益。这种增益降低的目的是减少可能在任何给定频率中占主导地位的非语音输入信号的干扰。

此增益减小的速度和增益减小量因不同助听器及其可用软件设置而异。然而，REM 技术可以提供一种量化这两种特征的方法。通过产生宽带噪声输入信号，测量助听器的输出随时间的变化，可以量化每个频带的降噪特征。

图 8-23 为 REM 系统声场扬声器在 80dB SPL 水平下对空调噪声进行宽带记录时的数字降噪结果。大约在刺激测量的 1s 后，捕捉初始输出曲线，并在输出图上显示为实线。随着时间的推移，活动曲线应开始下降到之前捕获的实线参考曲线以下，指示助听器应用的降噪量。一旦这个活动曲线看起来稳定，临床医生就可以停止测试并捕获第二条曲线，这条曲线显示为一条较细的线。由于所使用的刺激不包含类似语音的调制模式，因此该刺激通常会在任何可用的通道中激活降噪功能。

参考粗线和降噪专用细线之间的差异代表了在被测频率范围内降噪的幅度。秒表功能（一些 REM 系统提供）允许临床医生跟踪所需的时间，以使降噪最初激活，然后充分参与。如前所述，不同品牌和型号的助听器的噪声降低幅度可能有所不同，并且可能会根据设备中编程的设置而有所不同。降噪启动时间通常不是可编程的特征，而是由算法针对特定品牌和助听器模型的设计来定义的。

不同的降噪算法在不同的频率下也有不同的表现。有些助听器只能降低较低频率的噪声。一些助听器在刺激测量中先降低低频噪声，然后在某一点降低高频噪声。其他系统在几乎相同的时间和频率上降低所有频率的增益。一旦识别出这些降噪特性，就可以用于编程决策和咨询。

图中所示为在启动降噪之前，空调噪声在 80dB SPL 声压级下的峰值均方根参考曲线测量值；以及噪声信号持续呈现后的固定噪声降低曲线。峰值和稳定曲线之间的分离表示跨频率的噪声降低量。

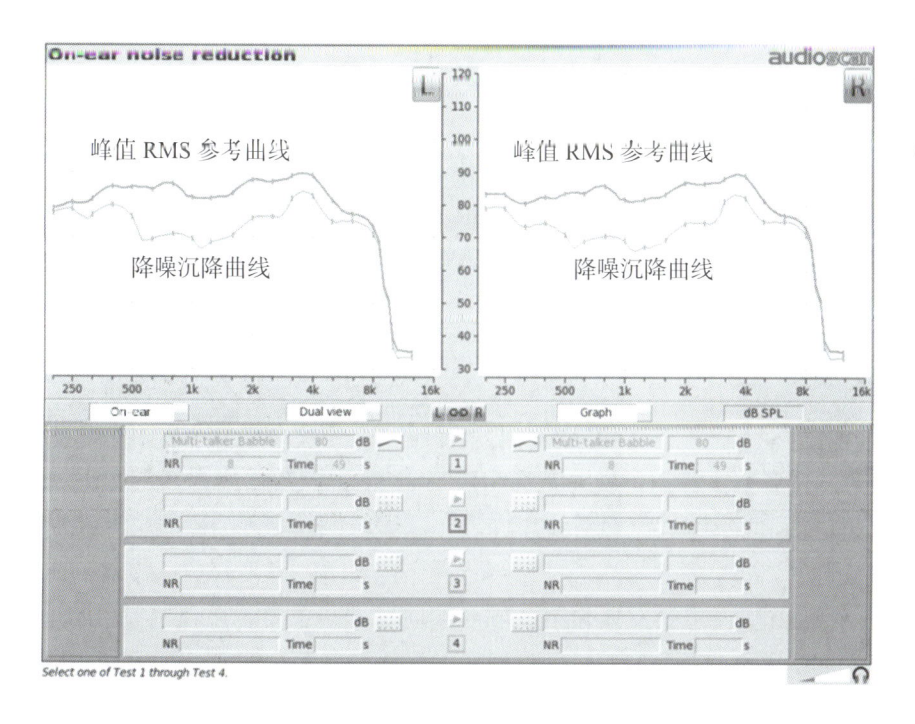

◀ 图 8-23 一个 REM 系统制造商的耳内降噪测试示例
（此图彩色版本见书末彩图部分）

十、电感线圈测试

许多助听器都配有一个小的有线线圈（称为电感线圈），用于接收电话接收器或感应回路系统（有时安装在公共场所）产生的电磁信号，以帮助佩戴助听器的人。由于到达电感线圈的信号是电磁的而不是声学的，因此大多数助听器验证系统包括设计用于产生 ANSI S3.22—2009 规定的电磁条件的硬件，以模拟电话和环路的电磁输入条件。这使临床医生能够评估电感线圈在这些情况下的有效性，并对电感线圈进行编程，以确保感应传输信号的可听性。

虽然标准化测试是在测试盒或耦合器中进行的，但一些验证设备也提供了一种评估耳上电感线圈功能的方法。这是通过使用装有电话磁场模拟器（telephone magnetic field simulator, TMFS）的远程测试手机（图 8-24）来实现的。这个模拟器由一个 35.4mm 的线圈组成，线圈放置在试验表面下 16.5mm 处，并用圆圈内的 "T" 来标识。该 TMFS 产生与所选测试条件相关的电磁输入。当佩戴助听器时手机放在附近（图 8-25），助听器内的电感线圈随后接收输入，然后由助听器将输入转换为可由探针麦克风测量的放大声音的输出。这一过程有助于将声学输入条件的辅助输出与电磁输入条件的辅助输出进行比较，从而验证它们的相似性和差异。

图 8-26 是一组完整的后方测量数据。绿色曲线所示的后部是通过将患者置于一个声场扬声器前获得的，该扬声器产生一个 65dB 校准的语音输入信号。紫色曲线所示的尾部是通过一款远程测试手机获得的，该手机在电感线圈模式下对着助听器产生相当于 65dB 声音信号的磁场。

通过比较这 2 种后置系统，临床医生可以确定电感线圈输出是否与声学输出相等。文献（如 Valente，2013）普遍认为，合理的验证目标是在输入水平等效的情况下，对电感线圈和声学模式都有一个等效的输出，从而在模式切换时留下一个无缝过渡。如果情况并非如此，临床医生应调整与远程线圈记忆相关的助听器增益，以使电感线圈输出与声学输出结果相匹配。

在一些助听器中，一个助听器（在单耳上）上通过电感线圈接收到的信号也可以在双耳之间无线传输，从而产生单侧输入双耳聆听的效果。换言之，患者可以将电话听筒放在单耳上，但听到的电话信号是双耳的。通过同时进行双耳真耳测量，可以同时测量双耳道产生的输出，从而记录电感接收信号从一侧助听器（电话耳）传输到另一侧助听器（非电话耳）时的可听性。

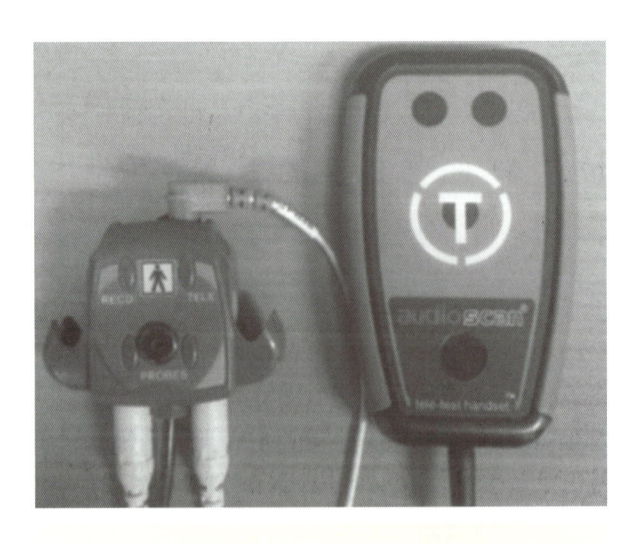

▲ 图 8-24 电话测试手机

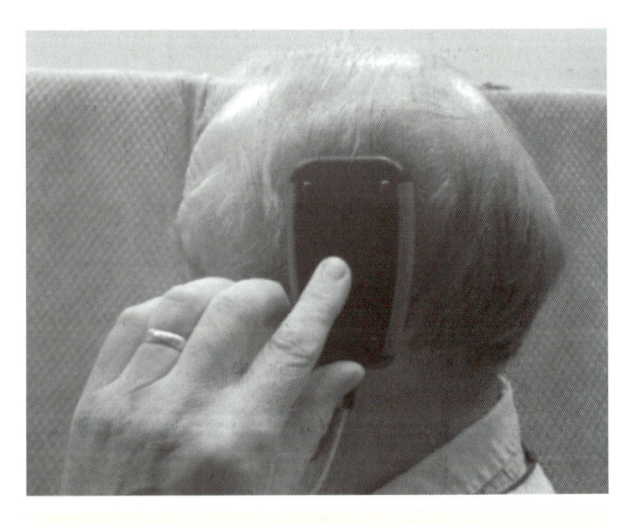

▲ 图 8-25 将电话测试手机放在患者的耳旁进行验证

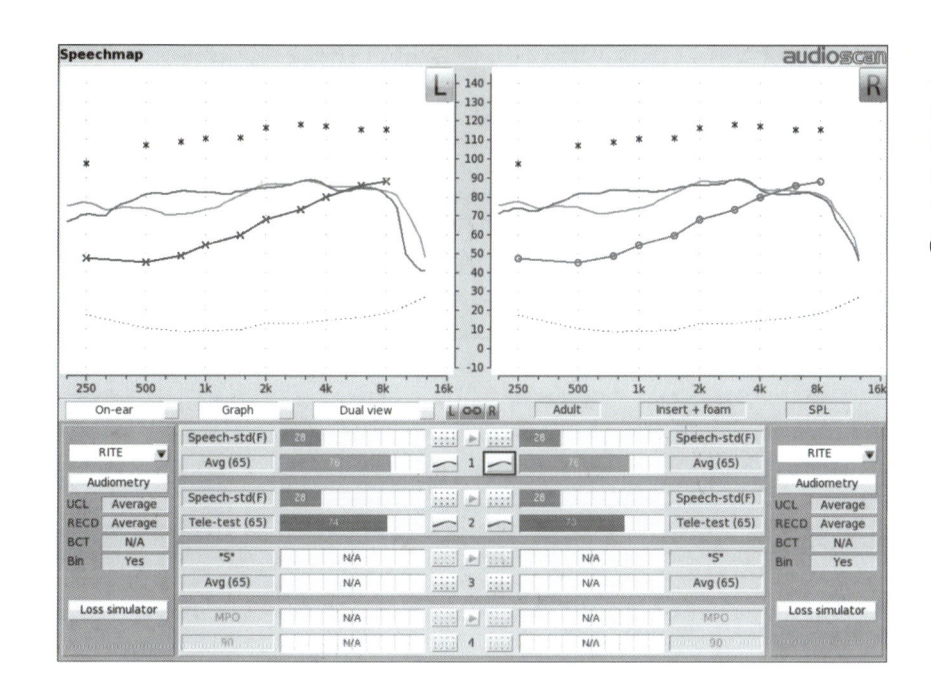

▲ 图 8-26 使用带有电感线圈模式的手机测量 65dB SPL（平均语音）声学输入（绿色曲线）和相当于 65dB SPL 语音（紫色曲线）的真实耳辅助响应

（此图彩色版本见书末彩图部分）

十一、总结

真耳分析可以直接测量插入增益，最初就是为了这个目的而建立的。然而，随着助听器技术的发展，特别是在非线性/频率特定压缩和交互功能领域，插入增益测量的某些局限性变得明显。将真耳分析的使用转移到助听后输出的测量中，克服了许多这些限制。

在当今的助听器技术中，将语音作为输入刺激来测量助听后输出，是提高真耳分析实用性的一个关键因素。为了确保为认到助听后输出目标而进行的增益调整适合于患者可能遇到的许多听力条件，在进行助听后输出测量时使用的语音刺激必须是校准的语音刺激。这不仅包括所示振幅水平的标准化，还包括所用语音频谱的标准化。为了这个目的，已经建立了经过校准的语音信号，如"胡萝卜通道"或国际语音测试信号。并且，当这些信号通过对前一个校准脉冲的频谱分析在测试点进行进一步修改，以确保语音信号所需的幅度和频谱达到该测试点时，就有可能实现一个可重复且可靠的测试条件。

国际公认的规定性方法，DSL V5 或 NAL-NL2 公式，为各种输入水平提供输出目标。这些目标可用于指导听力仪器的增益、压缩和输出设置。此外，在获得助听后测量值后，还可以计算和显示言语清晰度指数（SII），以进一步分析辅助设置的实用性和有效性。REM 还可用于解决患者反应的问题，并可以确定这些问题的调整区域。

除了调试助听器外，真耳分析也可用于量化和评估助听器的其他功能，如方向性麦克风性能、噪声管理技术、双耳处理和电感线圈性能。因此，当助听器成为治疗策略的一部分，以解决听力损失和与之相关的沟通问题时，真耳分析成为专业人士治疗武器库中不可或缺的工具。

参考文献

[1] Mynders J. Essentials of hearing aid selection, Part 2: It's in the numbers. The Hearing Review 2003;10(12):16–20, 51
[2] Byrne D, Dillon H. The National Acoustic Laboratories' (NAL) new procedure for selecting the gain and frequency response of a hearing aid. Ear Hear 1986;7(4):257–265
[3] John AF, Santos-Sacchi J. Physiology of the Ear. New York, NY: Raven Press; 1988
[4] Olsen WO, Hawkins DB, Van Tasell DJ. Representations of the long-term spectra of speech. Ear Hear 1987;8(5, Suppl):100S–108S
[5] Taylor B. Predicting real world hearing aid benefit with speech audiometry: an evidenced-based review. 2007. Audiologyonline. Available at: https://www.audiologyonline.com/articles/predictingreal- world-hearing-aid-946
[6] Audioscan. The Audioscan Speechmap fitting system. Available at: https://www.audioscan.com/ speechmap
[7] Byrne D, Dillion H, Tran K. An international comparison of long-term average speech spectra. J Acoust Soc Am 1994;96(4):2108–2120
[8] Holube I, Fredelake S, Vlaming M, Kollmeier B. Development and analysis

of an international speech test signal (ISTS). Int J Audiol 2010;49(12):891–903

[9] Holube I. 20Q: Getting to know the ISTS. 2015. Audiologyonline. Available at: https://www.audiologyonline.com/articles/20q-getting-to-know-ists-13295

[10] ANSI. ANSI S3.5–1997. American National Standard Methods for the Calculation of the Speech Intelligibility Index. New York, NY: ANSI; 1997

[11] Smriga D. Speechmap as a fitting and counseling tool. May 26, 2015. Audiologyonline. Available at: https:// www.audiologyonline.com/articles/speechmapas- counseling-and-fitting-14232

[12] Aided Speech Intelligibility Index (SII) Normative Values v1.0, Revision 2. Available at: https:// www.dslio.com/wp-content/uploads/2016/10/Aided- SII-Normative-Values_App-A.pdf

[13] Ricketts T, Mueller HG. Making sense of directional microphone hearing aids. Am J Audiol 1999;8(2):117–127

[14] Frye G. How to verify directional hearing aids in the office. The Hearing Review. January 6, 2006. Available at: http://www.hearingreview.com/2006/01/ how-to-verify-directional-hearing-aids-in-the-office

[15] Ricketts T. Directivity quantification in hearing aids: fitting and measurement effects. Ear Hear 2000;21(1):45–58

[16] Smriga D. The Verifit directional mic test: evaluating modern directional microphone technologies. October 30, 2015. Audiologyonline. Available at: https://www.audiologyonline.com/articles/verifitdirectional- mic-test-evaluating-15371

[17] Bentler R, Chiou LK. Digital noise reduction: an overview. Trends Amplif 2006;10(2):67–82

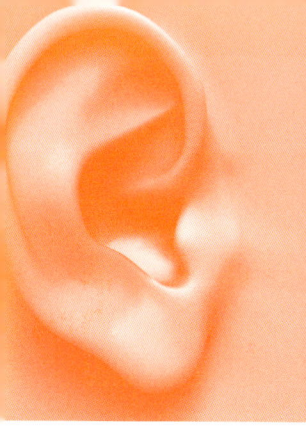

第 9 章　助听器处方验配方法
Hearing Aid Prescriptive Fitting Methods

Erin M. Picou　著
赵乌兰　译

一、概述

Glenn O'Dear 先生到你的诊室来寻求听力评估。他今年 48 岁，主诉在过去的 10 年多时间里，对言语声音的接收、理解越来越困难，尤其是在嘈杂环境中或是在多人聊天的情况下。另外，他的妻子抱怨她在两人对话中经常需要重复自己的话来使丈夫听清，尤其是当她在厨房煮饭、O'Dear 先生在客厅的时候。O'Dear 先生近年一直在寻求这方面的帮助，并且现在需要你的帮助来提高他的言语交流能力。你测试 O'Dear 先生的听力并发现他患有双耳对称性中度感音神经性听力损失（图 9-1）。因此，你推荐了双耳佩戴助听器。O'Dear 先生和他的妻子现在正准备接受助听器的验配，那么，应该提供给 O'Dear 先生多大的增益呢？我们知道要想让他获得帮助，0dB 的增益是不够的，我们也知道虽然他的听阈大约在 60dB，但是他的不舒适阈并没有被测得。因此，给予他 60dB 的增益可能会过大，如此响的声音可能会导致他感到不舒适。那么，现在我们知道他需要的增益大小应该为 0~60dB，可具体的数值是多少呢？

处方验配方法（prescriptive fitting method）对像他这样类似的问题提供了答案，这些情况还包括：①对于小声（如细声低语）、中声（如日常对话交流）或大声（如放声说话）的增益应该多大？②助听器的最大输出应该是多少？总体来说，我们所定义的处方验配方法，是表示着一个

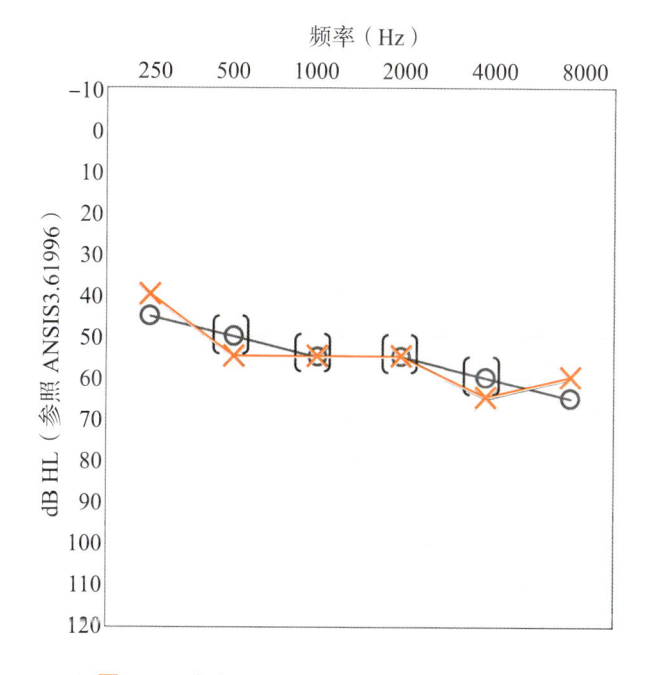

▲ 图 9-1　患者 Glenn O'Dear 先生双耳在各频率下的纯音气导听力阈值如上图（叉号标记表示左耳；圆圈标记表示右耳）。本图也展示了该患者双耳的骨导听力阈值（即为黑色括号，左耳即表示在叉号标记处，右耳同理）

过程：一位临床听力师先选择一个能够基于患者的听力图提供足够增益的助听器；之后在验配时，临床听力师编程、调整助听器使其达到规定的助听目标增益；最后临床听力师确定助听器符合目标增益后，再将其调整好给特定患者佩戴。

本章讨论处方公式验配法，首先对比不同方法之间的差异，回顾既往验配规则；其次，讨论既往方法为现代处方提供了背景，以及回顾部分

案例研究；最后，通过强调验配的重要性，以及可能影响患者在家佩戴增益的因素，对处方验配中的"方法"进行回顾。

二、助听器处方的演化

多年来，我们已经有许多调节管理助听器增益的方法。这些方法不仅在调节增益大小方面有很大差异，而且在基本原理、输入类型、是否使用压缩限幅，以及如何处理双耳验配方面也有很大不同。此外，助听器验配处方根据要求的增益类型也有所区别。这些因素都将在下面小节中单独讨论。

（一）基本原理

对声音响度大小感知的紊乱是感音神经性听力损失的固有特点。听阈可以被提升，但不舒适阈则不能。因此，对于这类听力损失患者，其听觉动态范围更小并且响度大小感知的增长曲线更陡峭。强度的微小变化即可引起响度感知的大变化。因此，当我们为患者验配助听器时，我们对此所能做的是有限的。这就是为什么我们不能给予 O'Dear 先生 60dB 的助听增益。但是，我们给予多少增益将取决于我们是否尝试将声音放大到他最大舒适阈（most comfortable Listening, MCL）水平，尝试将他的响度感知能力恢复到正常水平（响度正常化）或者尝试使所有频率在增益后的响度一致（响度平衡）。

许多听力学处方中的一个基本原则是我们希望使语音能够听得见且听得舒适。一些处方是基于这一原则实现助听目标的：我们需要放大语音输入，使其处于患者的最大舒适阈水平。对于大多数助听器佩戴者而言，最大舒适阈水平实际上是一个范围，大约在助听人群的听阈和不适阈值之间。将言语信号放大至患者的最大舒适阈水平处这一方法在过去大多的处方中很常见，虽然这些处方方法推荐了许多策略来实现这一目标，包括：直接测量最大舒适阈水平、通过测量听阈和不舒适阈来预测最大舒适阈水平，以及仅通过听阈来预测最大舒适阈水平和不舒适阈。

响度正常化的基本原理表明，听力损失人群助听后的响度感知能力应该与具有正常听力人群的响度感知能力相同。在声音没有被放大的情况下，具有双侧中度感音神经性听力损失的助听器佩戴者可能将柔和的声音（译者注：即小声）反应为"听不见"，将中等强度声音反应为"柔和"，而响亮的声音则仍反应为"响亮"。因此，响度正常化的目标是使用助听器后，听力损失的患者会将柔和的声音反应为"柔和"，将适中的声音反应为"适中"，将响亮的声音反应为"响亮"。因此，响度正常化的处方应当将助听器的增益调节至：当助听器佩戴者佩戴时，听到的低强度的声音被反应为小声、中等强度的声音被反应为中声、高强度的声音被反应为大声，且这种反映声音强弱的能力应与正常人近似。为了完成响度正常化，处方需要基于正常人的响度感知能力曲线，这已被充分记录到[1]。类似于基于 MCL 验配的处方一样，响度正常化处方以 2 种方式进行：①根据患者在不同信号和强度测得的响度感知能力来制订处方目标；②根据现有的科学证据预测响度感知能力来制订处方。大多数响度正常化方法不考虑特定频率对语音识别的影响。故而，响度感觉能力可能是正常的，但是聆听者对于语音的理解能力可能没有被提高，这是因为一些重要的语音信号可能会听不见。

相反，响度平衡的基本原理表明，即使助听器佩戴者的响度感知能力与听力正常的人不同，助听响度感知能力也应该在一段频率范围内与正常人相同。对于听力正常的人来说，低频的声音能量往往会影响信号的响度感知。但是，中频和高频却包含了重要信息。我们通过对低频和高频信号强度的同等幅度放大，既可以提高高频段声音的可听度，同时又可以防止特定频段主导声音的总体响度。如果特定频段的响度对于患者而言太大，则患者可能会说"这太大声了"，但不会说"1000～1500Hz 的信号响度太大"。这种患者反馈的结果可能是需要减少整体响度水平，可由临床听力师操作或者患者通过旋转控制音量的滚轮来降低增益。但在这种情况下整体增益降低过于激进，因为事实上只有在特定频率段上的响度放大过大而已。当只有一些频率响度太大时，我们降低整体增益，会使其他相对响度较小的频率听不见，可能会对言语清晰度产生负面影响。因此，理论上而言，通过平衡各频率的响度，确保所有频率对响度感知的贡献相等，即使产生的响度感知不是"正常的"，也可最大限度地提高可听性和舒适度。

（二）处方的输入参数

处方会根据所需的助听增益而有所改变，这个助听增益是通过患者所被测得的听阈和（或）响度感知变化曲线计算得来的。基于听阈的处方公式可以预测患者对响度感知能力的改变。相反，有一些处方方法建议既要测量患者的听阈，也要测量响度感知等级上某几个点，如最大舒适阈或不舒适阈。一些处方提供了一些方案，这些方案是基于患者的听阈，或是听阈和其他响度感知能力数据的组合。在临床工作中，基于听阈进行调试目标增益的效率更高，因为它仅仅使用了听力图就可以开始调试。另外，响度感知能力可以在一定程度上根据听阈来预测。但是，如果我们可以得到关于患者的实际响度感知能力的个体数据，则可以进行更好、更准确的验配，特别是这些数据确保助听器增益后输出低于患者的不舒适阈。

（三）线性放大

处方所推荐的增益方式包括了 2 种：与输入信号水平无关的线性放大处方和与输入信号水平有关的非线性放大处方（译者按：换句话说，线性放大的增益是固定的，不受输入信号强度的影响；而非线性放大的增益是通过输入信号强度计算得来，故而受输入信号强度的影响）。早期可用的技术，其处方都是线性放大的，因为那时的助听器没有能力提供与输入信号水平相关的增益。相比之下，几乎所有现代助听器都能够通过压缩限幅提供与输入信号强度相关的增益。因

此，大多数现代处方都是非线性的放大。

图 9-2 展示了一个假设的在助听器某一个通道的输入 - 输出函数（也可被称为输入 - 输出曲线），它同时包括了线性放大和非线性放大 2 种不同的方式。在这幅图中，2 个助听器在中等强度输入（65dB SPL）时，两者的输出强度一致。同时，在这个输入信号下，两者对于该信号的增益都为 20dB（即对于 65dB SPL 的输入信号，输出时为 85dB SPL）。2 个助听器都有设置削峰（output limiting），即助听器不管输入信号强度是多少，助听器的最大输出强度都不会超过 110dB SPL。但是，2 个助听器对于高于和低于中等输入强度（65dB SPL）的输入信号，增益则不同。无论输入强度如何（低于约 95dB SPL，其中削峰有效），线性放大助听器始终提供 20dB 的增益，这代表输入强度增加 10dB，输出强度也会相应增加 10dB（译者按：换句话说，δinput 始终等于 δoutput，即压缩比等于 1）。

相反，非线性放大助听器在输入信号强度为 65dB SPL 时的增益为 20dB，但相对于线性放大助听器，它在大声时提供了较少的增益，且在小声时提供了较多的增益。因此，在输入信号强

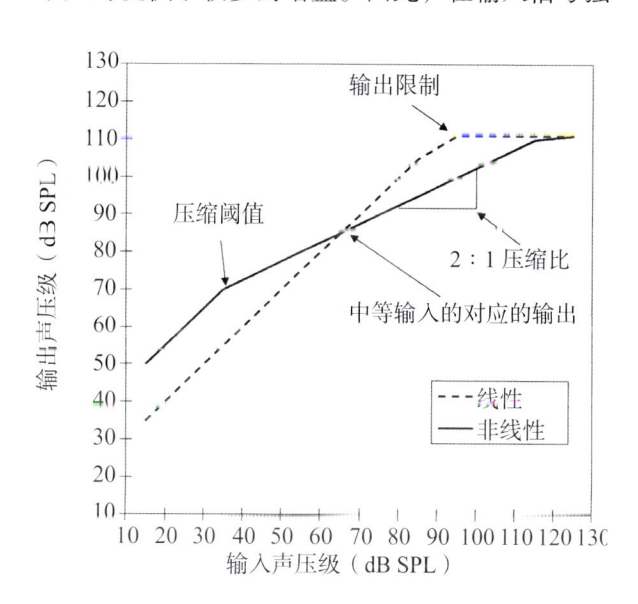

▲ 图 9-2 对于 2 个假设的助听器，上图表示了助听器的输入 / 输出曲线

虚线为线性助听器，实线为非线性助听器。上图也表示了压缩阈值、压缩拐点和压缩比

度每有 10dB 的改变时，输出信号强度仅改变了 5dB。例如，当输入信号强度从 80dB SPL 增加到 100dB SPL 时，输出信号强度仅从 91dB SPL 增加到了 101dB SPL，这即是 2∶1 的压缩比（编者按：δ 输入 =100-80=20；δ 输出 =101-91=10；δ 输入 /δ 输出 =2∶1）。当压缩比升高时，线性放大与非线性放大的增益的差距也会增加，因此非线性放大的处方会对小声输入提供更多的增益；而对大声输入提供较少的增益。在图 9-2 中，压缩比的增加使得输入输出曲线的斜率越来越小。

图 9-2 中，我们也可以看到 2∶1 的压缩比并没有应用到所有输入信号强度，而只是在其中的一段中使用。当输入强度小于 35dB SPL，或输出强度小于 70dB SPL 时，助听器的增益是线性的。我们称之为压缩阈（compression threshold）或者拐点（compression kneepoint），这个名词可被定义为在低于该压缩阈的范围内，助听器的输入输出是线性放大的。而当输入强度大于 115dB SPL，或输出强度大于 110dB SPL 时，压缩比则会大大增加，大约为 10∶1。这被称为削峰（output limiting / compression limiting），这是为了避免患者暴露于助听器所输出的过强的声音中。当然，通气孔和设备的一些缝隙会在某种程度上影响患者暴露在强声环境中的实际效果。

总体来说，我们将这些非线性压缩方式称之为宽动态范围压缩（wide dynamic range compression），因为它只在某一段输入信号强度范围内使用。图 9-2 实际上仅展示了在某一个频段的输入输出曲线，但为了完整表述非线性放大助听器的响应，输入输出曲线应该需要在每一个频段中都存在。

（四）双耳佩戴的考虑

处方公式在考虑双耳验配时有较多的变化。我们知道当声音信号传导至双耳时，在强度上会比只传导至单耳的更大，这个现象叫作双耳响度累加（binanral loudness summation）[2]。因此，一些处方推荐在双耳验配时降低助听器增益。处方公式在双耳验配时对增益的调整是根据双耳响度累加程度的变化而进行改变的。听力损失患者的双耳累加通常在 3～7dB，且这个范围易被一些因素所影响，包括听力损失的存在、刺激声的带宽和刺激声频率[3,4]。许多早期的处方通常都是单耳验配，而现代处方通常在双耳验配时将增益减少 2～6dB（表 9-1）。

（五）增益的类型

1. 使用部分增益还是全部增益

在过去，大部分的助听器都有音量调节按钮，因此当验配时，所使用处方增益的设置需考虑音量的设置：经常调节音量（也可被称为"使用增益"）还是从不调节音量（即音量旋钮在最大值，也可被称为"全部增益"）。使用增益和全部增益之间的区别在于是否保留增益，或区别在于助听器内部还有多大的额外增益空间。许多处方方法都使用"全部增益"，并且需通过考虑"保留增益"来进行对于增益的校准。通常情况下，保留增益的值在 10dB 左右；换句话说，在"使用增益"的基础上增加 10dB 即实现了"全部增益"的处方。

2. 插入增益还是耦合腔增益

插入增益是指助听器在外耳道内所被测得的助听增益。它通常考虑输入信号环境也就是外耳道的自然回响。耦合腔增益是指助听器在一个专门为测量的助听器响应的耦合腔（通常是 2cm³ 耦合腔）中所测得的助听增益，它需要一个校准因子来预估真耳增益。无论是使用插入增益还是使用耦合腔增益，我们对两者的选择可能与特定方法推荐的验证程序有关。如果该方法只是要选择合适的助听器和与之相联系的频率响应时，增益值可能只需要通过 2cm³ 耦合腔的增益来测得即可，因为助听器的选择在历史上是基于助听器说明书来做的。一位临床听力学家可能只需要确定处方的增益（及可能的输出值）并基于通过耦合腔得到的放大特性来选择助听器。相反，如果处方方法只包括通过功能型增益测试或通过探头 – 麦克风检测进行验证，这个方法可能只能得出插入增益。许多处方都同时提供了插入增益

表 9-1　在美国流行的现代处方公式的对比表，包括了 NAL-NL2 和 DSL v5.0 以及各自处方增益目标参数

参　数	NAL-NL2	DSL v 5.0
经验	有佩戴经验的特定调试模式： 若听力阈值大于 65dB HL：相较于初次选配助听器的患者，有经验的助听器佩戴者将被给予更多增益（10dB 以上） 对于听力损失较轻者：这种增益的差异会减小	无须调整
性别	男性增加 1dB 增益，女性增益降低 1dB	无须调整
双耳选配校正	双耳验配调试的特定调试模式； 对于输入水平大于 40dB SPL 较单耳验配增益减少 2dB； 对于输入水平大于 85dB SPL 较单耳选配增益减少 6dB	3dB 的目标增益减少较单耳选配（只针对成人）
噪声	无须调整	较为不重要的言语频率减少 3~5dB 的增益（处于嘈杂环境）
传导成分	增加 75% 的气骨导差的增益至感音神经性听力损失的目标增益中	增加 25% 的气骨导差的增益至舒适上限不舒适阈，实现较小的增益校正
响度不适阈测量	无须调整	基于患者特定的响度不适阈而不同
成人 - 儿童差异	在中等输出水平，儿童比成人多 5dB 以上的增益及更高的压缩比	儿童比成人更多的增益及更高的压缩比

和耦合腔增益（或并没有明确指出哪一种增益类型被使用）。耦合腔增益和插入增益之间的转换是相对简单的，但需要听力师一定的经验和对真耳 - 耦合腔差异的预估。

三、历史

听力学作为一门专业，还相对新兴，其历史可追溯到第一次世界大战士兵的康复。通过它简单的历史，我们着重关注于听力的测试和助听器的验配。因此，如何确定最佳助听器处方的问题已有大量的报道和科学实验。在此，我们将回顾一些重要历史，以努力把我们的现代规范方法放入广泛的历史背景，并为当前临床实践提供支持。

（一）处方的诞生

最早的助听器处方之一是由 Knudsen 和 Jones 所提出[6]，他们将听力损失的数值减去一个常数作为助听增益。这种处方被称为"听力图的镜像"，因为助听后目标曲线与听力图一模一样，除非改变常数这个固定量。虽然这种方法可以为接近阈值的输入信号提供合理的增益，但由于感音神经性听力损失的听力动态范围减小，较高水平的输入信号会被过度放大。

另一早期推荐的助听器处方来自哈佛的报道[7]，Davis 和他的同事认为几乎所有患者都可以使用相同的频率响应，唯一需要被考虑的是患者的"不舒适阈"来决定助听器的最大输出。他们推荐为每一位患者验配同样的频率响应曲线，并建议这统一的频响会获得比个体化或选择性放大更好地结果。其他学者在当时将这一推荐作为非传统的处方，并认为未来助听器的处方应通过助听器的大小、重量和助听器花费而非基于患者听力特征获得频率响应来建立的意见。

显然并不是所有人都同意助听器处方可以不参考听力阈值的想法，Davis 等[7] 的预测并没有实现，相反，从 20 世纪 40 年代到今天，几乎所有其他处方方法都涉及基于患者听力特征的增益处方 [如纯音气导阈值、不舒适阈、响度增长和（或）言语识别率]。例如，Watson 和 Knudsen[8] 建议选择性放大（或根据个体的听力水平随频率

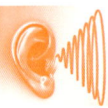

> **特别关注：传导性成分**
>
> 一般来说，本章重点介绍感音神经性听力损失的处方。然而，并非所有患者都是单纯性感音神经性听力损失。临床医生还为患有混合或甚至单纯性传导性听力损失的患者验配助听器。由于听觉的性质，需要特别考虑传导成分，量化为空气传导和骨传导阈值之间的差异损失是不同的。与感音神经性听力损失不同，传导性听力损失通常会提高听觉的灵敏度阈值及不舒适度水平。因此，听力的残余动态范围相对不变[5]。例如，如果 O'Dear 先生除了在 1000Hz 下阈值为 60dB 的感音神经性听力损失外还有 20dB 的传导性成分，那么为了完全补偿听力可以使用半增益法则，在对感音神经性成分补偿 30dB 增益的基础上额外增加 20dB。然而，大多数处方并不建议获得大量增益，部分原因是因为助听器的输出限制[5]。例如，处方可能建议提供传导性成分的 50%，或 10dB 用于 20dB 传导性听力损失。一般而言，研究者的注意力较少集中在传导性成分的处理上，并且它仍然是处方方法中的可变性的来源。未来的工作对于确定助听器验配中传导性听力损失的最佳核算方法是必要的。

而变化），将语音信号放大到患者的 MCL 水平，这包括了测量 1000Hz 处的听力阈值和 MCL 水平。在他们的论文中，他们呈现的数据展示了这种放大方式与 Davis 等[7]的"统一放大理论"相比的优越之处[7]。

最早的听力学书籍之一，Hearing Tests and Hearing Instruments（《听觉测试与仪器》）中有一整个章节是关于助听器验配处方。Watson 和 Tolan 认为根据听力图对听力损失进行补偿是非常重要的。因为不适合患者的频率响应可能对言语产生造成负面的影响，且听力差常与抑郁及排斥感联系在一起。因此，Watson 和 Tolan 在书中阐述道"任何没有充分利用患者残余听力的行为都是一种失职"[9]，这是强调了个性化处方最大化使用患者残余的听觉动态范围和最优化助听器功能的重要性。这章节还包括了基于患者残余听觉动态范围、联合听力阈值和响度不舒适阈值来给予患者增益的建议。他们推荐增益应在阈上 40dB。

另一个验配原则来自早期听力学家 Lybarger[10, 11]。那时 Lybarger 在助听器厂家 RadioEar 工作。他的专利应用推荐给予患者 1/2 听力损失的助听增益。例如，O'Dear 先生的听力损失为全频段 60dB，那么他则会被给予 30dB 的助听增益。"减半增益法则（half-gain rule）"是使用助听增益的处方，为了实现全部增益（full-on gain），10~15dB 的保留增益（reversed gain）应该被添加上。Lybarger 的公式经过发展，比简单的"减半增益法则"要略微复杂一些。在 1000Hz 以上的频段，增益为听阈的 50%；在 500Hz 处，增益为阈值的 1/3。很长时间内，在没有现代先进计算机和相关系数手段下"减半增益法则"仍然是一种预估处方增益的简便方法。

虽然上述 Watson[8] 和 Knudsen[11] 的处方原则与 Lybarger 不尽相同，但是"言语信号放大至最大舒适阈"和"减半增益法则"两者的结果都是相似的。对于大多数患者来说，我们期望最大舒适阈水平大约在听阈和响度不舒适阈的中间。但是，我们仍需要考虑长期的言语平均频率响应，这在低频处要比高频处显得更重要。因此，处方需要考虑到频谱而稍作修改，绝大多数情况下即为减少低频增益。

（二）比较性测试

之前对于听力学早期处方方法的综述不是很全面，但是确实凸显了与临床相关的一些问题：对于所有患者的听力学处方是应该个性化还是应该统一化？是否应该根据纯音测听阈值来规定助听器增益，还是应该简单地将言语信号放大至患者的 MCL 水平？与此同时，Captain Raymond Carhart 介绍了一种验配方法，乍一看该方法与其他的验配方法确实不同。Carhart[12] 概述了如何选择和提供助听器验配的 12 个大致流程。不同于明确规范助听器增益，Carhart 的流程提供了详细的测试方法，被称为"比较性测试"。大致理念是选择一些可能适合患者的助听器（或者助听器的频率响应曲线）并测试患者在佩戴下的听觉响

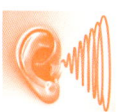

> **注意：处方交叉对比**
>
> 如果你没有考虑到增益的类别，你应当警惕不同处方方法的直接对比，尤其是早期的方法。如果您在早期手稿中找到描述增益处方的一些公式，但不考虑处方是使用增益还是全增益；以及它是否用于插入增益或耦合器增益，则可能会产生大到 30dB 的比较误差！例如，如果处方 A 提供使用增益和插入增益，而处方 B 提供全增益和耦合腔增益，那么在你考虑设置多少增益前，两个公式可能已有 30dB 的差异（在某些频率下，10dB 的保留增益和 20dB 的真耳 – 耦合器差异）。

应，然后选择结果最佳或是患者主观感受最好的助听器。

Carhart 详细的流程共包含 12 步，分成了 4 个阶段。第一阶段（步骤 1~5）包括通过了解诊断、谈话和制取耳模来了解患者的诉求；第二阶段，通过患者与医生间的谈话排除不合适的助听器。通常有 7~10 个助听器用于进一步的测试；第三阶段，患者会佩戴其中一个助听器 24h，以测试助听器在日常环境中的效果。在使用结束后，患者会在诊室内佩戴助听器听周围的环境噪声和言语声；在最后第四阶段，共有 3 个最佳的助听器被挑选出来，患者佩戴助听器在各个听觉任务中评估言语识别度和舒适度。在经过各个助听器的尝试后，患者和医生综合各个测试结果选择最优的助听器。

（三）助听器处方的复兴

Carhart 的比较性测试方法被主流地应用于助听器的选择和验配数十年。但是，在 20 世纪 70 年代中期至 80 年代初，一些因素的出现重新调整了助听器处方方法。首先，Carhart 方法的实施从为期一周的详尽测试演变至只有 1~2h 的比较测试。为了缩短测试时间，测试通常是仅包括安静环境下的单一言语词表的比较性测试而非推荐的完整的 12 步流程。这些简便版本的测试往往只能达到最低的助听效果[13]。

另外，在这段时期，听力学家的角色也在渐渐改变。在 1971 年前，美国言语与听力协会（the American Speech-Language Hearing Association，ASHA）认为让听力学家去卖助听器是缺乏职业道德的。到 1979 年，ASHA 所制定的实践与伦理指南增加了助听器的发放与出售这一内容[14]。因此，听力学家开始更多地从事助听器验配工作，倾向于规范化的处方方法而远离冗长的、烦琐的比较性测试流程。

最后，与此同时，定制式助听器变得越来越受欢迎，耳背式助听器的市场份额越来越小。当你走进拥有 200 副助听器库存的听力中心，就像 Carhart 所做的那样，比较性测试耗时但却是有效的测试方法。但当需要为你量身定做 7~10 副定制式助听器（或双耳佩戴的定制式助听器），比较性方法可能对于临床医生或厂家来说是令人望而却步的，因为耗时。

综合上述，在 20 世纪 70 年代晚期和 80 年代早期，助听器处方开始复兴。以下列出了一些在当时有影响力的处方。

1. Pascoe 方法

Pascoe[15] 的目的是将言语信号的平均响度放大至患者的最大舒适阈。在他的论文中，他测试了 8 位轻度~中度感音神经性听力损失的受试者，6 位有对助听器不同的响应，其中有 1 位在将平均言语信号响度放大至该患者最大舒适阈后对词语的分辨表现最佳（比第二名受试者的成绩好 18.4%）。虽然数据仅仅局限于较少样本量且受试者听力损失程度相近，但之后许多的处方都以 Pascoe 的响度数据为基础。

2. Berger 方法

Berger[16, 17] 推荐使用频率特异性增益和助听器的最大声输出。类似于"减半增益法则"，Berger 的处方给予更多的增益，尤其是在 1500Hz 和 2000Hz 处（图 9-3）。Berger 方法包括了双耳验配的校准值（3dB 的校准）、助听器款式及传导性听力损失（1/5 的传导性听力损失成分作为增益值）。另外，Berger 推荐使用功能性增益测试来验证助听器效果。

▲ 图9-3 使用不同的公式（Berger、POGO Ⅱ、NAL-NL1和半增益法则）对O'Dear先生的听力阈值（平坦型）计算所得到的插入增益。处方假设了一个中等强度的言语输入信号

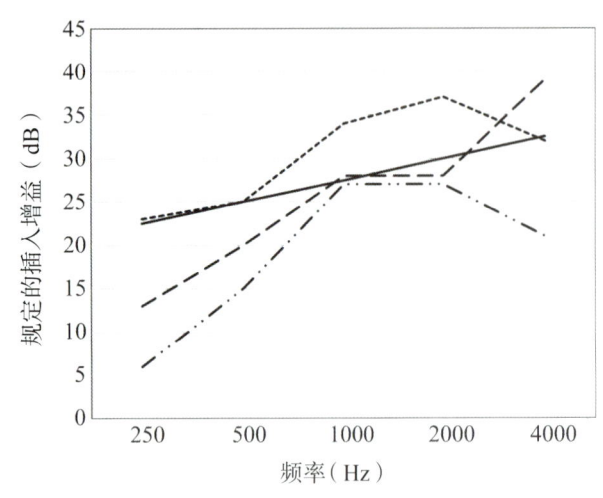

图例：
---- 公式
— — 增益及输出处方公式Ⅱ
—··— 澳大利亚国家声学实验室推出的针对非线性放大助听器的处方公式，版本1
——— 半增益法则

3. 增益和输出处方[18]

增益和输出处方（prescription of gain and output，POGO）提供了规范化的助听器插入增益目标，该目标与Lybarger"减半增益法则"较为相似。特别的是，处方中插入增益在250Hz和500Hz处分别减去了10dB和5dB。这是为了减少在低频处的环境噪声，减去后的增益与长时平均言语图谱（long-term average spectrum of speech，LTASS）的增益一致。另外，POGO对最大声输出提供了特别建议，即最大声输出不应超过患者的不舒适阈。在临床上POGO因为其易操作性而非常受欢迎。

4. POGO Ⅱ[19]

POGO处方在1988年进行了修改，增加了对于重度听力损失患者的处方方法。对于听力损失大于65dB的患者，POGO Ⅱ在原有的减半增益的基础上增加了听力阈值和65dB差值的1/2。例如，某患者在1000Hz处的听力阈值是80dB HL，那么该处方所给予的增益即为47.5dB[1/2×80dB+1/2×(80dB-65dB)]。这个改变是必要的，因为对于重度或极重度听力损失患者，其最大舒适阈升高，那么该额外增益就是为了补偿额外升高的最大舒适阈。

5. Libby[20]方法

Libby的插入增益处方（insertion gain prescription）除了基于患者听力损失程度进行增益的微调外，与Lybarger的"减半增益法则"相似。轻度至中度听力损失患者会被给予1/3的增益，而中度至重度患者则被给予1/2的增益。重度听力损失的患者则被给予2/3的增益。这些推荐方案是以Libby的"听力损失越少，增益越小；听力损失越多，增益越大"的观点为基础。Libby对于双耳佩戴和含有传导性听力损失成分（1/4传导性听力损失成分作为增益）的患者的助听器提供了3dB的校准值。

6. 剑桥公式[21]

剑桥公式是通过对500~4000Hz中等响度声学输入进行响度均一化得到的。该公式和Lybarger的"减半增益法则"较为相似，但有少许修改。该公式对于轻度至中度听力损失的患者的频率响应更加高效[22]。

（四）早期非线性处方

数字技术的进步推动了助听器验配处方的发展。数字化和小型化在验证系统和助听器本身两个方面影响验配处方。

第一，使用软管麦克风可以使验证系统变得越来越有效。这些系统会有效地计算增益目标，将目标呈现在屏幕上，并通过软管和麦克风在患者外耳道中播放这个响度的声音（或计算插入增益）。这些系统的发展使得我们可以准确测量助听器的性能，并将响应曲线调整到目标曲线。

第二，助听器本身在20世纪90年代末后期数字化编程助听器引入后就变得越来越多样化。临床医生对于非编程助听器的可能的频率响应和增益水平可调节的空间非常小。它们对于改变频率响应曲线可做的只限于线性分压或其他改变（如通风孔、喇叭状角和阻尼器）。用于准确达到

目标曲线的精准调谐工具并不总是有效。但是，到 2001 年，有超过 50% 的助听器是通过数字编程的[23]。现如今很难找到无法实现在多通道上编程的助听器，有了编程手段，助听器可以在多个输入级的响应曲线上有无限的变化空间。因此，处方目标可以被个性化定制和优化，这反映在现代处方公式复杂度的增加。

与此同时，增益目标会随着输入信号水平改变而不同。早前的讨论只包括了线性放大的处方公式。但在 20 世纪 90 年代末随着编程工具和助听器技术的发展，非线性处方也变得越来越广泛。许多早期的非线性处方公式基于响度正常化为原则。例如，最早的非线性处方之一是响度在半倍程频带增长（loudness growth in half-octave bands，LGOB）流程[24]。LGOB 流程要求患者使用 7 种响度等级分类的窄带噪声，响度等级从 1（无法听到）到 7（太响）。通过这样的方式给予增益可以使有听力损失的患者听到像正常人一样响度的声音。其他早期的非线性处方公式包括了 Ricketts and Bentler（RAB）公式[25]和 FIG 6 策略[26]。RAB 公式与 NAL-R 公式都开始渐渐关注输入信号的平均值，并基于患者的响度增长将处方修改成非线性公式。相反，FIG 6 策略通过给予增益来修复患者对声音的响度感知是基于平均响度增长数据而不要求从患者身上直接测量个体响度增长。

剑桥公式也因为非线性助听器的存在而进行了修改。现在版本的剑桥公式所含的响度均衡只针对 500~4000Hz 范围，这也被称为"剑桥高频响度均衡（Cambridge loudness equalization with high frequence，CAMEQ2-HF）"[27]。CAMEQ2-HF 有时也被称为 CAM2，包括了 6000~10 000Hz 频段增益的推荐。需要注意的是 CAM2 推荐将这些高频信号放大至患者听力阈值处，除非所得结果大于正常响度感知。

四、现代处方

现在我们一起把注意力放在现代处方方法上。在美国，2 种应用广泛、最常见处方来自国家声学实验室（National Acoustics Laboratory，NAL）和西安大略大学（University of Western Ontario，UWO）。每个机构都有很长的研究和验证助听器处方的历史。也许是因为有大量证据支持他们的研究，所以在诸多的研究现代处方的机构中它们是唯一的幸存机构。我们将对这 2 个机构的处方依次讨论，但不是按时间顺序，因为每次验配处方的更新换代都主要建立在类似的指导原则上。

（一）国家声学实验室

几十年来，澳大利亚 NAL 实验室的研究人员一直在指导和影响助听器的选择和验配。尽管多年来基于经验证据的处方已经逐步发展，但他们并没有改变他们的基本原则，即响度均衡。NAL 处方的目标仍是最大限度地提高言语清晰度，并同时保持响度的舒适度。最初的 NAL 方法为每 10dB 的听力损失给予了 4.6dB 的增益，并同时对语音的频谱形状和 2cm^3 耦合器增益进行了校正[28]。

NAL-R 是通过考虑听力图曲线的斜率来修改原始 NAL 程序的修订版本[29]。陡峭的斜坡需要更陡峭的助听器频率响应。Byrne 和 Cotton[30]通过比较 NAL-R 处方与各种低频和高频频带斜率的响应，为 NAL-R 处方提供了验证。他们评估了受试者更喜爱的增益、安静中言语清晰度及噪声中言语的舒适度，结果表明 NAL-R 处方优于其他选择。之后 NAL 方法再次进行了修订，以考虑重度 - 极重度听力损失患者；结果是 NAL-Revised Profound（NAL-RP）是最佳处方公式选择[31]。在 NAL-RP 中，如果听力阈值大于 60dB，则会给予额外的增益。此外，若患者在 2000Hz 处的听力损失大于 90dB HL，则对此频带的增益进行校正。

NAL 公式的下一次修改则包含了与响度相关的增益处方，被称为 NAL-NL1[32]。与其前身一样，NAL-NL1 的目标是通过不超过正常响度感知的输出信号来保持舒适度和最大化的言语清晰度。对于中等强度的输入信号，NAL-RP 和 NAL-NL1 非常相似；但在小声和大声输入信号的处方公式中出现差异，其中 NAL-NL1 对于小声给予更多的增益，而对于大声则给予更小的增益。NAL-NL1 在大多数助听器软件和探头-麦克风设备中使用，因为其易使用性，受到了临床和研究方面的欢迎。

目前的 NAL 处方是 NAL-NL2[33]。与其前身一致，NAL-NL2 侧重于通过响度均一化来优化言语清晰度和响度舒适性。然而，根据数据表明 NAL-NL1 处方对某些患者而言还是声音太大，该处方则进行了修改。NAL 的首席研究员 Harvey Dillon 分析了几项研究的结果，发现 NAL-NL1 对于约 49% 的患者来说"恰到好处"，对于 46% 的患者来说"响度太大"[34]。因此，NAL-NL2 总体上减少助听增益。NAL-NL2 公式还包含其他调整，包括减少新用户的助听增益、增加压缩比、减少双侧佩戴的增益及增加儿童佩戴者的压缩比。

（二）西安大略大学

几十年来，西安大略大学的研究人员一直在指导和影响助听器的选择和验配。该机构的第一个处方被称为"理想的感受阈水平"（desired sensation level，DSL）[35]。DSL 建立在婴幼儿需要专门的听觉放大考虑的原则之上。最重要的是，语音需要被放大到一定的感知水平，以最大限度地提高最大清晰度[36]。因此，DSL 的指导原则是最大化可听性语音提示，同时保持舒适。通常，DSL 传统上被称为响度标准化过程。尽管这些公式自第一个版本以来已经发展了几十年，但 DSL 处方的基础一直保持不变。此外，在整个演变过程中，DSL 通过对个体真耳耦合器差异、诊断传感器、诊断方法（听性脑干诱发电位 vs 行为测试）和助听器最大声输出进行修正，始终将注意力集中在对婴幼儿的干预上。

DSL 的第一个非线性放大版本的处方公式被称为 DSL 输入/输出公式 [DSL（i/o）][37]，并且自 DSL v4.0 开始实施。DSL 的非线性版本与先前版本的 DSL 公式有许多相似之处[36]，但包括非线性处方参数（压缩阈值、压缩比）的规定。DSL（i/o）程序通过一些研究得到验证，这些研究表明与其他规定性替代方案相比，患者更喜欢 DSL 的放大公式[38]。

当前版本的处方公式，DSL 多级输入/输出 [DSL m（i/o）] 在 DSL v5.0 中应用[39]。此版本包括一系列随年龄而变化的增益目标。也就是说，儿童和成人的增益是不同的，部分原因是因为儿童倾向于比成人获得更高的增益，并且更高强度的听觉输入对语言发展很重要[39]。相对于之前版本的 DSL，有几个重要的变化在由 Scollie 总结的 DSL v5.0 中实现[40]。第一，DSL v5.0 规定了比以前版本更低的增益目标，特别是对于高强度输入信号或重度听力损失患者。这种改变的目的是为了确保言语信号包络的峰值响度始终低于患者舒适阈范围的上限。第二，DSL v5.0 基于噪声下言语识别的频率的重要功能，该版本的公式在噪声情况下提供了特定的增益目标。第三，DSL v5.0 包括双耳佩戴校正，将目标增益降低 3dB。第四，该版本公式降低了在低强度输入信号的增益。

最后，目前的 DSL 处方包括对年龄和病因学校正，而不仅仅是出生日期。对于假定先天性听力损失的儿童、假定获得性听力损失的成人和

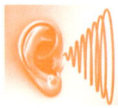

> **特别关注：剑桥公式**
>
> 虽然本章大部分关注来自澳洲国家声学实验室和西安大略大学的处方公式，但来自剑桥大学的 Brian Moore 和他的同事们的工作也值得考虑。类似于 NAL 和 DSL 的历史，Moore 和他的同事们建立了线性剑桥公式并在之后做出了一些修正，包括了非线性版本来寻找响度均衡（CamEQ）[41] 和响度均一化（CamREST）[42]。CamEQ 和 CamREST 分别基于与 NAL 和 DSL 相类似的原则。虽然有大量对于剑桥公式的研究和验证，但这些研究并没有使用由 NAL 或 UWO 提供的临床患者。但是，有一些证据提示 CamEQ 公式与其他现代处方相比，至少在实验室环境中，可能更受患者的青睐[43,44]。

假定先天性听力损失的成人，该公式均有单独的处方。因此，患有先天性听力损失的成人将适合与儿童更相似的DSL增益目标，而具有获得性听力损失的成人将被给予较低的增益目标，因为语言习得不是为这种类型人群做听觉干预的考虑因素。下面将在本章的案例分析部分进一步概述这两者的区别。

（三）现代验配流程的对比

我们已经回顾了各个现代处方公式的主要特点，现在一起来把它们放在一起对比一下。如表9-1所示，2个处方的相似之处多于不同之处。很少有研究直接比较NAL和DSL的最新处方公式，但有一些已发表的应用于成人和儿童的基于处方模型的比较，下面我们将2个对象分别考虑。

成人：在最近的一篇论文中，Johnson和Dillon计算了各种示例听力图下应给予的助听增益[45]，获得了在不同听力损失类别（包括感音神经性、传导性或混合性）下听力损失的配置。除了计算的增益，Johnson和Dillon通过使用现有的响度感知和言语清晰度模型，对每个处方模拟感知响度并预测言语识别度。虽然他们没有招募受试者，但他们基于完善的模型完成了对不同听力损失情况的全面预测。对于感音神经性听力损失，他们的结果表明，尽管增益目标存在差异，但NAL-NL2和DSL v5.0可以得出类似的响度感知的预测结果，但两者在总体感知响度要低于NAL-NL1和CAM2公式，并且低于"正常"情况下的相同听觉信号。最新版本的NAL和DSL之间的差异也不会影响在安静或噪声环境中预测的言语清晰度。该研究的结果表明，如果使用的模型准确反映了患者的表现，那么对于大多数感音神经性听力损失患者，NAL-NL2和DSL v5.0将得出类似的中等响度言语信号下的响度感知和言语清晰度的结果。

对于传导性听力损失患者，NAL-NL2和DSL v5.0之间的差异变得更加明显。DSL给予较少的增益以补偿传导性成分（表9-1）。因此，在使用DSL v5.0而非使用NAL-NL1或NAL-NL2时，Johnson和Dillon发现了较低的整体响度的预测值，但这结果并不令人惊讶。所有这3个处方的预测总体响度都低于"正常"情况。尽管这3种方法的所给予的增益目标和预测的响度值存在很大差异，但Johnson和Dillon发现在中等强度言语信号下的言语清晰度方面的预测值并没有差异，这个结果适用于无论是在安静的情况下还是在噪声中，不论是在传导性还是混合性听力损失情况下。

儿童：由于在历史进程中听力学家对儿童的关注，我们可以预期，当我们考虑儿科人群时，NAL和DSL之间的差异会更大。事实上，Teresa Ching和她的同事（包括Johnson和Dillon）也模拟了预测的响度感知和言语清晰度。Ching等测试了200名儿科患者，得到了基于模型、听力图和真耳分析而测得的响度感知和言语清晰度的结果[46]。他们的结果表明，在NAL和DSL之间对于听觉感知的预测是具有输入水平依赖性的。对于中等强度输入（如平均后的言语信号强度），Ching等发现NAL和DSL可以得到相似的言语清晰度，但预计使用DSL公式的验配所得到的感知结果是使用NAL公式的2倍。对于高强度输入信号（如大声说话），DSL公式验配可得到更高的预测的听觉响度和更低的预测的言语清晰度。对于低强度输入（如低声说话），DSL公式验配可得到比NAL更好地预测的言语清晰度。

除了预测响度和言语清晰度外，Ching和她的同事还研究了选择处方方法对3岁儿童的影响。他们随机分组婴儿和幼儿以配合NAL-NL1或DSL v4.0两个对照组，并评估他们的语言、言语的产生和其他功能表现，以及来自父母的对助听器使用和响度不适的报告。结果表明助听器处方对任何结果均无影响；相反，诸如额外的残疾和母亲教育水平等因素更可能影响上述结果。目前尚不清楚这些结果与最新版本的NAL（NAL-NL2）或年龄较大的儿童有何不同，因为这些患者对其听觉要求可能与婴儿完全不同。

五、病例学习

我们把这些差异体现在实践操作中,来看一些病例研究。这些病例不是真实的患者,所以如果与真实患者有相似之处纯属巧合。

(一)病例1:Glenn O'Dear

我们在本章开头说到了 O'Dear 先生,他有双侧平坦型中度感音神经性听力损失(图 9-1)。虽然他有获得性听力损失的母系家族史,但是他的听力损失病因尚不清楚。图 9-3 显示了本章中提到的几个目标验配中为 O'Dear 先生计算的助听器处方增益。就像大家看到的,各处方的变化很大,Berger 处方的增益最大,而 NAL-NL1 提供的增益最小。大多数处方都在中频(1000~2000Hz)提供相似的增益值。所有的处方都是频率依赖的,在低频处增益最小。这是患者(非常)轻微下降性听力损失和自然语言的低频增强联合作用的结果。

现在想象你在为 O'Dear 先生验配。现在将他的听阈输入到你诊所中的探头麦克风验证系统中,在本例中,假设这是一个音频扫描验证器。记录下 O'Dear 先生耳道中的助听器反应,并将这个反应与 NAL-NL2 的处方目标相匹配(适用

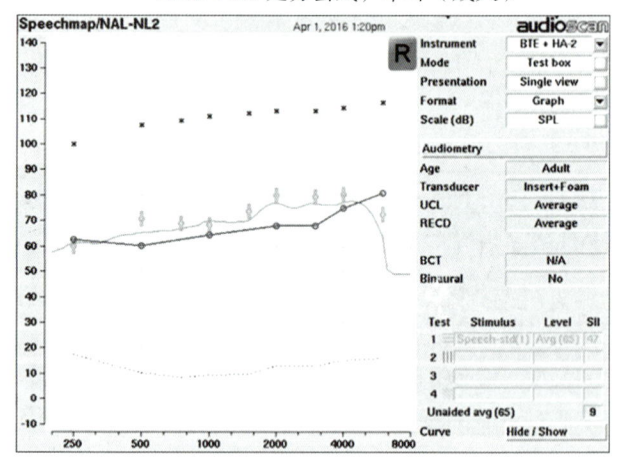

▲ 图 9-4 由 AudioScan Verifit 截图的图片展示了基于双耳 NAL-NL2(左上)、单耳 NAL-NL2(右上)和双耳 DSL v5.0(左下)公式下的处方增益目标
在 3 个公式中助听器的响应曲线是不变的。处方增益目标是基于 Glenn O'Dear 先生(48 岁)的听力结果

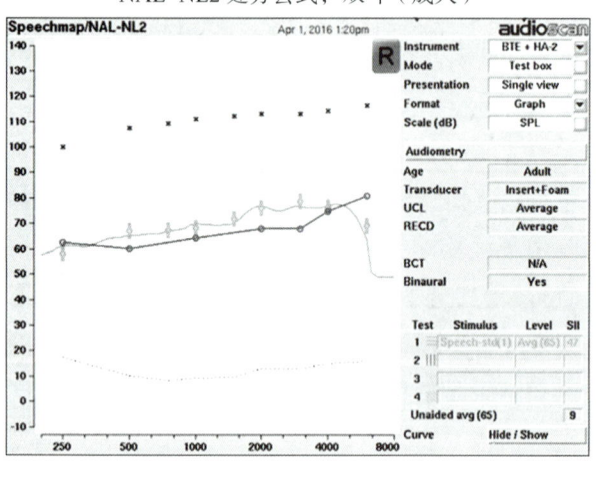

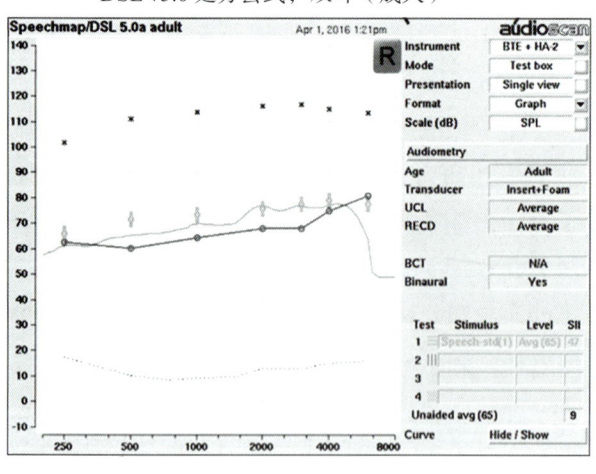

于双侧验配的成人）。结果与图 9-4 左上角的图类似，显示了 O'Dear 先生的听阈（蓝色）、预测的响度不舒适阈（黑色星号）、处方目标（绿色十字）。虽然 3000Hz 处助听器反应比目标曲线低 2dB，6000Hz 处助听器反应比目标曲线低 5dB，但是助听器反应曲线（绿线）在 250～6000Hz 处与处方目标基本吻合。

现在想象一下，O'Dear 先生的左耳使用完全相同的助听器，但是改变其处方目标。图 9-4 右上角的图显示了从 NAL-NL2 双侧验配变为 NAL-NL2 单侧验配对实际耳朵的影响。如果 O'Dear 先生只想要一个助听器，NAL-NL2 处方会稍多一些增益。因此，我们验配的助听器假设是双侧验配，其增益会比目标低 2～6dB。

图 9-4 左下角的图显示了 O'Dear 先生耳朵中有相同的助听器反应，但用 DSL V5.0 代替 NAL-NL2 目标（两者均适用于双侧验配的成人）。我们可以看到，助听器反应在 2000～4000Hz 与目标曲线非常匹配，但在 1000Hz 处稍低于目标曲线，在 250、500 和 6000Hz 处明显低于目标曲线。尽管在图 9-4 的左上角图中显示了一些显著差异，但是可以认为验配结果与处方目标近似匹配。在选择和验配过程中，成人 DSL V5.0 或 NAL-NL2 处方目标对 Glenn 来说临床影响较小。

（二）病例 2：Dahlia O'Dear

O'Dear 先生带着他 24 月龄的女儿 Dahlia 回到你的诊所。Dahlia 的听力损失和她爸爸一样，但她的听力损失是先天性的，她从 9 月龄开始就一直戴着助听器。图 9-5 显示了 O'Dear 先生的助听器响应和 NAL-NL2 处方适合 24 月龄的 Dahlia 的双侧耳背式助听器验配的输出目标。图 9-5 中 Glenn O'Dear 先生的助听器响应是为了说明成人和儿童 NAL-NL2 处方的差异。回想一下，助听器反应很好的接近双侧成人的 NAL-NL2 处方目标，但是如图 9-5 所示，与成人目标匹配良好的相同的助听器频率响应，在许多频率下尤其是 3000～6000Hz 低于儿童处方目标。

然而，如图 9-5 右侧图所示，成人和儿童目标之间的最大差异是显而易见的。这个数字显示了对于 24 月龄的双侧验配的患者 DSL v5.0 处方相同的助听器反应。如果你要使用 DSL 的这个版本，那么助听器就不适合 Dahlia 了，助听器在 250～6000Hz 处比处方目标低 10～30dB。左右两图中与目标匹配的显著差异凸显了处方逻辑的潜

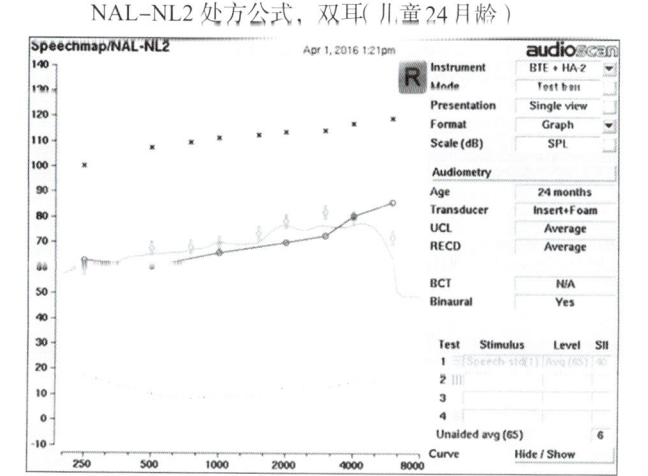

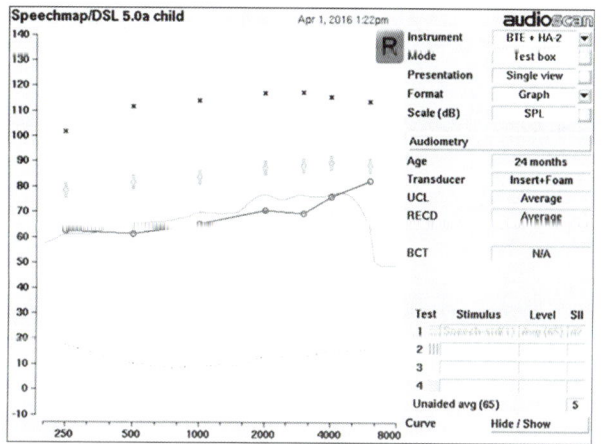

▲ 图 9-5　由 AudioScan Verifit 截图的图片展示了基于双耳 NAL-NL2（左）和双耳 DSL v5.0（右）公式下的处方增益目标

助听器在 2 个公式下的响应曲线是不变的。处方增益目标是基于 Dahlia O'Dear（24 月龄）的听力结果

在差异。DSL 是专门为儿童开发的，旨在最大限度提高可听度，以优化语言发展。相反，NAL 是在保持舒适性的同时最大限度地提高言语清晰度。

（三）案例 3：Gavin O'Dear

O'Dear 先生又带着他 48 月龄的儿子 Gavin，到你的诊所。Gavin 也有先天性听力损失，并且从他 12 月龄开始就开始戴助听器。但是，Gavin 的听力损失和他爸爸和妹妹相比看起来不同。Gavin 是双侧，从轻度高频陡降到重度的感音性听力损失（图 9-6）。图 9-7 显示了所述几种历史处方以及 NAL-NL1 计算的插入增益值。与平坦型听力损失相似（图 9-3），不同处方在中频（1000～2000Hz）的增益相似，除了 Berger 程序，该程序的增益比其他处方大很多。同时也要注意处方增益的曲线斜率。虽然 Berger 和半增益法则处方在 250～500Hz 的增益是 10dB，但其他处方的低频增益非常小。

图 9-8 的左右两图分别显示了 NAL-NL2 和 DSL v5.0 两种处方目标下相同助听器反应的听力扫描验证器的图像。在左图中可以看到助听器与处方目标相对匹配，它在 750～2000Hz 处比目标曲线高几分贝，在 6000Hz 处比目标低 20dB，但在其他方面都接近 NAL-NL2 处方。相反，右图显示如果使用 DSL 处方，助听器将比目标值低 25～20dB。和 Dahlia O'Dear 报告的结果相似（图 9-5），这些结果可能反映了处方理论依据的差异。临床上，对于儿童来说，使用 DSL 或 NAL 处方可能会对助听器的选择及目标增益产生重大影响。

（四）病例 4：Eugene O'Dear

最后，在 O'Dear 先生初次预约时，他提到了他的父亲 Eugene（76 岁）也有听力损失。Glenn O'Dear 对你的临床服务印象深刻，包括你对处方方法的了解，他说服他的父亲也成了你的患者。老 O'Dear 已经有听力损失，这与他在军队中的噪声接触史也有关。尽管病因不同，他的听力损失表现与他的孙子听力图相同（图

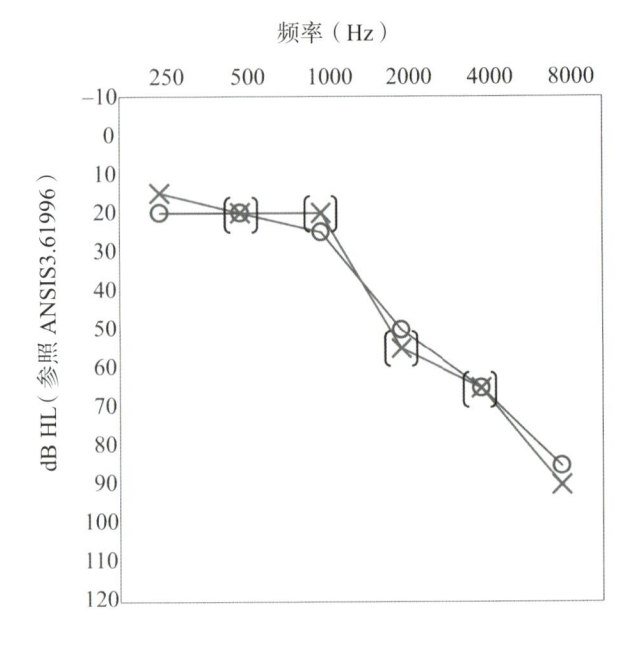

▲ 图 9-6 对于患者 Gavin O'Dear 双耳在各频率下的纯音气导听力阈值如上图（圆圈表示左耳；叉号表示右耳）

本图也展示了该患者双耳的骨导听力阈值（分别面向左括号和右括号）

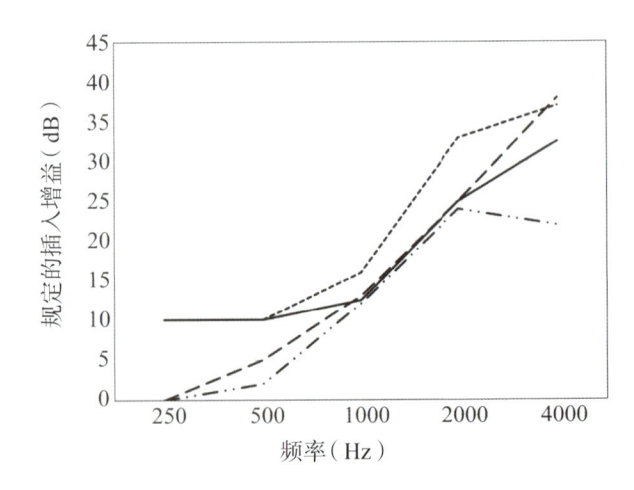

- - - - 公式
— — 增益及输出处方公式 Ⅱ
— · — 澳大利亚国家声学实验室推出的针对非线性放大助听器的处方公式，版本 1
——— 半增益法则

▲ 图 9-7 使用不同的公式（Berger、POGO Ⅱ、NAL-NL1 和半增益法则）对 Dahlia O'Dear 的听力阈值（陡降型）计算所得到的插入增益。处方假设了一个中等强度的言语输入信号

NAL-NL2 处方公式，双耳（儿童 48 月龄）　　　　　DSL v5.0 处方公式，双耳（儿童 48 月龄）

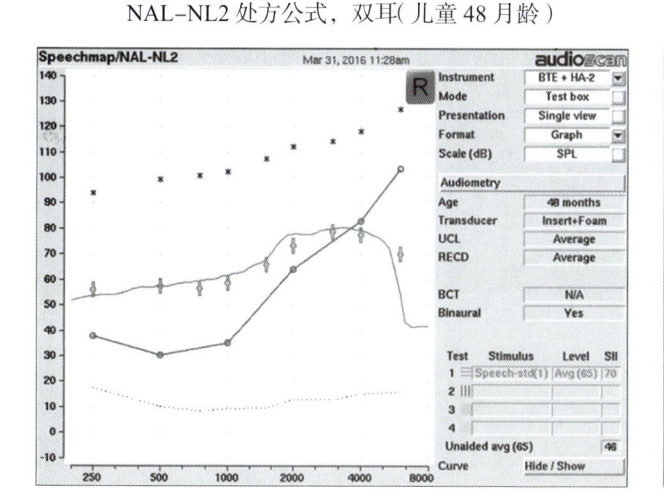

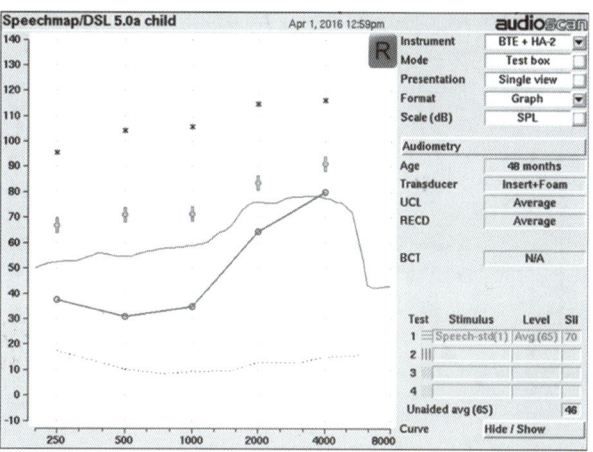

▲ 图 9-8　由 AudioScan-Verifit 截图的图片展示了基于双耳 NAL-NL2（左）和双耳 DSL v5.0（右）公式下的处方增益目标

助听器在 2 个公式下的响应曲线是不变的。处方增益目标是基于 Gavin O'Dear（48 月龄）的听力结果

> **知识点：我的患者需要多大的增益？** ✓ 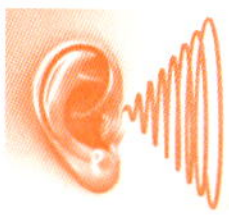
>
> 在本章节的开头，我们问道"我们应该给予多大的增益？"虽然准确的答案非常的复杂并且取决于诸多因素，但它对于在没有计算机和其他验证设备的情况下预估所需增益是很重要的。对于大部分感音性神经性听力损失的患者来说，最快的答案可能是患者 2000Hz 阈值的 1/3 或 1/2。这个估计可能和患者在各频率下所需最高增益值有关（图 9-3 和图 9-7）。

9-6）。你决定让他戴耳背式助听器。图 9-9 显示了 NAL-NL2（老年人）、DSL v5.0（成人、老年人）和 DSL v5.0（儿童、老年人）有与目标相匹配的相同的助听器响应。首先，让我们集中讨论顶部的两张图。在这两种情况下，尽管助听器反应在 750～2000Hz 处略高于目标水平，在 6000Hz 处略低于目标水平（DSL 在 4000Hz 处低于目标水平），但助听器反应与目标增益都匹配较好。这上面的图反映的是假设听力损失是后天获得性的患者。NAL 不区分获得性和先天性听力损失，但是如果选择 DSL 成人并在年龄栏里输入"成人"，由音频扫描验证器输入，DSL 的目

标增益适用于获得性听力损失。在这种情况下，NAL 和 DSL 之间的目标水平非常相似。相反，如果选择 DSL 儿童选项，但选择年龄为"成人"，则目标是以反映先天性或语前聋听力损失来调整的。图 9-9 表明，根据 DSL 处方，适合于获得性听力损失的助听器频率响应将低于先天性听力损失的目标。对于 Eugene，临床医生可能会选择 NAL-NL2 或 DSL 成人，因为他的听力损失是后天获得的。然而，如果他的损失是先天性的，那么将会获得更多的增益。

六、处方验配方法

前面的讨论几乎都是专注于验配助听器的增益上。但是验配目标只是处方验配中的一部分。需要对这些增益值进行选择并编程到助听器中，实际的助听器反应需要进一步的验证。此外，验配的数值可以反映所选择的增益的合适起始点。患者最终使用增益的影响因素有很多。

（一）验证的重要性

若没有验证，选择验配目标只是一个假设性练习。最有效的助听器验证方法是使用探头麦克

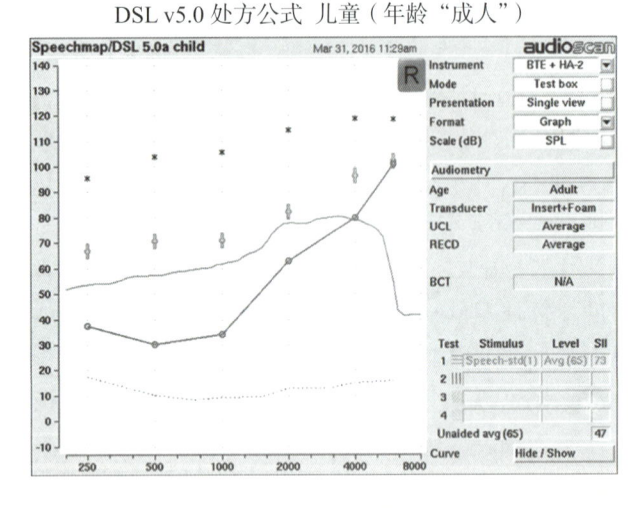

NAL-NL2 处方公式 成人　　　　　　　　　　DSL v5.0 处方公式 成人（年龄"成人"）

DSL v5.0 处方公式 儿童（年龄"成人"）

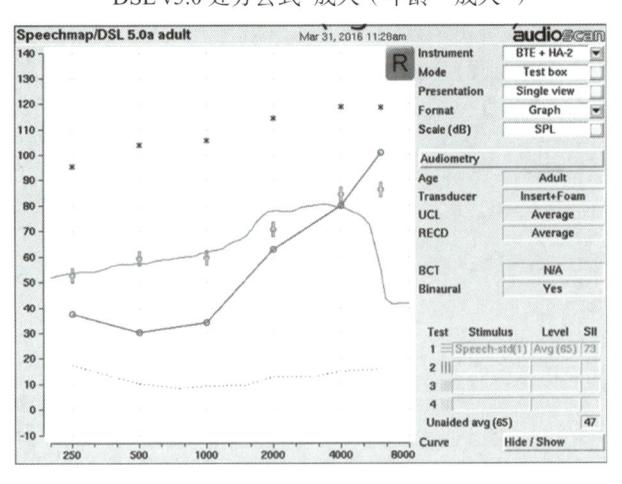

▲ 图 9-9　由 AudioScan Verifit 截图的图片展示了基于 NAL-NL2 成人（左上）、DSL v5.0 成人（右上）和 DSL v5.0 儿童（左下）公式下的处方增益目标。助听器在 2 个公式下的响应曲线是不变的。处方增益目标是基于 Eugene O'Dear（76 岁）的听力结果

风设备。使用微型麦克风和硅探管，临床医生可以检测耳道中的信号水平。患者的耳道结构、麦克风位置和通气情况会影响到达患者鼓膜处的声音量。因此，验证助听器响应是常规验配方法中的一个关键步骤。如果没有这一步验证，临床医生就只能依靠助听器的厂家软件来评估患者的耳道水平。但是，厂家软件的评估和实际耳道内助听器的反应存在差异。例如，Aarts 和 Caffee[47] 选择 41 名成人，评估厂家软件的预测和实际助听器反应之间的差异，发现只有不到 12% 的验配与厂家预测的结果相似。类似的发现也在开放式耳道听诊器中有过报道，Aazh 等[48] 发现超过 70% 的初始验配与 NAL-NL1 验配目标相差 10dB 以上。

除了不准确性之外，使用厂家的初始验配而不去验证与验配目标是否匹配也会对患者产生负面影响。在一项助听器验配方法影响助听器效果的研究中，Abrams 等[49] 将患者分为两组，一组按照厂家的初始设置验配，另一组按照经过验证确认匹配 NAL-NL1 验配目标的设置进行验配，临床医生根据患者的个体偏好调整增益。患者佩戴助听器回家，在 4~6 周后进行一些结果测试，然后选择合适的助听器反应。结果表明，验证处方的助听器效果优于生产厂家的助听器效果。此

外，22名受试者中有15人表示相比于厂家的初始验配，更喜欢验证处方的验配。有趣的是，患者更喜欢比NAL-NL1处方平均少3dB的增益，这也进一步支持了当前NAL验配处方中（NAL-NL2）提出的更低的验配目标。

（二）处方作为一个起点

处方增益通常适用于平均听力情况下的普通患者。但是，有些因素可能会影响助听器的增益，包括对增益的适应性、初始处方、死区的存在和特殊信号。

1. 增益的适应性

许多临床医生认为，新的助听器使用者更喜欢获得比目标验配少的增益，而且他们对增益的需求随着时间而增加或调整。通常在初次验配时，新用户会觉得助听器"太响"或者"听起来不自然"。鉴于大多数成年人的听力损失发展缓慢，而且患者习惯于听到的声音水平低，所以患者可能对新声音或高响度水平的听力产生负面反应。但是，对患者增益适应性的研究产生了更复杂的发现[50]。

尽管一些研究表明，随着时间的推移，人们对增益的偏好改变并不大[51,52]，但是有其他研究报告显示，随着听力损失的不同，增益的适应性也会发生变化。对于轻度到中度听力损失的患者，增益偏好在几个月或几年内会增加3dB[40,50,53]；而对于听力损失更严重的患者，3年内增益适应性可能达到10dB[54]。鉴于NAL-NL2的验配目标低于前一处方（大约3dB），所以新的助听器用户是否会继续要求较少的增益仍有待观察。

2. 初始处方

影响你给予患者多大增益的另一方面可能与设置的初始增益量有关[55-57]。例如，Gus Mueller和他的同事们[58]用可训练式助听器的方法来评估患者在日常生活中的增益偏好。他们将患者的助听器增益设置为比NAL-NL1的目标增益高或低6dB，然后患者戴着助听器回家并确保音量控制被激活。助听器会了解到患者的偏好，并自动调整增益以适应患者喜欢的听力水平。研究表明，在家庭实验过程中，许多患者不断调整增益，但是调整的程度取决于初始的增益量。初始设置比NAL-NL1目标高6dB的患者，他们将助听器增益调整到比目标增益高4dB；相反，初始设置比NAL-NL1目标低6dB的患者，他们将助听器增益调整到比目标增益低5dB。这些结果表明了从一个良好的、基于验证的处方方法开始验配的重要性，以及初始处方验配的选择对患者适应听力水平的影响。

3. 死区的存在

"死区"是指耳蜗内没有功能性毛细胞的区域。耳蜗内的基底膜有音调组织，这样就可以调节特征频率；蜗顶对低频声敏感，蜗底对高频声敏感。尽管过于简单化，但是我们通常认为耳蜗内的外毛细胞主要负责主动调节和提高耳蜗的频率特异性；内毛细胞负责信号的检测并传递到听神经。对于大多数耳蜗性听力损失，损伤首先发生在外毛细胞，随着听力损失的加重，越来越多的内毛细胞也开始受损。从概念上说，助听器的功能是补偿外毛细胞的损失，即补偿外毛细胞提供的自然放大的损失；但是助听器不能弥补内毛细胞的损失，因为助听器本身并不能刺激听觉神经。因此，耳蜗死区的存在可能会影响患者需要的增益量，或者更准确地说，是影响患者能使用的增益量。

对于低频死区，建议提高死区下边缘0.57倍频率处的助听器增益[59]。例如，患者在500Hz和1000Hz频率下出现轻度到重度的感音神经性听力损失和死区，可以考虑提高285Hz（0.57×500=285）处的可听性。对于高频死区，建议助听器提高死区起始边缘1.7倍频率处的可听性增益[62]。例如，Eugene O'Dear（图9-6），当你做测试的时候发现4000Hz的死区，你只要提高6800Hz（1.7×4000=6800）的助听器增益。考虑到目前助听器的局限性，它的频率可能比你想要放大的频率高（或更高）。但是，对于一个患有陡降型感音神经性听力损失的患者，他在500Hz和2000Hz处的纯音听阈分别是30dB和

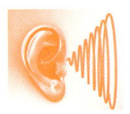

> **特别关注：死区的测量**
>
> 仅仅根据听力信息识别死区是有问题的。你可能认为在某一特定频率存在死区的患者在该特定频率下对听力计范围内的声音不会有任何反应。但是，我们知道在高表达水平时，耳蜗会失去微调，更多的频率区域会开始出现反应。因此，临床上在特定频率区域有死区的患者可能在该频率下有可测听力，因为邻近的内毛细胞会有反应。因此在听力图上显示有听力的患者可能仍存在死区。临床上为了测量死区，Brian Moore 和他的同事引入了阈值均衡噪声测量（threshold-equalizing noise, TEN）测试[60]。虽然最初的 TEN 测试需要进行 2 次阈值测试，但较新版本的 TEN（HL）测试已经简化了过程[61]。可以在门诊预约（通常实在诊断或预验配阶段）TEN（HL）测试，完成相对快速和简单的潜在死区测量。

80dB，如果在 2000Hz 和 4000Hz 发现死亡区域，那么你就不需要放大到 3400Hz（1.7×2000=3400）以上。这个死区的存在会使你通过限制 3400Hz 以上的增益来改变你的处方。相同地，Vinay 和 Moore[63] 建议只检测 3000Hz 以上的死区，因为 3000Hz 以下的死区不会改变你的助听器验配。

对于典型的患者，死区可能不会显著影响处方验配。Cox 等[64] 测试了存在死区或没有死区的两组患者，选择每组中合适的患者，其助听器与 NAL-NL1 或有高频滚降的 NAL-NL1 相匹配。作者研究了两组不同结果下助听器设置的差异，包括实验室测量（安静环境下的言语识别、噪声环境下的言语识别）和现场测量（言语理解率、偏好）。结果表明，与高频放大较少的验配相比，NAL-NL1 处方的效果更好，至少不会差。两组的结果一样，这表明对于有死区的患者，高频放大并不是禁忌。但是，Preminger 等[65] 发现死区的存在与助听器满意度之间存在相关性，这表明尽管死区不会影响助听器增益的验配，但死区可能会影响助听器效果的预期。

4. 特殊信号

如上所述，对"最佳"频率响应的追求通常集中在言语信号上。但是，我们知道，对于其他类型的信号，其最佳频率响应可能不同，部分原因是言语信号之外的其他信号的频谱含量不同，而且听者对不同信号的需求也不同。例如，在声学听力环境差的时候，如信噪比（signalto-noise ratios，SNR）差，数字降噪算法会降低以稳态噪声为主的信号通道的增益，通常是最低频率的信号通道。因此，许多患者反映在这些听力环境下，声音质量有所改善[66]。所以，噪声下舒适、理想的频率响应可能不同于上述处方中的任何一种。同样地，DSL 区分了噪声环境下和安静环境下的不同验配目标，认为噪声中频率-重要性函数会发生变化，因此可以降低这些频率的增益。

在音乐情况下，有时是在原始处方基础上修正患者处方。一般来说，音乐比言语具有更宽的带宽、更大的动态范围和更好地音调质量[67]。因此，平滑的频率响应和均匀的增益对听音乐更重要。此外，Moore[68] 认为听音乐（爵士乐或古典乐）的时候 NAL-NL2 或 CAM 更合适。相比于 NAL-NL2，喜欢听音乐的患者，更喜欢 CAM 处方，可能是由于 CAM 处方有更宽的带宽。根据患者的反映，研究人员建议将助听器的低频反应扩展到音乐[69]。此外，助听器压缩有限时，患者可能更喜欢音乐信号[70]。

电话信号是另一种需要修改验配目标的特殊信号。电话信号的带宽大约限制在 300~3000Hz，因此 3000Hz 以上的增益不需要提供，且使用声音电话程序进行此项操作会增加不必要的反馈风险。即使有避免反馈风险的远程线圈或其他无线流电话选项，也没必要提供 3000Hz 以上的增益。

流式信号也需要特殊考虑。流式信号是直接从移动电话或便携式音乐设备等的技术设备中通过无线传输的信号。流式传输是通过蓝牙或其他专有的流式算法完成的，有时也需要中介设备介入。因为这些信号直接来源于技术设备，所以只有那些已经编程了增益的频率才能被传输。对于低频听力正常的患者，目前的验配处方只能提供最小的低频增益。患者可能对这些设置不满意；更多的低频增益会增加到流式信号中，以补偿流式设备进入耳道时自然声音的不足。

有时候，这些信号在多存储器助听器中会通过多个编程程序进行单独处理。其他时候，这些特殊信号由助听器分类器通过调整增益来自动处理。无论这些特殊信号是如何处理的，了解增益设置和处方之间的差异及其原因都是很有意义的。但是，在很多情况下，特殊信号的"最佳"处方仍然是未知的，因为除言语信号以外的信号受到的关注仍然相对较少。

七、总结

本章旨在描述助听器的处方验配方法。从听力学的早期开始，助听器的验配方法就不断发展。不同验配方法之间的许多差异都可归因于基本原理的差异。有些处方优先考虑最大可听度或恢复响度感知到正常水平，而另一些处方优先考虑言语清晰度最大化或平衡频率之间的响度感知。本章通过案例研究来突出目前流行的成人和儿童两种处方验配方法的相似性和差异。对于所有处方，其目标通常是助听器增益有好的初始设置。除了患者偏好的改变之外，还有几个因素会影响最终适合患者的助听器设置，其中包括对增益的适应、初始处方的选择、死区的存在及特殊信号。最后，实际中用处方法验配助听器必须验证助听器是否提供了处方预测的增益。

参考文献

[1] Moore BC. Cochlear Hearing Loss: Physiological, Psychological, and Technical Issues. 2nd ed. West Sussex, Englad: John Wiley & Sons, Ltd; 2007
[2] Marks LE. Binaural summation of loudness: noise and two-tone complexes. Percept Psychophys. 1980; 27(6):489–498
[3] Moore BC, Glasberg BR. Loudness summation across ears for hearing-impaired listeners. J Acoust Soc Am. 2014; 135(4):2348
[4] Oetting D, Hohmann V, Appell J-E, Kollmeier B, Ewert SD. Spectral and binaural loudness summation for hearing-impaired listeners. Hear Res. 2016; 335:179–192
[5] Walker G. The required frequency responses of hearing aids for people with conductive hearing losses. Aust J Audiol. 1999; 21:39–43
[6] Knudsen VO, Jones IH. Symposium on the viiith nerve. III.—Artificial aids to hearing. Laryngoscope. 1935; 45(1):48–69
[7] Davis H, Hudgins CV, Marquis R, et al. The selection of hearing aids. Laryngoscope. 1946; 56(4): 135–163
[8] Watson N, Knudsen V. Selective amplification in hearing aids. J Acoust Soc Am. 1940; 11(4):406–419
[9] Watson L, Tolan T. Hearing Tests and Hearing Instruments. Baltimore, MD: Williams and Wilkins; 1949
[10] Lybarger SF. Wearable hearing aid with inductive pickup for telephone reception. Google Patents; 1953
[11] Lybarger S. Development of a new hearing aid with magnetic microphone. Electrical Manufacturing. 1947; 1947:11
[12] Carhart R. Selection of hearing aids. Arch Otolaryngol. 1946; 44(1):1–18
[13] Walden BE, Schwartz DM, Williams DL, Holum-Hardegen LL, Crowley JM. Test of the assumptions underlying comparative hearing aid evaluations. J Speech Hear Disord. 1983; 48(3):264–273
[14] Goldstein BA. Factors contributing to the changing hearing aid scene. Ear Hear. 1981; 2(6):260–266
[15] Pascoe DP. Frequency responses of hearing aids and their effects on the speech perception of hearingimpaired subjects. Ann Otol Rhinol Laryngol. 1975; 84(5 pt 2, suppl 23):1–40
[16] Berger KW. Prescription of hearing aids: a rationale. J Am Audiol Soc. 1976; 2(3):71–78
[17] Berger KW, Hagberg EN, Rane RL. Prescription of Hearing Aids: Rationale, Procedure, and Results. Kent, OH: Herald Press; 1984
[18] McCandless G, Lyregaard P. Prescription of gain/output (POGO) for hearing aids. Hear Instrum. 1983; 34(1):16–21
[19] Schwartz D, Lyregaard P, Lundh P. Hearing aid selection for severe-to-profound hearing loss. Hear J. 1988; 41(2):401–406
[20] Libby E. The 1/3–2/3 insertion gain hearing aid selection guide. Hear Instrum. 1986; 37(3):27–28
[21] Moore BC, Glasberg BR. Use of a loudness model for hearing-aid fitting. I. Linear hearing aids. Br J Audiol. 1998; 32(5):317–335
[22] Byrne D. Effects of frequency response characteristics on speech discrimination and perceived intelligibility and pleasantness of speech for hearing-impaired listeners. J Acoust Soc Am. 1986; 80(2):494–504
[23] Kirkwood DH. As recession begins, hearing aid market goes from flat to worse. Hear J. 2002; 55(1): 21–22 . doi: 10.1097/01.HJ.0000292473.19695.d3
[24] Villchur E. Signal processing to improve speech intelligibility in perceptive deafness. J Acoust Soc Am. 1973; 53(6):1646–1657
[25] Ricketts TA. Fitting hearing aids to individual loudness-perception measures. Ear Hear. 1996; 17(2):124–132
[26] Killion M. Fig6. exe Software: Hearing Aid Fitting Targets for 40, 65, & 95 dB SPL inputs (version 1.01 D). Elk Grove Village, IL: Etymotic Research; 1994
[27] Moore BC, Glasberg BR, Stone MA. Development of a new method for deriving initial fittings for hearing aids with multi-channel compression: CAMEQ2-HF. Int J Audiol. 2010; 49(3):216–227
[28] Byrne D, Tonisson W. Selecting the gain of hearing aids for persons with sensorineural hearing impairments. Scand Audiol. 1976; 5(2):51–59
[29] Byrne D, Dillon H. The National Acoustic Laboratories' (NAL) new procedure for selecting the gain and frequency response of a hearing aid. Ear Hear. 1986; 7(4):257–265
[30] Byrne D, Cotton S. Preferred listening levels of persons with sensorineural hearing losses. Aust J Audiol. 1987; 9:7–14
[31] Byrne D, Parkinson A, Newall P. Hearing aid gain and frequency response requirements for the severely/ profoundly hearing impaired. Ear Hear. 1990; 11(1):40–49
[32] Dillon H. NAL-NL1: A new procedure for fitting non-linear hearing aids. (brief article). Hear J. 1999; 52(4):10
[33] Keidser G, Dillon H, Flax M, Ching T, Brewer S. The NAL-NL2 prescription procedure. Audiology Res. 2011; 1(1, 1S):e24
[34] Bentler R, Mueller GH, Ricketts TA. Modern Hearing Aids: Verification, Outcome Measures, and Follow-Up. San Diego, CA: Plural Publishing, Inc; 2016
[35] Seewald RC, Ross M, Spiro MK. Selecting amplification characteristics for young hearing-impaired children. Ear Hear. 1985; 6(1):48–53
[36] Seewald R, Moodie S, Scollie S, Bagatto M. The DSL method for pediatric hearing instrument fitting: historical perspective and current issues. Trends Amplif. 2005; 9(4):145–157
[37] Cornelisse LE, Seewald RC, Jamieson DG. The input/ output formula: a theoretical approach to the fitting of personal amplification devices. J Acoust Soc Am. 1995; 97(3):1854–1864
[38] Scollie SD, Seewald RC, Moodie KS, Dekok K. Preferred listening levels of children who use hearing aids: comparison to prescriptive targets. J Am Acad Audiol. 2000; 11(4):230–238
[39] Scollie S, Seewald R, Cornelisse L, et al. The desired sensation level multistage input/output algorithm. Trends Amplif. 2005; 9(4):159–197

[40] Scollie S. DSL version v5.0: description and early results in children. 2007; http://www.audiologyonline.com/articles/dsl-version-v5-0-description-959. Accessed June 22, 2016
[41] Moore BC, Glasberg BR, Stone MA. Use of a loudness model for hearing aid fitting: III. A general method for deriving initial fittings for hearing aids with multi-channel compression. Br J Audiol. 1999; 33(4):241–258
[42] Moore BC. Use of a loudness model for hearing aid fitting. IV. Fitting hearing aids with multi-channel compression so as to restore 'normal' loudness for speech at different levels. Br J Audiol. 2000; 34(3):165–177
[43] Marriage J, Moore BC, Alcántara JI. Comparison of three procedures for initial fitting of compression hearing aids. III. Inexperienced versus experienced users. Int J Audiol. 2004; 43(4):198–210
[44] Moore BC, Sęk A. Comparison of the CAM2 and NALNL2 hearing aid fitting methods. Ear Hear. 2013; 34(1):83–95
[45] Johnson EE, Dillon H. A comparison of gain for adults from generic hearing aid prescriptive methods: impacts on predicted loudness, frequency bandwidth, and speech intelligibility. J Am Acad Audiol. 2011; 22(7):441–459
[46] Ching TY, Johnson EE, Hou S, et al. A comparison of NAL and DSL prescriptive methods for paediatric hearing-aid fitting: predicted speech intelligibility and loudness. Int J Audiol. 2013; 52(suppl 2):S29–S38
[47] Aarts NL, Caffee CS. Manufacturer predicted and measured REAR values in adult hearing aid fitting: accuracy and clinical usefulness. Int J Audiol. 2005; 44(5):293–301
[48] Aazh H, Moore BC, Prasher D. The accuracy of matching target insertion gains with open-fit hearing aids. Am J Audiol. 2012; 21(2):175–180
[49] Abrams HB, Chisolm TH, McManus M, McArdle R. Initial-fit approach versus verified prescription: comparing self-perceived hearing aid benefit. J Am Acad Audiol. 2012; 23(10):768–778
[50] Keidser G, O'Brien A, Carter L, McLelland M, Yeend I. Variation in preferred gain with experience for hearing-aid users. Int J Audiol. 2008; 47(10):621–635
[51] Convery E, Keidser G, Dillon H. A review and analysis: does amplification experience have an effect on preferred gain over time? Aust NZ J Audiol. 2005; 27(1):18–32
[52] Humes LE, Wilson DL, Barlow NN, Garner C. Changes in hearing-aid benefit following 1 or 2 years of hearing- aid use by older adults. J Speech Lang Hear Res. 2002; 45(4):772–782
[53] Humes LE, Wilson DL. An examination of changes in hearing-aid performance and benefit in the elderly over a 3-year period of hearing-aid use. J Speech Lang Hear Res. 2003; 46(1):137–145
[54] Dillon H. Hearing Aids. 2nd ed. New York, NY: Thieme; 2012
[55] Keidser G, Dillon H, Convery E. The effect of the base line response on self-adjustments of hearing aid gain. J Acoust Soc Am. 2008; 124(3):1668–1681
[56] Dreschler WA, Keidser G, Convery E, Dillon H. Clientbased adjustments of hearing aid gain: the effect of different control configurations. Ear Hear. 2008; 29(2):214–227
[57] Wong LL. Evidence on self-fitting hearing aids. Trends Amplif. 2011; 15(4):215–225
[58] Mueller HG, Hornsby BW, Weber JE. Using trainable hearing aids to examine real-world preferred gain. J Am Acad Audiol. 2008; 19(10):758–773
[59] Vinay, Moore BC. Speech recognition as a function of high-pass filter cutoff frequency for people with and without low-frequency cochlear dead regions. J Acoust Soc Am. 2007; 122(1):542–553
[60] Moore BC, Huss M, Vickers DA, Glasberg BR, Alcántara JI. A test for the diagnosis of dead regions in the cochlea. Br J Audiol. 2000; 34(4):205–224
[61] Moore BC, Glasberg BR, Stone MA. New version of the TEN test with calibrations in dB HL. Ear Hear. 2004; 25(5):478–487
[62] Baer T, Moore BC, Kluk K. Effects of low pass filtering on the intelligibility of speech in noise for people with and without dead regions at high frequencies. J Acoust Soc Am. 2002; 112(3 pt 1):1133–1144
[63] Vinay MB, Moore BC. Prevalence of dead regions in subjects with sensorineural hearing loss. Ear Hear. 2007; 28(2):231–241
[64] Cox RM, Johnson JA, Alexander GC. Implications of high-frequency cochlear dead regions for fitting hearing aids to adults with mild to moderately severe hearing loss. Ear Hear. 2012; 33(5):573–587
[65] Preminger JE, Carpenter R, Ziegler CH. A clinical perspective on cochlear dead regions: intelligibility of speech and subjective hearing aid benefit. J Am Acad Audiol. 2005; 16(8):600–613, quiz 631–632
[66] Ricketts TA, Hornsby BW. Sound quality measures for speech in noise through a commercial hearing aid implementing digital noise reduction. J Am Acad Audiol. 2005; 16(5):270–277
[67] Chasin M, Russo FA. Hearing AIDS and music. Trends Amplif. 2004; 8(2):35–47
[68] Moore BC. Effects of bandwidth, compression speed, and gain at high frequencies on preferences for amplified music. Trends Amplif. 2012; 16(3):159–172
[69] Madsen SM, Moore BC. Music and hearing aids. Trends Hear. 2014; 18:1–29
[70] Croghan NB, Arehart KH, Kates JM. Music preferences with hearing aids: effects of signal properties, compression settings, and listener characteristics. Ear Hear. 2014; 35(5):e170–e184

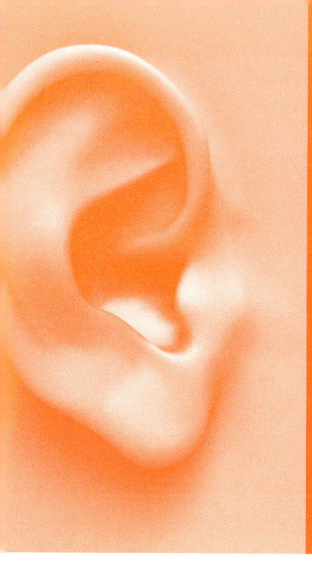

第 10 章 成年患者助听器验配的评价指标

Outcome Measures in the Prescription of Hearing Aids for Adults

Harvey B. Abrams 著

刁明芳 译

"如果你不知道你要去哪里，你会去别的地方。"
——Yogi Berra

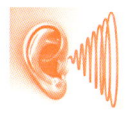

> **知识点** ✓
> 用评价指标调整验配，确定验配成功与否。

一、概述

除了是名人堂的接球手，几个世界系列冠军队的经理和被誉为"人民哲学家"外，Yogi 似乎对评估结果的重要性了如指掌。作为助听器选择和验配过程的一部分，我们评估结果的主要原因是为患者提供关于其目标实现程度的客观信息，并促进卫生保健政策制定者和其他利益相关者做出数据驱动的决策。在该章节术语"评价指标"指用于评估患者听力干预后状态的工具和方法。虽然评价指标对所有的听力服务都至关重要，但本章节的重点是助听器选择和验配。目前，助听器及其相关服务定义了听力学专业和学科。Turner[1]认为，听力学家凭着教育背景、研究生产力、知识转化和临床服务，应该是公认的助听器专家。为了真正表明具有助听器提供者的选择权利，听力学家需要客观记录他们经验带来的优势*。

仔细进行的临床试验结合这些治疗有效的指标，为临床医生最大程度评估患者治疗后的积极结果提供证据基础，这个过程称为循证实践（evidence-based practice，EBP）。EBP 的定义是"认真、明确和审慎地使用当前最好的证据来决定患者个体化护理、实践……意味着将个人临床经验与系统研究中可得到的最佳临床证据相结合[3]。"

向 EBP 转变，需要数据驱动的决策，并强调需要提供关于护理结果的定量信息的绩效度量。随着循证基础扩大，听力学家可制定临床实践指南（clinical practice guidelines，CPG），可产生如下结果：①变化率降低；②重复性增加；③结果一致性；④患者护理高质量化；⑤风险最小化；⑥专业知识和临床操作的关联性提高。

二、助听器评价指标的理论基础

我们在一个以不断变化的卫生保健环境和不断增加的问责制要求为特征的时代。因此，管理者、第三方支付者和患者都在寻求一些能够使患

---

*. 有兴趣的读者可以参考 Earl Harford 博士[2]1993 年在美国听觉学会年会上发表的 Carhart 纪念演讲。哈佛博士为助听器在听力学的过去、现在和未来不可或缺的作用提供了一个雄辩而令人信服的案例。

者生活产生显著差异的治疗方案的证据。评价指标的一个重要特点是向听力师证明助听器干预的有效性。除了对临床医生和患者有明显的好处外，评价指标另一个不太明显的应用是对助听器方案选择的经济分析。例如，在经济上有理由选择一款"领先"技术设备，而不是一种相对便宜的"基本"技术替代品，较昂贵方案的衡量效益需要与额外费用成比例增加，以显示其成本效益。Beck[4]认为在卫生保健中成本是一个始终需要关注的问题，需要重新考虑该问题，确定是否最昂贵的治疗必然产生最佳的治疗效果。实际上，最近的研究已经对高端设备的优越性进行质疑[5]。

评价指标除用于衡量治疗效果和对治疗方案进行经济评价外，还可用于以下目的：①调整助听器参数；②向患者提供预期效益的咨询；③记录患者的满意度。

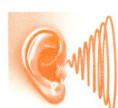

> **特别注意**
> 结果是针对所有的利益相关者——患者、雇主、家庭、保险公司、同事和认证机构等。

三、助听器干预的概念框架

选择适当的评价指标取决于助听器干预的明确目标。采用世界卫生组织（World Health Organization，WHO）的身体状况（紊乱和疾病）描述方法，有助于该过程实施。最初，WHO[6]用"损伤""残疾""缺陷"来描述健康状况的不同层次。然而，最近随着卫生保健实践改变和对"残疾"新的社会理解，分类系统进行了修订，现在指功能、残疾和健康的国际分类（International Classification of Functioning, Disability, and Health，ICF；WHO）[7]。WHO-ICF 是一个功能、残疾的生物-心理-社会模式，为评价干预和治疗（包括助听器康复）所有方面的成功提供了一个框架[8,9]。WHO-ICF 在身体结构和功能、活动和参与的广泛层面，系统组织和编写个人健康状况，如听力损失。

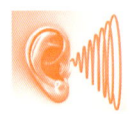

> **特别注意**
> 因为"残疾""缺陷"这些术语可产生负面含义，WHO 在修改分类中删除相关描述。

如图 10-1 所述，这 3 个维度相互作用，并受环境和人的相关因素影响。环境因素包括社会态度、建筑特征、法律和社会结构等，而个人因素需要考虑性别、年龄、处事方式、社会经济背景、教育和其他人口统计学变量。可登录 WHO-ICF 网站 http://www3.who.int/icf/。

WHO-ICF 很重要，不仅因为它提供一个概念框架，还因为它提供了人体功能的详细分类。理论上，任何功能和残疾都可以制定一个 ICF 的字母-数字代码，识别功能分类和功能等级。为阐明分类原则，请参考"听觉功能"编码 b230。该编码指"与感知声音、辨别声源、音调、响度和声音质量有关的感音功能（WHO-ICF）"[7]。"b"

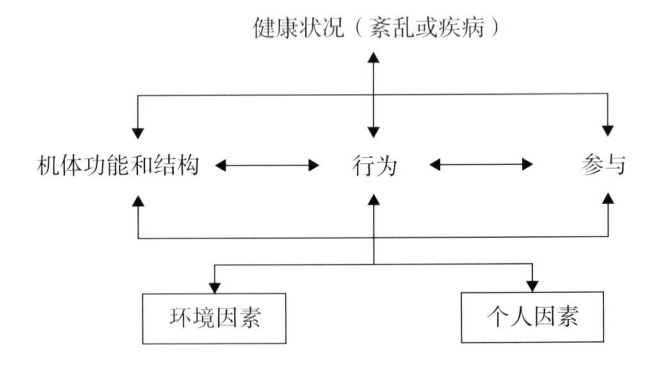

▲ 图 10-1 WHO-ICF 各组成的相互关系

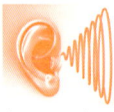

> **特别注意**
> 从 1980 年到 2001 年世界卫生组织分类的一个重大变化是，纳入了对患者活动和参与影响的"背景"因素（环境、法律、无障碍、社会态度等）。

指身体功能,"2"指 ICF 第二章"感觉功能和疼痛","30"指听觉功能在该章的部分。这一级别的大多数代码都有关于"包括"和有时"排除"的描述,可以帮助程序员避免一些常见错误。例如,b230 包括特指"听力功能、听觉辨别、声源定位,声源侧别、言语识别"和"耳聋、听力障碍和听力损伤等损失(WHO-ICF)[7]。"

ICF 对人体结构、功能、活动和参与的编码适用于听力学的所有方面。例如,机体结构是人体解剖部分,包括外耳(s240;WHO-ICF[7])、中耳(s250;WHO-ICF[7])和内耳(s260;WHO-ICF[7])。机体功能是身体的生理和心理部分,包括上述听觉功能(b230;WHO-ICF[7])。解剖异常,如耳硬化症,可导致机体结构损伤。当中耳病理或耳蜗损伤导致听觉阈值升高时发生的功能偏差会导致人体表现出机体功能受损。耳硬化症手术治疗可降低机体结构损伤,使用助听器可提高听阈,改善机体功能损伤。

所有生活领域都包括在活动和参与的层面中。在活动和参与下评估的广泛领域包括:学习和知识应用、一般任务和需求、交流、行动、自我保健、家庭生活、人际交往和关系、主要生活领域(如就业、教育和经济生活)和社区、社会和公民生活。活动是指一个人在稳定环境中进行或实施一项活动或任务的能力,简而言之就是一个人"能做什么"。参与是指一个人在他或她的日常环境中"做"的事情。例如,一个感音性耳聋的个体,对声音识别、"言语信息交流"(d310;WHO-ICF[7])或进行有效"交谈"(d350;WHO-ICF[7])有困难。即便一个人可进行这些活动,他或她也可能因为一些原因不能参与交流和交谈中,例如相关努力、可能误解一条信息造成的尴尬、缺乏合适的沟通伙伴等。听力康复过程的基础就是使用助听器,其目的不仅是确保一个人"能够"从事依靠听力的活动,而且还旨在帮助一个人能够充分参与听力相关的交流和谈话活动。事实上,有必要通过听力康复来解决一个

人的整体功能,这样才能最大限度地减少听力损伤对一个人健康相关生活质量*(health-related quality of life,HRQoL)的潜在影响。虽然健康相关生活质量不是 WHO-ICF 分类系统的一个特定维度,但可理解为 HRQoL 代表着图 10-1 中所示每个维度的效果总和。

通常认为,活动局限、参与限制和由此产生的 HRQoL 下降与听力损伤的类型和程度有关。然而,临床上普遍认为,仅仅根据听力数据无法准确判断个体听力困难情况的性质和程度。同等损伤程度的 2 个人可能对健康相关生活质量有很不同的看法。同理,我们不能用听力损伤程度来衡量听力干预效果。如果是这样,我们在宽频范围内提供好的听力干预,将是成功助听器验配的唯一决定因素,而不是考虑平均及最大言语不适。由于活动局限和参与限制受个体个性、交流需要、环境和损伤程度影响较大,因此很遗憾,保证听觉在舒适聆听水平,并不能确保 HRQoL 改善。

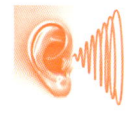

> **注意**
> 保证听力在舒适聆听水平并不能确保 HRQoL 改善。

(一)助听器干预的目标

1. 损伤

根据 WHO-ICF,助听器干预可有几个总体目标。第一个总体目标是尽可能减少健康状况对听觉结构和(或)功能造成的影响。众所周知,传导性疾病的主要损伤是识别声音的能力下降。然而,当感音神经机制损伤时,响度感知、时间辨别、频率辨别经常伴随着损伤检出。未来技术可能使我们解决时间和频率辨别损伤,但目前助听器技术需听力学家通过预先选择声电特性,解决损伤检测和响度感知问题,同时还要考虑设备类

---

*. 此处使用"健康相关生活质量"一词,但在卫生保健文献中,这一术语通常与健康状况、功能状态和生活质量互换使用,以表示相同的"健康"概念。

型 [如耳背式（behind-the-ear，BTE）、耳内式（in-the ear，ITE）、耳道式（in-the-canal，ITC）、全耳道式（completely in-the-canal，CIC）、受话器内置式（receiver-in-canal，RIC）]、助听器安放（如单侧、双侧、CROS）、线路选择（如线性、输出压缩、全动态范围压缩）、特殊特性（如频率降低、自适应方向性、无线流）和使用者要求（T-线圈、定向/全向切换、多个程序等）。

目前操作中，助听器参数的选择始于获得完整听力评估数据。标准听力数据通常是其他感知测量信息的补充，如安静和嘈杂环境下的言语识别、响度舒适性和增长。此外，相关信息也可通过非正式讨论或个体自我感知的聆听困难、需求、注意力和认知状态的正式评估得到。为了初步选择一组声电特性，这些数据通常被用于几种可用的处方路径中的一种。该处方定义了几个参数，包括在一个或多个输入水平的频率/增益反应、OSPL90 和附加特性，如通道间交叉频率和压缩线路的动态/静态特性。

选择声电和助听器其他参数要满足以下 3 个特定目标：①可听到轻微声音；②正常交谈言语声响度舒适与可懂；③放大高声但可忍受响度。为证明可实现这些特定目标而选择的评价指标包括验证声电和助听器其他参数是否满足预选择的客观标准。一旦确定声电和助听器其他参数最适合满足损伤水平目标，我们就需要确定在活动和参与层面上的一般和特定目标也得到满足。在这些水平，选择的评价指标用于验证助听器使用后是有显著差异的，也就是说，治疗是有效的，并且已经实现了由患者提出的目标。

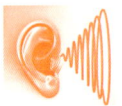

> **知识点** ✓
>
> 用评价指标修正验配，并确定验配成功与否。

2. 活动局限

助听器验配在活动层面的基本目标是改善个体听懂言语的程度，改善交流功能。目前，在这一层面，用于验证助听器有效的评价指标包括：客观、性能评价和主观、言语理解和交流能力的自我报告评价。要记住，随着更多复杂的信号处理技术的引入，在一些听力中心出现了在行为层面验证助听器干预有效性的其他评价指标。例如，在评估多麦克风和双耳对传无线技术时，包括声音定位能力的测试是合理的。实际上，在诊所还可发现评价定位能力的适用技术[10, 11]。此外，一些问卷，如言语、听力、空间听力和听觉质量问卷（Speech, Hearing, Spatial Hearing And Qualities Of Hearing Questionnaire，SSQ）[12, 13] 和空间听力问卷（Spatial Hearing Questionnaire，SHQ）[14]，包括一些旨在了解患者对距离、移动和声源分离的感知的问题。另一个例子是需要验证高频可听性，由于移频技术已经成为临床医生更普遍的选择，可使用专为此目标设计的评价指标[15]。

3. 参与限制

由于听力障碍导致的参与社会活动受限，并不是标准听力测试方案的焦点。然而，我们经常从患者病史推断这一数据。例如，患者可能会讲，他们寻求我们的服务，是因为无法享受社交聚会或在工作沟通中有困难。作为助听器验配服务的一部分，我们可以非正式的询问患者他们在这些或类似环境中是否会遇到困难。虽然非正式的询问可以使我们达到既定目标，但更正式的评估能够量化这些结果。有许多可用于此目的的自我报告方法，本章将对此进行详细介绍。由于参与水平受前述的环境因素高度影响，听力学家在评估患者社会状态、职业和生活环境时要发挥更积极的作用。因此，听力学家可以为有听力障碍的社区或群体开发听力无障碍方案[16, 17]。这类方案旨在满足听者在特殊交流环境中同特殊交流对象进行特殊交流情形的需求、愿望和能力。

4. 健康相关生活质量

我们还关注在降低损伤、活动限制、参与局限方面满足临床目标，会导致自我感知 HRQoL 的评价改变。虽然听力学家临床中很少应用

HRQoL，但它在卫生保健文献中越来越受到关注，也包括助听器干预有效的研究[18,19,20]。这篇综述提供了可用于临床方案中的适用工具和方法信息。

5. 满意度

最后，如果患者对助听器和服务感到不满意，任何助听器验配都不能说是完全成功的。满意度并不总是与损伤、活动限制、参与和 HRQoL 显著或可量化的下降相对应。除了改善交流和在日常生活中的功能外，"满意度"还受患者与服务提供者的关系、获得服务的便利程度，以及外观、舒适、预期和感受价值等因素影响。这是需要独立评估的部分。

（二）临床可用的评价指标

本章其他内容将详细讨论临床可用的评价指标，为临床助听器选择、验配和咨询提供正确方法，表明我们在损伤、活动局限、参与限制、HRQoL 和满意度方面达到目标。这些数据可用于提示患者个体治疗有效，和（或）作为评价方案的一部分。重点讨论适用于成年群体的评估。需要注意的是，儿童的评价指标需要有与年龄相应的测试、任务和方法。

1. 损伤水平目标的评价指标：验证过程

正如讨论所述，损伤水平的总体目标是提高言语可听度，同时保持聆听的舒适度。实现这个目标，需要通过选择正确的声电参数和其他助听参数（款式、安放、线路）。虽然使用 2cm³ 耦合腔测量可确保助听器满足制造商的质量控制标准，并对助听器进行初步调整，但现在标准做法是使用真耳分析 [（真耳插入增益 real-ear insertion gain，REIG）和真耳助听响应（real-ear-aided response，REAR）的探针麦克风测量或重度极重度耳聋的功能增益]，个体化调整助听器参数并验证结果。这一验证过程的基本目的是确保测量的声电特性尽可能接近患者的实际需求，使助听器在没有啸叫和听觉不适的条件下，在言语能量区最大限度地提供足够的听觉。几种商用探针麦克风系统包含"实时言语映射"功能。虽然用真实的言语（录制或现场）似乎优于类言语刺激（如复合噪声），但没有证据表明真实言语映射的患者结果更好。这并不奇怪，因为大多数系统中使用的复合或言语类噪声与长时平均会话声谱（long-term average speech spectrum, LTASS）非常相似。有人认为，特定声音（如配偶声音）的映射反应将会产生更好地聆听和理解效果，然而，日常生活中配偶声音的声学特性将随着距离、混响、方向和背景噪声而发生变化，很可能与临床环境中的声学特征没有什么相似。

(1) RMS 差：满足损伤相关目标的文档可通过多种方式实现。例如，通过计算探头麦克风测量的均方根（root mean square，RMS）与预定目标的 RMS 的差值，来判定测量的 REAR 与预定目标的偏移程度。Byrne[21] 用下面公式描述该步骤。

$$RMS差=\sqrt{\frac{d_1^2+d_2^2+d_3^2+d_4^2}{4}} \quad (1)$$

其中，$d_1^2 \sim d_4^2$ 等于 500Hz、1000Hz、2000Hz 和 4000Hz 处的目标 REAR 与测量 REAR 的差值。Byrne 发现他的受试者能够识别 RMS 差约为 3dB 的助听器音质差异。

(2) 清晰度（言语可懂度）指数：作为助听器验配过程的一部分，另一个验证听力的方法是清晰度指数（Articulation Indices，AI），也称为言语可懂度指数（Speech Intelligibility Index，SII）。AI 提供 0.0～1.0 的数值。在可听范围内放置更多的声学言语信号可得到更高的 AI。理论上，AI 值越高，在舒适水平理解言语的能力就越强。有多种计算方法，每种方法都各有利弊[22,23]。ANSI[22] 和 Fletcher[24] 计算复杂，不适于临床常规应用。Pavlovic[23] 法计算简单，易于使用，但是准确性差。遗憾的是，目前尚无可用于临床实施的最佳 AI 预测方法[25]。也就是说，当对比助听和未助听听觉能力时，商用探管麦克风系统可用来自动计算 SII 版本，并提供一定信息。

(3) 患者接受因素：除了言语听力改善外，良好的健康情况、可接受的外观、足够音量范围和满意的声音品质也很重要。这些重要结果的评估通常是后续随访得到的，如电话随访、邮件问卷等。

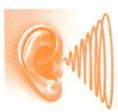

> **注意**
> 如果患者对外观和舒适度不满意而不佩戴助听器，实现REAR目标就没有多大意义。

（4）适应：在助听器验配过程中和对助听器的全方位使用和护理之后，患者需要在真实环境中佩戴一段时间（至少数周），才能获得确认助听器选择和佩戴有效性的结果，这是随访任务的一部分。在助听器验配和随访期间内，患者需要经过一系列聆听环境，可能会出现"适应"放大，至少在部分新的聆听环境中会出现[26]。适应可使言语识别能力随时间推移逐渐改善，特别是针对重度听力损伤的患者，但也可能出现这样的情况，如患者已经适应在较高增益环境中（由患者、医生或自适应调节完成）佩戴助听器，或者觉得助听器放大的不良作用减少，比如堵耳、背景噪声、耳内有设备的不适感觉等。

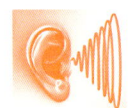

> **争议点**
> 一些适应性研究表明，言语识别结果随着时间推移会改变，而有些研究则不能显示言语识别有显著改善。

2. 活动局限和参与限制目标的结果验证：验证过程

在活动和参与水平验证助听器干预有效性的评价指标包括：言语识别能力的客观测量，活动局限和（或）参与限制的自我报告评估。将逐一讨论每一分类。

（1）言语识别能力客观测量：言语识别测试作为助听器验配的评价指标是有争议的。由于Carhart比较言语法的助听器验配[27]费时，PB-言语表对助听器间的细小差异不敏感[28]，这些方法目前已经不受欢迎了。此外，还不能证明在诊室的评估结果就能准确预测患者在日常聆听环境中的表现。也有人认为，使用音素评分而不是PB词语的整字评分，可在不增加测试时间的情况下，提高测试结果稳定性，因此使用音素评分作为助听器评价指标值得进一步考虑[29]。然而，音素评分法并没有在临床得到广泛认同。

包括音素辨别到全句识别的新的噪声言语测试材料持续发展。在过去几十年，因为在噪声环境中包含上下文线索的句子作为助听器放大的评价指标具有更高的预测准确性，噪声环境中多个目标词组成语法连贯的句子或整句识别测试在临床中较为流行。噪声下言语测试（hearing in noise test, HINT）[30]和快速噪声下言语测试（quick speech in noise test, QuickSIN）[31]是在临床和助听器研究领域得到越来越多应用的2个方法。在HINT中，语音频谱噪声强度固定在中等水平，信噪比是自适应变化的，确定句子识别率为50%的信噪比。要求患者准确重复整个句子。

QuickSIN采用下降方式测试句子，每个句子包含5个目标词语，由25dB S/N开始，以5dB为梯度下降，每个词语测试包含6个信噪比。测试句子的强度是固定的，在整个测试过程中有多人谈话的语噪声，信噪比从25dB到0dB，以5dB为梯度变化。QuickSIN计算是识别句子50%的信噪比强度减去2dB的值，即一个年轻正常聆听者的平均分数，识别个体的信噪比损失。QuickSIN法提供了2种情况比较的句子对数，如2个不同助听器或种不同助听器调试方法比较[32]。

还有一种同上述方法相似的信噪比测试方法是UN No。在多名说话者的语声中包含6个单词。噪声环境言语测试（words-in-noise, WIN）[33]包括：①女播音员朗读来源的UN No35个单音节词并将其刻录在光盘上，这样可以评估由同一扬声器播放的同一份材料在安静和嘈杂环境中的识别情况；②在7个信号－嘈杂声比下播放5个不同单词，信号－嘈杂声比从24dB到0dB，以4dB的梯度递减；③嘈杂声持续存在并且强度固定，言语信号强度是变化的；④用Spearman-Kärber方程式[34]确定识别率为50%的值。不管是QuickSIN还是WIN，在听力正常聆听者与听力损伤聆听者之间的表现上，提供的偏差大约为8dB。

信噪比测试可量化50%可懂度的强度，它有2个优点：其一对大多数患者而言，测试没有天花板或地板效应；其次测试快速。此外，噪声环境言语测试可在声场环境中进行，由同一个扬声器播放信号和噪声，因此可以评估患者在最有挑战性的聆听环境中的表现。需要注意，当用信噪比测试评估非线性信号处理功能的助听器的佩戴表现时，由于测试材料的表现水平可导致每个助听器增益量不同，因此作为助听器功能水平对患者的影响超过信噪比的影响。

在言语识别测试中还有许多待阐明的问题。一些现有的言语材料没有正常数据，不适用于非英语国家，或者记录的方式不标准。许多人已经发现一个问题，相对于日常聆听环境，记录或回放过程严重限制测试材料的动态范围（dynamic range，DR），这可能是影响预测准确性的一个问题，特别是对于非线性信号处理的助听器。另一个问题是，大多数言语测试材料用男声录制，可能并没有包含重要的高频音素感知，这对于许多高频下降型听力损伤的患者而言，进行准确的评估很困难。最后，还有一些问题，例如，言语和噪声水平设定为多少强度才能代表"真实环境"，使用何种类型噪声，扬声器如何排放才能模拟日常环境等。

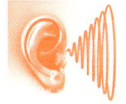

> **注意**
> 绝大多数记录的言语材料由男声播放，可能并没有包含重要的高频音素感知，这对于许多高频下降型听力损伤的患者而言，进行准确的评估很困难。

(2) 主观、自我报告方式测试活动局限和(或)参与限制：在日常生活中，除了临床和实验室环境外，言语理解的行为和对需要言语理解的活动参与，都受环境和个体的上下文语境因素的严重影响。因此，已开发了多项检测评估听力损伤对个体在交流、活动局限和参与限制的影响。表10-1提供了一些常用的成人助听器使用效果的自我评估方法。这份清单并不是详尽无遗的。还有许多用于其他人群（如儿童、交流伙伴、语前聋成人等，详见第11章）的助听器使用效果评估，以及听力干预其他方面（如耳鸣管理、眩晕等，详见第17章）的评价指标。

此处详细介绍的是助听器和其他辅听设备验配师最常用的评估方法，以及其他使用较少但满足临床使用重要标准的方法：①有效性，即可以干预评估的内容；②短期内易于实施，即可操作性；③敏感性，即如果结果有变化，测量能够识别这种变化；④具有重测信度和（或）临界差值数据；⑤可理解性，即最终用户可理解这些信息[35]。未包含的测试方法并不是表明其心理特性或研究使用性不适用等。实际上，我们重点讨论那些可能成为临床最常用操作的干预方法。

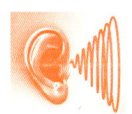

> **知识点** ✓
> 临床实用的评估应易于操作，耗时短，容易提供可量化数值，已建立重测信度数值。

尽管没有详细讨论，但有3份记录完备的问卷需要特别提及。第一个是听障人士交流量表（Communication Profile for the Hearing Impaired，CPHI）[36]，这是非常好的研究工具，适用于深度临床评估，有145个条目，评估耗时。第二个是助听器性能量表（hearing aid performance inventory，HAPI）[37]，包括64个条目，评估较耗时。虽然开发了简化版HAPI（SHAPI/SHAPI-E），但只提供助听数值，由于其不提供差异数据，对个体患者而言，其价值最适用于比较助听器间的不同。最后一个问卷是言语、空间听力和听觉品质问卷（speech, spatial hearing and qualities of hearing questionnaire，SSQ）[12]，可评

表 10-1　自我报告评价评价指标

方法 / 作者	目的	范围	条目数	分值和解释
助听器效果评估简表（APHAB）Cox 和 Alexander[38]	量化听力损失残疾及使用助听器后听力残疾下降情况	行为	24	分数包含 4 部分：交流容易性（EC）、背景噪声（BN）、回响（RV）、厌恶性（AV）。EC、BN、RV 共同构成总体分数，等分位数决定助听、非助听、获益值。分值越低表示 EC、BN、RV 的问题少，分值越高表示 AV 问题少
患者导向的听觉改善分级（COSI）Dillon 等[39]	主观判断聆听困难的环境和助听器干预的好处	行为参与	1～5	患者判断助听器干预带来的变化程度和最终能力，分值越高表示结果越好，患者得到变化程度和最终能力值的比例是可信的
助听干预交流量表（CPHI）Demore 和 Erdman[36]	对大范围的交流困难和由这些困难产生的反应进行综合全面评估	行为参与	145	量表可分为 3 个重要等级和 22 个量表值，分为 4 个类别：交流表现、交流环境、交流策略和个人调整，分值越高表明难度和参与度越低。数值也可作为 Z- 分值检查 5 个因素：交流重要性、交流表现、调整性、反应和相互作用
Glasgow 助听器效益量表（GHABP）Gatehouse[40]	评估随着时间推移的助听器效益和满意度	行为参与 HRQoL	4～8 个条目，每个条目有 11 个问题	5 分值，可转换成 100 分值，分值越高表示问题越多
助听器用户问卷（HAUQ）Dillon[41]	量化助听使用、困难和效益	满意度	11	每个问题分值不同，总体而言，分值越高说明满意度越高
健康使用指数（HUI）Furlong 等[42]	对个体综合健康状态和 HRQoL 进行全面评价	HRQoL	15	评分算法基于 8 个属性：视觉、听觉、言语、行动、灵巧、情绪、认知（包括记忆和思考能力）和疼痛或不适。每个属性有 5～6 个等级，从严重障碍到正常，包括 972 000 个独特健康状况。但属性功能提供每一等级的利用分值，数值为 0 死亡和 1 完全健康之间。数值提供了归因特殊发病率的评估，并提供一种单一 HRQoL 的汇总测量方法
助听器评估表（HAPI）Walden 等[37]	评估不同聆听环境助听器使用效果	行为	64	每个条目总分 5 分，1 分表示有非常帮助，5 分表示功能障碍。包括 4 个聆听环境：噪声、安静、信号减弱、非言语刺激。各条目得分相加，除以总的回答条目即最后得分，数值越接近 1 表示助听器效果越好
成人 / 老年人听障评估表（HHIA/HHIE）Ventry 和 Weinstein[43]	测量听力损伤感知障碍	参与	25	包括 3 个分值：0～52 为情感值，0～48 社会 / 环境值；0～100 总体分值。分值越高表示听障越重
助听器效果国际条目（IOA-HA）Cox 等[44]	在一个精简实用的迷你量表中进行广泛内容评估	使用效果 行为 参与 满意度 HRQoL	7	每个问题为 1～5 分，1 表示最差，5 表示最佳，每个条目都有标准
36 医疗结局研究量表（MOS-SF36）Ware 和 Sherbourne[45]	评估日常生活和整体健康限制	HRQoL	36	8 个亚量表分值，每个维度有 2～10 条目：身体功能、角色 - 身体、身体疼痛、总体健康、精力、社会功能、情感职能和精神健康。亚量表总分：生理健康水平（physical component scale，PCS）和心理健康水平 mental component scale，MCS），美国普通健康人群中平均分报告为 50（SD=10）的标准化值

（续表）

方法/作者	目的	范围	条目数	分值和解释
日常生活助听器满意度问卷（SADL）Cox 和 Alexander[46]	量化在日常生活中使用助听器的满意度	满意	15	提供正面效果、服务和花费、负面效果、个人形象4个亚量表值和全球值，分值越高表示越满意
疾病影响量表（SIP）Bergner 等[47]	测量疾病影响产生的行为改变	参与	136	总分、2个维度分、12个分类分：按标加权表加权项目。分量表：行走、活动、身体/护理活动、社会互动、交流、警觉、情感、睡眠/休息、饮食、工作、家庭管理及休闲/娱乐。分值越高意味着功能困难越大。基于3个健康量表（身体、社会心理和整体功能）
言语听力、空间听力和听力质量问卷（SSQ）Gatehouse 和 Noble[12]	现实环境残疾和障碍评估	行为	80	每个问题包含0~10分，0表示一点功能都没有，10表示非常完美，分值越高表示能力越强。除了传统的语音理解项目外，还增加了持续和转换注意力、检测多个输入渠道、分析空间听觉(定位、距离、运动)和听觉质量(努力聆听、声音分离和韵律等)
世卫组织残疾评估量表 2.0（WHO-DAS2.0）WHO[48]	在3个方面评估疾病后果：躯体功能结构、行为和参与	HRQoL	36	每个问题5分，1(无)到5(极端/不能做)。6个维度得分：交流、行动、自我照护、人际、家庭和工作生活活动及参与。可转换为100分值，分值越低表示困难越大

HRQoL. 健康相关生活质量；SD. 标准差

估听觉注意力、距离和运动感知、聆听效果、韵律和声音质量。虽然跟其他可用的自我评估方法相比，SSQ 提供更接近实际的路径进行自我感知听觉困难评估，但 SSQ 包含 80 个条目，跟 CPHI 和 HAPI 一样，完成问卷非常耗时。简化版 SSQ 含有 12 个条目，与 24 个条目的 SSQ 一样，适用于评估空间能力[11]。

(3) 助听器效果评估简表（Abbreviated Profile of Hearing Aid Benefit，APHAB）：由 Cox and Alexander 开发[38]，是量化 WHO-ICIF 行为范围改变的常用工具。APHAB 含有 24 个条目，包括场景特异性问卷，评估不同环境的言语理解和听力状况（图 10-2）。数值包含 4 类含义：①交流轻松度（ease of communication，EC），评估在适宜环境的交流效果；②混响（reverberation，RV），评估在混响环境如教室的交流效果；③背景噪声（background noise，BN），评估在高强度背景噪声水平下的交流效果；④声音厌恶感（Aversiveness of sound，AV），评估对环境声音的不适感。

Cox[49] 描述了 APHAB 的管理和使用。要求患者提供每天在这些环境中遇到听力问题的时间百分比，有 7 个不同的反应，包括总是、一半时间到从来没有。患者用这些反应选项来回答 24 个特殊环境条目，每个环境条目都包括"佩戴助听器"和"不佩戴助听器"。反应可以用纸和笔的方式记录，也可以直接在电脑上记录。Cox 提供的软件程序可用于计分，分数以数字和图形方式呈现。可产生助听和非助听的数值。助听器效果定义为助听和非助听之间的差异。针对"EC""RV"或"BN"每个亚表数值，助听和非助听数值差别 22% 以上，临床医生才有理由推断 2 种情况中存在真实差异。检测这 3 种子量表的性能表现时，当助听数值超过非助听数值至少 10% 时，临床医生才能确信已经达到实际效果（至少对于线性助听器如此）。登录 http://harlmemphis.org/index.php/clinical-applications/，可下载 APHAB 及其标准数值，同时还可查看其他量表。

临床经验表明，一些因素影响 APHAB 的使

助听器效果评估简表

姓名：_____　　　　性别：男□　女□　　　　日期：_____

介绍：请选择最接近您平时日常生活体验的选项。注意每个选项都有一个百分比，你可以借助这个百分比去决定你的答案。例如，如果日常生活中有 75% 情形符合描述的情况，请选择 C。如果你没有遇到问卷中描述的情形，请尽量想一个曾经相似的经历来回答这个选项。如果确实没有问卷描述的情形，不用回答该问题。

A. 总是（99%）
B. 几乎总是（87%）
C. 大多数时候（75%）
D. 半数时候（50%）
E. 有时候（25%）
F. 偶尔（12%）
G. 从不（1%）

		不使用助听器时	使用助听器时
1	当我在拥挤的百货超市跟收银员交谈时，我能跟上谈话。	A B C D E F G	A B C D E F G
2	当我聆听报告时，遗漏很多信息。	A B C D E F G	A B C D E F G
3	突如其来的声音，如报警器、铃声，让我不舒服。	A B C D E F G	A B C D E F G
4	当我与一位家人在家时，很难听清对方交流内容。	A B C D E F G	A B C D E F G
5	当我在影院或剧场时，很难听清演员的对话。	A B C D E F G	A B C D E F G
6	当在车内，家人正在交谈，我听广播中的新闻时，就听不清广播内容。	A B C D E F G	A B C D E F G
7	当我同多人同时进餐时，想同其中一人交谈，很难与对方交流。	A B C D E F G	A B C D E F G
8	交通噪声太响。	A B C D E F G	A B C D E F G
9	当我在一个大而空旷的房间与人交流时，我能听清对方的话语。	A B C D E F G	A B C D E F G
10	当我在一个小的办公室里提问或回答问题时，很难听清谈话内容。	A B C D E F G	A B C D E F G
11	当我在剧场看电影或演出时，我周围有人在窃窃私语或有包装纸沙沙声，我仍然能跟上演出的对话。	A B C D E F G	A B C D E F G
12	当我和一个朋友在安静交谈，我很难听清对话。	A B C D E F G	A B C D E F G

▲ 图 10-2　助听器效果评价简表表格 A 前 12 个问题

用，其中之一就是评估方法。一种方法是非助听反应评估在佩戴助听器之前进行，助听反应评估在佩戴助听器恰当时间（大约 30d）后再进行。第二种方式，Cox[49] 建议如果允许患者看到自己的非助听反应，测试的有效性和信度会提高。如果他们不同意对非助听的困难进行评估，可以改变他们的反应。虽然这种方式也是可以接受的，但这种方式与 APHAB 评估方式不同，后者要求患者同时提供非助听和助听反应。此外，Joore 及其同事[50] 研究表明，在对成人第一次佩戴助听器后进行的助听器特异性测试的回顾性分析中发现，测试过程中可出现"反应转移"（response shift）。多种原因可导致反应转移，包括个体在以下情况的改变，如：①测量内部标准；②数值；③目标结构概念化（Schwartz 和 Sprangers）[51]。

APHAB 另一个相关问题是并不是所有的情

> **注意** 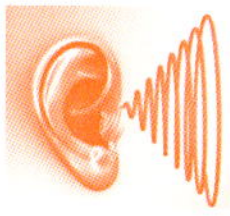
> 一些自我评价的问卷准确性是有限的，因为它要求患者对他们没有或将来也不会遇到的情景作出反应。

景特异问题都与每个患者的情况贴切。由于鼓励患者回答每一个问题，需要指导他们如何回答没有经历或不可能经历的场景。最后还有一些问题与量表阅读水平有关。患者使用和教育的问卷及其他文件（如知情同意书、药物说明书）推荐使用7级和8级阅读水平书写。根据Flesch-Kincaid等级评分，APHAB的阅读能力超出11级。

（4）老年人听障评估表（Hearing Handicap Inventory for the Elderly，HHIE）：最常用、研究最多的听力干预评价指标之一是HHIE（图10-3），重点评估听力下降对参与活动的影响。最初版本包含25个问题，其中13个条目为"情绪类"问题，12个条目为"情景类"问题。问卷分值是根据回答"是"（4分）、"有时"（2）和"从不"（0）的数目相加总和。总分（0～100）可相对提示听力障碍给患者带来不便的程度。也就是，分值越高，患者感知的听力障碍越严重。在进行听力干预后，包括使用助听器和（或）其他听力辅助设备，可使用该问卷再次进行评估。HHIE数值改变可提供分析评价指标。当面对面交流方式进行评估时，HHIE下降18.7分，将提示临床医生，该患者已经达到实际助听效果了。当时用笔-纸方式进行评估时，测试-复测的可靠性会下降，分数上真正改变的95%可信区间是36分[52]。HHIE问卷中一个问题"当遇到新朋友时，听力问题让你觉得尴尬吗？"属于情绪类，而"当你聆听收音机或看电视时，听力问题让你感到聆听困难吗？"属于情景类问题。

由HHIE产生的问卷还包括HHIE-S，是包含10个问题的简短版[53]；HHIA，是包括职

听障评估表

请用"是""否"或"有时"回答以下问题，如果因听力问题你回避某情景，请不要跳过该问题。

		（4）是	（2）有时	（0）否
S-1	听力问题让你比平时少用电话吗？	——	——	——
E-2	听力问题让你遇到陌生人感到尴尬吗？	——	——	——
S-3	听力问题使你不愿去人多的地方吗？	——	——	——
E-4	听力问题经常使你不愉快吗？	——	——	——
E-5	当你跟家人谈话时，听力问题让你觉得难堪吗？	——	——	——
S-6	当你参加聚会时，听力问题让你感到交流困难吗？	——	——	——
E-7	听力问题让你感觉自己"笨"或"傻"吗？	——	——	——
S-8	当有人跟你悄悄说话时，你感觉听起来困难吗？	——	——	——
E-9	你觉得听力问题给你带来残疾吗？	——	——	——
S-10	当你拜访亲戚朋友、邻居时，听力问题让你感到不便吗？	——	——	——
S-11	听力问题让你参加宗教活动次数减少了吗？	——	——	——

▲ 图10-3 老年人听障评估表前11个问题

业相关内容在内的 25 个问题，其简短版问卷为 HHIA-S[53]；还有一个西班牙语的版本[54]及其简短版[55]。临床经验显示，对于无助听器佩戴经验个体，HHIE 是最有效的评估问卷，因为有助听器佩戴经验的个体，在佩戴一定时间助听器后，可能无法准确回想起佩戴助听器前，听力障碍产生的自我感知。

争议点

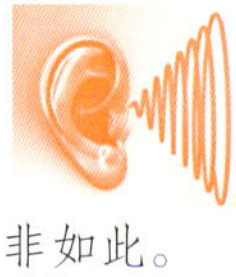

虽然 COIS 对个体患者而言是有效的评价指标方法，但也有担心，其评价程序可能不准确。但其他研究表明并非如此。

(5) 患者导向的听觉改善分级（Client-Oriented Scale of Improvement，COSI）：如前所述，APHAB 和 HHIE 都存在一个问题，就是有些内容可能并不与某些受试者实际情况相关。与列出特定问题或情景的量表不同，COSI 要求患者在医生的引导下，识别交流最困难的 5 种场景（图 10-4）。治疗结束后，患者评估已识别问题的解决程度。改变程度分为 5 个等级，从更差、略微更好到非常好，或者从不、偶尔到几乎总是。5 分代表非常好，1 分表示更差。患者还可以将

National Acoustic Laboratories
A division of Australian Hearing

患者导向的听觉改善分级

姓　名:________　分类　新________　改变度　最终能力（佩戴助听器）
听力师:________　返回________　个体能听到
日期：1. 建立需求________　10%　25%　50%　75%　95%
2. 评估结果________

特殊需求 注明重要性测序	更差	无变化	略改善	更好	非常好	分类	从不	偶尔	一半时间	大部分时间	几乎总是
☐											
☐											
☐											
☐											

分类：1. 与一两人在安静环境交谈　2. 与一两人在嘈杂环境交谈　3. 与一群人在安静环境交谈　4. 与一群人在嘈杂环境交谈　5. 正常音量打电话或看电视　6. 同熟人打电话　7. 同陌生人打电话　8. 在另一个房间听电话响　9. 听门铃或敲门　10. 听交通喇叭　11. 增加社会联系　12. 感觉尴尬或愚蠢　13. 感觉被抛弃　14. 感到悲伤或生气　15. 教堂或会议　16. 其他

▲ 图 10-4　患者导向的听觉改善分级

他们的最终能力按 5 分制打分，1 分表示从不，5 分表示几乎总是。Dillon 等[39]分析了 98 个首次佩戴助听器的患者，发现其 COSI 改变度的重测相关系数（γ=0.73）和 COIS 最终能力的重测相关系数（γ=0.83）高于 HHIE 总值的重测相关系数（γ=0.54），因此认为 COIS 特别适合临床试用。个别患者的评分可与获得不同 COSI 变化和最终能力评分的轻中度听力损失患者的比例进行比较[56]。COIS 的目标取决于特殊场景识别，主要集中在 WHO-ICF 行为和（或）参与维度。在一个调查性报告中，相对于其他标准评价指标，更多的反馈者选用 COIS[57]。COIS 受欢迎的原因之一可能是它主要关注与患者最相关的助听器治疗效果的评估，测量结果将最准确反映患者感知的干预效果。

COIS 也不是没有缺点，其中一个问题是因为每个患者识别的环境问题对他/她来说都是独一无二的，故 COIS 应用于程序评估也是有限制的。然而 Dillon 等[41]报道，使用 COIS 和助听器用户问卷（Hearing Aid Users Questionnaire，HAUQ）作为评价指标，检测澳大利亚全国听力项目（National Australian Hearing Services Program）。作者发现作为项目有效性的分析指标，多数参与者识别的个体需求可分为 16 个类别。如在餐厅、聚会、特定社交场合中听清或理解的沟通需求，可以归类为"在噪声环境中与一个或两人交谈""在噪声环境中同一群人交谈"。大约 75% 的个体希望能够在正常音量下听清电视或收音机内容。然而问题仍然是，临床医生在多大程度上同意将 16 个分类中的某一项归为患者陈述的问题。关于这一点，Zelski[58]发现将患者特殊需求分配给 16 个 COSI 分类的评价性一致性非常高，达到 0.887。

(6) Glasgow 助听器效益量表（Glasgow Hearing Aid Benefit Profile，GHABP）：该表是佩戴助听器后通过识别个性化听力需求，允许评估活动局限和参与限制的变化的助听器效果评估量表[40]。除了确定 4 个患者特性目标外，GHABP 还包括 4 个预先指定的问题：与他人一起听电视、安静环境与人交流、在喧闹街道或商场与人交流、与一群人交流。对于预设项目，患者首先被问在实际生活中是否遇到这样的情形。如果是肯定的回复，患者接着被问及在这些情况中遇到多少困难，有多少困难使他们感到担心、沮丧或心烦。对于每一个问题，患者可报告该条目不适用，或者从 1~4 的等级值中选出一个数值，这些数值表示困难的数量和情感反应的程度，1 表示没有困难/无情感反应，4 表示困难非常多/情感反应非常大。要求患者回答同样的 2 个单独确定的情形。Gatehouse[59]将这些问题中的第一个问题称为评估初始残疾能力，在目前 WHO-ICF[7]术语中，相当于最初活动局限；第二个问题指评估听力残疾，或者是在目前 WHO-ICF（2001）[7]术语中指最初参与限制。在佩戴助听器一段时间后，患者要求回答在每种情形下，他们佩戴助听器的频率，助听器的帮助程度是多少（如助听器效益），仍然有多少听觉困难（如残留残疾或活动限制），他们对使用助听器的满意度如何（如满意度）。每一个问题的反馈量表是从 1 到 4，1 表示最不满意的反应，4 表示最佳反应。据报道，测试-复测相关系数最小为 0.86，提示不同时间内有良好的稳定性[40]。Gatehouse[59]表示，每个问题的分值量表都可以按 0~100 量表使用，分值越高表示越积极的正面反应。虽然相当全面，实际上多达 8 个条目（4 个预设和 4 个个体化）可以解决 6 个问题，在临床使用上，GHABP 相当耗时。

(7) 助听器效果国际条目（International Outcomes Inventory for Hearing Aids，IOI-HA）：1999 年在丹麦 Eriksholm 举办"助听器听觉康复结果评价"国际研讨会。研讨会重点讨论如何使

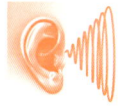

> **知识点** ✓
>
> 一个综合的评价指标最好是使用组合问卷或单一问卷，评估助听器治疗效果对损害、活动、参与、满意度和健康相关的生活质量的影响。

用和提高评价指标及设计和选择恰当的评估工具等相关问题[44]。作为研讨会的结果，新的评估工具 IOI-HA 产生了。该问卷含有 7 个问题，以临床实用为导向，被认为更像是一个微型效果表，而不是一个等级评价表。IOI-HA 并不是作为一个替代的评价指标，而是作为一个补充。如果作为研究工作中的补充，IOI-HA 有可能产生一组核心数据，在研究过程中做比较[60]，从而也提高了为助听器干预提供实际指导的证据。IOI-HA 每个项目都针对不同的结果区设计：每天使用助听器的小时数；改善听力相关活动的好处；残余活动局限；满意度；残余参与限制；对他人的影响及生活质量。每个 IOA-HA 项目有 5 个答案选项，对应分值为 1 到 5 分，1 表示最消极的反应，5 表示最积极的反应。已经开发了 IOI-HA 的心理测量数据[60]。最初设想是在不需要花费大量时间和其他资源情况下，将其附加到研究工具中，IOA-HA 的简洁性和包容性使其受从业者和研究者欢迎[61]。因此，Cox 及其同事[61]提供了可被临床医生使用的正常数据，判断每个患者助听器验配的相对成功程度。要了解 IOI-HA 的更多信息，请登录 http://harlmemphis.org/index.php/clinical-applications/。

文中及其他地方综述的评价指标，可评估活动局限和（或）参与限制程度，适用于描述助听器治疗效果（如，Cox 等）[44]。然而，当前只有不到一半的个体（46%）在助听器验配过程中将标准自我评价指标作为助听器评估报告[57]。随着我们逐渐步入循证实践时代，常规使用临床应用的标准指标将成为从业者的基本操作，这也会变得越来越重要。只有获得常规评价指标，才能保证听力学家的干预有效，患者才能从治疗中获益。

3. 健康相关生活质量：一个重要的评价指标

人们对评价听力障碍对 HRQoL 的影响越来越感兴趣。虽然损害、活动局限或参与限制相关的因素都必然影响到个体的 HRQoL，与通常只考虑这些影响因素的问卷相比，个体 HRQoL 评估包含更多的整体考虑。HRQoL 通常包括 4 方面因素：①生理和职业功能；②心理功能；③社会交往；④躯体感觉。HRQoL 评估是多因素的，也就是说，它们不止包含了人们体验的一个领域，它是自我管理的；HRQoL 也是时间变化的，即一个人的 HRQoL 每天都在变化，4 个领域中任何 1 个领域发生变化都会使 HRQoL 变化；HRQoL 还是主观性的。虽然特定学科如精神病学、康复学、心脏病学和肿瘤等也使用 HRQoL 来评估疗效，但是听力障碍和干预措施如何影响 HRQoL 知之甚少，特别是与其他疾病和治疗相比较时。

HRQoL 评估可归类为疾病专用性或疾病通用性评估。疾病专用性评估主要用于比较同一健康状况的不同治疗方案。通用性 HRQoL 评估主要是针对不同健康状况。例如，通用性评估用来表明人工耳蜗植入相对于其他健康疾病的成本效益[62]。选择专用或通用性评价时，要考虑 2 种方法的利弊。疾病专用性评估在临床是适用的，也就是说，这些问题与患者当面谈话的问题相似。因此，它对判断直接减轻某种疾病的治疗效果具有敏感性。然而，当评估不同人群或情形下的治疗效果时，采用疾病专用性问卷就会产生问题。相反，通用性问卷适用于不同人群或情形的比较，但是它对特定疾病或情形不敏感。由于存在这些利弊，当前国家卫生研究院关于 HRQoL 的共识[63]推荐 2 种评估方式。

（1）疾病专用型 HRQoL 评估：HRQoL 疾病专用型评估用来评估个体健康的特定部分。这类评估的问题主要是针对特定疾病的 HRQoL 影响和治疗方案。在表 10-2 总结的 IOI-HA、GHABP 和其他问卷可以认为是 HRQoL 疾病专用性评估。例如，Mulrow 及其同事[64]在一项助听器使用对 HRQoL 影响的随机试验研究中，使用 HHIE 作为助听器效益的疾病特异性评估指标。

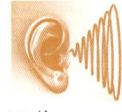

> **知识点** ✓
>
> 当前，国家卫生研究院关于 HRQoL 的共识推荐同时使用疾病专用性和通用性 2 种方法对患者治疗结果进行评估。

(2) 通用型 HRQoL 评估：有 2 种类型的通用性评估，健康状况和功效。健康状况是自我报告型问卷，评估 HRQoL 所有的重要内容。通常包括：行动性、自我照护、抑郁、焦虑、幸福感等。功效评估源于经济和决策论，它们代表了患者对治疗过程和结果的偏好。在功效评估中，HRQoL 被概括为一个从 0.0（代表死亡）到 1.0（代表完全健康）中的某个数字（尽管分数可能小于 0.0，表示比死亡更糟糕的状态）。因此，在功效评估时，个人可用一个数值表示疾病或治疗方案的积极和消极影响。其中有一个功效评估工具使用刻度，也称为"感觉温度计"（图 10-5）要求患者在听觉干预治疗前后，使用"感觉温度计"选择身体状况等级，判断治疗对患者身体状况改善的程度。

(3) 标准博弈：另一个功效评估技术称为"标准博弈"（图 10-6）。在这种治疗方法中，要求患者在 2 种治疗方案中做出选择：完全健康状态的"B"（这大概是目前的身体状况），博弈治疗"A"。治疗"A"可能会使身体康复或立即死亡。问卷者控制着完全健康和死亡"A"的概率，直到患者对在目前健康状况"B"和死亡"A"之间无动于衷。显然，患者愿意考虑死亡的概率越高，选择"B"健康状况（生活质量）的概率就越低。

虽然标准博弈法最常用于从理论上得出一些严重威胁生命的疾病（如癌症、心脏病）相关的"功效价值"，但这项技术可能有助于确定听力损伤对一个人总体感知的生活质量的影响。例如，标准博弈法对可能进行人工耳蜗植入的患者是有用的，特别是当该患者不是很严格符合标准时。不是在"完全健康"和"立即死亡"之间做出选择，人工耳蜗候选者是在"正常听力"和"完全耳聋"之间做出选择。如果患者不愿意承担完全耳聋的小风险，医生可能会认为患者觉得他/她的生活质量相对较好，即便人工耳蜗植入后听力确实改善，患者可能觉得生活质量没有明显改善。

(4) 时间权衡：是标准博弈的一个替代方法

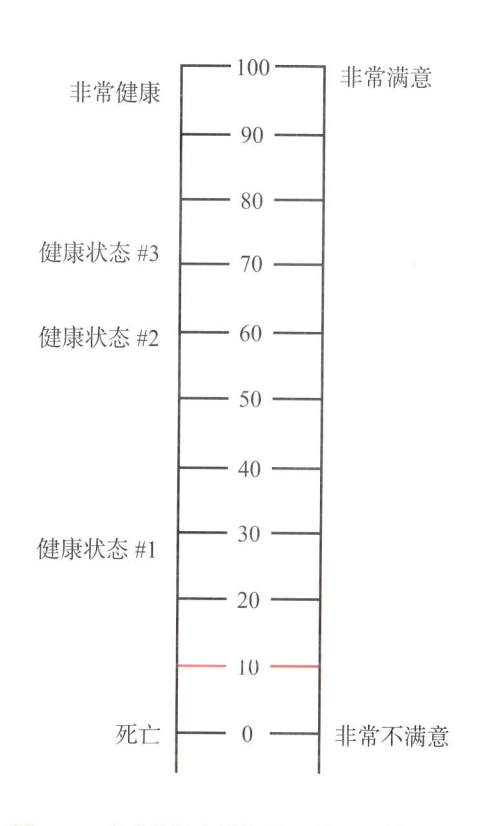

▲ 图 10-5 "感觉温度计"通用性和功效性评估示例，要求患者在治疗前后用温度计对总体生活质量进行评估。这种差异可以反映干预措施在多大程度上改善了患者的生活质量

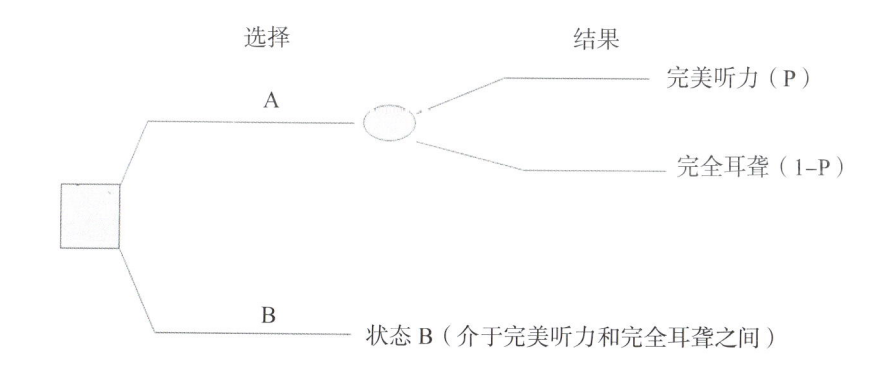

◀ 图 10-6 标准博弈技术评价听力损伤对其感知生活质量的影响程度。(p) 听力正常的概率，(1-p) 全聋的概率。(p) 和 (1-p) 可以不断调整，直到患者对选择 A 及其相关风险还是选择 B 目前健康状况无动于衷

(图 10-7)。在该项技术中,患者可以选择在他或她目前的健康状态下过正常的生命周期,或者在完全健康的情况下缩短寿命。问卷者会缩短完全健康下的生命周期,直到患者对于完全健康下的较短生活周期与低于预期的健康状况下的较长生活周期无动于衷。如果患者愿意用生命中某个重要部分换取完全健康下的较短生活周期,这就显示出生活质量的大量信息。

一些计算机辅助程序也被开发用于功效评估,如 U-滴度[65]和听觉应用功效测量(Utility Measures for Audiology Application,UMAA)软件[66]。Yueh 及其同事[67]使用 U-滴度法比较了不同助听放大方案对 HRQoL 影响,Abrms 等[68]使用 U-滴度法评价助听器干预的功效敏感性。

(5) 概况:就像前面介绍的,健康概况是以问卷的形式设计的,提供给患者与总体健康数值分开的每一类健康单独评分。例如,在听力文献中通用概况是指:①疾病影响概况(sickness impact profile,SIP)[47];② MOS SF-36 健康调查;③健康功能指数[42];④世卫组织残障评估表(World Health Organization's disability assessment schedule 2.0,WHO-DAS 2.0)[48]。这些评估表的信息可参考表 10-2。SIP 通过直接来自个人的报告或另一应答者针对该个人的观察来衡量疾病相关的行为。MOSSF-36 测量一般健康的 8 个子量表,可分为身体健康和心理健康。健康功能指数(Health Utilities Index,HUI)是一个通用、优先评分、综合的系统,可衡量健康状况、健康相关生活质量和产生功能评分。个人需要为几个属性选择自己的功能级别。例如,在健康功能指数标记 3(Health Utilities Index Mark 3,HUI3),要求患者从 6 个最符合他/她的听力情况的描述中选择 1 个。每个描述(1~6)都与不同的功效值相关联,如 1=1.0、2=0.95、3=0.89、4=0.80、5=0.74 和 6=0.61。在 HUI3 中,对视觉、听觉、言语、灵巧、行走、情感、认知和疼痛等多个领域进行了测量,并计算了一个综合指标作为总体功效值。有一些研究使用 HUI3 判断助听器对自我感知 HRQoL 的影响[69, 70]。WHO-DAS 2.0 包含 36 项内容,分为 6 个领域:沟通、行动、自我照护、人际关系、生活活动和社会参与。WHO-DAS2.0 评估在过去 30d 内 6 个领域中每个领域的功能和残疾的问题。对于每个问题,受试者被问及"在过去的 30d 内,你在……中遇到多少困难?"对应选项是一个从 1(无)到 5(极限/不能)的相似等级表。各个问题得分总和就

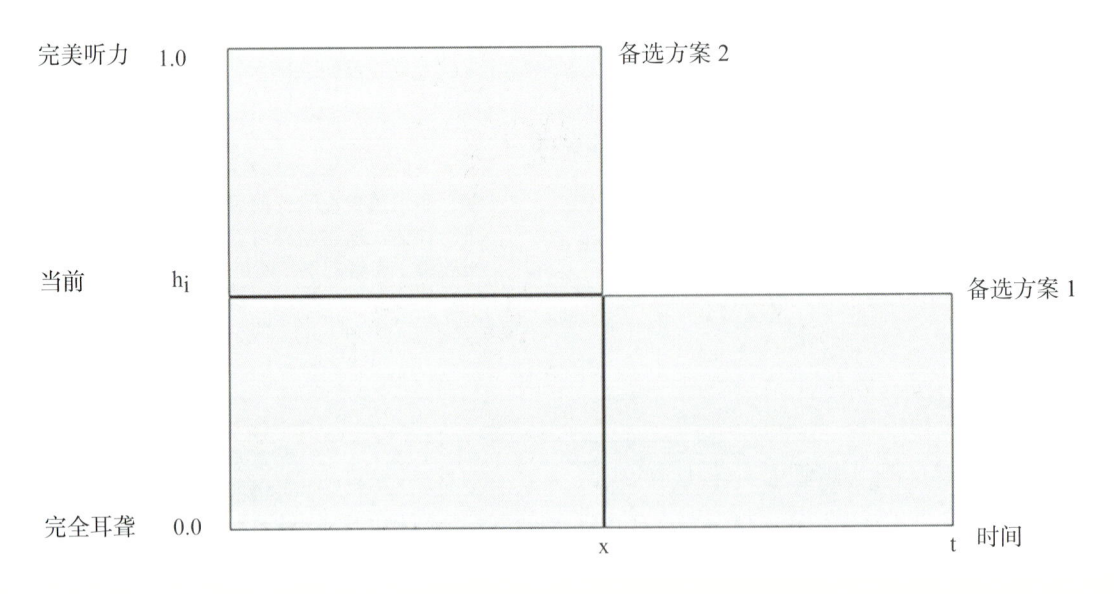

▲ 图 10-7 时间权衡技术判断耳聋相关的生活质量

h_i 代表感知的生活质量,x 代表听力正常的全部时间,x 和 t 不断权衡,直至患者对现有听力的正常生命周期和听力正常的缩短生命周期无所谓为止

表 10-2 成本分析程序比较

经济指标	回答问题	评估方式
成本分析	我提供服务需要花多少钱？	美元
成本-效益分析	提供服务所产生的收入或避免成本会超过我的开支吗？	美元 vs 美元
成本-效果分析	在几种服务中，哪种服务可以为花费的每一美元提供最好的临床效果？	临床改善（%，dB）/美元
成本-效用分析	在患者决定的几种治疗方案中，花费同等美元哪种方案提供最大的生活治疗质量改善？	美元/质量修正生命年

是 6 个领域的得分。原始数值可转换为 0~100 的标准分，0 表示功能最高水平，100 表示功能最低水平。交流、行动、自我照护领域反映的是 WHO-ICF 活动范畴，人际关系、生活活动和参与领域反映的是 WHO-ICF 参与范畴。

SIP 和 SF-36 用来评估疾病对个体 HRQoL 影响。SIP 由多个子量表组成，共有 136 个选项，评估耗时，不易操作，限制其临床应用。而 SF-36 则选项少，易于操作，生活质量研究者经常选用。不幸的是，在综述使用 SIP 和 SF-36 作为助听器干预的结果时，Bess[71] 的结论是，尽管目前可用的通用健康评估工具能够成功确定听力丧失对功能状态和健康相关生活质量的影响，但这些工具对助听器干预没有特别的意义。自 Bess 的综述以来，WHO-DAS 2.0 对助听器干预的反应在一项大型临床试验中得到了证实。Chisolm 及其同事[18] 对助听器对成人 HRQoL 的影响进行了系统综述和 Meta 分析，认为助听器通过降低感音性耳聋患者的心理和情感负担而改善 HRQoL。

HRQoL 评估在整个卫生保健过程中得到更多关注的一个原因是，所获得的结果数据可以与经济数据相结合，以判断特定治疗的成本效益。在一种方法中，对成本、效益和时间之间的关系进行了检查，并以每个质量修正生命年（quality adjusted life-year，QALY）所花费的美元为单位进行了分析和报告。例如，Mulrow 和他的同事们[64] 使用 HHIE 评估，发现助听器对于患有感音神经性聋的退伍军人来说是一种非常符合成本效益的治疗方法，每次听力 QALY 只需花费 200

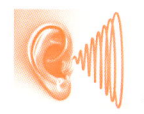

> **知识点** ✓
>
> 对质量调整的生命年的分析表明，当干预措施尽早开始时，每 1 美元就能获得最大的收益。

美元。Abrams 等[72] 在一项研究中将单独使用助听器和助听器联合短期听力康复（audiological rehabilitation，AR）进行了比较，结果表明，单独使用助听器的治疗费用每 QALY 60.00 美元，而助听器联合 AR 的成本仅为每 QALY 31.91 美元，助听器联合 AR 治疗更具有成本效益。QALY 的概念和其他经济评估将在本章后面更详细地讨论。

4. 满意度评估

满意度的评估作为一种临床结果呈现出独特的问题。尽管损伤、活动、参与和 HRQoL 的测量可以作为治疗干预措施的参考，但患者对满意度的感知（判断）涉及一系列因素，其中许多因素都是治疗以外的因素。这些因素包括但不限于成功的期望、感知的价值、外观的吸引力、舒适感、易用性、有能力和有效率的服务。

价值的概念值得阐述。对于付费患者来说，问题是很清楚的——如果他们觉得自己的钱花的不值当，他们可以退还助听器。对于退伍军人管理局（Veterans Affairs，VA）的患者来说，确定价值对满意度的影响是个问题。退伍军人即使他们不满意，也可能保留助听器，因为无退还助听器的经济动机。然而，对这些人来说，价值的概念往往与服务相关权利的看法等非经济因素有关。有趣的是，一项关于成本对感知收益的影响调查[73]显示，在有保险和无保险的助听器接受者群体之间，HHIE 的分数没有差别。

记录满意度最常见的方式是通过问卷调查。虽然有很多问卷，但只有少数问卷进行了心理评估。评估助听器和提供服务满意度最广泛的工具是由 Kochkin[74] 为助听器行业开发的市场调查系列。市场追踪调查每隔几年进行一次，最后一次（第九次）是在 2014 年[75]。其他调查问卷包括助听器使用者问卷[76]，是一项为澳大利亚成人开发和评估的问卷，包括 11 个条目，评估设备和提供服务的满意度；助听器日常生活中的满意度（Amplification in Daily Life，SADL）[46]问卷，包含 15 个条目，用于评估患者在助听器相关的几个维度中的满意度，包括感知放大、服务和成本的积极和负面影响，以及对个人形象的感知效果。以设备为导向的主观结果量表（Device-Oriented Subjective Outcome Scale，DOSO；Cox 等[77]）并不是一种特定的满意度测量方法；完整版 40 个条目（和简版 25 个条目中）是询问患者助听器"有多好"，例如，使音乐愉快、提供令人愉快的音质、在使用时没有啸叫、容易更换电池等。最后，许多诊所制定了自己的评估方法来判断患者的满意度。

四、成果经济学

对卫生保健"底线"的强调使对花费和治疗结果的讨论重新成为重点。仅仅证明助听器干预在损伤、参与、活动、满意度或生活质量方面的作用已经不够了。现在关注的必须是以"合理的

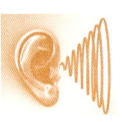

> **注意**
> 你在测量谁的结果，患者的还是你的？

成本"取得成果。"合理"的定义通常指支付账单的实体——保险人、HMO、政府机构或患者。对听力学家而言，现在越来越重要的是要理解卫生保健经济学的概念，以便分析其成本，比较不同治疗方案的费用，操作有效和有竞争力的做法，并根据听力干预所取得的效益来确定成本。了解卫生保健经济学对于分析现有服务的成本和效益及规划未来的项目都至关重要。下面的讨论旨在向读者介绍卫生保健经济学的基本概念。表 10–3 阐述了几个常用的卫生保健方式的差异。关于这个问题的全面理解，有兴趣的读者请参阅 Drummond 等的文献[78]。

（一）成本分析

成本分析是卫生保健经济分析中最简单、最直接的分析方法。它回答了一个问题："我提供的服务需要花费多少钱？"要回答这个问题，临床医生需要确定提供服务所需的资源。这些资源可分为直接费用和间接费用。图 10-8 说明如何使用电子表格计算听力评估的成本。劳动力成本不仅包括听力学家花费给患者的时间，还包括接待员检查患者并安排患者复诊的时间，以及档案办事员负责查找文件、将文件送到诊所和重新整理记录的时间（假设诊所尚未转换成电子健康记录）。在计算劳动力成本时还必须包括附带福利。其中包括休假和病假、雇主支付的健康和残疾保

表 10–3　助听器成本 – 效益分析示例

助听器（RIC312）	成本（零售）	结果值（噪声环境言语测试准确率 %）	费用 /% 提高（效益）
A 非无线、固定方向、8 通道	$1104.42	24%	$46.02
B 非无线、自适应定向、16 通道	$1357.74	16%	$84.86
C 无线、自适应定向、24 通道	$2472.64	18%	$137.37

第 10 章 成年患者助听器验配的评价指标

步骤：听力评估（audiological assessment，AA）
步骤数目：

Ⅰ. 直接成本
A. 劳动力成本

职务	薪水/小时[1]	时间/步骤（最低）	成本/步骤
听力学家			$ -
接待员			$ -
听力助手			$ -
			$ -
			$ -

[1] 将年薪除以 2080 以确定薪金/小时，并将此数值乘以 0.26（或其他百分比），以计算附带福利。

总劳动力成本/步骤　　　　　　　　　　　　　　　　$ -

B. 材料

项目	成本/项目	数量/步骤	成本/步骤
金属镜			$ -
印模材料			$ -
耳机外壳			$ -
阻抗尖端			$ -
插入耳机			$ -
杂项			$ -

总材料成本/步骤　　　　　　　　　　　　　　　　　$ -

总直接成本/步骤　　　　　　　　　　　　　　　　　$ -

Ⅱ. 间接成本
A. 设备成本

项目	进货成本	预期寿命	折旧价值	成本/步骤
计算机				
听力计				
阻抗				
耳镜				
耳声发射系统				
隔声室				
探管麦克风系统				
	实际成本	合同	Ttl m&r	

总材料成本/步骤　　　　　　　　　　　　　　　　　$ -

B. 建筑物折旧

房屋成本/年	# Sq ft	成本/Sq ft	听力检查室/Sq ft	总成本	成本/步骤

房屋成本/年按建筑成本除以 40（预期寿命）计算
总的建筑折旧成本/步骤　　　　　　　　　　　　　　$ -

C. 管理支持

Ttl 直接成本/步骤	% 管理支持（默认是 15%）
$ -	0.15

总的管理成本/步骤：　　　　　　　　　　　　　　　$ -
总的管理成本/步骤：　　　　　　　　　　　　　　　$ -
总成本/听力评估：　　　　　　　　　　　　　　　　$ -

▲ 图 10-8　分析综合听力评估成本的电子表格示例

203

险、雇主对退休和社会保障方案的缴款、雇主支付的继续教育和专业执照、工人补偿等。附加福利可以增加劳动力成本的25%～30%。用于这一过程的用品和材料也被视为直接费用。间接费用主要与设备和空间有关。如果这些是租来的，费用可以很容易地计算出来。如果设备和空间（建筑物）是自己拥有的，则费用是设备和建筑物的预期寿命内折旧费用。

对于成本分析而言，电子表格是一个非常强大的工具。临床医生可以很容易地分析组成部分（工资、设备、时间），以检查各种替代方案和由此产生的成本。例如，临床医生或经理可以回答以下问题："如果我购买一台新的听力计，我的听力评估成本将如何变化？""如果我把评估时间缩短10min，会发生什么情况？""我的写字楼租金增加10%，对我的成本有何影响？"

虽然成本分析对于确定提供服务的美元至关重要，但它没有揭示这些服务的价值；也就是说，这些服务费用的收益是什么？作为对卫生保健服务的经济评价的一部分，可以将直接和间接的治疗费用与治疗所产生的疗效结果进行比较。采用3种方法对成本与结果之间的关系进行了评价。成本效益分析（cost benefit analyses，CBAS）通过分析治疗引起的发病率和痛苦进行货币价值评估来衡量结果。成本效果评估以临床效果的特定增量来衡量结果，例如，在比较各种助听器时，采用词语识别率。最后，成本效用分析（cost-utility analyses，CUAS）根据临床效果所产生的生活质量来评估结果。因为这种类型的分析允许比较不同治疗、干预措施之间的成本效益，因此CUAS被广泛应用于医疗领域。

（二）成本-效益分析

CBA回答了这样的问题："如果我采用这种干预策略，所赚的或节省的钱会超过所花的钱吗？"CBA要求将治疗费用和所取得的利益都分配给货币单位。例如，平衡康复计划的成本，包括评估和治疗（通过成本分析过程计算）的费用，与通过减少患者复诊和药物的需求而节省的费用

或允许个人重返工作所获得的费用进行比较。如果获得和（或）避免的资金超过了所花的钱，这项服务可以被视为"成本效益"——这是首席执行官们非常欣赏的结果。然而，卫生保健并不是一家制造业企业，在制造业中，一个小部件的价格必须超过制造小部件的成本，才能被认为是成功的。作为一个社会，我们对癌症或肾脏疾病的治疗并不期望与治疗相关的金钱利益超过用于治疗的费用。人们期望，适当提供卫生保健将改善某些领域的结果，不一定是经济领域的结果。尽管如此，在比较有可能降低个人或社会成本的替代治疗方案时，CBA还是一项有用的验算。

支付意愿（willingness-to-pay，WTP）概念。WTP概念是成本效益分析的一个特殊子集，即个人愿意为与干预相关的增加利益支付多少？听力文献中有研究这个问题的几个例子。Palmer等[79]要求受试者在听A级和D级放大器时对声音质量作出判断。然后，受试者被问到他们会花多少钱买一个带有相关音质的助听器。研究结果显示，受试者愿意多花200美元购买一种音质更好地助听器。Newman和Sandridge[80]比较了佩戴三级助听器技术的受试者主客观结果。超过75%的受试者更喜欢完全数字化技术，1/3的受访者在得知成本后，选择较低技术水平的助听器。Chisolm和Abrams[81]使用了一种愿意付费的评估方法，以APHAB整体值作为观察指标，来检验与自我感知助听器获益相关的价值。结果表明，APHAB整体值每提高1个百分点，参与者愿意支付的费用是多花22.06美元。在一项关于有多少人愿意为助听器的特定信号处理技术支付超过助听器基础价格的费用研究中，Abrams等[82]请100名参与者观看几个模拟高级信号处理特征的视频小片段。有经验的助听器使用者愿意为反馈消除支付最多的费用，其次是定向技术、扩展和噪声管理。

WTP假设也存在一些问题。根据个人的收入，同样数额的钱可能被认为具有内在的高价值或低价值。例如，一个挣最低工资的人，比一个有6位数收入的人更愿意支付50 000美元的助听器的价值。

（三）成本 - 效果分析

成本效果分析（cost-effectiveness analysis，CEA）将替代治疗方案的成本与特定治疗的结果进行比较。例如，我们接受这样一个事实：改善噪声中的可懂度是助听器最理想的结果。我们可能需要通过确定获得每一个可懂度值的相对成本来检测几种助听器的成本效益——一种有 8 个通道的非无线的定向麦克风仪器、一种有 16 个通道的非无线的自适应方向的麦克风仪器及一种具有 24 个通道的无线自适应方向的麦克风仪器（见表 10-3）。关于助听器技术的相对成本效益的研究很少。然而，Newman 和 Sandridge[80]对代表不同技术水平的 3 种助听器进行了综合效益、满意度和成本效益分析：一种机械线性助听器、一种双通道非线性助听器，以及一种多通道、多波段、数字信号处理（digital signal processing，DSP）助听器。研究人员发现，受试者在使用 DSP 设备进行言语识别测试时得分较高，但在自我报告的获益或满意度调查上没有显著性差异。成本效益分析显示，单通道线性助听器每提高 1 个百分点的成本为 49.67 美元，而双通道非线性助听器的成本为 51.88 美元，采用 SDP 技术的助听器为 109.76 美元。

第三方支付者可以使用成本效益分析结果（表 10-4）来确定它将涵盖哪种助听器技术，或者他们政策允许的最高助听器津贴。然而，这些选择可能与患者的满意度不符。在 CEA 中使用的评价指标可能不是患者感兴趣的主要指标。患者可能对助听器外观、改变计划的能力，或者仅仅拥有最新的技术感兴趣。正如本章前面所讨论的，有大量的评价指标可供选择 [例如，言语识别的客观性能指标，以及评估活动局限和（或）参与限制的自我报告评估]，其中任何一种都可能是比计算正确的百分比更好地评价指标。CEA 的另一个限制是它不能用于不同疾病之间的比较。例如，虽然我们可能知道助听器 A 每提高 1% 的可懂度就需要 46.02 美元，药物 C 每降低 1mmHg 血压则需要 46.02 美元，但我们不知道听力的改善与降低血压相比如何改善个人的生活质量。我们亦无法确定哪项 46.02 元的开支能更好地运用有限的医疗费用。成本分析是衡量成本和生活质量之间关系的最好方法，它使用成本效用分析。

（四）成本效用分析

CUA 侧重于某一干预措施所取得的健康成

> **争议点**
>
> 文献报道的一项成本效益分析显示，单声道线性助听器每提高 1 个百分点的成本为 49.67 美元，而全数字信号处理助听器的成本为 109.76 美元。

> **争议点**
>
> 如果 2 种技术水平之间的测量结果没有显著差异，那么出售"优质"助听器的价格比"基本功能"助听器高出 1 倍以上是否合理？

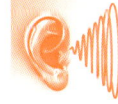

表 10-4　质量修正生命年的 4 个例子

	例 1	例 2	例 3	例 4
患者年龄	70 岁	70 岁	5 岁	65 岁
助听器价格	$2000/ 副	$4000/ 副	$50 000/ 副	$50 000/ 副
获益	25%（APHAB）	60%（APHAB）	30%（开放单音节）	70%（开放单音节）
预期寿命	5 年	5 年	70 年	10 年
成本 /QALY	$2000/0.25×5=$1600	$4000/0.60×5=$1333.33	$50 000/0.30×70=$2380.95	$50 000/0.70×10=$7142.86

果的质量。这种分析通常涉及确定：①每项干预办法的直接和间接治疗费用；②作为治疗对 HRQoL 评估得分的变化；③估计任何治疗效果可能影响 HRQoL 的预期寿命（通常如精算表所示的个人预期寿命）。然后将这些数据用于计算不同疾病每个 QALY 的治疗费用。QALY 用于成本效用分析，体现指定治疗方案的货币价值。虽然 CEAS 和 CUAS 在成本方面是相似的，但它们在结果解释是不同的。CEAS 检查某些特定结果的单位成本；CUAS 检查所获得的每个生命质量年的成本。

表 10-5 说明了如何使用 CUAS 来评估各种助听器干预方案对每个 QALY 成本的影响。例 1 和例 2 表明，如果有足够高的改善结果，则更昂贵设备的每 QALY 成本可能会更低。另外，例 3 和例 4 表明，即使干预结果上的巨大差异也无法弥补及早干预措施（假设不需要更换该装置）对寿命的影响。对于保险公司和卫生保健策划者而言，在制订全面保健计划时，这种分析提供的服务可能非常有用。Wyatt 等[83]对人工耳蜗植入体进行了 CUA 分析，并将植入成本与其他普通医疗干预措施进行了比较。表 10-6 总结了这一分析结果。因为患者接受耳蜗植入的年龄以及使用耳蜗所获得的好处，耳蜗植入体与其他高成本的医疗干预相比非常有利。新生儿重症监护的例子很好地说明了早期干预的重要性。这种资源密集的干预可能要花费几十万美元，但当成本和收益分散到一个人的一生时，这可能是一种"很划算的交易"。CUAS 已被用于几项与助听器有关的研究。正如前面所指出的，Abrams 等[62]评估了助听器加 AR 治疗的成本效用，发现它比仅仅安装助听器更具有成本效益。Joore 和同事[84]计算了荷兰助听器接受者每 QALY 的成本，发现配戴助听器是一种符合成本效益的医疗干预措施。

五、患者就干预结果的咨询

评估干预结果的主要目的是明确在多大程度上实现了患者确定的治疗目标。测量助听器真耳反应或进行标准化的问卷调查是没有价值的，除非这些信息有助于确定患者陈述的沟通问题是否得到了解决。假设患者和患者的重要交流伙伴参与了治疗计划的所有方面，包括制定目标——这一过程被称为共享决策。如果是这样的话，患者将希望了解咨询每一步治疗的结果，从最初检查到后期验证。这就是为什么在初次访问中确定具体的和可评估的治疗目标对于优化干预结果至关重要。

正如根据患者的需要选择助听器类型和特征一样，评价指标的选择也是如此。例如，回想一下，选择电声和其他助听器参数，通常需要满足 3 个具体目标：①使柔和的声音能被听得到；②使正常的交流性谈话响亮而易懂；③大声信号响亮但可容忍。这 3 个目标可通过测量助听器在鼓膜处的反应输出来验证。告知患者为什么要进行真耳分析测试，以及在测量过程中会发生什么（例如，图表上的线条代表什么，为什么要调整这些线条），并告知患者听力和舒适目标的实现程度。

然而，更重要的是，告知患者验证措施的相关利益。毕竟，这些措施可提示临床医生、患者及其家庭成员，治疗目标是否已经实现。尽管比较非助听和助听的言语识别率可以得出干预措施的好处，但是这些结果只是提供了交流的数值（这些数值并不能代表患者在真实生活的表现），并没有为咨询提供更多的机会。相反，自我报告的受益问卷，如 APHAB 和 HHIE，也提供了干预前后的分数，但咨询的关键并不在于数字，而在于特定问题。例如，"听力问题会导致你在电影

表 10-5 与其他医疗设备和服务相比，人工耳蜗提供的成本 /QALY

技术	成本 /QALY
新生儿监护	$7968
耳蜗植入	$9325
冠状动脉搭桥	$11 255
冠状动脉成形术	$1148 5

QALY. 质量调整生命年（经 Waytt 等[83]许可）

表 10-6 评估世卫组织、通用性和听力学领域结果的评价指标

WHO	通用性	听力学	评价指标
损伤		验证	a. 2cm^3/REM b. 功能增益
活动局限和（或）参与限制		验证	a. QuickSIN（客观） b. WIN（客观） c. HHIE（主观 – 新用户） d. APHAB（主观 – 有经验用户） e. COSI（主观 – 新、有经验用户） f. IOI–HA（主观）
	HRQoL	验证	a. HHIE（疾病特异性） b. IOI–HA（疾病特异性） c. WHO–DAS 2.0（通用性）
	满意度	验证	a. MarkeTrak 选择条目 b. SADL c. HAUQ

COIS. 面向客户改善量表；HAUQ. 助听器用户问卷；HHIE. 老年人听障问卷；HRQoL. 健康相关生命质量；IOI-HA. 助听器效果国际条目；QuickSIN. 快速噪声下语句测试；SADL. 助听器每日生活满意度问卷；WHO–DAS 2.0. 世卫组织残疾评估表 2.0；WIN. 噪声环境言语测试

或影院聆听困难吗？"，患者仍然回答"是"。这就是一个很好的向患者介绍有关在剧院的听觉辅助技术的机会。同样，如果患者的治疗优先事项之一，如 COSI 所确定的那样，是在她最喜欢的餐厅里能够理解与丈夫的谈话，而治疗后的结果显示这个问题仍然存在。这就提供了一个极好的机会，向患者及交流伙伴介绍使用远程麦克风技术的好处，完成一个计算机化的听觉训练计划，以提高噪声环境中言语理解，和（或）参加 AR 练习小组计划，在那里将练习交流策略技能。

关于听力学家提供有效咨询技术的全面讨论超出了本章的范围，但 Tere[85] 认为特别重要的具体工作能力包括以下内容。

- 建立信任。
- 口头交流。
- 非语言交流。
- 聆听。
- 提问。
- 保持临床客观性。
- 同情心和鼓励。
- 隐私和保密。

- 为满足患者的需要提供量身定制的咨询服务。
- 激励患者。

六、来源于实践的结果和证据

Maki-Torkko 和同事[86]在寻找适用于助听器结果的证据时，发现目前缺乏提供高质量证据的研究，以指导医生确定听力损失患者的候选资格、助听器放入特性及康复计划。相反，正如 Vanvliet[87] 所指出的，从业人员往往依赖于临床经验。最近对 EBP 的重视，使得评估助听器治疗结果在国家卫生保健阶段具有非常重要的意义。通过常规测量临床结果并进行严格控制的临床试验，听力学家可以为循证医学 CPG 奠定基础。为了研究成人助听器康复实践的临床证据，感兴趣的读者可参考美国听力学会关于成人听力障碍听力管理的建议指南（Proposed Guideline for the Audiological Management of Adult Hearing Impairment）。CPG 有助于结果变异最小化，最大限度地提高治疗效果，降低风险，减少浪费，提高患者满意度。EBP 临床实践指南的制定和实施

有可能提升第三方支付人、其他医疗服务提供者水平，以及最重要的是提高为当前和未来患者服务的听力学专业水平。

EBP 临床实践指南开发的一个关键者是卫生保健研究和质量机构（Agency for Health Care Research and Quality，AHRQ；www.ahrq.gov）。AHRQ 是美国卫生和公共服务部（Health and Human Services，HHS）的卫生服务研究部门。其任务之一是通过国立指南库（National Guideline Clearing House，NGC）向医生、医疗专业人员、卫生保健提供者、健康计划、综合交付系统、购买者和其他人员提供临床实践指南的客观和详细信息，并进一步推广、执行和使用这些临床实践指南。此外，AHRQ 综述并综合了一些对医疗保险或医疗补助计划昂贵、普通或重要的条件或技术的科学证据。为了实现这一目标，AHRQ 在美国和加拿大支持了 13 个 EBP 中心。有几项临床实践指南将引起听力学家的兴趣，其中包括对新生儿听力筛查有效性的证据，以及中耳炎治疗的 EBP 指南。虽然有隐形眼镜护理的 EBP 指南，但没有证据报告与助听器或非医疗管理的听力损失的 EBP 指南。

AHRQ 对某一特定条件或技术的证据进行评估，通过证据水平、证据等级和推荐力度 3 个分类提出建议。这些建议都是以循证医学为基础，经常作为 CPG 的依据。每一分类简述如下。

（一）证据水平

1 级证据来自大规模随机试验，在错误风险较低的情况下有明确的结果。

2 级证据来自小的随机试验，结果不确定（中到高的错误风险）。

3 级证据来自非随机的同期对照收集的结果。

4 级证据来自非随机、历史对照和专家意见。

5 级证据来自非对照研究、案例系列和专家意见的结果。

（二）证据等级

A 级研究需要 1 级证据 – 随机临床试验。

B 级研究包括 2 级证据（精心设计的临床试验，可能不是随机化的）。

C 级研究包括 3 级、4 级或 5 级证据。

推荐力度：作为 AHRQ 证据等级和分析结果，为特殊治疗做推荐。这种推荐是 CPG 的基础。

Ⅰ级推荐通常是指出的，可以接受的，并被认为是有用和有效的（需要 A 级证据）。

Ⅱa 级推荐是可以接受的，其有效性不确定的，可能引起争议。证据的权重是有用/有效（要求 B 级证据）。

Ⅱb 级推荐是可以接受的，其有效性不确定，可能引起争议。Ⅱ B 级的建议可能有帮助，而且不太可能有害（要求 C 级证据）。

Ⅲ级推荐是不可接受的，其有效性不确定，可能有害。

证据来源：虽然 AHRQ 没有进行听力方面的具体证据综述，但有许多可用的证据来源用 EBP 路径协助听力学家，而 Cox[88] 则详细概述了如何对临床问题进行 EBP 分析。这些适合提供给听力学家的证据包括书籍、非同行评审的期刊（如 The Hearing Review, The Hearing Journal）、同行审阅的期刊（如 The International Journal of Audiology, Ear & Hearing, American Journal of Audiology, Journal of the American Academy of Audiology）、电子生物数据库（如 Google Scholar, PubMed http://www.ncbi.nlm.nih.gov/pubmed; CINAHL: https://health.ebsco.com/products/the-cinahl-database）和 EBP 网页（如循证医学中心：http://www.cebm.net/; ASHA: http://www.asha.org/Research/EBP/EBSRs/; the Cochrane Collaboration: http://www.cochrane.org/; and AHRQ）。

对证据批判性分析：即使没有对听力学证据进行系统的综述，有关听力干预临床效果的研究一直在不断地实施和报道。并不是每一篇发表的文章都代表着优秀的科学或研究。事实上，AHRQ 经常因一些文章研究质量不佳而拒绝其作为证据的一部分。Abrams 等[89] 和 Cox[88] 描述了临床医生需要熟悉的标准，以便他们能够学会区分更高质量和较差质量研究。这些标准包括：①对参与者选择流程的了解；②参与者是否真正的随机分组治疗；③参与者和检测者对照方法中"双盲"的重要性；④为得到临床医疗有意义的结果，需要足够样本量的重要性；⑤对治疗方案有明确描述，包括如何选择和验配助听器；⑥使用具有已知心理学特性的精心选择的评价指标；⑦研究流程的详细描述；⑧失访和研究脱落的讨论；⑨考虑到数据混淆因素和偏差问题，如果出现这些问题，如何解决；⑩数据统计分析和解读准确。

七、结论

随着健康保健领域对 ESP 的需求增加，听力学家需要将本章节提到的评价指标融入标准临床操作中，并使其成为工作的一部分。仅仅是患者对接受的服务或助听器表示满意是不够的。听力学专家必须能够通过使用客观和（或）主观的获益和满意度的标准评价指标来记录这些服务的影响。

评价指标只不过是将科学的方法用于临床工作。我们提出了一种假设，即具有特定特征的某款助听器（自变量）将在活动和参与领域以及患者的生活质量（因变量）中产生一定的影响。我们将选择的治疗方法应用于我们的患者，测量和分析结果，并确定我们是否已经证明了我们的假设。从某种意义上说，每一次临床干预都是一项科学实验。

临床医生可能熟悉本章中提出的许多评价指标，并可能使用他们提供的数据来调整助听器参数，为患者提供咨询或评估满意度。表 10-6 说明了如何将其中一些评价指标应用于 WHO-ICF 领域、HRQOL 和满意度领域，以及如何将听力技术应用于这些评价指标中。本表选择的评价指标是根据临床实用性而选择的。它们易于操作，快速测试和评分，并进行了经验性测试。重要的是，我们必须认识到，这些指标及我们可以利用的许多其他评价，可用于向管理人员、保险公司、转诊人员、其他卫生保健提供者、患者及其家属证明助听器是一种经济有效的耳聋治疗方法。

听力学专家，尤其是那些主要依靠验配助听器生活工作的人，正面临着来自竞争市场前所未有的压力，竞争对手包括大品牌零售商、零售企业、网络销售、直接面向消费者的助听器销售商，以及低成本的个人音响产品（personal sound amplifier products，PSAP）。为了在这个竞争日益激烈的听力保健市场取得成功，我们必须表明，运用循证医学路径显示我们的服务对活动局限、参与限制和 HRQOL 具有积极影响。

无论是未经审核的经验，还是逻辑思维，都不能取代临床对照试验，因此，在证明某一方法的有效性之前，它应被视为虚假的偶像并拒绝模仿。

— Frank C. Wilson

声明

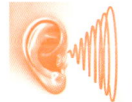

感谢 Theresa Hnath-Chisolm 博士为本章早期版本做的贡献，感谢 Rachel McArdle 博士指导完成客观言语识别章节的内容，感谢 Laural J. Portz 对本章图表的贡献。

参考文献

[1] Turner RG. The hearing aid expert: audiologist, dealer, or otolaryngologist? Am J Audiol. 1998; 7(2):5–20
[2] Harford E. The impact of the hearing aid on the evolution of audiology. 1993 Carhart Memorial Lecture to the Annual Meeting of the American Auditory Society Phoenix, AZ, April 15; 1993
[3] Sackett DL, Rosenberg WM, Gray JA, Haynes RB, Richardson WS. Evidence based medicine: what it is and what it isn't. BMJ. 1996; 312(7023):71–72
[4] Beck LB. The role of outcomes data in health-care resource allocation. Ear Hear. 2000; 21(suppl 4):89–96
[5] Cox RM, Johnson JA, Xu J. Impact of hearing aid technology on outcomes in daily life I: the patients' perspective. Ear Hear. 2016; 37(5):529–540
[6] World Health Organization. International Classification of Impairments, Disabilities and Handicaps—A Manual of Classification Relating to the Consequences of Disease. Geneva: World Health Organization; 1980
[7] World Health Organization. International Classification of Functioning,

Disability and Health (ICF). Geneva. World Health Organization; 2001. http:// www.who.int/classifications/icf/en/. Accessed January 29, 2018
[8] Hickson L, Scarinci N. Older adults with acquired hearing impairment: applying the ICF in rehabilitation. Semin Speech Lang. 2007; 28(4):283–290
[9] Kiessling J, Pichora-Fuller MK, Gatehouse S, et al. Candidature for and delivery of audiological services: special needs of older people. Int J Audiol. 2003; 42(suppl 2):S92–S101
[10] Besing JM, Koehnke J. A test of virtual auditory localization. Ear Hear. 1995; 16(2):220–229
[11] Cameron S, Dillon H, Newall P. Development and evaluation of the listening in spatialized noise test. Ear Hear. 2006; 27(1):30–42
[12] Gatehouse S, Noble W. The Speech, Spatial and Qualities of Hearing Scale (SSQ). Int J Audiol. 2004; 43(2):85–99
[13] Noble W, Jensen NS, Naylor G, Bhullar N, Akeroyd MA. A short form of the Speech, Spatial and Qualities of Hearing scale suitable for clinical use: the SSQ12. Int J Audiol. 2013; 52(6):409–412
[14] Tyler RS, Perreau AE, Ji H. Validation of the Spatial Hearing Questionnaire. Ear Hear. 2009; 30(4):466–474
[15] Schmitt N, Winkler A, Boretzki M, Holube I. A phoneme perception test method for high-frequency hearing aid fitting. J Am Acad Audiol. 2016; 27(5):367–379
[16] Carson A, Pichora-Fuller K. Health promotion and audiology: the community-clinic link. J Acad Rehabilitative Audiol. 1997; 30:29–51
[17] Pichora-Fuller MK, Robertson SR. Hard of hearing residents in a home for the aged. J Speech Lang Pathol Audiol. 1994; 18:278–288
[18] Chisolm TH, Johnson CE, Danhauer JL, et al. A systematic review of health-related quality of life and hearing aids: final report of the American Academy of Audiology Task Force On the Health-Related Quality of Life Benefits of Amplification in Adults. J Am Acad Audiol. 2007; 18(2):151–183
[19] McArdle R, Chisolm TH, Abrams HB, Wilson RH, Doyle PJ. The WHO-DAS II: measuring hearing aid outcomes in adults. Trends Amplif. 2005; 9:127–143
[20] Saunders GH, Jutai JW. Hearing specific and generic measures of the psychosocial impact of hearing aids. J Am Acad Audiol. 2004; 15(3):238–248
[21] Byrne D. Key issues in hearing aid selection and evaluation. J Am Acad Audiol. 1992; 3(2):67–80
[22] ANSI S3.5. Methods for the calculation of the Speech Intelligibility Index. New York, NY: American National Standards Institute; 1997; R2002
[23] Pavlovic CV. Use of the articulation index for assessing residual auditory function in listeners with sensorineural hearing impairment. J Acoust Soc Am. 1984; 75(4):1253–1258
[24] Fletcher H. Speech and Hearing in Communication. 2nd ed. Oxford: D. Van Nostrand; 1953
[25] Rankovic CV. Prediction of speech reception for listeners with sensorineural hearing loss. In: Jesteadt W, ed. Modeling Sensorineural Hearing Loss. Mahwah, NJ: Lawrence Erlbaum; 1997
[26] Gatehouse S. The time course and magnitude of perceptual acclimatization to frequency responses: evidence from monaural fitting of hearing aids. J Acoust Soc Am. 1992; 92(3):1258–1268
[27] Carhart R. Tests for selection of hearing aids. Laryngoscope. 1946; 56(12):780–794
[28] Walden BE, Schwartz DM, Williams DL, Holum- Hardegen LL, Crowley JM. Test of the assumptionsunderlying comparative hearing aid evaluations. J Speech Hear Disord. 1983; 48(3):264–273
[29] Boothroyd A. Hearing aids outcome evaluation. Paper presented at the Conference on Outcome Measurement for Hearing Aids Los Angeles, CA; 1998
[30] Nilsson M, Soli SD, Sullivan JA. Development of the hearing in noise test for the measurement of speech reception thresholds in quiet and in noise. J Acoust Soc Am. 1994; 95(2):1085–1099
[31] Killion MC, Niquette PA, Gudmundsen GI, Revit LJ, Banerjee S. Development of a quick speech-innoise test for measuring signal-to-noise ratio loss in normal-hearing and hearing-impaired listeners. J Acoust Soc Am. 2004; 116(4 pt 1):2395–2405
[32] Etymotic Research. QuickSIN Speech-in-Noise Test (Compact Disk). Elk Grove Village, IL; 2001
[33] Wilson RH. Development of a speech-in-multitalkerbabble paradigm to assess word-recognition performance. J Am Acad Audiol. 2003; 14(9):453–470
[34] Finney DJ. Statistical Method in Biological Essay. London, UK: C. Griffen; 1952
[35] Hyde ML. Reasonable psychometric standards for self-report outcome measures in audiological rehabilitation. Ear Hear. 2000; 21(suppl 4):24–36
[36] Demorest ME, Erdman SA. Scale composition and item analysis of the Communication Profile for the Hearing Impaired. J Speech Hear Res. 1986; 29(4):515–535
[37] Walden BE, Demorest ME, Hepler EL. Self-report approach to assessing benefit derived from amplification. J Speech Hear Res. 1984; 27(1):49–56
[38] Cox RM, Alexander GC. The Abbreviated Profile of Hearing Aid Benefit. Ear Hear. 1995; 16(2):176–186
[39] Dillon H, James A, Ginis J. Client Oriented Scale of Improvement (COSI) and its relationship to several other measures of benefit and satisfaction provided by hearing aids. J Am Acad Audiol. 1997; 8(1):27–43
[40] Gatehouse S. Glasgow Hearing Benefit Profile: Derivation and validation of a client-centered outcome measure for hearing aid services. J Am Acad Audiol. 1999; 10:80–103
[41] Dillon H, Birtles G, Lovegrove R. Measuring the outcomes of a national rehabilitation program: Normative data for the Client Oriented Scale of Improvement (COSI) and the Hearing Aid Users Questionnaire (HAUQ). J Am Acad Audiol. 1999; 10:67–99
[42] Furlong WJ, Feeny DH, Torrance GW, Barr RD. The Health Utilities Index (HUI) system for assessing health-related quality of life in clinical studies. Ann Med. 2001; 33(5):375–384
[43] Ventry IM, Weinstein BE. The Hearing Handicap Inventory for the Elderly: a new tool. Ear Hear. 1982; 3(3):128–134
[44] Cox R, Hyde M, Gatehouse S, et al. Optimal outcome measures, research priorities, and international cooperation. Ear Hear. 2000; 21(suppl 4):106S–115S
[45] Ware JE, Jr, Sherbourne CD. The MOS 36-item Shortform Health Survey (SF-36). I. Conceptual framework and item selection. Med Care. 1992; 30(6):473–483
[46] Cox RM, Alexander GC. Measuring Satisfaction with Amplification in Daily Life: The SADL scale. Ear Hear. 1999; 20(4):306–320
[47] Bergner M, Bobbitt R, Carter W, Gilson B. The Sickness Impact Profile: developments and final revision of a health status measure. Med Care. 1981; 14:57–67
[48] World Health Organization. Measuring Health and Disability: Manual for WHO Disability Assessment Schedule (WHODAS 2.0). Available at: http://www.who.int/ icidh/whodas/index.html. Accessed March 1, 2018.
[49] Cox RM. Administration and application of the APHAB. Hear J. 1997; 50:32–48
[50] Joore MA, Potjewijd J, Timmerman AA, Anteunis LJC. Response shift in the measurement of quality of life in hearing impaired adults after hearing aid fitting. Qual Life Res. 2002; 11(4):299–307
[51] Schwartz CE, Sprangers MA. Methodological approaches for assessing response shift in longitudinal health-related quality-of-life research. J Soc Sci Med 1999; 48(11):1531–1548
[52] Weinstein BE, Spitzer JB, Ventry IM. Test-retest reliability of the Hearing Handicap Inventory for the Elderly. Ear Hear. 1986; 7(5):295–299
[53] Ventry IM, Weinstein BE. Identification of elderly people with hearing problems. ASHA 1983; 25(7):37–42
[54] López-Vázquez M, Orozco JA, Jiménez G, Berruecos P. Spanish Hearing Impairment Inventory for the Elderly. Int J Audiol. 2002; 41(4):221–230
[55] Lichtenstein MJ, Hazuda HP. Cross-cultural adaptation of the Hearing Handicap Inventory for the Elderly-Screening Version (HHIE-S) for use with Spanish-speaking Mexican Americans. J Am Geriatr Soc. 1998; 46(4):492–498
[56] Dillon H. Hearing Aids. New York, NY: Thieme; 2001
[57] Strom KE. The HR 2005 dispenser survey. Hear J. 2005; 12:18–19
[58] Zelski R. Use of the Client Oriented Scale of Improvement as a clinical outcome measure in the Veterans Affairs National Hearing Aid Program. Unpublished doctor of audiology project, Tampa, Florida: University of South Florida; 2000
[59] Gatehouse S. The Glasgow Hearing Aid Benefit Profile: what it measures and how to use it. Hear J. 2000; 53:10–18
[60] Cox RM, Alexander GC. The International Outcome Inventory for Hearing Aids (IOI-HA): psychometric properties of the English version. Int J Audiol. 2002; 41(1):30–35
[61] Cox RM, Alexander GC, Beyer CM. Norms for the International Outcome Inventory for Hearing Aids. J Am Acad Audiol. 2003; 14(8):403–413
[62] Palmer CS, Niparko JK, Wyatt JR, Rothman M, de Lissovoy G. A prospective study of the cost-utility of the multichannel cochlear implant. Arch Otolaryngol Head Neck Surg. 1999; 125(11):1221–1228
[63] National Institutes of Health. Quality of Life Assessment: Practice, Problems, and Promise. Proceeding of a Workshop, October 1990. Bethesda, MD: National Institutes of Health; 1993
[64] Mulrow C, Aguilar C, Endicott J, et al. Quality of life changes and hearing impairment. Ann Intern Med. 1990; 113:188–194
[65] Sumner W, Nease R, Littenberg B. U-titer: a utility assessment tool. In: Clayton PD, ed. Proceedings of the Fifteenth Annual Symposium on Computer Applications in Medical Care. Washington, New York:

McGraw-Hill; 1991:701–705
[66] Roberts R, Lister J. Utility Measures for Audiology Application (UMAA) [Computer software]. Bay Pines, FL: VA Medical Center Bay Pines; 2005
[67] Yueh B, Souza PE, McDowell JA, et al. Randomized trial of amplification strategies. Arch Otolaryngol Head Neck Surg. 2001; 127(10):1197–1204
[68] Abrams H, Hnath Chisolm T, Kenworthy M. Utility approach to measuring hearing aid outcomes. Presented at the International Hearing Aid Research Conference Lake Tahoe; August 23, 2002
[69] Barton GR, Bankart J, Davis AC, Summerfield QA. Comparing utility scores before and after hearingaid provision : results according to the EQ-5D, HUI3 and SF-6D. Appl Health Econ Health Policy. 2004; 3(2):103–105
[70] Grutters JPC, Joore MA, van der Horst F, Verschuure H, Dreschler WA, Anteunis LJC. Choosing between measures: comparison of EQ-5D, HUI2 and HUI3 in persons with hearing complaints. Qual Life Res. 2007; 16(8):1439–1449
[71] Bess FH. The role of generic health-related quality of life measures in establishing audiological rehabilitation outcomes. Ear Hear. 2000; 21(suppl 4):74–79
[72] Abrams H, Chisolm TH, McArdle R. A cost-utility analysis of adult group audiologic rehabilitation: are the benefits worth the cost? J Rehabil Res Dev. 2002; 39(5):549–558
[73] Newman CW, Hug GA, Wharton JA, Jacobson GP. The influence of hearing aid cost on perceived benefit in older adults. Ear Hear. 1993; 14(4):285–289
[74] Kochkin S. Introducing MarkeTrak: a consumer tracking survey of the hearing instrument market. Hear J. 1990; 43(5):17–27
[75] Abrams H, Kihm J. An introduction to MareTrak IX: a new baseline for the hearing aid market. Hear Rev. 2015; 22(6):16–21
[76] Forster S, Tomlin A. Hearing aid usage in Queensland. Paper presented at: the Audiological Society of Australia Conference; May 1988; Perth
[77] Cox RM, Alexander GC, Xu J. Development of the Device-Oriented Subjective Outcome (DOSO) scale. J Am Acad Audiol. 2014; 25(8):727–736
[78] Drummond M, O'Brien B, Stoddart G, Torrance G. Methods for the Economic Evaluation of Health Care Programmes. 2nd ed. New York, NY: Oxford University Press; 1997
[79] Palmer CV, Killion MC, Wilber LA, Ballad WJ. Comparison of two hearing aid receiver-amplifier combinations using sound quality judgments. Ear Hear. 1995; 16(6):587–598
[80] Newman CW, Sandridge SA. Benefit from, satisfaction with, and cost-effectiveness of three different hearing aid technologies. Am J Audiol. 1998; 7(2):115–128
[81] Chisolm TH, Abrams HB. Measuring hearing aid benefit using a willingness-to-pay approach. J Am Acad Audiol. 2001; 12(8):383–389, quiz 434
[82] Abrams H, Block M, Chisolm TH. The effects of signal processing and style on perceived value of hearing aids. Hear Rev. 2004; 11:16
[83] Wyat J, Niparko J, Rothman M, deLissovoy G. Cost effectiveness of the multichannel cochlear implant. Am J Ontol. 1995; 16(1):52–62
[84] Joore MA, Van Der Stel H, Peters HJ, Boas GM, Anteunis LJ. The cost-effectiveness of hearing-aid fitting in the Netherlands. Arch Otolaryngol Head Neck Surg. 2003; 129(3):297–304
[85] Terrie Y. 10 behaviors of effective counselors. Pharmacy Times. http://www.pharmacytimes.com/publications/issue/2008/2008–05/2008–05–8527. Accessed March 1, 2008
[86] Mäki-Torkko EM, Brorsson B, Davis A, et al; Mair LWS. Hearing impairment among adults—extent of the problem and scientific evidence on the outcome of hearing aid rehabilitation. Scand Audiol Suppl. 2001; 54(54):8–15
[87] Van Vliet D. The current status of hearing care: can we change the status quo? J Am Acad Audiol. 2005; 16(7):410–418
[88] Cox RM. Evidence-based practice in provision of amplification. J Am Acad Audiol. 2005; 16(7):419–438
[89] Abrams H, McArdle R, Chisolm TH. From outcomes to evidence: best practices for audiologists. Semin Hear. 2005; 26(3):157–169

推荐阅读

Bentler RA, Kramer SE. Guidelines for choosing a selfreport outcome measure. Ear Hear. 2000; 21(suppl 4):37–49
Johnson CE, Danhauer JL. Handbook of Outcomes Measurement in Audiology. Clifton Park, NY: Thomson Delmar Learning; 2002

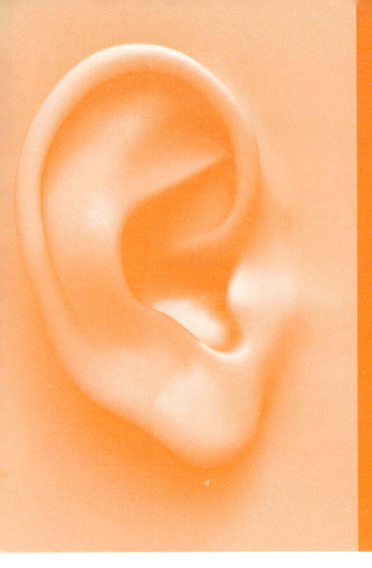

第11章 儿童助听器的选择和选配处方

Hearing Aid Selection and Prescription for Children

Ryan W. McCreery 著
刘海红 译

一、概述

对于永久性听力损失的婴幼儿和儿童，助听器是最基本的干预手段。近年来，在全球范围内新生儿听力筛查、早诊断、早干预的政策影响下，听力损失由专业人士进行早期诊断并完成早期干预得以有效推进。这种改变使发现听力损失并完成助听器选配的年龄显著提前：由21世纪之初的2岁半[1]缩短到近年来的7月龄[2]。尽管这种进步很快，但婴幼儿和儿童的助听器精准选配仍亟待提高。近期调查显示，超过50%的婴幼儿和儿童助听器所提供的增益不足，此外将近1/3的婴幼儿和儿童没有通过助听器获得足够的言语信号刺激[3]。而上述问题通过儿童特定的助听器选配和验证方法可以得到有效避免。本章和接下来的两章将介绍基于循证医学的儿童助听器选配流程和效果监测方法。

干预的第一个阶段是决定何时为儿童提供放大。随着我们更多地了解听力损失对听觉和交流发展的影响，儿童助听器适应证的问题也在不断发展。一旦决定为儿童提供听觉干预，专业人士必须决定哪种类型的信号处理更能使孩子受益。儿童助听器的选择不仅仅要考虑目前儿童的需求，也要考虑到儿童未来的成长和发展。选配中特定处方公式的选择应保证儿童获得其听力损失程度相对应的充分有效的言语信号刺激。接下来介绍的儿童助听器选配步骤将为最大限度减少由于听力损失引起的言语发育迟缓奠定坚实的基础。

二、儿童助听器适应证

对于有听力损失的成人，助听器选配除了考虑听力损失程度之外，还需要考虑多种因素，如患者对其听力损失问题的接受程度、患者的动机和聆听需求等。有听力损失的成人已经形成了由认知能力、语义、语境等弥补因听力损失导致的言语信号缺失的能力，从而理解谈话内容。相比之下，听力损失对儿童交流的影响更大，即听力损失可以严重影响其听觉言语的发育。听力损失不仅降低了可听度，对于知识和技能处于快速发展阶段的听力损失的儿童和青少年，他们需要在"质量下降的"聆听条件下理解语言[4]。通常来说，儿童相比于成人需要更多的言语信息，才能达到和成人相仿的言语识别水平[5,6]。

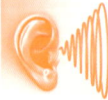

> **知识点** ✓
>
> 即便是轻度的听力损失也可影响儿童言语交流能力的发展，因此，相比于成人，儿童助听器选配适应证会有所不同：对于儿童，即便是轻度听力损失，也将考虑选配助听器。

除此之外，婴幼儿时期的听力损失会对认知[7,8]和语言[9]能力产生负面影响，而这些能力恰恰是聆听和学习的基础。因此儿童助听器选配适应证的重要原则是听力损失对其获取言语信息的影响程度。

量化听力损失对儿童言语接收能力影响的主要方法是测试言语可听度。言语可听度的标准测试方法是言语清晰度指数（speech intelligibility index，SII）[10]。SII 位于 0~1 之间（或以百分比形式表示），反映言语信号能被听到的程度，不同频率权重反映对于言语理解作用的不同。因此，SII 为 0 表示长时平均会话声谱（long-term average speech spectrum，LTASS）中没有任何言语信息可被听到和（或）被用于言语理解，相应的，SII 为 1 则表示 LTASS 中的全部言语信息都可以被听到并被用于言语理解。尽管轻声和大声下言语的可听度在某些情况下也被关注，但 SII 的评估通常在 60~65dB SPL 的输入强度下进行。SII 可以在无助听条件下测试（无助听 SII），此时采用无助听 LTASS 与患者裸耳听阈对比。SII 也可以评估患者助听后的言语可听度，此时则应采用患者助听条件下 LTASS 与听阈进行对比。通过比较未助听和助听条件下可听度的差异来评估助听器放大所提供的听觉信息接收情况。

另一个影响儿童助听器选配的因素是外耳道声学特性的个体差异。外耳道声学特性的个体差异将影响与儿童外耳道耦合的插入式耳机等传感器的听力测试结果。更多关于外耳道声学特性对听阈和助听器放大的影响的讨论将在 12 章进行具体阐述。本章讨论主题主要围绕儿童助听器选配的适应证。外耳道容积在同龄儿童中存在较大的个体差异，而且随着年龄的增长，外耳道容积也会随之增加。对于给定的刺激声强度（SPL），外耳道内的声压级强度会随耳道容积的降低而增加。这意味着在听觉评估过程中或验配助听器时耳道处实际获得的声压级可能比校准值高或低。儿童听阈测试中通常采用的插入式耳机的校准采用 2cm³ 耦合腔，该耦合腔校准公式参考成人外耳道容积的平均值制定，因此，通过纯音听力计和 ABR 设备校准所得的 dB HL 并非完全适用于儿童，即儿童较小的外耳道容积将导致耳道内声压级较高。如果不考虑上述因素，测试结果将低估儿童的听力损失。介于上述因素，在儿童特别是婴幼儿助听器选配时，不能仅仅依赖纯音听力计和 ABR 结果，还应考虑到外耳道容积差异的影响，以免造成对听力损失程度的低估。此外，外耳道声学特性也影响助听器的输出。由于儿童外耳道容积小，相同的助听器设置，儿童外耳道的输出声压级较成人将更大。为满足言语可听度所需的放大量，所需增益也将随儿童的成长、外耳道容积的增加和有效输出级的降低而增加。

外耳道声学特性的个体差异及随年龄增长导致的外耳道容积变化，意味着即使是相同的听力阈值，对不同的儿童或在同一儿童的不同年龄阶段，可听度也有很大的差异。因此以 dB HL 转换所得的听阈并不完全是儿童助听器选配的有效指征。如图 11-1A 中，即便是相同的听力图，由于 2 名儿童的外耳道声学特性不同，导致不同的可听度。

在听力测试中，相同的刺激声水平，由于外耳道容积的不同，儿童 1（图 11-1B）耳道中的信号强度明显高于儿童 2（图 11-1C），从而导致儿童 1 比儿童 2 的裸耳可听度更低。为了避免这个难题，听阈对裸耳可听度的影响可以通过客观的方法获得并用于助听器选配。裸耳 SII 测试需要将儿童的听阈转换为鼓膜处的声压级（SPL），

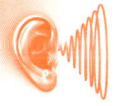

> **争议点**
>
> 相比正常听力，听力下降多少适合选配助听器？在这方面可以直接用于指导临床的证据还较为有限。Walker 等[11]发现，纯音测听平均阈值在 23.5dB 的儿童与正常听力儿童相比，在言语和语言能力方面已经受到影响。这部分儿童的 SII 在 0.80 左右。上述结果间接提示 SII 在 0.80 左右的听力损失将影响言语和语言能力的发展，并可进行助听器选配的考虑。然而，在这方面还需要更多的直接证据来回答这个问题。

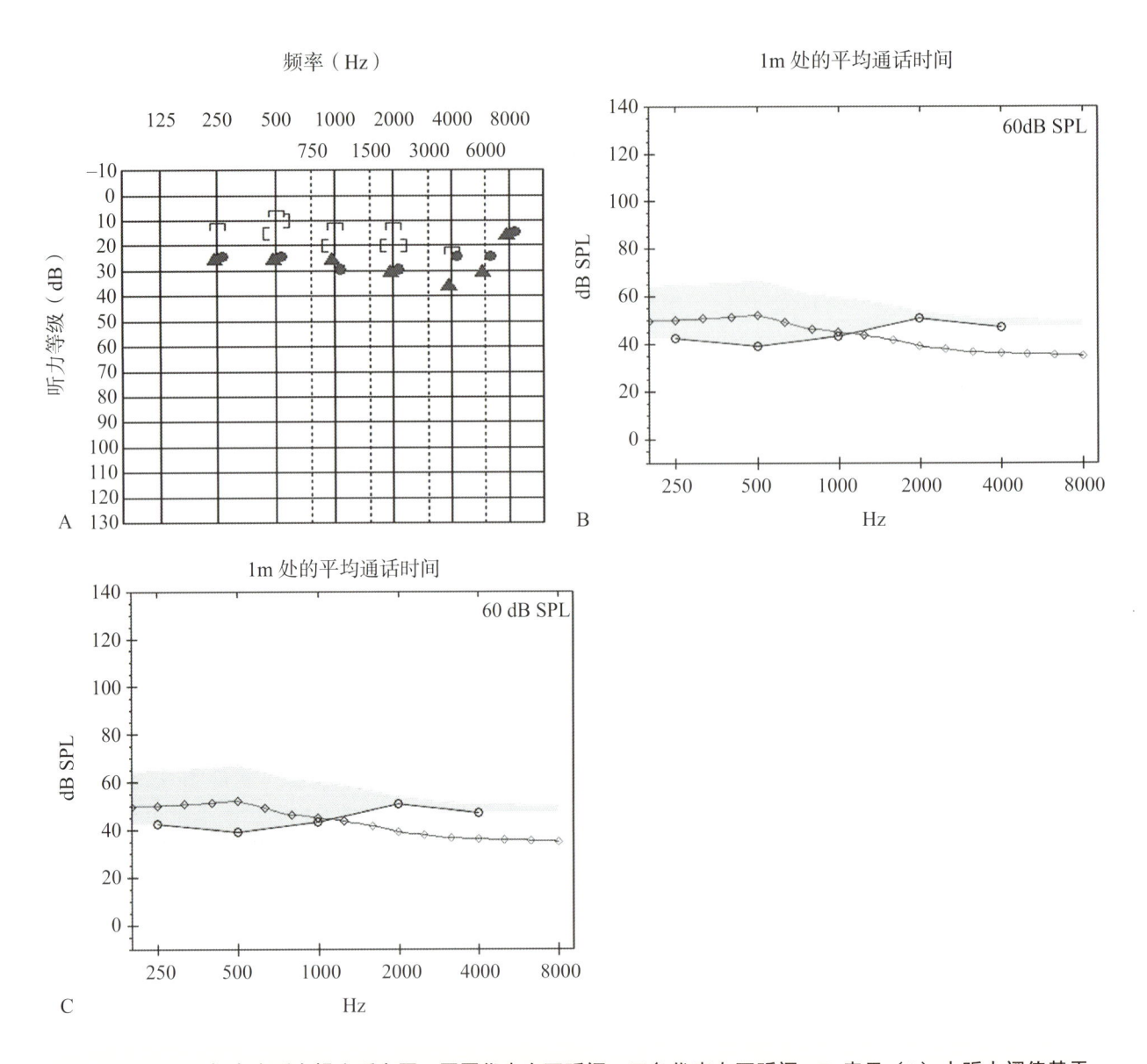

▲ 图 11-1　A. 轻中度听力损失听力图。圆圈代表右耳听阈，三角代表左耳听阈；B. 表示（A）中听力阈值基于 2 月龄婴幼儿真耳 - 耦合腔差值的未助听 SPL-o-gram；C. 表示相同听力图基于 9 岁儿童 RECD 数值的未助听 SPL-o-gram。可以看到由于外耳道声学特性的差别，相同 dB HL 的听力图可以导致不同的未助听可听度

在此转换过程中需考虑儿童外耳道声学特性的个体差异。这种通过插入式耳机或耳模所得的儿童外耳道和 2cm³ 耦合腔之间声强差异的频率特异性测试被称为真耳 - 耦合腔差值（rear-ear-to-coupler-difference，RECD）测试。RECD 应用于 dB HL 阈值，并与特定换能器参考等效阈值声压级（RETSPL）一起，可以将听力图阈值转化为外耳道内声压级（SPL）数值。未助听条件下 LTASS 的可听度可以通过 SII 评估，即采用未放大 LTASS 中高于患儿听阈的部分。未助听 SII 可以个性化评估听力损失对言语可听度的影响及经助听器放大后被恢复的比例。如采用未助听可听度作为助听器选配的指征则意味着超出正常听阈（20dB HL）的任何部分都会导致平均 LTASS 可听度的下降。由于听力损失可能影响听觉信息的接收，而充分的听觉信息的接收是发展言语和语言的必备条件，因此，对于伴有任何程度双侧听力损失的儿童都需考虑选配助听器。

三、助听器选配前的听力学诊断评估

听力损失程度和听力曲线分型的评估是决定某一特定儿童是否需要接受助听器选配的前提。听阈将用于特定频率处增益值的设置,以保障言语可听度并获得最佳的听觉功能。全球范围内新生儿听力筛查项目的普遍开展使听力损失发现年龄大大提前,这就使在能够获得行为听阈之前为低龄婴幼儿进行选配前评估成为临床需求。大多数先天性听力损失婴幼儿助听器选配的预估行为听力基于 ABR 和 ASSR 测试结果。小于6个月的婴儿无条件化的听觉行为反应,通常为听到声音停止吸吮、睁大眼睛、转头和眼球转动。一般而言,小于6个月[12]的婴儿无条件化训练的行为反应往往比电生理 ABR、ASSR 阈值高 20~30dB。对婴幼儿整体听觉发育和对声音反应的评估而言,出现或不出现无条件化的反应都是有价值的。然而,这种无条件化的反应由于准确性的限制,尚不能用于决策助听器选配指征和放大。

其他听觉生理评估可用来排除中耳功能障碍,并确认病变部位。声导抗测试可以提供关于中耳状态和潜在的中耳功能障碍的信息。对于小于6个月的婴儿,应采用 1000Hz 探测音以减少假阴性结果。如采用 226Hz 探测音,婴儿外耳道对低频声能的吸收可导致声导抗测试出现中耳压力和鼓膜活动度正常的结果[13]。

儿童声导抗测试反映中耳功能异常时,在进行听觉放大前,应立即转诊耳鼻喉医生或基础医疗机构。对于伴有顽固性中耳功能异常的听力损失儿童,可在中耳功能改善前选配助听器,并非全部儿童在助听器选配前的中耳功能异常都能得以解决。在条件允许的情况下,应采用骨导测试来评估中耳功能障碍导致的听阈的提高。听力师应通过及时转诊和进行医学评估的方式,尽可能减少由于中耳问题导致的助听器选配的延迟,并通过随访的方式监测儿童听力和中耳状态,与儿童的父母和家人及时沟通其中耳功能对助听器选配的影响。

耳声发射可为儿童听力损失部位的确定提供有效信息,但不能提供关于听力损失程度的信息。耳声发射是由外毛细胞产生,且能在外耳道记录到的音频能量。一旦发生轻度以上的感音神经性听力损失,耳声发射会在相应频率上消失或降低。如果耳声发射未引出,中耳功能正常,那么很可能存在轻度或轻度以上的听力损失。即使是轻度的传导性听力损失,通常也会导致耳声发射的消失。这种消失是由于外耳和中耳传声功能的障碍导致,一方面用于诱发耳声发射的刺激声经外耳和中耳向耳蜗传递的过程受到干扰,另一方面,耳蜗产生的耳声发射在反向传递过程中,由于外耳、中耳功能异常,导致外耳道接收到的能量降低或消失,即耳声发射无法正常传出至外耳道并被记录到。因此中耳功能异常导致的耳声发射缺失并不能提示耳蜗功能异常。如果轻度以上听力损失仍能引出耳声发射,常见于以下情况:行为阈值或电生理阈值的可靠性需再次验证以确认听力损失程度的准确性。对于有显著听力损失且耳声发射引出的情况,提示可能伴有听神经病。听神经病的致病部位发生在耳蜗以上,而耳蜗外毛细胞功能正常,因此在听阈显著升高的

> **知识点** ✓
>
> 对婴幼儿整体听觉发育和对声音反应的评估而言,出现或不出现无条件化的反应都是有价值的。然而,这种无条件化的反应由于准确性的限制,尚不能用于决策助听器选配指征和放大。

> **特别注音**
>
> 相比有明确分型的 226Hz 探测音的声导抗,婴儿 1000Hz 探测音声导抗的分型更具有挑战性。后者发展为一套独立的分型体系(Daldwin 等[14]),即 Daldwin 基线法:从声导纳图负压起点到正压终点之间画一条基线,若鼓室图的波峰在基线以上,则中耳功能考虑为正常。若鼓室图的波峰在基线以下或多次跨域基线,则认为中耳功能异常。

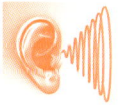

情况下耳声发射仍可正常引出。尽管听神经病发生率不高，但如果中度至重度听力损失儿童的耳声发射可引出，则仍需要进行进一步诊断以明确是否伴有上述异常。下一章节将着重讨论听神经病儿童与其他永久性听力损失儿童助听器选配的区别。

四、特殊的助听器选配

（一）轻度听力损失

轻度听力损失儿童与听力正常儿童相比，往往会表现出交流和学业困难及社会心理等方面的问题[15,16]，但上述问题在不同儿童中存在较大的个体差异[17,18]。回顾轻度听力损失儿童的听觉言语能力发展的文献发现，决定这部分听力损失儿童是否接受助听器选配的决策方法并非一致。例如，近期的一项关于听力损失儿童发展的研究表明，有轻度听力损失的儿童，一部分选配助听器进行积极的早期干预，也有一部分没有进行任何干预[11]。因此，在发育滞后现象产生以前，通过客观的方法对是否具备助听器选配指征做出决策显然十分重要。

对于轻度听力损失儿童，未助听和助听条件下 SII 的对比就可以作为这样一项客观决策方法。尽管 SII 为量化听力损失对儿童言语可听度的影响提供了一种途径，然而，可听度降低的程度和接受助听器选配的决策两者间的关系尚没有明确建立。一些未助听条件下 SII 为 0.85 的轻度听力损失已经影响言语和语言的习得，而有些相似的听力损失则对言语和语言习得并未产生明显影响[11,18]。一些临床指导方案建议持续监测轻度听力损失儿童交流能力发育过程中的关键环节，通过监测结果考虑是否进行助听器选配。但这并不能在交流能力发展出现滞后之前进行干预，因此这种监测对预防轻度听力损失导致的发育滞后并不是一种有效的手段。最新的研究表明，对于轻度听力损失儿童，接受早期放大干预比未进行干预的儿童在言语和语言习得方面体现出优势[11]。

鉴于最新的研究证据，以及早期干预以最大程度减少发育迟缓的重要意义，美国听力学学会儿童放大指南（American Academy of Audiology Pediatric Amplification Guideline）建议，具有任何程度听力损失的儿童都应考虑助听器选配。

（二）单侧听力损失

单侧听力损失对发育和交流也会产生重要影响，尽管另一侧听力正常。就像轻度听力损失儿童一样，不同研究和不同个体间单侧听力损失导致的影响也存在差异[19,20,21]。有些单侧听力损失儿童即使没有选配助听器也未感到困难，而有些单侧听力损失儿童在听觉和交流方面暴露出的缺陷则与双侧听力损失儿童一样。然而到目前为止，尚不能预测出哪些单侧听力损失儿童将表现出听觉和交流缺陷并进行有针对性的干预。既往研究中，单侧听力损失儿童选配助听器的比例为 9%[22]~49%[23]，这也反映出对于单侧听力损失是否需要和如何干预并没有定论。在进行决策前，听力师要权衡多种因素。一个主要因素为听力损失耳的听力损失程度。就像双侧听力损失一样，单侧听力损失的程度可由轻度至极重度不等。对于轻度到中度听力损失，许多指南建议进行助听器选配。对于可助听的单侧听力损失，有可能通过放大为其提供双耳刺激。

对于单侧重到极重度听力损失的儿童，助听器并不能使其直接利用残余听力而获益。有部分研究显示为差耳选配助听器会导致整体效果的下降，这种现象被称为双耳干扰[24]。对于单侧重度至极重度听力损失儿童，目前没有一致的最优解决方案，常规干预措施有 3 种：①将患耳侧的声音传递到正常听力耳侧；②在噪声或特殊聆听环境中提供听觉辅助技术；③人工耳蜗植入。

第一种放大方案是将患耳侧声音信号传递到对侧耳，即信号对传路径（contralateral routing of sound，CROS）。对于单侧重至极重度听力损失儿童，可在患侧佩戴麦克风并将采集到的声音无线传输至健耳，或可利用骨传导，将患侧耳声信号传至健耳。对于某特定儿童，至于具体选择气

> **特别注意**
>
> CROS 不能恢复双侧听力，信号仍被传递至单侧耳蜗。这意味着对于单侧听力损失，CROS 可以实现接收到患耳侧的声信号，但不能恢复双耳聆听。

导无线 CROS 还是骨导 CROS，取决于听力正常耳的堵耳程度。对于婴幼儿和低龄儿童，在健侧佩戴 CROS 的接收器装置可能产生堵耳效应，从而降低可听度。个体的堵耳效应的程度应采用探管麦克风测试技术在耳道内进行个体测量，即进行真耳未助听反应和真耳堵耳反应测试（前者在开放耳道条件下测试，后者在健侧耳佩戴接收器条件下测试）。如果通过两者的对比提示 CROS 的佩戴在接收到患侧声音的同时影响了健侧耳的聆听，则不推荐采用 CROS。

骨传导 CROS 利用机械传导，由头骨的振动将声音传至正常耳。由于骨导 CROS 无堵耳效应，在这一点上比气导 CROS 有优势。婴幼儿佩戴骨导 CROS 需佩戴头带，对于年龄较大的儿童使用骨导 CROS 时可选择手术植入。对于单侧重度至极重度听力损失婴幼儿佩戴 CROS 的支持证据尚比较有限，并且结果差异较大。对 3 名单侧重度听力损失青少年的研究中显示，在言语和噪声空间分离的条件下，佩戴 CROS 有利于噪声下言语识别。另外，家长和儿童自我报告中也显示出获益[25]。然而 Pennings 等[26]的研究表明，仅有 50% 的儿童和成人在接受为期 2 周的佩戴软带骨导 CROS 试验后，表示愿意选择手术植入骨导 CROS。此研究显示骨导 CROS 获益较为有限。因此，在考虑骨导 CROS 植入前，为期更长的软带试戴试验和效果评估十分必要。

以往单侧极重度听力损失一般不考虑进行人工耳蜗植入术，其原因主要是对侧听力正常。最新的研究表明，单侧重度至极重度听力损失患者可考虑人工耳蜗植入，但现有的研究较少，尤其是单侧听力损失儿童植入人工耳蜗[27, 28]。尽管关于单侧重度至极重度听力损失患者植入人工耳蜗的益处的证据越来越多，但大量单侧听力损失儿童不能达到手术植入要求；部分单侧极重度听力损失儿童伴有耳蜗解剖结构异常或第Ⅷ对脑神经异常，此为人工耳蜗植入术的禁忌证[29]。因此对于单侧听力损失儿童，专家们需要就耳蜗和听神经的影像学评估进行谨慎的讨论，符合条件才可推荐人工耳蜗植入术。

单侧听力损失的负面影响使得需要考虑放大干预、听觉辅助技术或人工耳蜗植入。然而对于某一特定单侧聋儿童，到底上述哪一种是最佳的干预手段？迄今为止，关于这方面的研究证据仍十分有限。Cincinnati 儿童医院医学中心就单侧听力损失发表了一篇综合性论述，其中就 CROS 的效果评估和进一步的证据支持给出了推荐意见。对于单侧听力损失儿童，应考虑助听器放大从而使对儿童发展和交流中的潜在影响降到最低。对于单侧听力损失儿童的干预决策，尚需进一步的研究给予支持。

（三）听神经病

在前面助听器选配前听力学诊断评估章节，我们提到过听神经病（AN）是一种特殊类型的神经性听力损失。感音神经性听力损失的受累部位主要在耳蜗和（或）听神经。AN 是感音神经性听力损失中的一种特殊类型，即耳蜗功能正常，而耳蜗和听神经连接处或听神经功能障碍。AN 的典型特征表现为耳蜗外毛细胞功能正常，可引出耳声发射或耳蜗微音电位，但合并严重的神经功能异常，例如 ABR 波形消失或严重异常。临床中 AN 的干预十分复杂，原因在于尽管 AN 表现为相似的临床特征，但致病部位却不尽相同。听觉系统中多种不同的听觉障碍被统称为 AN。例如，听神经缺如和听神经同步化异常均可被诊断为 AN[30]。由于致病因素的不同，不同个体在听觉能力和技巧方面表现出显著的差异性，然而，由于缺乏诊断的特异性，这些表现各异的个体被冠以相同的标签，即均被诊断为 AN。AN 患者的行为测听结果可从正常至重度听力损失，不仅听力损失程度具有显著的个体差异，听力曲线构型也多种多样[31]。上述诸多变异导致 AN 儿童是否应推荐选配助听器也尚未达成一致[32,33]（见 Roush 等[34]的综述）。对于大多数行为阈值显示为极重度听力损失的 AN 儿童，由于听力损失程度严重影响可听度，因此对于这类 AN 儿童，同常规感音神经性听力损失儿童一样，往往推荐人工耳蜗植入[35]。行为阈值为轻度至重度的 AN 患儿，从放大中受益的情况与同龄感音神经性听力损失儿童相比，表现为更多的变异性。AN 儿童是否需要选配助听器，以及是否能从中获益往往不能以听力图的结果进行预测。成效较好的助听器选配者往往是在时域分辨中表现为阈上缺陷的 AN 患者[36]。初步证据提示，皮层听觉诱发电位可对听觉通路的完整性提供辅助信息[37]，但目前为止，尚不能明确区分哪些 AN 患者将是成功的助听器佩戴者。

North Carolina 大学 Chapel Hill 分校的研究者们针对 AN 患者的干预开发出一套阶梯式管理方案[35]。在此方案中，每一位诊断为 AN 的儿童都将依据其行为测听的结果进行助听器佩戴的试验，助听器选配中采用儿童处方公式，其选配和验证过程遵循与常规感音神经性听力损失儿童一致性原则。由于 AN 患者 ABR 缺失或显著异常，因此在助听器选配前获得行为阈值十分重要。通过条件化行为测听获得婴幼儿可靠的听阈只有到 6 个月或更晚才能实现，这导致 AN 患儿选配助听器往往出现延迟。一旦选配了助听装置，我们要密切监测听觉和言语发育，尤其是一些发育的关键点。对于佩戴助听器表现出言语和语言进步的儿童，可建议其继续使用。而对于那些佩戴助听器后听觉反应或发育进步十分有限的儿童，则应推荐其进行人工耳蜗植入的评估。近期研究显示，采用这种阶梯式管理方案进行放大干预的 AN 儿童，在言语和语言方面效果和普通感音神经性听力损失儿童相近[33]。轻度到重度听力损失的 AN 儿童应在行为阈值获得后尽早进行助听器佩戴试验，以避免助听器选配或人工耳蜗植入的延迟。

五、儿童助听器验配处方公式

儿童一旦被确诊为永久性听力损失，便需要选配助听器，并通过助听器提供足够的放大以保障言语可听度。对于某一特定程度的听力损失，增益的大小通常需要经过验证的、有循证支持的处方公式来确定，处方基于个体听力阈值生成。助听器的输入输出函数具有多级增益且通常是非线性的，现代的处方公式就是建立在此假设基础上的。因此，处方中的增益量取决于听力损失程度和信号的输入水平。对于儿童来说，研究最深入并且使用最广泛的 2 种助听器放大处方公式是 DSL v5.0a（desired sensation level multistage prescriptive approach）[38] 和 NAL-NL2（national acoustics laboratory nonlinear prescriptive approach）[39]。这 2 种处方公式都有儿童版本，较成人版本提供更大的增益和更好地可听度。相比于成人来说，儿童需要更高的处方增益是因为儿童对可听度的要求更高[5]。已有研究证明，更高的可听度可以促进佩戴助听器儿童的语言发育[9]和语音识别[3]。与相同听力损失程度的成人相比，儿童表现出更高的听力偏好水平[40]。然而，儿童版 NAL 和 DSL 的增益值和可听度也存在着差异。图 11-2 展示了针对 3 种不同听力水平，DSL 与 NAL 处方之间的差异。

通常来说，对于相同的听力损失程度，DSL 比 NAL 提供更多的增益和更好地可听度，但在某些情况下差异很小。Ching 及其同事[41]在一项研究中比较了相同听力水平的患者使用 DSL 和

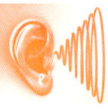

> **争议点**
>
> 一些研究人员认为，较低输出的 NAL-NL2 如果可以获得与 DSL 相似的结果，那么应该优先选用 NAL-NL2，原因在于 NAL-NL2 降低了响度过大引起不适和过度放大的风险。另有研究人员认为，DSL 的高输出所带来的更强的可听度有助于儿童在一些特殊环境下的聆听。解决上述问题有待于进一步的研究。

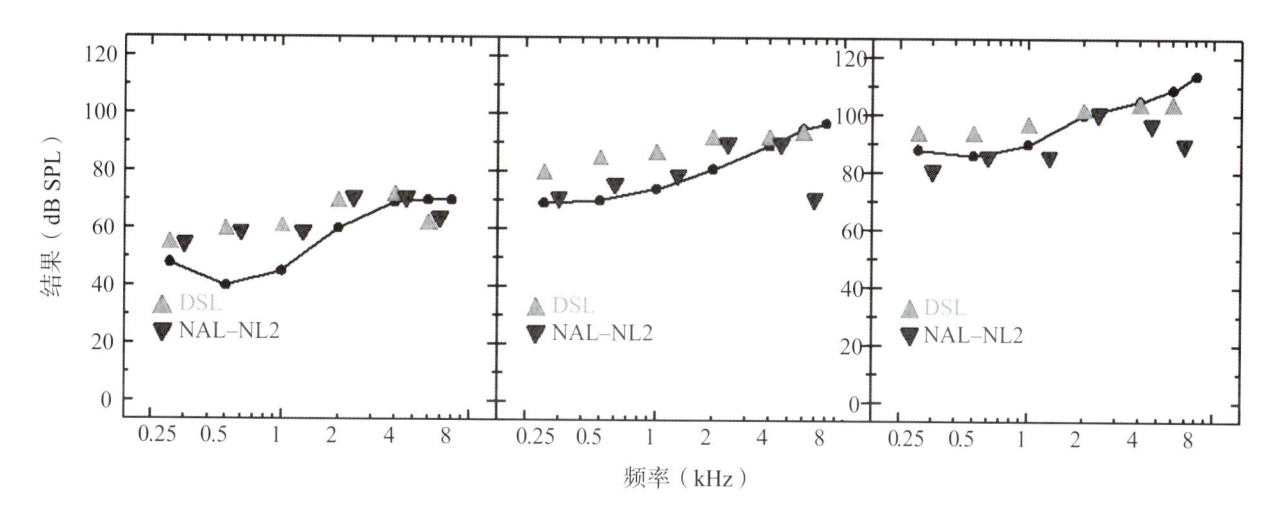

▲ 图11-2 60dB SPL 的输入条件下，NAL-NL2 和 DSL m i/o 对 3 种不同听力水平助听可听度对比

轻至中度听力损失（左图）、中重度听力损失（中间图）、重度~极重度听力损失（右图）。黑线连接黑点为听力阈值，单位为 dB SPL。向上三角符号代表 DSL 的目标输出，向下三角符号代表 NAL 的目标输出，上述输出均基于 3 岁儿童真耳 - 耦合腔差值。随听力损失程度的加重，DSL 和 NAL 处方之间的可听度差异有所增加

NAL 处方公式在助听条件下的可听度和响度评级，结果显示 DSL 提供的可听度略高于 NAL-NL2，但 DSL 的响度评级显著高于 NAL。作者认为，对于大多数听力损失，两者提供的可听度相当，但由于 NAL-NL2 的响度评级较低，可能使用者更偏好此公式。

尽管相同听力水平 DSL 和 NAL 儿童处方式的可听度存在明显差异，但大量研究表明，2 种处方对儿童助听的效果大致相当。Ching 和他的同事们[42]通过一项随机对照试验的研究发现，采用 DSL 和 NAL 的儿童在总体语言发育方面没有差异。然而，Ching 等[41]通过建模研究提示，经 DSL 给出的较高输出有导致因放大过度而引发听力损失的潜在风险，尤其是在重度~极重度听力损失的患者中。该研究定义了放大的安全上限，同时提示听力损失超过 70dB 的儿童若使用 DSL，可能会有听力下降的潜在风险。McCreery 等[43]采用跟踪评估的方式对 Ching 等[41]提出的安全上限进行验证，研究中一组儿童助听器输出超过安全上限，一组在安全上限以内，儿童每天助听器佩戴至少 10h，连续跟踪 4 年。结果显示超过安全限值的儿童没有表现出明显的听力下降。因此，应用 DSL m i/o 的轻度~重度听力损失的儿童，只要采用适当的临床技术对助听器输出加以验证，一般不存在助听器放大导致的听力下降的风险。验证方法将在接下来的两章中进行详细讨论。

总而言之，对于佩戴助听器的儿童来说，NAL-NL2 和 DSL m i/o 都是经过验证的处方公式。在大多数情况下，使用任何一种处方公式，都可以使相同听力水平的患者获得相类似的可听度。处方公式为特定听力损失所需的增益量提供了一个标准方法，但随着年龄的增长，孩子们能够表达自己对放大量的需求，需要根据个人偏好调整助听器各频率的响应。若不考虑个人的听力偏好会导致其不愿意佩戴助听器，但应当明确的一点是：降低增益可能导致可听度的下降。当患者抱怨响度不适或对音质不满时，在降低助听器的输出以解决患者的问题之前，应首先寻找相应的替代策略来改善特殊聆听环境下的聆听舒适度。对于噪声环境，可使用特定的程序或频率响应，如采用 DSL-noise 处方公式，从而在降噪的同时最大程度上保障言语声可听度[44]。另一种方法为噪声管理策略，这种方法可以改善噪声中的聆听舒适度[45]，而不对言语理解造成负面影响[46]。儿童助听器选配的处方方法对于任何初

219

始选配都可提供很好的帮助，对于无法描述自己聆听感受的婴幼儿更是尤为重要。随着年龄的增长，即便儿童可以表达个人聆听偏好，处方公式的使用仍然十分重要，任何由于聆听偏好而做出的偏离目标增益的调整都应该十分谨慎并做出记录，以免对言语可听度产生影响。

六、助听器的基本特征

对于婴幼儿来说，在选配助听器时，除了需要提供充分的可听度，还有许多因素需要考虑。如前一节所述，助听器必须能够提供充足的增益，以达到与儿童听力损失程度相匹配的目标值。此外，听力损失婴幼儿其他方面的特殊需求也会影响助听器的选择。例如，助听器如何与耳朵耦合，以及哪些先进的信号处理特征可能对其有益，每一个问题都需要仔细评估儿童的聆听需求，这些需求的考虑不仅仅针对选配时，还要考虑到患儿的成长和发育。

（一）助听器的外观

一般来说，耳背式（behind-the ear，BTE）助听器是听力损失儿童最常用的类型。它的耐久性和可靠性通常比定制的耳内式（in-the-ear，ITE）助听器高。随着儿童耳道的发育，BTE助听器的耳模可以定期更换，这与ITE助听器不同，后者必须将整个设备送还至制造商以定制新的外壳。一般来说，相比于ITE助听器，BTE助听器的选配范围更大，即能够覆盖更大范围的听力损失。因此，即使儿童的听力水平下降，重新编程助听器仍可满足他的聆听需求。实际上，许多BTE助听器可以覆盖轻度至重度的听力损失，并且大多数BTE助听器都能兼容与各种设备的连接，比如教室中使用的调频或数字调制（FM或DM）系统，以及与计算机和手机的无线连接。ITE助听器需要将所有部件放入耳中，由于空间的限制，可能无法提供与BTE助听器相同的连接功能。总的来说，BTE助听器提供了儿童助听器所需的灵活性、连接性和持久性。

近年来，BTE助听器的尺寸有所缩小，对于听力损失成人来说，助听器和耳朵的耦合方式有了新的解决方案并得以流行。这就是受话器在耳内（receiver-in-the-ear，RITE）助听器，也称为受话器内置式（receiver-in-canal，RIC）助听器，即将受话器置于耳道内的BTE助听器，而非传统的BTE助听器那样将受话器置于助听器内（图11-3）。

RITE助听器在成人中越来越受欢迎，因为其体积小，并且相比于通过耳模固定的BTE助听器来说，佩戴的舒适感更好。此外，RITE助听器在声反馈抑制方面也有所改善，避免刺耳的哨声或嗡嗡声的出现。这也促进了减少堵耳感的助听器即开放耳助听器的发展。部分开放耳助听器同时也是RITE助听器，也有些开放耳助听器就是传统BTE助听器，但采用细声导管与圆顶状开放耳塞相连。与需要耳模的传统BTE助听

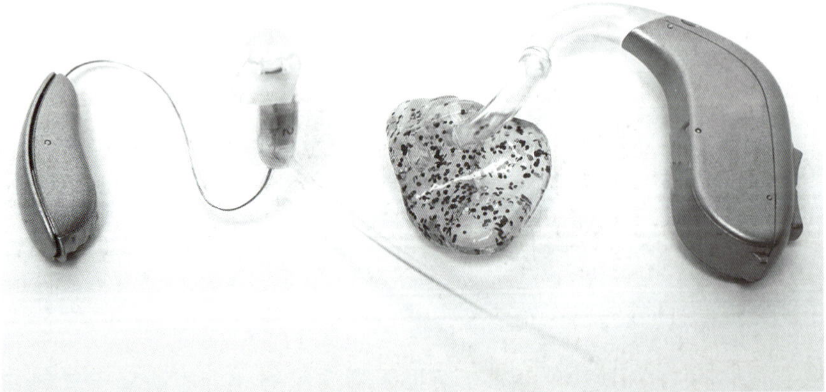

◀ 图 11-3 RITE 助听器和 BTE 助听器对比
注意每种设备受话器位置

器相比，开放耳助听器和RITE助听器都为成年听力损失患者提供了更加舒适和美观的选择。近年来，助听器的上述进展促使一些听力学家开始考虑，儿童是否能像成人一样从RITE助听器或开放耳助听器中获益。

与放大决策一样，在为儿童选配RITE助听器或是开放耳助听器时需要考虑多种因素。首先要考虑RITE助听器或开放耳助听器是否能够满足儿童的可听度需求，这不仅包括儿童当前的可听度需求，还需要考虑其听力损失进展所需的增益。大多数RITE助听器和开放耳助听器是为成人设计的，尤其适合老年性聋或噪声暴露导致的轻中度高频听力下降。与成人相比，儿童更易出现包括低频下降在内的感音神经性听力损失[47]，这意味着在某些情况下，RITE助听器和开放耳助听器可能无法提供足够的增益以提高可听度。此外，许多RITE助听器和开放耳助听器的增益范围较为有限，无法应对儿童听力损失进展的情况。因此，为儿童选配RITE助听器或开放耳助听器之前需要明确助听器的增益范围，以确保能够满足儿童当前及未来的听觉需求。

儿童选配RITE助听器或开放耳助听器还有其他的限制，助听器的佩戴就是其中的挑战之一。对于活泼好动的儿童来说，与耳朵保持良好的贴合成为一个需考虑的重要限制因素。此外，由于RITE助听器的受话器放置在耳道内，每年需要更换1~2次，这会增加父母和看护者的经济负担。再有，正如下一章将要讨论的，RITE助听器和开放耳助听器耦合腔验证的选择受限，须在耳道中使用探管麦克风测量，而这种验证方法往往不适用于婴幼儿和低龄儿童。一般来说RITE助听器和开放耳助听器的尺寸较小，这也使助听器连接FM或DM系统及拾音线圈受限。出于上述原因，RITE助听器或开放耳助听器可能并不适合青春期之前的儿童。

（二）助听器耦合系统

因为BTE助听器是婴幼儿和儿童选配的首选类型，因此大多数儿童助听器都会与相应的耳模连接。在儿童耳模的选择上，有些重要的方面需考虑的因素比成人要多。首先，与成人相比，儿童耳模的材料常常更为柔软。通常建议使用乙烯基或硅树脂材料用于儿童耳模制作，因为丙烯酸材料可能难以修整，且会对婴幼儿柔软、弹性的耳郭造成皮肤刺激。一旦儿童到了学龄期或青春期，针对一些特殊患者，如为了更好地固定，或其偏好质地较硬的耳模，制作材料可更换为丙烯酸。所有材料的耳模都有各种各样的颜色可供选择，这不仅可以让父母和孩子选择他们更为喜欢的颜色，也有助于助听器从耳朵脱落或丢失时更容易被找到。

儿童耳模的通气孔也与成人不同，这与两者外耳道声学和物理特性相关。对于婴儿来说，由于外耳道非常狭小，可能无法制作通气孔。其至幼儿和学龄前儿童，其外耳道大小可能也不足以制作通气孔，或是由于外耳道大小的限制，只能制作一个与导声孔连接的交叉通气孔。但儿童耳模应避免采用交叉通气孔，以避免降低高频响应。一旦儿童外耳道足够大，可同时容纳一个导声孔和一个通气孔，那么通气孔将会很有帮助，尤其对那些1000Hz以下频率听力正常的儿童，他们使用无通气孔耳模时可能会有堵塞感。需要注意的一点为：通气孔会降低助听器低频输出，这可能会影响对低频声的可听度。

通常成人耳模可以使用数年，但儿童必须更频繁地更换耳模，尤其是1岁以内的婴儿。由于外耳道发育迅速，在婴儿1岁以内通常需要每3

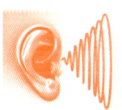

> **特别注意**
>
> 对于听力损失青少年，传统BTE助听器的外观往往不受欢迎，这可能导致他们学业和社会交往的关键时期的助听器使用时间下降。青少年可以解决一部分RITE助听器和开放耳助听器的局限性，例如与外部设备的连接，或是一般的护理和保养。此外，大多数青少年可以配合完成RITE助听器和开放耳助听器的验证，因此，对于青少年来说，RITE助听器或开放耳助听器或许是一个可行的选择。

> **知识点** ✓
>
> 使用一个可调节的耳模通气孔，如 Westone's Select-A-Vent (S.A.V) 型通气孔，可以让听力师在通气孔中插入调整塞，这些调整塞有不同内径的孔隙，可以调节通气孔的大小。选择内径较小的孔塞，可以减少通气孔对低频放大的损失。然而，这可能引起儿童对外耳道堵塞感的抱怨。因此在通气孔的选择上需要权衡上述两方面因素。

> **知识点** ✓
>
> 对于 1 岁以下婴儿应每隔 3 个月评估一次耳模与助听器耦合情况，12—36 月龄婴幼儿应每隔 6 个月评估一次。除了检查耳模在外耳道内的贴合度及是否有反馈外，评估耳塞贴合度的最有效方法是使用下一章将讨论的验证方法来确定耳塞贴合度是否损害了听觉能力。

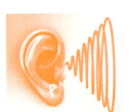

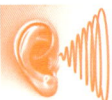

个月更换一次耳模。1 岁以后，耳模需每 6～12 个月更换一次，更换频率取决于制作耳模的材料和孩子外耳道生长速度。可根据耳模在耳内贴合固定情况及是否出现声反馈（啸叫）来判断是否更换耳模。反馈抑制处理算法所导致的一个不良反应为：当反馈发生前，耳模和外耳道的贴合度已经很差。由于耳模与外耳道间出现间隙，耳模传输助听器放大声音出现损失，就如同出现了一个意外的通气孔，这会减少助听器在儿童外耳道内的声输出和可听性。这些声学上的变化可以在耳模出现明显贴合问题之前很久就发生。因此，当婴幼儿和低龄儿童出现声反馈或耳模贴合问题时，或助听器的输出减少到无法提供有效可听度时，应及时更换耳模。

应指导家长在助听器定期评估之间的日常生活中密切关注可能出现的声反馈和耳模贴合度问题。如果出现耳模贴合不良或声反馈问题，在不具备立即更耳模的条件下，在耳模上涂抹少量润滑油可暂时改善耳模与外耳道贴合状况，直至耳模可以重新制作。

（三）防护特征

大多数佩戴助听器的成人可以根据需要更换电池和调节助听器控制音量。婴儿和幼儿不仅不能在这些方面控制他们的助听器，甚至在某些情况下可能会有误食电池的危险，或者不小心误碰音量控制按钮而改变助听器输出。为儿童选择的助听器必须具有锁住电池仓并根据需要禁用音量控制的选项。助听器上的防开启电池仓通常是带有锁紧装置的特殊电池门，需要使用特殊工具或操作方式才能打开。应指导家长掌握如何开合电池仓，以便根据需要更换电池。关闭音量控制功能在大多数情况下可以使用助听器编程软件来实现。但在一些老款助听器中，需采用手动的方式用塑料盖阻塞音量控制。随着儿童年龄及其对助听器操控和维护能力的增长，应不断评估上述防护特征的使用情况。当孩子们长大到足够可以理解、更换和正确处理他们的助听器电池时，大多数情况下可以将防开启电池仓更换成标准型。随着儿童年龄的增长，在音量控制方面，听力师可为具有足够能力的儿童选择可调控音量的助听器，以便他们使用音量控制功能。

（四）助听器固定

把助听器固定孩子们的耳朵上是一项具有挑战性的任务。可以采用各种各样的固定保留装置使这一挑战最小化，这些装置可以将助听器固定在适当的位置，或者取下助听器时至少将助听器固定在儿童身上，以避免丢失耳模或助听器。Anderson 和 Madell[48] 总结了最受儿童家庭欢迎的固定装置，包括每种的优点和缺点。固定装置大致可分为绳状装置、帽状装置、黏合剂 3 类。上述 3 种装置的实例都在图 11-4 中给出。

绳状固定装置是一种常见的固定策略，它通过一个套筒或环套连接在助听器上，与套筒或环套相连的挂绳通过夹子固定到孩子衣服上。最佳的绳状固定装置有可伸缩的绳子和覆盖在助听器上的套筒，可以减少设备暴露在汗水中。帽状固定装置使用相对有限，但对那些喜欢伸手去拿掉

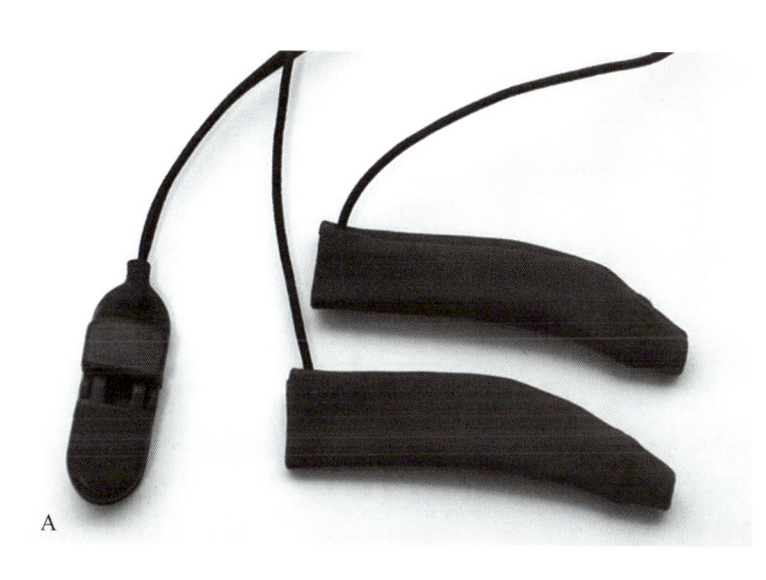

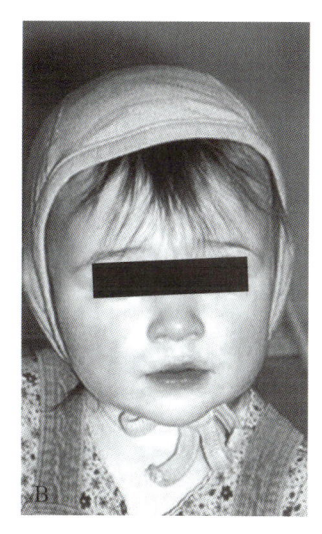

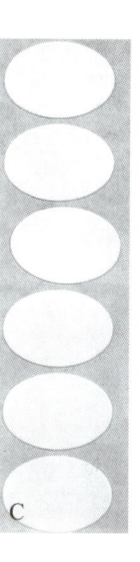

▲ 图 11-4　儿童助听器固定装置，从左至右为绳状装置（A）、棉性帽（B）、生物相容性黏合胶带（C）

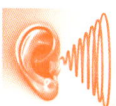

> **知识点**
>
> 并非所有的固定策略对每个家庭都同样有效。应该为每个家庭的孩子都提供多种选择。有趣的是，我们在临床中发现，一些家庭可能会同时使用多种固定策略，以减少助听器掉落或丢失。

助听器的婴儿来说是有效的选择。由于帽状固定装置会覆盖助听器，应对帽状固定部分进行检验，以确保不会降低助听器的声信号输入。帽状固定装置不降低助听器声音输出的性能被称为透声（acoustically transparent），可采用下一章描述的方法加以验证。此外帽状固定装置在夏天和炎热气候下使用也可能会不舒服。黏合剂是生物相容性胶带或胶水，可将助听器直接贴在皮肤上。使用时把假发或假发带放置在助听器一侧，用胶粘剂固定在儿童头部。一些助听器制造商还销售与助听器大小相同的生物兼容胶带。上述有各种各样的固定策略，可以让那些担心丢失助听器和耳模的家长们得以放心。

七、选择助听器高级特征

越来越多的助听器具有广泛的高级信号处理功能，这些功能旨在采用对使用者有益的方式进行输入信号的处理。然而，目前众多关于助听器信号处理策略的研究都是在成人中完成。即使研究针对儿童进行，结果也可能需要多年时间才能发表，这导致我们在对助听器信号处理策略如何影响儿童感知方面的认识上存在差距。本节将描述选择助听器高级功能和儿童助听器信号处理策略的相关注意事项。在某些情况下，建议和决策过程几乎与成人助听器选配过程相同。而有些情况下助听器特征的推荐可能与特定年龄或发育阶段相关。儿童助听器通常带有许多高级特征和信号处理方式，但听力师需要确定这些功能是否适合提供给儿童及何时提供。接下来将讨论 5 种不同的信号处理策略和特点：幅度压缩；数字降噪；方向性麦克风；反馈抑制；降频。

本章将简述每个功能，以及儿童特定的启动或延迟启动的基本原理。

（一）幅度压缩

幅度压缩是指随着输入级的增加，大多数助听器会降低信号增益。幅度压缩在助听器中应用非常广泛，因此通常不认为它是一种高级功能。与之对应的线性放大在现代儿童助听器处方中应用较少。因此，幅度压缩的决策不在于是否选择此功能，而在于确保特定助听器经幅度压缩处理后，其输出在广泛的言语输入范围内能与目标输出相匹配。一个特定的幅度压缩算法在各个输入级是否能提供足够的可听度，可以使用下一章描述的验证技术来确认。

McCreery 等的系统综述中指出了支持儿童使用幅度压缩的证据，以及采用幅度压缩满足儿童助听器非线性放大的处方方式[49]。大部分针对儿童的幅度压缩研究在 21 世纪初完成。尽管至今幅度压缩策略已经发生了重大变化，但许多研究成果至今仍在采用。关于儿童助听器幅度压缩，通常采用以下 3 方面评估指标：可听度、言语识别和听者偏好。

与线性处理相比，幅度压缩提高了整体[50]和轻柔声信号[50,51]的可听度。与线性放大相比，采用幅度压缩的处理方式可以将更大范围的输入信号输出到听者有限的听觉动态范围内，因此可有效改善言语可听度。动态范围通常定义为听阈与不适阈之差。线性放大对任何输入级别的信号均提供相同的增益，这意味着，当中等大小的输入声级别可听到时，轻柔声音就可能听不到，而大声可能引起不适。随着输入级的增加，逐渐减少放大量，使轻柔声音能被听到，而大声输入时由于减少放大量可以更好地避免不适感的发生。宽范围输入信号下线性放大与幅度压缩的可听度关系如图 11-5 所示。

幅度压缩所带来可听度的改善也可能会进一步改善言语识别。相比成人，儿童更有可能从可听度受益，且该现象已被多项研究证实[5,6]。对于普通会话级别的输入，与线性放大相比，幅度压缩似乎不能改善言语识别[52,53]。该结果并不令人惊讶，幅度压缩对可听度的改善主要体现在轻柔言语信号输入时。对于轻柔言语信号的输入，部分研究结果显示幅度压缩比线性放大更能提高言语识别能力[50,51,54]，另外有结果显示两者之间无差异[53,55]。综上所述，在特定条件下，幅度压缩对轻柔言语可听度的改善可能会进一步改善言语识别。

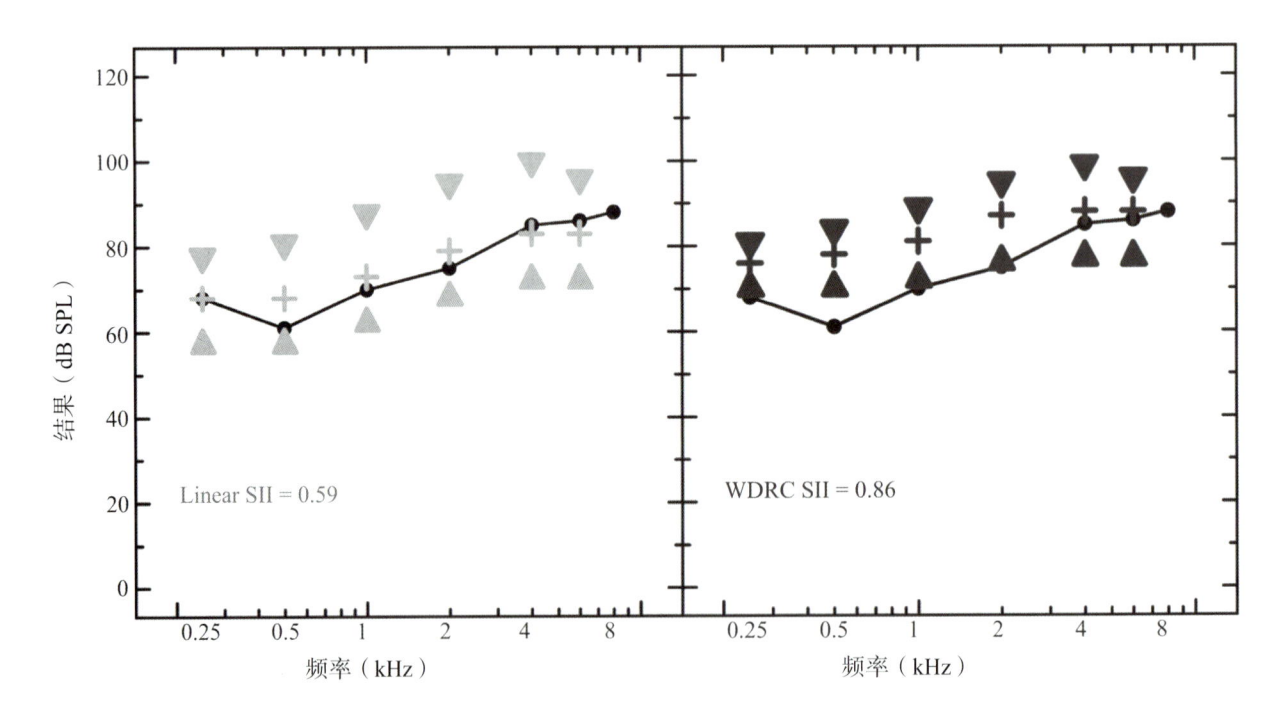

▲ 图 11-5　针对相同听力图线性和非线性放大对比

黑线连接的黑点代表儿童听力阈值（中重度听力损失）。左图（灰色符号）代表轻声（向上三角）、中等声音（加号）、和大声（向下三角）的线性放大。右图（黑色符号）代表轻声（向上三角）、中等声音（加号）和大声（向下三角）的非线性放大和幅度压缩。注意 60dB SPL 和轻声输入下非线性放大条件下可以提供更大的可听度

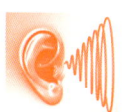

> **争议点**
>
> 有证据表明，幅度压缩带来的可听度性改善，是以特定言语失真度增加为代价的（Bor 等[56]）。此方面大部分的研究都在成人中开展，但在儿童助听器选配中使用幅度压缩策略成为了一个潜在值得关注的问题。针对儿童开展的此类研究很少，整体研究结果显示，幅度压缩对于言语识别或具有改善作用，或未表现出影响。这表明，幅度压缩对言语识别的负面影响可能仅限于成人或某些特殊聆听条件，上述问题在儿童群体中尚未得到证实。

> **争议点**
>
> 针对成人（Bentler[57]）和儿童（McCreery 等[58]）研究的文献回顾表明，数字降噪并不会改善或降低听力损失儿童或成人的言语识别。研究中缺乏可衡量的指标，并未改变消费者对数字降噪可以改善噪声环境中语音识别的看法。应对患者和其家人给予充分的咨询，使其对降噪功能建立合理的期望值。

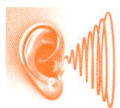

关于幅度压缩的另一个关键因素，即儿童是否更喜欢幅度压缩而不是线性放大来进行放大。与线性放大相比，幅度压缩既可提高轻声的可听度，又可改善大声的舒适性，因此有望提高聆听满意度。总结两项研究，与线性放大相比，更多的孩子更喜欢在实际生活中使用幅度压缩策略[52,53]。然而，在每一项研究中，都有少数儿童更喜欢线性放大。出现这种结果可能与以下情况有关，即许多参与该项研究的受试儿童之前采用线性放大，他们更喜欢与自己之前助听器类似的放大策略。或者一些聆听者就是更喜欢线性放大。由于参与研究的受试者人数较少，因此尚未获得用于预测个体对线性放大或幅度压缩偏好的具体指标。根据个人聆听偏好对儿童使用线性放大的决定时，应该权衡从幅度压缩切换到线性处理时可能会发生的可听度下降。

总的来说，幅度压缩已经被证明可改善轻声的可听度和言语识别。与线性放大相比，大多数听力障碍儿童更喜欢使用幅度压缩策略。此外，NAL-NL2 和 DSL 处方都基于幅度压缩用于最大限度地提高轻声的可听度，同时可保持对较大声音的舒适性的前提。基于上述原因，幅度压缩策略在儿童助听器选配中被广泛接受。下一章将讨论幅度压缩的验证，以确保宽范围输入水平下的可听度。

（二）数字降噪

数字降噪是指一组信号处理策略，设计目的在于降低感知背景噪声。当助听器探测到输入信号主要为噪声成分时，数字降噪将启动增益衰减。大多数数字降噪算法的增益衰减，要么出现在宽频范围内，要么可能仅限于检测到噪声的频率。听力师需决定是否启动数字降噪功能，也可能需要确定当数字降噪被启动时的增益降低量。由于数字降噪降低了增益，因此当该特性被启动时，很可能会降低可听度。数字降噪的实例如图 11-6 所示。

如果助听器的输入中同时存在语音和噪声，增益衰减将同时降低两者的可听度。这就引出了数字降噪算法是否适用于儿童的问题，因为可听度是预测助听器使用效果的一个重要指标。

在对儿童助听器选配时，是否启动数字降噪功能可以从多方面因素考虑。首先，最近的几项研究表明，对于听力正常的儿童[59]或佩戴助听器的儿童，启动数字降噪功能既不能提高言语识别，也没有降低言语识别[16,60]。这表明，由于数字降噪导致的增益衰减没有对言语识别产生正面或负面影响。很少有研究调查佩戴助听器的儿童对数字降噪的偏好，但 Gustafson 及其同事[59]在一项言语清晰度分级量表的研究中发现，听力正常儿童对经数字降噪处理的言语清晰度更高。然而，这种偏好在不同儿童之间表现出明显的个体差异，这表明并不是所有的儿童都认为数字降噪提供了更好的聆听感受。Scollie 等[45]最近比较了儿童对多个不同数字降噪算法的降噪处理的偏好程度评分，发现无论是否启动数字降噪，或提高数字降噪级别，儿童的偏好程度选择一致。该

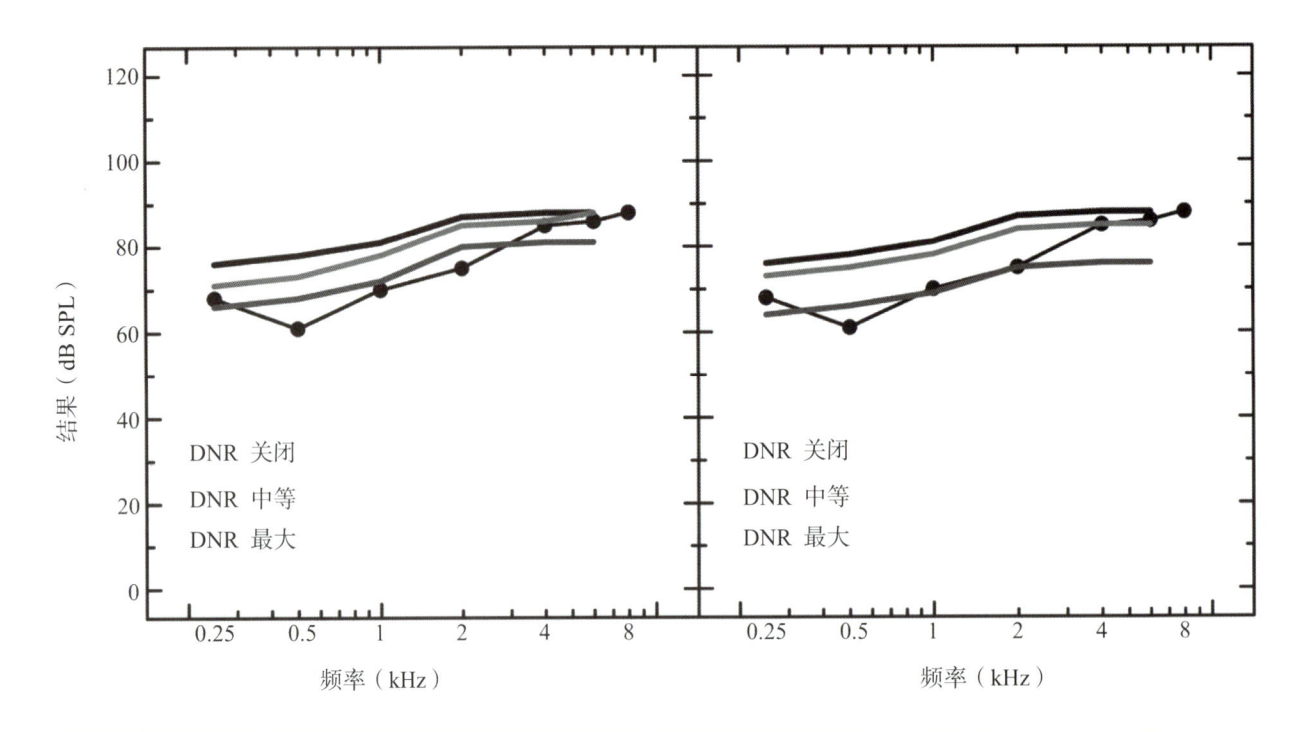

▲ 图 11-6 不同厂家助听器的数字降噪

黑线连接的黑点代表儿童听力阈值（中重度听力损失）。每幅图中，黑线代表数字降噪关闭条件下，输入信号为 60dB SPL 言语混合噪声的输出。绿线和红线分别代表数字降噪设置为中等和最大条件下的输出。可以看到左图的数字降噪在低频产生较大的增益衰减，而右图的增益衰减发生在全部频率，在数字降噪设置为最大条件下尤为突出（此图彩色版本见书末彩图部分）

结果表明，在启动数字降噪功能的条件下，儿童可能感觉不到差异，或者在某些情况下，儿童可能更喜欢这种设置。

综上所述，数字降噪对儿童言语识别的影响微乎其微。然而，数字降噪可能提高学龄儿童在背景噪声中的聆听舒适度。重要的是，尚未有研究评估数字降噪对 5 岁以下听力损失儿童言语感知和声音质量的影响作用。在婴幼儿这个年龄段缺乏证据的情况下，听力师可根据个人情况选择是否启动该功能。此外还应验证启动数字降噪所导致的增益衰减量，以确保对于特定听力损失程度的儿童，由启动数字降噪所导致的可听度变化在可接受的范围内。

（三）方向性麦克风

与数字降噪一样，方向性麦克风的开启也可以起到降低背景噪声的作用。方向性麦克风对来源于不同位置的声音进行不同的处理。一般来说，方向性麦克风假定听者会面向他们感兴趣的声音信号，而噪声主要来自侧面或背后。因此，助听器对于听者前方的声音增益保持不变，而对于侧方或后方的声音放大会被减小，通过这种方式来提高信噪比。但在实际情况中，噪声源可能是弥散的，即经过声音的反射，侧方或后方的噪声可能会到达听者的正方，信噪比的提高会因此而受到限制[61]。

关于儿童能否从方向性麦克风中获益这一问题，研究人员已经针对低龄[62]和学龄儿童[63,64]开展了研究。为了研究在实际生活中方向性麦克风是否具有优势，Ching 及其同事[62]对一组婴儿和学龄前儿童的寻声定向行为进行了观察研究。研究要求父母将听障儿童的聆听情境记录下来。总体而言，言语为主要的信号源且位于孩子前方的情况少于 50%，孩子们处于一对一交谈且谈话者位于其前方的时间有限，而方向性麦克风在这种条件下可能最为有效。同时，他们也发现开启方向性麦克风所导致的增益衰减量十分有限，即便当感兴趣的声源位于孩子侧方或后方时，增益也只衰减了很小一部分。因此得出结论，尽管方向性麦克风对婴幼儿的提供的获益可能有限，但潜在的负面影响也很小。但是，观察研究中孩子们佩戴的助听器不具有方向性麦克风的功能，因此无法显示这一功能对儿童的行为和其他结果的影响。Ricketts 和他的同事[63] 评估了方向性麦克风在课堂上对学龄儿童的获益。与 Ching[62] 的实验结果相似，当目标声源位于孩子前方、噪声位于侧方及后方条件下方向性麦克风的效果最好，而当目标声源位于侧方或后方，或噪声来自于四面八方的弥散条件下效果较差。在一项后续研究中，Ricketts 和 Galster[64] 发现，即使是没有开启方向性麦克风功能，当目标声源位于侧方或后方时，佩戴助听器的儿童仍能准确转向目标声源。

在特定聆听条件下，方向性麦克风可能为学龄儿童噪声下的言语识别提供帮助。然而，即使目标声源不在前方，学龄期的儿童也能转向目标声源。目前的初步研究表明，方向性麦克风对婴儿和学龄前儿童的益处与学龄期儿童相似，但婴幼儿是否能够转向说话者仍没有定论。对于某特定儿童，如果选择开启方向性麦克风，则应制定相应的切换策略或将方向性麦克风设置为自动切换模式，以便家长、监护人或儿童自己能够正确

争议点

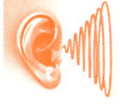

对于学龄期儿童来说，在一些情况下推荐使用方向性麦克风，但麦克风的模式应该如何切换并由谁来切换仍然是一个亟待解决的问题。一种选择是让孩子们自己操作，当进入嘈杂环境时自己将助听器从全向切换为方向性麦克风（环境变化时再切换回全向性麦克风），但尚未有报道显示学龄儿童是否能够可靠地完成这样的操作。另一种选择是让助听器自动根据环境情况切换程序，这种自动切换算法的可靠性同样没有得到研究证实。临床中选择为儿童开启方向性麦克风功能时需要对麦克风不同模式间如何切换有明确的预判，但目前在此方面鲜有证据支持。

的使用该功能。

（四）反馈抑制

近年来助听器信号处理技术的进步使声反馈抑制得到了发展。当麦克风接收到助听器放大的声音时，就形成了一个声反馈的环路，通常会产生哨声或嗡嗡声。图 11-7 给出了一个声反馈的例子。

反馈抑制算法通常采用多种方法，包括设置增益限制、移频和相位抵消。一些设备可能结合多种策略来降低发生反馈的可能性。随年龄的增长，儿童处于耳道发育的阶段，当耳道发育使耳模不再贴合，将可能导致声反馈的发生。因此，在儿童中发生声反馈的风险更大。目前，在成人中的研究表明，启动声反馈抑制后可获得的增益量更高[65]，这意味着不发生声反馈能够提供更好地可听度。因为能够降低声反馈发生的可能性，反馈抑制还可以帮助儿童延长耳模的使用时间。一般来说，建议儿童使用反馈抑制功能，以最大限度地提高可听度，同时延长耳模的使用时间。

（五）频率降低

助听器频率输出的上限往往无法涵盖言语声频率。对于成年后发生听力损失的成人[6]，尽管高频信息的获得可能使声音质量感受得分更高，但在大多数情况下，助听器有限的带宽对他们理解言语并未产生显著影响[65]。然而儿童对高频的需求与成人具有较大区别，儿童需要听到高频信息来学习并理解与之相关的言语的含义。Moeller 等[66] 的研究强调高频可听度和言语发育问题的相关性，他们针对 6 月龄前确诊听力损失并进行助听器干预的婴幼儿的言语发育调查显示，除塞擦音和摩擦音外，上述婴幼儿的言语发育轨迹和同龄正常听力婴幼儿相仿。由此推测，摩擦音发育的滞后与常规放大策略中这些音素的可听度受限有关。

几乎在同一时间，几家助听器制造商开始研发提高高频可听度的解决方案，其中一种信号处理策略是频率降低。早期研究专注于扩大助听器

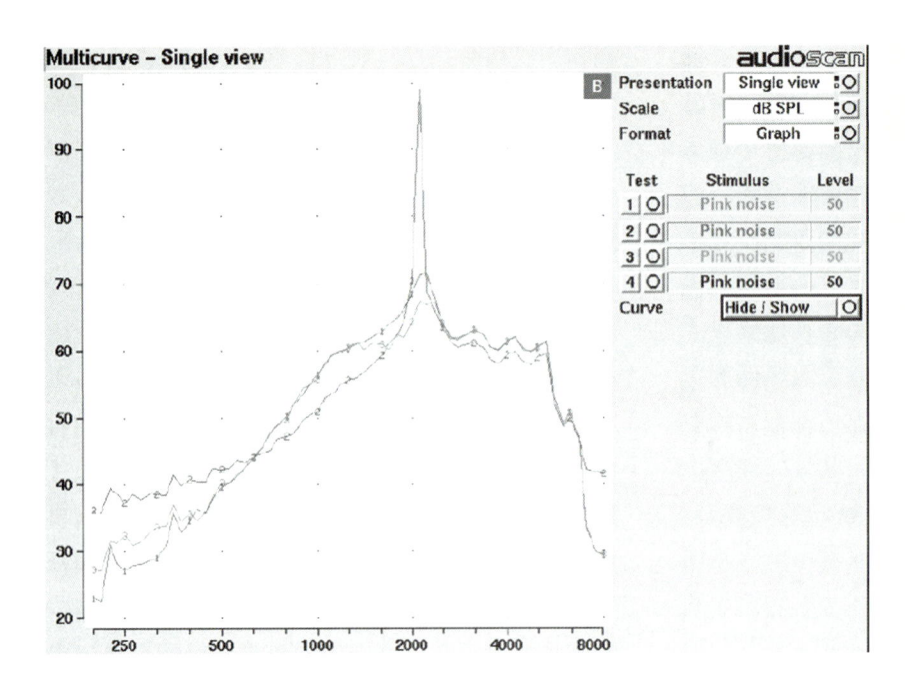

◀图 11-7 助听器频率（Hz）-输出（dB SPL）函数

绿线表示助听器在 2cm³ 耦合腔中未产生声反馈的输出。粉线表示测试箱中扬声器发出的声音导致助听器发生声反馈条件下的输出。蓝线声反馈抑制功能启动下助听器的输出。可以看到在声反馈发生的频率下，输出仅略有降低，但声反馈峰已被消除（此图彩色版本见书末彩图部分）

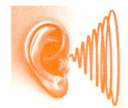

> **知识点**
>
> 反馈抑制功能能够延长耳模的使用时间，但当耳模的固定贴合受到影响或者增益量受到限制时，即使没有发生声反馈，也应该及时更换耳模。

的高频范围，但结果收效甚微[67]，尤其是对于高频听力损失比较严重的患者来说可听度的提高并不明显。大多数的频率降低算法会改变高频声音的频率，使其在较低频带输出，以此来拓展高频的响应。虽然可供选择的频率降低策略有许多（见 Alexander[68]的综述），但其中频率压缩和频率变换（frequency transposition）及这 2 种方法的结合在儿童身上得到了最广泛的研究。频率压缩是将高频声音压缩为较小的频率范围后输出，这与振幅压缩相类似，将不同输入级别压缩到人耳能够听到的范围。频率变换则是将高频声音信号移至较低的频率，通常不压缩频率信息。

这 2 种频率降低方法对儿童语音识别的影响不尽相同。在一项基于证据的系统综述中，McCreery 和他的同事们[58]总结认为：2 种信号处理方法都可以用来提高高频声音的可听度，但可听度的提高并不能完全通过可测量的言语识别的进步体现出来。许多关于儿童频率降低策略的研究发现，不同研究对象的获益存在显著的个体差异[69,70]。部分针对成人的研究中认为，通过频率降低实现的可听度改善方面的获益可能会被调整频率所导致的失真所抵消，而这些频率对言语理解恰恰至关重要。然而，值得注意的是，几乎没有研究表明儿童使用频率降低的效果比常规放大更差。

鉴于研究结果的差异，是否应该为儿童开启频率降低并没有明确的结论。此外如果开启频率降低，频率降低的程度如何也尚无定论。McCreery 等[70]在一项实验中发现，将启动频率降低的频率节点限制在患者可听及的频率范围的上限，此时听力损失儿童及成人的使用成效达到最佳。在这种情况下，只有高于患者能听到的最高频率的言语信号被移频，这一方法最近已被临床儿童频率降低处方建议所采用[45]。通常，默认情况下不应激活频率降低。只有当孩子的听力损失程度、助听器的带宽或同时存在上述因素导致 4kHz 以上言语信息处理受限时，建议启动频率降低。使用相同助听器，最大可听频率的变化如图 11-8 所示。

就频率降低的强度而言，在保证患者能听到丢失的高频信息的同时，应该使用最弱的频率降低强度，以尽量减少降频对原来可听到频率声音造成的潜在负面影响。一般默认的频率降低处理均是按上述方法将最小部分言语信号转移到可听度范围内，因此基本不会对孩子的声音感知产生大的影响。

一般来说，频率降低可以让孩子们获得高频的语音信息，但既往就频率降低对言语识别的影响仍结论不一。尽管应用频率降低儿童可获得高频的言语信息，但关于使用频率降低的儿童是否比未使用此功能的同龄儿童有更好地言语发育方面的研究还开展甚少。Ching 等[42]开展的随机对照试验显示，对于采用频率降低与使用常规放大策略的儿童，3 岁时言语和语言发育无显著差异。但该研究提供的频率降低方法的信息有限，因此不能判断采用频率降低是否为儿童提供了适宜的高频可听度。与之相似，Bentler 等[71]开展的一项纵向研究中，对传统放大与应用频率降低的儿童进行了非随机的比较，两组儿童的可听度类似，研究显示两组儿童语言和言语发育无差异。这表明，当传统处理和频率降低策略提供相同的可听度时，语言的发育程度类似，但并没有解决最重要的问题，即频率降低后的语言和言语发育是否优于传统放大策略。

综上所述，高频可听度受限的儿童应考虑采用频率降低技术。频率降低时应在保证可听度的同时应用最小的频率降低程度以减小失真。根据目前的研究，如果儿童的听觉带宽达到 6～8kHz，与传统的放大技术相比，采用频率降低并不能对言语识别和发育起到明显的改善作用。在未来，助听器技术的发展可能扩展带宽，这可以最大限度地减少部分个体对频率降低的需求。然而对于那些高频听力损失严重但不适合植入人工耳蜗的个体，频率降低可能仍然是一个可行的选择。

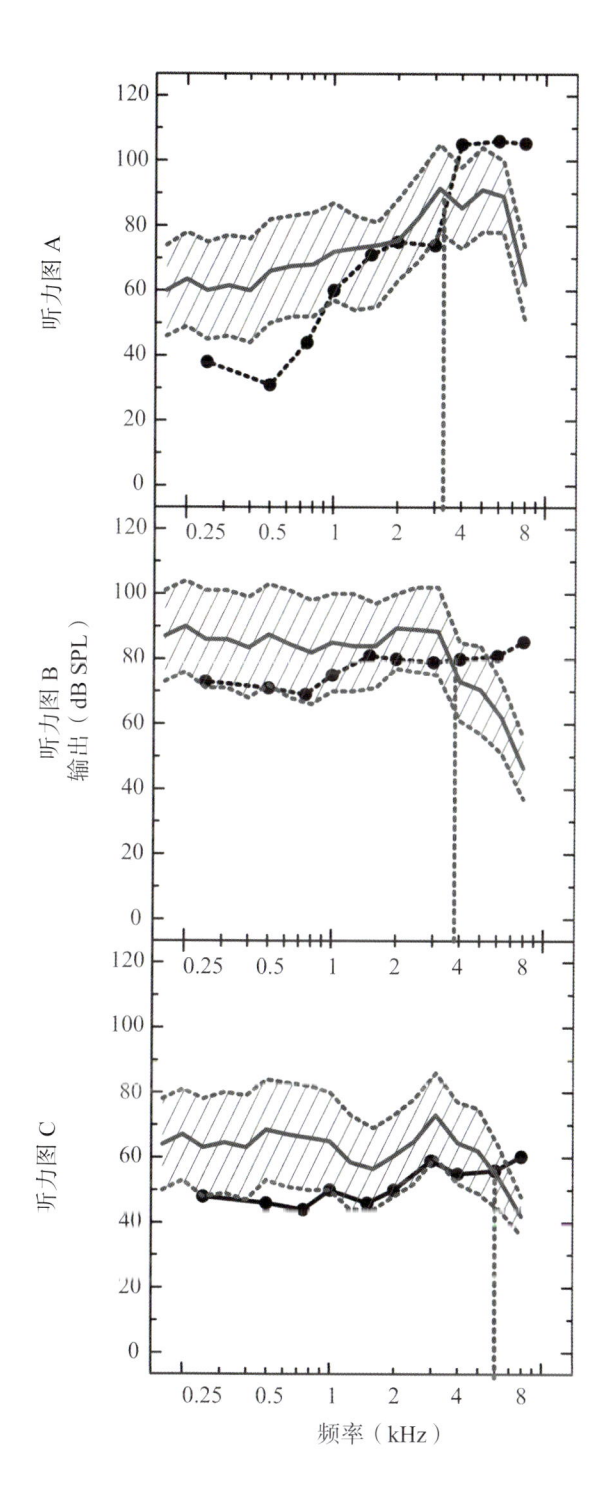

▲ 图 11-8　不同程度听力损失使用同一助听器的最大可听频率

上图代表不同频率下（kHz）助听器的输出（dB SPL）。图中的黑点连线表示轻－极重度（听力图 A）、中重－重度（听力图 B）和中度（听力图 C）听力损失儿童的阈值（译者注：原文写成了轻度，而图中实为中度）。阴影区为助听下 LTASS。最大可听频率为 LTASS 平均值与听阈交点的垂直红线。同一助听器的最大可听频率随着高频听力损失程度的增加而降低

八、结论

儿童在助听器适应证及预选特征考虑方面与

成人有本质差异。改善声信号可听度以促进言语和语言发育是儿童助听器选择方面需考虑的最重要的因素。助听设备需要能够根据孩子生长发育进行灵活调整，这一点至关重要。随着助听器环境分析和适应性处理等信号处理技术的发展，儿童助听器预选过程的特征考虑方面愈发复杂。上述特征对儿童言语识别和发育方面的影响研究与技术发展相比仍相对滞后，这就使得听力师需要评估上述特征的有效性。幸运的是，下一章节要讨论的助听器验证将为不同特征对可听度的影响提供更多客观参考信息，从而保障儿童在发育中始终能够获得充分的听觉信息。

九、总结

对听力损失儿童确定为助听器适应证的决策过程与成人有本质区别。听力为儿童发育提供了途径，是正常发育不可或缺的感觉输入。对于轻度到极重度听力损失儿童，助听器必须提供听觉信息以保障其交流、社会交往和学习能力的正常发育。本章对儿童助听器选配适应证的决策过程进行了回顾，包括轻微听力损失、单侧听力损失、听神经病等特殊情况下的适应证。此外，本章还对助听器预选环节的样式选择、与耳部的耦合方式、固定贴合装置进行了讨论，并对放大处方公式进行了总结。本章针对数字降噪、方向性麦克风、反馈抑制、频率降低等高级特征的选择和激活的基本原理进行了阐述和强调。上述内容将有助于提高听力师和相关专业人员对婴幼儿和儿童助听器预选和选配放大处理的理解。

参考文献

[1] Moeller MP. Early intervention and language development in children who are deaf and hard of hearing. Pediatrics. 2000; 106(3):E43
[2] Holte L, Walker E, Oleson J, et al. Factors influencing follow-up to newborn hearing screening for infants who are hard of hearing. Am J Audiol. 2012; 21(2):163–174
[3] McCreery RW, Walker EA, Spratford M, et al. Speech recognition and parent ratings from auditory development questionnaires in children who are hard of hearing. Ear Hear. 2015; 36(suppl 1):60–75
[4] Corbin NE, Bonino AY, Buss E, Leibold LJ. Development of open-set word recognition in children: speech-shaped noise and two-talker speech maskers. Ear Hear. 2016; 37(1):55–63
[5] Stelmachowicz PG, Pittman AL, Hoover BM, Lewis DE. Effect of stimulus bandwidth on the perception of /s/ in normal- and hearing-impaired children and adults. J Acoust Soc Am. 2001; 110(4):2183–2190
[6] McCreery RW, Stelmachowicz PG. Audibility-based predictions of speech recognition for children and adults with normal hearing. J Acoust Soc Am. 2011; 130(6):4070–4081
[7] Pisoni DB, Cleary M. Measures of working memory span and verbal rehearsal speed in deaf children after cochlear implantation. Ear Hear. 2003; 24(suppl 1):106–120
[8] Willis S, Goldbart J, Stansfield J. The strengths and weaknesses in verbal short-term memory and visual working memory in children with hearing impairment and additional language learning difficulties. Int J Pediatr Otorhinolaryngol. 2014; 78(7):1107–1114
[9] Tomblin JB, Harrison M, Ambrose SE, Walker EA, Oleson JJ, Moeller MP. Language outcomes in young children with mild to severe hearing loss. Ear Hear. 2015; 36(suppl 1):76–91
[10] American National Standards Institute (ANSI). American National Standards methods for calculation of the speech intelligibility index. ANSI/ASA S3.5–1997 (R2007). Washington, DC: ANSI; 1997
[11] Walker EA, Holte L, McCreery RW, Spratford M, Page T, Moeller MP. The influence of hearing aid use on outcomes of children with mild hearing loss. J Speech Lang Hear Res. 2015; 58(5):1611–1625
[12] Tharpe AM, Ashmead DH. A longitudinal investigation of infant auditory sensitivity. Am J Audiol. 2001; 10(2):104–112
[13] Sanford CA, Keefe DH, Liu YW, et al. Sound-conduction effects on distortion-product otoacoustic emission screening outcomes in newborn infants: test performance of wideband acoustic transfer functions and 1-kHz tympanometry. Ear Hear. 2009; 30(6):635–652
[14] Baldwin M, Choice of probe tone and classification of trace patterns in tympanometry undertaken in early infancy. Int J Audiol. 2006; 45(7):417–427
[15] Bess FH, Dodd-Murphy J, Parker RA. Children with minimal sensorineural hearing loss: prevalence, educational performance, and functional status. Ear Hear. 1998; 19(5):339–354
[16] Porter H, Sladen DP, Ampah SB, Rothpletz A, Bess FH. Developmental outcomes in early school-age children with minimal hearing loss. Am J Audiol. 2013; 22(2):263–270
[17] Ching TY, Dillon H, Marnane V, et al. Outcomes of early- and late-identified children at 3 years of age: findings from a prospective population-based study. Ear Hear. 2013; 34(5):535–552
[18] Wake M, Tobin S, Cone-Wesson B, et al. Slight/mild sensorineural hearing loss in children. Pediatrics. 2006; 118(5):1842–1851
[19] Lieu JEC. Speech-language and educational consequences of unilateral hearing loss in children. Arch Otolaryngol Head Neck Surg. 2004; 130(5):524–530
[20] Lieu JE, Tye-Murray N, Karzon RK, Piccirillo JF. Unilateral hearing loss is associated with worse speech-language scores in children. Pediatrics. 2010; 125(6):e1348–e1355
[21] McKay S, Gravel G, Tharpe AM. Amplification considerations for children with minimal or mild bilateral hearing loss and unilateral hearing loss. Trends Amplif. 2008; 12(1):43–54
[22] English K, Church G. Unilateral hearing loss in children: an update for the 1990s. Lang Speech Hear Serv Sch 1999;30(1):26–31
[23] Davis A, Reeve K, Hind S, Bamford J, Seewald R, Gravel J. Children with mild and unilateral hearing impairment. In: Seewald R, Gravel J, eds. A Sound Foundation through Early Amplification 2001 - Proceedings of the Second International Conference. Chicago, IL;2001:179–186
[24] Jerger J, Silman S, Lew HL, Chmiel R. Case studies in binaural interference: converging evidence from behavioral and electrophysiologic measures. J Am Acad Audiol 1993; 4(2):122–131
[25] Christensen L, Dornhoffer JL. Bone-anchored hearing aids for unilateral hearing loss in teenagers. Otol Neurotol. 2008; 29(8):1120–1122
[26] Pennings RJE, Gulliver M, Morris DP. The importance of an extended preoperative trial of BAHA in unilateral sensorineural hearing loss: a prospective cohort study. Clin Otolaryngol. 2011; 36(5):442–449
[27] Arndt S, Aschendorff A, Laszig R, et al. Comparison of pseudobinaural hearing to real binaural hearing rehabilitation after cochlear implantation in patients with unilateral deafness and tinnitus. Otol Neurotol. 2011; 32(1):39–47
[28] Vermeire K, Van de Heyning P. Binaural hearing after cochlear implantation in subjects with unilateral sensorineural deafness and tinnitus. Audiol Neurotol. 2009; 14(3):163–171
[29] Vlastarakos PV, Nazos K, Tavoulari EF, Nikolopoulos TP. Cochlear implantation for single-sidapproach. Eur Arch Otorhinolaryngol. 2014; 271(8):2119–2126
[30] Rapin I, Gravel J. "Auditory neuropathy": physiologic and pathologic evidence calls for more diagnostic specificity. Int J Pediatr

[31] Zeng FG, Kong YY, Michalewski HJ, Starr A. Perceptual consequences of disrupted auditory nerve activity. J Neurophysiol. 2005; 93(6):3050–3063
[32] Berlin CI, Hood LJ, Morlet T, et al. Multi-site diagnosis and management of 260 patients with auditory neuropathy/dys-synchrony (auditory neuropathy spectrum disorder). Int J Audiol. 2010; 49(1):30–43
[33] Walker EA, McCreery RW, Spratford M, Roush PA. Children with ANSD fitted with hearing aids applying the AAA Pediatric Amplification Guideline: current practice and outcomes. J Am Acad Audiol. 2016; 27(3):204–218
[34] Roush P, Frymark T, Venediktov R, Wang B. Audiologic management of auditory neuropathy spectrum disorder in children: a systematic review of the literature. Am J Audiol. 2011; 20(2):159–170
[35] Teagle HF, Roush PA, Woodard JS, et al. Cochlear implantation in children with auditory neuropathy spectrum disorder. Ear Hear. 2010; 31(3):325–335
[36] Rance G, Cone-Wesson B, Wunderlich J, Dowell R. Speech perception and cortical event related potentials in children with auditory neuropathy. Ear Hear. 2002; 23(3):239–253
[37] He S, Grose JH, Teagle HF, et al. Gap detection measured with electrically evoked auditory event-related potentials and speech-perception abilities in children with auditory neuropathy spectrum disorder. Ear Hear. 2013; 34(6):733–744
[38] Scollie S, Seewald R, Cornelisse L, et al. The Desired Sensation Level multistage input/output algorithm. Trends Amplif 2005; 9(4):159–197
[39] Keidser G, Dillon H, Flax M, Ching T, Brewer S. The NAL-NL2 prescription procedure. Audiology Res 2011; 1(1):e24
[40] Scollie SD, Ching TY, Seewald RC, et al. Children's speech perception and loudness ratings when fitted with hearing aids using the DSL v.4.1 and the NALNL1 prescriptions. Int J Audiol 2010; 49(1, suppl 1): S26–S34
[41] Ching TY, Johnson EE, Seeto M, Macrae JH. Hearingaid safety: a comparison of estimated threshold shifts for gains recommended by NAL-NL2 and DSL m[i/o] prescriptions for children. Int J Audiol 2013; 52(2, Suppl 2):S39–S45
[42] Ching TY, Dillon H, Hou S, et al. A randomized controlled comparison of NAL and DSL prescriptions for young children: hearing-aid characteristics and performance outcomes at three years of age. Int J Audiol. 2013; 52(suppl 2):S17–S28
[43] McCreery R, Walker E, Spratford M, Kirby B, Oleson J, Brennan M. Stability of audiometric thresholds for children with hearing aids applying the American Academy of Audiology Pediatric Amplification Guideline: implications for safety. J Am Acad Audiol. 2016; 27(3):252–263
[44] Crukley J, Scollie SD. Children's speech recognition and loudness perception with the Desired Sensation Level v5 Quiet and Noise prescriptions. Am J Audiol 2012; 21(2):149–162
[45] Scollie S, Levy C, Pourmand N, et al. Fitting noise management signal processing applying the American Academy of Audiology Pediatric Amplification Guideline: Verification protocols. J Am Acad Audiol 2016; 27(3):237–251
[46] Stelmachowicz P, Lewis D, Hoover B, Nishi K, McCreery R, Woods W. Effects of digital noise reduction on speech perception for children with hearing loss. Ear Hear 2010; 31(3):345–355
[47] Pittman AL, Stelmachowicz PG. Hearing loss in children and adults: audiometric configuration, asymmetry, and progression. Ear Hear 2003; 24(3):198–205
[48] Anderson KL, Madell JR. Improving hearing and hearing aid retention for infants and young children: A practical survey and study of hearing aid retention productions. Hear Rev 2014; 21(2):16–20
[49] McCreery RW, Venediktov RA, Coleman JJ, Leech HM. An evidence-based systematic review of amplitude compression in hearing aids for schoolage children with hearing loss. Am J Audiol. 2012; 21(2):269–294
[50] Jenstad LM, Seewald RC, Cornelisse LE, Shantz J. Comparison of linear gain and wide dynamic range compression hearing aid circuits: aided speech perception measures. Ear Hear 1999; 20(2): 117–126
[51] Gou J, Valero J, Marcoux A. The effect of non-linear amplification and low compression threshold on receptive and expressive speech ability in children with severe to profound hearing loss. J Educ Audiol 2002; 10:1–14
[52] Marriage JE, Moore BCJ, Stone MA, Baer T. Effects of three amplification strategies on speech perception by children with severe and profound hearing loss. Ear Hear 2005; 26(1):35–47
[53] Christensen LA. A comparison of three hearing aid sound-processing strategies in a multi-memory hearing aid for adolescents. Semin Hear 1999; 20: 183–195
[54] Marriage JE, Moore BCJ. New speech tests reveal benefit of wide-dynamic-range, fast-acting compression for consonant discrimination in children with moderate- to profound hearing loss. Int J Audiol 2003; 42(7):418–425
[55] Stelmachowicz PG, Kopun J, Mace A, Lewis DE, Nittrouer S. The perception of amplified speech by listeners with hearing loss: acoustic correlates. J Acoust Soc Am 1995; 98(3):1388–1399
[56] Bor S, Souza P, Wright R. Multichannel compression: effects of reduced spectral contrast on vowel identification. J Speech Lang Hear Res. 2008; 51(5):1315–1327
[57] Bentler R, Chiou L-K. Digital noise reduction: an overview. Trends Amplif. 2006; 10(2):67–82
[58] McCreery RW, Venediktov RA, Coleman JJ, Leech HM. An evidence-based systematic review of frequency lowering in hearing aids for school-age children with hearing loss. Am J Audiol. 2012; 21(2):313–328
[59] Gustafson S, McCreery R, Hoover B, Kopun JG, Stelmachowicz P. Listening effort and perceived clarity for normal-hearing children with the use of digital noise reduction. Ear Hear 2014; 35(2):183–194
[60] Pittman A. Children's performance in complex listening conditions: effects of hearing loss and digital noise reduction. J Speech Lang Hear Res 2011; 54(4):1224–1239
[61] Amlani AM. Efficacy of directional microphone hearing aids: a meta-analytic perspective. J Am Acad Audiol 2001; 12(4):202–214
[62] Ching TY, O'Brien A, Dillon H, et al. Directional effects on infants and young children in real life: implications for amplification. J Speech Lang Hear Res 2009; 52(5):1241–1254
[63] Ricketts T, Galster J, Tharpe AM. Directional benefit in simulated classroom environments. Am J Audiol 2007; 16(2):130–144
[64] Ricketts TA, Galster J. Head angle and elevation in classroom environments: implications for amplification. J Speech Lang Hear Res 2008; 51(2):516–525
[65] Moore BC, Tan CT. Perceived naturalness of spectrally distorted speech and music. J Acoust Soc Am 2003; 114(1):408–41
[66] Moeller MP, Hoover B, Putman C, et al. Vocalizations of infants with hearing loss compared with infants with normal hearing: Part I–phonetic development. Ear Hear 2007; 28(5):605–627
[67] Kimlinger C, McCreery R, Lewis D. High-frequency audibility: the effects of audiometric configuration, stimulus type, and device. J Am Acad Audiol 2015; 26(2):128–137
[68] Alexander JM. Individual variability in recognition of frequency-lowered speech. Semin Hear 2013; 34(2):86–109
[69] Glista D, Scollie S, Bagatto M, Seewald R, Parsa V, Johnson A. Evaluation of nonlinear frequency compression: clinical outcomes. Int J Audiol; 2009; 48(9):632–644
[70] McCreery RW, Alexander J, Brennan MA, Hoover B, Kopun J, Stelmachowicz PG. The influence of audibility on speech recognition with nonlinear frequency compression for children and adults with hearing loss. Ear Hear. 2014; 35(4):440–447
[71] Bentler R, Walker E, McCreery R, Arenas RM, Roush P. Nonlinear frequency compression in hearing aids: impact on speech and language development. Ear Hear. 2014; 35(4):e143–e152

推荐阅读

Gustafson SJ, Pittman AL. Sentence perception in listening conditions having similar speech intelligibility indices. Int J Audiol. 2011; 50(1):34–40
Hoetink AE, Körössy L, Dreschler WA. Classification of steady state gain reduction produced by amplitude modulation based noise reduction in digital hearing aids. Int J Audiol. 2009; 48(7):444–455
McCreery RW, Venediktov RA, Coleman JJ, Leech HM. An evidence-based systematic review of directional microphones and digital noise reduction hearing aids in school-age children with hearing loss. Am J Audiol. 2012; 21(2):295–312

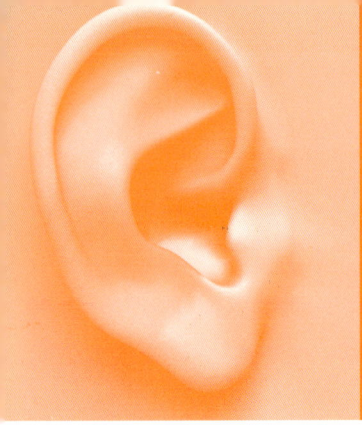

第 12 章 成人人工耳蜗植入
Cochlear Implants in Adults

Sarah A. Sydlowski 著
王 硕 译

一、概述

第一个取代 5 种感官器官之一的装置——人工耳蜗，已经在全世界近 50 万的植入者中成功使用。人工耳蜗系统包括植入体和体外装置（图 12-1）。植入体由植入电极和接收 – 刺激器组成；体外装置包括麦克风、言语处理器、传输线圈和电池部分（若可保留残存听力，还可选择性地添加一个声学元件）。麦克风将拾取到的声音信号通过言语处理器的处理和放大后转换成电信号。然后，电信号通过传输线圈之间经皮传输，发射到接收 – 刺激器。根据其使用的声音编码策略，电信号被转换成一系列双相电子脉冲直接刺激听神经。不同于助听器的功能，放大后的声音需要依赖部分未受损的外周听觉系统进一步处理被放大的信号，人工耳蜗替代了耳蜗中受损毛细胞的功能。通过这种方式，人工耳蜗植入者才有真正意义上地提高其言语感知能力的可能。

虽然，自从 20 世纪 80 年代中期美国 FDA 批准并允许投放到市场以来，多导人工耳蜗系统的基础设计理念基本保持不变，但近些年人工耳蜗系统设计在其提高电池寿命和可用性方面取得了进步，增加了植入耳残余听力保护的可能，即使在复杂环境，例如背景噪声下也能获得比较好的效果。所以，人工耳蜗的植入标准在逐渐扩大。最初标准为不能受益于助听器的双侧极重度感音神经性耳聋的成人患者；然而现在 FDA 的适应证中包括 12 月龄以上儿童和成人，如果听力是中度～极重度感音神经性听力损失的可适用标准电极，如果听力曲线是正常至极重度听力损失，可适用短电极。

人工耳蜗植入标准的扩展，使得这项技术应

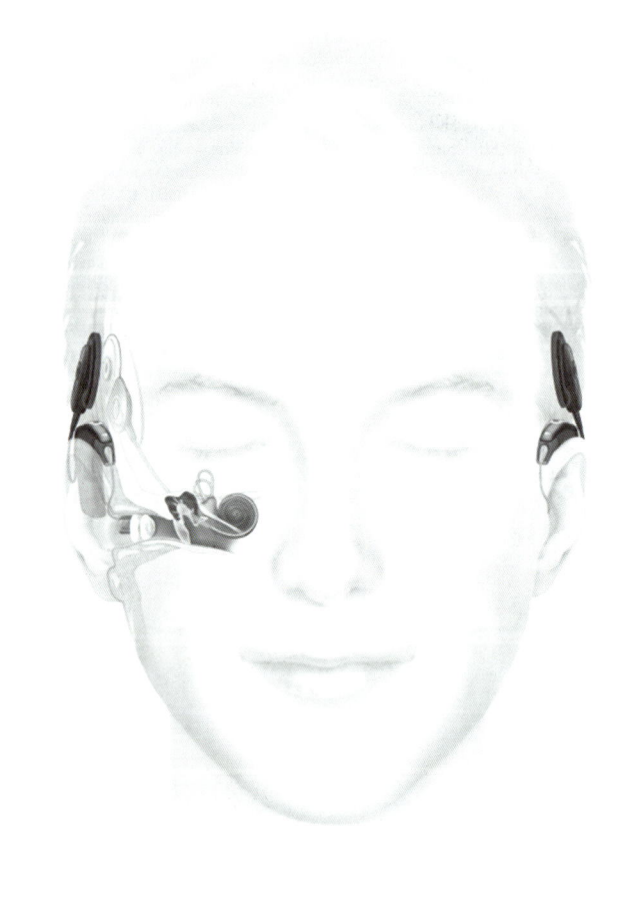

▲ 图 12-1 人工耳蜗系统
（图片由 Cochlear Americas，©2017 提供）

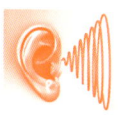

> **知识点** ✓
> 迄今为止年龄最小的人工耳蜗植入者2个月大，年龄最大的102岁。

用于更多的助听器适用效果受限的患者。临床医生需要理解人工耳蜗植入者的受益情况取决于多种多样的影响因素，包括听力损失的持续时间、恰当的设备调试和使用、听力损失的病因以及术后听力康复，所以利用这些信息医生可以恰当地给予患者对人工耳蜗植入后的期望值。随着人们对人工耳蜗植入优势更多的了解，以及植入者保留更多的残余听力，人工耳蜗使用者呈现了很好的言语识别能力，即使是在具有挑战性的聆听环境下（如有背景噪声或打电话时）。新的潜在人工耳蜗临床应用开始出现，包括一些特殊人群的应用，如患有严重耳鸣的患者、单侧重度至极重度感音神经性听力损失或者单侧聋（single-sided deafness，SSD）患者。本章的目的是介绍现有设备的设计和功能、植入者筛选流程、人工耳蜗植入对言语识别的影响，以及影响成人耳蜗植入效果的多种因素（包括患者和植入相关因素）。

二、人工耳蜗设计

（一）历史与发展

虽然多导人工耳蜗只被 FDA 批准临床使用不到 40 年，但现代人工耳蜗设备是几百年研究与发展的结果。早期对听觉系统使用电刺激的研究开始于 18 世纪晚期，意大利物理学家 Alessandro Volta 将连接到电池上的 2 个金属棒插入到耳朵里，产生了类似煮沸水的嘶嘶声。也许最初失败的经历阻止了这个领域的研究将近 150 年，直到 1957 年法国科学家和外科医生 Andre Djourno 和 Charles Eyries 给胆脂瘤切除术后的双侧极重度听力损失患者直接植入了听觉装置刺激患者听神经。然而不幸的是，他们研发的植入装置仅仅几周时间就失败了，但是在这段时间，患者报告了一些听觉感知，尽管并没有言语分辨能力[1]。最终，California 的耳科医生 William House 了解到了 Djourno 和 Eyries 的研究。此时，他正在和一个电子工程师 John Doyle 研究，希望寻找一种刺激听神经并恢复听力的方法。1961年1月，他们第一次对患者进行了听觉装置植入，尽管植入者确实有一些听觉感知，但是由于植入者不能忍受这种感觉而不得不将装置取出。因为担心感染，第二个听觉植入装置也不得不从另一个患者体内取出。与此同时，Stanford 大学耳鼻喉科专家 F.Blair Simmons 开始试验经皮 6 通道听觉植入装置。不同于 House 和 Doyle 装置的 5 线（five-wire）设计，将同样的信号在整个耳蜗进行传递，Simmons 的设计使用 6 个通道分别刺激耳蜗的不同部位，产生了明显的音高感知。这个结果是鼓舞人心的，并且提示了研究人员创造可用的听觉感知是可行的[2]。

随着其他植入技术（如起搏器）的进展，听觉植入研究人员借鉴了其关于生物的兼容性来提高听觉植入技术。到 20 世纪 70 年代初，William House 和工程师 Jack Urban 开发了 House/3M 单导装置，并最终在 1984 年被 FDA 批准商业应用。几乎同时，由 Francis Sooy 领导的 San Francisco 的 California 大学研究团队研究证实了听觉植入体可以将有意义的信号输送给植入者大脑。他们拍摄了实验过程，有一个情节，记录了一个患者随着正在播放的音乐哼唱歌曲旋律，同时轻拍节奏[2]。这段视频获得了美国国立卫生研究院（NIH）的关注，最终使该领域的许多人相信人工耳蜗是有可能使得听障患者获得帮助的。然而，在当时，人工耳蜗处于实验阶段，且人工耳蜗的使用并不规范。1975年，NIH 委托 Robert Bilger 带领研究小组对当时 13 例植入者进行评估，并由此确定到目前为止的进展是否值得提供进一步资金支持。这项研究的结果被称为 Bilger 报告，最终得出结论：人工耳蜗设备可以帮助耳聋患者更好使用唇读技巧、提高生活质量和提高其发声技巧，且安全风险极小[3]。Bilger 报告使得在人工耳蜗领域给予了更多的资金和关注，并且鼓励了随后多导人工耳蜗的设计和发展。直到20世纪70年代末，4个主要团队出现：Francis Sooy 带领的 UCSF 团队包括 Michael Merzenich、Robert Schindler 和 Robin Michelson；Melbourne 耳鼻咽喉科专家 Graeme clark 带领的团队；奥地利 Vienna 由 Ingeborg 和 Erwin Hochmair 设计的人工耳蜗植入体的团队；法国 Claude-Henri Chouard 团队。这些团队的独立研究最终开发出了耳蜗电极并应用于现在世界范围内4个人工耳蜗生产厂商：分别是 Advanced Bionics、Cochlear、MED-EL 和 Oticon Medical。20世纪80年代中期，多导人工耳蜗设备被上述团队研发出来，超越了 House/3M 单导装置（第一个 FDA 批准的人工耳蜗），并且多导人工耳蜗设备各自获得了各国 FDA 的批准。随着人工耳蜗效果的持续展现，FDA 的准入标准不断扩大到儿童、语前聋和语后聋成人，最终扩展至有残余听力的患者。

（二）当前可用的设备和结果

现代人工耳蜗自最早设计以来，取得了显著进步（图 12-2 和图 12-3）。随着电极序列设计、外科技术和信号处理的进展，使得患者的言语感知能力越来越好。不同于早期的人工耳蜗只能提供对唇读的帮助和对基本声音的感觉，当代人工

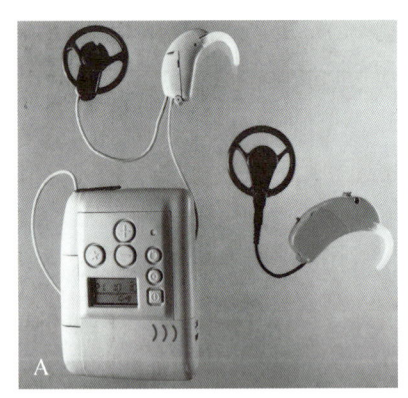

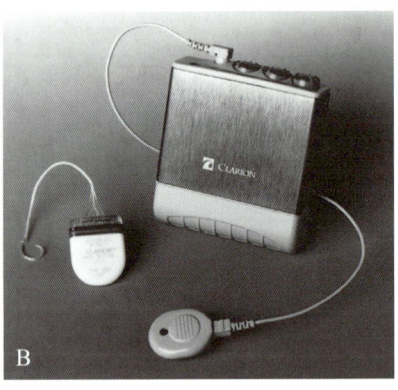

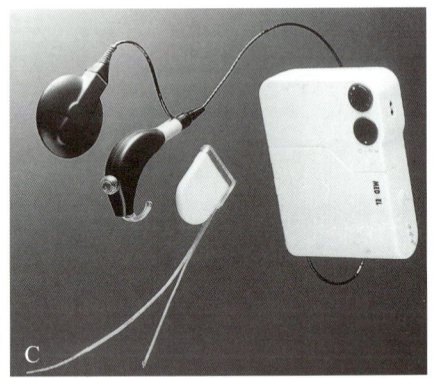

▲ 图 12-2　传统人工耳蜗声音处理器

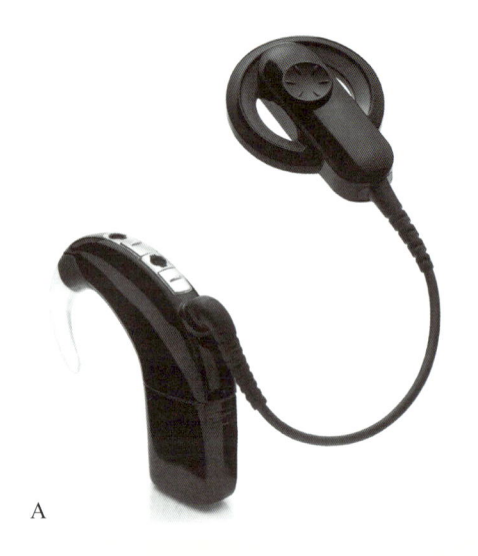

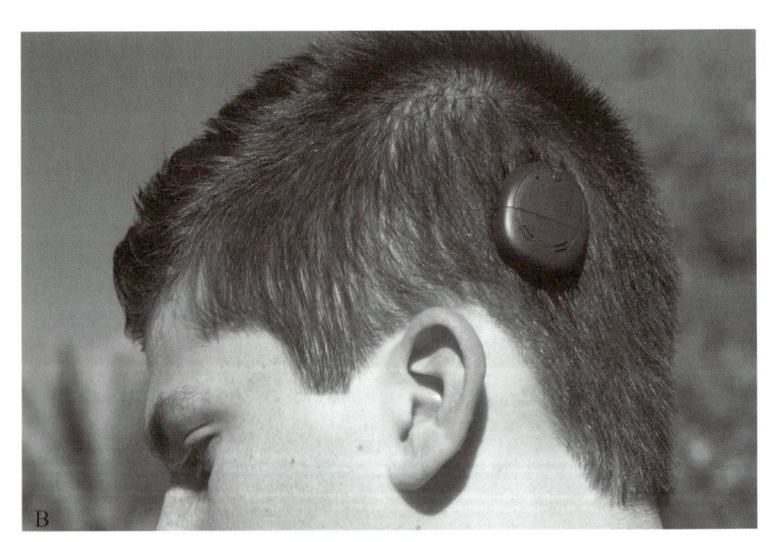

▲ 图 12-3　现代人工耳蜗声音处理器

（图片由 Cochlear Americas，©2017 提供）

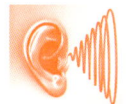

> **知识点** ✓
>
> 当代人工耳蜗植入者可以打电话、在背景噪声中获得高水平的言语理解力，甚至在很多情况下享受音乐。

耳蜗植入者可以打电话、在背景噪声中获得高水平的言语理解力，甚至在很多情况下享受音乐。

电极序列的设计是很全面的，可以为外科医生遇到的多种复杂情况提供选择，如耳蜗骨化或畸形，耳蜗顶部还保留有可利用的残余听力。此外，现代设备可以为患者在植入耳或对侧耳的残余听力提供声学优势，使得患者可以整合声学信号和双模式或双侧植入提供的电刺激模式，本章后部分即将讨论这个问题。

（三）耳蜗解剖和听神经的电刺激

正常听觉传导过程包括传入的声信号在中耳转换成机械能及在耳蜗水平转换成液态动能，之后在听神经水平产生电信号；与正常听觉传导不同，人工耳蜗避开了外耳和中耳，直接植入内耳。感音神经性听力损失（SNHL）最主要的原因是内毛细胞和外毛细胞功能的缺失，人工耳蜗通过直接刺激听神经的神经纤维，达到从根本上替代毛细胞的功能。虽然现代人工耳蜗设计考虑到对未受损的耳蜗结构的保护和在某些环境下持久的听觉获益，但人工耳蜗本身并不依赖于耳蜗内的任何功能元素。相反，人工耳蜗电极从其鼓阶内的位置将一系列双相电子脉冲传递到功能尚存的听觉神经元。随着时间推移，或者伴随着某些听力损失病因的存在，可能会使外周听觉神经元发生退行性改变[1,5]。然而，由于螺旋神经节细胞的胞体更靠近耳蜗且更强壮；所以被认为是接受人工耳蜗刺激的最佳位置。

人工耳蜗的电极可以通过耳蜗造口植入到耳蜗中，这个小开口就在圆窗的前下方。圆窗本身也是一个最佳电极植入口，外科医生经常首选使用轻柔外科手术技术来保护残余耳蜗结构，尽管研究结果显示使用圆窗和耳蜗造口插入电极的结果是相似的[6]。耳蜗是音调匹配结构（tonotopically organized），在相对应音调部位的神经束穿过耳蜗轴形成听神经的传入部分。人工耳蜗系统采取按照频率排布的电极刺激系统，并尽量使得电极所在位置位于耳蜗中相对应的音调部位。然而，由于能量和空间限制，相对少量的电极（一般不超过22个，取决于植入体制造商）用来取代数千个感音细胞的功能。因为电极触点的数量有限，所以每个电极刺激的神经元数量相对较多。此外，每个电极对应一个特定的通道，这个通道用来传送输入信号中相应频率范围内的电流。在设计人工耳蜗时，一个重要目的就是使尽量多的神经元之间不被重叠刺激，从而尽量降低空间特异性丧失（spatial specificity）的概率[7]。而在一些当代的编码策略中使用的"虚拟通道"和"电流转向"技术是例外，我们将在后续章节讨论。

人工耳蜗有效刺激听神经的能力取决于一些关键因素，包括电极序列与耳蜗轴的接近程度、耳蜗的解剖结构（包括是否存在耳蜗纤维化和骨化）、相关神经结构的完整性、信号处理和传递机制。

（四）人工耳蜗基本原理

在美国，有3家经FDA认可的人工耳蜗制造商：Advanced Bionics、Cochlear公司和MED-EL公司。在编写此书时，Oticon医疗在美国尚未取得FDA许可。不管是哪家制造商，人工耳蜗系统的基本设计原理是一致的。如前所述，人工耳蜗系统包括体内部分（磁铁、遥感线圈、接收-刺激器和电极序列）和体外部分（麦克风、言语处理器、传输线圈和电池）。对信号的处理始于体外部分，麦克风拾取外界声音信号，将声信号转换为电信号。通常，声信号首先通过前置放大器提高信噪比，再进入数字信号处理器（DSP），DSP依据声音的强度、频率和时间信息对声信号分类。输入的声音信号是一种复杂的声音，需要分解为更为基础的声学成分。声信号被传输到一系列具有特定频率的数字带通滤波器，

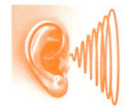

听力治疗学 *Audiology Treatment*

> **知识点** ✓
>
> 人工耳蜗系统主要编码输入信号的包络信息。

再通过快速 Fourier 变换或者 Hilbert 变换[8]提取声信号的包络，保留振幅信息。然后，电信号通过传输线圈发送到通过磁铁固定在内部接收线圈上方的射频（radio frequency，RF）线圈。电信号被转换为电磁信号传输给接收线圈。接收线圈与内部刺激器相连，刺激器再将电信号转换为数字信号。稍后将讲到的言语编码策略决定了声音信号如何被较准确地转换为电脉冲信号刺激听神经。脉冲生成器生成的电脉冲信号沿电极传输到耳蜗内的电极序列。尽管不同耳蜗制造商使用的电极数目不同，但是每个电极序列均对应特定的频率带。电极将电刺激传输到其靠近的听神经纤维，低频信息传输到位于靠近蜗顶的电极，高频信息传输到位于靠近蜗底的电极[9]。

刺激听觉系统的电刺激产生于刺激电极和参考电极形成的电流回路，该电流回路将所需的电流刺激量传递给附近的听觉神经元。人工耳蜗编码策略是将输入声信号的关键信息转换为人工耳蜗可利用的电信号编码算法。不同制造商的人工耳蜗编码策略不同，采用不同的方法提取输入声信号的有用成分。声信号可以分为两个重要部分：包络和精细结构。

大多数人工耳蜗系统主要利用信号的包络信息产生相关脉冲串，然而，AB 公司和 MED-DL 公司都引入了可应用于临床的提取精细结构的编码策略。表 12-1 概述了目前在美国使用的人工耳蜗设备中采用的编码策略。详细地关于人工耳蜗编码策略的讨论超出了本章节范畴。这些编码策略可以概括为 3 大类：波谱峰值采样策略（spectral peak picking，n of m）、CIS 包络处理策略和精细结构处理策略。研究并未建议哪种编码策略具有更好地效果，目前使用任何编码策略的人工耳蜗效果是相当的。

1. CIS 策略

连续相间采样（continuous interleaved sampling，CIS）策略是当今多种人工耳蜗编码策略的研发基础。在此策略中，输入声信号被分配到 m 通道的带通滤波器，m 等于电极序列数量，高频信息被传送到位于蜗底对应的电极，低频信息被传送到位于蜗顶对应的电极。采用 CIS 策略有以下几个要点：①双相脉冲是顺序刺激电极而不是同时刺激的；②不论输入信号对应的不同滤波器中是高振幅输入还是低振幅输入（或者根本没有输入），每个电极在每个刺激周期均受到刺激。

2. 波谱峰值采样策略

n of m 策略与 CIS 非常相似，主要区别为哪

表 12-1 人工耳蜗编码策略

人工耳蜗制造商	CIS	n of m	精细结构
Advanced Bionics[a]	HiRes–S HiRes–P CIS[b] MPS[b]		HiRes–S Fidelity 120 HiRes–P Fidelity 120 Optima–S Optima–P
Cochlear		ACE 或 ACE（RE） SPEAK	
MED-EL	HDCIS		FSP FS4 FS4p

a. Advanced Bionics 的 C1 体内设备可以使用同步虚拟刺激（SAS）模式，提供的是连续的电子刺激波，不是双相脉冲波
b. 只能用于 Legacy 处理器

个滤波器中具有的声信号振幅是被确定的，只有这些具有最大声能输入的滤波器对应的电极才输出刺激。在 n of m 策略中，n 是每个周期中传输刺激的最大电极数，m 是电极总数。n of m 策略设计目的是提供最重要的输入信息，去除那些不太明确的输入信息，如有些输入可能是噪声。在指定周期内，只有少量电极传输刺激，减少了电极间相互作用，可采用更快的刺激速率，也更加省电[8]。

3. 精细结构处理策略

精细结构处理策略也是以 CIS 策略为基础的，但是 CIS 策略是顺序传输刺激或者在 HiRes-P 和 MPS 中按顺序电极序列刺激，精细结构处理策略试图通过将滤波器间的高通或低通滤波截止频率交叠（FSP、FS4 和 FS4p）或者交叠刺激相邻电极（Fidelity 120、Optima 和 FS4p）的方式使得电流转向刺激，得以提供更好地频域信息识别。MED-EL 精细结构处理策略更进一步，在蜗顶电极对脉冲串刺激时间周期进行调制，以模拟听神经的锁相（time-locked）能力。

三、植入过程

选择人工耳蜗植入候选者可能是一个漫长的过程，涉及一个多学科团队，该团队由多个学科领域的专家组成。通常该团队至少包括一名耳科医生或耳鼻喉科医生，判断患者在医学检查和手术检查方面是否是合适的候选者；还要包括一名听力学家，基于病史和听觉言语交流能力评估患者是否需要人工耳蜗植入。人工耳蜗植入专家组还可以包括言语语言病理师或听觉言语治疗师、社会工作者或心理学家，这些专家对候选者恢复和利用听觉感知能力、处理康复过程中存在问题的能力，以及是否有足够的术后支持能力等方面提供指导建议。

（一）候选者

人工耳蜗植入过程中最关键的环节之一是确定合适的人工耳蜗候选者，然后针对这些合适的候选者，选择合适的人工耳蜗植入设备让其获得最大的效益。术前需从医学和听力学方面判断患者是否适合人工耳蜗植入，如果适合需要考虑哪侧耳作为植入耳。最近的研究表明，人工耳蜗植入的市场渗透率不到 9%[10, 11]；换句话说，90% 以上可能受益于人工耳蜗植入的患者尚未植入人工耳蜗。虽然有多种因素可能导致人工耳蜗的使用率较低，其中一个可能的原因是对人工耳蜗植入适应证的误解。自从 20 世纪 70 年代末成人开始接受人工耳蜗植入治疗耳聋以来，人工耳蜗植入适应证发生了很大的变化。早期，成人人工耳蜗候选者必须为双侧极重度感音神经性听力损失，选配助听器无效。"无效"通常被定义为在最佳助听条件下，开放式言语测试得分为 0%。当时，由于技术的新颖性和其潜在效果的不确定性，导致对此项技术的应用较为保守。随着时间的推移，技术的进步和人工耳蜗引人注目的效果为扩大人工耳蜗植入适应证铺平了道路。当代人工耳蜗植入适应证已不像早期人工耳蜗植入那样严格。人工耳蜗设备都是通过 FDA 认证的，而每个制造商提交 FDA 认证的资料不尽相同。但对于所有品牌的人工耳蜗，至少包括 2 个必需的准入标准：即未助听听阈和助听后言语识别能力，每个人工耳蜗制造商设备的汇总标准如表 12-2 所示。

临床上，人们普遍认为，如果患者符合人工耳蜗植入标准，他们将被视为人工耳蜗植入的候选者，并且可以自由选择最适合他们需要的人工耳蜗植入体。然而，在某些情况下，人工耳蜗植入中心可能会建议未经批准的或者 FDA 指导方针之外的人工耳蜗植入设备。尽管原则上禁止任何制造商推广 FDA 批准外使用的设备，但一些临床医生可以提出使用该种设备的需求，只要他

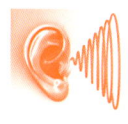

> **知识点** ✓
>
> 多学科团队对于成功确定人工耳蜗植入候选资格至关重要。

们能够提出充分的科学证据帮助他们做最佳临床判断。不适用于这条规则的是那些接受医疗保险的患者，他们有更严格的标准（表 12-2）。一般来说，成人人工耳蜗植入术适用于助听后言语识别测试表明助听器效果有限的患者。目前评估方法的局限性在于，大多数临床医生将"最佳助听"条件理解为"双耳助听"。

特别是对于非对称性听力损失患者，通过评估双侧助听后效果来确定人工耳蜗植入候选资格可能会掩盖其听力较差耳所遇到的困难程度。此外，使用标准电极长度的人工耳蜗植入候选者是通过测试语句材料来确定的，这些材料具有高度的语境性，受试者可以推断句子的整体意义，并填补他们可能遗漏的词语，这样受试者会获得较高的分数。最近的人工耳蜗设备，Cochlea 的 Hybird（2014 年）和 MED-El 的 EAS（2016 年），在确定人工耳蜗植入候选者方面取得了重大进展，它们是第一批使用扩大植入标准的设备，允许临床医生根据每只耳（不再使用"最佳助听条件"）单音节字识别率（不再是语句识别）的表现来确定候选资格。研究标准人工耳蜗植入适应证扩展标准的临床试验仍在进行中。与根据听阈和言语识别能力为判断标准不同，FDA 针对所有人工耳蜗制造商的一些人工耳蜗植入禁忌证的标准是一致的。人工耳蜗植入禁止证包括以下情况：听力损失源于听神经或听觉中枢通路；外耳或中耳感染的活动期；使得电极植入困难的耳蜗骨化；听神经缺失；与反复中耳感染相关的鼓膜穿孔；对设备材料（如医用级硅橡胶、铂、钛）过敏或不耐受；利用听觉信息能力缺失（医疗保险）；不愿意接受长期的康复计划（医疗保险）。

表 12-2 FDA 认证的主要方面

		未助听听阈	助听言语识别能力
Advanced Bionics 公司 HiRes90KU HiRes90K Ultra		双侧重度至极重度感音神经性听力损失（＞70dB HL）	开放式句子识别测试（HINT）得分≤50%
Cochlear 公司 CI24RE CI512 CI522 CI532		低频中度至极重度听力损失，中频和高频言语频率重度听力损失（≥90dB HL）	植入耳开放式句子识别测试得分≤50%，或者最佳助听状态下得分≤60%
Cochlear 公司 Hybird L24（单侧植入）	Synchrony EAS*	双耳重度至极重度高频听力损失，好耳 PTA（2、3、4kHz）≥60 dB HL	植入耳 CNC 词测试得分 10%~60%；好耳 CNC 词测试得分≤80%
MED-EL 公司 PulsarCI100 Sonota 100 TI Concert Synchrony	标准	• 双侧 500、1000、2000Hz 平均听阈≥70dB HL 的重度至极重度听力损失 • 植入耳低频正常至中度听力损失（500Hz 及以下频率听阈≤65dB HL），中高频重度至极重度听力损失（2000Hz 及以上频率听阈≥70 dB HL*），非植入耳听力比植入耳更糟	• 最佳助听状态下开放式句子测试（HINT）得分≤40% • 植入耳及对侧非植入耳 65dB SPL 单音节测试得分≤60%
		• 医疗保险和医疗救助服务（CMS）倾向于双侧中度感应神经性听力损失 • 全国覆盖政策（适用于所有人工耳蜗）	• 最佳助听状态下开放式句子录音材料测试得分＜40%

CNC. 辅音 - 词核 - 辅音；HINT. 噪声下言语测试；PTA. 平均纯音听阈

经许可改编自 Cochlear implant Patient Assessment: Evaluation of Candidacy, Performance, and Outcomes by René H. Gifford, ©2013 Plural Publishing, Inc. 版权所有

*.译者注：原著表述有误，已修改

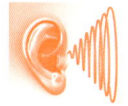

> **注意**
>
> 在测试助听器效果之前，需要验证助听器选配是否合适是很重要的。如果不能满足处方公式所提供的目标增益值，可能需要更换助听器评估。

人工耳蜗植入候选者确定应从全面的听力学评估开始，大多数到医院进行人工耳蜗植入评估的患者都进行了全面的未助听听力学评估，他们正在使用助听器，并且发现助听器佩戴效果有限。当助听器无法满足听力损失患者需求时，可以考虑人工耳蜗植入手术。

即使对于经验丰富的患者，获取当前全面的听力学评价结果，并使用测试结果完成助听器效果验证依旧很重要。助听器用户可能会因为其设备功能不充分而限制了其佩戴效果，或者由于编程不合理导致助听器效果不佳的现象并不少见。助听下的听力测试对于确定是否是人工耳蜗候选者是十分重要的。未助听听力学评估应包括 125～8000Hz 含半倍频程的气导听阈阈值，250～4000Hz 骨导听阈阈值及言语测听结果（使用录制材料测试的言语识别阈和词语识别率测试）。利用这些数据，可以做真耳分析验证患者助听器验配情况。如果患者目前没有使用放大装置，或者发现其助听器选配不合适，则可以使用合适的且经过验证的相借助听器评价。

人工耳蜗植入评估主要关注助听下的言语识别能力，这是评估中最重要的方面，因为言语识别能力提供了有关患者接收并处理言语声实现其交流能力的信息。尽管听阈与听觉功能本身有一些相关关系，但目前尚无关于听力图可以预测言语识别能力的报道[12]；因此，仅依靠纯音听阈不足以确定人工耳蜗植入的候选者。最低言语测试组合（minimum speech test battery，MSTB）中概述了言语识别测试指南[13]。MSTB 最初发表于 1996 年，最近进行了修订，反映人工耳蜗植入者言语识别能力的不断提高。MSTB 概述了判断合适的人工耳蜗候选者的最低言语功能测试组合。目前的 MSTB（表 12-3）在 2011 年进行了更新，包含了更多生态效度测试，包括安静环境下和噪声环境下词语和句子识别测试。测试组合的扩大反映了人工耳蜗植入者使用效果日益改善和人工耳蜗植入者残余听力水平的不断提高。在早期版本的 MSTB 中，推荐使用单音节词测试（CNC 词）[14]和句子测试 [噪声下言语测试（hearing in noise test，HINT）][15]。HINT 的设计理念是采用自适应测试步骤，测试噪声下言语识别阈值，但由于其发音质量好和句子结构简单，HINT 也常用于安静环境下言语识别测试。然而，随着人工耳蜗设备的日益进步，越来越多具有较好术前言语识别能力的成人接受了人工耳蜗植入，HINT 测试已趋于简单，需要难度更大的言语测试材料。Gifford 等[16]认为使用 HINT 句子测试存在天花板效应，与其他言语识别材料的相关性欠佳。因此，2011 年 MSTB 建议在不同测试条件下（右、左、双侧），组合使用单音节词（CNC 词）测试、安静环境下句子测试（AZ Bio 句子）[17]和噪声下句子测试（AZ Bio 句子、+5 SNR 和 BKB-SIN）[18]。

表 12-3　MSTB 推荐使用的言语识别测试材料

测试材料	测试表数	给声强度
安静条件下 Az Bio 句子测试	每词表 20 句	60dB A
噪声条件下 Az Bio 句子测试	每词表 20 句	60dB A，信噪比 +5 SNR 或者 +10 SNR
CNC 词	每词表 50 词	60dB A
BKB-SIN	16 句	60dB A

虽然 FDA 对使用标准长度人工耳蜗植入设备的标准仅限于测试语句识别能力，但 MSTB 建议采用测试组合，以便临床医生能够评估患者在不同聆听条件下的表现，以及交叉验证确保测试结果的正确性。AZ Bio 句子是由 Spahr 等[17]开发，由男音和女音以较快语速录制的上下文语意联系较少的句表，背景噪声使用多人谈话噪声，言语和噪声的信噪比为 +5dB，测试材料均采用录音材料，位于测试者正前方 1m，呈 0° 角播放。推荐强度为 60dB A，该强度反映了日常口语持续对话声强度水平；若使用较高的强度可能会人为地夸大测试得分，并使得一些患者可能丧失人工耳蜗植入候选者资格[19]。最重要的是，测试材料都应该使用录音材料，自我监控下的口语诵读声强度是不一致的，即使同一个体发音，声音强度变化可达 80%[20]。

言语测试材料对术前选取人工耳蜗候选者至关重要，术前言语测试结果也可作为比较术后效果的基线；因此，术后听觉评估与术前评估使用的测试材料应该相同。纵向效果评估将在本章"术后纵向评估"一节中讨论。

最后，对人工耳蜗植入者的主观评价有助于获得客观评价可能无法获得的信息，例如，聆听努力、生活质量、期望值和自己认为的收益，这些不能轻易地用客观的衡量标准来评估。目前已有多种主观测量方法可供选择，但是并非所有的主观测量方法都是针对人工耳蜗植入者或接受者特异性的评价工具。针对人工耳蜗植入者特异性主观测试有：Nijmegen 人工耳蜗植入量表（Nijmegen Cochlear Implant Questionnaire，NCIQ）[21]包含 60 个评价生活质量的测试条目；人工耳蜗功能指数（Cochlear Implant Function Index，CIFI）[22]，包含 25 项评价患者自我感知沟通能力的条目。与言语识别测试类似，术前也应该对患者使用主观评估方法，作为术后植入效果比较的基线数据。

助听和非助听听力学评估只是人工耳蜗植入候选者评估的一个组成部分，患者还必须完成术前关于植入后康复过程的咨询。考虑到认知或心理因素影响，术前心理学评估也非常重要。影像学评估和前庭功能测试也是术前评估至关重要的组成部分。

（二）设备选择和手术

除了对人工耳蜗候选者的健康水平和门诊手术的耐受度进行评估外，团队的医疗/外科成员还为人工耳蜗候选者的评估过程提供了其他有价值的信息。在考虑某一特定申请人的预后时，明确听力损失的病因可以提供重要信息。例如，对于病变部位更局限于耳蜗（如耳硬化症）的申请人来说，就开放式言语识别能力而言，他们的耳蜗植入效果就很好。而病变部位在蜗后或可能导致神经萎缩的病理类型的患者，如脑膜炎或某些自身免疫性疾病，其预后可能需要保守预估。外科医生还将评估外耳和中耳的状况，并在人工耳蜗植入前为所有慢性耳部疾病的治疗制订计划。手术评估还包括影像学评估，以确定电极阵列是否能够充分放置在耳蜗鼓阶内，判断任何可能是人工耳蜗植入禁忌证的耳蜗畸形，或选择特定的电极序列。因为高分辨率计算机断层扫描（HRCT）能够准确地展示骨骼结构，HRCT 已经成为成人颞骨成像的手段。HRCT 可以提供与乳突气房、皮质骨厚度和圆窗龛位置相关的外科信息。它还可以识别解剖部位是否异常，如面神经畸形及耳蜗畸形，这些异常可能对手术有影响。

磁共振成像（MRI）在某些成人人群术前评估中可能更适用，因为它能够更好地呈现软组织。例如，有脑膜炎或自身免疫性内耳疾病病史的患者，预期可能会发生纤维化或骨化，MRI 可能是首选。需要注意的是，若术后成像做 MRI 检查，可能会受到耳蜗植入磁铁的限制。以前，人工耳蜗植入者在没有移除磁铁的情况下，不能接

知识点 ✓

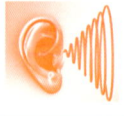

随着人工耳蜗技术和手术技术的进步，人工耳蜗手术的绝对禁忌证有所减少。

受超过 0.2T 的磁共振成像。在撰写本文时，这 3 家制造商均已获得 FDA 的批准，允许现代接收器 / 刺激器平台的植入者接受 MRI 检查，只要使用特殊的夹板系统，就可以在戴有磁铁情况下进行最高 1.5T 的 MRI 检查。AB 和 Cochlear 标明取出磁铁后患者可进行最高 3.0T 的 MRI，而最新的 MEDEL Synchrony 植入者在不取出磁铁植入的情况下可进行最高 3.0T 的 MRI。但需要注意的是，携带磁铁进行 MRI 检查，会在图像上产生约 4 英寸的伪影，因此对于那些需要头部结构良好可见性的扫描，仍然首选去除磁铁。有关每个植入系统的 MRI 兼容性的详细信息，请参考制造商说明书。

人工耳蜗植入者感染肺炎链球菌（肺炎球菌）所致细菌性脑膜炎的风险高于普通人群。因此，审查免疫记录并推荐适当的肺炎球菌免疫和增强剂接种是人工耳蜗植入选择过程的重要组成部分。疾病控制和预防中心（CDC）建议所有人工耳蜗植入者接受年龄适宜的肺炎球菌疫苗接种，包括 7 价肺炎球菌结合疫苗（PCV7）（Prevnar）、23 价肺炎球菌多糖疫苗（PPV23）（Pneumovax），或两者都接种。疾病预防控制中心在其网站 www.cdc.gov 上提供最新信息和疫苗接种时间表。

另外一个重要的方面是，人工耳蜗在术前评估中要进行前庭功能检查。伴有听力损失且伴有前庭功能减退或缺失的患者是较常见的。此外，Buchman 等[23]报道，耳蜗植入后的冷热试验显示，即使是在术前前庭功能正常的患者中，前庭功能损伤的比率为 38%，重度或极重度前庭功能损失的比率为 10%。因此，术前前庭功能评估的主要目的是判断是否存在一侧迷路功能降低，不建议植入前庭功能更好地一侧，因为人工耳蜗术后可能会对患者的整体前庭功能造成影响。人工耳蜗术前常规考虑进行前庭功能评估，特别在考虑进行另一侧人工耳蜗植入时，前庭功能评估更关键。在进行另一侧人工耳蜗植入前，需要评估在第一次人工耳蜗植入过程中是否存在前庭损伤，因为患者前庭功能的代偿作用，其可能并没有表现出前庭功能减退。而另一侧人工耳蜗植入，可能会导致这一侧前庭功能也减退，双侧前庭功能减退可能会使患者表现出前庭功能减退的症状，这种负面影响可能会超过第二个耳蜗植入所带来的听觉收益。

通常，温度眼震描记术用来量化现有的前庭功能。对 30℃和 44℃的温度灌注反应总和的不对称性大于 20% 即表明较弱侧的前庭功能减弱，而对冷水灌注没有观察到眼震则表明存在极重度前庭功能损伤。人工耳蜗植入团队可以利用这些信息来选择最适合的一侧耳进行植入，甚至可以就植入的可行性向患者提供建议。

近年来，在电极阵列设计和植入技术方面取得了重大进展，这些技术可能会降低植入耳的前庭功能损伤概率和提高残余听力的保留。虽然这些进展对保留前庭功能的有效性尚处于研究的早期阶段[24]，但对人工耳蜗植入者残余听力保留的有效性已得到充分的证明[6,25,26]。几十年来，人工耳蜗植入者都被告知，他们被植入耳侧的听力肯定会丧失。由于电极序列设计的进步及"软"外科技术的改进，丧失残余听力不再是必然的。事实上，许多报告表明，常规保留部分甚至全部术前残余听力是可能的。文献中报告（如 Gifford 和 Dorman 的总结[27]）表明，术后平均阈值升高范围为 10～20dB，这取决于许多因素，包括电极序列、手术技术和外科医生经验。听力保留的好处将在后面章节讨论，在这里重点仍放在影响残余听力保留的因素上。首先，电极序列设计的重点是非损伤性。电极阵列更薄、更灵活，尖端也更柔软，这样插入耳蜗的过程就可以尽可能的顺滑。

最近耳蜗电极的设计关注耳蜗侧壁的位置，使得电极紧贴侧壁，避免接触更多耳蜗内侧结构，如 Corti 器。AB 和 Cochlear 已经开发出一种中阶电极序列，它可以游离于耳蜗的内侧壁或外侧壁，以最大限度地减少对耳蜗内的损伤。短电极序列仅用于刺激耳蜗的基底部分（Cochlear Hybrid，Med-El-Flex 20 和 flex 24），插入深度可变的超薄电极序列（Cochlear CI522）专门用来尽量减少对耳蜗结构的损害。此外，研究表明，人工耳蜗植入的另一主要创伤性可能是电极序列从鼓阶经基底膜易位进入了前庭阶。除了对耳蜗的精细结构造成破坏外，还会导致内淋巴液和外淋巴液的混合，从而丧失听觉所需的耳蜗内电位。因此，能将电极植入易位可能性降到最低的植入技术对帮助外科医生保护残余听力来说尤为重要。通过耳蜗造口（通常在圆窗前方和下方钻一个小孔）植入是预弯、远离窝轴电极序列的首选植入技术，而使用更细、更直的侧壁电极序列则可以通过耳蜗造口或直接通过圆窗植入。其他柔和的手术技术包括极慢地插入电极阵列、避免钻孔、避免骨尘进入耳蜗、避免过度冲洗或抽吸、避免使用润滑剂，以及术前、围术期和术后服用类固醇等[28]。图 12-4 显示手术结束时人工耳蜗植入体和电极序列的位置。

在术前选择设备时，选择合适的电极序列至关重要。人工耳蜗植入团队在选择设备时应考虑的因素包括术后残余听力保留的可能性，使得残余听力能充分利用声学放大，对侧残余听力可能受益于双模式声刺激（一侧人工耳蜗，另一侧助听器）、耳蜗结构（包括解剖畸形或骨化）、听力图的形状、电极序列长度、手术是初次植入还是再次植入，以及螺旋神经节存活情况等。

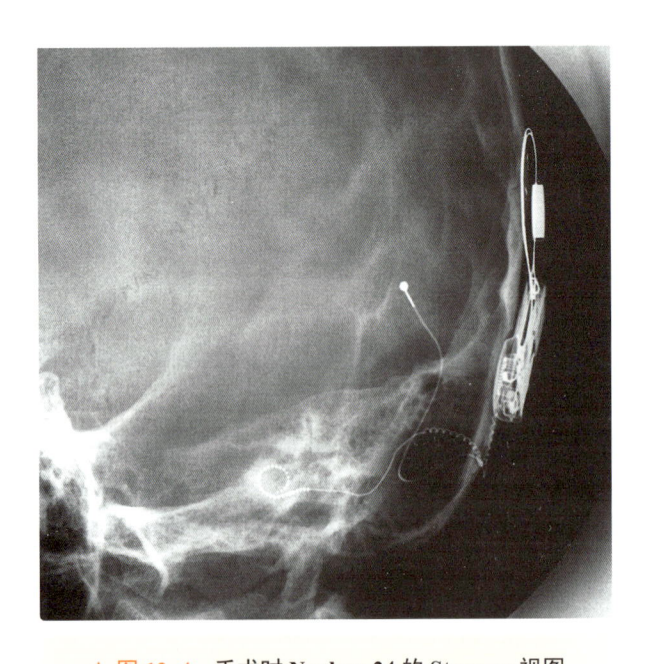

▲ 图 12-4　手术时 Nucleus 24 的 Stenvers 视图

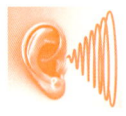

> **知识点** ✓
>
> 人工耳蜗植入的良好效果需要定期的编程调试、听觉练习或训练，以及适应过程中的耐心做支持。

（三）编程调试和术后随访

人工耳蜗设备的成功使用需要定期编程和听觉康复，还需要时间来适应人工耳蜗提供的新音质。

在人工耳蜗设备激活之前要给予患者合理的期望值。多种因素影响着患者的预后。对于患者来说最重要的是认识到，人工耳蜗提供的是一种与正常听觉甚至与助听器也截然不同的听觉传导方式。助听器放大传入的声信号，而人工耳蜗将传入的声信号转换成电信号。虽然当代的编码策略可以比较准确地提取声信息的重要成分，但它与外周听觉系统完成的声音信号处理完全不同。这种区别如果用患者能理解的术语来说就是，将近 18 000 个高度特异性的声音感觉细胞被 12～22 个物理电极来替代。因此，信息传递到听觉系统就会通过一种完全不同的机制，而不是患者之前已经习惯的方式。此外，每个电极植入位置所对应的频带宽度，也可能与耳蜗本身频率特异性排布的空间结构不完全相符。因此，人工耳蜗植入者听觉系统需要进行一定程度的神经重塑来理解输入的信号。大多数患者最初反馈，他们通过人工耳蜗听到的声音是"吱吱"声或者"叮当"声，这可能主要是因为人工耳蜗电极植入位置主要在耳蜗的底转和中转。一些患者最初不能立刻理解言语声，而且可能报告这种听到的感觉更接近于一种"响铃"或者"编钟"声。人工耳蜗植入者术前佩戴助听器使用残余听力越接近耳蜗植入时间，患者就能更快地发展出开放式的言语理解能力，但是达到这个目标也通常需要一个过程。人工耳蜗编程调试通常在 3 个月内可以达到稳定的水平，但是人工耳蜗植入者可能需要 1～2 年来充分发挥耳蜗的最大效果[29, 30]。比较重要的一点是要向患者传达一种信息，人工耳蜗不能直接替代正常听力，而是在助听器效果不佳的情况下，人工耳蜗是有效地提高言语理解能力的一种途径。

不同人工耳蜗中心，术后人工耳蜗调试的安排可能不同，但是通常都会包括一系列人工耳蜗编程调试的复诊，这些复诊的间隔时间会越来越长。人工耳蜗编程调试的过程复杂，超出了本章的讨论范围；然而，重要的是需要让患者理解人工耳蜗调试是一个过程，可能需要在人工耳蜗开机后数天、数周或者数月才能够发展开放式言语感知能力。人工耳蜗开机激活设备可能需要在1次或2次的门诊中完成。开机时，调试人员会检查所有设备工作是否正常，并调试初始使用程序。人工耳蜗开机后，后续的编程调试可能会安排在至少之后的1周、1个月、3个月、6个月和1年。

虽然这些具体时间安排在不同中心有所不同，但整体的工作目的会保持一致。常规编程调试是希望帮助患者在最初的几次术后门诊中就可以最快地适应人工耳蜗传递给听觉系统的声音信号，从而减少后期复诊的需求尽快达到适应期。虽然成功达到稳定程序的时间因一些因素而存在差异，但是许多患者在激活后1个月就开始实现开放式言语理解能力，并且往往在激活后3～6个月就有了相对稳定的人工耳蜗使用程序。

四、特殊考虑因素

（一）双侧人工耳蜗植入

双耳听觉有诸多优势，例如头影效应（head shadow effect）、双耳静噪（binaural squelch）和双耳整合（binaural summation）。头影效应是指在非助听条件下，相对听力好耳与差耳之间的听觉信噪比不平衡的现象，即头部和躯干可以阻挡来自于差耳噪声对相对好耳的有害影响。对于2000Hz以上言语频率范围的声波有更显著的头影效应[31]。双耳静噪是指双耳听觉可以使双耳聆听者降低背景噪声的影响从而提高噪声下的言语

识别能力。双耳整合是指双耳听觉可以创建一个冗余系统（a system of redundancy），该系统可使传入听觉系统的言语信息量最大化，以便达到最佳的言语理解效果。另外，声源定位同样依赖于完整的双耳听觉，声源定位具体包含以下3个基本线索：双耳时差（interaural timing difference，ITD）、双耳声强差（interaural level difference，ILD）和头部关联传递函数（head-related transfer function）。以上3个线索都依赖于双耳听觉的完整性，因此，双耳听觉缺失者在声源定位、噪声下言语识别以及其他复杂的聆听环境下，均会出现显著的听觉障碍。

早期的人工耳蜗植入手术，通常会给双侧极重度感音神经性听力损失患者单侧植入人工耳蜗，以提高他们的声音感知能力和开放式言语理解能力（open-set speech understanding）。然而单侧植入人工耳蜗限制了这些患者在较复杂聆听环境下的听觉能力。直到20世纪90年代末期，研究的焦点才逐渐转移到人工耳蜗植入者的双耳听觉上来，并且研究结果表明双耳植入具有显著的聆听优势。时至今日，对于重度和极重度的感音神经性听力损失患者，双耳人工耳蜗植入已成为标准化的治疗手段[12]。双耳植入人工耳蜗所引起的相关问题也逐渐受到关注，由于双耳植入需要更长的手术时间，患者长时间的麻醉状态可能会有对前庭系统造成损伤的潜在风险。另外，双耳植入还存在经济负担加倍、对双耳残余听力的破坏、在力求双耳听觉平衡时所面临的困难等问题。尽管存在这些问题，但双耳植入人工耳蜗的优点还是远大于其缺点的。

诸多研究结果表明，双耳植入人工耳蜗者在声源定位、噪声下言语识别、双耳听觉感知等方面的能力有显著提高。双耳听觉感知在人工耳蜗植入者聆听其旁边说话者时起重要作用，例如在餐厅吃饭并排坐或开车时与副驾驶交流的情况[32-35]。很多双耳植入人工耳蜗者都会用到双耳整合这一优势，即通过双耳聆听外界声音，实现响度感知整体增加的效果。更重要的是，这一优势不受植入者年龄因素的影响[36]。由于这些

243

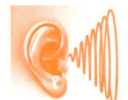

听力治疗学 Audiology Treatment

> **知识点** ✓
>
> 目前开展的单侧耳聋人工耳蜗植入可以帮助我们更好地理解对于患者而言人工耳蜗的声音提供给他们到底是什么样的声音。

原因，对于重度或极重度成人人工耳蜗植入候选者，双耳植入的最大障碍往往是保险覆盖范围的相关问题，至少在医疗保险上的问题是这样的，在超过一个人工耳蜗植入的问题上，医疗保险的标准是模糊不清的。随着双耳植入人工耳蜗者的人数增加，如何让双耳植入发挥其最大优势成了焦点问题。例如，对于不同人工耳蜗植入者，人工耳蜗的放置位置都不尽相同，甚至对于同一植入者，其双侧耳蜗的细微解剖结构和生理功能也是不同的。

新近的研究围绕着通过响度平衡音调匹配的方法使得程序优化，以及通过高分辨率的影像检查手段使得电极钝化（electrode deactivation），以获得更好地音质效果[37]。对于双侧不能从助听器中获得有效帮助的重度或极重度感音性听力损失患者，双侧植入人工耳蜗是比较明确的推荐意见，而仍需关注的问题是，具体到多少分贝的听力损失患者才需要双耳植入人工耳蜗，并且双侧耳蜗植入之间的间隔时间应为多久。通常来说，对于成人的双侧人工耳蜗植入，除非该患者有耳蜗硬化这样潜在性的危险因素，2次植入都是先后不同期完成的。如果患者在非人工耳蜗植入耳仍有残余听力，那么建议患者在非耳蜗植入耳配戴助听器，配合人工耳蜗植入耳获得更好的聆听效果。这种选配模式称为双模式刺激（bimodal stimulation）（图12-5）。

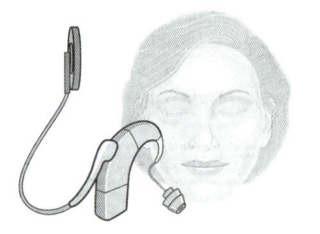

（二）双模式刺激

双模式刺激是指，在人工助听设备的帮助下，患者通过一侧耳植入人工耳蜗另外一侧耳佩戴助听器的聆听模式。Schafer等[38]报道，在双耳刺激模式下，不论是双侧人工耳蜗植入还是双模式聆听，患者在头影效应、双耳静噪和双耳整合这3个方面的整体聆听效果，较单耳植入人工耳蜗或单耳配戴助听器的患者有15.3%～30.7%的提高。此外，相较单耳聆听，双耳植入人工耳蜗的患者，再配合上同侧或对侧耳的声学放大，在安静环境、噪声环境、复杂聆听环境下的言语感知能力和声源定位能力也有显著优

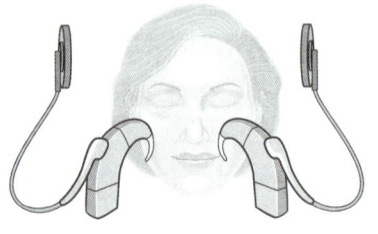

◀ 图 12-5 几种聆听模式

（经许可转载 Cleveland Clinic Center for Medical Art & Photography © 2017. 版权所有）

人工耳蜗植入　人工耳蜗植入　　　人工耳蜗植入　　　　助听器
　　双侧植入人工耳蜗　　　　　　　　双模式

人工耳蜗植入物加上声学部件　　人工耳蜗植入物加上声学部件　　助听器
电声联合刺激（EAS）　　　　　　　组合双模式

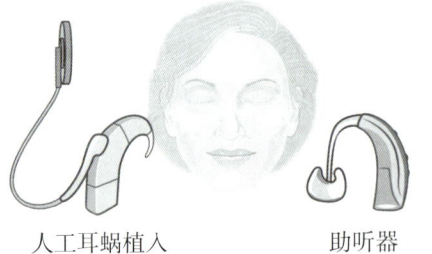

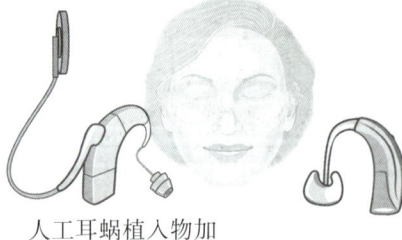

势[39,40]。特别是，在植入耳对侧耳的残余听力可以参与聆听时，可以在中、低频区域提供给患者更好地频域分辨能力和时域精细结构（temporal fine structure）信息[12]。因此，根据以上配戴助听器的优点，在考虑对已经单侧植入人工耳蜗的患者进行另一侧耳人工耳蜗植入前，务必要对其未植入耳进行详尽的配戴助听器的各项临床听觉效果的评估，只有对助听效果收益有限的患者，才考虑进行对侧人工耳蜗植入。在临床评估中会存在一些局限性，因为双耳聆听的优势通常只在复杂的聆听环境才得以体现，然而临床评估通常不包括这样的复杂聆听环境。所幸Gifford等[12]研发了在信噪比为5dB下的言语测试句表AzBio，为计划双耳植入人工耳蜗的患者提供了一项可靠的评估手段。研究建议，如果单耳植入人工耳蜗的患者在双模式刺激下的临床聆听效果不佳，那么患者应进行另一侧人工耳蜗植入。

双模式刺激聆听者，即一侧耳人工耳蜗植入，另一侧耳佩戴助听器，有研究报道在助听器的辅助下，在聆听的平衡感和立体感（roundedness）方面对声音质量有显著提升。而双耳植入人工耳蜗的患者在声源定位、在空间上可分离噪声的环境下理解不可预测语义的句子等方面有更显著优势。双模式聆听在感知言语自然韵律和在噪声环境下利用声学线索方面的表现优于双耳人工耳蜗聆听模式[41]。以上2种聆听模式在聆听效果上的差异，主要归因于双模式刺激聆听者可以更好地利用双耳时差效应，双耳时差效应主要发生在低频区域，没有残余听力的双耳人工耳蜗植入者不能利用这些听觉线索。因此，在建议双模式聆听者进行另一侧人工耳蜗植入时，应采用个性化的评估方案，不能一概而论。

特别要指出的是，双模式刺激保证了患者的非人工耳蜗植入耳也能接收到适当的听觉刺激，这使得听觉剥夺（auditory deprivation）所带来的风险最小化。一旦双模式刺激者的非耳蜗植入耳无法再从助听器佩戴中获益，应考虑双耳人工耳蜗植入，通过电刺激方式获得最大的潜在收益。如果患者在非人工耳蜗植入耳仍存在可进行听觉补偿的残余听力，这种情况下适合采用双模式刺激。这一聆听模式在当单耳人工耳蜗植入者的对侧耳仍有残余听力时更受推崇和普及。特别是，当患者双侧听力不对称，一侧耳符合人工耳蜗植入标准，而另一侧耳不符合美国食品药品管理局已注册耳蜗的植入标准，他们通常选择在医疗保险范畴内未注册的人工耳蜗设备。因此，除了传统意义上的人工耳蜗植入者，即双侧均为中度到极重度的感音神经性听力损失患者，还普遍存在一侧需要植入人工耳蜗而另一侧为正常至中度感音神经性听力损失的患者。这类患者由于非人工耳蜗植入耳还存留残余听力，因此选用双模式刺激可使该类患者获得对传统人工耳蜗植入者更好的聆听效果。

（三）电声刺激和双模式刺激

正如前面所讨论的，随着低创伤性的人工耳蜗电极序列的发展，通过保护纤弱的耳蜗结构，人工耳蜗植入者的残余听力可以得到最大程度的保留，并在术后仍可观测到有效的残余听力。短电极序列主要刺激耳蜗底周，残余听力的保留不仅只限于短电极序列的植入，长电极序列的植入也可保留残余听力[26]。因此，在术前有不同程度残余听力的患者，在人工耳蜗植入术后，仍可保留大部分或全部的残余听力。目前针对人工耳蜗体外言语处理器的新技术可以让临床医生通过一套人工耳蜗设备实现对人工耳蜗植入者的残余听力进行声学信息放大（图12-6）。在编写此书时，关于如何定义听力保留（hearing preservation）和如何整合听觉的声学刺激与电刺激是热点问题。更为热议的话题是，关于残余听力，究竟应该更加关注测量其阈值即对其可听度（audibility）的评估，还是对其进行助听功能的评估。临床医生也在努力寻找最合适的方法，来发现适合的患者使其得以保留残余听力，术后可以在人工耳蜗植入耳同时进行声学信息放大，同时研发术后植入效果的临床评估手段。除了上述待解决的问题，多篇文献中已报道听力保留同样具有广泛的优点。与双模式刺激类似，残余听力的保留，特

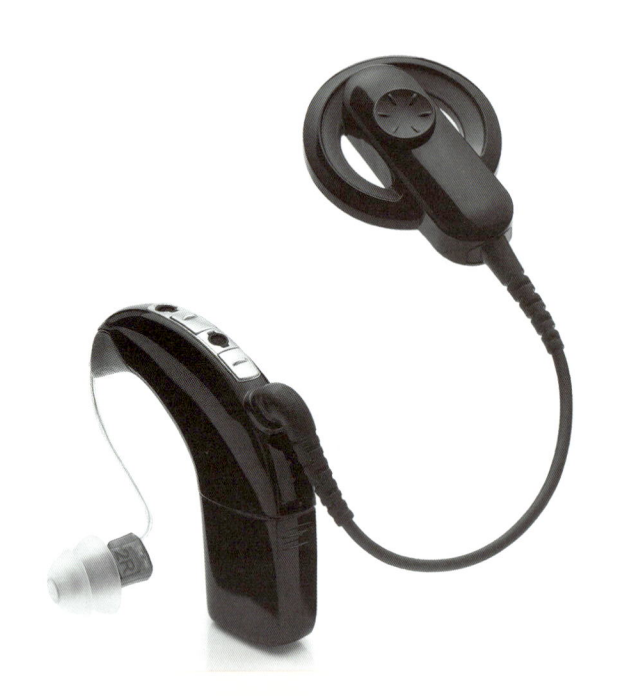

听力治疗学 Audiology Treatment

▲ 图 12-6　声电联合刺激言语处理器
（图片由 Cochlear Americas, © 2017 提供）

> **知识点** ✓ 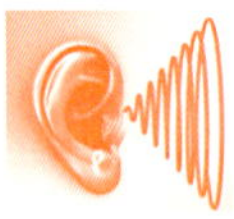
> 残余听力可以提高噪声下言语识别能力、对音乐的感知能力和声音质量。

别是在低频区域，在复杂聆听环境中具有显著优势。

通常人工耳蜗植入者只有有限的频域分辨能力，这大大减弱了其在噪声下言语识别的能力。然而，残余听力的存在，即使只有低频区域的残余听力，也可以帮助人工耳蜗植入者获得更多的频域信息，从而帮助其降低噪声的掩蔽效应[27]。有意思的是，术前和术后残余听力的存留程度与术后的言语识别能力并没有显著相关性[27]。

另外，很多研究表明，低频的残余听力无须扩展至更宽的频率范围，低频区域（小于 200Hz）所涵盖的基频信息，对人工耳蜗的声电联合刺激（electric acoustic stimulation, EAS）的效果是最具影响的[27, 42, 43]。

关于双耳人工耳蜗植入、双模式刺激、声电联合刺激 3 组助听装置使用者的各模式下的聆听优势，大量文献从以下 3 个方面对它们的优势进行量化和排序分析：单耳听觉与双耳听觉的比较、声刺激与电刺激的比较、在人工耳蜗植入后同侧保留残余听力与对侧保留残余听力佩戴助听装置的比较。Gifford 等[12]用组内可重复性测试的研究方法，报道了对于患者本身而言，双耳植入人工耳蜗后的言语识别能力显著优于双模式刺激者，甚至言语识别能力的得分已出现天花板效应。此外，有残余听力的双耳人工耳蜗植入者较无残余听力的双耳人工耳蜗植入者从人工耳蜗中可获得更多的聆听收益。Loiselle 等[44]在对具有对称残余听力的双耳人工耳蜗植入者和具有非对称残余听力的植入者的研究中，同样也证明了双侧低频残余听力的保留可带来更多的聆听收益。虽然受益的程度因人而异，将人工耳蜗的电刺激与单耳或双耳残余听力的声学放大整合在一起，对聆听效果总是大有裨益的，因此，双耳残余听力的保留十分重要。

（四）单侧聋

在不可助听的单侧感音性耳聋（如单侧全聋）的情况下，关于其对侧耳的残余听力保留的程度是个非常值得关注的问题。单侧聋是一种潜在的致残情况，根据病因学分析，其可能的致病原因包括听神经瘤切除术后、病毒性感染、自身免疫性疾病、先天性因素等。典型的单侧聋一般是一侧耳有听力损失，而另一侧耳的听力是完全正常的。单侧聋的听力损失程度一般较重，即使患者仍可以用患耳感知声音的有无，但患耳在使用传统助听装置时言语感知能力仍旧很差。如果药物或手术治疗不能使其恢复可用听力，患者则会在交流中失去双耳聆听所具有的各种优势，例如声源定位、在患耳侧聆听和噪声下言语感知能力。

单侧聋患者虽然可能一侧听力完全正常，但也受限于单侧听力损失的各种弊端。这种无形的听力障碍加剧了各种弊端的负面影响[45]，因为在交流时说话者可能并没有意识到聆听者存在残疾。实际上，单侧聋患者通常有较重的听觉感知

246

障碍[46]，这一听觉感知障碍与单侧聋损伤的特点相关[47]。因此，在人数众多的交谈环境中、在需要随时切换双耳聆听的环境中（如驾驶汽车）和聆听任务增加的情况下，单侧聋患者存在严重的交流障碍和听觉疲劳现象。由于在噪声环境或当说话者在单侧聋患者听障一侧说话的情况下，单侧聋患者未能及时捕捉对方交流中的言语信息，很多单侧聋患者会感到窘迫和被隔离感。Wie等[47]的研究结果显示，93%听力永久损失的单侧聋患者在社交场合中存在交流障碍，只有13%的单侧聋患者称在噪声环境中可捕捉到说话者大多数的言语信息。Douglas等[48]的研究结果显示，单侧极重度感音神经性聋患者在噪声环境下存在言语交流障碍，特别是在聆听多声源的情况下（例如一边看电视一边听旁人讲话）和定位看不见的声源的情况下，会加重聆听负担。如果不对单侧聋患者进行有效干预，其在复杂聆听环境中为了达到较好的聆听效果，会采取以下应对机制，包括有技巧地选取聆听位置（strategic positioning）（83%）、依靠视觉进行唇读（97%）或回避策略（40%），例如单侧聋患者主动避开噪声环境进行交流。

目前已有很多手段可以很好地解决以上单侧聋患者的交流障碍，这些手段均旨在将听力差耳接收到的言语信息转移到听力好耳进行聆听，以此提高噪声下的声音感知和言语识别能力。具体包括：CROS助听器（contralateral routing of signal，CROS）、骨锚式助听装置、经皮的CROS和TransEar助听装置。以上设备的助听机制均是尽可能减少头影效应的影响，然而无法提供双耳静噪、双耳整合、声源定位这些聆听优势。

近期的研究比较关注单侧聋患者人工耳蜗植入的安全性和有效性，特别是针对那些存在难以忍受的耳鸣的单侧聋患者，在下文中将详细介绍。一些积极的植入效果使得人工耳蜗植入的适应证得到扩大，例如，原本一侧听力正常而另一侧全聋的患者是不包括在人工耳蜗植入适应证内的。诸多研究表明，单侧语后聋的成人患者在植入人工耳蜗后，在掩蔽的空间释放（spatial release from masking）、言语理解和声源定位能力方面有显著提高[49-51]。由于言语感知和理解能力得到提高，通过健康相关生活质量评估量表（health-related quality of life，HRQoL）的评估，单侧聋人工耳蜗植入者的生活质量有显著改善[52]。尽管以上研究结果是积极的，近期一项系统性回顾研究表明，为了更好地确定植入效果，对单侧聋患者进行更大规模人工耳蜗植入后效果评估的研究是十分必要的[53]。在本文成文的同时，尽管很多有助于改善单侧聋患者的助听装置已问世，但美国食品药品管理局依然没有将这些设备的费用纳入医疗保险的范围，因此单侧聋患者人工耳蜗植入是否能被医保覆盖还是需要讨论的问题。

（五）耳鸣

耳鸣的机制目前尚不明确，然而一种主流的学说认为，听觉传入的减少或丧失可引起听觉系统神经活动性的改变从而诱发耳鸣，如不同程度的听力损失。根据此假设，由于耳鸣的产生与听力损失是密切相关的，那么就不难解释，多达66%~86%的人工耳蜗植入者在手术前受不同程度的耳鸣困扰[54]。在人工耳蜗植入术后，存在耳鸣加重的风险，但也有患者的耳鸣部分减轻或完全消失。耳鸣是人工耳蜗植入术后的常见并发症，术后患者的耳鸣加重可以是暂时的，也可以是永久的。对于这种术后耳鸣加重的假说认为，植入电极序列可损伤耳蜗的细微结构，从而诱发耳鸣。

尽管人工耳蜗植入的适应证已包含尚存残余听力的患者，对于这样尚存残余听力的患者，可能存在植入电极阵列后损伤耳蜗精细结构而加重耳鸣的风险。Arts等[55]对197名人工耳蜗植入者进行术后调查，仅有39人（19.8%）在术后新患耳鸣（25人）或耳鸣加重（14人）。由于手术导致的纯音听力阈值下降与耳鸣的诱发或加重两者之间没有显著相关性。

近期，人工耳蜗植入术和电刺激成为研究的热点，旨在发现可行的、能够直接调节患者对耳鸣感知的干预手段。对于重度至极重度聋的患者，他们无法从声学放大或耳鸣掩蔽中获得更好地聆听效果，因此，直接的人工耳蜗电刺激对这些患者十分必要且重要。由于上文提到过，耳鸣可能是由于听觉系统缺少了外界环境的听觉传入而导致的神经活动性改变，人工耳蜗直接对听神经进行的电刺激可能是既能够恢复听力又能够减少耳鸣影响的有效方法。单侧聋患者是较为适合进行此项研究的人群，因为比起听力损失，单侧聋患者更饱受耳鸣的困扰。Van de Heyning 等[56] 首次报道了单侧聋患者在人工耳蜗植入后耳鸣响度显著减弱，并建议将人工耳蜗植入作为单侧聋患者耳鸣治疗的方法之一。Mertens 等[57] 研究了 23 名单侧听力损失且伴有无法忍受的耳鸣的患者，患者人工耳蜗植入 3~10 年，每周可保证 7 天使用人工耳蜗，患者在耳蜗开机后的 3 个月后，其耳鸣显著减轻，并随使用人工耳蜗时间的延长，耳鸣持续减轻。这一研究中的患者既包括单侧聋的患者，也包括双侧听力损失不对称的患者。其中单侧聋患者组反馈使用人工耳蜗的首要益处是可以有效降低耳鸣的影响，而听力损失不对称患者组反馈提高听力是使用人工耳蜗的首要益处，他们也感觉到了耳鸣的影响也随之降低。人工耳蜗植入者在夜间通常会关闭人工耳蜗，在关闭人工耳蜗后，耳鸣减轻的持续时间通常较短，数分钟左右，因此人工耳蜗在没有持续的电刺激时不会对残余耳鸣有抑制作用。Arts 等[58] 的一项系统回顾性研究表明，尽管人工耳蜗植入能够有效减轻耳鸣的机制尚不清楚，但植入人工耳蜗对单侧聋患者而言是一个有效治疗耳鸣的手段。早期研究表明，耳鸣可被耳蜗中人工耳蜗产生的电刺激所抑制[59]，然而，需要进一步明确的是电刺激对听觉系统的影响是否是独立的，不受听力损失混杂作用的影响。

五、人工耳蜗植入结果

术后言语感知能力评估是评价人工耳蜗植入效果最常见的方法。虽然言语感知的评估至关重要，但这只是评估人工耳蜗植入效果的测量方法之一。在评估人工耳蜗植入是否成功时，生活质量、自我评估的受益、声源定位和对音乐旋律的喜好都是重要的考虑因素。自开展人工耳蜗植入以来，预期（和实现）的植入效果在持续提高。人工耳蜗植入效果取决于多种因素，包括技术的进步、尽早人工耳蜗适应证选择的正确与否，以及先进的手术技术和设备的使用等等。本节将会针对效果评估和影响因素进行讨论。

（一）影响人工耳蜗植入效果的个人因素

很多个体因素可以影响人工耳蜗植入效果（表 12-4），这些因素中有一些与听觉系统的解剖形态和（或）生理功能的限制有关，如耳蜗畸形、螺旋神经节存活数量、中枢听觉通路的完整性及是否有可用的残余听力，这些都可能影响聆听者获得听觉效果的改善程度。研究表明，耳聋和听觉剥夺的持续时间是最影响使用人工耳蜗感知开放式言语的因素。成功的人工耳蜗植入依赖于螺旋神经节细胞（spiral ganglion cells，SGC）、听觉神经元细胞体和高级听觉通路的功能完整性。SGC 是人工耳蜗主要的刺激部位，因此，正常的 SGC 对于成功响应刺激并且将电信号传递到脑干

表 12-4 影响人工耳蜗植入效果的因素

- 合适的设备选择和编程
- 解剖形态是否正常
- 手术技术 / 电极放置
- 神经的存活度和完整性
- 耳蜗结构和功能的保留
- 耳聋时间
- 辅助放大设备的使用情况
- 听力损失的病因
- 身体健康状况
- 电极排列位置
- 听觉康复
- 动机和期望
- 双耳听力
- 术前功能（听力水平 / 言语能力）

及更高听觉系统起到关键作用。同时，中枢听觉系统也必须完好无损，以便接收和处理传入的听觉信息。

研究表明，内毛细胞的损失有可能会导致神经功能退化，并且随着听觉剥夺时间的延长而更加严重[4, 5]。有大量研究显示如果耳聋时间越短，言语识别效果会越好，这是由于如果长时间缺乏可靠的听觉刺激，会发生听觉通路的重组[60]。动物实验表明，长时间耳聋，或者更准确地说，缺乏听觉刺激，导致包括 SGC 和耳蜗核在内的听觉系统神经结构退化[61]。与逐渐丧失听力后接受人工耳蜗植入的语后聋患者相比，这种现象的影响对先天性耳聋患者来说，在接受人工耳蜗植入后更为明显。然而，对于语后聋但没有得到有效干预的患者，也可以观察到听觉剥夺的类似现象。

对于双侧语前聋听力被剥夺多年的患者而言，植入人工耳蜗术后的期望是拥有察觉和识别环境声音的能力。对于语后聋成年患者，人工耳蜗术后预期效果更好，包括很好的开放式言语识别能力，尽管有些文献显示与一直获得助听干预的患者相比，人工耳蜗植入手术对于 10 年以上未获得干预的耳聋患者来说效果较差[62]。这种差别对于具有不对称性听力损失并且希望单侧植入人工耳蜗的患者非常重要，特别是对于医保受益者而言，这种情况经常发生。如果患者较差耳多年听不到声音，那么医生可能推荐在持续受到声音刺激的那一侧植入人工耳蜗。然而对于患者而言，这是一个困难的决定，因为这可能会有失去植入侧残余听力的风险，同时失去双模式干预的风险。与已接受的临床共识相反，Boisvert 等[60]提出，人工耳蜗植入的效果与大脑被剥夺双侧听觉刺激的时间紧密相关，而不是单侧听力损失，提示语后聋成人无论在哪侧进行人工耳蜗植入，取得的效果相同。

虽然听力损失时长是预测患者是否适合进行人工耳蜗植入的主要因素，但年龄对结果也有一定的影响。当然，身体健康状况可能会随着年龄的增长而下降，这是一个重要的考虑因素，因为患者要在全身麻醉的情况下进行人工耳蜗植入。

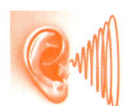

> **注意**
>
> 长时间未获得助听干预或不理想的助听干预的重度到极重度听力损失可能会对人工耳蜗植入造成负面影响，为患者建立切合实际的期望应该是候选资格评估过程的一个重要方面。

Carlson 等[63]报道了 80 岁或以上的患者比年轻患者更容易出现麻醉并发症并可能需要考虑更多医院其他部门的配合，但是言语识别结果可能与年轻患者植入后的结果相差不多。部分研究发现年龄与言语识别结果之间存在相关性，但也可能需要考虑认知因素。尽管人工耳蜗术后效果可能与听力损失相对于年龄的时间（患者患有严重听力损失的时间占生命总长的百分比）而不是绝对年龄更相关，但衰老和认知能力的下降会影响人工耳蜗植入效果。老年人（> 70 岁）在噪声中理解言语的难度比年轻人更大，这可能是由于年龄相关的中枢听觉系统退化，与耳蜗植入时的年龄无关[64]。

目前的研究认为年龄不应该成为考虑人工耳蜗植入的限制因素[63, 65, 66]，建议在助听器不再提供足够的增益时就需要进行人工耳蜗植入，而不是等到助听器提供很小或已经不能提供增益时才考虑人工耳蜗植入。这种建议可能使得患者能够在较年轻的时候进行植入手术。

除了听力损失时长以外，导致迟发性 SNHL 的多种病因可能导致螺旋神经节细胞和听觉神经元的死亡。这些包括易于发生纤维化和骨化的病症，如脑膜炎、自身免疫疾病和耳硬化症。除了增加神经萎缩的可能性之外，这些疾病还会使电极能否植入到最佳位置更具挑战性。

研究显示，电极放置位置不佳会导致植入后效果不佳。如前所述，电极设计和插入技术是保存残存听力的关键因素。将电极插入适当的深度，靠近蜗轴且固定不会移位是十分重要的，即使可能导致患者几乎没有残余听力。除了之前讨论过的软外科手术技术，研究还表明，在前庭阶而非鼓阶中插入更多电极会导致较低的开放式言语识别结果[67,68]。这种结果可能是由于电极排列与蜗轴中可刺激的神经元距离较大所引起，但更可能是由于耳蜗基底膜破裂，外淋巴液和内淋巴液混合，从而引起耳蜗中细小结构的损伤导致的。O'Conell[68]等表明，较弯电极和中阶电极相比，位于距离蜗轴最远的侧壁电极有更高的概率插入鼓阶，特别是当通过圆窗或延展圆窗而不是内耳开窗术插入电极时。尽管电极可能离蜗轴更远，但是对于侧壁电极并且于鼓阶插入的植入者来说，他们的词汇识别得分更高。电极放置位置不佳可包括弯曲、扭转或折叠，或甚至部分插入。这些电极植入的风险在耳蜗畸形的患者中非常高，如Mondini畸形、共同腔（common cavity）畸形、耳蜗发育不全或前庭导水管扩大。在一些具有挑战性的情况下，使用全带状电极、直电极或双电极序列，需要在荧光透视镜下进行操作以确保尽可能完全插入电极。术后成像和（或）术中电刺激诱发听神经复合动作电位（evoked compound action potentials，ECAP）测试对于确认电极的放置位点和设备功能具有重要意义。即使电极放置的位置恰当，但解剖学上具有耳蜗畸形和（或）耳蜗骨化的患者可能会比其他植入患者的效果更差。通常，由于耳蜗解剖结构异常使得人工耳蜗需要更高的电流刺激量，但这可能导致面部受到刺激并且导致更差的频率特异性。

电极放置问题属于人工耳蜗讨论的范畴。电极放置位置所接触到的被刺激的频率特异性神经元之间，会存在刺激位置与频率选择性不匹配的问题。目前尚不清楚电极的频率排列需要在多大程度上与耳蜗本身的频率分布特性一致。耳蜗具有一定可塑性，可以补偿较低的刺激位置与频率分布特性不匹配的问题[69,70]，但是这种可塑性可能对于植入电极与耳蜗自然频率排列只有几毫米的偏移有效。研究人员目前开展的科研工作，观察如何通过优化人工耳蜗编程从而分析由于解剖学位置和手术实际操作中的不同而导致被植入患者电极放置位置的差异，从而影响植入效果[37,71]。除了研究编程方法之外，不同人工耳蜗制造商之间的电极设计理念也存在差异，包括如何解决在耳蜗有限的区域内能够放置电极的数量与电极间电流扩散之间的矛盾。

（二）人工耳蜗植入术后的听觉康复训练

在人工耳蜗植入开机后的最初几个月，语后聋人工耳蜗植入患者的开放式言语识别会有一个快速的提升。然而即使对于病史相似的患者，植入效果也可能不同，并且在更具挑战性的聆听环境（如噪声下言语识别、使用电话、聆听音乐）中，人工耳蜗植入的效果可能会降低。回顾人工耳蜗技术，人工耳蜗所提供的声音信号发生了改变，主要编码了声音信号中的时域包络信息，放弃了精细结构信息，并且人工耳蜗中的不同带通滤波器所对应的电极放置位置可能与其对应的频率特异性神经元并不匹配[72,73]。所以上述这些因素与患者个人因素（如，听力损失持续时间、认知能力、调试情况）相结合时，对个体效果的预期是十分受影响的，很大程度上植入效果取决于植入者学习新的言语感知模式的能力[73]。

一些研究报道了对于成人患者，植入人工耳蜗后，适度的听觉训练（如每日1~2h，每周5d）对获得最佳植入效果十分重要。这种听觉训练在人工耳蜗开机后立即进行是最有价值的[73-77]，但是在开机后数年内进行仍然具有一定效果[76]。听觉训练类型包括自下而上（分析过程）和自上而下（合成过程）的方法。训练效果受益于从分析语境中获得信息（合成）和音素辨别（分析）这两种训练方法。当植入者积极进行听觉训练时，一对一面对面训练和基于计算机的训练方式都是有效的[74-77]。这并不是说，单独依靠人工耳蜗本身不会明显改善言语识别能力；而是需要认识到听觉训练可以最大程度提高植入效果，特别是在具有挑战性的聆听环境中。

（三）音乐和人工耳蜗植入

一般而言，人工耳蜗植入者往往感知言语中较复杂的频谱信息表现不佳，而这些频率成分也与音乐理解和欣赏有关[78]。回顾上述关于人工耳蜗植入编码策略的讨论，人工耳蜗植入者通常无法获得良好的频率分辨能力，因为人工耳蜗主要的编码方法是基于包络信息的提取。此方法使用固定中心频率的带通滤波器，将每带通滤波器中的时域包络信息保存并将其传递至高级听觉中枢进行处理。这种编码方法足以满足言语感知需要，甚至是在更具挑战性的聆听环境中，但是对音乐的感知和享受通常是有限的，因为聆听者无法感知音调和音色变化的细节[78,79]。

现代人工耳蜗植入编码策略引入了对于精细结构信息的信号处理技术，试图改善这种情况。对术后音乐康复的研究也在不断深入，一些报告显示，对于语后聋的成人，使用人工耳蜗收听音乐的满意度可能低于语前聋患者[80]。

（四）随访术后效果评估的重要性

如前所述，长期随访术后植入效果对于人工耳蜗植入者来说至关重要。随访评估应包括评价残余听力（包括植入侧和未植入侧）、主观效果评估，以及使用人工耳蜗时在声场条件下察觉阈的评估。应定期进行不同条件下的言语感知测试（包括单侧人工耳蜗、双侧人工耳蜗植入或双模式助听）。言语感知测试的方法已经在本章"准入标准"部分进行了描述。然而，除了选择适当的植入者外，定期使用相同的测试方法对植入者进行效果评估，可以帮助医生准确地了解患者从人工耳蜗植入中的获益，并能关注到患者在使用中存在的一些问题。

人工耳蜗电极的阻抗测量也应在后续过程中定期进行。阻抗是指当施加特定电压时，人工耳蜗电极产生的电流流动所遇到的阻碍，根据欧姆定律可以表示为：$V=IR$ 或 $I=V/R$，其中 $V=$ 电压，$I=$ 电流，$R=$ 电阻。如前所述，人工耳蜗植入电极是浸在鼓阶的高导电性外淋巴液中，因此，电流更易传导并且阻抗应该相对较低。阻抗通常在设备使用的前 1~2 个月内稳定[81]，随后的变化可能具有临床意义，需要关注和处理。可能影响电极阻抗的因素包括与设备相关的问题，比如可能由于设备的损坏或故障导致的短路或开路，或

者是生理性相关问题，如骨化、纤维化导致电极被包裹等，纤维化是一种自身免疫反应，由于异物、炎症或感染的存在而产生的。

六、设备故障和术后并发症

人工耳蜗植入装置故障一般不常见，但也并非罕见[82]。人工耳蜗可靠性报告国际共识小组创建了一份共识声明[83]和标准化报告，将故障/失败分类如下。

- 设备故障（通常称为"硬故障"）：所有植入设备均超出制造商规格。
- 设备故障（通常称为"软故障"）：设备符合制造商规格，但是患者证明使用性能不佳，且效果在更换设备后得以改善。
- 医疗故障：由于患者原因导致失败，包括人工耳蜗暴露或感染，接收器/刺激器或电极移位。

在手术并发症方面，虽然人工耳蜗植入是一种安全的手术技术，并发症发生率低；但不排除并发症发生的可能。Farinetti 等[84]报道轻微并发症发生率为 14.9%，严重并发症发生率为 5%。最常见的并发症（7.2%）与感染过程有关，包括脑膜炎、急性中耳炎、乳突炎、皮肤感染和迷路炎。在 2.5% 的植入者中观察到与局部皮肤有关的并发症，包括溃疡、感染或伤口开裂。此外，还报道了前庭功能障碍（3.7%）、耳鸣（1.7%）和味觉障碍（1.2%）。其他低发病率（<1%）并发症包括脑脊液（cerebrospinal fluid，CSF）溢出（常见于耳蜗畸形患者）、暂时性面神经麻痹和设备故障。如前所述，虽然残余听力会有一定的损失，但是使用现在的电极序列，听力保存率大幅提高，并且通常可以完整地保存残留的耳蜗功能。

七、未来方向

（一）扩大候选者资格

目前用于标准人工耳蜗植入电极的 FDA 认

证标准要求使用句子材料来定义言语识别能力。如前所述，随着时间的推移，最初使用的 HINT 语句材料过于简单，而且没有反映出个人在现实生活中的表现[16]。因此，2011 MSTB 推荐使用 AZ Bio 语句材料。

最近，也有人提出包含语境的句子材料，或者单音节词是否更适合作为选择人工耳蜗植入候选者的标准。使用单音节词测试材料已经在美国以外地区[85]和使用最新设备中应用，Cochlear Nucleus 的声电联合植入电极使用 CNC 单音节字测试材料作为言语识别的候选标准。早在 2010 年，Gifford 等[85]报道了应根据每个患者的情况进行评价，目前设定的候选标准可能过低，很有可能排除了合适的人工耳蜗植入候选者。他们报道术前在最佳助听下 CNC 测试分数为 30%~68% 的患者显著受益于人工耳蜗植入，其分数远远高于传统人工耳蜗植入者。随着人工耳蜗植入技术的发展，评估候选者资格和长期随访植入效果的评价方法需要与时俱进。

（二）优化编程

目前的编程技术严重依赖于默认参数，通常不考虑个体差异，例如电极插入深度、耳蜗死区的存在和神经元退化、蜗管长度的变化、耳蜗频率分布和频率重叠。研究人员已经开始研究如何优化耳内的编程及何时尝试平衡双耳间的声音感知。在单侧聋患者中进行人工耳蜗植入，可以进行人工耳蜗音调匹配的调试，这在以前是没有办法开展的，因为单侧聋患者可以对比正常耳聆听与使用人工耳蜗聆听声音之间的区别。目前还在开展一些研究尽可能使得患者获得更佳的人工耳蜗植入效果，如使用电子计算机断层扫描（Computed tomography，CT）技术辅助人工耳蜗调试[37]、手术前预估耳蜗长度[86]指导，以及个性化调试程序中的频率分布[71]等。

（三）优化声学助听的贡献

具有残余听力的优势已被充分报道，但是仍然没有完全理解该如何使用残余听力。最近的发展包括 Advanced Bionics 推出 Naida Link 助听器，这是第一个具有双耳对话功能和双模式调试功能的助听器，它可以控制 2 个设备之间的频率响应、响度增长和动态压缩。

在人工耳蜗设备上合成使用声学放大部分的优势已展现出来，目前围绕这一领域的研究在进行中，如确认恰当的电 - 声频率分界带。在不久的将来，更好地了解如何优化使用植入耳和对侧耳的残余听力、继续扩大候选标准（例如患者具有更好地低频残余听力和更短的耳聋时间），在这些领域的研究将不断改善较困难聆听环境下的植入效果，如聆听音乐和背景噪声下的聆听能力。

八、结论

人工耳蜗植入术从最初到现在已经走过了漫长的道路。从早期的只能提供声音感知的单导植入电极，发展到了使用先进信号处理策略的多导植入电极[87]。从早期作为双侧极重度感音神经性听力损失患者的干预手段，到现在手术准入标准不断扩大，可应用于具有明显残余听力的患者，人工耳蜗植入提供的增益仍在不断提高。展望未来，人工耳蜗植入可以面向单侧聋伴有严重耳鸣患者，以及具有的听力损失严重影响基于单词而非句子评估的言语感知障碍。然而，限制依然存在，在结果优化、感知声音质量和候选者准入标准方面还有许多需要继续研究的地方。人工耳蜗植入是一个不完美但在不断发展的艺术与科学相结合的产物，对于已损坏的听觉系统提供了惊人的恢复能力。

参考文献

[1] Eisen MD. The history of cochlear implants. In: Niparko JK, ed. Cochlear Implants: Principles and Practices. 2nd ed. Philadelphia, PA: Lippincott Williams & Wilkins; 2000:89–93
[2] Sanna M, Free RH, Merkus P, et al, eds. Surgery for Cochlear and Other Auditory Implants. Kindle ed. Stuttgart: Thieme; 2015e
[3] Bilger RC. Evaluation of subjects presently fitted with implanted auditory prostheses. Ann Otol Rhinol Laryngol. 1977; 86(suppl 38):1–176
[4] Hinojosa R, Marion M. Histopathology of profound sensorineural deafness. Ann N Y Acad Sci. 1983; 405:459–484
[5] Lazard DS, Giraud A-L, Gnansia D, Meyer B, Sterkers O. Understanding

[6] Havenith S, Lammers MJ, Tange RA, et al. Hearing preservation surgery: cochleostomy or round window approach? A systematic review. Otol Neurotol. 2013; 34(4):667–674

[7] Wilson BS, Dorman MF. The design of cochlear implants. In: Niparko JK, ed. Cochlear Implants: Principles and Practices. 2nd ed. Philadelphia, PA: Lippincott Williams & Wilkins; 2000:95–135

[8] Wolfe J, Schafer EC, Neumann S. Basic components and operation of a cochlear implant. In: Wolfe J, Schafer EC, eds. Programming Cochlear Implants. 2nd ed. San Diego, CA: Plural; 2015

[9] Carlson ML, Driscoll CLW, Gifford RH, McMenomey SO. Cochlear implantation: current and future device options. Otolaryngol Clin North Am. 2012; 45(1):221–248

[10] Lin FR, Niparko JK, Ferrucci L. Hearing loss prevalence in the United States. Arch Intern Med. 2011; 171(20):1851–1852

[11] Incidence of severe and profound hearing loss in the United States and United Kingdom. American Academy of Audiology Web site. http://www.audiology.org/news/incidence-severe-and-profound-hearingloss-united-states-and-united-kingdom. Published May 10, 2013. Accessed October 22, 2016

[12] Gifford RH, Driscoll CLW, Davis TJ, Fiebig P, Micco A, Dorman MF. A within-subject comparison of bimodal hearing, bilateral cochlear implantation, and bilateral cochlear implantation with bilateral hearing preservation: high-performing patients. Otol Neurotol. 2015; 36(8):1331–1337

[13] Auditory Potential. Minimum speed test battery (MSTB) for adult cochlear implant users. User manual version 1.0.2011. Available at: Accessed March 29, 2018

[14] Peterson GE, Lehiste I. Revised CNC lists for auditory tests. J Speech Hear Disord. 1962; 27:62–70

[15] Nilsson M, Soli SD, Sullivan JA. Speech recognition materials and ceiling effects: considerations for cochlear implant programs. Audiol Neurootol 2008; 13(3):193–205

[16] Gifford RH, Shallop JK, Peterson AM. Speech recognition materials and ceiling effects: considerations for cochlear implant programs. Audiol Neurootol. 2008; 13(3):193–205

[17] Spahr AJ, Dorman MF, Litvak LM, et al. Development and validation of the AzBio sentence lists. Ear Hear. 2012; 33(1):112–117

[18] Killion M, Niquette P, Revit L, Skinner M. Quick SIN and BKB-SIN, two new speech-in-noise tests permitting SNR-50 estimates in 1 to 2 min (A). J Acoust Soc Am. 2001; 109(5):2502–2512

[19] Firszt JB, Holden LK, Skinner MW, et al. Recognition of speech presented at soft to loud levels by adult cochlear implant recipients of three cochlear implant systems. Ear Hear. 2004; 25(4):375–387

[20] Roeser R, Clark J. Live voice speech recognition audiometry: stop the madness! Audiol Today. 2008; 20:32–33

[21] Krabbe PF, Hinderink JB, van den Broek P. The effect of cochlear implant use in postlingually deaf adults. Int J Technol Assess Health Care. 2000; 16(3):864–873

[22] Coelho DH, Yeh J, Kim JT, Lalwani AK. Cochlear implantation is associated with minimal anesthetic risk in the elderly. Laryngoscope. 2009; 119(2):355–358

[23] Buchman CA, Joy J, Hodges A, Telischi FF, Balkany TJ. Vestibular effects of cochlear implantation. Laryngoscope. 2004; 114(10 pt 2, suppl 103):1–22

[24] Nordfalk KF, Rasmussen K, Hopp E, Bunne M, Silvola JT, Jablonski GE. Insertion depth in cochlear implantation and outcome in residual hearing and vestibular function. Ear Hear. 2016; 37(2):e129–e137

[25] Santa Maria PL, Gluth MB, Yuan Y, Atlas MD, Blevins NH. Hearing preservation surgery for cochlear implantation: a meta-analysis. Otol Neurotol. 2014; 35(10):e256–e269

[26] Skarzynski H, Lorens A, Matusiak M, Porowski M, Skarzynski PH, James CJ. Cochlear implantation with the nucleus slim straight electrode in subjects with residual low-frequency hearing. Ear Hear. 2014; 35(2):e33–e43

[27] Gifford RH, Dorman MF. The psychophysics of lowfrequency acoustic hearing in electric and acoustic stimulation (EAS) and bimodal patients. J Hear Sci. 2012; 2(2):33–44

[28] Nguyen S, Cloutier F, Philippon D, Côté M, Bussières R, Backous DD. Outcomes review of modern hearing preservation technique in cochlear implant. Auris Nasus Larynx. 2016; 43(5):485–488

[29] Hamzavi J, Baumgartner WD, Pok SM, Franz P, Gstoettner W. Variables affecting speech perception in postlingually deaf adults following cochlear implantation. Acta Otolaryngol. 2003; 123(4):493–498

[30] Oh SH, Kim CS, Kang EJ, et al. Speech perception after cochlear implantation over a 4-year time period. Acta Otolaryngol. 2003; 123(2):148–153

[31] Saliba I, Nader ME, El Fata F, Leroux T. Bone anchored hearing aid in single sided deafness: outcome in right-handed patients. Auris Nasus Larynx. 2011; 38(5):570–576

[32] Basura GJ, Eapen R, Buchman CA. Bilateral cochlear implantation: current concepts, indications, and results. Laryngoscope. 2009; 119(12):2395–2401

[33] Choi JE, Moon IJ, Kim EY, et al. Sound localization and speech perception in noise of pediatric cochlear implant recipients: bimodal fitting versus bilateral cochlear implants. Ear Hear. 2017; 38(4):426–440

[34] Galvin KL, Mok M. Everyday listening performance of children before and after receiving a second cochlear implant: results using the parent version of the speech, spatial, and qualities hearing scale. Ear Hear. 2016; 37(1):93–102

[35] Lammers MJW, van der Heijden GJMG, Pourier VEC, Grolman W. Bilateral cochlear implantation in children: a systematic review and best-evidence synthesis. Laryngoscope. 2014; 124(7):1694–1699

[36] Dorman M, Spahr A, Gifford RH, et al. Bilateral and bimodal benefits as a function of age for adults fitted with a cochlear implant. J Hear Sci. 2012; 2(4):EA37–EA39

[37] Labadie RF, Noble JH, Hedley-Williams AJ, Sunderhaus LW, Dawant BM, Gifford RH. Results of postoperative, CT-based, electrode deactivation on hearing in prelingually deafened adult cochlear implant recipients. Otol Neurotol. 2016; 37(2):137–145

[38] Schafer EC, Amlani AM, Seibold A, Shattuck PL. A meta-analytic comparison of binaural benefits between bilateral cochlear implants and bimodal stimulation. J Am Acad Audiol. 2007; 18(9):760–776

[39] Morera C, Cavalle L, Manrique M, et al. Contralateral hearing aid use in cochlear implanted patients: multicenter study of bimodal benefit. Acta Otolaryngol. 2012; 132(10):1084–1094

[40] Morera C, Manrique M, Ramos A, et al. Advantages of binaural hearing provided through bimodal stimulation via a cochlear implant and a conventional hearing aid: a 6-month comparative study. Acta Otolaryngol. 2005; 125(6):596–606

[41] Luntz M, Egra-Dagan D, Attias J, Yehudai N, Most T, Shpak T. From hearing with a cochlear implant and a contralateral hearing aid (CI/HA) to hearing with two cochlear implants (CI/CI): a within-subject design comparison. Otol Neurotol. 2014; 35(10):1682–1690

[42] Brown CA, Bacon SP. Low-frequency speech cues and simulated electric-acoustic hearing. J Acoust Soc Am. 2009; 125(3):1658–1665

[43] Zhang T, Dorman MF, Spahr AJ. Information from the voice fundamental frequency (F0) region accounts for the majority of the benefit when acoustic stimulation is added to electric stimulation. Ear Hear. 2010; 31(1):63–69

[44] Loiselle LH, Dorman MF, Yost WA, Gifford RH. Sound source localization by hearing preservation patients with and without symmetrical low-frequency acoustic hearing. Audiol Neurootol. 2015; 20(3):166–171

[45] Snapp H, Angeli S, Telischi FF, Fabry D. Postoperative validation of bone-anchored implants in the single-sided deafness population. Otol Neurotol. 2012; 33(3):291–296

[46] Newman CW, Jacobson GP, Hug GA, Sandridge SA. Perceived hearing handicap of patients with unilateral or mild hearing loss. Ann Otol Rhinol Laryngol. 1997; 106(3):210–214

[47] Wie OB, Pripp AH, Tvete O. Unilateral deafness in adults: effects on communication and social interaction. Ann Otol Rhinol Laryngol. 2010; 119(11):772–781

[48] Douglas SA, Yeung P, Daudia A, Gatehouse S, O'Donoghue GM. Spatial hearing disability after acoustic neuroma removal. Laryngoscope. 2007; 117(9):1648–1651

[49] Grossmann W, Brill S, Moeltner A, Mlynski R, Hagen R, Radeloff A. Cochlear implantation improves spatial release from masking and restores localization abilities in single sided deaf patients. Otol Neurotol. 2016; 37(6):658–664

[50] Mertens G, Kleine Punte A, De Bodt M, Van de Heyning P. Binaural auditory outcomes in patients with postlingual profound unilateral hearing loss: 3 years after cochlear implantation. Audiol Neurootol. 2015; 20(suppl 1):67–72

[51] Zeitler DM, Dorman MF, Natale SJ, Loiselle L, Yost WA, Gifford RH. Sound source localization and speech understanding in complex listening environments by single-sided deaf listeners after cochlear implantation. Otol Neurotol. 2015; 36(9):1467–1471

[52] Kitterick PT, Lucas L, Smith SN. Improving healthrelated quality of life in single-sided deafness: a systematic review and meta-analysis. Audiol Neurootol. 2015; 20(suppl 1):79–86

[53] Cabral Junior F, Pinna MH, Alves RD, Malerbi AFS, Bento RF. Cochlear implantation and single-sided deafness: a systematic review of the literature. Int Arch Otorhinolaryngol. 2016; 20(1):69–75

[54] Quaranta N, Fernandez-Vega S, D'elia C, Filipo R, Quaranta A. The effect of unilateral multichannel cochlear implant on bilaterally perceived tinnitus. Acta Otolaryngol. 2008; 128(2):159–163

[55] Arts RAGJ, Netz T, Janssen AM, George ELJ, Stokroos RJ. The occurrence of tinnitus after CI surgery in patients with severe hearing loss: a retrospective study. Int J Audiol. 2015; 54(12):910–917

[56] Van de Heyning P, Vermeire K, Diebl M, Nopp P, Anderson I, De Ridder D. Incapacitating unilateral tinnitus in single-sided deafness treated by cochlear implantation. Ann Otol Rhinol Laryngol. 2008; 117(9):645–652

[57] Mertens G, De Bodt M, Van de Heyning P. Cochlear implantation as a long-term treatment for ipsilateral incapacitating tinnitus in subjects with unilateral hearing loss up to 10 years. Hear Res. 2016; 331:1–6

[58] Arts RAGJ, George ELJ, Stokroos RJ, Vermeire K. Review: cochlear implants as a treatment of tinnitus in single-sided deafness. Curr Opin Otolaryngol Head Neck Surg. 2012; 20(5):398–403

[59] Arts RAGJ, George ELJ, Janssen M, Griessner A, Zierhofer C, Stokroos RJ. Tinnitus suppression by intracochlear electrical stimulation in single sided deafness—a prospective clinical trial: follow-up. PLoS One. 2016; 11(4):e0153131

[60] Boisvert I, McMahon CM, Dowell RC, Lyxell B. Long-term asymmetric hearing affects cochlear implantation outcomes differently in adults with pre- and postlingual hearing loss. PLoS One. 2015; 10(6):e0129167

[61] Ryugo D. Auditory neuroplasticity, hearing loss and cochlear implants. Cell Tissue Res. 2015; 361(1):251–269

[62] Connell SS, Balkany TJ. Cochlear implants. Clin Geriatr Med. 2006; 22(3):677–686

[63] Carlson ML, Breen JT, Gifford RH, et al. Cochlear implantation in the octogenarian and nonagenarian. Otol Neurotol. 2010; 31(8):1343–1349

[64] Holden LK, Finley CC, Firszt JB, et al. Factors affecting open-set word recognition in adults with cochlear implants. Ear Hear. 2013; 34(3):342–360

[65] Budenz CL, Cosetti MK, Coelho DH, et al. The effects of cochlear implantation on speech perception in older adults. J Am Geriatr Soc. 2011; 59(3):446–453

[66] Hiel AL, Gerard JM, Decat M, Deggouj N. Is age a limiting factor for adaptation to cochlear implant? Eur Arch Otorhinolaryngol. 2016; 273(9):2495–2502

[67] Finley CC, Holden TA, Holden LK, et al. Role of electrode placement as a contributor to variability in cochlear implant outcomes. Otol Neurotol. 2008; 29(7):920–928

[68] O'Connell BP, Cakir A, Hunter JB, et al. Electrode location and angular insertion depth are predictors of audiologic outcomes in cochlear implantation. Otol Neurotol. 2016; 37(8):1016–1023

[69] Fu Q-J, Shannon RV. Effects of electrode location and spacing on phoneme recognition with the Nucleus-22 cochlear implant. Ear Hear. 1999; 20(4):321–331

[70] Svirsky MA, Silveira A, Neuburger H, Teoh SW, Suárez H. Long-term auditory adaptation to a modified peripheral frequency map. Acta Otolaryngol. 2004; 124(4):381–386

[71] Landsberger DM, Svrakic M, Roland JT, Jr, Svirsky M. The relationship between insertion angles, default frequency allocations, and spiral ganglion place pitch in cochlear implants. Ear Hear. 2015; 36(5):e207–e213

[72] Fu Q-J, Shannon RV. Recognition of spectrally degraded and frequency-shifted vowels in acoustic and electric hearing. J Acoust Soc Am. 1999; 105(3):1889–1900

[73] Fu Q-J, Galvin J, Wang X, Nogaki G. Effects of auditory training on adult cochlear implant patients: a preliminary report. Cochlear Implants Int. 2004; 5(suppl 1):84–90

[74] Barlow N, Purdy SC, Sharma M, Giles E, Narne V. The effect of short-term auditory training on speech in noise perception and cortical auditory evoked potentials in adults with cochlear implants. Semin Hear. 2016; 37(1):84–98

[75] Fu Q-J, Galvin JJ, III. Maximizing cochlear implant patients' performance with advanced speech training procedures. Hear Res. 2008; 242(1–2):198–208

[76] Schumann A, Serman M, Gefeller O, Hoppe U. Computer-based auditory phoneme discrimination training improves speech recognition in noise in ex-perienced adult cochlear implant listeners. Int J Audiol. 2015; 54(3):190–198

[77] Schumann A, Hast A, Hoppe U. Speech performance and training effects in the cochlear implant elderly. Audiol Neurootol. 2014; 19(suppl 1):45–48

[78] Gfeller K, Guthe E, Driscoll V, Brown CJ. A preliminary report of music-based training for adult cochlear implant users: rationales and development. Cochlear Implants Int. 2015; 16(3, suppl 3):S22–S31

[79] Limb CJ, Roy AT. Technological, biological, and acoustical constraints to music perception in cochlear implant users. Hear Res. 2014; 308:13–26

[80] Bruns L, Mürbe D, Hahne A. Understanding music with cochlear implants. Sci Rep. 2016; 6:32026

[81] Hughes ML, Vander Werff KR, Brown CJ, et al. A longitudinal study of electrode impedance, the electrically evoked compound action potential, and behavioral measures in nucleus 24 cochlear implant users. Ear Hear. 2001; 22(6):471–486

[82] Brown KD, Connell SS, Balkany TJ, Eshraghi AE, Telischi FF, Angeli SA. Incidence and indications for revision cochlear implant surgery in adults and children. Laryngoscope. 2009; 119(1):152–157

[83] Battmer RD, Backous DD, Balkany TJ, et al; International Consensus Group for Cochlear Implant Reliability Reporting. International classification of reliability for implanted cochlear implant receiver stimulators. Otol Neurotol. 2010; 31(8):1190–1193

[84] Farinetti A, Ben Gharbia D, Mancini J, Roman S, Nicollas R, Triglia JM. Cochlear implant complications in 403 patients: comparative study of adults and children and review of the literature. Eur Ann Otorhinolaryngol Head Neck Dis 2009; 119(1):152–157

[85] Gifford RH, Dorman MF, Shallop JK, Sydlowski SA. Evidence for the expansion of adult cochlear implant candidacy. Ear Hear. 2010; 31(2):186–194

[86] Mistrík P, Jolly C. Optimal electrode length to match patient specific cochlear anatomy. Eur Ann Otorhinolaryngol Head Neck Dis. 2016; 133(suppl 1):S68–S71

[87] Waltzman SB, Shapiro WH. Cochlear implants in adults. In: Valente M, Hosford-Dunn H, Roeser RJ, eds. Audiology Treatment. New York, NY: Thieme; 2000:537–546

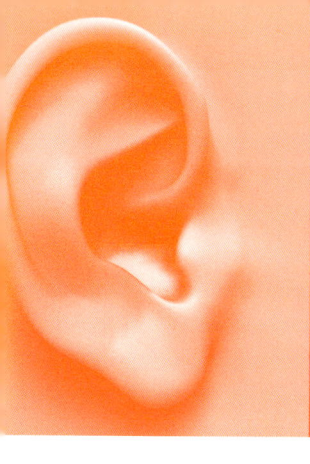

第13章 儿童人工耳蜗植入
Cochlear Implants in Children

Sarah A. Sydlowski 著

李佳楠 罗 意 译

一、概述

在过去的20年里，儿童人工耳蜗植入技术得到了迅猛的发展。人工耳蜗植入是经历了激烈的伦理学辩论后才得以临床应用的，为患有严重先天性耳聋患儿的听力恢复产生了深远影响。耳聋患者担心人工耳蜗植入可能会（或者已经发生）长远的改变耳聋群体的文化传统。聋哑儿童的家庭现在面临着有关沟通模式、教育环境和进入正常听觉社会的选择。然而，儿童并不是缩小版的成人。人工耳蜗待植入儿童为临床医生带来特殊的挑战，因此临床医生必须做出抉择，为患儿争取最大程度的受益和疗效。这包括综合考虑患儿以后的沟通模式、教育环境的需求，以及多重残障儿童的医治问题等等方面后，如何有效地评估植入适应证和预期疗效，并在同台或先后双侧植入、耳蜗植入+助听器双模式、二次手术再植入等方案中做出选择。与儿童人工耳蜗植入候选者和人工耳蜗植入后患者相关的问题已在第12章总结介绍。

二、儿童人工耳蜗植入发展史

如第12章所述，人工耳蜗在20世纪80年代早期开始销售。虽然有些患儿在20世纪70年代末和80年代初接受了人工耳蜗植入临床试验，但直到1990年美国食品药品管理局（FDA）才批准在儿童中开展人工耳蜗植入。早期的研究主要集中于为语前聋患儿提供人工耳蜗植入，其中许多患儿年龄较大，平时使用手语进行交流。这些患者植入后开放环境下的言语识别和术后疗效是有限的，但能测出听力的提高。这一结果已足够促使FDA批准人工耳蜗用于儿童，随后开始了儿童人工耳蜗植入的临床试验。

1990年，临床开始给2岁及以上儿童植入N22型人工耳蜗装置。Advanced Bionics和MED-EL公司也分别在1997年和2001年获得了类似的资质。并且，植入对象范围扩展到12月龄的患儿。同台双侧人工耳蜗植入也成为严重先天性耳聋患者的标准治疗方案，许多人工耳蜗植入中心建议患儿在1岁之前就做好植入手术的准备。长远来看，尽管儿童的人工耳蜗植入适应证一直比成人更严格，但越来越多的有较差残余听力的患儿接受了人工耳蜗植入。考虑到更小的年龄和更多的残余听力，期待未来实现更好地治疗效果。

尽管人工耳蜗植入技术自问世以来，取得了巨大的进步，但很多时候，儿童还未成长到能自己做决策的年龄就做了植入手术，人工耳蜗植入带给儿童完全不同的听觉经历导致的相关伦理和道德问题也一直饱受争议。在人工耳蜗应用早期，某种程度上甚至在现代社会，耳蜗植入也存在着植入手术相关的创伤和残余听力丧失的问题。有些人考虑到未来可能有更好地技术治疗耳聋，人工耳蜗植入妨碍了患儿从未来的技术中获益，因此产生反对人工耳蜗植入的想法。时至今日，儿童父母在考虑人工耳蜗植入时，还常常纠结于是否保留一侧或两侧耳蜗以备将来有更好地耳聋治疗办法。正如本章稍后将要讨论的，早期双侧人工耳蜗植入的巨大优势早已众所周知，其临床意义远胜过那些尚未开发的技术的潜在未来效益。

三、人工耳蜗植入的文化冲突

虽然人工耳蜗植入已成为目前耳聋患儿的标准疗法，但在开展儿童人工耳蜗植入手术的早期，却引发过激烈的争论。也许没有哪个反对群体比耳聋群体更有发言权，他们认为人工耳蜗植入是对他们生活方式的入侵性侮辱，在他们看来，这项手术阻止了儿童对他们的聋哑文化的接触和感知。一方面，反对人工耳蜗植入的群体认为，耳聋不是一种损害，也不是一种需要修复的缺陷。他们还指出，植入人工耳蜗的人事实上仍然是聋子。但另一方面，支持者认为，由于大约90%的耳聋患儿的父母听力正常[1]，人工耳蜗植入是必要的康复干预措施，不太可能对耳聋群体文化产生特别的影响。而且因为这些孩子出生在听力正常的家庭，本就不太可能轻易体验到聋人文化。

尽管多年来争论已经平息，但将耳聋视为一种文化而非残疾的问题仍然存在。人工耳蜗植入正缓慢的被耳聋群体所接受，特别是被认作是包括使用美国手语（American sign language，ASL）[1]在内的一系列干预措施中的一种选择时。目前美国全国聋人协会（National Association of the Deaf，NAD）的立场声明"承认父母有权利为他们的聋哑孩子做抉择，尊重他们选择使用人工耳蜗和所有其他辅助设备，并大力支持儿童全面发展以及语言和读写能力的发展"[2]。这与1991年NAD的立场形成了鲜明的对比：对FDA（批准2—17岁儿童的人工耳蜗植入）的决定表示遗憾，该决定在科学、程序和伦理上都不健全[3]。人工耳蜗植入患者疗效的逐步提高也有助于改变这些偏见。在人工耳蜗植入的早期，人们担心孩子们会被困在"无人区"——既不能与聋人也不能与健听者交流——而在当前时期，通过适当的干预和规律的听觉康复训练，这些特殊的孩子越来越多地融入主流课堂，可享有所有的教育资源和职业选择。

四、人工耳蜗植入适应证的思考

正如第12章所讨论的，人工耳蜗的适应证已经随着时间的推移而逐步完善。这种完善对有残余听力的儿童特别有意义，因为在1990年以前，人工耳蜗对他们来讲是不允许使用的。人工耳蜗研发初期，仅限于成人使用。然而，到了80年代中期，人工耳蜗的安全性和有效性已得到充分证实，它作为一项令人鼓舞的新技术，适用对象首先扩展到大龄儿童，随后到2000年，进一步推广到12月龄甚至更小的儿童。人工耳蜗植入的听力学标准是基于传统形式的放大形式，如助听器。在考虑耳蜗植入前，儿童通常必须接受这些常规方法的康复训练（至少3~6个月），还有佩戴助听器进行言语康复。

考虑人工耳蜗植入的患儿必须每天使用助听器，并到专业机构行听力评估。大龄儿童和低龄儿童的植入标准是不同的，2岁以下的患儿需要双耳极重度聋才可植入，而年龄在2—17岁的重度至极重度聋患者都可行耳蜗植入（图13-1）。就像成人植入适应证一样，有2个主要标准必须符合：最佳助听条件下的听力阈值和言语识别水平。由于患儿年龄小，且各发育阶段表现不同，在评估是否需要人工耳蜗植入时，父母往往要填写调查问卷，并在稍后详细讨论其问卷结果。各品牌的人工耳蜗植入设备的适应证在表13-1中进行了总结。值得注意的是，儿童和成人人工耳蜗植入的禁忌证是相同的（第12章），儿童的植入适应证标准比成人严格得多。值得注意的是，儿童必须有超过70%~88%的听力损失，才能符合目前FDA规定的人工耳蜗植入的适应证，而成人超过50%的听力损失即可。这种微小的区别可能反映了医学行为的"避免伤害"的准则。婴幼儿仍处在言语和行为反应的发育阶段，对这部分患者需慎之又慎，以免做出永久性错误的决

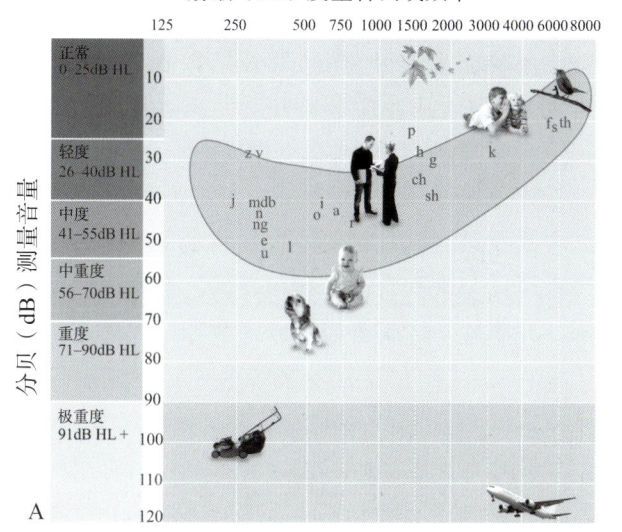

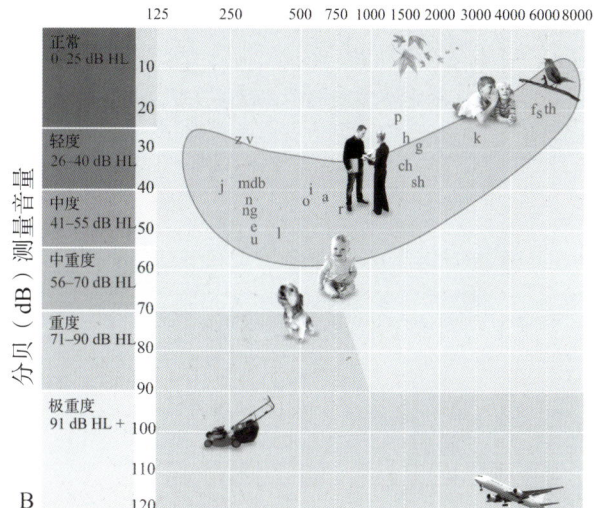

▲ 图 13-1　儿童候选资格的测听标准
A. <24 月龄；B. 2—17 岁

表 13-1　小儿人工耳蜗植入候选标准

	未助听阈值	听觉技能和言语识别（低龄儿童）	听觉技能和言语识别（大龄儿童）	放大要求
Advanced Bionics HiRes90K HiRes90K Ultra	双侧重度至极重度 SNHL（>70dB HL）	<4 岁，IT-MAIS 或 MAIS 未能达到与发育匹配的听觉能力，或者用 MLV（70dB SPL）的开放单词识别测试<20%	>4 岁，困难开放集词识别率（PBK）<12%，或者用录音播放（70dB SPL）的开放句子识别（HINT-C）<20%	使用合适的助听器至少 6 个月（2—17 岁）或至少 3 个月（12~23 个月）。骨化情况下至少使用过助听器
Cochlear Americas CI24RE CI512 CI522 CI532	12~23 个月：双侧极重度 SNHL 24 月龄—18 岁：双侧重度至极重度 SNHL	缺少可以被 MAIS 或 ESP 测量的简单的听觉技能的发展进程	根据儿童的认知和语言技能，MLNT 或 LNT 的正确率≤30%	使用适当的放大设备且参与超过 3~6 个月的强化听力训练
MED-EL PulsarCI[100] Sonata[100] TI Concert Synchrony	双侧极重度 SNHL 且在 1000Hz 时，听阈≥90dB HL	缺少与放大设备相结合的简单的听觉技能的发展进程	<20% 正确的或 MLNT 或 LNT，取决于认知能力和语言技能	使用适当的放大设备且参与超过 3~6 个月的强化听力训练，耳蜗骨化的放射学证据可以证明较短的放大试验期是合理的

ESP. 早期言语感知；HA. 助听器；HINT-C. 儿童噪声下言语测试；IT-MAIS. 婴幼儿有意义听觉整合量表；MAIS. 有意义听觉整合量表；MLNT. 多音节词邻域测试；MLV. 监控实时语音；PBK. 幼儿园语音平衡词表；SNHL. 感音神经性听力损失；SPL. 声压级
资料来源：经许可改编自 Cochlear Implant Patient Assessment: Evaluation of Candidacy, Performance, and Outcomes by René H. Gifford. © 2013 Plural Publishing, Inc. 版权所有

策。然而，近年来发现，医生入选人工耳蜗标准过于谨慎就会影响儿童人工耳蜗植入的观点反而妨碍了患儿获得最大限度的听觉康复。扩大儿童人工耳蜗植入标准将在这一章稍后讨论。

或许，比考虑成年患者的植入适应证更重要的是儿童人工耳蜗植入团队的跨学科组合。听力学评估和干预是关键，但除此以外，父母、教师、语言病理学家、听觉言语康复师、社会工作

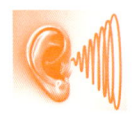

> **知识点**
>
> 多学科团队成员之间的有效沟通，全面评估患儿的听力需求和建立家庭的合理期望值是成功的关键。

者、心理学家和儿科发育学专家的参与和付出至关重要。可行人工耳蜗植入的决定很少一瞬间就能确定，通常都要经历一个从早期诊断听力损失开始，而后持续数月或数年的反复评估的过程。

（一）人工耳蜗植入团队的多学科性质

在考虑人工耳蜗植入时，多学科联合评估对于充分地了解患儿并做出合适的医疗建议是至关重要的。各团队成员分别负责综合评估的不同方面。听力学家负责测试患儿的听力水平，选配合适的助听设备，并评估助听设备对患儿的听觉康复的疗效。外科医生借助计算机断层扫描（computed tomography，CT）或磁共振成像（magnetic resonance Imaging，MRI）图像来评估患儿的听力损失是否有解剖学病因，以及是否存在手术禁忌证。此外，外科医生将回顾病史、家族史，并讨论可能存在的任何其他残疾或并发症。语言病理学家将评估患儿的语言和言语发育水平，明确是否有任何与言语发展有关的缺陷，确定患儿的语言和言语能力的基线水平。团队的其他成员可能包括心理学家、社会工作者或教育专家，他们将与父母一起明确讨论进行人工耳蜗植入将要面临的各种障碍，随访并强化植入术后听觉康复训练的重要性，并指导家长在满足听障儿童需求时可能会面临的一些物质方面的挑战。团队成员间的有效沟通并协同覆盖所有这些领域对患儿顺利植入人工耳蜗是至关重要的。

正如后续将要讨论的，考虑人工耳蜗植入时，植入时机是至关重要的，尤其是对于先天性聋的患儿，所以早期及时进行植入手术的综合评估是人工耳蜗植入团队成功的重要标志。

（二）低龄儿童的听力学评估

在候选低龄儿童人工耳蜗植入手术评估过程中和植入术后，医疗机构进行儿童听觉能力的评估至关重要。然而，有许多因素必须考虑在内，包括评估所使用的测试材料、操作使用这些材料的方式及被测试儿童的心智发展水平等等。成年患者可以多次配合完成相关评估，但由于种种原因，儿童通常比较难以配合完成测试。患儿注意力集中的时长、能力发展的水平、词汇量的大小、对某项任务的兴趣（或缺乏兴趣）、行为的差异及多种医疗条件的多重介入……所有这些因素都会影响对听障儿童听觉能力评估的持续准确性。尽管儿童听力学评估存在这些困难，但听力师需要尽一切努力选择适合的助听设备为患儿带来有效的听觉康复，以便在患儿发育的关键时期给出合适的临床听力学建议。包括可听度、言语感知和识别、语言和语言形成等等，这些评估的多模式结合是有必要的。同时，对患儿进行多次复测评估也是很有必要的，因为患儿经常会在全面评估尚未结束就已经感觉到疲劳。

1. 可听度

对患儿进行人工耳蜗植入前和植入后评估的目的是确保言语中所有的关键语音都能听得到且听得懂。可听度与患儿察觉轻声语音的能力有关。可听度对语前或语后聋的儿童尤其重要，因为感知这些轻柔语音对患儿语言和言语发育是必需的。可听度可以通过测量声场阈值来评估。建议使用调频（FM）或者颤音而不是窄带噪声，这样既可以避免驻波的影响，又能尽可能测得特定频率下的阈值[4]。轻声细语平均50～56dB A[5,6]，单个音素可能低至15dB。因此，临床医生应努力确保任何助听装置下的平均阈值不超过20～25dB HL。

2. 言语感知与识别

仅凭可听度并不能充分评估儿童的听力能力。对于成长到能配合评估年龄的患儿，言语识别能力的测试也是很有必要的。在评价言语识别能力时，有几个重要因素需要考虑。这些因素包括表达水平、语音材料 [如录制或监控的现场声音（monitored live voice，MLV）、能够纵向评估表达的能力] 及测试条件。目前虽然能找到一些语言学方面合适的测试方法，但国际仍没有明确的评估指南和可用于同一患儿不同年龄或不同助听设备间对比的可行易操作的草案。迫切需要制订测试准则并能跨机构对比的测试结果，以便为家庭建立合理的期望值，并指导临床医生制订医疗决策[7]，一个工作小组应运而生并致力于为标准化测试提供循证学依据。因此才有了 P-MSTB（pediatric minimum speech test battery，P-MSTB）[7]。P-MSTB 为听损儿童的评估提供了以下标准。

- 尽可能全部使用录制的材料。
- 以多种强度呈现语音材料（即对话语音水平，60～65dB A；轻声语音水平，50dB A）。
- 在多个测试环境中演示语音材料 [即安静、噪声（+5dB 信噪比）]。
- 使用序列的语音刺激阵列（即音节、单词和句子）。
- 无论植入状态如何，均进行双耳评估（单独一侧或顺序测试）。
- 应结合这些指南来进行植入前评估和人工耳蜗植入后听觉康复的纵向评估。

虽然 P-MSTB 推荐一系列排序的语音刺激，但目前 FDA 对人工耳蜗的植入评估只包含一个单一开放的语音识别测试 [取决于孩子的年龄，这可能是语音平衡幼儿园测试（phonetically balanced kindergarten test，PBK）、噪声下言语测试（hearing in noise test，HINT）、多音节词汇邻域测试（multisyllabic lexical neighborhood test，

MLNT）或词汇邻域测试（lexical neighborhood test，LNT）]。大多数标准指定了必须要有在 70dB SPL 级别上的 MLV 测试。然而这些有争议的过时标准可能会阻碍儿童行人工耳蜗植入，从而妨碍儿童从人工耳蜗植入中受益。在这些情况下，临床医生可能会建议摒弃这些人工耳蜗植入准则，或超出其适应证之外使用。

人工耳蜗植入团队目前面临的难题仍然是如何最好地评估 2 岁以下的儿童。在这些情况下，听力师的重点应放在助听器提供的功能增益（听觉）及用于评估观察到的听觉行为的父母调查问卷上。如果佩戴助听器后，患儿月复一月都没有听觉能力的提高，应建议植入人工耳蜗。行为 - 情绪测试和问卷调查结果的整合分析比较重要，尤其是当患儿太小，不能测试获得听力阈值信息的时候。了解孩子感知周围环境中的言语信息能力水平是至关重要的。因此，观察患儿在日常环境中对听觉刺激的反应具有同等的相关性和重要性。

3. 父母调查问卷

对于很多低龄的儿童（尤其是 2 岁以下的儿童），他们可能无法在音箱前做出有意义的反应。因此家长的调查问卷评估就显得极为重要，其结果是帮助临床医生了解患儿的听觉发育水平的宝贵工具。目前，有许多可用的调查问卷可对儿童听觉能力的各个方面进行评估。婴幼儿有意义听觉整合量表（infant-toddler meaningful auditory integration scale，IT MAIS）[8] 和有意义听觉整合量表（meaningful auditory integration scale，MAIS）[9] 是 2 种最常用的家长问卷，3 家美国人工耳蜗植入设备制造商中的 2 家都在其使用说明中特别提到了这 2 种问卷。P-MSTB 建议所有的家庭至少完成 1 组问卷（表 13-2）；其他的调查问卷，如早期语言里程碑问卷（early language milestones，ELM）[10]、人工耳蜗植入后功能问卷（functioning after pediatric cochlear implantation，FAPCI）[11]、家长问卷（parents'evaluation of aural/oral performance of children，PEACH）[12] 等，也都是可用的。

注意

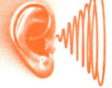

使用受监控的现场语音进行演示时，言语材料有可能夸大分数，并夸大患儿的听觉和交流能力，这有可能使需要人工耳蜗植入的患儿被排除在人工耳蜗植入之外。应尽可能使用录制的材料。

表 13-2　儿小儿最低言语测试成套测验推荐问卷

问　卷	年　龄	目　的	数据源	长　度
听能技能检查表[13]	0—36月龄	听觉皮层的进展	结合家庭对其孩子的听觉和语言技能的观察和临床医生的观察	35个题目，每3个月完成一次
LittlEars（MED-EL）[14,15]	0—24月龄	评估听觉发展和早期言语产生发展；可获得标准的数据	父母描述	35个是/否的题目

除了家长调查问卷，言语/语言评估对于评估听觉能力的发展也是非常有用的，因为它代表了听觉能力发展的功能结果。

4. 言语和语言表达能力

即使是在校准环境中使用录制的语音材料进行言语识别测试也不够充分评估患者的沟通能力。言语识别测试反映了听觉能力的最高层次——理解。虽然听力学的评估可以量化患儿感知声音、识别声音信息的能力水平，但由语言病理学家进行的评估还是必要的，以此明确患儿的言语发展进程和目前的功能水平。

语言病理学家将听力学和言语语言评估的结果结合起来分析，可以使评估小组能够准确了解患儿目前的状况、听力损失的程度和现有干预措施在多大程度上影响着儿童的熟练程度。如果患儿已足够大到可以参与测试，语言病理学家将对其语言的产生及发展进行评估，为植入评估小组提供建议。对于年幼的患儿，临床医生将依靠临床观察和家长调查问卷获取信息。人工耳蜗植入团队中语言病理学家的首要目标应该是评估人工耳蜗的植入如何改变孩子的沟通能力，第二个目标是为患儿当前的言语和语言水平划定一个基线[16]。这些都是植入评估过程中必不可少的部分。

（三）扩展听障儿童的植入适应证

如前所述，儿童必须有超过70%~88%的听力损失，才能符合目前FDA规定的人工耳蜗植入的适应证。这与成人患者形成了不成比例的对比，他们只要有超过50%的听力损失就可以行人工耳蜗植入。针对成人植入者的研究结果不仅支持现有的成人植入标准，而且还有越来越多的证据支持进一步扩展植入适应证。评估时使用单词识别率测试而不是句子识别率测试，并考虑耳朵的单侧特异性而不是双耳联合效益（见第12章的讨论）。

最近有文献研究指出了儿童人工耳蜗植入适应证可扩展的3个领域：保留更多的残余听力、更好地保留听力、适合单侧人工耳蜗植入的不对称性听力损失（具体来讲，例如单侧聋患者—单侧耳聋而对侧耳听力正常）。

1. 残余听力和不对称性听力损失

目前，成年患者的人工耳蜗植入标准包括了中度聋至极重度聋（人工耳蜗植入的标准适应证），甚至陡降型听力损失（混合型/EAS）。然而，听障儿童的植入标准还是过于严格，需要符合FDA的植入准则要求，必须达到重度聋（2—17岁）或极重度聋（2岁以内）。再次强调，早期医学界学者认为人工耳蜗植入术后残余听力无法保留，所以对听障儿童耳蜗植入的诸多限制可能主要是为了最大限度地避免对残余听力的损害。

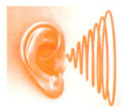

> **注意**
>
> 那些处在听觉言语发育黄金时期的听障儿童，需要尽早行人工耳蜗植入却常常被忽视和延误治疗，直到其听力下降到绝对符合人工耳蜗植入适应证。遗憾的是，最容易被忽视的患儿往往是那些耳聋时间不长、有较好残余听力的儿童；换句话说，是那些最适合行人工耳蜗植入的患儿。

然而，近年来，成年患者植入术后残余听力的保留不仅可行，更是已经常规化（见第12章）。学者普遍赞同，有更多残余听力的患者行人工耳蜗植入实际上对听力是有好处的[17,18]，他们的残余听力得以保留，尤其是低频听力。这有利于患者欣赏音乐、噪声环境下的言语识别、声源定位和整体上对音质的感知[19,20,21]。在很长一段时期，这些优势只有成年植入者能获益。然而近期，Bruce等[22]研究证实，儿童人工耳蜗植入者的残余听力同样可以持续地保留和维持。事实上，年龄小可能是成功保留残余听力的一个积极预后因素[23]。Cadieux等[24]研究了那些一侧耳不符合植入标准的聋儿，发现在植入前有残余听力和听觉经历儿童的植入耳听觉能力有更明显的获益。甚至来说，患有先天性重度极重度聋且未使用过助听器的儿童，在佩戴单侧助听器后也观测到术后听觉能力的提高。同样地，Carlson等[25]也报道了未达到FDA植入标准的患儿人工耳蜗植入后显著获益。具有讽刺意义的是，部分助听器助听效果不佳又不符合FDA植入标准的听障儿童，很有可能是人工耳蜗植入效果最好的群体，但他们却无法获得人工耳蜗植入[25]。

2. 单侧聋

正如第12章所讨论的，单侧听力损失会带来诸多负面影响。虽然患儿有一侧听力正常，但已有研究证实单侧聋对患儿学习成绩、声源定位、言语和语言发展，以及噪声环境下的言语识别都有不良影响[26]。近年来，有报道总结了成人单侧聋（single-sided deafness，SSD）患者行人工耳蜗植入术的好处[27-29]。最初是为了治疗SSD患者的耳鸣而行人工耳蜗植入，然而随后的观察发现这些患者人工耳蜗植入后言语识别能力也得到提高，尤其是术前耳聋持续时间不长的患者。有研究报道了单侧聋患者的皮质改变的客观依据，最新研究发现人工耳蜗植入可以消除这种皮质的病理改变[30]。虽然此研究还处于初步阶段，但提示我们人工耳蜗植入可能是提高SSD患者的言语识别及声源定位能力的有效方法[26,31,32]，对其未来的研究展望非常值得期待。

五、医疗及手术相关的问题

对于低龄植入者，有些手术相关的注意事项是必须要考虑到的。虽然内耳的结构在出生时就已发育完全，但必须考虑与儿童患者人工耳蜗植入手术相关的其他问题。这些包括手术时长和儿童麻醉的安全性、确定双侧人工耳蜗植入的可行性和时机、前庭功能的影响、人工耳蜗植入的长期影响，包括可能的二次手术和听力的保留。

（一）人工耳蜗植入时机

与成人人工耳蜗植入者一样，短时间的听力下降对于达到最佳康复效果至关重要。术前较短的耳聋持续时间和较早的植入可将患儿相对于正常听力水平同龄人的言语和语言发育的延迟降至最低，并为儿童人工耳蜗植入者带来更好地预后。然而，不同于成人人工耳蜗植入，患儿很难获得植入评估所需要的行为数据。幸运的是，由于新生儿听力筛查（universal newborn hearing screening，UNHS）的广泛开展和在出生后几天或几周就能检查出听力下降的医疗技术，临床医生在早期就能确诊患儿耳聋。然而，助听器的助听效果评价和听觉发育的关键时期的评估都需要耗费时间。

目前，FDA已经批准对12月龄的患儿进行人工耳蜗植入。该年龄限制的一个常见例外是由于炎症过程（如细菌性脑膜炎）而导致的耳蜗逐渐骨化。这样的病例，进行人工耳蜗植入手术通常要比较迅速，以确保耳蜗完全骨化前电极顺利插入，不然就会出现电极插入困难。但是，对于常规需人工耳蜗植入的患儿，满12月龄仍然是植入的时间节点。

已有充分的研究证明，在没有适当干预的情况下，听力损失程度中等或以上的患儿出现言语和语言发育障碍的风险较高[33]。同样，有明显听力损失的患儿也要早期植入人工耳蜗才能获益，因为这时患儿听力丧失的时间较短。正如第12章所述，如果没有适当的听觉刺激，患者的听神经、大脑和听觉皮层的结构会出现改变[34,35]（图

13-2)。儿童的听觉系统尚未发育成熟，听觉剥夺的危害要更显著一些。来自听觉器官高级结构的刺激是听觉系统发育成熟所必需的。在缺乏声音信息输入的情况下，用于接收和处理听觉信息的中枢结构会重塑。事实上，其他感官输入（如视觉）会竞争神经资源，并可能发生跨模式组织。换句话说，如果神经结构不被用于听觉系统，它就开始将其功能转向其他方面。因此，如果缺乏必要的声音刺激，人类的听觉系统将会发生不可逆转的改变[33]。

声音刺激对于听觉系统的发育是必需的，那么问题来了，重建适当的听觉刺激的时间窗可能有多长。普遍的观点是，重建听觉和言语输入的时间窗是 3 岁半之前。7 岁以后，听觉系统的发育显著减缓，12 岁以后可能就停止发育了[33,36]。然而，支持这一时间窗论点的研究主要基于诱发电位的数据。考虑到言语和语言发育水平，似乎植入的时间窗要窄得多。

要认识到，相较于同龄的健听儿童，12 月龄的聋儿的听觉发育已经落后了近 16 或 17 个月。这是为什么呢？因为内耳的胚胎发育和基本的高级听觉系统在约孕 25 周时已发育完成[37]。实际上，早期的言语和语言发育始于胎儿期。婴儿出生时，正处于言语和语言发育的黄金时期。出生的第 1 年听觉系统的发育，包括区分母语中熟悉的语音内容和其他语音流的能力、语言和非语言声音的区分，以及多模态和句法模式的识别[38]。到 12 月龄的时候，婴儿已经在言语和语言发育方面取得了重大进展，并开始发出第一个音节，这些音节是持续数月学习的结果。

听觉中枢在出生时最具可塑性，其可塑性随着年龄的增长而下降。目前大量的研究表明，人工耳蜗植入最大获益的时间窗可能是 12 月龄，而不是之前认为的 12 岁[39,40]。特别是，虽然 13 月龄前植入的患儿可能与 13 月龄后植入的患儿的言语感知水平相近[33,41]，但对后植入的群体来说，其词汇和语法等其他语言技能，则显著差于先植入的患儿[42,43]。事实上，Holman 等[44] 报道，相较于在 12 月龄或更早期植入人工耳蜗的患儿在 24 月龄时的言语水平，13—24 月龄期间植入的患儿则需要到 40 月龄时才能达到。因此，越早诊断听力损失和行人工耳蜗植入，植入者的长远获益就越多。

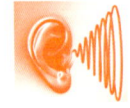

> **注意**
>
> 当一个聋儿满 12 月龄的时候，在听觉经历方面，他或她已经比同龄人落后了约 3650 小时。

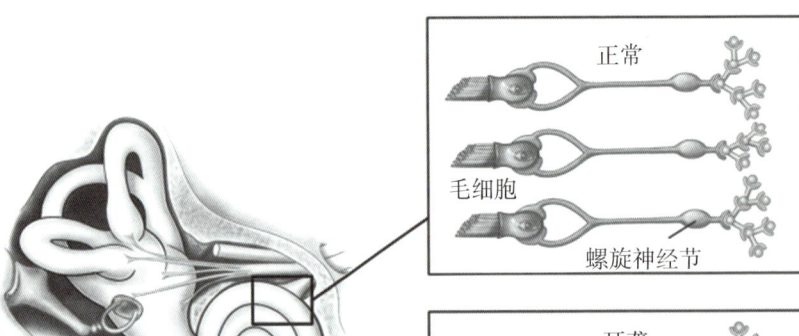

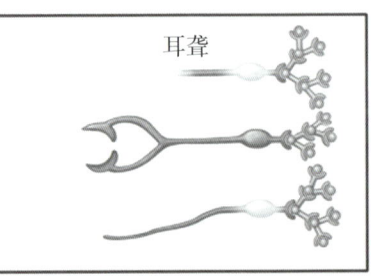

▲ 图 13-2 没有听觉刺激时听觉神经元的变化

（经许可转载，引自 Cleveland Clinic Center for Medical Art & Photography, © 2017. 版权所有）

（二）多早是尽早植入？

鉴于聋儿越早植入获益越大，近期有报道对近 12 月龄的患儿行耳蜗植入手术和麻醉的安全性进行了深入研究。虽然已有给 2 月龄患儿行人工耳蜗植入的报道[45]，但大多数外科医生对于在患儿尚不能配合完成行为测听的年龄（通常为 7~10 个月）前是否应该植入人工耳蜗的情况犹豫不决。患儿可能的手术并发症包括伤口愈合和器械暴露、心动过缓和缺氧，以及由于乳突孔的侧卧位置更多而导致的面神经损伤[46]。然而，最近有报道表明，尽管出现二次手术或手术时长增加[47]，12 月龄以下患儿的并发症发生率并未显著高于较大年龄植入人工耳蜗的患儿[46, 47]。

（三）疫苗接种

另一个安全性方面的考虑因素是预防人工耳蜗植入后的肺炎球菌性脑膜炎。尽管在 21 世纪初期，去除了用于将电极阵列放置得更接近于蜗轴的微小硅胶定位器后，植入者的肺炎球菌性脑膜炎的发病率有所下降。但人工耳蜗植入后的儿童，其肺炎球菌性脑膜炎的发病率仍比一般美国人群高 30 倍。鉴于人工耳蜗植入导致脑膜炎感染风险增加，疾病控制和预防中心（centers for disease control and prevention，CDC）要求所有准备行耳蜗植入的患儿至少要在植入前 2 周接种最新的肺炎球菌（PCV7 和 PPV23）和 B 型流感嗜血杆菌疫苗[48, 49]。

（四）影像学检查

在评估患儿是否可行人工耳蜗植入时，影像学检查用于明确耳蜗是否存在畸形；同时，确认耳蜗神经的存在和面神经的走行以便明确耳蜗开窗和电极插入的位置。

然而，使用哪种影像检查作为首选一直争论不休。颞骨高分辨率计算机断层扫描（high-resolution computerized tomography，HRCT）和 MRI 都有价值，但优势不同。HRCT 和 MRI 都可以检测内耳畸形，HRCT 能更好地显影骨性结

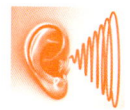

> **注意**
> 耳蜗植入患者患脑膜炎的风险高主要是因为术中打开圆窗和耳蜗开窗，为细菌从中耳腔经由耳蜗导水管进入蛛网膜下腔的脑脊液提供了通道。

构，而 MRI 则是评估软组织和神经结构包括颅神经的金标准。MRI 也有助于识别纤维化，显示耳蜗内液体信号的缺失，以提示早期的耳蜗骨化。因此，在行儿童耳蜗植入前评估时，通常建议同时使用 HRCT 和 MRI 检查[50]（图 13-3 和图 13-4）。

（五）耳蜗植入设备

除了确定儿童是否有人工耳蜗植入的适应证之外，还有必要优化双耳助听配置。这个建议可能包括双侧耳蜗植入、双模式助听（听力较差耳行人工耳蜗植入 + 对侧耳佩戴助听器），可能还要考虑到保留残余听力的可能性。

1. 双侧人工耳蜗植入

来自双耳的听觉刺激对听觉系统是必不可少的，并能带给双耳诸多的益处，包括立体听觉、头影效应、双耳降噪和双耳增益效应[51]。听觉系统要获得这些益处要求听觉输入能够双向传递，即双耳同时接收。然而，值得注意的是，使用"双耳"一词意味着存在听觉中枢的协调。即使是双侧植入患者，在听觉感知功能上仍部分受限，因为双耳的功能在很大程度上是相互独立的。因此，假以时日，行双耳人工耳蜗植入的做法，尤其是对儿童而言将变得越来越普遍。双侧人工耳蜗可同时植入（同一台手术）或顺序植入（在不同的手术中）。顺序植入可手术间隔时间较短（数周或数月），也可较长（数月或数年）。不同医疗机构在推荐患儿行双侧人工耳蜗植入时意见不一，但一般来讲，双耳均无残余听力、佩戴助听器无效的患儿通常会行同台双侧植入，前提是没有手术禁忌证和费用方面的困难。而顺序耳蜗植入的间隔时长就非常重要，因为其关乎后植

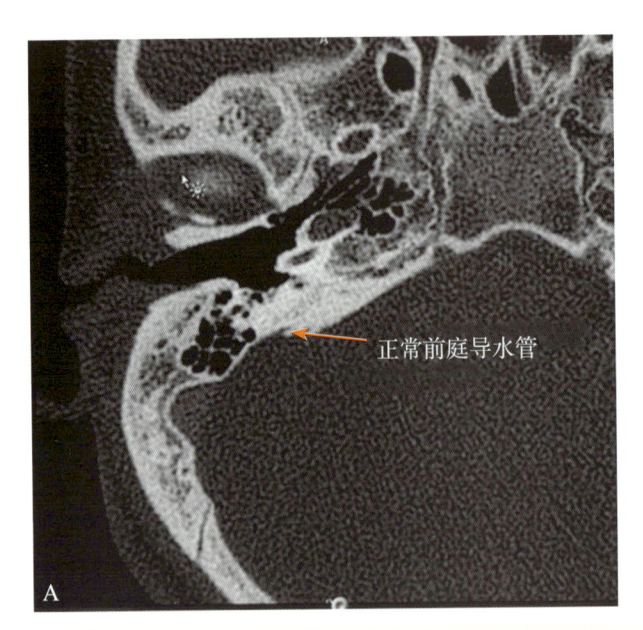

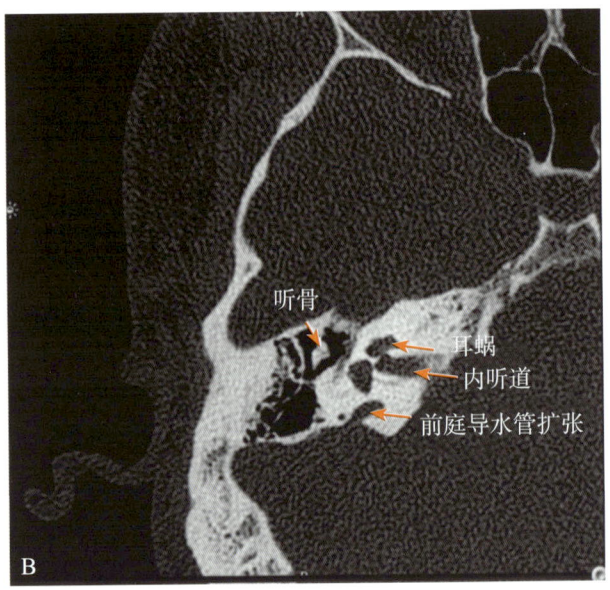

▲ 图 13-3 人工耳蜗植入前 CT 扫描

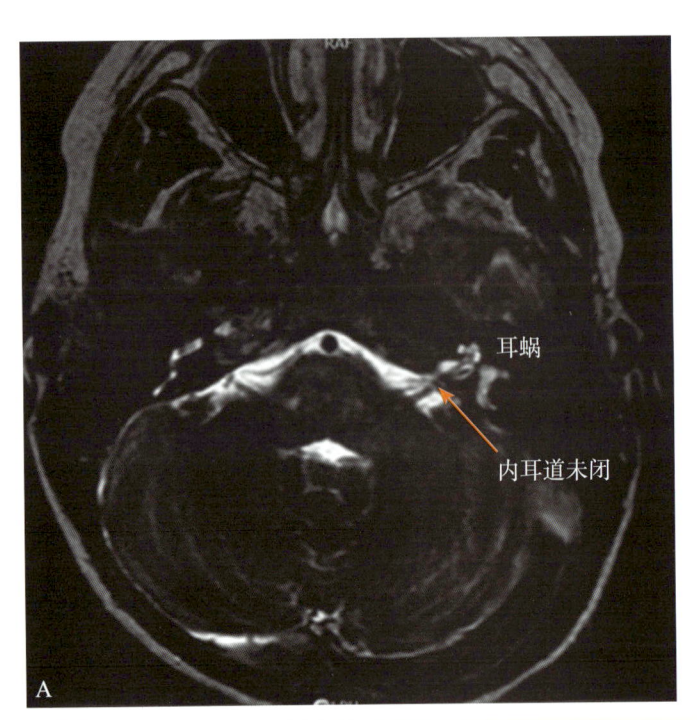

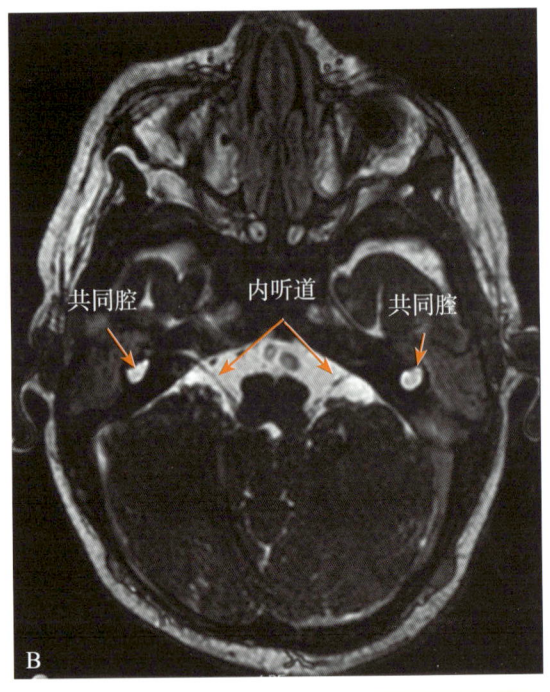

▲ 图 13-4 人工耳蜗植入前 MRI

入耳能否充分接收到声音刺激。前文讨论过的评估时间窗适用于每只耳朵，因此，如果后植入耳不能接收到声音刺激，单侧人工耳蜗植入并不能消除听觉剥夺和跨模式重塑的可能性。在这种情况下，通常建议同台或非常短间隔时间的双侧植入。

已证实双侧人工耳蜗植入获益颇多，包括更好地言语识别和声源定位能力[52]、增强的双耳增益或降噪[53,54]，以及噪声环境下的更好地言语理解[55]。其他对儿童植入者较突出的益处是能确保即使一个处理器暂时发生故障，植入者也不会听不到声音[53]。对于重度到极重度听力损失的患儿，早期的双耳植入可帮助其产生言语习得，并且植入后的言语水平能迅速地达到同龄健听儿童的水平[56]。但是，对于有残余听力的患儿，必须要关注其对侧人工耳蜗植入的最佳时机。Choi等[55]提出，如果单侧人工耳蜗植入在噪声中的言语识别比双侧人工耳蜗植入者在多语言嘈杂环境下的语音感知表现更差，则应考虑双侧人工耳蜗植入以提高整体语音感知能力。研究强调，重度至极重度聋的听损儿童顺序植入的间隔时间在时限内，才能有最大程度的获益和双耳听觉的协调[57, 58]。然而，对于低频听力阈值低于90dB HL的患儿[59]，在顺序植入之前采用双模式助听可以帮助患儿在手术之后产生更好地听觉康复效果。

2. 双模式聆听

在人工耳蜗植入的早期，一旦单侧植入了人工耳蜗，标准做法是建议对侧耳朵停止佩戴助听器，即未植入的耳朵不接收任何声音刺激。此外，早期人工耳蜗只用于双侧极重度听力损失的患者，这部分患者很少有残余听力。随着人工耳蜗植入技术持续性的进展，越来越多的有残余听力的儿童植入了人工耳蜗。因此，关于未植入耳的基于循证医学的建议就至关重要。如前所述，双侧人工耳蜗植入的优势已被充分证实，因此临床医生的普遍目标是优化儿童获得双耳聆听的途径。重要的是要认识到人工耳蜗有最佳的声音信号传递能力，但在处理声音的空间结构信息方面能力有限，而这却是处于背景噪声环境时良好的言语识别所必需的。因此，达到人工耳蜗植入标准的患儿，可以借助双侧有残余听力的部分[60]。如果至少有一侧耳能获取自然聆听的声音信息，那么这样的患者植入后的听觉康复会非常有优势。已证实对侧佩戴助听器能够提高患者在噪声环境下的言语识别，增强声源定位能力，获得更佳的音乐感知，并减少跨模式功能重塑或潜在的听觉剥夺[55, 61, 62]。虽然很多关于双模式聆听的研究报道都集中于成人人工耳蜗植入者，但也有许多关于儿童双模式聆听的研究，研究结论都一致

性的支持这一观点[59, 60, 63]。除了最基本的改善聆听效果，双模式聆听还可以提供与音素识别、信息记忆、词汇表达和阅读能力相关的益处[60]。

3. 保留残余听力和声电联合刺激

如前所述，一些机构正在考虑对有残余听力的患儿行人工耳蜗植入。正如第12章所讨论的那样，植入较短的电极阵列、精细的外科操作和声电联合刺激正成为具有良好残余听力的成人患者的可选方案。Gifford等[64]报道了在嘈杂环境中最佳的双耳声学听力保留的双侧成人人工耳蜗植入。在有残余听力的成人患者中观察到这种令人鼓舞的结果，这就引出了一个问题，即儿童人工耳蜗植入适应证要求达到最大程度的听力损失是否是必要的。

但是，尽管已有医疗机构开始研究这一人群的益处，截至撰写本文时，声电联合刺激并未获得FDA批准用于儿童待植入者。目前研究表明，植入较短的电极对于儿童和青少年植入者的听力保留是有益的[20, 22, 65, 66]。展望未来，很容易预料到，致力于优化儿童植入效果的学者们将会对保留听力和声电联合刺激产生极大兴趣。

（六）前庭功能障碍

由于外周听觉和前庭末端器官之间解剖位置关系密切，有显著听力丧失的儿童在人工耳蜗植入前甚至可能出现前庭功能障碍。耳聋病因与前庭功能障碍的存在密切相关，患脑膜炎和耳蜗前庭发育畸形的患儿最常出现非常严重的前庭功能受累[67]。正如第12章所讨论的那样，术后短暂的前庭功能失衡的发生率非常高（整体发生率38%，其中10%经冷热试验证实为重度至极重度前庭功能障碍）[68]。因此，耳蜗待植入患儿的前庭功能状态对于选择植入侧别非常重要。然而，要听障患儿配合完成前庭功能检查基本是不可能的。有学者主张使用平衡功能筛查测试识别存在前庭功能障碍的聋儿[69]。由于越来越多的儿童行同台双侧人工耳蜗植入，这对其前庭系统潜在的负面影响具有高度相关性，因此必须关注这部分聋儿。令人欣慰的是，一些研究表明，人工

耳蜗植入似乎并不会为儿童耳蜗植入者带来重大风险[68]。得出这一结论的部分原因可能是，在双侧极重度听力损失的儿童中（最可能行双侧人工耳蜗植入的组），大约50%患儿在人工耳蜗植入前就表现出前庭末端器官功能障碍。同时有其他研究表明，即使术前半规管或耳石，甚至是球囊受累，许多儿童的前庭功能水平也足以代偿术后的前庭功能失衡或功能减退[70]。由此可推断，儿童似乎能够独特地补偿和参与许多平衡相关的活动，尽管他们的表现可能落后于健听和平衡功能正常的同龄人[69]。无论如何，在选择植入侧别和考虑早期干预治疗的必要性时，了解人工耳蜗待植入者的前庭功能状态都很重要。此外，尽管有些患儿的前庭缺失与人工耳蜗植入关系次要或无关，也可能会因为多次摔倒导致颅脑损伤，从而使其人工耳蜗植入失败的风险增加[71]。

六、手术并发症和植入失败

理论上来说，人工耳蜗被植入部分应设计成可以让耳聋患者使用一生。但是，迄今为止，最早行人工耳蜗植入的患者植入时间尚不足50年。随着植入年龄越来越小并且人类预期寿命持续延长，需要人工耳蜗的使用寿命更长、功能更强。实际上，大多数已植入人工耳蜗的儿童都可能会需要一次或多次再植入手术，因此，了解人工耳蜗再植入的风险和益处是非常重要的。

人工耳蜗再植入手术主要挑战之一是移除现有植入体，然后重新植入一个新的电极阵列。更换新植入体后，可能会出现对新的人工耳蜗电极的炎症反应。这种炎症反应常常导致植入电极周围纤维鞘的形成。这种纤维鞘的形成会为以后再进行植入手术带来两个困难：电极移除困难和可能无法达到相同的插入深度，特别是当新植入的电极长度和直径与前一个电极不同时。

需要进行人工耳蜗二次手术的原因通常是由于植入体设备故障。植入设备通常分为硬失败（耳蜗设备故障）和软失败（设备正常但性能下降）。软失败可能与患者植入后感染或身体内生理变化有关[72]。如果再次植入后患者聆听效果明显改善，就基本可以确认是发生软故障。一般来说，儿童人工耳蜗植入后二次手术的发生率高于成人，这可能是由于儿童头部创伤发生率比较高，当然还存在其他可能[73]。Blanchard等[73]报道，植入后硬失败的主要原因通常是头部创伤后气密性丧失和外壳破裂。虽然成年患者的设备故障的发生率相较儿童要高一些，但是总体的设备故障发生率还是比较低的（＜10%）[73, 74]。除此之外，除非发生植入体移除困难或电极重新插入困难的情况，否则再植入后的听力通常是相同的或者效果更好[73, 74]。

初次和二次植入手术都有可能出现手术并发症。这些并发症包括耳鸣、前庭障碍、丧失残余听力、感染（皮肤感染、脑膜炎、迷路炎、乳突炎）、脑脊液漏/喷涌、局部皮肤并发症（溃疡、感染、伤口裂开）、暂时性面神经麻痹和味觉障碍。儿童更容易发生感染性并发症（最常见的是急性中耳炎），而成人更容易出现耳鸣和眩晕等耳蜗并发症[75]。但是，人工耳蜗植入术后并发症的总发生率相对较低（约15%的轻微并发症和约5%的严重并发症）[75, 76]。

七、耳蜗产品的设计

第12章讨论了人工耳蜗产品设计和功能的要素。然而，当涉及适用于儿童患者的人工耳蜗设备的结构和功能时，还有一些重要特性必须特别关注。这其中包括稳定性和耐用性、防水性和与FM系统及其他辅助听力设备的连接和兼容性。

（一）耐用性和稳定性

对于儿童患者，人工耳蜗植入设备必须耐摔。可以预料，处在学习走路阶段的孩子会不时地摔倒，活泼的孩子可能进行运动和各种户外活动，还有不可避免会时而发生的被溅湿和淋雨。此外，在许多情况下需要摘除人工耳蜗体外设备，但父母却没意识到此时孩子听不到（如游泳时、洗澡时、在沙滩上玩时）。现在，人工耳蜗

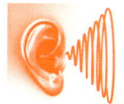

> **知识点**
>
> 防水的耳蜗言语处理器让孩子在洗澡和游泳的时候也可以和父母及护理人员毫无障碍的交流。

言语处理器的设计都能耐受一定程度的碰撞和溅湿。所有人工耳蜗品牌供应商都有多种配件供患者选择，来实现人工耳蜗设备完全防水。大多数品牌都是采用即开即用的高度防水套。随着时间的推移，人工耳蜗设备的稳定性也得到了提高。除少数特殊的重大召回外，人工耳蜗植入多年后的累计存留比率（能够保持正常使用）仍然超过97%。

（二）与 FM 或其他辅助听力设备的连接和兼容性

虽然植入人工耳蜗的儿童往往能获得较好的言语识别，但通常有必要使用辅助听力设备来帮助患儿聆听。这些设备具有多种功能，其中包括传递电子设备的声音信号、提高噪声环境的言语识别、提高距离过远或有回响的语境中的聆听效果。这些功能对那些在教室、运动场、游乐场活动的孩子们来说非常重要。现在人们的生活越来越依赖电子设备，因此确保儿童人工耳蜗植入者能够正常地播放音乐、收看视频和接打电话非常重要。关于人工耳蜗植入患者可使用的各种配置和设备的详细讨论不在本章讨论的范围。不过，当前人工耳蜗产品的附加设备在许多情况下是自动连接和无线的，可以帮助植入患儿获得最佳的聆听效果。这些功能在嘈杂的语言环境下大大改善了患儿的整体听觉体验，而且可以显著提高患儿的言语识别能力。

八、儿童人工耳蜗植入设备的编程

对患儿的人工耳蜗设备进行编程是艺术与科学的微妙平衡。对于年龄较大的患儿，编程可能会严格遵循与成人编程类似的模式。然而，由于许多植入患儿的年龄不足以提供可靠的行为测听反应，因此，平衡观察、病史、期望值和客观测试在人工耳蜗调试中的应用就变得至关重要。

（一）参数的设置

在手术插入人工耳蜗电极阵列后，建议术中监测确认植入体位置和设备正常与否。这种确认可以通过检测电诱发复合动作电位（evoked compound action potentials，ECAP）来实现。各耳蜗品牌的厂家都有专用的监测指标 [澳大利亚的神经反应遥测技术（neural response telemetry，NRT）、美国的神经反应成像（neural response imaging，NRI）及 MED-EL 的听觉反应遥测技术（auditory response telemetry，ART）]。ECAP 测量是通过人工耳蜗电刺激听神经引发神经反应的记录。它基本上类似于听觉脑干反应（auditory brainstem response，ABR）的 I 波。这些检测可以提供几个关键信息，包括神经对电刺激的反应性、确定电极阵列在耳蜗内的位置、植入体的功能，以及引出神经反应所需的电流刺激量。这些检测虽然也可以在手术后进行，但是通常是在患者离开手术室之前完成。此外，其他可进行的客观检查包括电诱发镫骨肌反射（electrically evoked stapedial reflex tests，eSRT）和电诱发听性脑干反应（evoked auditory brainstem response，eABR），不过这些测试不太常用。在诱发机制上，每一种电刺激都与对应的声学刺激相似，但是刺激是电信号而不是声学信号。

这些客观检查对不能进行主观测试的患儿特别有用，因为测得的阈值与人工耳蜗植入程序的预测 MAP 图或当前设置之间存在一定的相关性。ECAP 检查反映植入者目前的听神经功能水平及引出 MAP 的最小刺激量（即阈值水平）[77]，而 eSRT 则反映刺激量的上限。这些检测数据与患儿行为学观察结果结合起来非常有意义。

最近，Noble 等[78]提出了可以利用 CT 扫描判断植入电极相对于它们刺激的神经的位置，从而实现为人工耳蜗植入患儿引入应用影像方法引导的人工耳蜗编程（image-guided cochlear implant programming，IGCIP）。虽然只是初步研究，但使用这种先进的技术可以帮助未来的临床医生进一步优化儿童的MAP，从而改善人工耳蜗植入患儿的言语识别能力和个体的生活质量。

人工耳蜗电诱发数据信息的存储可以为临床医生优化患儿的调机参数提供客观依据。最新的几款人工耳蜗言语处理器可以记录患儿处在各种语境下的时长、处理器使用的频率及线圈或头件摘除的频率。这些数据能够提供非常有价值的信息并且帮助临床医生为患儿家庭提供更个体化的咨询和建议。

（二）基于主观行为信息的人工耳蜗编程

除了使用客观检查来协助植入后患儿的人工耳蜗编程，还可以采用儿童行为测听，即使是年龄太小而无法配合的患儿也可适用。如前所述，言语识别率的测试和在隔声室中的助听听阈测试有助于指导临床医生编程。

听觉言语康复师、言语语言病理师、教育工作者和家长的反馈也很有帮助，同时也要重视术后继续使用主观调查问卷。为儿童植入者顺利编程所必需的专业编程技术的细节超出了本章的讨论范畴，但要强调的是，在接诊植入后的低龄婴幼患儿前，要重视儿科专业知识培训。

九、表现／预期效果

儿童人工耳蜗植入者普遍希望言语、语言和听觉行为发展都达到健听同龄人的水平。植入后效果最好的通常都是在较早期植入、有家庭成员积极支持、处在声音信息丰富的环境中的患儿[79]。本节将讨论可能影响预期结果的因素及帮助其父母建立的合理期望值。

（一）常见的预后效果

植入后效果较好的患儿通常能达到与成人语后聋人工耳蜗植入患者水平相当的开放式言语识别率[80]，即大约80%甚至更高的句子识别率的

结果[81]。除了言语识别率的提高，其他更高级别的获益还包括人工耳蜗植入后语言表达、语言发育、阅读能力和执行能力的提高[82]。植入后效果最好的患儿这些方面都能达到同龄健听儿童的水平，当然，预后的个体差异涉及很多因素。

我们要认识到，目前已是高中生的这批人工耳蜗植入患者所遵循的植入指南不同于近些年植入的患儿。这些青少年通常都是单侧人工耳蜗植入，有些可能植入前耳聋时间较长，并且通常都是大龄植入患儿。即使未来的10年或20年后，我们也无法断言今天推崇的早期植入和最佳的双侧植入的预后效果。

（二）影响预后的因素

影响儿童人工耳蜗植入效果的最常见因素总结见表13-3。

1. 植入年龄

在出生早期确诊为重度至极重度听力损失且迅速进行合理干预的患儿长大后的人工耳蜗植入效果都很好。可以说，植入年龄及植入后使用时长，决定了能否达到最佳的植入效果。本章已经讨论过在2岁之前，甚至是12月龄之前行人工耳蜗植入的优势。除了提高言语识别能力外，早期植入也被认为是促进词汇表达、语言产生和可懂度、言语发展及学术成就，包括阅读水平的关键因素[82]。与之相反，长时间的重度至极重度听力损失，不恰当的使用了助听器或人工耳蜗来干预，对其远期疗效是有负面影响的[83]。但是目前，植入年龄对疗效的远期影响需要进一步探究，并且人工耳蜗使用经验多年积累起来，前面所提的负面影响就更不明显了[84]。

2. 病因

人工耳蜗产品可用于蜗性听力损失的患者，因此像缝隙连接蛋白26基因突变（GJB2）所致的耳聋，其致聋与耳蜗有关，假如能保证早确诊早植入，是最有可能获得最佳的植入效果的[87]。而病因为累及听神经、脑干或听觉皮层或其他神经系统（如巨细胞病毒、脑瘫）受累的，其预后要相对差一些。有一个特殊病因为听神经病谱系

表 13-3 影响小儿人工耳蜗植入效果的因素

医学/外科手术因素	言语/语言因素	其他因素
植入/听觉剥夺的年龄[85, 86]	听觉训练[86]和交流方式[85, 86]	CI 术后教育康复和人工耳蜗编程[86] CI 技术[86]
早期植入可改善言语和语言效果	使用口头交流的孩子比使用完全交流的孩子有更好地结局	精细结构加工方面的进展及降噪策略的发展
GJB2 相关性耳聋[85]	认知延迟[85]	社会因素，包括社会经济地位、父母/家庭的期望、动机[86]
对阅读和认知结果有积极影响，更好地言语清晰度	尽管观察到收益，但可能会影响收益的程度	
内耳畸形[85, 86]	病因、重要阶段延误[85]	
严重程度较低的畸形具有更好地预后，畸形严重的儿童可从人工耳蜗中受益，但预后较差	没有病因学影响，但重要阶段延迟的儿童 CI 的进展较慢	较高水平的社会因素导致更好地结果
脑膜炎[85, 86]或其他原因的耳蜗骨化	CI 术前言语识别和辨别[85, 86]	
早期植入具有明显的好处，骨化程度较高时表现较差	语后聋患者 CI 术前较高的表现可能导致 CI 获得更好地效果	
巨细胞病毒（CMV）	残余听力[85, 86]	
虽然不是禁忌证，但通常伴有神经问题，效果较差	可能会改善效果（需要更多数据）	
多重残疾[86]	双耳听力[86]	
可能影响 CI 的效果；变化很大	改善本地化，空间敏锐度，言语能力，单侧 CI 的理解能力	

CI. 人工耳蜗植入

障碍（ANSD）。患有 ANSD 的儿童在人工耳蜗植入术后预后不尽相同。尽管 ANSD 被认为会影响内毛细胞和听神经之间的连接，或者影响听神经本身，但有研究表明，孤立的 ANSD（无其他认知或发育障碍）儿童的术后效果与有同样程度耳聋的蜗性听力损失植入者相近[88, 89]。因此 ANSD 并不是人工耳蜗植入的禁忌证。但是，患有 ANSD 的儿童必须仔细评估，以确认其属于基因突变靶点是在听神经远端的突触前（OTOF）还是突触后（DIAPH3）的孤立型 ANSD。其他基因突变靶点在听神经近端的 ANSD 患者通常植入后效果不佳[90]。

目前研究显示，在临床上可能无法鉴别诊断有蜗神经发育畸形的患儿（蜗神经直径＜面神经直径）[91]与患有 ANSD 的患儿，除非进行 MRI 扫描。Walton 等[92]报道，54 例患有 ANSD 的儿童中，有 15 例（28%）患有蜗神经缺如；此外，那些患有 ANSD 但蜗神经发育正常的患儿比那些患有 ANSD 合并蜗神经畸形的患儿预后要好。尽管伴有蜗神经畸形会影响人工耳蜗的植入效果，但目前已有耳蜗神经发育不全但患儿植入后成功康复的报道，一般建议在听觉脑干植入手术前先考虑人工耳蜗植入[91]。

3. 多器官病变及相关综合征

目前研究显示，多达 30% 的语前聋是由遗传原因引起的[93, 94]。在导致听力损失的数百种遗传综合征中，许多最常见的引起先天性重度或极重度聋的综合征在人工耳蜗植入后有不同的潜在的获益，包括 Usher 综合征、Waardenburg 综合征、Jervell 和 Lange-Nielson 综合征及 Charge 综合征[94]。

听力治疗学 Audiology Treatment

越来越多的多器官病变的耳聋患者被推荐进行人工耳蜗植入治疗。例如，患有 CMV、脑瘫、自闭症和整体发育迟缓的儿童也可作为人工耳蜗植入的候选者。患儿的多重发育性和现有的医疗条件对临床医生而言是个挑战。首先，他们可能无法配合行为测听，并且可能有神经系统受损，这都会影响人工耳蜗的植入效果。此外，通常康复师认为这些儿童具有显著的听力损失，或者可能具有严重的医学并发症，无法完成最佳的康复训练。通常这些患儿的开放式言语识别能力较差，而其家庭可能会感受到患儿言语感知方面的进步。这些并发症不一定是人工耳蜗植入的禁忌证；但是，临床医生需要帮助其家人和护理人员建立合理的期望值。由于这些并发症对预后的影响各不相同，在术前评估、调整预后期望值和术后随访期间，多学科协作团队的关注和干预变得更加重要。关于人工耳蜗植入患儿可能遇到的各种相关医学问题的详细讨论超出了本章的范畴，但任何儿科医生都应保证在考虑患儿整体发育状况的前提下评估人工耳蜗植入的可行性并判断预后。依据患儿的个体情况调整期望值是有必要的[95]。

临床上有时诊治一个病情复杂的聋儿是非常有难度和挑战性的，但通过多学科协作的团队和有效的沟通交流，可以给患儿提供个体化的治疗方案。

4. 内耳发育畸形

大约 20% 的先天性感音神经性耳聋由内耳畸形引起[96]。最初这些畸形都被认为是人工耳蜗植入的禁忌证，但现在观念已经发生了明显的改变。表 13-4 按照严重程度总结了 7 种类型的耳蜗前庭发育畸形。其中 Michel 畸形、无耳蜗畸形等是人工耳蜗植入的禁忌证，其他畸形类型的患儿都有成功植入人工耳蜗的案例，植入后效果各异[94]。

耳蜗发育畸形为植入人工耳蜗提供了独特的挑战，包括实现电极阵列的完全插入、保持电极序列始终朝向蜗轴、异常的面神经走行和相关的面神经刺激的风险增加，以及手术并发症的风险

表 13-4 耳蜗前庭畸形的严重程度分类[95]

最严重	完全性耳蜗和迷路发育不良（Michel 畸形）
	耳蜗发育不全
	耳蜗和前庭共同腔畸形
	发育不良的耳蜗
	Ⅰ型分区不完整（< 1.5 转）
	Ⅱ型分区不完整（1.5～2.75 转，Mondini 畸形）
最不严重	大前庭导水管（EVA）

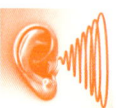

> **知识点** ✓
> 由于耳蜗畸形的形态和位置异常，使用直的、全带状电极阵列而不是半带状的周膜电极阵列（预曲）可能会使耳蜗畸形儿童受益。

增加，如 CSF 井喷和术后感染（脑膜炎）。尽管存在这些挑战，有轻度至中度耳蜗畸形的小儿人工耳蜗植入者还是能实现开放语境下言语识别[97, 98]。

5. 承诺和动机

那些植入并持续使用人工耳蜗装置的儿童通常预后较好。由于许多人工耳蜗植入患儿年龄太小，无法表述其人工耳蜗使用感受和听觉体验，往往需要家长、老师和其他护理者提供更多的关注和支持。Easwar 及其同事[99] 报道说，那些处于丰富声音信息环境、植入前有听觉经历、较少摘下人工耳蜗体外机、持续使用人工耳蜗时间较长的患儿都能有更好地预后效果。同样地，Choo 和 Dettman[100] 报道说，开机后接受 5 年或更长时间随访的植入患儿更乐于使用他们的人工耳蜗设备，而那些停止接受随访的患儿总体的效果相对差些，甚至有些患儿间断使用人工耳蜗或者完全不用人工耳蜗设备来听。这些研究结果并不令人意外，这从本质上证实了坚持使用人工耳蜗设备和处于听觉基础环境的重要性。正如后文将要讨论的，那些重视听觉信息输入与沟通需求的相关性结合的植入者家庭才可能有更好地言语和语言康复效果。

270

十、听觉康复

人工耳蜗植入的主要目标是提高语言环境中察觉声音的能力，并进一步提高识别、区分和理解语音的能力。还包括逐步提高口语表达能力。但是，仅仅只是植入人工耳蜗不足以实现预期的言语和语言表达能力的提高。相反，人工耳蜗设备的植入和开机仅仅是漫长过程的第一站，其最终效果很大程度上取决于父母和看护人员在与植入者的交流模式、康复措施和教育资源上的投入。从单纯地依靠手语 [如美国手语（ASL）] 交流到完全的听觉言语 [如听觉口语（LSL）] 交流，一直都是可实现的。表 13-5 总结了常用的交流方式。

人们普遍认为，在制订听力损失儿童的最佳交流方案时，以家庭为中心的方法至关重要。首先要考虑的是一个患儿能融入其中的语言环境。所有家庭都应该采用多种交流方式，帮助孩子选择合适的口语资源，并向康复教师提供孩子全面客观的信息[101]。因为绝大多数聋儿是由健听父母所生[102]，所以他们是否有能力保障为患儿选择的康复措施至关重要。大多数父母选择植入人工耳蜗作为他们的孩子的干预措施，期望患儿能够达到听和说。有研究表明，无论沟通模式如何，对于那些早期诊断耳聋并早期植入人工耳蜗、家庭大力参与康复的患儿，其植入后的言语能力明显高于那些确诊较晚或家庭支持有限的同龄患儿[103]。与综合使用多种方式交流或单纯手语交流的患儿相比，单纯使用口语交流的患儿可获得更佳的言语感知能力[104]，因为他们沉浸在持续有听觉刺激的语境中。此外，因为听觉是获取言语和语言时最主要的感官，集中的听觉训练或听觉 - 言语康复培训能获得最佳的语言和语言表达能力[105, 106]。同样，在正常学校就学也能获得最佳的言语和语言康复效果[105]，尤其是 18 月龄内植入的患儿[107]。

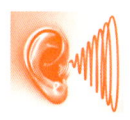

> **知识点** ✓
> 强化听觉干预项目对发展开放式言语识别、语言表达和接受语言、词汇和阅读能力至关重要。

十一、生活质量和成本效益

相比未植入的同龄听障儿童，行人工耳蜗植入的听障患儿已经从各个方面获益，包括学业成就、生活质量和就业。甚至，在某些情况下，可以与健听儿童水平相当[80]。Kumar 等[108] 报道，植入人工耳蜗的患儿父母反映，虽然他们为孩子做出如此重大的选择可能在未来会给孩子带来很大的心理影响，但植入后孩子的健康相关生活质量（HRQoL）明显提高。家长对教育领域的 HRQoL 的评分显著低于其他领域，这与家长对学业挑战的感知和他们的期望有关。值得注意的是，那些对患儿植入后的沟通能力评分较高的父母在其他领域的评分也更高，这表明言语和语言水平更高的患儿在其他领域也可能有更多的感知优势。

依据儿童人工耳蜗植入的成本高效益，

表 13-5 可用的交流模式

手动沟通	双语 - 双文化	手动交流基于英语	提示语音	全面沟通	听觉 - 口头	听觉 - 言语
例子 =ASL 具有自己的语法和句法结构。不鼓励使用助听器	将 ASL 确立为第一语言，并次要引入口语英语，主要用于阅读和写作	例子 = 符号准确英语、视觉英语概要、手势英语。同时结合手势和语音英语	通过在脸部附近使用简单的手势来简化口语，以清晰口语的发音	使用所有沟通模式（手动和听觉）促进互动	强调使用扩大的残余听力、言语和口语发展并鼓励语音阅读和使用视觉信息	尽可能利用剩余的听力或听力设备的输入来专注于听力和口语技能的发展

ASL. 美国手语

Semenov等[107]认为，即使不考虑增加了终生收益，植入人工耳蜗的成本效益也是非常可观的。早期植入（＜18月龄）可最大限度地提高质量修正生命年（quality-adjusted life year，QALY），每个QALY的费用不到20 000美元。

十二、结论和展望

儿童人工耳蜗植入改变了先天性或进行性听力损失患儿的未来。患儿刚确诊为重度至极重度听力损失时，咨询的家长无一例外的期望着患儿能回归正常学校、正常接打电话、自由选择职业。人工耳蜗植入技术的进展和实施已经迅速发展到对低龄植入儿童的关注。在不到30年的时间里，人工耳蜗植入适应证已经从"仅适用于成人"扩展到12月龄的儿童，而且将来植入年龄限制可能会更低。尽管聋哑和听力下降的患儿已取得了惊人的进步，但听力损失儿童的临床治疗进展速度仍然落后于成人。患儿必须面临严重的耳聋和听力下降的危害时才能进行人工耳蜗植入。展望未来，让人兴奋的是，有可能会考虑将儿童人工耳蜗准植入年龄降低并准许有较好残余听力的聋儿植入人工耳蜗。

儿童人工耳蜗植入技术的发展也带来了新的挑战，重中之重是提供更适合儿童使用的人工耳蜗设备，优化耳蜗调机和编程能力，开展适用于不同年龄段患儿的言语和语言评估，以及确保多学科联合参与诊治。

参考文献

[1] Christiansen JB, Leigh IW. Children with cochlear implants: changing parent and deaf community perspectives. Arch Otolaryngol Head Neck Surg. 2004; 130(5):673–677

[2] National Association of the Deaf (NAD). NAD position statement on cochlear implants (2000). http://www.nad.org/about-us/position-statements/positionstatement- on-cochlear-implants/. Accessed January 14, 2017

[3] National Association of the Deaf (NAD). Report of the task force on childhood cochlear implants. NAD Broadcaster. 1991; 13:1–2

[4] Gifford RH. Elements of post-operative assessment: pediatric implant recipients. In: René H. Gifford, ed. Cochlear Implant Patient Assessment: Evaluation of Candidacy, Performance, and Outcomes. San Diego, CA: Plural Publishing; 2013:87

[5] Pearson KS, Bennett RL, Fidell S. Speech Levels in Various Noise Environments. (Report No. EPA- 600/1-77–025). Washington, DC: US Environmental Protection Agency; 1977

[6] Olsen WO. Average speech levels and spectra in various speaking/listening conditions: a summary of the Pearson, Bennett & Fidel Report. Am J Audiol. 1998; 7(2):21–25

[7] Uhler K, Warner-Czyz A, Gifford R, Working Group P; PMSTB Working Group. Pediatric Minimum Speech Test Battery. J Am Acad Audiol. 2017; 28(3):232–247

[8] Zimmerman-Phillips S, Robbins AM, Osberger MJ. Assessing cochlear implant benefit in very young children. Ann Otol Rhinol Laryngol Suppl. 2000; 185:42–43

[9] Robbins AM, Renshaw JJ, Berry SW. Evaluating meaningful auditory integration in profoundly hearing- impaired children. Am J Otol. 1991; 12(Suppl): 144-150

[10] Coplan J, Elm Scale: The early language milestone scale. Austin TX: Pro-Ed. 1987

[11] Lin FR, Ceh K, Bervinchak D, Riley A, Mieoh R, Niparko JK. Development of a communicative performance scale for pediatric cochlear implantation. Ear Hear. 2007; 28(5):203-12

[12] Ching TY, Hill M. The parents evaluation of aural/oral performance of children (PEACH) Scale: normative data. J AM Acad Audiol. 2007; 18(3): 220-35

[13] Meinzen-Derr J, Wiley S, Creighton J, Choo D. Auditory Skills Checklist: clinical tool for monitoring functional auditory skill development in young children with cochlear implants. Ann Otol Rhinol Laryngol 2007;116(11):812–818

[14] Weichbold V, Tsiakpini L, Coninx F, D'Haese P. Development of a parent questionnaire for assessment of auditory behavior of infants up to two years of age. Laryngorhinotology 2005;84(5):328–334

[15] Coninx F, Weichbold V, Tsiakpini L, et al. Validation of the LittlEars auditory questionnaire in children with normal hearing. Int J Ped Otorhinolaryngol 2009;73(12):1761–1768

[16] Hammes Ganguly D, Ambrose SE, Cronin Carotta C. The assessment role of the speech-language specialist on the clinical cochlear implant team. In: Eisenberg LS, ed. Clinical Management of Children with Cochlear Implants. 2nd ed. San Diego, CA: Plural Publishing; 2017:276

[17] Rubinstein JT, Parkinson WS, Tyler RS, Gantz BJ. Residual speech recognition and cochlear implant performance: effects of implantation criteria. Am J Otol. 1999; 20(4):445–452

[18] Sadadcharam M, Warner L, Henderson L, Brown N, Bruce IA. Unilateral cochlear implantation in children with a potentially useable contralateral ear. Cochlear Implants Int. 2016; 17(s)(uppl 1):55–58

[19] Driscoll VD, Welhaven AE, Gfeller K, Oleson J, Olszewski CP. Music perception of adolescents using electroacoustic hearing. Otol Neurotol. 2016; 37(2):e141–e147

[20] Gantz BJ, Dunn C, Walker E, Van Voorst T, Gogel S, Hansen M. Outcomes of adolescents with a short electrode cochlear implant with preserved residual hearing. Otol Neurotol. 2016; 37(2):e118–e125

[21] Gifford RH, Dorman MF, Skarzynski H, et al. Cochlear implantation with hearing preservation yields significant benefit for speech recognition in complex listening environments. Ear Hear. 2013; 34(4):413–425

[22] Bruce IA, Felton M, Lockley M, et al. Hearing preservation cochlear implantation in adolescents. Otol Neurotol. 2014; 35(9):1552–1559

[23] Anagiotos A, Hamdan N, Lang-Roth R, et al. Young age is a positive prognostic factor for residual hearing preservation in conventional cochlear implantation. Otol Neurotol. 2015; 36(1):28–33

[24] Cadieux JH, Firszt JB, Reeder RM. Cochlear implantation in nontraditional candidates: preliminary results in adolescents with asymmetric hearing loss. Otol Neurotol. 2013; 34(3):408–415

[25] Carlson ML, Sladen DP, Haynes DS, et al. Evidence for the expansion of pediatric cochlear implant candidacy. Otol Neurotol. 2015; 36(1):43–50

[26] Dornhoffer JR, Dornhoffer JL. Pediatric unilateral sensorineural hearing loss: implications and management. Curr Opin Otolaryngol Head Neck Surg. 2016; 24(6):522–528

[27] Grossmann W, Brill S, Moeltner A, Mlynski R, Hagen R, Radeloff A. Cochlear implantation improves spatial release from masking and restores localization abilities in single-sided deaf patients. Otol Neurotol. 2016; 37(6):658–664

[28] Hoth S, Rösli-Khabas M, Herisanu I, Plinkert PK, Praetorius M. Cochlear implantation in recipients with single-sided deafness: audiological performance. Cochlear Implants Int. 2016; 17(4):190–199

[29] Sladen DP, Frisch CD, Carlson ML, Driscoll CL, Torres JH, Zeitler DM. Cochlear implantation for singlesided deafness: a multicenter study. Laryngoscope. 2017; 127(1):223–228

[30] Sharma A, Glick H, Campbell J, Torres J, Dorman M, Zeitler DM. Cortical plasticity and reorganization in pediatric single-sided deafness pre- and postcochlear implantation: a case study. Otol Neurotol. 2016; 37(2):e26–e34

[31] Peters JPM, Ramakers GGJ, Smit AL, Grolman W. Cochlear implantation in children with unilateral hearing loss: a systematic review. Laryngoscope. 2016; 126(3):713–721

[32] Ramos Macías Á, Borkoski-Barreiro SA, Falcón González JC, Ramos de Miguel Á. AHL, SSD and bimodal CI results in children. Eur Ann Otorhinolaryngol Head Neck Dis. 2016; 133(s)(uppl 1):S15–S20

[33] Leigh J, Dettman S, Dowell R, Briggs R. Communication development in children who receive a cochlear implant by 12 months of age. Otol Neurotol. 2013; 34(3):443–450

[34] Gordon KA, Wong DDE, Valero J, Jewell SF, Yoo P, Papsin BC. Use it or lose it? Lessons learned from the developing brains of children who are deaf and use cochlear implants to hear. Brain Topogr. 2011; 24(3–4):204–219

[35] Sharma A, Campbell J, Cardon G. Developmental and cross-modal plasticity in deafness: evidence from the P1 and N1 event related potentials in cochlear implanted children. Int J Psychophysiol. 2015; 95(2):135–144

[36] Sharma A, Dorman MF, Spahr AJ. Rapid development of cortical auditory evoked potentials after early cochlear implantation. Neuroreport. 2002; 13(10):1365–1368

[37] Graven S, Browne J. Auditory development in the fetus and infant. Newborn Infant Nurs Rev. 2008; 8:187–193

[38] Levine D, Strother-Garcia K, Golinkoff RM, Hirsh-Pasek K. Language development in the first year of life: what deaf children might be missing before cochlear implantation. Otol Neurotol. 2016; 37(2):e56–e62

[39] Bruijnzeel H, Ziylan F, Stegeman I, Topsakal V, Grolman W. A systematic review to define the speech and language benefit of early (<12 months) pediatric cochlear implantation. Audiol Neurootol. 2016; 21(2):113–126

[40] May-Mederake B. Early intervention and assessment of speech and language development in young children with cochlear implants. Int J Pediatr Otorhinolaryngol. 2012; 76(7):939–946

[41] Dettman SJ, Dowell RC, Choo D, et al. Long-term communication outcomes for children receiving cochlear implants younger than 12 months: a multicenter study. Otol Neurotol. 2016; 37(2):e82–e95

[42] Houston DM, Miyamoto RT. Effects of early auditory experience on word learning and speech perception in deaf children with cochlear implants: implications for sensitive periods of language development. Otol Neurotol. 2010; 31(8):1248–1253

[43] Caselli MC, Rinaldi P, Varuzza C, Giuliani A, Burdo S. Cochlear implant in the second year of life: lexical and grammatical outcomes. J Speech Lang Hear Res. 2012; 55(2):382–394

[44] Holman MA, Carlson ML, Driscoll CLW, et al. Cochlear implantation in children 12 months of age and younger. Otol Neurotol. 2013; 34(2):251–258

[45] Colletti L, Mandalà M, Colletti V. Cochlear implants in children younger than 6 months. Otolaryngol Head Neck Surg. 2012; 147(1):139–146

[46] O'Connell BP, Holcomb MA, Morrison D, Meyer TA, White DR. Safety of cochlear implantation before 12 months of age: Medical University of South Carolina and Pediatric American College of Surgeons—National Surgical Quality improvement program outcomes. Laryngoscope. 2016; 126(3):707–712

[47] Kalejaiye A, Ansari G, Ortega G, Davidson M, Kim HJ. Low surgical complication rates in cochlear implantation for young children less than 1 year of age. Laryngoscope. 2017; 127(3):720–724

[48] Biernath KR, Reefhuis J, Whitney CG, et al. Bacterial meningitis among children with cochlear implants beyond 24 months after implantation. Pediatrics. 2006; 117(2):284–289

[49] Centers for Disease Control and Prevention (CDC). Advisory Committee on Immunization Practices. Pneumococcal vaccination for cochlear implant candidates and recipients: updated recommendations of the Advisory Committee on Immunization Practices. MMWR Morb Mortal Wkly Rep. 2003; 52(31):739–740

[50] Digge P, Solanki RN, Shah DC, Vishwakarma R, Kumar S. Imaging modality of choice for pre-operative cochlear imaging: HRCT vs MRI temporal bone. J Clin Diagn Res. 2016; 10(10):TC01–TC04

[51] Bronkhorst AW, Plomp R. Binaural speech intelligibility in noise for hearing-impaired listeners. J Acoust Soc Am. 1989; 86(4):1374–1383

[52] Lammers MJW, van der Heijden GJ, Pourier VE, Grolman W. Bilateral cochlear implantation in children: a systematic review and best-evidence synthesis. Laryngoscope. 2014; 124(7):1694–1699

[53] Basura GJ, Eapen R, Buchman CA. Bilateral cochlear implantation: current concepts, indications, and results. Laryngoscope. 2009; 119(12):2395–2401

[54] Galvin KL, Mok M. Everyday listening performance of children before and after receiving a second cochlear implant: results using the parent version of the speech, spatial, and qualities hearing scale. Ear Hear. 2016; 37(1):93–102

[55] Choi JE, Moon IJ, Kim EY, et al. Sound localization and speech perception in noise of pediatric cochlear implant recipients: bimodal fitting versus bilateral cochlear implants. Ear Hear. 2017; 38(4):426–440

[56] Wie OB. Language development in children after receiving bilateral cochlear implants between 5 and 18 months. Int J Pediatr Otorhinolaryngol. 2010; 74(11):1258–1266

[57] Gordon KA, Jiwani S, Papsin BC. What is the optimal timing for bilateral cochlear implantation in children? Cochlear Implants Int. 2011; 12(s)(uppl 2):S8–S14

[58] Reeder RM, Firszt JB, Cadieux JH, Strube MJ. A longitudinal study in children with sequential bilateral cochlear implants: time course for the second implanted ear and bilateral performance. J Speech Lang Hear Res. 2017; 60(1):276–287

[59] Jeong SW, Kang MY, Kim LS. Criteria for selecting an optimal device for the contralateral ear of children with a unilateral cochlear implant. Audiol Neurootol. 2015; 20(5):314–321

[60] Moberly AC, Lowenstein JH, Nittrouer S. Early bimodal stimulation benefits language acquisition for children with cochlear implants. Otol Neurotol. 2016; 37(1):24–30

[61] Sanhueza I, Manrique R, Huarte A, de Erenchun IR, Manrique M. Bimodal stimulation with cochlear implant and hearing aid in cases of highly asymmetric hearing loss. J Int Adv Otol. 2016; 12(1):16–22

[62] Shiell MM, Champoux F, Zatorre RJ. Reorganization of auditory cortex in early-deaf people: functional connectivity and relationship to hearing aid use. J Cogn Neurosci. 2015; 27(1):150–163

[63] Marsella P, Giannantonio S, Scorpecci A, Pianesi F, Micardi M, Resca A. Role of bimodal stimulation for auditory-perceptual skills development in children with a unilateral cochlear implant. Acta Otorhinolaryngol Ital. 2015; 35(6):442–448

[64] Gifford RH, Driscoll CLW, Davis TJ, Fiebig P, Micco A, Dorman MF. A within-subjects comparison of bimodal hearing, bilateral cochlear implantation, and bilateral cochlear implantation with bilateral hearing preservation: high-performing patients. Otol Neurotol. 2015; 36(8):1331–1337

[65] Brown RF, Hullar TE, Cadieux JH, Chole RA. Residual hearing preservation after pediatric cochlear implantation. Otol Neurotol. 2010; 31(8):1221–1226

[66] Skarzynski H, Matusiak M, Lorens A, Furmanek M, Pilka A, Skarzynski PH. Preservation of cochlear structures and hearing when using the Nucleus Slim Straight (CI422) electrode in children. J Laryngol Otol. 2016; 130(4):332–339

[67] Cushing SL, Gordon KA, Rutka JA, James AL, Papsin BC. Vestibular end-organ dysfunction in children with sensorineural hearing loss and cochlear implants: an expanded cohort and etiologic assessment. Otol Neurotol. 2013; 34(3):422–428

[68] Buchman CA, Jpy J, Hodges A, Telischi FF, Balkany TJ. Vestibular effects of cochlear implantation. Laryngoscope. 2004; 114(10, Pt 2, Suppl103):1-22

[69] Oyewumi M, Wolter NE, Heon E, Gordon KA, Papsin BC, Cushing SL. Using balance function to screen for vestibular impairment in children with sensorineural hearing loss and cochlear implants. Otol Neurotol. 2016; 37(7):926–932

[70] Cushing SL, Papsin BC. Vestibular assessment. In: Eisenberg LS, ed. Clinical Management of Children with Cochlear Implants. 2nd ed. San Diego, CA: Plural Publishing; 2017:473-510

[71] Wolter NE, Gordon KA, Papsin BC, Cushing SL. Vestibular and balance impairment contributes to cochlear implant failure in children. Otol Neurotol. 2015; 36(6):1029–1034

[72] Battmer RD, Backous DD, Balkany TJ, et al; International Consensus Group for Cochlear Implant Reliability Reporting. International classification of reliability for implanted cochlear implant receiver stimulators. Otol Neurotol. 2010; 31(8):1190–1193

[73] Blanchard M, Thierry B, Glynn F, De Lamaze A, Garabedian EN, Loundon N. Cochlear implant failure and revision surgery in pediatric population. Ann Otol Rhinol Laryngol. 2015; 124(3):227–231

[74] Sterkers F, Merklen F, Piron JP, et al. Outcomes after cochlear reimplantation in children. Int J Pediatr Otorhinolaryngol. 2015; 79(6):840–843

[75] Farinetti A, Ben Gharbia D, Mancini J, Roman S, Nicollas R, Triglia J-M. Cochlear implant complications in 403 patients: comparative study of adults and children and review of the literature. Eur Ann Otorhinolaryngol Head Neck Dis. 2014; 131(3):177–182

[76] Googe BJ, Carron JD. Analyzing complications of minimally invasive pediatric cochlear implantation: a review of 248 implantations. Am J Otolaryngol. 2016; 37(1):44–50

[77] Wolfe J, Schafer EC. Programming cochlear implants in children. In: Eisenberg LS, ed. Clinical Management of Children with Cochlear

[78] Noble JH, Hedley-Williams AJ, Sunderhaus L, et al. Initial results with image-guided cochlear implant programming in children. Otol Neurotol. 2016; 37(2):e63–e69
[79] Yoon PJ. Pediatric cochlear implantation. Curr Opin Pediatr. 2011; 23(3):346–350
[80] Russell JL, Pine HS, Young DL. Pediatric cochlear implantation: expanding applications and outcomes. Pediatr Clin North Am. 2013; 60(4):841–863
[81] Davidson LS, Geers AE, Blamey PJ, Tobey EA, Brenner CA. Factors contributing to speech perception scores in long-term pediatric cochlear implant users. Ear Hear. 2011; 32(s)(uppl)(1):19–26
[82] van Wieringen A, Wouters J. What can we expect of normally-developing children implanted at a young age with respect to their auditory, linguistic and cognitive skills? Hear Res. 2015; 322:171–179
[83] Kang DH, Lee MJ, Lee KY, Lee SH, Jang JH. Prediction of cochlear implant outcomes in patients with prelingual deafness. Clin Exp Otorhinolaryngol. 2016; 9(3):220–225
[84] Dunn CC, Walker EA, Oleson J, et al. Longitudinal speech perception and language performance in pediatric cochlear implant users: the effect of age at implantation. Ear Hear. 2014; 35(2):148–160
[85] Black J, Hickson L, Black B, Perry C. Prognostic indicators in paediatric cochlear implant surgery: a systematic literature review. Cochlear Implants Int 2011;12(2):67–93
[86] Cosetti MK, Waltzman SB. Outcomes in cochlear implantation: variables affecting performance in adults and children. Otolaryngol Clin N Am 2012;45:155–171
[87] Varga L, Kabátová Z, Mašindová I, et al. Is deafness etiology important for prediction of functional outcomes in pediatric cochlear implantation? Acta Otolaryngol. 2014; 134(6):571–578
[88] Budenz CL, Starr K, Arnedt C, et al. Speech and language outcomes of cochlear implantation in children with isolated auditory neuropathy versus cochlear hearing loss. Otol Neurotol. 2013; 34(9):1615–1621
[89] De Carvalho GM, Ramos P, Arthur C, Guimaraes A, Sartorato E. Performance of cochlear implants in pediatric patients with auditory spectrum disorder. J Int Adv Otol. 2016;12(1): 8-15
[90] Santarelli R. Information from cochlear potentials and genetic mutations helps localize the lesion site in auditory neuropathy. Genome Med. 2010; 2(12):91
[91] Young NM, Kim FM, Ryan ME, Tournis E, Yaras S. Pediatric cochlear implantation of children with eighth nerve deficiency. Int J Pediatr Otorhinolaryngol. 2012; 76(10):1442–1448
[92] Walton J, Gibson WPR, Sanli H, Prelog K. Predicting cochlear implant outcomes in children with auditory neuropathy. Otol Neurotol. 2008; 29(3):302–309
[93] Cohen M, Phillips JA, III. Genetic approach to evaluation of hearing loss. Otolaryngol Clin North Am. 2012; 45(1):25–39
[94] Hang AX, Kim GG, Zdanski CJ. Cochlear implantation in unique pediatric populations. Curr Opin Otolaryngol Head Neck Surg. 2012; 20(6):507–517
[95] Wakil N, Fitzpatrick EM, Olds J, Schramm D, Whittingham J. Long-term outcome after cochlear implantation in children with additional developmental disabilities. Int J Audiol. 2014; 53(9):587–594
[96] Jackler RK, Luxford WM, House WF. Congenital malformations of the inner ear: a classification based on embryogenesis. Laryngoscope. 1987; 97(3, Pt 2, Suppl 40):2–14
[97] Adunka OF, Teagle HFB, Zdanski CJ, Buchman CA. Influence of an intraoperative perilymph gusher on cochlear implant performance in children with labyrinthine malformations. Otol Neurotol. 2012; 33(9):1489–1496
[98] Pakdaman MN, Herrmann BS, Curtin HD, Van Beek-King J, Lee DJ. Cochlear implantation in children with anomalous cochleovestibular anatomy: a systematic review. Otolaryngol Head Neck Surg. 2012; 146(2):180–190
[99] Easwar V, Sanfilippo J, Papsin B, Gordon K. Factors affecting daily cochlear implant use in children: datalogging evidence. J Am Acad Audiol. 2016; 27(10):824–838
[100] Choo D, Dettman SJ. What can long-term attendance at programming appointments tell us about pediatric cochlear implant recipients? Otol Neurotol. 2017; 38(3):325–333
[101] Bobsin LL, Houston KT. Communication assessment and intervention: implications for pediatric hearing loss. Otolaryngol Clin North Am. 2015; 48(6):1081–1095
[102] Mitchell RE, Karchmer MA. Chasing the mythical ten percent: parental hearing status of deaf and hard of hearing students in the United States. Sign Lang Stud. 2004; 4:138–163
[103] Yanbay E, Hickson L, Scarinci N, Constantinescu G, Dettman SJ. Language outcomes for children with cochlear implants enrolled in different communication programs. Cochlear Implants Int. 2014; 15(3):121–135
[104] Dunn CC, Walker EA, Oleson J, et al. Longitudinal speech perception and language performance in pediatric cochlear implant users: the effect of age at implantation. EarHear, 2014;35(2): 148-160
[105] Geers AE, Nicholas JG, Sedey AL. Language skills of children with early cochlear implantation. Ear Hear. 2003; 24(suppl 1): S46–S58
[106] Roman S, Rochette F, Triglia JM, Schön D, Bigand E. Auditory training improves auditory performance in cochlear implanted children. Hear Res. 2016; 337:89–95
[107] Semenov YR, Yeh ST, Seshamani M, et al; CDaCI Investigative Team. Age-dependent cost-utility of pediatric cochlear implantation. Ear Hear. 2013; 34(4):402–412
[108] Kumar R, Warner-Czyz A, Silver CH, Loy B, Tobey E. American parent perspectives on quality of life in pediatric cochlear implant recipients. Ear Hear. 2015; 36(2):269–278

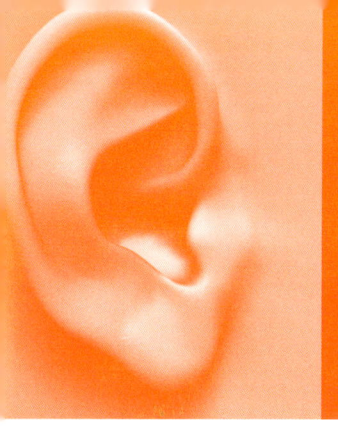

第 14 章 骨传导听力解决方案
Bone Conduction Hearing Solutions

William Hodgetts 著

于 澜 李 进 译

一、概述

对于内耳听力损失不严重的成人来说，获得听力辅助的途径通常不需要多少医疗干预。患者可能会在互联网上联系他/她的私人诊所寻求帮助，预约前往，选择好听力师，开始一段提高听力的旅程。当然，关于个体和他/她对听力帮助的期望会存在许多挑战。与干预相关的花费及个人实际支付的费用（附带的服务费用）也可能令人困惑和担忧。然而，当家庭或其他重要的交流陪伴者参与到治疗过程中，并与听力学家建立一个真诚的、充分的、信任的关系，这一过程就变得没那么复杂了。听力辅助常规流程包括咨询、评估、技术提供、结果评估和随访。相比之下，对于有传导性、混合性或单侧听力损失的患者，其过程可能要复杂得多。

二、病例分享

想象一下，一位 35 岁女性，由于咽鼓管功能不良导致双耳长期流脓和听力损失。从发病到后来的很多年，家庭医生尽其所能控制感染。最后，她被送到耳鼻喉科医生那里去置管。置管放置的时候确实有帮助。当置管掉落时，鼓膜会暂时愈合，然后中耳又会出现问题。反复的耳部感染和反复无常的听力损失导致她整个学龄期乃至成年时期的生活都很困难。最终，她决定"接受现实"。在身边的人多年坚持不懈的劝说下，她相信了尝试助听器可能对她有帮助。她又去看了给她置管的耳鼻喉科医生，医生也建议她去看听力学家，看看有没有助听器适合她。不幸的是，尤论是耳鼻喉科医生还是听力学家当时都不了解骨传导干预的最新进展，他们都只是希望患者的耳朵长期流脓不会成为一个问题。在患者首次选配之后，她很激动，她不敢想象自己能像以前一样听得那么清楚。然而，仅仅几天的时间，她的耳朵就开始了新一轮的感染。很快，患者的助听器就基本上失效了，现在她存在感染恶化和医疗的风险。她的助听器最终被放在抽屉里，这位女士又开始与听力损失做斗争。上面的故事是真实的，但不完整，我们稍后再讨论它。

不幸的是，对于许多在骨传导助听领域工作的人来说，这样的故事太常见了。到我们研究所或像我们这样的中心来康复的患者是病情比较复杂的。这种情况通常涉及更多的专业人员、更多的资源、更多的选择和更多的时间。在这个过程中，患者可能会被告知她将不得不"忍受它"。患者很有可能得到不太理想的解决方案。即使这名患者去了一家能够提供骨传导治疗的中心，但由于近年来可供选择的治疗方案激增，这使得患者选择哪一种治疗方案极具挑战性。事实上，并非所有选项的化费都一样，而且我们往往对新技术了解不足，无法证明使用这些技术的合理性。因此有必要和外科及听力学科结合治疗患者，对其进行帮助和指导。然而，这些专业机构合作的实力和质量也会对她的效果产生重大影响。

本章将探讨这些挑战，以提供读者关于治疗听力损失的方法，这些患者可能恰好也需要手术干预。在过去的40年里，我们学到了很多，每天都有新的信息传来。然而，让读者阅读这一章，希望读者找到诸如"什么治疗或技术对传导性/混合性听力损失患者是最好的"这样的问题的答案是有误导性的。我们不仅不"知道"这个问题的答案（尽管我们将试图解开它），同时我认为这个问题问得也不对。应该说技术和手术方法的变化如此频繁，以至于当一个章节出版的时候，将会有新的设备和信号处理方法出现。我们的目标是让读者提出不同的问题，通过与你们分享这个话题的复杂性，并从一个患者的经历来引申它。我希望在本章结束时，你们不会问"什么是最好的治疗方法"，而是"我将如何与一个患有传导性/混合性听力损失的人进行下一次对话？"

在这个过程中，我会回答一些特别的问题。例如，为什么骨传导在今天变得越来越普遍？一个可能从骨传导放大中获益的人的典型特征是什么？我们如何才能最好地围绕患者，从而帮助引导他们做出正确的决定？目前有哪些骨传导的技术解决方案，它们的优缺点是什么？考虑到您所处的环境、社区、州/省和国家，需要考虑哪些资源、考虑哪些因素和权衡？在评估患者的需求时，应该考虑哪些方法和工具？我们应该衡量哪些结果，以及可能需要做出哪些改变才能更好地完成这项工作？

三、骨传导听力解决方案带来的益处

多年来，骨传导放大器被戴在头套上或戴在眼镜的耳塞上。这些技术有明显的局限性，包括：①对皮肤的过度压力；②整个皮肤的能量损失；③不美观。在20世纪70年代末，瑞典[1-5]的一个研究小组提出了一种替代技术，即在头骨的乳突区使用牙科植入物。植入的钛螺钉被用来在头部固定一个声音处理器，直接刺激颅骨。他们称这种疗法为骨锚式助听器（bone-anchored hearing aid，BAHA），1977年第1位患者接受了该疗法。这种新方法减少了皮肤的压力和声能量的损失。有人可能会说，与之前的头戴式设备相比，它更美观。很多年后，BAHA 才成为医学和听觉领域的主流治疗选择。然而，该技术的持续成功已经使得在骨传导领域工作的设备、临床医生、研究人员和公司的数量大幅增加。由于有限的市场渗透、增加的偿付潜力（至少在某些市场）及听力专业人士的积极参与，使得该领域正在不断发展，预计将在未来多年继续进步。

所有骨传导处理器的工作方式与气导助听器大致相同。麦克风将传入的声能量信号传递给数字信号处理器（DSP）进行整形/增益/压缩，然后将输出发送到传感器。在气导助听器的情况下，换能器是一个接收器。在骨传导助听器的情况下，换能器是一个振动器。我们将在后面探讨，有许多不同的方法来连接骨骼传导振动器到患者，各有优劣。

四、技术突破

在撰写本文时，目前有4家主要的骨传导听力设备制造商：Cochlear 骨锚定解决方案（瑞典哥德堡）、Oticon 医疗（瑞典阿希姆）、MED-EL（奥地利因斯布鲁克）和 Sophono（美国博尔德）。2005年，Cochlear 收购了 BAHA 的前身 Entifc 公司，并为其设备注册了 BAHA 商标。这一命名造成了一些混乱，因为 BAHA 以前是一个缩略语。许多人一直在尝试提出替代方案[骨锚定听觉解决方案（BAHS）、骨传导装置（BCD）、骨营养植入物（BCI）、骨锚式听觉植入物（BAHI）等]。我向读者列出这些名词，这样读者就会知道骨传导装置有很多种称呼。由于这些领域的技术变化比章节更新的更快，我在这里列出了每家公司的网站，如下所示。

Cochlear：http://www.cochlear.com/wps/wcm/connect/us/for-professionals/products/baha

Oticon Medical：http://www.oticonmedical.com/Medical.aspx

Med-El：http://www.medel.com/int/bonebridge/

Sophono：https://sophono.com/

五、骨传导适应证

最初，申请骨传导装置的人需要有双侧传导或轻度混合听力损失。那些单侧听力受损的人常常因为"听力好"而得不到治疗[6,7]。"随着时间的推移，我们了解到治疗单侧听力损失在某些情况下是有益的。因此，候选标准扩大到包括单侧传导性听力损失和混合性听力损失[8,9]。大约在 2000 年，该领域医生开始用骨传导装置治疗重度至极重度的单侧感音神经性听力损失（USNHL）或单侧耳聋患者[10-12]。他们的想法是，当声音到达受损的耳朵时，受损一侧的骨传导装置会通过头影效应，传递到另一侧的"好"耳朵。

显然，当处理传导性、混合性和极重度的 USNHL 时，将涉及医疗和外科领域。考虑所有可能导致这类听力损失的原因超出了本章的范围，然而，这里存在一个关键的考虑因素：一旦确定对患者没有什么可以做或进一步做的医疗/外科治疗，那么应联合听力学家和外科医生会诊考虑骨传导设备候选。我们将在后面看到，对特定的患者我们需要考虑到设备的输出差异，以及

适合的手术。选择不同的设备或手术方法可由外科医生和患者共同决定（有时也许是非听力学方面的原因，如不希望通过皮肤植入）。听力学家的工作是根据设备和手术方法的已有知识和经验，与外科医生一起为患者提供建议。

六、骨传导方式

（一）皮肤驱动

有 2 种骨传导装置：一类驱动皮肤，另一类直接驱动颅骨[13]（如图 14-1）。对于皮肤驱动解决方案，有称为软带的被动式非磁性附件[7,14,15]。这些是弹性发带，通常推荐给 5 岁以下的儿童（在美国，食品药品管理局要求儿童在进行骨传导设备手术前 5 年使用）。图 14-2 显示了一个戴着软带和来自 Oticon Medical 的 Ponto 装置的小孩。

> **知识点** ✓
>
> 任何骨传导设备是否适合患者都需要经过听力学家、外科医生和患者共同决定。

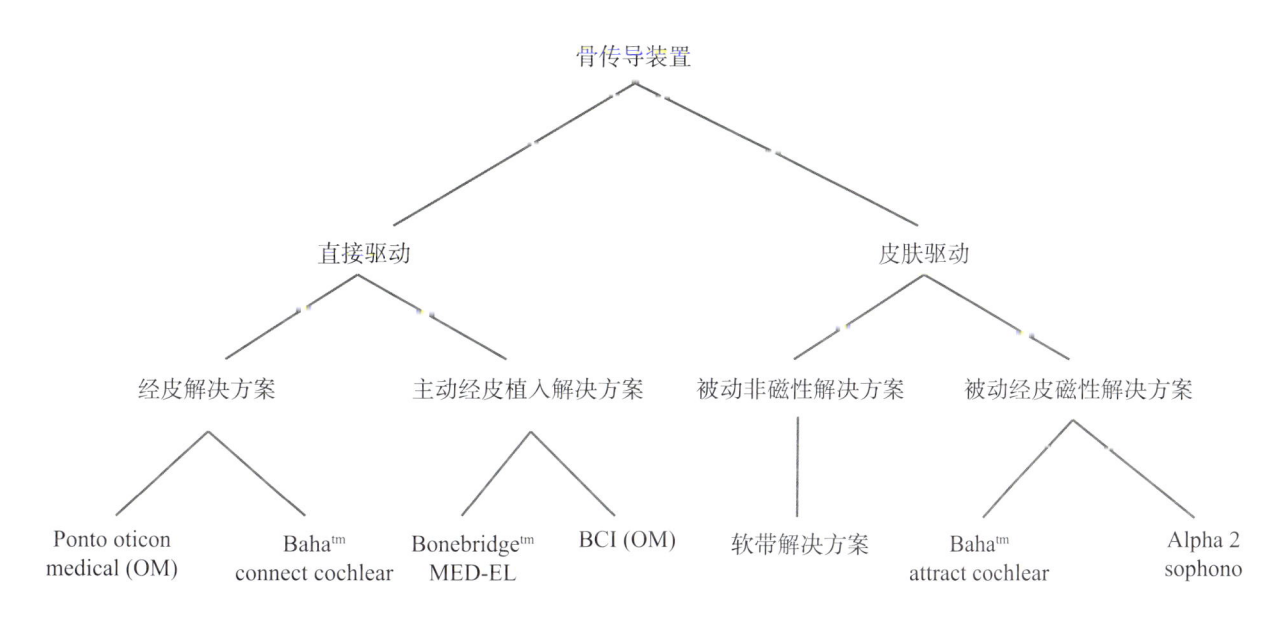

▲ 图 14-1　目前骨传导装置的分类

许多儿童在 5 岁以前缺乏高质量的骨骼和足够的厚度[14, 16]。

其他的皮肤驱动解决方案是来自 Cochlear[17, 18] 的 Baha Attract 和来自 sophono[19] 的 Alpha 2。对于这些设备，外科医生会在皮肤下植入一块磁铁。这些经皮装置被认为是"被动的"，因为皮肤下的磁铁不会主动振动。相反，处理器的振动通过皮肤传递。这 2 种系统都会使声音削弱能量。这已得到广泛的研究[20, 21, 22]。差强人意的是，平均能量损失在高频是最大的，而且损失的量是因人而异的。

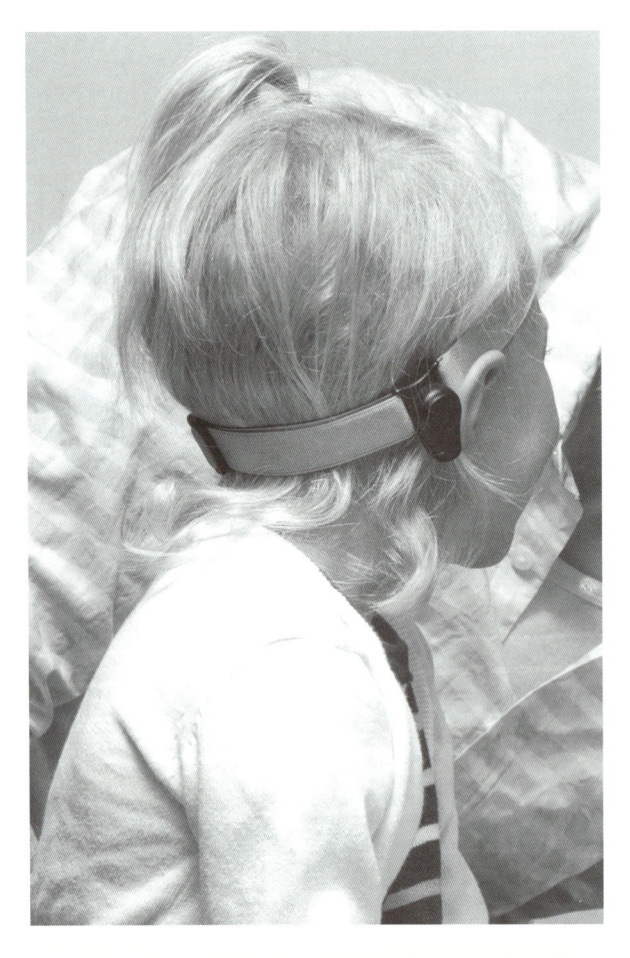

（二）直接驱动

有 2 种类型的直接驱动骨传导解决方案：经皮和主动经皮解决方案。经皮方案是该领域最常见的治疗方案，估计市场上有超过 10 万台这种设备。经皮方案的方法是在耳后的颅骨乳突顶区植入一颗钛钉（通常长 4mm）。植入物有一个被称为"基台"的附着体，它穿过皮肤，为处理器（Ponto 或 Baha）提供一个锚定。因为植入物、基台和处理器都是刚性连接的，皮肤不再是振动通道的一部分，这些设备直接振动头骨。与皮肤驱动解决方案相比，直接刺激颅骨有一个优势，这一优势在高频最为突出。同样，优势的大小对每个个体都有很大的不同，而且是不可预测的。图 14-3 显示了耳蜗经皮被动（吸引）和经皮 Baha（连接）的差异。图 14-3 显示完好的外壳和无源磁体，连接为刚性外壳旁路系统。

最新的骨传导听力解决方案被称为主动经皮解决方案。这些设备背后的原理是，振动器被植入皮肤下，与骨骼直接接触。处理器与患者有磁性连接。然而，来自处理器的信息被感应地传递到线圈，线圈将信号转换成直接驱动振动。换句话说，当皮肤仍然完好无损时，皮肤几乎没有任何能量损失。目前市场上有 2 种这样的设备，MED-EL 的 BONEBRIDGE 和 BCI，它们在文

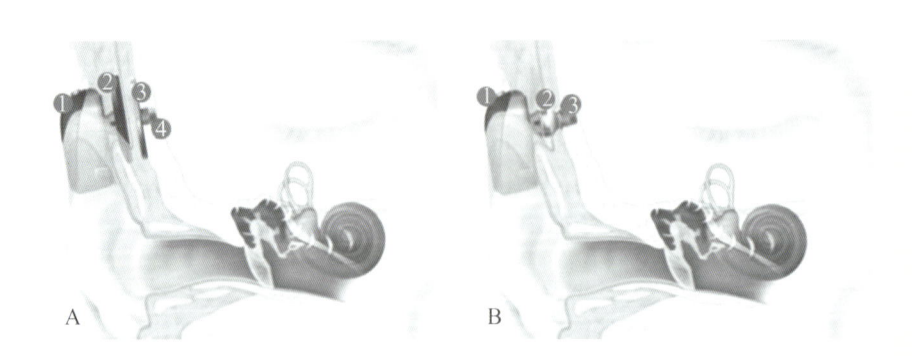

▲ 图 14-2　一位戴着软带和 Ponto 设备的儿童照片

◀ 图 14-3　描述经皮被动骨传导解决方案（A）与经皮骨传导解决方案（B）的区别的图像

A. 对于经皮被动骨传导解决方案：①处理器；②外磁体；③内磁体；④种植体。B. 对于经皮骨传导解决方案：①处理器；②基台；③种植体（图片由 Cochlear Bone Anchored Solutions 提供）

第 14 章 骨传导听力解决方案

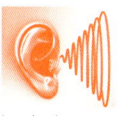

> **注意** ✕
> 我们经常需要根据经皮穿刺的阈值来决定候选人，我们不能根据具体情况来预测一个人通过直接骨传导听力会好多少。

献中被广泛介绍，并正在进行临床试验[1, 13, 23-30]。对于 BONEBRIDGE，这个设备的候选资格和可用性在不同的国家有所不同。在撰写本文时，该设备尚未获准在美国销售。但是，加拿大和许多欧洲国家已经使用该设备好几年了。在加拿大，该设备从 5 岁起就被批准使用。然而，目前的换能器是相当大的，关于候选人和手术需要非常仔细的规划[25]。

七、输出注意事项

如上所述，经皮驱动和直接驱动技术之间存在着显著的差异。但是，可以使用一些方法来比较这些设备的输出能力，包括适用于所述设备的最大纯音平均阈值和每种设备的最大动态范围。Zwartenkot[31] 和 Reinfeldt[13] 利用已发表的研究结果，确定了许多骨传导设备的最大动态输出范围。他们还提出，辅助纯音平均阈值为 35dB HL（500Hz、1000Hz、2000Hz 和 4000 Hz）是一个合理的目标，因为从清晰度指数可以预测言语

识别率得分约为 75%[32]。这些值可用于推出设备最大包含条件。虽然可能对这些假设存在质疑，但它们至少提供了一个可以进行一些比较的度量标准（有关详细解释，请参见 Zwartenkot[31] 和 Rienfeldt[13]）。

图 14-4 为几种骨传导装置的最大动态听力范围（dB HL）和最大推荐纯音平均无辅助骨传导阈值。值得注意的是，Baha 可能与 Sophono 有着相似的标准。此外，Divino 的最大功率输出（MPO）类似于最新设备的 MPO（Ponto Plus 来自 Oticon Medical 和 Baha 5 来自 Cochlear 公司）。2 家公司（Oticon Medical 的 Ponto 3 super 和 Cochlear 的 Baha super）都发布了更强大的助听装置，并拥有类似 Cordelle 的 MPO。熟悉此领域的人可能会注意到，图 14-4 中的最大未助听阈值与许多制造商的建议略有不同。这些较低的值是一个保守的参考，以确保具有骨传导设备的用户可以获得可靠的输出。

八、其他注意事项

图 14-4 显示了皮肤驱动解决方案（本例中为 Sophono）损失了一些能量。从听力学的角度来看，这似乎不是一个理想的解决方案。为什么要限制可用的最大阈值和最大动态范围？正如我在本章开头所指出的，与典型的气导通路相比，骨传导听觉的通路设置要复杂得多（涉及更多的

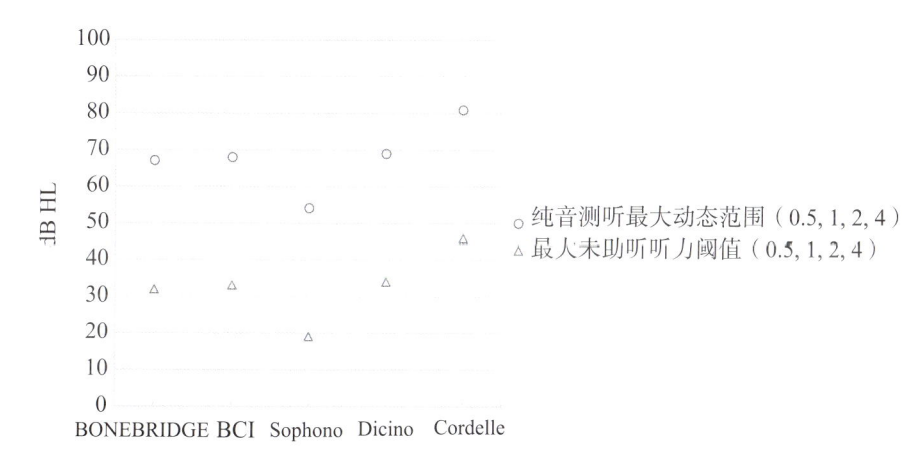

◀ 图 14-4 各种骨传导装置的最大听力动态范围和最大推荐骨传导阈值

○ 纯音测听最大动态范围（0.5, 1, 2, 4）
△ 最大未助听听力阈值（0.5, 1, 2, 4）

BONEBRIDGE BCI　Sophono　Dicino　Cordelle

279

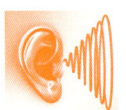

> **争议点**
>
> 通常，在特定的临床环境/设置中可用的骨传导解决方案受技术和给定设备输出能力之外的因素的影响。

人、更多的决策，而且通常通路距离更远）。也许这个人有完全正常的骨传导阈值，但手术和组织后期护理完成后需要乘飞机离开。对患者的生活方面，通过皮肤获得基台的风险更为复杂。然而，如果决定支持组织保存，结果却发现该骨导装置不够强大，会发生什么呢？需要再做一次手术吗？谁来支付这些设备和手术室的时间？我们能否诚实地说，一种设备和另一种一样好，同时提供大致相同的"听力结果"，但在设备、组件和手术室时间方面花费更多？当多个团队成员可能对同一个案例有不同的建议，我们如何在复杂的情况下做选择？完全可以想象，当患者可能出于审美原因想要一种解决方案，外科医生可能出于手术兴趣想要一种不同的解决方案，听力学家可能出于听力考虑也想要一种不同的解决方案，而管理员或第三方付款人可能出于成本原因想要另一种不同的解决方案。我们如何才能做出这些决定？

九、了解自身的环境

这些假设性的问题强调了一个非常重要的观点：无论我们在哪里工作，与谁一起工作，都可能有一个独特的环境，需要考虑地方、州、省和联邦政府的因素。没有哪一章总结了显示某一设备相对于另一设备具有一定分贝优势的文献，一定能帮助读者轻松地浏览其独特的环境。相反，重要的是与对骨传导选项感兴趣的外科医生和支持提供骨传导解决方案的医疗保健/医院/保险管理人员建立强有力的合作伙伴关系。你需要为游说或反对某些解决方案作准备。

十、骨传导的效果评估

在总结骨传导疾病的文献时，一个重要的挑战是我们如何评估结果。例如，由于进行"真耳"验证存在许多挑战，许多研究报告在比较辅助与非辅助性能或比较一种设备与另一种设备时，仍然存在助听声场阈值。然而，已经有很多的文献证明，助听声场阈值有明显的限制，使它们对我们可能要识别的一些差异不敏感[33-36]。另一个经常被报道的内容（但不是特殊听觉），结果测量是 Holger 皮肤反应指数[37, 38]。在考虑经皮基台的后续护理时，本方法用于比较各种手术入路和切口技术的皮肤反应和结果。不幸的是，该量表是相当主观的，并且受评分者的不同标准影响（例如，住院医生对高级外科医生的技术评分或外科医生对自己的技术评分），在文献中可能对该结果测量有相当大的偏差。这2种结果指标都说明了该领域的一个更重要的问题：它们都与患者没有直接关系。有没有人遇到过这样的患者，他来到诊所说，"我真的很想在一个安静的房间里听到更柔和的颤音"，或者"我真的希望 Holger 皮肤反应在手术后不超过2次"？我并不是说临床得出的结果测量不重要。然而，如果我们要使用它们，它们至少应该提供更高的敏感性和更少的偏差。Hodgetts[39]、Hodgetts & Scollie[40]描述了一种使用颅骨模拟器结合所需的骨感觉水平（DSL）m[i/o] 指定算法来验证经皮骨传导设备输出的方法。这种方法与气导助听器的真耳验证方法在逻辑上是平行的，而且对设备输出的微小变化更为敏感。最近，Oticon 医疗在他们的 Genie 医疗软件中加入了这种 DSL-BC 处方。安装 Ponto 装置的临床医生现在可以选择以一种非常熟悉的格式查看该装置。临床医生可以将拟合视为 fl-o 准则图，而不是将拟合视为一个 spl-o 图。也就是说，患者的阈值（通过该设备直接测量）被绘制为标准阈值。DSL 的目标被绘制在阈值之上，并表示装置考虑的起点。

在 Genie 医疗软件中也有一个模块，允许与一个内部声学安全测试盒进行通信。拥有颅骨模拟器的临床医生可以直接测量该设备在颅骨模拟器上的输出，以查看输出如何与个人阈值和目标进行比较，所有输出均为力级分贝。有关规范方法的更多细节可以在 Hodgetts 和 Scollie[40] 中找到。我们目前正在努力把 DSL 处方公式也用于其他制造商的软件产品中。

近年来，一组临床医生和研究人员组成了听觉康复网络（AURONET），试图解决骨传导疾病的预后指标方面的一些挑战[41]。AURONET 的目标是回顾所有的结果测量（外科、听力、社会等），并将其纳入风湿病（OMERACT）组结果测量中采用的筛选流程。为了被认为是一项相关的（非必要的推荐）结果衡量标准，它应符合以下 3 个标准：①事实，即效果是否达到了预期，结果是否有偏差；②辨识度，即效果是否有别于其他组，可靠性是否经得住反复测试；③可行性，即在不花费大量时间和金钱的情况下，是否可以很好地在不同的卫生条件下使用测量结果。

在此筛选过程之后剩下的那些结果度量将进一步受到 AURONET 成员的筛选和一致表决，以纳入结果度量的"核心集"。如果某一特定领域不存在结果衡量标准，则将建议制订一项新的结果衡量标准来解决这一差距。我们在诊所和研究中采取的一套核心措施将极大地促进我们在不同的医疗环境、中心和国家之间比较设备的能力。

十一、病例分享

我们回到本章开始的那个病例，患者在与她的耳朵斗争了近 33 年后，才遇到了合适的听力学家，并且他把她介绍给了我们的研究所。我们的团队（听力学家和外科医生）与患者共同决定，用经皮 Ponto 装置治疗她的左侧耳朵，这只耳朵的传导性听力损失略大。2014 年，她对这款设备非常满意，从那以后，她就对它非常满意。2016 年，我们用骨桥治疗了她的右耳。我们这样做的期望是给她提供一个双耳聆听的机会。然而，在单一受试者中比较她使用这 2 种设备的经验也非常有趣。正如所料，骨桥的手术和恢复要比 Ponto 复杂得多。该部位仍然处于麻木状态，因此需要降低磁铁的强度，使其容易脱落。就性能而言，我认为她说过令人印象最深的话是，"当我闭上眼睛时，并不清楚哪种设备更好。当我来来回回比较的时候，我真的不知道我更喜欢哪一个。我能马上看出的是，拥有 2 台设备比任何 1 台都有了巨大的进步，而且我觉得，有了这 2 台设备，我可以支配的资源就更多了。"

十二、结论

我们很容易迷失在设备 A 和设备 B 的一些技术细节中，也很容易忘记一些简单的事情，比如为什么有人首先来找我们。这个例子说明了我在这一章中所阐述的观点。"哪种设备更好"的问题是一个复杂的、难以把握的、与环境和人际关系相关的问题，需要对患者至关重要的敏感的核心结果测量。要在骨传导领域成为一名成功的临床医生，你必须让一群理解你工作环境的协作决策者围绕在患者身边。中心机构之间往往存在显著差异，这可能使一种设备比另一种更容易开出处方。不同的团体有不同的资助情况。对于临床医生和患者而言，都有许多偏见需要了解和仔细检查。在这样的背景下，读者应该很清楚，对于给定的人，不太可能有"最佳"的解决方案。相反，作为一个团队，你应该努力做出最好的决定，在你实践的环境中，给一个人最好的机会重新听清楚。

参考文献

[1] Reinfeldt S, Östli P, Håkansson B, Taghavi H, Eeg-Olofsson M, Stalfors J. Study of the feasible size of a bone conduction implant transducer in the temporal bone. Otol Neurotol. 2015; 36(4):631–637

[2] Håkansson B, Tjellström A. Bone conduction implants for amplification: comparison of results. Ear Nose Throat J. 1998; 77(2):144–145

[3] Tjellström A, Håkansson B. The bone-anchored hearing aid. Design principles, indications, and long-term clinical results. Otolaryngol Clin North Am. 1995; 28(1):53–72

[4] Håkansson B, Lidén G, Tjellström A, et al. Ten years of experience with the Swedish bone-anchored hearing system. Ann Otol Rhinol Laryngol Suppl. 1990; 151:1–16

[5] Håkansson B, Tjellström A, Rosenhall U, Carlsson P. The bone-anchored hearing aid. Principal design and a psychoacoustical evaluation. Acta Otolaryngol. 1985; 100(3–4):229–239

[6] Dumper J, Hodgetts B, Liu R, Brandner N. Indications for bone-anchored hearing AIDS: a functional outcomes study. J Otolaryngol Head Neck Surg. 2009; 38(1):96–105

[7] Snik AF, Mylanus EA, Proops DW, et al. Consensus statements on the BAHA system: where do we stand at present? Ann Otol Rhinol Laryngol Suppl. 2005; 195:2–12

[8] Nelissen RC, Mylanus EA, Cremers CW, Hol MK, Snik AF. Long-term compliance and satisfaction with percutaneous bone conduction devices in patients with congenital unilateral conductive hearing loss. Otol Neurotol. 2015; 36(5):826–833

[9] Mertens G, Desmet J, Snik AF, Van de Heyning P. An experimental objective method to determine maximum output and dynamic range of an active bone conduction implant: the Bonebridge. Otol Neurotol. 2014; 35(7):1126–1130

[10] Hol MK, Bosman AJ, Snik AF, Mylanus EA, Cremers CW. Bone-anchored hearing aids in unilateral inner ear deafness: an evaluation of audiometric and patient outcome measurements. Otol Neurotol. 2005; 26(5):999–1006

[11] Hol MK, Bosman AJ, Snik AF, Mylanus EA, Cremers CW. Bone-anchored hearing aid in unilateral inner ear deafness: a study of 20 patients. Audiol Neurootol. 2004; 9(5):274–281

[12] Bosman AJ, Hol MK, Snik AF, Mylanus EA, Cremers CW. Bone-anchored hearing aids in unilateral inner ear deafness. Acta Otolaryngol. 2003; 123(2):258–260

[13] Reinfeldt S, Håkansson B, Taghavi H, Eeg-Olofsson M. New developments in bone-conduction hearing implants: a review. Med Devices (Auckl). 2015; 8:79–93

[14] Priwin C, Granström G. A long-term evaluation of bone-anchored hearing aid (BAHA) in children. Cochlear Implants Int. 2005; 6(suppl 1):81–83

[15] Hol MK, Cremers CW, Coppens-Schellekens W, Snik AF. The BAHA Softband. A new treatment for young children with bilateral congenital aural atresia. Int J Pediatr Otorhinolaryngol. 2005; 69(7):973–980

[16] Priwin C, Granström G. The bone-anchored hearing aid in children: a surgical and questionnaire follow-up study. Otolaryngol Head Neck Surg. 2005; 132(4):559–565

[17] Briggs R, Van Hasselt A, Luntz M, et al. Clinical performance of a new magnetic bone conduction hearing implant system: results from a prospective, multicenter, clinical investigation. Otol Neurotol. 2015; 36(5):834–841

[18] Kurz A, Flynn M, Caversaccio M, Kompis M. Speech understanding with a new implant technology: a comparative study with a new nonskin penetrating Baha system. BioMed Res Int. 2014; 2014:416205

[19] Nelissen RC, Agterberg MJ, Hol MK, Snik AF. Threeyear experience with the Sophono in children with congenital conductive unilateral hearing loss: tolerability, audiometry, and sound localization compared to a bone-anchored hearing aid. Eur Arch Otorhinolaryngol. 2016; 273(10):3149–3156

[20] Carlsson P, Håkansson B, Ringdahl A. Force threshold for hearing by direct bone conduction. J Acoust Soc Am. 1995; 97(2):1124–1129

[21] Håkansson B, Tjellström A, Rosenhall U. Acceleration levels at hearing threshold with direct bone conduction versus conventional bone conduction. Acta Otolaryngol. 1985; 100(3–4):240–252

[22] Håkansson B, Tjellström A, Rosenhall U. Hearing thresholds with direct bone conduction versus conventional bone conduction. Scand Audiol. 1984; 13(1):3–13

[23] Zernotti ME, Sarasty AB. Active bone conduction prosthesis: Bonebridge(TM). Int Arch Otorhinolaryngol. 2015; 19(4):343–348

[24] Bento RF, Lopes PT, Cabral Junior FdaC. Bonebridge Bone Conduction Implant. Int Arch Otorhinolaryngol. 2015; 19(4):277–278

[25] Sprinzl GM, Wolf-Magele A. The Bonebridge Bone Conduction Hearing Implant: indication criteria, surgery and a systematic review of the literature. Clin Otolaryngol. 2016; 41(2):131–143

[26] Rahne T, Seiwerth I, Götze G, et al. Functional results after Bonebridge implantation in adults and children with conductive and mixed hearing loss. Eur Arch Otorhinolaryngol. 2015; 272(11):3263–3269

[27] Taghavi H, Håkansson B, Reinfeldt S, et al. Technical design of a new bone conduction implant (BCI) system. Int J Audiol. 2015; 54(10):736–744

[28] Reinfeldt S, Håkansson B, Taghavi H, Fredén Jansson KJ, Eeg-Olofsson M. The bone conduction implant: clinical results of the first six patients. Int J Audiol. 2015; 54(6):408–416

[29] Reinfeldt S, Håkansson B, Taghavi H, Eeg-Olofsson M. Bone conduction hearing sensitivity in normal-hearing subjects: transcutaneous stimulation at BAHA vs BCI position. Int J Audiol. 2014; 53(6):360–369

[30] Eeg-Olofsson M, Håkansson B, Reinfeldt S, et al. The bone conduction implant—first implantation, surgical and audiologic aspects. Otol Neurotol. 2014; 35(4):679–685

[31] Zwartenkot JW, Snik AF, Mylanus EA, Mulder JJ. Amplification options for patients with mixed hearing loss. Otol Neurotol. 2014; 35(2):221–226

[32] Mueller HGK, Killion MC. An easy method for calculating the articulation index. Hear J. 1990; 43(9):14

[33] Hodgetts WE, Håkansson BE, Hagler P, Soli S. A comparison of three approaches to verifying aided Baha output. Int J Audiol. 2010; 49(4):286–295

[34] Hawkins DB. Limitations and uses of the aided audiogram. Semin Hear. 2004; 25:51–62

[35] Zelisko DL, Seewald RC, Gagné JP. Signal delivery/real ear measurement system for hearing aid selection and fitting. Ear Hear. 1992; 13(6):460–463

[36] Seewald RC, Hudson SP, Gagné JP, Zelisko DL. Comparison of two methods for estimating the sensation level of amplified speech. Ear Hear. 1992;13(3):142–149

[37] Holgers KM. Characteristics of the inflammatory process around skin-penetrating titanium implants for aural rehabilitation. Audiology. 2000; 39(5):253–259

[38] Holgers KM, Tjellström A, Bjursten LM, Erlandsson BE. Soft tissue reactions around percutaneous implants: a clinical study of soft tissue conditions around skinpenetrating titanium implants for bone-anchored hearing aids. Am J Otol. 1988; 9(1):56–59

[39] Hodgetts WE. Other hearing devices: bone conduction. In: Tharpe AMS, ed. Handbook of Pediatric Audiology. 2nd ed. Abingdon: Plural Publishing; 2015

[40] Hodgetts WE, Scollie SD. DSL prescriptive targets for bone conduction devices: adaptation and comparison to clinical fittings. Int J Audiol. 2017; 56(7):521–530

[41] Tysome JR, Hill-Feltham P, Hodgetts WE, et al. The Auditory Rehabilitation Outcomes Network: an international initiative to develop core sets of patient- centred outcome measures to assess interventions for hearing loss. Clin Otolaryngol. 2015; 40(6):512–515

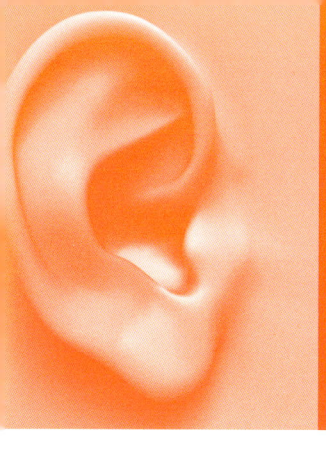

第15章 听觉辅助装置及相关技术
Hearing Assistive and Related Technology

Samuel R. Atcherson 著
熊 芬 译

一、概述

从广义上讲，辅助技术是"用于增加、维护或改善残疾人功能的任何项目、设备、软件程序或产品系统"[1]。记住这一点，通常不难想出一系列有助各种感官或身体障碍的人的技术（或设备）。对于那些有视力障碍的人，我们倾向于考虑盲文和拐杖。对于行动不便的人，我们倾向于考虑电动轮椅。对于那些有严重语言障碍的人，我们倾向于考虑语音生成通信板。对于有听力损失的人，我们倾向于考虑助听器，以及可能的植入式设备，如人工耳蜗。这些例子中的每一个技术都是残疾人可以用于日常生活、教育、就业和娱乐的，以便在享受较高的生活质量同时尽可能独立。

消费者和专业人士面临的最大挑战之一是广泛了解听觉辅助技术的用途和类型。也就是说，几乎所有可以想象的生活环境都对应一种技术，但每种技术都有优点和缺点。此外，技术进步往往结合了2种或2种以上的技术，有些系统可能具有兼容性，而另一些系统则具有专有性，兼容性有限。一些技术致力于听力增强，一些技术通过替代的方式（如视觉或触觉）提供访问，还有一些技术通过不止一种替代的方式（如听觉、视觉和触觉）提供访问。因此，本章的目的是提供现有听觉辅助装置和相关技术的概括叙述。本章在某种程度上，希望帮助读者了解各种类型的技术及其益处。应该指出的是，本文中提到的听觉辅助技术（HAT）制造商及本章提供的例子并不代表作者的个人意见。

二、确定听觉辅助装置及相关技术的需求

听力学家必须从一开始就明白，虽然助听器和植入式设备是很好的技术，但存在以下问题：它们的最大效果仍然受身体和患者耳朵和（或）大脑生理状况的影响；它们经常无法满足每种可能的听力需求；某些需求不需要增强听力；可用的技术并不总是被患者采用。

首先，虽然助听器和植入式设备具有独特的功能，可以帮助处于复杂聆听环境中的患者，但它们无法满足所有聆听环境下的需求。听觉辅助装置距离上接近患者感兴趣的声音是一个重要的考虑因素。当声音接近时，它能被听到，并且相较其他竞争声音（如噪声和混响）更容易被听到。声音传播时，它的能量会扩散到更广泛区域，从而导致它随着距离的增加变得越来越轻和弱。患者感兴趣的声音越远，就越有可能被噪声和混响淹没。这引出了第二个重要的考虑因素：信号-噪声比（signal-to-noise ratio，SNR）。当患者感兴趣的声音（信号）比其他声音（噪声）更大声时，SNR将具有正值（如+6dB）。相反，当噪声比信号更大声时，SNR将具有负值（如-6dB）。为了保持正SNR，患者需要确保他们与他们想要听到的声音在一定距离之内。也就是说，对于助听器和可植入设备，它们必须在SNR不低于0dB或负值的某个临界距离内。就背景噪声而言，在家中控制一个人的听觉环境要容易得多，但是在学校、工作和公共场所通常要困难得多。

283

其次，助听装置处理的声音可能会在通往大脑中枢的途中经过听觉传导路径以某种方式失真。举一个例子，人工耳蜗植入依赖于刺激电极和听觉神经之间的完整性和关系。虽然可以设定助听器和植入式设备的编程以获得最佳的结果，但其最佳效果最终将取决于个人听觉大脑的能力、高阶认知资源、培训/干预及自我激励和支持。

再次，有些个人或日常生活环境不需要增强声音。此种情况可能需要辅助技术来取代声学技术，或者使用声学技术将环境声音转换成不同的感觉形式或形态（如，闪光或振动）。此外，还有辅助技术（和相关服务）可用于将口语转换为可读文本。

最后，由于各种原因，一些患者可能不会采用助听器或植入式设备，然而，他们仍希望依靠其他有益的技术或策略来帮助他们获得某种程度的独立。例如，轻度听力损失（甚至是正常听力）的人可能不想佩戴助听器，但是他们会喜欢能在嘈杂的环境中听得更好。其他有严重听力损失的人可能会使用手语作为他的沟通方式。他们很少或根本不想佩戴助听器或植入式设备，但仍希望能够在早上醒来及能够拨打电话。

总之，我们越早接受助听器和人工耳蜗无法在每一个聆听或日常情景中提供帮助这一事实，越容易学习、探索和向他人推荐听觉辅助技术。虽然辅助听力设备（assistive listening devices，ALD）已经存在了40多年，但是Thibodeau[2]认为ALD这个术语并不包括许多其他可以提供交流帮助的辅助技术。她主张使用听觉辅助技术[hearing assistance（or assistive）technology，HAT]这一术语，这一术语越来越多地被其他人采用。因此，HAT可以更好地描述为"有助于克服听力损失的任何技术设备，无论是提供或增强声音，还是以视觉或触觉提示等替代方式提供声音信息"[3]。无论使用何种术语，针对听力损失患者辅助技术的目标是在另一个听觉世界提供帮助和访问。应该记住，HAT可以提供等同的获取方式和等同的机会，但从不保证等同的结果。

正如Bankaitis[4]所建议的那样，目前缺少

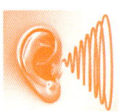

> **知识点** ✓
>
> 在一些情况下，为普通人群开发的技术已经被听力损失的个体所采用，本文作者将其称为"伟大的均衡器"。伟大的均衡器的例子包括蜂窝短消息服务（或短信）、即时消息（如互联网聊天）及电子邮件。反过来，在嘈杂的公共场所使用隐藏式字幕和字幕，使许多听力正常的听众也受益匪浅。

固有的HAT类别标准。它们可按以下方式归类：①按模式划分，如听觉、视觉和触觉；②按功能目的划分，如ALD、电子通信和环境声音意识；③按地点划分，如教育、就业、娱乐和游戏中心；④按通过有线或无线传输划分；⑤按是个人还是公共划分；⑥按听力损失的严重程度划分；⑦按通过的语言沟通方式划分。任何这些特定类别的问题在于它们具有高度限制性，它们忽略了当今许多现代设备的多功能性和重叠性。在本章中，将使用以下宽泛分类：辅助听音设备、电信技术、语音到文本技术和警报技术。此外，本章还简要讨论了对于有听力损失的健康专业人士可提供的辅助技术和可能对听力损失患者有用的移动设备应用。表15-1列出了常见的听觉辅助装置和相关技术。

三、可能受益于听觉辅助装置和相关技术的目标个人和群体

世界卫生组织[5]总结了几项基于人群的研究，并估计全球约有3.6亿人（约5.3%）患有双耳听力损失（0.5kHz、1kHz、2kHz和4kHz）。在3.6亿人中，约有3200万（9%）是儿童。在美国，估计有多达3000万（12.7%）12岁或12岁以下的美国人患有双侧听力损失，如果至少一个耳朵有听力损失，估计这一数字会增加到约4810万（20.3%），也就是说每5名美国人中有1名有听力损失[6]。此外，在美国，估计每1000名儿童中就有1~6名儿童被诊断有听力损失[7]，每1000名新生儿中约有1.1名有听力损失[8]。

表 15-1　常见听觉辅助装置及相关技术清单

技　术	描　述	听力、相关或两者兼有
频率/数字调制（FM/DM）系统	辅助听力装置；通常描述为使用无线电广播通过数字或模拟手段传输的无线发射器麦克风和接收器系统	听力
电磁感应系统	辅助听力装置；通常描述为使用电磁感应效应和拾音线圈的无线发射器麦克风和接收器系统	听力
红外（IR）系统	辅助听力装置；通常为描述使用光谱的受限制的、不可见的部分的无线发射器麦克风和接收器系统	听力
放大听诊器	带有内置放大器的听诊器，用于克服噪声并增强与听诊有关的声音	听力
扩音电话	电信设备；带有内置音量和音调控制的有线或无线电话。可能有更大的显示器和按钮，适用于那些有视觉灵活性问题的人	听力
字幕电话	电信设备；允许用户同时听到和读取另一个呼叫者所说的内容，同时允许用户使用他或她自己的声音回复的电话	两者兼有
语音延续（VCO）	电信设备；允许用户阅读其他呼叫者所说的内容并使用他或她自己的声音回复的电话（或附件）	两者兼有
电传打字机（TTY）	电信设备；具有键盘的电话型设备，其使用电话线或因特网协议（IP）网络以允许 2 个 TTY 共享键入的文本，或者使用 TTY 和中继服务来呼叫非 TTY 用户	相关
可视电话（VP）	电信设备；具有视频显示器的电话通常使用因特网协议（IP）网络来允许 2 个 TTY 共享键入的文本，或者使用 TTY 和中继服务来呼叫非 TTY 用户	两者兼有
字幕（各种）	电信和语音转文本设备；在电视、监视器或移动设备上生成实时或预先录制文本的设备，或在数字媒体中以开放或封闭格式嵌入的设备	相关
自动语音识别（ASR）	语音转文本设备；独立的、计算机驱动的语音转录为可读文本	相关
电话信号器	警报装置；对固定电话铃声提供视觉和（或）振动触觉感知的一种监控设备	相关
声音信号器	警报装置；对声音（如，婴儿哭）提供的视觉和（或）振动触觉感知的一种监控设备	相关
火灾、烟雾和一氧化碳报警器	警报装置；在家庭和公众环境危害场所提供视觉、振动和（或）听觉警报的装置	两者兼有
门和窗口信号器	警报装置；在门的敲击或窗户的打开时提供视觉和（或）振动触觉感知的装置	相关
运动信号器	警报装置；一种在某人进入某个空间时提供视觉和（或）振动触觉感知的装置	相关
天气警报	警报装置；带有无线电接收器的恶劣天气警报系统，可提供声音警告，并配有可选配件，可提供视觉和触觉感知	两者兼有
时钟和手表	警报装置；具有声音、视觉和（或）振动触觉感知的台式或便携式或可穿戴计时警报设备	两者兼有

根据这些不同的统计结果，遇到的患者不仅在听力损失的类型、程度和配置方面有很多不同，同时也会在人口统计、背景、可用资源方面，以及最终推荐或采用的技术方面各不相同。

虽然儿童和成人的听觉辅助技术基本相同，但考虑实际目的和需求是有帮助的。以下是目标人群特征的几个示例。

- 幼儿：有听力损失的幼儿可能需要交流来促进语言发展。因此，助听器和（或）可植入设备通常是建立可听性的第一步，但ALD可能有助于SNR不理想的各种听力条件（如，日托、在汽车座椅等等）。
- 学龄儿童和成人学习者：有听力损失的学龄儿童可能需要更好地接触他们的老师和同学，特别是要尽量减少疲劳并克服不太理想的SNR。从职业学校到专业发展机会，与学龄儿童一样，听力损失的成年人通常可以从改善与教师和其他学习者的交流中获益，从而最大限度地提高学习效率。
- 家庭和社交网络：提高面对面和其他交流需求的独立性和自立性。
- 员工和其他工人：提高独立性和自立能力，以满足工作场所的需求。
- 消费者和旅行者：为了提高消费者对娱乐中心和娱乐媒体及礼拜场所的公共访问，有ALD和字幕选项。同样，如果听力损失人群远离日常习惯的舒适环境和辅助技术时，可以为他们提供旅行解决方案。
- 其他具有听觉和（或）语言障碍的人：诸如隐性听力损失、（中枢）听觉处理障碍、学习和语言障碍及脑损伤的人也可以从ALD和类别选项中受益。

四、辅助听力设备

在本节中，主要提供无线ALD（即远程麦克风系统）克服轻微或听不见的声音、背景噪声和（或）距离的有害影响的概述。可以把ALD类比成一个放大镜系统（如双筒望远镜）。例如，当感兴趣的物体太远或太小而不能用肉眼看到时，由于镜片产生的放大，双筒望远镜可以提供接近感。类似地，ALD将通过使感兴趣的声音听起来更大或更接近来提供接近感。我们已经体验到许多精心设计的公共广播（PA）系统的优势，该系统允许声音从连接到放大器的扬声器和麦克风或其他音频设备进行投射。还存在允许从麦克风或音频设备向个人接收器无线传输听觉信息的系统。前者是一种声场系统，声音通过空气投射，实际上给定空间内的所有人都会听到声音。后者基本上更符合个人ALD，通常可以提供更清晰（更直接）的声音访问。这里将描述3大类ALD：频率调制（frequency-modulation，FM）和数字调制（digital-modulation，DM）系统、感应系统和红外系统。表15-2简要总结说明了3类ALD的关键组件和传输技术。

（一）频率调制和数字调制系统

在这一类别中，ALD依赖于从麦克风发射器到接收器的单向无线电波传输。例如，由麦克

表15-2 远程麦克风系统（无线辅助听音设备）

远程麦克风系统	关键零件	传输技术
频率/数字调制系统	麦克风/音频源、发射器、接收器	72~76MHz（模拟） 216~217MHz（模拟） 900MHz（数字） 2.45GHz（数字）
感应系统	麦克风/音频源、放大器、线圈、拾音线圈	磁场 （音频频率0.1~5kHz±3dB re：1kHz）
红外系统	麦克风/音频源、发射器、发射机、接收器	95kHz 250kHz 2.3MHz 2.8MHz

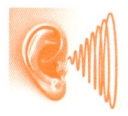

> **知识点** ✓
>
> 真正"无线"的辅助听力装置通常也称为远程麦克风系统。

> **知识点** ✓
>
> FM 和 DM 频段均可分为宽带和窄带，通常分别为 10 和 40 频段。实际带宽并不能确定音质。相反，窄带可以产生更大的信道间隔以避免其他频段的干扰。与 72~76MHz 和 216~217MHz 的 FM 波段相反，DM 波段加上信道跳频（键移）可以进一步降低干扰。2.45GHz DM 频段在工业、科学和医疗（ISM）方面具有广泛的实用性应用。

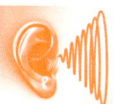

风发射器拾取的声学信息（如由教师佩戴）被无线地发送到接收器（如由学生佩戴）。商业上有 2 种不同类型的传输系统：FM 和 DM。前者是模拟的，后者是数字的。对于 FM 系统，麦克风拾取的声音被转换为"频率调制"的无线电信号。当 FM 无线电信号被接收器"接收"时，FM 信号被解调并转换回声学信号。对于 DM 系统，麦克风拾取的声音经历模数（A/D）转换（0 和 1 的二进制码）并被转换为"数字调制的"超高频无线电信号。当接收器"接收"DM 无线电信号时，它经历数字–模拟（D/A）转换以再现原始声学信号。图 15-1 为 FM 和 DM 之间差异的示意图，图 15-2 为 72MHz FM 麦克风发射器和接收器的商业示例。

例如，在美国，联邦通信委员会（FCC）已经预留了 2 个专门用于助听设备的 FM 频段：72~76MHz 和 216~217MHz。DM 的频带范围为 2400~2483.5MHz，可产生 2.4GHz 频段（或更准确地说，为 2.45GHz 频段）。虽然不常见，但有些 DM 设备仍然存在于 900MHz 频段。然而，这 2 个 DM 频段并非专用于助听器。正如音乐无线电台可以在不同的频道（子频带）上找到一样，

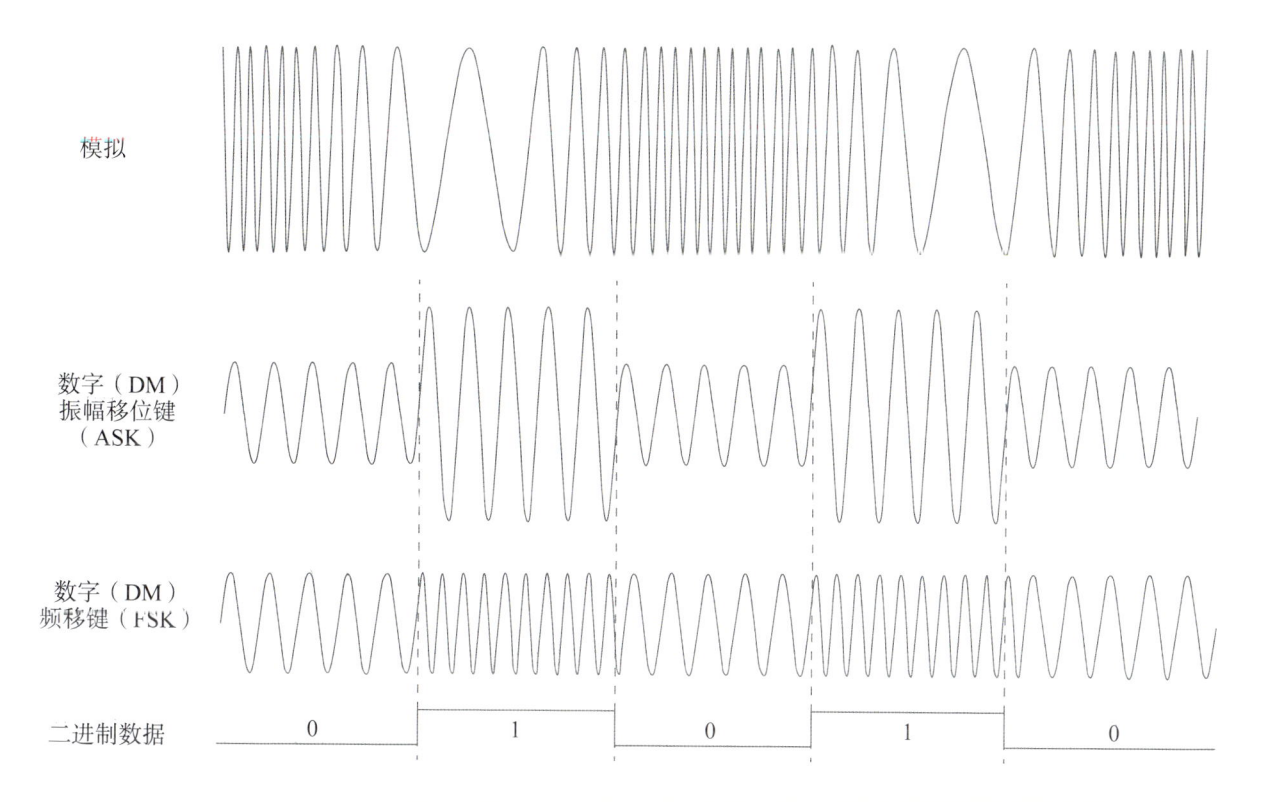

▲ 图 15-1 频率调制和数字调制方式信号从麦克风发射器到接收器的传输原理及差异示意图

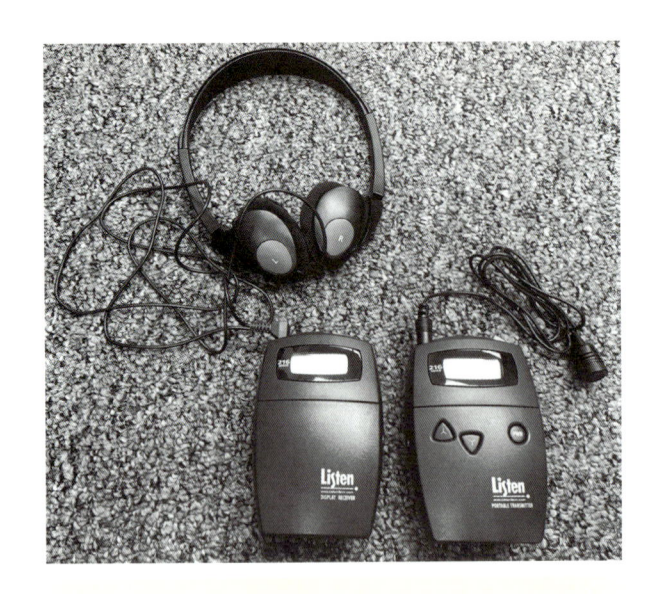

听力治疗学 Audiology Treatment

▲ 图 15-2 频率调制麦克风发射器和接收器系统的示例

根据设计，该系统具有有线领夹式麦克风传感器和一对耳机

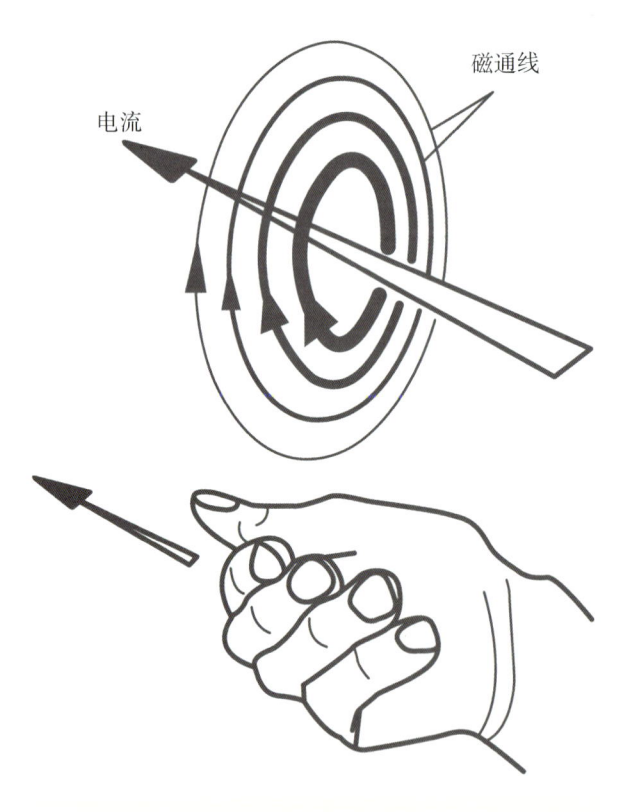

▲ 图 15-3 在承载电流的导体周围流动的磁通线和右手规则展示了卷曲的手指如何帮助可视化由拇指指向的电流流动引起的磁场方向

（图片由 Thieme Medical Publishers 提供）

FM/DM 系统也可以被限制在它们各自频带内的不同频道（宽或窄的子频带）。

1. FM 和 DM 技术的优点

FM/DM 技术的最大优点是无线电信号传输可以穿透墙壁，设备可以高度便携，可以在室内或室外使用，它的传输范围可以从 100（个人系统）到 1000 英尺（商业系统）不等。作为远程麦克风系统，FM/DM 的用途很多。例如，只要每个系统都在自己的通道上，就可以在同一建筑物中使用多个 FM/DM 麦克风和接收器系统。相反，多个接收器可以与单个麦克风一起使用，只要它们都在同一个通道。它们可用于教室环境、汽车和旅行中，仅举几例。与 FM 技术相比，DM 技术具有一些额外的优势，例如更高的数字控制，用于声音精确度和操控，以及增强与个人消费类电子产品（如手机和平板电脑）的连接[9]。

2. FM 和 DM 技术的缺点

虽然 FM/DM 技术优点远远超过缺点，但还是有一些值得一提的缺点。接收器必须与发射器适当配对，否则可能导致一些兼容性问题。虽然很少见，但 FM 很容易受到干扰。FM/DM 都需要策略性地放置麦克风发射器（通常在声源的 6 英寸内）。

（二）感应系统

感应系统（也称为电磁感应或感应回路系统）是无线 ALD，即涉及利用由音频系统内的交流电产生的磁场。当交流电流在整个导线中移动时，会产生磁能副产物，从而产生垂直于导线的同心磁通线（图 15-3）。拾音线圈是由用薄铜线多次环绕小金属棒组成（2 个例子示于图 15-4）。当适当定向的拾音线圈放置在磁场中时，它对磁场的变化敏感，从而在助听器、可植入设备或外部接收器——耳机单元的电路中再现交流电。当交流电流穿过导线（或环路）时，它充当发射器，而拾音线圈充当接收器（图 15-5 为磁环感应系统链）。与 FM/DM 和红外系统相比，感应是模拟的，并且不涉及载波无线电信号或光波。

288

第 15 章　听觉辅助装置及相关技术

1. 感应系统的优点

有了感应系统，产生和捕获磁信号的方式几乎是无限的：①区域（如大房间或小房间）；②服务台或车站（如台面、柜员、窗户和电梯）；③运输（如私人车辆和出租车）；④连接到音频设备或其他 ALD 的颈环；⑤一对耳机；⑥兼容的电话和移动电话。最简单地说，它不过是由一个麦克风、带电源的放大器，以及易于安装的导线组合而成（图 15-6）。对于具有复杂布置的较大房间或公共空间，存在多环配置，其可以帮助改善整体磁信号强度和（或）形成清晰的磁场边界（以避免磁性溢出）。对于非常大的区域，如篮球场，专业音频安装是最好的（我们鼓励有兴趣的读者参考 William 声音感应回路系统设计指南）。感应回路也可以采用颈环的形式与 ALD 一起使用或与音频源配合使用。例如，图 15-7 显示了 DM 系统与颈环接收器的组合系统。感应环也可以高度约束到非常小的区域，例如在椅子中（使用环形椅垫）和服务柜台（使用便携式或永久性固定装置）。颈环的替代方案是可以在助听器或植入装置附近佩戴的轮廓线圈。由于拾音线圈是接收器，它是一种非常具有成本效益的无线 ALD，可

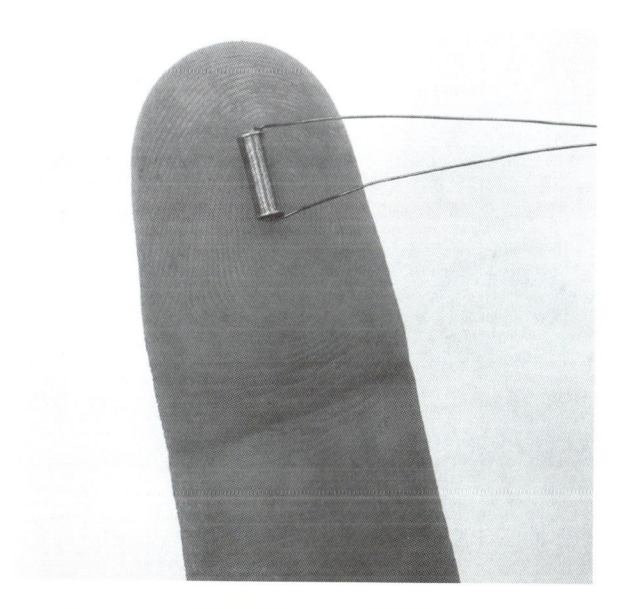

▲ 图 15-4　拾音线圈示例，看起来像铜线的微型线轴（参考成人手指大小）
（图片由 Jason A. Galster 提供）

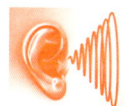

> **知识点** ✓
> 许多耳机产生的磁场很容易被拾音线圈检测到。对于那些想要在助听器或植入设备上佩戴耳机的人来说，这可能是一个很好的选择。例如，在助听仪器中使用拾音线圈的飞行员能够使用航空耳机。

> **特别注意**
> 拾音线圈具有广泛的应用，不仅适用于辅助听音设备系统，还适用于电话。在使用过程中，电话可能需要在助听仪器周围稍微向前或向后旋转以找到"最有效点"，在那个点信号强度和清晰度将是最大的。

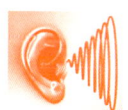

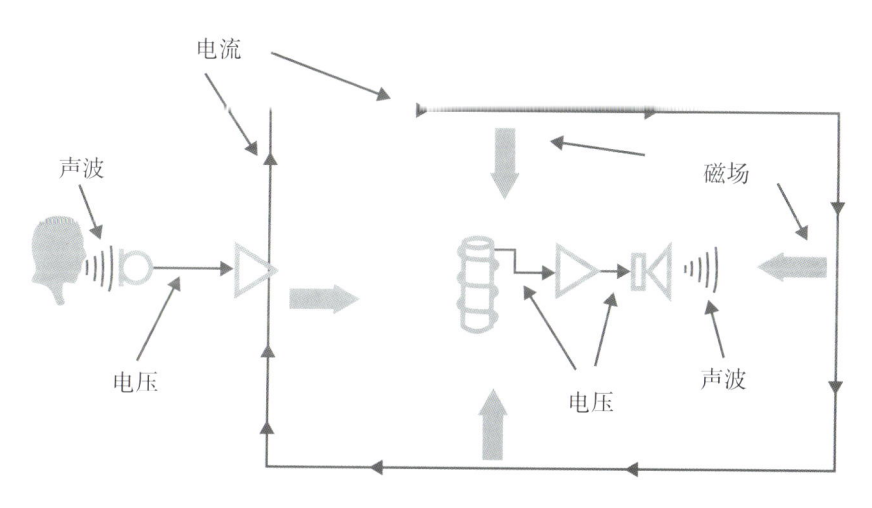

◀ 图 15-5　磁环感应系统从声波输入到声波输出的完整线路图
（图片由 Thieme Medical Publishers 提供）

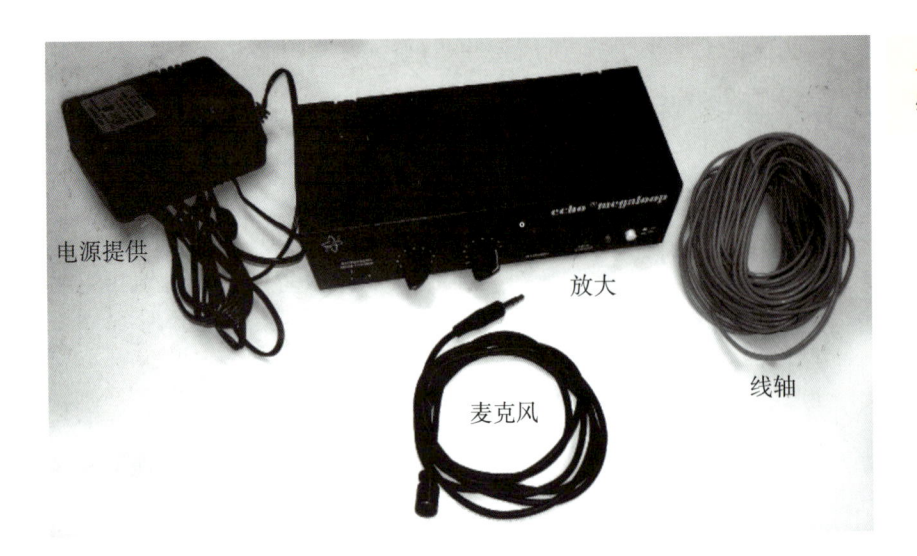

听力治疗学 Audiology Treatment

◀ 图 15-6 小型、易于安装的感应回路系统的商业示例

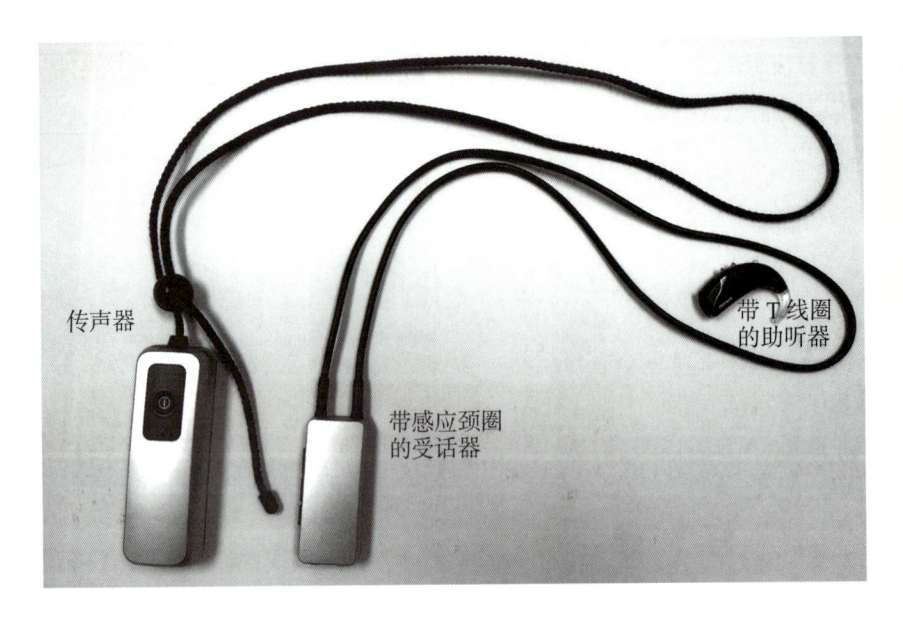

电源提供　放大　线轴　麦克风

◀ 图 15-7 数字调制麦克风发射器和接收器系统的商业示例

通过设计，这种特殊的 DM 系统还采用了感应颈环与助听器内置的拾音线圈通信。因此，展示了2种不同的无线技术。发射器/发射器盒可以连接到音频系统输出，如电视，用于个人收听

传声器　带T线圈的助听器　带感应颈圈的受话器

以很容易地设计到许多助听器和可植入设备中，这使得这些设备的功能兼作助听器和 ALD。

2. 感应系统的缺点

正如预期的那样，磁场和（或）拾音线圈会受到杂散磁场和其他数字设备的干扰。在干扰下，用户会感觉到持续的嗡嗡声。因此，在教育或公共环境中使用的感应回路系统应该专业安装并进行干扰测试。拾音线圈通常在感应回路的参数内工作良好。然而，有时候磁感线圈的取向与磁通线的方向之间存在不匹配。回想一下图 15-3 所示的磁通线形成垂直于环线的同心环。如果在房间周围的地板上安装了一个环路，则磁通线将在房间的中心内并朝向房间的中心垂直。相反，磁通线将直接与电线平行。目标是将拾音线圈放置在与磁通线平行（垂直）的位置，以获得最大的信号拾取。因此，感应回路的明显缺点是安装不良和（或）助听器拾音线圈的位置设计不良。拾音线圈从 1kHz 开始有明显的低频陡降。因此，由于低音和部分中频的衰减，音乐的音质可能不太令人满意。

（三）红外线系统

在许多家庭中使用红外线（infrared, IR）系统是常见的，其可应用于电视、有线电视盒和

290

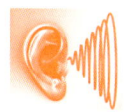

第15章 听觉辅助装置及相关技术

> **注意**
> 拾音线圈从 1kHz 开始发生明显的低频陡降。因此，音乐的音质可能不太令人满意。

DVD/蓝光播放器（房屋接收器单元）的遥控器（发射器和发光二极管）中。类似地，听觉辅助技术中存在利用 IR 的 ALD。在 IR 技术中，信息的处理和传输类似于 FM/DM 技术。IR 与 FM/DM 的不同之处在于 IR 使用刚好低于可见光范围的不可见光进行操作，且 IR 光的传输不能穿透墙壁，这限制了它只能在单个房间使用。人们对 IR 的功能使用应该是熟悉的，因为与电视遥控器的操作原理相同。

典型的音频 IR 系统具有发射器/发射机和接收器。发射器可以直接连接到音频输出插孔，也可以使用麦克风。发射器通过一系列脉冲使音频信号发射并携带在 IR 波上。接收器拾取 IR 载波并将脉冲解调回音频信号。通常，一对头戴式耳机需要耦合到接收器的输出。图 15-8 为经常与电视机一起使用的家庭 IR 系统的示例。

1. 红外系统的优点

IR 系统的主要优点是其传输不会穿过墙壁，并且可以从较浅色的平坦表面反射。它可以在黑暗中使用，不受无线电或磁场的干扰。在具有多个房间的建筑物中，可以同时操作单独的 IR 系统，而不会受到另一个房间的干扰。如果所有发射器/发射机和接收器都是相同的（或在相同的载波频率上），则可以在多个房间中使用同一个接收器。

2. 红外系统的缺点

红外系统的 2 个主要缺点是：①发射端和接收端之间的直接视线要求；②由于可见光的潜在干扰，它们在很大程度上局限于室内。

（四）其他无线辅助听力设备

现代助听器和可植入设备正在利用一些其

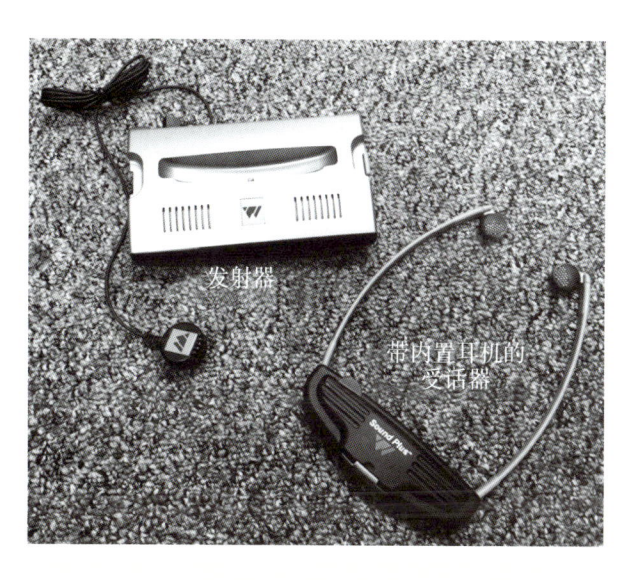

▲ 图 15-8 由发射器/发射机基座和带内置耳机的接收器组成的红外听音系统。发射器/发射机盒可以连接到音频系统输出，如电视，用于个人收听

他无线技术，严格来说这些技术并不属于 FM/DM，但类似于 FM/DM。助听器、可植入式设备与具有各种数字媒体设备和可听设备之间的连接性有所提高。如近场磁感应（near-field magnetic induction，NFMI）和蓝牙（2.4GHz 技术）。对于这些类型的连接选项，感兴趣的读者可参考 Galster 的文章[10,11]。

如前所述，使用扬声器的声场系统也是可用的。在课堂环境中，它们被称为课堂音频分配系统（classroom audio distribution systems，CAD 系统或 CADS）。CAD 系统的基本组件是由可穿戴或手持式麦克风发射器和一个或多个扬声器接收器室组成。麦克风发射器和扬声器通信的方式各不相同，但通常属于 DM 或 IR 类别。如前所述，CADS 可用于放大整个房间内广泛分布的信号，实际上房间内的所有人都可以从放大中受益。

五、电信技术

电信是用于描述各种信息传输技术的通用术语。在 HAT 的情况下，有许多电信设备和相关服务使听障人员可以使用与电话类似用途的电话或技术。

(一) 扩音电话

扩音电话的工作方式与标准固定电话非常相似，只是它们具有一个或多个附加功能，使其对许多听力损失的人有用。最受欢迎的功能是放大声音（＜50dB）。许多扩音电话还提供音调控制来塑造频率响应（如，为语音添加高频增强）。可以在扩音电话上找到的其他声学特征包括响亮的振铃（＜95dB）、闪烁的光环信号器和扬声器电话选项。许多扩音电话具有广泛的吸引力，它们通常被制作成具有更大的按钮和大型视觉显示器的外观，辅助具有手动灵活性问题和视觉问题的人。在某些情况下，振动床振动器单元也可以连接到电话。图15-9为有线和无线扩音电话的示例。

(二) 字幕电话

与扩音电话一样，带字幕的电话可以提供许多相同的听觉辅助功能。然而，字幕电话使用第三方通信服务将语音翻译成可读文本。例如，当具有听力损失的个体拨打电话时，被呼叫者所说的所有内容可以通过在显示屏上滚动的可读文本获得。有听力损失的人可以继续通过听筒听，或者可以添加感应颈环或带麦克风的免提耳机。字幕电话有3个基本要求：电话服务；互联网服务；墙壁交流电源插孔。此外，字幕电话服务需要在美国注册，字幕电话可供符合条件的听力损失个体使用，以极低的费用或可能免费，具体取决于个人可用的服务或政府计划。获得认证的字幕电话公司有CapTel、CaptionCall 和 ClearCaptions。图15-10 为字幕电话的一个示例。

(三) 电传打字机

电传打字机（teletypewriter，TTY），也称为聋人电信设备（telecommunication device for the deaf，TDD），已经存在了很长时间。然而，除了一小部分群体外，随着另一种更有效的电话和电子通讯方式的出现，它们正逐渐被废弃。尽管如此，TTY 仍然存在于一些公共场所及服务和应急相关机构中。TTY 是一种机电打字机，或带键盘的文本电话。它使用声耦合器技术通过电

知识点 ✓

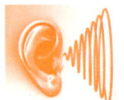

使用特殊适配器（VEC TRX-20 3.5mm 直接连接电话录音设备）与固定电话和感应环放大器结合，电话音频信号可以在免提方式下直接传送到助听器或植入设备的拾音线圈。此外，如果每侧耳都有一个拾音线圈，电话使用可以是双耳！

特别注意

为避免不符合条件的个体误用和滥用字幕电话服务。美国用户需要向FCC注册（并激活）其字幕手机。虽然增加了复杂度，但它提供了一定程度的保护和增加第三方字幕服务的问责制。

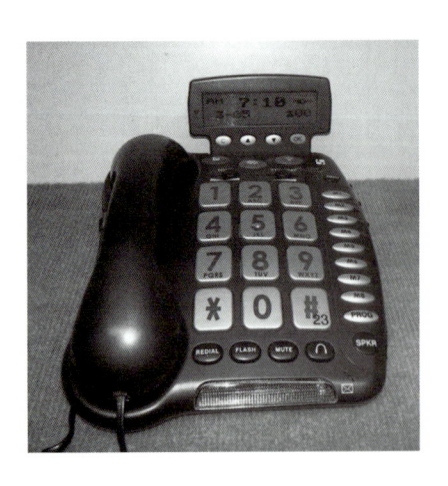

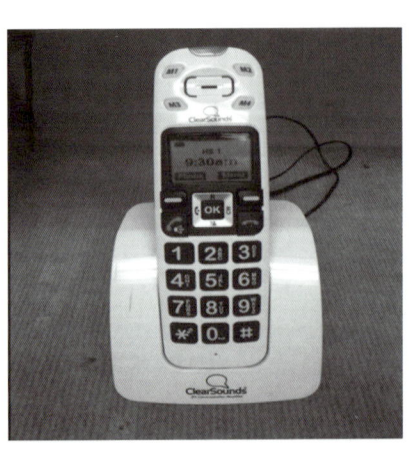

◀ 图15-9 有线（左）和无线（右）扩音电话示例

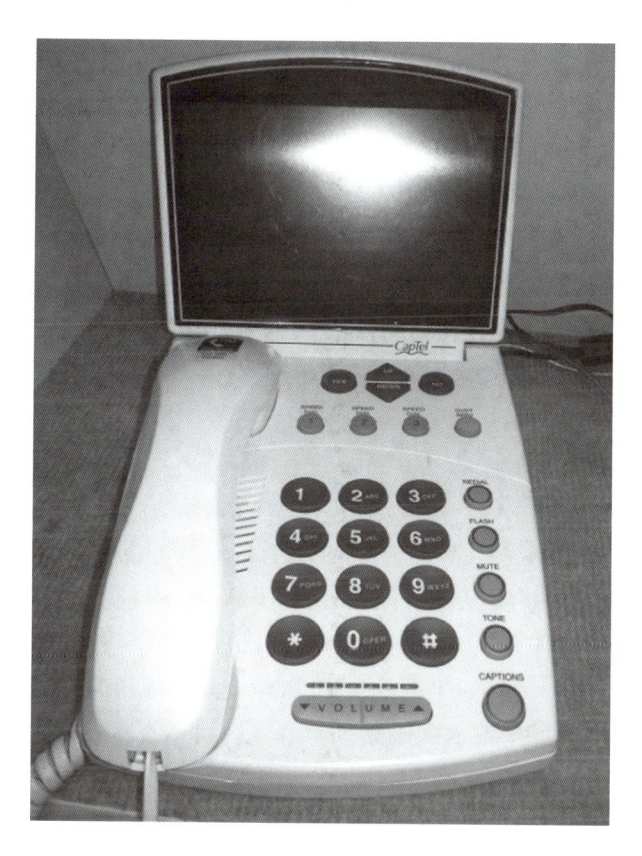

▲ 图 15-10 用于阅读字幕，带有大视觉显示屏的字幕手机示例

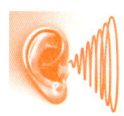

> **知识点** ✓
>
> 电信中继服务（TRS）允许有听力或语言障碍的人通过文本电话（TTY）或其他设备使用电话系统来呼叫有或没有听力或语言障碍的人。为了使 TRS 尽可能简单，您只需拨打 711 即可自动连接到 TRS 操作员。它快速、实用、免费。语音和 TRS 用户使用任何电话，在美国的任何地方，均可拨打 711 发起呼叫，不必记住和拨打 7 或 10 位数的接入号码。

话线接收和发送电信号。使用 TTY 的听力损失个体将使用键盘键入消息并在显示器上读取接收消息，有点类似于互联网聊天。然而，不同之处在于 TTY 对话需要特定的规则。也就是说，一次只有一个人进行通信，并且必须向另一条线上的人发信号通知他们已完成。例如，在消息的末尾，TTY 用户必须输入 "GA" 代表 "Go Ahead"（继续）。电话另一头的人也必须这样做。随着谈话的结束，两个用户都会输入 "SK"，代表 "Stop Keying"（停止键入）。当呼叫终止时，一方或双方将输入 "SKSK"。TTY 用户可以使用电信中继服务（telecommunications relay service，TRS）呼叫非 TTY 用户，TRS 是第三方通信服务。通讯助理将使用 TTY 并将该消息说给线路另一端的人。无论另一端的用户说什么，通讯助理都会输入 TTY，供有听力损失的人阅读。在中继呼叫开始时，通信助理会对非 TTY 用户提供简要说明。通话规则保持不变，要求一次只有一个人进行通

信，非 TTY 用户必须说 "Go Ahead" 以表示他们的消息结束。TTY 会话可能很麻烦且耗时，因为任何一方都不允许中断。TTY 的技术变化是使用语音延续（voice carry over，VCO），这对于具有可理解的言语但仍然难以通过电话理解的听力损失的个体是有益的。在 VCO 呼叫中，具有听力损失的个体将正常说话，并且该线路另一端的任何人将使用类似的 TTY 技术将其转换为文本。VCO 优于 TTY 的优势在于会话流程更自然。与 TTY 一样，VCO 的使用有所下降，有利于其他通信选择，特别是带字幕的电话和可视电话（videophones，VP）。

（四）可视电话

与 TTY 和字幕电话一样，VP 在呼叫非视频电话用户时依赖第三方通信服务[即视频中继服务（video relay service，VRS）]。或者，它们可用于直接呼叫另一个可视电话用户（类似于苹果公司的 FaceTime 或 Skype）。与字幕电话一样，用户需要注册。VP 有 3 个基本要求：可视设备；互联网服务；墙壁交流电源插座。可视电话本身有一个带摄像头的处理单元。在桌面或智能手机设备上甚至可以选择使用 VRS 技术。VP 主要供使用手语的听力损失个体使用。VRS 公司包括 Sorenson VRS、Purple Communications 和 ConvoRelay。

（五）手机的注意事项

虽然不被归类为辅助技术本身，但市场上有兼容助听器（hearing aid compatible，HAC）手机。这

意味着这些电话应该相对不受无线电干扰，并提供与拾音线圈的电感耦合。尽管如此，HAC 电话还应允许那些具有内置或附加拾音线圈的植入式设备的人使用。一般而言，HAC 手机的制造商将在包装、说明手册或规格表中提供此信息。用户应查找具有麦克风（M）模式最小额定值为 3 或电话（T）模式最大额定值为 4（如，M3/T4）的 HAC 电话。在 M 模式中，正在使用助听设备麦克风。在 T 模式中，正在使用助听设备拾音线圈。购买之前浏览和购买 HAC 手机的网站链接是 www.phonescoop.com。此外，鼓励手机客户"先试后买"。

六、语音转文本技术

转录或翻译技术是以文本形式提供口语（甚至签名）语言的方式。在当今世界，我们已经熟悉电视中的隐藏式字幕和数字媒体中的字幕。然而，还有更多的言语转文本技术对听力损失的人有益。语音转文本技术可以大致分为实时转录、离线转录及自动语音识别 3 个方面。

（一）实时转录

实时转录的运用通常能在法庭中找到，审议的细节被"实时"捕获并打印在文件上。除法庭外，也可以在电视直播节目和大型会议厅中找到实时转录。例如，在电视直播节目中，您可以注意到速记员发生的偶然错误，可能不会被更正。受过训练的速记员或字幕员可以使用专门的或传统的键盘将语音转录成可读的文本，从而实现实时转录。相较于实时转录，可能术语字幕更为其他人所熟悉。在教育和会议环境中，速记员/字幕员可以在房间内，或者远程收听，他们转录的内容将显示在笔记本计算机或移动设备上。

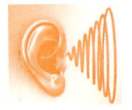

> **特别注意**
>
> 手机服务提供商可以为那些不使用电话声学部分的人提供纯文本和纯互联网的套餐。

字幕服务示例包括 C-Print、Typewell 和通信访问实时转录（communication access real-time transcription，CART）。CART 为单词到单词的转录（逐字），但 C-Print 和 Typewell 为含义至含义的转录。每种方式都各有利弊。使用 CART，可以提供转录副本，不会遗漏任何内容，并且转录副本更长以便日后查看。另外，C-Print 和 Typewell 转录副本较短，但我们尽力保持原有意图和意思。

（二）离线转录

离线转录类似于实时转录，但转录是在事件已经发生之后进行的。这对于早于转录技术的历史媒体非常有用，或者它现在也可用于字幕数字媒体，如 YouTube 视频和教学或宣传视频。这种类型的字幕不同于娱乐字幕（例如，电视节目和电影、Netflix 和 DVD/蓝光光盘），其中整个文字脚本是时间锁定的。使用适当的软件，这些文字脚本可以合并到数字媒体中打开和关闭。

（三）自动语音识别

自动语音识别（automatic speech recognition，ASR）是一种快速发展的技术，可以使用复杂的语音检测和分析算法将语音直接转换为文本。许多人都熟悉具有内置 ASR 的智能手机，如苹果手机设备上的"Siri"。ASR 技术在帮助听力损失患者的通信方面越来越有前途。

七、警报技术

每天，我们都或多或少的依赖于警报或信号，其中许多都是声学的。对于有听力损失的个体，未能听到警报和信号可能主要是其整体强度或频率的问题，或位置和距离的问题，也有可能仅仅因为助听器或植入设备不是每天 24h 佩戴。对于家庭和办公室，有各种对声音（如婴儿哭声）和运动敏感的小型警报技术，可将其转换为振动或闪烁信号。如闹钟（和手表）及家用设备（如门铃、烟雾和一氧化碳报警器），当激活时可以使声

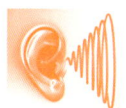

> **特别注意**
>
> 消费者购买应急产品时应确保其符合国家消防协会（National Fire Protection Association，NFPA）公布的标准。NFPA 提供的一个很好的资源是满足 1971 保险商实验室准则[12]的性能和评估标准的产品清单，并将在产品上进行适当标记。

音更大，音调频率更低，并转换成振动或闪烁信号。对于与天气有关的应急准备，可以使用国家气象无线电（NWR）系统。使用适配器或配件包，可以组装这些系统以提供听觉、视觉或振动触觉警报，以及与天气相关警告的可读显示消息。

八、卫生专业人员设备

（一）放大和可视听诊器

许多听力损失的医疗保健专业人员的一个常见问题是听诊。也就是说，用听诊器听心脏、肺和其他器官。与传统（非电子）听诊器相比，市售的听诊器依赖于附加的（通常是数字的）技术来提供进一步的放大和（或）将听诊声音转换成可读和可记录的波形。根据轶事报道，目前有 3 种放大听诊器在日常使用和制造中。它们包括：Think labs One（100 倍放大）、Cardionics E Scope II（2 种不同型号，30 倍放大）及 3M Littmann 3100/3200 电子听诊器（24 倍放大）。考虑放大听诊器时有一些注意事项，如下所示。

- 与助听器不同，放大听诊器的规格目前并没有统一测量标准（如美国国家标准协会）。因此，当陈述产品提供"（数量）倍放大"或"（数量）dB 放大"时，相对于放大"什么"可能不清楚。常用的参考是常规（非电）听诊器，但它也可能在设计上有差异。作为一般参考点，24 倍放大约为 27dB SPL，而 100 倍放大约为 40dB SPL。

- 许多放大听诊器仍然具有传统的耳塞，但这对于具有严重听力损失的健康专业人员或者使用助听器或其他可植入设备的人来说可能没有用。当放大听诊器以某种方式耦合到助听器或植入装置时，无论质量如何，听诊声音的频率－增益响应将进一步成形。例如，助听器和植入设备通常具有主要用于语音频率的高通滤波器，这可以降低极低频率的心音和呼吸音的总体强度。通常，听力学家可以制作用于听诊的定制程序或计划。然而，效率最低的耦合方法之一是通过拾音线圈的电磁感应，因为对于低于约 1000Hz 的声音，拾音线圈的低频衰减更大。

到目前为止，市场上只有一种独立的视觉听诊器 ViScope。它不仅具有听诊波的手持显示，而且还提供约 30 倍的放大。

（二）面罩

在许多医疗保健领域，面罩通常用作防止液体和空气传播颗粒的保护屏障。最常用的面罩是覆盖鼻子和嘴巴的宽松一次性装置，并且还可以具有用于眼睛的护罩。对于依赖视觉语音线索的听力损失个体，低技术透明面罩被证明对通信接入有益[13,14]。2 家创业公司努力尝试批量生产符合健康和安全标准的产品，包括 FaceView Mask 和 Safe'N'Clear。由于这些面罩不容易获得，也可选择一次性透明面罩（如 Guardall 面罩）和面罩系统（如 Stryker T5 个人防护系统），每种面罩都有其优点和缺点。

九、移动应用程序

智能手机和平板设备的出现为听力损失个体开辟了一些新颖和创新的辅助技术。这些功

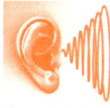

> **注意**
>
> 助听器和可植入设备设计时主要考虑到语音频率，可能具有高通滤波器，这对于低频听诊可能是有问题的。此外，拾音线圈会在低于 1000Hz 时出现特征性低频衰减。因此，不推荐使用电磁感应设备进行听诊。

能强大的移动设备具有蜂窝和互联网功能，适用于各种应用（或简称 APP）。针对听力损失儿童和成人的应用程序的最佳来源是由听力学家 Tina Childress 博士维护的电子表格：http://bit.ly/Apps4FL。应用程序不断更新出现，并且有些特定名称的应用程序可能并非在所有平台上都可用（如 Apple Store 与 Google Play）。如果找不到特定的应用，请使用关键字搜索来识别类似的应用。以下是一些与本章前面介绍的技术类型保持一致的示例。

（一）个人放大器

通过利用内置麦克风和音频输出插孔，智能手机和一对硬连线或无线耳机可以变成个人放大器。最近，我们开始看到可听设备的出现，其中包括基于智能手机的放大应用程序[15]。可听设备是 2014 年由苹果公司创造的可穿戴设备和耳机的混合体。虽然有许多个人放大器应用程序，它们并非都一样，很多应用程序有音质差和声学延迟的问题。3 个要检查的项目是耳机、声音放大器和带有重播功能的助听器。正如一位听力学家强调的那样，这些应用程序并不是要取代专业服务，而是可以帮助一些听者作为放大器使用的选择或权宜之计[16]。

（二）电信

最令人兴奋的电信创新之一是在智能手机或平板设备上使用字幕电话。有听力损失的人可以使用移动设备向几乎所有人打电话，专业速记员将转录所说的内容。与字幕手机一样，这些服务需要向 FCC 注册。在此举例出几个提供此服务的公司：InnoCaptions、WebCapTel 和 ClearCaptions，这使得有听力损失的人通过智能手机进行几乎无缝的对话成为可能。CaptionCall 公司有一个可以与 Apple iPad 2 或更高版本一起使用的应用程序。

（三）警报

智能手机设备通过一个利用内置麦克风的应用程序，可以兼作环境声音的信号器。根据应用程序的不同，它可以通过声音识别（如门铃、烤箱定时器、烟雾报警器等）来学习（预编程）某人所处环境中的特定声音，并提供闪光、振动和第三方通知（如短信文字）。Otosense 就是这类应用程序。更简单的应用程序，如 FlashAlert2 和 AppForTheDeaf，提醒用户通过基于环境声音切换设备的灵敏度，并可以提供闪光和振动警报。

虽然不是真正的应用程序，但在紧急情况下从手机拨打 911 时，可以提供全面的服务。这项服务，呼叫者需在网站 www.smart911.com 上注册，那个手机号码可随时呼叫 911；运营商将能够访问所提供的任何信息，包括通信备选方案（如 SMS 文本消息）。

（四）歌曲识别

对于有听力损失的人来说，学习新歌可能是一项挑战。音乐识别应用程序可以链接到歌词库，以获得更好地歌唱体验。一旦歌曲被应用程序识别，歌词就会显示在显示屏上，甚至可以像卡拉 OK 机一样及时同步。这些应用程序包括 SoundHound、Shazam 和 Musixmatch。

（五）电视或电影字幕

电视和电影的脚本通常是公开的，并且易于在线访问。已经开发了几个利用这些脚本的应用程序，以便在家中或在剧院观看预先录制的电视节目或电影时激活它们。示例包括 Captionfish 和 Subtitle Viewer。或者可以订阅流媒体服务，例如 Netflix、ABC，甚至迪士尼频道，并激活字幕或隐藏字幕（"CC"）。

（六）自动语音识别

代替打字或书写，有些应用程序使用自动语音识别技术。市场上最受欢迎（也是最可靠）的应用程序似乎是 Dragon Dictation。这个应用程序可能是写笔记的更好选择。

十、将听觉辅助装置和相关技术纳入临床实践

没有一种通用的方法能将所有的听觉辅助装置和相关技术纳入临床实践。从一开始，听力学家就处于一个独特的位置，不仅可以治疗听力损失，而且他们还有责任成为医疗保健提供者，他们能够在整体生活质量方面更全面地看待听力损失个体。如本章所示，听觉辅助装置技术几乎可用于日常生活的各个方面。然而，问题在于技术的广泛性和多样性，它们的工作方式及技术要求。

帮助听力损失患者选择助听器和相关技术的有用临床工具是由 Thibodeau[2] 开发和提出的 TELEGRAM（telephone employment legislation entertainment groups recreation alarms members）问卷。虽然这些类别看起来有限，但它们与特定的生活场景相关联，例如手机（电话）、工作（就业）、会议（团体）和电视（娱乐）等等。

TELEGRAM 是只有一页的评估工具，可以帮助听力学家和听力损失的个体开始与他们住在一起的家庭成员（例如，正常听力成人、青少年、独自生活等）谈论感知障碍的水平（Likert 量表 1～5）、有无助听器或可植入设备。将结果绘制在 TELEGRAM 的网格上，并且从那里可以针对存在感知困难的每个场景制定潜在的解决方案。它还可以作为评估工具来检查安装前装和安装后的效果。TELEGRAM 问卷调查表和评级量表的主要内容显示在图 15-11 和图 15-12。可以

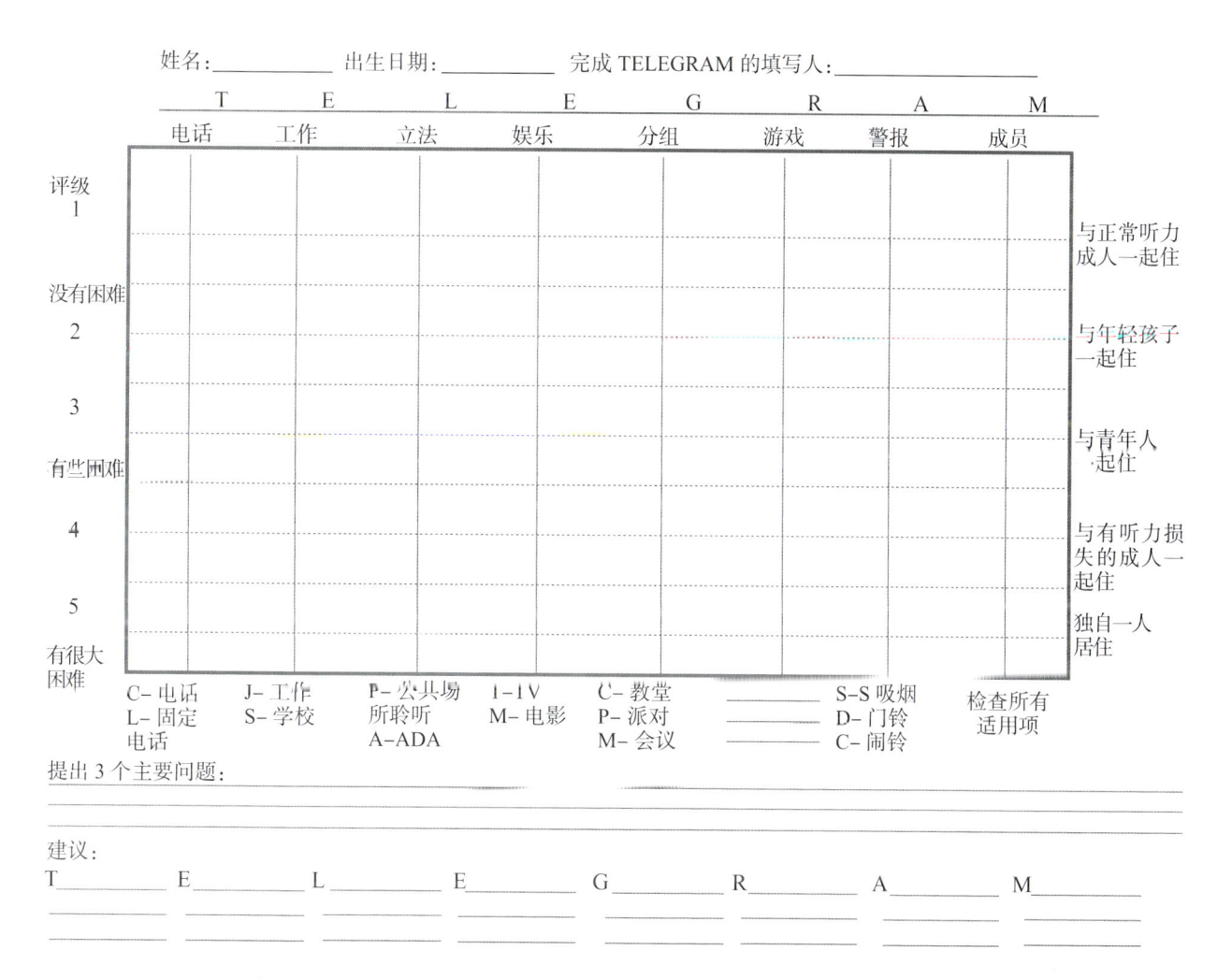

▲ 图 15-11　由 Linda Thibodeau 创建的 TELEGRAM 调查问卷（经许可转载）。关键问题参见图 15-12

TELEGRAM 关键问题评估量表		
话题	问题	评级
T	您通过电话沟通有困难吗?	困难 1= 无，2= 偶尔，3= 经常，4= 始终，5= 无法使用手机。使用"L"指固定电话，使用"C"指手机
E	您在工作中或教育环境中的沟通有困难吗?	困难 1= 无，2= 偶尔，3= 经常，4= 始终，5= 停止工作
L	您知道在公共场所或旅行时的酒店为您提供帮助的立法吗?	知识 1= 丰富，2= 大量，3= 一些，4= 有限，5= 无
E	您在电视、电影或音乐会等娱乐活动中有听力困难吗?	困难 1= 无，2= 偶尔，= 经常，4= 总是，5= 不再去
G	您是否在群组状态时有沟通困难?	困难 1= 无，2= 偶尔，3= 经常，4= 总是，5= 在人群中听不到
R	您在体育、狩猎或航海等娱乐活动中有听力困难吗?	困难 1= 无，2= 偶尔，3= 经常，4= 总是，5= 不再进行活动
A	您是否在听到警报信号时遇到困难，如烟雾报警器、闹钟或门铃?	困难 1= 无，2= 偶尔，3= 经常，4= 总是，5= 无法听到警报。"S"表示烟雾报警，"D"表示门铃，"A"表示闹钟
M	您与家人交流吗?	1= 和正常成人一起生活； 2= 和小孩一起生活； 3= 和青少年一起生活； 4= 与患有听力损失的成年人一起生活； 5= 独自生活检查所有适用

▲ 图 15-12　"问题"列中列出了在完成 TELEGRAM 时询问患者的关键问题，"评级"列中列出了 1~5 的评级量表

从 Thibodeau 博士的网站（http://www.utdallas.edu/~thib/）获得儿科版本的 TELEGRAM 问卷。

听力学家应该关注研究提高患者听觉辅助装置和相关技术意识的方法。一种实现这一目标的方法是在办公室中建立一个小规模的听觉辅助装置和相关技术区域，以及如何定位、获取和（或）购买这些技术的资源材料。TELEGRAM 调查问卷可以帮助预测，但演示和经验是在助听仪器安装之前、期间或之后可以在办公室内部或外部进行的活动。为办公室购买并安装一些技术设备（如诊所大厅的主动感应回路和一些警报设备），与政府资助的计划或第三方服务进行沟通，了解有关听力损失个体的特定技术（如扩音和字幕电话），并向供应商或制造商询问演示装置（如 FM/DM 系统）。准备好展示并让患者体验这些不同技术的工作方式。与其只是询问患者的需求，不如向有经验的用户了解他们遇到了哪些技术，并从中受益。随着时间的推移，个人的实践技能和患者群体可能变得更加老练和多样，对于辅助技术也会了解到更多除助听器和可植入设备外的东西。

十一、总结

一系列听觉辅助装置和相关技术的选择出现，既令人兴奋又令人生畏。如果听力学家的情况如此，那对于有听力损失的人来说肯定也是这种情况。听力学家具有独特的定位（和训练）技能，能够通过各种沟通和日常生活需求帮助听力受损者。在本章中，我们介绍了 3 大类辅助听力

设备（FM 和 DM 系统、感应系统和红外系统），这些设备均旨在增强听力。本章还涉及电信、语音转文本技术和警报需求方面的各种技术。除此之外，本章特别关注有听力损失的卫生专业人员，他们可能受益于放大或视觉听诊器及透明面罩。最后，智能手机和平板设备的出现也带来了各种移动应用。本章中的信息有助于打破有关听觉辅助装置和相关技术方面的知识及可访问性的障碍。同时与听力损失患者一起展望更美好的未来与前景，为有听力损失者提供高质量的生活和独立。

参考文献

[1] Assistive Technology Industry Association. What is AT? n.d.; Available from: https://www.atia.org/at-resources/ what-is-at/#what-is-assistive-technology. Accessed March 21, 2018

[2] Thibodeau LM. Hearing assistance technology (HAT) can optimize communication. Hear J. 2004; 57(11):11

[3] Atcherson SR, Franklin CA, Smith-Olinde L. Hearing Assistive and Access Technology. San Diego, CA: Plural Publishing, Inc; 2015

[4] Bankaitis AU. Hearing assistance technology (HAT). In: Valente M, Hosford-Dunn H, Roeser RJ eds. Audiology: Treatment. 2nd ed. New York, NY: Thieme Medical Publishers; 2007:400–417

[5] World Health Organization. Prevention of blindness and deafness. Estimates. 2012. http://www.who.int/pbd/deafness/estimates/en/. Accessed June 27, 2016

[6] Lin FR, Niparko JK, Ferrucci L. Hearing loss prevalence in the United States. Arch Intern Med. 2011; 171(20):1851–1852

[7] Bachmann KR, Arvedson JC. Early identification and intervention for children who are hearing impaired. Pediatr Rev. 1998; 19(5):155–165

[8] Mehra S, Eavey RD, Keamy DG, Jr. The epidemiology of hearing impairment in the United States: newborns, children, and adolescents. Otolaryngol Head Neck Surg. 2009; 140(4):461–472

[9] Wolfe J, Lewis D, Eiten LR. Remote microphone systems and communication access for children. In Tharpe AM, Seewald R, eds. Comprehensive Handbook of Pediatric Audiology. 2nd ed. San Diego, CA: Plural Publishing, Inc.; 2016:677–711

[10] Galster JA. A new method for wireless connectivity in hearing aids. Hear J. 2010; 63(10):36–39

[11] Galster JA. Awash in a stream of wirelesss solutions. Audiology Practices. 2011; 3(2):26–29

[12] Underwriters Laboratory (UL 1971). Standard for Signaling Devices for the Hearing Impaired. 2013. Available from: https://standardscatalog.ul.com/ standards/en/standard_1971_3. Accessed March 21, 2018

[13] Atcherson SR, Mendel LL, Baltimore WJ, et al. The effect of conventional and transparent surgical masks on speech understanding in individuals with and without hearing loss. J Am Acad Audiol. 2017; 28(1):58–67

[14] Mendel LL, Gardino JA, Atcherson SR. Speech understanding using surgical masks: a problem in health care? J Am Acad Audiol. 2008; 19(9):686–695

[15] Taylor B. Hearables: the morphing of hearing aids consumer electronic devices. Audiol Today. 2015; 27(6):22–30

[16] Amlani AM. Apps for the ears. ASHA Leader. 2014; 19:34–35

推荐阅读

American Academy of Audiology. Clinical Practice Guidelines. Remote Microphone Hearing Assistance Technologies for Children and Youth from Birthto 21 Years. (Includes Supplement A). 2011. https://audiology-web.s3.amazonaws.com/migrated/HAT_Guidelines_ Supplement_A.pdf_53996ef7758497.54419000. pdf. Accessed June 21, 2016

American Academy of Audiology. Clinical Practice Guidelines. Remote Microphone Hearing Assistance Technologies for Children and Youth from Birth to 21 Years. Supplement B: Classroom Audio Distribution Systems—Selection and Verification. 2011. https://audiology-web.s3.amazonaws. com/migrated/HAT_Guidelines_Supplement_A. pdf_53996ef7758497.54419000. pdf. Accessed June 21, 2016

American Speech-Language-Hearing Association. Guidelines for Fitting and Monitoring FM Systems [Guidelines]. 2002. https://www.asha.org/policy. Accessed 2nd February, 2018 Atcherson SR, Franklin CA, Smith-Olinde L. Hearing Assistive and Access Technology. San Diego, CA: Plural Publishing, Inc.; 2015

Morris R. On the Job with Hearing Loss: Hidden Challenges. Successful Solutions. Garden City, NY: Morgan James Publishing; 2007

Smaldino J, Flexer C. Handbook of Acoustic Accessibility. New York, NY: Thieme Medical Publishers; 2012

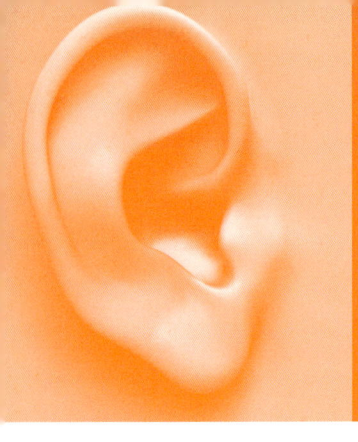

第 16 章 听力保护装置
Hearing Protection Devices

Brian J. Fligor 著
张燕梅 译

一、概述

与医生配制药品（化学品）来治病的方式类似，听力学家需要配制（规定）声音。医生要依据治疗的需要来设定剂量，而且不能过高以致引起化学中毒，声音治疗也是如此，设有一定的剂量，过量则有危害。当一个人需要借助放大装置来减轻感音神经性聋带来的负面影响时，助听器必须有足够增益来提供有效治疗，但不能过度放大以至于引起耳蜗毒性损伤（噪声性听力损失，noise-induced hearing loss，NIHL）。药物剂量不足也是有危害的，因为不能治好疾病。相对于听力损失程度而言，助听器放大程度不足时，则不能提供足够帮助，因此听力损失未得到有效干预，引起的有害影响仍然存在。把用药物治疗疾病和用声音治疗听力损失作类比，延伸到使用听力保护装置（hearing protection devices，HPD）来减少可能引起噪声性听力损失的噪声剂量。听力保护装置是保护个体耳蜗不受环境毒性影响的最后一道防线，旨在将噪声剂量降低至引起耳毒性损伤界限以内。

在职业健康暴露控制分级中（表 16-1），控制危害暴露（化学品、噪声、辐射等）的最理想途径是彻底消除危害本身（因为这是保护个人的最可靠方法）。不能消除危害本身时，下一个可靠和理想的控制方法是采用一个危险性较小的危害源作替代，例如，产生危害性强度的噪声的设备可以用更安静的设备替代。如果无法替换危害源，技术性控制（如消声器或隔音罩）可能会降低噪声等级至个人（可接受）水平。如果技术性控制已经没有办法了，可以通过在嘈杂和安静的活动之间分担工作/轮换工人这种方法进行管理性控制，降低总体噪声剂量（即随时间积累的总量）。最后，个人保护装置是抵御危害暴露的最后一道防线；这种方式将个人置于最危险的境地，因为把个人保护装置正确使用的责任推向了个人。对于听力保护装置，暴露于噪声的个人必须知道如何正确使用装置（以达到规定的噪声衰减量），并一直如此使用；甚至个人有很短时间没有使用听力保护装置，导致无保护状态的暴露，也可能完全抵消听力保护装置的保护作用。另外，太多的衰减（"过度保护"）具有潜在的危害，因为听觉是我们生存的最重要的感官之一。提供过多声音衰减的听力保护装置会妨碍情境感知（警告信号的觉察、重要听觉信息的定位）和言语可懂度。越多衰减并不是越好。合适的听力保护装置是这样的：足够舒适，以便可以在预定时间内佩戴；将听力保护装置下的声音强度持续性降低至 70~75dB。

"越多衰减并不总是越好"的理念似乎与安全理念相对立。然而，重要的是听力学家必须

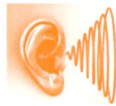

> **知识点** ✓
>
> 合适的听力保护装置是这样的：足够舒适，以便可以在预定时间内佩戴；将听力保护装置下的声音强度持续性降至 70~75dB。越多衰减并不是越好。

表 16–1 职业健康暴露控制等级

消除来源	最可靠和最理想的
替代方案	
工程控制	
管理控制	
个人防护设备（PPE）	最不可靠和最不理想的

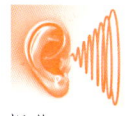

> **知识点** ✓
>
> 8h 85dBA 的噪声暴露是不安全的。这种暴露限值依然会导致 8% 的暴露人群在 40 年工龄后出现实质性听力损伤。

根据可用噪声暴露数据推荐听力保护装置，而不是提供最大衰减的听力保护装置。所有行业典型的声音暴露 8h 时间加权平均值（TWA）小于 95dBA：即大约 95% 的工作场所噪声暴露 ≤ 95dBA（对于每日等效的连续暴露水平）[1]。已知 75dBA（8h TWA）的声音强度不会造成噪声性永久性阈移，即使在高敏感的个体中也是如此[2]。因此，提供 20dB 衰减的听力保护装置足以应对绝大多数工作场所的噪声暴露。然而，有一些噪声暴露比传统的无源听力保护装置需要更多的衰减，如在航空母舰的飞行甲板上工作的海军人员通常暴露在 150dBA 的水平[3]。使用主动消除噪声、深耳道定制听力保护及定制型头盔（通过骨传导降低达到耳蜗的噪声强度）3 种方法结合来保护甲板上飞行员的听力是必要的[4]。

世界各地制定了各种各样的职业噪声暴露限值。大多数工业化国家（美国和中国除外）已经采用 8h TWA-85dBA 作为最大允许暴露范围，其时间 – 强度转换比为 3dB（85dBA 限定在 8h；88dBA 限定在 4h；91dBA 限定在 2h；以此类推）。依据 Prince 等[5] 的说法，8% 的工人暴露于这种允许暴露的范围内，将在 40 年的工龄后遭受重大听力损伤（92% 的工人避免了噪声性听力损失的伤害）。职业安全与健康管理局（美国 OSHA）执行《听力保护法》颁布的法规[6] 及《听力保护修正案》[7]，规定最大允许暴露范围为 8h TWA-90dBA，时间强度转换比为 5dB（90dBA 限定在 8h；95dBA 限定在 4h；100dBA 限定在 2h；以此类推。）Prince 等[5] 预测 25% 接触这种更轻松的

90 dBA 8h TWA PEL 的工人将在 40 年的工龄后遭受实质性听力损伤。然而，美国法律规定了当工人处于 85dBA（如 85~89.9dBA）的"活动水平"中，则必须采取听力保护措施，包括提供听力保护装置。

工人暴露于潜在危害性强度的噪声下必须采取听力保护措施（表 16-2），这类似于职业健康暴露控制的分级[6]。噪声调查确定工人暴露是否超出法律规定强度或允许暴露限制。对工程控制进行调查，以确定是否可以在源头减轻噪声。如果工程控制不能将噪声降低到低于法律规定的强度（美国是 8h TWA-85dBA），则依据《听力保护项目》工人必须进行基础的、每年一次的听力测试。工人必须接受工作场所安全培训，其中包括噪声危害及噪声对听力和生活质量的有害影响的相关教育，以及承担个人责任以减少噪声暴露（工作中或工作外）的动机。最后，必须为工人提供各种样式的听力保护装置，即雇主不能为工人提供单一类型的听力保护装置，因为没有哪种听力保护器适合所有人。

表 16–2 听力保护项目要素

- 噪声调查
- 工程控制
- 听力监测
- 教育和激励
- 听力保护装置

二、听力保护装置的类型、衰减特征

听力保护装置有各种形状、尺寸和型号供使用，具有不同衰减特征和用途，国家职业安全和健康研究所（美国 NIOSH）提供了数百种市场售

卖的听力保护装置的介绍[8]。主要有2种类型的听力保护装置：耳塞和耳罩。耳塞尺寸通常适合大多数人，可以由闭孔泡沫或定制硅胶或热塑弹性材料制成。闭孔泡沫耳塞卷成一团，插入耳道并固定在适当位置，插入后再膨胀。根据耳塞在耳道中不同深度，可以得到不同程度的衰减（和堵耳效应）。定制型耳塞可以放置于深耳道中或者在更浅的位置；这与耳道的大小更加相关而不是插入深度本身。由于这些原因，耳塞式听力保护装置的衰减比耳罩式具有更大的变异性。相对而言，耳罩式听力保护装置是环形的，与松紧头带或安全头盔相连接。由于插入深度和个人耳道大小并不影响耳罩，因此其衰减的变异性不如耳塞式听力保护装置那么大（表16-3）。

三、衰减特征

相当多的研究都集中在改进听力保护装置的衰减特性上[9-11]。听力保护装置衰减各频率环境声能量的程度受到多种因素的影响。这些因素不仅与听力保护器中使用的材料厚度和密度有关，而且与骨传导声音的水平有关。

典型（无源衰减）听力保护装置对高频声音的衰减比低频声音更有效。如表16-3显示了典型的深耳道式工业泡沫耳塞的频率性特征。随着频率的增加，衰减增加，在2000Hz以上趋于平稳。如果没有较深的插入，则如表16-3中数据报告，低频率（750Hz以下）的衰减就会受到影响。这是因为低频声能量更容易从耳道壁与耳塞之间的缝隙/间隙中传入。而这可能不会是环形耳罩式听力保护装置的问题。图16-1A显示了理想拟合的广泛使用的泡沫耳塞（图16-1B）可以实现的衰减。

Berger等[9]确定了听力保护装置可以提供的无源隔声的上限。他们指出，骨传导的存在限制了听力保护在2000Hz时最低（40dB）。基于这种输入情况，声音绕过气传导路径，直接通过颞骨传到耳蜗。如图16-2显示了无源听力保护器的衰减在各频率上骨传导极限值。

听力保护装置的性能（如预期要实现的衰减）通常由单个数值等级系统来反映。在美国，法律规定所有听力保护装置都标有降噪等级（noise

表16-3　4种听力保护装置的降噪等级及其倍频程衰减和相关标准差

	降噪等级（dB）	频率(Hz)	125	250	500	1000	2000	3150	4000	6300	8000
3M E-A-R 经典软耳塞	31	平均衰减	35.7	41.5	46.2	42.4	37.7	42.5	44.7	47.2	46.4
		标准差	7.4	8.5	6.2	5.3	2.4	2.8	3.5	5.4	4.5
现代3000-耳罩（头戴式）	25	平均衰减	16.5	21.8	33.8	40.4	35.1	36.2	38.4	38.3	39.7
		标准差	2.5	2.7	3	3.9	3.4	3.4	3.2	2.2	2.8
"战备"耳塞（开放式）	7	平均衰减	4.1	4.5	11	18.7	24.9	29.8	25.8	18.7	22.2
		标准差	2.7	2.8	3.9	3.2	3.3	2.7	3.3	3.6	4.7
音特美研究-音乐家耳塞（15dB）	9	平均衰减	15.8	14.9	16.7	17.1	16.6	16.9	17.9	19.1	22.8
		标准差	3.6	4.4	4.3	2.8	3.5	3.9	4.3	3.8	4.5

数据由 Lantos Technologies, Inc.（Wakefield MA）友情提供

E-A-R 经典软耳塞（3M Corp., St. Paul, Minnesota）是一款典型工业泡沫耳塞型听力保护装置。现代3000耳罩（3M Corp., St. Paul, Minnesota）常用于工业。"战备"耳塞 3M Corp., St. Paul, Minnesota）是一款军事用途的预制听力保护装置，具有"打开"和"关闭"摇臂旋钮，提供高强度声音下的听力保护，同时允许使用者听到许多环境噪声。数据由 3M Corp (St. Paul, MN) 提供 http://multimedia.3m.com/mws/media/1087607O/attenuation-data-for-3m-hearing-protection.pdf Accessed February 15, 2017）

音特美研究-音乐家耳塞（Etymotic Research Musicians Earplug）是一款定制式频率衰减"平坦"的耳塞，带一个有9DB、15dB和25dB挡位的滤波器

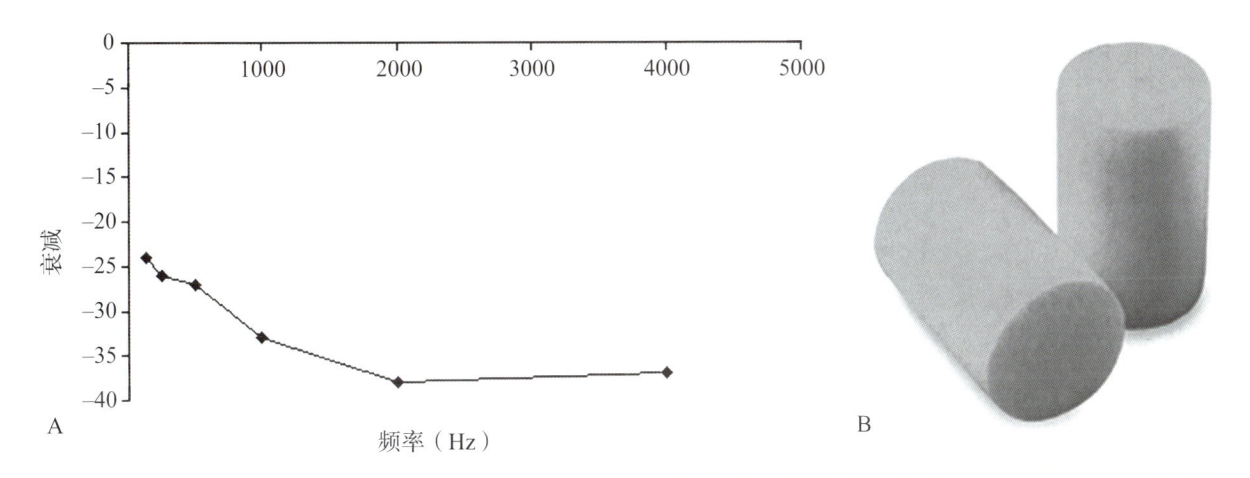

▲ 图 16-1　A. 深度置入的 3M 经典泡沫软耳塞的衰减。注意，在较高频率区的衰减是最大的。B. 3M 经典泡沫软耳塞的图片（图片由 Elliott Berger 友情提供）

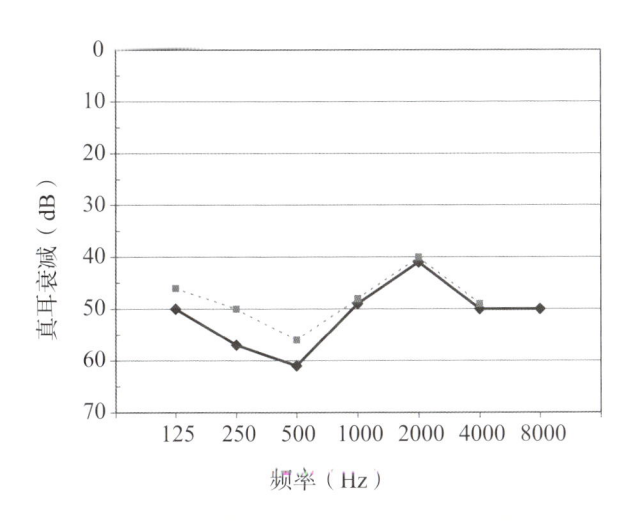

▲ 图 16-2　听力保护装置的声音传播的骨传导有限度，意味着 2000Hz 的最大衰减是 40dB

虚线代表早期数据（经许可改编，引自 Berger EH, Kieper RW, Gauger D. Hearing protection: surpassing the limits to attenuation imposed by the bone-conduction pathways. J Acoust Soc Am 2003;114（4 part 1）:1955–1967）

reduction rating，NRR），受过训练的用户在佩戴特定听力保护装置时可以通过这种单个数值等级（单位 dB）来预估衰减量。降噪等级由美国环境保护署依据 1979 年签订的题为"听力保护装置噪声标识标准"的协议来建立[12]（http://www.gpo.gov/fdsys/pkg/FR-2009-08-05/pdf/E9-18003.pdf，引用时间 2016 年 12 月 24 日），它采用了 ANSI 的 S3.19 标准[13]。在此之前，没有针对听力保护装置测试程序和标示方案的规范化要求，而通过此法规，建立强大的新工具来帮助用户对比不同听力保护装置的衰减。然而，用户普遍误认为越大的降噪等级 NRR 数值意味着听力保护装置是"越好的"。事实并非如此，因为过多衰减存在安全风险，可能超出降低噪声性听力损失风险所带来的好处。

当实验员在实验室测试条件下，将听力保护装置佩戴在受过训练的受试者身上时，降噪等级是对 125～8000Hz 的 9 个不同频率带宽预期衰减的一个简单的解答。作为一种频率函数，用于确定衰减量的实验技术，是真耳阈值衰减（real-ear attenuation at threshold，REAT）。自由声场下的听力图是由受试者耳朵未遮挡时获得，以及（并且）由验配专家为其佩戴听力保护装置后复测。由 10 例受试者的测试数据计算获得降噪等级，然后考虑到用户的个体差异，在每个频率上将平均衰减量减去 2 倍的标准差。这种相减的应用旨在使 98% 的听力保护装置用户都可以达到预期衰减量。降噪等级 NRR 的数学计算公式如下所示。

降噪等级 = 噪声强度（C 计权）– 噪声强度（A 计权）+ 衰减量（A 计权）–3dB–2 倍标准差

从这个公式中可以看出，如果真实的噪声频谱没有低频能量，则前 2 个项目是相同的（A 计权和C计权噪声强度将会一样），则降噪等级等于真耳阈值衰减减去2倍标准差，再减去3dB的安全系数得到衰减值。音乐家使用的ER-15 flat（均匀衰减器）耳塞，倍频程带宽衰减约为15dB（125～8000Hz），计算出的降噪等级仅为9dB（表16-3）。Johnson和Nixon[14]指出如果低频衰减极小时，则降噪等级趋向于人为的虚高，而如果衰减特征平坦，则降噪等级会人为虚低。

表16-3显示了4种不同听力保护装置的衰减特征及其对应的降噪等级。

尽管要求标示降噪等级为用户提供了一定程度的指导，但是降噪等级自身受到严厉的批判。大量研究显示，与实验室环境中训练有素的受试者不同，实际用户在声场中获得的衰减量大大低于降噪等级所认为的衰减量[15]。据观察，性能差源于多种原因，值得注意的是，实地研究中，用户较少使用听力保护器。一般来说，降噪等级和声场测量之间的差异，耳塞大于耳罩，因为耳罩通常更容易正确佩戴。美国环保署已经承认目前测量和标示降噪等级的方法存在局限性，并且多年来一直考虑更新降噪等级法规。目前已经出台了提供听力保护装置性能标示的其他标准[16]，但是尚未取代降噪等级。

尽管已经知道某个听力保护装置的实际衰减在个体之间差异很大，然而通过降噪等级来估计工人降低噪声暴露（例如，佩戴听力保护装置后接触的强度）依然普遍。众所周知计算工人降低噪声暴露的名义上方法是A计权的8h TWA 噪声强度，如以下公式所示。

名义上降低暴露（dBA）=TWA（dBA）-（NRR-7）

公式中减去7dB是一种谱系校正因子，用于解释在降噪等级测试期间 [使用C计权分贝（dBC）] 测量噪声的方法与工作场所进行（使用dBA）的测量方法之间的差异。然而，上面的公式没有考虑实现衰减的可变性，而是认定听力保护器的所有用户都会实现标示的降噪等级。如上所述，这是不切实际的期望。有2种方法可以解释标示量与实际衰减量之间的预期差异。第一种方法是美国职业安全与健康管理局（OSHA）推荐的，将听力保护装置标示的降噪等级降低50%，如下所示。

OSHA降低暴露（dBA）=TWA（dBA）-（[NRR-7]×50%）

第二种方法是美国国家职业安全和健康研究所（NIOSH）推荐的，如下所示。

NIOSH降低暴露（dBA）=TWA（dBA）-（NRR_d-7）

其中NRR_d是考虑到耳塞类型而降低了NRR。美国国家职业安全和健康研究所推荐的降低（强制性）听力保护装置的NRR是耳罩减少25%，泡沫耳塞减少50%，其他所有类型耳塞（如定制耳塞）减少70%。因此，举例来说，如果一个工人使用了标示NRR 30dB的定制耳塞（译者注：原著有误，已修改），则NIOSH的NRR_d将为30-（30×70%）=9dB。应该注意的是，美国职业安全与健康管理局降低暴露及美国国家职业安全和健康研究所降低暴露的公式没有考虑到实验室测试的NRR与定制的听力保护装置的声场测试衰减量之间的差异。如果在定制听力保护装置中使用这种降额（降级）方案，那么定制装置的用户将被不恰当地标记为保护不足，而实际上他们有可能被过度保护[17]。

高强度暴露（>100或105dBA TWA）的工人应该佩戴双重保护——即耳塞加上耳罩组合。预估双重保护的衰减的一般经验法则是在具有较高NRR的听力保护装置衰减量上增加5dB[4]。

虽然在美国降噪等级是检验和标示听力保护装置的必需标准，但世界上还有其他在使用中的标准。常见的检验和标示规范包括欧盟（EU）使用的单一数值评级（信噪比），以及澳大利亚和新西兰使用的声级转换（SLC80）。在降噪等级、信噪比和声级转换之间存在若干差异，包括降噪等级计算中减去 2 个标准差以解决用户个体差异性的事实，而其他 2 种规范仅减去 1 个标准差，并且测试频率在一定程度上不同。信噪比依据特定类型的噪声环境对保护器进行分级，对高频（H）、中频（M）和低频（L）频谱具有不同级别。声级转换的值用于为测试的听力保护装置指定级别，例如，"1 级"适用于最高值为 90dBA，"2 级"最高值 95dBA 等[18]。

四、标准听力保护装置的局限性

如前所述，合适的听力保护装置是个人愿意使用的听力保护装置；也就是说，一个耳塞虽然提供了大量的衰减，但是使用起来不舒服，并且影响了听铲车警报和同事讲话的能力，则不太可能一直被使用。当工人选择摘除听力保护装置而违反工作场所保护规定时，雇主对工作中造成的听力损失负有经济责任。如果美国职业安全与健康管理局监督员发现不符合强制性使用听力保护装置的要求，则可能会向公司发出警告或罚款。虽然工人的赔偿金和美国职业安全与健康管理局罚款通常不会对雇主造成负担，但这种处罚确实提高了工作场所保险的年度保费，这可能会变得足以影响安全文化。因此，识别并减少听力保护装置的局限性符合每个人的最佳利益。

这些局限性包括但不限于舒适度（需要在岗期间佩戴听力保护装置的工作）、对情境感知的妨碍、堵耳效应，以及对言语交流的妨碍。这些潜在的局限性都将一一叙述。

耳朵是身体的一个非常敏感的部位，受面神经（第八对颅神经）和迷走神经（第十对颅神经）支配。外耳有丰富的血液供应，而且外耳类似于指纹，每个外耳都不一样。另外，外耳道的外 1/3 的前壁与下颌骨的髁突直接相连。在约 50% 的外耳道中，张开嘴巴导致外耳道第一和第二弯曲之间区域的形状改变（被认为是对于实现听力保护装置充分的声学密封而言的重要区域）[19]。这种形状改变可能导致耳道压缩（大概 10% 的耳），当听力保护装置在此位置时耳朵可能有摩擦或被挤压的感觉。此形状改变更有可能出现耳道扩张（约 45% 的耳），可能出现听力保护装置的声学密闭性能下降。这样有理由认为不使用听力保护装置比使用任何听力保护装置都要舒适。那么，舒适度的问题成了"哪种听力保护装置最不舒适？"

Park 和 Casali[20] 开发并验证了一项名为舒适度指数（comfort index, CI）的标准化问卷，这是一份包含 14 个问题的清单，受试者采用 7 级 Likert 量表回答"现在感觉听力保护器怎么样？"这一问题。Davis 等[21] 改进了舒适度指数问卷，采用了相同的 14 个问题，但是将回答层级减少为 5 级 Likert 量表。对于"现在感觉听力保护器怎么样？"示范性回答是"疼痛到无痛"（2 个极端之间有 5 级）和"柔和到粗暴"（2 个极端之间同样是 5 个级别）。受试者回答的每个问题都赋有一个数值（1= 最舒适；5= 最不舒适），然后获得一个"舒适度指数"总分。舒适度指数得分越小，则感觉越舒适。采用 Davis 等[21] 修改的 5 级 Likert 量表，其反应范围从 14 分（非常舒适）到 70 分（非常不舒适）。舒适度指数在耳塞和耳罩上均经过了验证，但是仅限于被动设备。

由于受到听力保护装置的过度保护，工人没有听到重要的安全警报声，例如铲车或其他机动车警报，将导致丧失性命[22]。工人们将报告由于担心失去情境感知而不遵守使用听力保护设备的规定[23]。对军队来说这是一个巨大的挑战，因为在战斗中士兵的生存能力和攻击能力取决于优秀的情境感知能力。不幸的是，来自突击步枪的单次射击的报告可能导致未受保护耳的立刻的、永久性的感音神经性聋和耳鸣。为应对过度保护引发的挑战，已经制造了一些衰减高频声音，而低

知识点 ✓

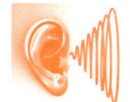

佩戴听力保护装置面临的问题包括舒适度、对情境感知的妨碍、堵耳效应，以及对言语交流的妨碍。

频声音相对无衰减地通过的耳塞。其他耳塞（如战备耳塞，表16-3）已经通过声学调谐，以在狭窄的声道中产生湍流，从而使非常高的声压减弱，而较低的声波则不受限制。除了无源（非电子）设备，还开发并商业化了许多不同的技术，以减轻对情境感知的干扰（如有源/电子听力保护装置、有源降噪、低声级放大装置等）。

耳内放置任何装置（听力保护器、消费者音频耳机，或者助听器耳模）的一个挑战是当人耳道两端闭合时，他的声音的基频相对放大，即众所周知的堵耳效应。当耳道中没有放置装置时，低频声音从耳道口释放出来。当耳道闭合时（如用手指堵住外耳道口或耳道内放置一个装置），低频能量封闭于一个有限的空间，因此被放大。2种方法来降低堵耳效应：①耳内装置设通气孔，使低频声音可以释放；②将装置尽可能深地放置在耳道内，使得从声道发出的声音通过耳道壁传播，在骨性区（或者超过第二弯）与装置接触。提高装置的阻抗以抵抗耳道软组织部分整个区域，减小装置与鼓膜之间封闭的气体体积，这两者的结合极大地降低了作为堵耳效应特征的低频增强[24]。通气孔是助听器处理堵耳效应的一个合理（通常是可取的）途径，但是通气孔会基本上抵消听力保护装置的性能，除了极少数环境，通气孔是故意为之的（例如针对只有极高频声音能量的伤害性噪声而存在的通气耳塞）。

本章叙述典型听力保护装置的最后一个缺陷是由听力保护装置带来的言语交流妨碍。通常，用户摘除他/她的听力保护装置的原因是要与同事交谈。普遍认为随着噪声强度增加（信噪比随之降低），言语交流能力下降。在大部分案例中，信噪比是决定言语可懂度的主要因素，尽管有其他外在和内在因素同等重要，如混响和听觉处理技能。在工业中，信噪比本来就很差，而且混响的存在进一步降低了言语识别。Abe 等[25]的早期研究表明，尽管言语识别率随信噪比降低而降低，但听力保护装置对正常听力受试者的影响极小。Casali 等[22]同样报道说，没有证据表明对于处于相对安静的工作环境中的正常听力工作者而言，听力保护装置会影响他们的理解能力。然而，需要注意的是，无论是噪声暴露、老年性聋或者其他原因，许多处于工作场所的工人确实有一些感音神经性听力损失。与 Abel 等[25]及 Casali 等[22]不同的是，Tufts 和 Franks[26]证实了当佩戴耳塞时噪声环境中交流困难会进一步加剧，因为讲话者声音显然更小（也许由于堵耳效应），相对地高频声音能量也更少。他们的结论是"在噪声下交流时，佩戴耳塞的会话者（及他们的聆听者）是处于劣势的。"

听力保护装置阻碍言语交流的另一个例子是，经常会看到舞台上的音乐表演者摘除一侧耳的监听耳机，保留另一侧耳的监听耳机。这样做的理由是，音乐人需要继续听到监听耳机中呈现的内容（如听到鼓声以保持节奏），但想要与听众进行无拘无束的互动，或者听到乐队成员的歌声。通过移除听力保护装置来改善语言交流的这些方法几乎消除了听力保护装置使用的益处。例如，在 Neitzel 和 Seixas[27]的一项研究中，建筑工人使用听力保护装置的时间不到他们暴露在超过85dBA噪声中时间的1/4。尽管听力保护装置上的NRR标签很高，但有限的使用时间导致建筑工人的听力保护装置的有效防护小于3dB。

五、定制式听力保护装置

定制式听力保护装置是降低典型无源听力保护装置舒适度局限性的一个途径，同样降低了各种听力保护装置（有源同无源一样）实验室测试与现场评估衰减值之间的差异。定制式听力保护装置是耳塞，他们要么填满整个耳甲腔及耳道内一段距离，要么占据耳甲腔下部分及耳道内一段距离。能够衰减的量与耳塞在耳道中通过第一弯时的贴合度及该装置在耳道中深度有关[28]。耳塞进入耳道越深，衰减的量越多（而且堵耳效应越小）。耳塞相对耳道来说，越大则衰减越多。但是，耳道贴合度和深度与舒适度之间存在矛盾的关系。如果（听力保护）装置撑宽外耳道和（或）在耳道骨质区施加径向压力，则定制式听力保护装置的舒适度比非定制式听力保护装置更差，但其可在骨部交界处提供衰减。

采用定制式听力保护装置，这样的装置要么刚好塞入，要么根本没有塞入（而且极其不舒服，并且悬在外耳道口）。Neitzel 等[17]指出，定制式听力保护装置在现场评估的衰减几乎与标示的 NRR 一致，但非定制式耳塞在现场评估与标示的 NRR 有很大的偏差。基本上，耳塞的定制化大大降低了从这次佩戴到下次佩戴耳塞衰减的可变性。定制式听力保护装置需要耳模取样（或者近期耳部直接的扫描），然后将其送到耳模实验室用以制造定制式听力保护装置。大多数情况下，定制式听力保护装置由柔软材料（如生物相容性硅胶）制成，以适应由于下颌运动引起的耳道形状改变，也可以由硬质材料（如丙烯酸）制成。2017 年，定制式无源听力保护装置的每对成本 80～225 美元不等。对于稳定的劳动力（工人流动率低），公司为每个工人定制听力保护装置的成本，在 2～3 年后（取决于每天工人扔掉他们的一次性耳塞，然后获得一对新的耳塞的次数）低于每对 20 美分的一次性听力保护装置的成本。

六、无源声学调谐听力保护装置

开发无源声学调谐听力保护装置是降低过度衰减的一个途径。其中一个案例是音特美研究（Etymotic Research）的音乐家耳塞。这种耳塞可以做成定制式装置（如图 16-3A 所示），并且有成品和多个版本（如 ER20Xs），价格较低，但在频谱上衰减的均匀性较差。音乐家耳塞是一种声学调谐产品，最初由电气工程师 Elmer Carlson 于 20 世纪 70 年代发明，并由 Carlson 先生的雇主 Knowles 电子公司（Knowles Electronics, Itasca, Illinois）授权给音特美研究[29]。图 16-3 显示的是音乐家耳塞的 2 个部分（空心"套筒"和按钮过滤器）的示意图，它具有类似于电路的声学电路部件。这些滤波器有 9、15 和 25dB 衰减器，所有衰减器在 125～8000Hz 频率范围内提供名义

上相等的衰减量，只要耳模印模或直接耳扫描获取超过第二弯的耳道解剖结构，并且套筒的声孔尺寸足以提供符合制造商规格的适当声学介质。音特美研究认证了希望制造音乐家耳塞的各个耳模实验室，所有定制的耳套都使用声学质量计进行适当的声学质量测试。

音乐家耳塞在芝加哥爱乐乐团成员的声音暴露和听敏度研究后于 1988 年商业化[30]，这证明了对高保真听力保护装置的需求。与大多数工业噪声暴露一样，大多数音乐暴露并没有超过 95dBA-8h TWA。因此，适度的衰减是谨慎的，特别是对于一些遭受不是噪声而是音乐声音的人。有潜在危险的信号（音乐）是音乐人和音乐听众进行活动的目的，而不是试图阻止尽可能多的不想要的信号（噪声）。可接受的听力保护装置应该是阻碍音乐信号最少，但依然能够在佩戴后提供一个低于 75dBA-8h TWA 的强度；提醒读者注意，75dBA 是 8h TWA 上集成的，因此不要误解为，如果演出是 2h 或更短则需要超过 15dB 的衰减。只有在极少数环境下，音乐家或听众需要 25dB 的滤波器；如果用户受到过度保护而选择不使用听力保护装置，那么声音越小通常就不会得到更多的保护。

近年来，其他无源"音乐家"耳塞已经商业化，但是这些装置的研究几乎没有达到音特美研究品牌的产品的水平，而且在不同程度的滤波器衰减下，对预期的频率响应的可用性较小。如果一位听力学家为一个患者选配的耳塞，主诉（听起来）平滑，那么听力学家和患者最好采取验证措施（例如，真耳衰减阈值、在声场中、采用 1dB 步距）来确定这个听力保护装置是否正如主诉（听起来）那样平滑。

其他无源声学调谐听力保护装置包括战备耳塞这类装置（表 16-1）。这种听力保护装置旨在允许较轻的声音（如言语、重要的环境声音信息）相对不受阻地通过听力保护装置，同时显著降低（削峰）枪支发出的声音强度。对非定制听力保护装置这样一个装置的有效性取决于听力保护装置在耳道中的密封程度。其他声学调谐听力保护

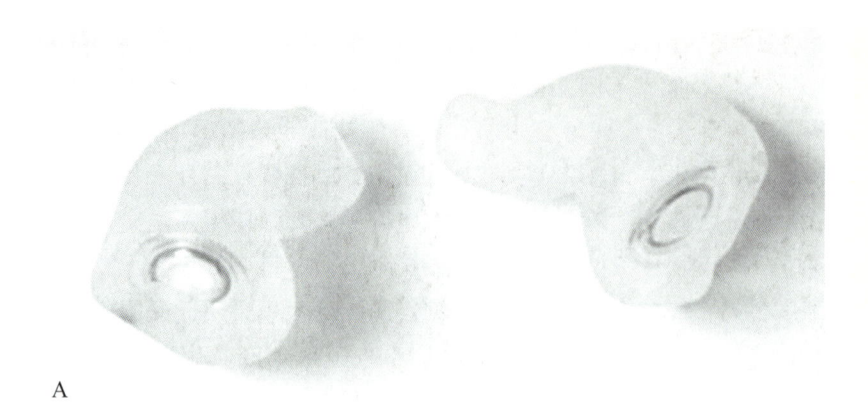

听力治疗学 *Audiology Treatment*

◀ 图 16-3　A. 音特美研究 - 音乐人定制式硅胶耳塞。©Copyright Lantos Technologies, Inc；B. 有定制耳膜的 ER-15 耳塞横截面示意图，显示了电容（C）、电阻（R）和电感（L）

（经许可转载，© Etymotic Research Inc. 版权所有）

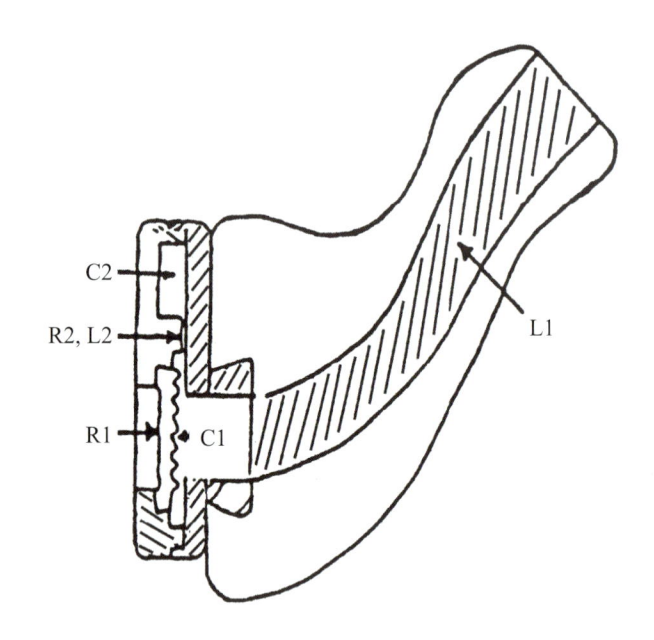

装置包括滤波耳塞，如 Hocks 滤波器，它是一种具有非常小直径管腔的硬质塑料插入物，放置于一个闭塞的耳塞的钻开的传声孔中。设置这种非常窄的声孔是为了允许极低频率的声音（具有很长的波长）相对无衰减地通过，而像固体封闭式耳塞那样衰减较高频率的声音。这种滤波耳塞有用的例子是，当环境中的有害噪声限于高频，但语言交流是必要的时。

七、有源电子听力保护装置

得益于电子元件小型化、助听器麦克风的出色性能及按钮大小（助听器）电池的良好寿命，许多嵌入式电子听力保护装置已经进入市场。这种"有源"电子听力保护装置可以定制或者是现成的。这样的例子包括 Westone DefendEar 和音特美研究的 PRO 系列（音乐 PRO、GunSport-PRO 等等）。一款音特美研究的音乐 PRO 电子听力保护装置的例子如图 16-4 所示。该装置可根据个人耳道的形状，采用定制式进行改装，从而在低频区提供一致性更好地无源声音隔离效果。考虑到轻声和中等强度的声音并不需要衰减以保护听力，并且这些声音通常对听力很重要，有源/电子听力保护装置允许这些无伤害性声音以统一增益通过（或者取决于装置和设置，可能为较小的输入声音提供一个中等增益）。当声音超出电路规定的高强度范围，这些装置会进入压缩和（或）削峰。需要注意的是用于确定降噪等级的标准真耳衰减阈值检验对这种有源、强度相关的装置并不可行，因此使用替代测试方法来提供

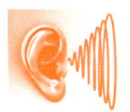

> **知识点** ✓
>
> 使用有源降噪的听力保护装置结合相位抵消用于衰减低频声音，结合无源声音隔离用于衰减高频声音。

低频率的声音（即低于 1000Hz）需要较少的信号处理资源，尽管该技术提供宽带有源降噪。通常情况下，使用有源降噪的听力保护装置将结合无源声音隔离，用以在高频段提供衰减，这减少了有源降噪在高频段起效的必要性。使用这些装置产生的典型低频衰减为 10~15dB。使用这样的装置通过降低低频的环境噪声而保留对言语识别至关重要的中高频辅音，从而显著提高信噪比。有源降噪的听力保护装置尚未在工业中获得广泛认可，主要原因是成本问题，但是 Casali 等 [22] 的研究证明了在提高噪声中言语的识别和车辆备用警报的觉察方面的潜在益处。

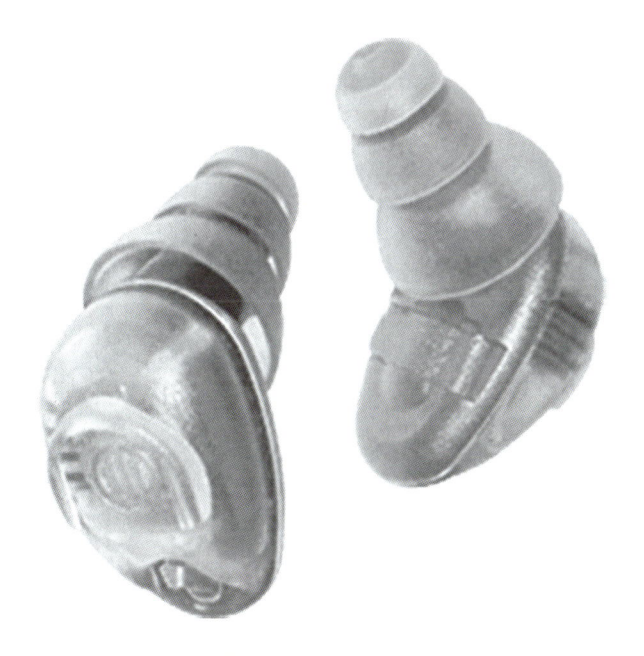

▲ 图 16-4 音特美研究 - 音乐 PRO 电子非线性听力保护装置的图片

这款耳机有 2 种设置："15dB"模式和"9dB"模式，麦克风拾取的环境信号以高达 70dB SPL 强度输出到耳道中，然后当输入是 70~100dB SPL 时，逐渐压缩输出信号。对于 100~120dB SPL 的输入信号，在各频率均匀衰减 15dB。在 120dB SPL 及以上的输入时，输出限制在 105dB SPL。其他 PRO 系列电子听力保护装置具有相同的外形尺寸，但是输入 – 输出特征不同

NRR 产品标示的降噪等级。

八、紧要交流应用的有源听力保护装置

在紧要交流用途中，认为使用听力保护装置会影响工作效率和安全性。针对听力保护装置在言语交流中使用的有害影响，本文提出了改善噪声中语言交流（和警报信号的定位）的 3 种技术策略：有源降噪，使用具有内置通讯系统的听力保护装置，以及使用高频衰减较少的听力保护装置（即在整个语谱上具有更均匀的衰减特性，而不是高频比低频衰减得更多）。一般地，有源降噪使用相位抵消来衰减环境中的背景声。有源降噪装置已经在一系列非职业聆听环境中得到广泛认可，尤其在背景声特别大（75~80dBA）[31] 且恒定的飞机上。因为有源降噪使用相位抵消（产生 180° 相位差的声音，以便产生抵消），所以对

九、可听到的（设备）：旧的、新的，为耳使用

从技术上讲，用于耳朵的新型可佩戴设备被称为"可听到的"。这种装置被认为是"聚合"装置，因为它们可以充当听力保护装置（通常是有源的、水平相关的装置）、充当提高听力的装置（例如，为轻度和中度声音输入提供一定程度的增益）、充当娱乐设备（通过无线连接的智能手机传输音乐或其他音频设备），以及可以提供其他功能，例如使用与耳皮肤连接的光电容积描记血管容积图（PGG）来进行心率监测/健康跟踪。用光电容积描记血管容积图传感器测量生物特征数据时，耳朵恰好是一个非常好的位置，因为耳朵的血管良好，而且（相对手腕）被保护得更好而免受环境光照（其干扰光电容积描记血管容积图从灌注皮肤颜色获取基于光的信号）。不管如何，这些可听装置是耳朵使用技术的一股新浪潮，或者是一种时尚，还有待观察。然而，如果技术分析师可信的话，预计到 2020 年可听装

置的市场将增长至450亿美元[32]。

十、评估技术

有多种方法可以验证听力保护装置，而目前最为受欢迎的3种方法是真耳阈值衰减、真耳麦克风及声学测试装置。每种方法各有其优缺点，对一些特定类型的听力保护装置有些方法比其他方法更合适[33]。

十一、真耳阈值衰减的方法

如前所述，在定义降噪等级时，真耳衰减阈值方法要求使用人员不佩戴耳塞在指定频率范围固定位置测试听力，然后佩戴耳塞固定位置再次测听。这种方法可以通过声场测听或耳罩式耳机（只要这些耳机够大，不至于使耳郭变形）来进行。通常，使用1dB步距来缩小测量中的标准差。真耳衰减阈值的方法尽管有缺点，但被认为是验证听力保护装置的金标准。首先，它需要行为反应（因此在测量中引入了主观性），这是测量中可变性的来源。降噪等级仅在成人中测量，尚未建立具有足够小的、可变性的适用于儿童测试技术（条件化游戏测听或视觉强化测听）真耳衰减阈值的测量。另外，它相对较慢，需要合适的测试设备及一名能进行测听的专业人员；所需要的时间比一个人常规验配耳塞或耳罩所需的时间更多，而且可能无法在声场中进行（由于设备的限制）。最后，强度相关的（如有源降噪和无源非线性）听力保护装置设计为在低强度输入（例如在测试真耳衰减阈值时使用）时提供少量或不提供衰减，因此有意显示0dB（或接近0dB）衰减的真耳衰减阈值。

十二、真耳模式的麦克风

真耳麦克风方法是一根连接麦克风的探管置于近鼓膜处，相当于使用助听器验证设备测量助听器输出中的真耳测试（REM）。不同之处在于，真耳测试旨在归纳达到鼓膜处的声音增益及其功能（将声音带入听力损失人群残余听力区域），而真耳麦克风技术旨在归纳当装置安置时，扩散声场和鼓膜之间的损耗（即衰减）及其功能。与真耳衰减阈值相比，这种测试更加客观（无须受试者反应），而且快得多。然而，主要的挑战是麦克风放置在耳道中或通过听力保护装置的安装，而不会影响到听力保护装置的性能。由于探管存在导致听力保护装置和耳道壁之间存在缝隙，引起测试伪迹，这大大降低了低频衰减的量。商用真耳麦克风系统使用了不同的技术来应对这一挑战，例如在听力保护装置中，通过一个阀门来插入麦克风。

十三、声学测试模具的方法

声学测试模具作为人的头部和耳朵的替代品，方法涉及人体模型的使用。听力学家最容易认可的声学测试模具很可能是Knowles声学研究电子模型（Knowles Electronics Mannequin for Acoustic Research, KEMAR）。作为一个合适的替代品，其耳道、耳郭、头部等应该与预期用户的尺寸一致，还要具备用于测试感兴趣的听力保护装置的特征（如皮肤模拟）。静态声学测试模具的模型在成人纬度上缺乏广泛的可变性，因此提供的数据对实际世界的推断有限。声学测试模具可以用于一些不适合使用人体对象的应用，例如测试听力保护装置对枪击和爆炸的非线性响应。更复杂的声学测试模具可以通过骨传导结合声音传播特征，以避免一些超过最大可能衰减的误差。

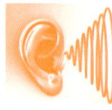

> **知识点** ✓
>
> 评估听力保护装置提供的声音衰减有3种不同的方法。每种方法都各有优点和缺点，但声场衰减评估可以使用商业设备在声场中进行。

十四、总结

当暴露控制层级中概述的其他措施未能成功消除噪声性听力损失的风险时，听力保护装置是保护噪声暴露人群听力的最后手段。听力保护装置对于噪声控制并不是完美的解决方案。因为它存在一些缺陷，包括妨碍言语交流、不良的情境感知、舒适性及堵耳效应。也许更令人担心的是，指示听力保护装置"有效性"的标签可能具有欺骗性（因为很少有用户能够实现非定制听力保护装置标示的噪声降低量）和误解性（用户误解更多的衰减不一定更好）。定制听力保护装置、有源／电子听力保护装置、滤波／调谐听力保护装置及支持通讯的装置，是帮助用户克服现成、被动听力保护装置缺陷的技术性解决方案；作为整个听力保护项目的一部分，听力学家的作用是向最终用户宣传如何最好地满足他／她的听力保护需求。

参考文献

[1] Cheng W, Roberts B, Mukherjee B, Neitzel RL. Metaanalysis of job-exposure matrix data from multiple sources. J Expo Sci Environ Epidemiol. 2017

[2] American National Standards Institute (ANSI). Determination of Occupational Noise Exposure and Estimation of Noise-Induced Hearing Impairment (ANSI S3.44–1996). New York, NY: Acoustical Society of America; 1996

[3] Yankaskas K. Prelude: noise-induced tinnitus and hearing loss in the military. Hear Res. 2013; 295:3–8

[4] National Institute for Occupational Safety and Health. Criteria for a Recommended Standard: Occupational Noise Exposure, Revised Criteria 1998. DHHS (NIOSH) Publication No. 98–126. Cincinnati, OH: National Institute for Occupational Safety and Health; 1998

[5] Prince MM, Stayner LT, Smith RJ, Gilbert SJ. A reexamination of risk estimates from the NIOSH Occupational Noise and Hearing Survey (ONHS) J Acoust Soc Am. 1997; 101(2):950–963

[6] Occupational Safety and Health Administration. Occupational noise exposure: Hearing Conservation Amendment. Fed Regist. 1981; 46:4078–4179

[7] Occupational Safety and Health Administration. Occupational noise exposure: Hearing Conservation Amendment: final rule. Fed Regist. 1983; 48:9738–9785

[8] National Institute for Occupational Safety and Health. The NIOSH Compendium of Hearing Protection Devices. Updated version. Publication No. 95–105. Cincinnati, OH: US Department of Health and Human Services/Centers for Disease Control, National Institute for Occupational Safety and Health; 2003

[9] Berger EH, Kieper RW, Gauger D. Hearing protection: surpassing the limits to attenuation imposed by the bone-conduction pathways. J Acoust Soc Am. 2003; 114(4 pt 1):1955–1967

[10] Shaw EAG, Theissen GJ. Improved cushion for ear defenders. J Acoust Soc Am. 1958; 30:24–36

[11] Zwislocki J. In search of the bone-conduction threshold in a free sound field. J Acoust Soc Am. 1957; 29:795–804

[12] Environmental Protection Agency (EPA). Noise Labeling Standards for Hearing Protection Devices; 1979. http://www.gpo.gov/fdsys/pkg/FR-2009–08–05/pdf/E9-18003.pdf. Accessed December 24, 2016

[13] American National Standards Institute (ANSI). Method for the Measurement of Real-Ear Protection of Hearing Protectors and Physical Attenuation of Earmuffs. (ANSI S3.19–1974) (ASA STD1–1975). New York, NY: Acoustical Society of America; 1974

[14] Johnson DL, Nixon CW. Simplified methods for estimating hearing protector performance. J Sound Vibrat. 1974; 7:20–27

[15] Berger EH, Franks JR, Lindgren F. International review of field studies of HPD Atten. In: Axlesson A, Borchgrevink H, Hamernik RP, Hellstrom P, Henderson D, Sanvi RJ, eds. Scientific Basis of NIHL. New York, NY: Thieme Medical Publishers. 1996;361–377

[16] American National Standards Institute (ANSI). Method for the Measurement of Real-Ear Attenuation of Hearing Protectors. (ANSI S12.6–1984). New York, NY: Acoustical Society of America; 1984

[17] Neitzel R, Somers S, Seixas N. Variability of realworld hearing protector attenuation measurements. Ann Occup Hyg. 2006; 50(7):679–691

[18] Williams W. A proposal for a more refined single number rating system for hearing protector attenuation specification. Noise Health. 2012; 14(59):210–214

[19] Pirzanski C, Berge B. Ear canal dynamics: facts versus perception. Hear J. 2005; 58(10):50–58

[20] Park MY, Casali JG. An empirical study of comfort afforded by various hearing protection devices: laboratory versus field results. Appl Acoust. 1991; 34(3):151–179

[21] Davis RR, Murphy WJ, Byrne DC, Shaw PB. Acceptance of a semi-custom hearing protector by manufacturing workers. J Occup Environ Hyg. 2011; 8(12):D125–D130

[22] Casali JG, Robinson GS, Dabney EC, Gauger D. Effect of electronic ANR and conventional hearing protectors on vehicle backup alarm detection in noise. Hum Factors. 2004; 46(1):1–10

[23] Casali JG, Ahroon WA, Lancaster JA. A field investigation of hearing protection and hearing enhancement in one device: for soldiers whose ears and lives depend upon it. Noise Health. 2009; 11(42):69–90

[24] Killion MC, Wilber LA, Gudmundsen GI. Zwislocki was right... A potential solution to the "hollow voice" problem. Hear Instr. 1988; 39(1):14–18

[25] Abel SM, Alberti PW, Haythornthwaite C, Riko K. Speech intelligibility in noise: effects of fluency and hearing protector type. J Acoust Soc Am. 1982; 71(3):708–715

[26] Tufts JB, Frank T. Speech production in noise with and without hearing protection. J Acoust Soc Am. 2003; 114(2):1069–1080

[27] Neitzel R, Seixas N. The effectiveness of hearing protection among construction workers. J Occup Environ Hyg. 2005; 2(4):227–238

[28] Tufts JB, Chen S, Marshall L. Attenuation as a function of the canal length of custom-molded earplugs: a pilot study. J Acoust Soc Am. 2013; 133(6):EL446–EL451

[29] Killion MC. Elmer Victor Carlson: a lifetime of achievement. Bulletin Am Auditory Soc. 1992; 17(1):10–13

[30] Royster JD, Royster LH, Killion MC. Sound exposures and hearing thresholds of symphony orchestra musicians. J Acoust Soc Am. 1991; 89(6):2793–2803

[31] Portnuff CDF, Fligor BJ, Arehart KH. Teenage use of portable listening devices: a hazard to hearing? J Am Acad Audiol. 2011; 22(10):663–677

[32] Hunn N. Hearables sales could reach $45 billion in 2020; 2016. https://www.nickhunn.com/hearablessales-could-reach-45-billion-in-2020/. Accessed February 15, 2016

[33] Berger EH. Preferred methods for measuring hearing protector attenuation, in Proceedings of Inter-Noise 07–10 August. Rio de Janeiro, Brazil; 2005

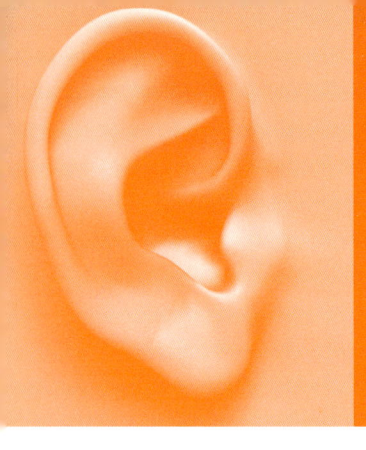

第 17 章 耳鸣与听觉敏感
Tinnitus and Sound Sensitivity

Christopher Spankovich 著
林 颖 宋勇莉 译

一、概述

耳鸣（英文 tinnitus，发音为 tin-it-us 或 tin-night-us）是在外部没有声源的情况下，感知到声音的情况。耳鸣通常被描述为响铃声、嗡嗡声、轰鸣声等声音。它是一种常与听力损失同时发生的病症；甚至听力正常的人在低噪声环境中（如声音处理室、消声室）也会体验到。耳鸣通常没有单一的类型、原因、机制或对患者生活质量的影响，且上述这些现象个体差异极大。目前对耳鸣患病率估计值有高有低，但在美国进行的大范围流行病学研究 [如国民健康、营养检查调查（NHANES）和听力损失的流行病学研究] 表明：在美国耳鸣流行率占成人的 4%～25%[1-5]。在全球范围内其他人群抽样调查中也有类似结果[6-14]。已报道的耳鸣发病率之所以有差异，取决于耳鸣的定义 [纳入标准为"临床型耳鸣"（如让人心烦）] 和抽样的流行病学。如果耳鸣被定义为在过去的 1 年"曾经"出现过耳鸣的经历，就会导致患病率被高估（> 20%）。如果耳鸣被定义为频繁发生（即每天或每周均出现），会导致患病率被低估（4%～12%）。

与耳鸣的高发病率、听力损失的高度相关性相反的是（保守估计每 10 个美国成人中就有 1 个）[1]，患者个体认为生活质量受耳鸣严重影响的占据少数。据估计有 20%～25% 的患者认为耳鸣症状是一个重要的问题[1, 15]。对于这些患者而言，耳鸣会使人相当衰弱，导致心理困扰、社会孤立、日常生活活动等不良影响[16-19]。通常导致耳鸣负面影响和体验的重要因素是未知的耳鸣病理生理、缺乏循证医学和非医学干预。个体对耳鸣的易感性、差异性和相关的负面反应尚不明确。尽管如此，已确定某些决定性因素与耳鸣主诉增加有关，包括非西班牙裔白人男性、年龄增加、存在听力损失、噪声暴露史、心血管疾病史、头部 / 颈部损伤史、抑郁史、焦虑史，以及既往或现在吸烟史、糖尿病、关节炎、高体重指数、非甾体抗炎药的使用[3, 4, 5, 10, 20-23]。

耳鸣是目前美国退伍军人相关服务涉及最普遍的的疾病（占有关总病例的 23%）。2014 年退伍军人福利报告显示年内新增 293 876 名接受退伍军人相关服务的受益人。其中 140 288 人（48%）因耳鸣接受了赔偿。领取抚恤金的退伍军人总福利数有 3 949 066 项，其中 1 276 456 项（32%）为接受耳鸣补偿的退伍军人[24]。2012 年，退伍军人管理局在听力－耳鸣治疗上花费了 12 亿美元补偿退伍军人。最近的一项 meta 分析显示：被派往伊拉克或阿富汗的军事人员中普遍存在耳鸣（30.8%）；而在暴露在爆炸和外伤性脑损伤的特定限制样本人员的耳鸣存在率为 6.1%～75.7%（Theodoroff 等[25]）。

儿童和青少年也存在耳鸣。Mahboubi 等[2]对 NHANES 的数据库进行了分析并报道，在美国，12—19 岁的青少年中有 7.5% 在 12 个月内出现至少持续 5min 的耳鸣。慢性耳鸣的定义是患者因耳鸣困扰超过 3 个月，目前其已影响 4.7% 的人口，并且女性、低收入者、被动吸烟者、耳感染、有鼓膜置管史、噪声暴露史者耳鸣患病率

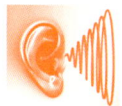

> **知识点**
>
> 耳鸣这个词来源于拉丁语 tinnire，意思是铃声。

仍在增加。而同一年龄段的韩国的 NHANES 版本显示的患病率甚至更高（为 17.7%），但其中只有 0.3% 的人感到严重不适[26]。其他对儿童和青少年的耳鸣患病率流行病学估计为 4.7%～62.2%，但受研究人群及如何进行耳鸣估计的影响较大[27]。儿童和青少年持续性耳鸣的普遍流行率可能与这些估计的下限一致。还有一种说法是儿童听力障碍，包括复发的耳朵感染会像成人一样增加耳鸣出现的风险[28]。

获得准确的耳鸣流行病学描述的局限性与缺乏对耳鸣发病机制的认识及无法客观测量耳鸣有关。

二、耳鸣的类型

多年来，无数的分类系统已应用于耳鸣[29,30,31]。简单的命名法将耳鸣分为客观或主观的耳鸣。其他术语分别包括体声或感觉神经/神经生理性耳鸣。这里我们将使用术语"体声"和"神经生理性耳鸣"。

体声指一种可识别的机械（体细胞）过程产生的躯体内部的声音。例如，与个人脉搏一致的心音感知通常与血管源有关，称为脉动性耳鸣。在某些情况下，体声可以被客观地听到、测量，或源视觉化。然而，在许多情况下，这些体声是主观的，而且不能被观察者发现。神经生理性耳鸣占绝大部分多数耳鸣。目前，还没有客观的方法测量神经生理性耳鸣，且这种类型的耳鸣很少可以被检查者观察到。它本质上几乎就是主观的（很少有报道客观性神经生理性耳鸣与自发耳声发射有关）。虽然仅限于个人，但许多患者描述了类似的听觉感受，包括耳鸣、轰鸣、嗡嗡声、嘶嘶声等。神经生理性耳鸣通常与听力损失、噪声暴露、耳毒性药物暴露有关。神经生理耳鸣确切的潜在机制仍然难以解释，但可能涉及多个外周、中枢听觉和非听觉因素，并因多种发病机制而进一步复杂化。神经生理性耳鸣不代表单一疾病而是一系列基础病理疾病。许多神经生理性耳鸣患者可以通过运动调节所感知耳鸣，这一现象被称为躯体性耳鸣，暗示着在躯体感觉神经元和听觉系统之间的相互作用。Simmons 等[32]的一项研究表明，78% 的耳鸣患者可以通过头部、颈部或眼睛运动调节所感知耳鸣，然而，这不应该与体声耳鸣相混淆。

耳鸣的另一种变异被称为特发性瞬态耳噪声。几乎每个人都经历过一段特发性短暂耳噪声发作，通常被描述为伴随高调的声音伴有短暂的闷胀感。通常是单侧发作，并常伴有一种耳朵堵塞感（即耳堵）。这种感觉通常在几秒到几分钟内缓解。根据持续时间、频率和已知原因可以区分耳鸣和特发性瞬态耳噪声。如果声音持续时间至少 5min，每周至少发生 2 次，就被认为是耳鸣[33]。特发性瞬态耳噪声的确切机制暂时不明。

Heller 和 Bergman 最早报道没有慢性耳鸣的正常听力者会感知到耳鸣，有时被称为亚听觉性耳鸣[34]。在这个经典的研究中，自述听力正常（n=80）和听力损失（n=100）的参与者进入环境噪声水平 15～18dB 的加音处理房间 5min（对声强的准确测量受限于所处时代的技术）。参与者被要求记录下他们可能听到的任何声音。大约 94% 的正常听力者所报告听到的声音，描述为最常见的嗡嗡声、哞哞声和铃声。而那些试图复制 Heller 和 Bergman 的实验则没有那么令人意外，只有 64%～68% 的参与者在声处理的房间里体验过耳鸣[35,36]。Del Bo 等在最近的重复研究中调查了听力正常的个体中亚听觉性耳鸣的患病率及其与无回声室中耳声发射的关系[37]，高达 92% 的参与者察觉到有声音，但是与耳声发射无关。这些发现表明，绝大多数人会在人工低噪声的环境中体验到声音感知，如隔声室或消声室。长期使用听力保护设备也会导致耳鸣感觉。据报道 18 名受试者一只耳朵连续 7d 戴上耳塞，14 人出现耳鸣，一旦停止使用耳塞耳鸣感觉消失[38]。

幻听也是一种没有外部声源的体验到声音的情况，它和耳鸣的界限常模糊。通常情况下，幻听本质上更复杂。幻听一般分为言语类幻听和非言语类幻听2类。言语类幻听可能包括人类或非人类的发音，可理解或难以理解。这些幻听从这个意义上讲，本质上可以是良性的，也可以是恶性的；它们可能是愉快的，也可能是消极的。非言语类幻听也被称为听幻觉，包括非人类的声音和音乐。音乐幻觉的特征是歌曲、曲调和类似音乐的旋律，内容可以是熟悉的或不熟悉的[39]。这些经历通常与药物治疗或局灶性神经损伤有关。

几乎所有人在一生中都经历过耳鸣或者特发性耳鸣。此外，在人工安静的环境中大多数人都会有类似耳鸣的感觉。耳鸣的这些因素引发了相关的问题：耳鸣是否是一种对正常功能的扰乱（即紊乱），还是与听觉输入减少有关的正常状态。通常，医疗人员会告诉患者耳鸣不是一种疾病或失调，而是其他疾病（如耳聋）的副反应。与其类似的逻辑是疼痛。疼痛是对破坏性刺激的正常反应，起到激发人体远离刺激的作用；疼痛有多种类型，其作用机制复杂，对患者有广泛的耐受性和影响；当疼痛成为慢性并致使患者残疾时，它就会成为一种疾病。从同等的意义上讲，耳鸣可能被视为一种人人皆有的经历，但是当它变成慢性和（或）在某种程度上使患者残障时就成为一种病态。

三、神经科学的耳鸣（限于神经生理性耳鸣）

我们对耳鸣病理生理学的认识在过去的20年里呈指数增长。虽然已经提出了许多病理生理学模型，但没有一个是完整的。这反映了耳鸣的异质性，说明可能存在多种机制发挥作用，且它们并不总是相互依存的。耳鸣动物模型的研究进展、影像和电生理技术的进步有助于加快形成耳鸣的理论框架。

在动物模型和成像技术发展之前，耳鸣的研究仅限于心理生理评估，并试图将电生理学的发现与耳鸣感知联系起来。然而，总的来说，心理生理评估与耳鸣严重程度缺乏相关性，电生理测量（通常为潜伏期延长、振幅降低）与周围性听力损失结果之间混淆，而听觉过敏通常难以复制或无临床显著性（统计学的差异可能具有意义，但个体的研究发现属于临床规范性数据）。动物模型的引入使得其更具有深入探究的实验能力，为积累耳鸣的理论模型提供了证据。Jastreboff等首次发文报道了耳鸣的动物（大鼠）模型[40]。在这个实验中，当连续的背景噪声中断进入一段安静期时，老鼠如果喝水就给予轻微的电击；在此条件性抑制范式下经过训练的动物在安静期将不再舔水。随后一组大鼠接受高剂量水杨酸盐（300mg/kg）注射。水杨酸是阿司匹林的同系物，在如此高剂量下几乎总是对人体导致暂时性耳鸣。接受水杨酸老鼠在实验中的安静期继续舔水，也就说明它们表现得像并没有听到，似乎耳鸣充斥于安静期。相反的，对照组的动物（无水杨酸盐）在安静的时候则停止舔水。随着水杨酸在动物体内被代谢清除，药物的影响也会消失。还有许多其他模型存在疑问和不一致[41-44]。这些动物模型的产生为基于证据的理论框架提供了更多的深入研究和基础，例如，Jastreboff等[40]首次发表的耳鸣动物模型推动了耳鸣再训练疗法中使用的耳鸣神经生理模型的发展[45]。

神经影像学的进步也促使了对耳鸣相关神经区域认识的巨大进展。正电子的应用发射测试（PET）、功能性磁共振成像（fMRI）、扩散张量成像（DTI）和脑磁图（MEG）都在揭示耳鸣神经网络的基础方面起关键作用。影像学研究一般集中在2个方面：①听觉与非听觉大脑网络的相关性；②边缘系统与其他脑区域的相关性增加。早期的耳鸣影像学研究大多是由能够自主性运动调节耳鸣的患者完成的，这种自我调节可以让患者充当自己的控制者。可调节的耳鸣如前所述被称为躯体性耳鸣。Lockwood等[46]使用PET影像学开展了最早的耳鸣影像学研究之一。招募的研究对象为可以通过口面部运动调节他们的耳鸣的患者。PET显像显示在颞叶（Brodmann 21和41区）、海马、丘脑内侧膝状体活动增加，提示边缘系统在耳鸣中发挥作用。这种活动局限于耳鸣侧耳的对侧大脑半球。此后，许多研究都采用了其他身体调节方法的形式（如凝视引起的耳鸣、皮肤诱发的耳鸣）和药物（如利多卡因，可抑制某些个体的耳鸣）等。其他方法使用了掩蔽噪声改变耳鸣响度[47]或使用耳鸣匹配控制耳鸣。

过去20年对耳鸣的动物模型和人类神经成像研究显示了在耳蜗、听觉神经突触、耳蜗核、下丘、丘脑内侧膝状体和听觉皮层等层次耳鸣相关的变化。此外，非听觉结构如躯体感觉通路、前额叶皮层、顶叶皮层、扣带皮层、杏仁核、海马体、伏核、岛叶、小脑、网状激活系统、基底节区等区域均参与耳鸣。

• 外周理论：耳鸣的外周理论提示耳鸣局限于外周听觉系统，即耳蜗和听觉神经。大量的研究试图将耳鸣与自发耳声发射联系起来；然而，多数努力未找到事实根据，与自发耳声发射直接有关的耳鸣很罕见[48,49]。值得注意的是，自发的耳声发射的范围是900~4000Hz，更常见于听力正常的年轻人；而耳鸣则与更高频率的听觉、听力损失和衰老相关。

外周理论的另一个例子是Jastreboff等[39]提出的不协调损伤理论。当时噪声和耳毒性药物致聋主要病理效应被认为是首先损伤耳蜗底转的外毛细胞（OHC）的完整性，以及随后或继发性对内毛细胞（IHC）和神经纤维的影响。不协调损伤理论认为，外毛细胞的缺失和盖膜的脱钩导致盖膜直接撞击内毛细胞的静纤毛，导致持续去极化。不协调理论的另一个说法是外毛细胞功能丧失会降低Ⅱ型传入纤维活性，导致耳蜗核的水平抑制作用的丧失。

最近发现，传入突触的完整性也与耳鸣与有关，特别是噪声暴露。动物模型已经证明噪声不一定引起原发性的外毛细胞损伤，突触才是原发的病理部位。在这些研究中，暴露在中等水平的噪声下的啮齿动物明确被诱发出暂时性阈移，DPOAE显示听阈和外毛细功能胞可以完全恢复。解剖学研究表明OHC和IHC都保持完整。然而，传入神经纤维会立即损失，高阈值低自发放电频率纤维或活性优先丧失。这种高阈值低自发放电频率纤维的损失，导致兴奋和耳鸣的净增加[50]。Tan等描绘了听力阈值与对照组相当的耳鸣患者的心理生理调谐曲线[51]。基于心理物理调谐的曲线图，显示耳鸣与外毛细胞损伤没有强相关性，更不用说内毛细胞或传入神经功能。换句话说，有听力损失但没有耳鸣的患者显示较宽的调谐曲线，表明外毛细胞功能障碍；而有听力损失、耳鸣的患者则为尖锐的调谐曲线，显示完整的OHC和传入神经损失；而听觉正常但耳鸣的患者则与之相反[52]。

耳鸣外周来源理论的主要局限性是，听觉神经消融或破坏，切断周围部分的神经系统很少导致耳鸣的消除。进一步有关消融的信息可以在本章的治疗章节中找到。

• 中枢理论：目前，有证据说明耳鸣的神经生理变化趋于中枢。换句话说，外周的耳蜗或听觉神经完整性的改变导致神经通路多腹侧段的适应不良性重塑。例如，行为证据有耳鸣的动物，其耳蜗核的神经元自发放电率增多（特别是耳蜗背核梭状细胞）。神经递质（NT）的变化也证明了神经网络整体兴奋性净增加：抑制性NT降低[如甘氨酸和γ-氨基丁酸（GABA）]和兴奋性NT增加（如谷氨酸）。在下丘脑、丘脑内侧膝状体、听觉皮层也有类似的过度活跃效应。此外，外周听觉的变化会导致听觉频率的表示（映射），在与听力损失阈移对应的听觉皮层区域中，首选对频率附近的听力图边缘频率调谐，从而导致皮层中产生过度的拓扑映射。参见Henry等[53]最近的综述，以获取更详细的内容。

这些听觉功能的变化参与耳鸣的形成。然而，其中一些变化也可能是由听力损失或听觉过敏引起的。这就引发出了一个问题："为什么有些听力损失者有耳鸣而其他人没有？"答案可能是非听觉区对耳鸣所起的作用。

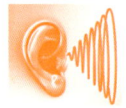

听力治疗学 *Audiology Treatment*

> **知识点** ✓
>
> 研究表明超过 75% 耳鸣患者可以通过刺激头部或颈部的运动来调节耳鸣[32]。

许多非听觉的结构参与耳鸣。躯体感觉系统是一个复杂的神经元系统，这种感觉受体对体表或身体的内部状态的变化做出反应。躯体感觉系统与听觉系统结合在一起，甚至低至耳蜗核的尾部水平。在动物研究表明，外周听觉损伤可能引起躯体感觉神经元的活化增加，导致听觉区和耳鸣关联神经元的长期增强。然而，没有长期增强能力的动物则不会有耳鸣的迹象。这种增强的集成也被认为是面部运动调节耳鸣的基础，如前所述，有时被称为躯体调节性耳鸣或躯体性耳鸣。

此外，除了躯体感觉作用，皮层和皮层下的非听觉结构均参与耳鸣的感知。研究的主要非听觉区域是那些边缘系统及其关联网络区域的组成部分，包括但不限于丘脑、下丘脑、杏仁核、伏核、海马体、海马旁回、基底节区（尾狀核）、前扣带、岛叶、前额皮质和纹状体。包含非听觉因素的理论包括：导致大脑振荡活动改变的丘脑皮层节律失常、听觉和额顶叶注意力神经网络之间连接增强、边缘和基底神经节结构的活动增强、默认模式网络的变化和纹状体门通道。总的来说，这些神经网络涉及声音处理、察觉、注意、突出、情感和压力。脑电图（EEG）及对应的脑磁图（MEG）记录发现 α 波段的振荡活动减少和慢波 δ 波段活动增加[54]。也有报道 γ 波段活动增强[55]。这些脑电图/脑磁图发现进一步支持耳鸣相关的散布式大脑网络活动。耳鸣和疼痛的经历，尤其是慢性疼痛或伴有幻肢综合征疼痛的经历被认为是有并行机制[56]。幻肢疼痛的患者经常会从已截肢部位体会到疼痛；与此类似，多数耳鸣患者从耳朵感知耳鸣。

最近，有 2 种途径被认为是介导耳鸣感知的途径（即为什么失聪的人有些有耳鸣，有些没有）。Rauschecker 和同事[56]已经确认腹内侧正中的前额皮质和伏核在起主要作用，这两者也参与了慢性疼痛的监管系统[57]。简而言之，该模型描述了外周神经传入阻滞（如外周听力损伤）所产生的信号通过听觉通路腹侧到达听觉丘脑和听觉皮层。这个信号被边缘 - 额叶纹状体网络（包括腹内侧前额皮质、伏核、杏仁核和内侧背核）评估，该网络属于是腹侧纹状体（基底神经节参与决策和奖励）的一部分。如果边缘额叶纹状体网络确定信号是无关的，该信号被抑制。然而，如果没有发生抑制，就出现慢性耳鸣。Cheung 和同事也提出是纹状体，但是背侧纹状体而不是腹侧。他们发现耳鸣患者的背侧纹状体的 LC 区（尾状核的头部和体部的交界处）、尾状核、其他基底节区和听觉皮质的活动增强了[58]。这些理论可以解释为什么不是所有听力损失的人会出现耳鸣。即使在更多的尾部存在神经过度活跃，这些纹状体网络决定其显著性，如果信号被确定为噪声或无意义神经静止，则大脑抑制或不参与。以下正文提供了与耳鸣感知有关的听觉和非听觉区域的精彩内容[53, 59, 60, 61]。

（一）耳鸣患者的评估和分类

对耳鸣患者的评估和适当的分类是治疗和管理耳鸣成功的关键。耳鸣患者通常会被各种医疗保健提供者进行评估，包括听力师、初级保健医生、专业医生和心理医生。最近由美国耳鼻咽喉头颈外科学会（American Academy of Otolaryngology Head Neck Surgery）制定的一项耳鸣指南，旨在帮助临床医生参与管理耳鸣患者[31]。可能是由于耳鸣的高发病率，患者的主诉往往被驳回或医生不知道该告诉患者什么、何时转诊或转诊何人；因此，患者往往被告知："没有治愈或治疗方法，他们得学会接受它"。这些来自受信任的医务人员的负面消息会导致甚至强化患者对耳鸣的负面反应，也延误对耳鸣适当的评估和管理。

耳鸣患者的耳鸣评估和分类的一个重要组成部分是病史。一个全面的病案可以帮助患者确定适当的转诊、进一步的评估组成部分和管理建议。通常耳鸣管理包括一个多学科的团队。

危险信号：在一个案例中，我们首先要考虑的是病史中可能与严重的、致命的医学病理相关的临床表现或"危险信号"。突发性耳鸣伴听力的变化是一个严重的问题，应该被认为是耳科急症。耳鸣伴面瘫、严重眩晕的主诉，或头部外伤也应接受急诊治疗。搏动性躯体性耳鸣也可能需要即时转诊，尤其是表现为急性起病时。如果耳鸣患者表现为极度焦虑或抑郁，他或她应该在出现症状的当天去看心理健康专家。自杀意念可能需要立即转诊至急诊科。任何其他形式的躯体性耳鸣或伴耳痛、耳漏、眩晕的耳鸣不需要急诊，但需密切护理。考虑为神经生理来源但无上述症状的耳鸣应该被认为是不紧急的。表 17-1 提供了基于主诉及适当转诊考虑的耳鸣患者分类的总结。

一旦对患者进行了适当的分类，进一步的病史记录就完成了，应包括：听力史、基本医疗健康、社会心理健康、耳鸣。病史的来源可以包括电子病历（EMR）、转诊者记录、预评估问卷、访谈和主观评价耳鸣对生活质量/功能影响 [如耳鸣功能指数（TFI）]。另一个重要问题是转诊来源。通常，推荐提供者可能是你将要问的问题和你推荐的测试的关键指标。所有病史的另一个常见问题是就诊的目的。为什么患者要去见你，他或她的期望是什么？听力健康史应包括对听力损失的感知、听力损失发病和进展（渐进性与突发性）、听力损失的对称性、听力损失的稳定性（波动与恒定）、噪声暴露、既往听力测试结果、耳聋家族史、耳部感染史、耳痛或耳漏史、助听器的使用等问题。你也可以测量听力损失对功能的影响，例如听力障碍量表（HHI）[62]或交流的自我评价[63]。

第二个重要因素是全面的病史。应该包括关于急性事件问题，例如最近的感冒/感染或者创伤和慢性疾病（与心血管健康、代谢健康相关和神经健康相关的疾病）。伴随相关的具体条件，如耳鸣、听力下降、头晕，还应该包括但不限于高血压、糖尿病、自身免疫性疾病、妊娠、甲状腺功能障碍、头痛/偏头痛、耳毒性药物的使用。关于用药史，应获得药物清单，包括非处方药物（如含水杨酸盐产品）。还应询问患者的心理社会历史，包括焦虑、抑郁、心理疾病、就业状况、婚姻状况、用药、饮酒吸烟的情况。其他关于生活方式的问题包括饮食习惯、身体活动和睡眠质量都应该被提及。性史也很重要，特别是性传播疾病（如梅毒）或阴茎勃起功能障碍（PED）。治疗 PED 的几种药物有潜在的引发耳鸣的不良反应。

还应特别注意患者耳鸣主诉直接相关的类似问题。患者第一次发现耳鸣是什么时候、耳鸣的起病和进展（渐进性与突发性）、耳鸣与任何偶发事件的相关性、耳鸣的对称性和位置、耳鸣的音质、耳鸣声音是否敏感、身体状态对耳鸣的影响、主动察觉出耳鸣的持续时间、哪些活动弱化耳鸣、哪些活动恶化耳鸣、其他听觉前庭主诉（如耳胀满感、眩晕），以及关于耳鸣及生活质量的特殊问题。

表 17-1 耳鸣分类

如果患者伴有耳鸣	转 诊	状 态
突发性聋	尽可能 48h 内急诊科或耳鼻咽喉科医生	急诊
神经障碍、面部麻痹、头部创伤	尽可能急诊科或耳鼻咽喉科医生	急诊
自杀想法/行为	急诊科或心身科	急诊
眩晕/头晕、体声耳鸣、持续耳痛、耳溢液	耳鼻咽喉科医生和听力师	较紧急
没有上述症状	听力师和耳鼻咽喉科医生	非紧急

资料来源：经许可转载，引自 Henry 等[33]

（二）确定耳鸣的严重程度

有许多针对耳鸣的测量结果旨在确定耳鸣的主观性质，量化其对生活质量的严重程度、反应和影响。包括 TFI[64]、耳鸣障碍量表（THI）[65]、耳鸣反应问卷[66]、耳鸣障碍问卷[67]、耳鸣问卷[68]等等。这些已经很好地证明了耳鸣严重程度与心理物理测量[69]无关。

最近的 TFI 代表了成果措施中大多数作者的共同努力。TFI 被设计用于对"变化的响应性"和"确定多个领域严重性的有效性"的评估。TFI 由 25 个问题和 8 个分量表（侵扰性、控制、认知、睡眠、听觉、放松、质量和情感）组成。患者对每个问题进行打分，选择 0～10 之间的一个数字（百分比项目换算成对应得分，100%=10分）。量表总和值最高 250，总和值除以得分问题数，再乘以 10，换算为 0～100 的最终分数。功能影响被解释为：0～17 分为没问题，18～31 分为小问题，32～53 分为中等问题，54～72 分为大问题，73～100 分为非常大问题。TFI 得分变化至少为 13 分才被认为是具有显著意义的；还可以计算子维度得分。

耳鸣量表（THI）是一种最著名和应用最广泛的耳鸣量表，具有良好信度和建构的效度。此量表包括 25 个与患者耳鸣的主观体验有关的问题。受试者的回答为"是""有时"或者"否"，量表总分为 0～100，每个题目的得分可以是 0、2 或 4。3 个子维度分别为功能性、情感性和灾难性。根据总分对耳鸣障碍分级：0～16 分为轻微或无障碍，18～36 分为轻度障碍，38～56 分为中度障碍，58～76 分为重度障碍，78～100 分为灾难性障碍。20 分的改变被认为具有显著意义（Newman 等[70]）。也可以对子维度项目进行评分。

区别主诉听力损失患者与主诉耳鸣的患者也很重要。常有患者会报告严重耳鸣，但进一步询问会发现他们很明显地将听力下降和言语理解能力下降归因于耳鸣，患者主诉其实为听力损失。耳鸣和听力检查[71]有助于鉴别这 2 种经常混淆的主诉。

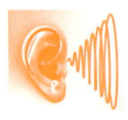

> **知识点** ✓
> 严重程度分级和心理物理测量结果无相关性（音调匹配、响度匹配、最小掩蔽级）。

其他观察指标：除耳鸣特异性调查外，对患者还常应进行心理状态的测量。包括 Becks 抑郁量表（Beck and Beck[72]）、视觉模拟量表（VAS）、状态特质焦虑量表（Spielberger et al[73]）、Yale-Brown 强迫症量表（Yale-Brown Obsessive Compulsive Scale[74]）、Hamilton 焦虑量表（Hamilton Anxiety Scale[75]）等等。有焦虑和抑郁的患者可能更难处理耳鸣，反而会从心理或精神评估中受益以获取其他干预方案。很少有人认为耳鸣是自杀的直接原因。在大多数情况下，患者同时患有精神病理学问题[76]。然而，报告有显著抑郁、焦虑或自杀想法的患者应该被转诊于心理/精神科评估和管理。

（三）体格检查与检测

全面的病史通常可以将患者的耳鸣得到适当的分类。对报告有危险信号的症状或明显的抱怨耳鸣的患者应该接受医学评估，这些评估最好是由耳鼻咽喉科医生（特别是耳科医生或神经耳科医生）来完成。

1. 体检

体检评价包括系统回顾症状、病史和耳镜检查，排除感染或耵聍阻塞/栓塞。对患者进行脑神经检查及颈部、耳周、眼眶和乳突听诊[77]。耳鼻咽喉科医生通常会进行音叉测试，包括 Weber 和 Rinne 测试，以确定听力损失的非对称性和类型。医生可以在体格检查基础上进行特定的实验室检查和成像检查。实验室检查可包括全血细胞计数、血脂、血糖、荧光螺旋体抗体、甲状腺功能和自身免疫系列（抗核抗体、血沉和类风湿因子）。放射学评价可包括内耳磁共振成像（MRI）、计算机断层成像（CT）或磁共振血管造影术

（MRA）。几乎所有，患者都会进行听觉测试。

2. 听力学检查

听力学检查取决于现病史以及症状。测试一般包括耳镜检查、综合听力评估（气导阈值、骨导阈值与言语测试）、声导抗测试（包括声反射/声反射衰减）、响度不适阈测试。其他测试包括耳声发射、咽鼓管功能障碍检测、听觉诱发电位。听力学家应该小心声敏感患者对声反射/反射衰减测试的较大声强不能耐受。另一种选择是使用宽带较低强度的刺激诱发声反射。

3. 耳鸣检查

对耳鸣的评估（CPT 代码 92599）涉及一系列心理生理学评估程序，以获取有关患者耳鸣的信息，包括音调、响度和可掩蔽性。Edmund Fowler 在 20 世纪 30 年代首次介绍此类评估方法，并在 80 年代提出了标准化的建议[78]。尽管可能受限于现代干预目的而获得这些信息，许多患者在知道他们的耳鸣已被量化和客观化后获得了一定程度上的安慰。有很多完成耳鸣评估的方法，此处概述的方法原理一致[79]。可以用标准的临床听力计完成耳鸣的评估。首先，要建立患者对纯音刺激、白噪声及有条件可以进行的窄带噪声（NBN）的阈值。其次，要向患者解释术语"音调"和"响度"的区别。最后，要确定患者耳鸣的位置和感知到耳鸣的声音类型。如果患者报告为单侧耳鸣，在患者对侧耳朵中播放匹配的刺激通常更容易。如果耳鸣是定位于双耳或头部且双耳响度和声调有差别，就需要分别独立测试双耳。在某些情况下，患者的耳鸣可以被描述为多种声音，医务人员应该准备多种声音的匹配。在临床耳鸣匹配中，虽然首选是对侧匹配，但在某些情况下同侧匹配也是适当的，比如扭曲察觉（如复听）。

4. 音调匹配（PM）

音调匹配是指给患者播放匹配他们耳鸣的音调（即感知频率）的声音。在呈现不同频率刺激时，保持相差不大的声强是很重要。从 10 到 20dB 的感觉级（SL）开始较好。要解决的第二个问题是声音的刺激类型。如果患者报告有音调性耳鸣，推荐使用纯音刺激声匹配；如果患者报告类似噪声的耳鸣，推荐使用窄带噪声匹配。通过使用窄带噪声，你会在使用的测试频率处得到阈值。

要进行音调匹配，建议采用"强制选择"流程：播放 2 个不同频率的声音并要求患者从中选择频率最接近耳鸣音调进行匹配。开始先播放 1000Hz，以 10~20dB SL 响度播放（纯音或窄带噪声）2~3s，然后播放第二段声音（如 4000Hz）。重复此高频率和低频率的刺激过程，直到确认一个最接近的匹配频率。要注意的是，大多数听力计频率分辨率有限，所以不可能也没有必要使大多数患者完全精确地匹配。通常情况下，患者会将耳鸣的音调与听力图中听力损失区域或边缘频率相匹配[80]。这将成为了解患者耳鸣和个人听力损失关系的很好咨询工具。音调匹配的一个限制因素是高变异性（测试的重复可靠性）和耳鸣可能的波动特性。

5. 响度匹配（LM）

响度匹配包括播放声音让患者匹配他们的耳鸣"响度"。耳鸣响度匹配是用已匹配的频率和（或）1000Hz 声进行。响度匹配通常以听力计上可用的最小步幅进行，通常是 1~2dB。响度匹配可以用 dB SL 或 dB HL 报告。在 dB SL 为单位表示时，建议在测试频率以相同的 1~2dB 步幅确定阈值。

可以通过几种方式确定响度：首先，测试者可以在可察觉的强度上播放 2~3s，询问患者耳鸣声音是变大还变弱。然后在每个声强都重复，直到患者报告声音响度匹配。另一个方法是从听力阈值以下开始逐渐恢复提高响度，让患者回答什么时候你播放的声音和耳鸣的响度相当。另外，1000Hz 匹配是为了解决混淆测试刺激、耳鸣、听力损失对响度匹配的影响的问题。对于大多数慢性耳鸣患者来说，响度匹配的可靠性通常在几分贝之内。尽管可靠性不错，响度匹配也不是没有其局限性。对响度匹配提出最主要的问题是，它不是对声音的主观维度的测量，而是物理维度的测量；与报告的响度没有关系。众多调查人员通过调整单位来解决这些局限性：转换为宋（sones，响度单位）或方（phon，音响的强度单位），以及主观响度量表（如 Likert 量表的 0～7，0= 无声，7= 有生以来听过的最大的声音）。然而无论是否使用 dB HL、dB SL、Sones 或其他变量，已发现响度匹配和响度量表两者之间仅存在轻中度相关性。换句话说，虽然 2 个患者可能有类似的听力损失和音调匹配，在 10dB SL 匹配耳鸣响度，感知的耳鸣响度仍可能有显著差异。

6. 最小掩蔽/抑制级（MML）

最小掩蔽/抑制级是使患者的耳鸣无法察觉的宽带噪声（BBN）的最低强度。使用"掩蔽"这个术语有争议性，"抑制"可能是一个更合适的术语。尽管如此，MML 测试目的是确定患者耳鸣的可掩蔽性/可抑制性，即用声音治疗具有潜在可能成功。某些病例无法实现完全掩蔽或抑制耳鸣，只能部分屏蔽/抑制。此外，对于身体外部耳鸣的患者群体，有时 MML 会加重患者的耳鸣，称为反应性耳鸣。使测试复杂化的是，对侧掩蔽可能比同侧掩蔽更有效，单耳掩蔽可能比双耳更有效。

进行 MML 首先要获得 1～2dB 步幅的每个耳朵的白噪声阈值。通常试图建立同侧和对侧的 MML 是令人困惑的。因此，如果患者为双侧的耳鸣，建议双侧 MML 检测。如果他们为单侧耳鸣，推荐使用单耳测试（同侧或对侧）。耐心告知患者将要播放噪声，指导患者试着找到掩盖他们所感知耳鸣的最轻柔的强度。然后 BBN 以 1～2dB 的步幅提高，直到患者抬起或按下指示掩蔽的按钮为止。患者在右耳耳鸣被掩蔽时举起右手，当左耳耳鸣被掩蔽时举起左手，当双耳被掩蔽的时候举起双手。单边耳鸣的测试流程相同，声音只出现在同侧耳或只出现在对侧耳。如果在进行单侧耳鸣测试期间，患者发现对侧耳出现耳鸣，则将噪声引入该耳朵进行双耳呈现。我提到了单侧耳鸣的情况使用对侧耳掩蔽。在某些案例中，患者耳鸣侧伴有重度到极重度听力损失，可能是由于特发性突发性感音神经性耳聋导致。这证明声音可用于缓解耳鸣，即使耳鸣侧耳本身无法听到。

7. 残余抑制（residual inhibition，RI）

残余抑制是指听觉刺激后耳鸣的感知强度降低的现象。MML 确立后，患者有时报告他们的耳鸣尽管与宽频噪声有区别，但持续减弱。这种是神经适应的效果。少数患者可能经历耳鸣加重，这可能属于反应性耳鸣。

为了进行残余抑制测试，在 MML 阈值上加 10dB 的 BBN。告知患者会播放 1min 的噪声，有时这噪声可以改变耳鸣的感知；患者应把注意力集中在噪声，否则就不需要回应；然后噪声将停止，耳鸣再次恢复为目前的音质，患者进行报告。让患者先集中注意他们的耳鸣声一段时间，然后开始播放噪声。测试者可以用秒表或定时器确定患者耳鸣恢复到给噪声前水平的时间长短（可以在 1min 后停止测量）。一定要问患者噪声后是否有耳鸣声音变轻柔或变大的情况。患者可能经历部分或完全的抑制。

8. 其他测试

其他测试可以根据患者的主诉推荐进行其他测试。除了耳鸣外，响度不适阈测试是常见的对声敏感患者的测试。响度不适阈（loudness discomfort level，LDL）检测的进一步说明会在本章的声敏感部分描述。此外，其他测试可以排除中耳功能障碍、耳蜗功能障碍及蜗后病变。

（四）耳鸣患者鉴别诊断

1. 体声耳鸣

体声耳鸣的种类很多，我们将讨论其中一些常见的病因。这种类型的耳鸣指的是发出的声音源于体内，通常源于血管或肌肉。这种形式的耳鸣会有严重的后果，通常需要进行医疗转诊。

(1) 搏动性耳鸣：搏动性耳鸣一般起源于颅

知识点 ✓

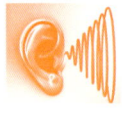

在患者听力图上标记耳鸣的音调和响度可以作为咨询的工具。

内空腔、头颈区、胸腔的血管结构。搏动性耳鸣可以是静脉性耳鸣，也可以是动脉性耳鸣，参见Sismanis[81]的研究。病史是对搏动性耳鸣评估最重要的部分。典型患者会描述他们的症状就像听到自己的心跳或砰砰样噪声。

静脉系统性的耳鸣被认为是更为常见、更折磨人的耳鸣。其病因包括特发性颅内高血压（idiopathic intracranial hypertension，IHH；亦称假性脑瘤综合征）和静脉哼鸣（亦称原发性搏动性耳鸣）。IHH的特点是颅内压升高，无神经功能障碍的常见病灶征象。常见于生育年龄的肥胖女性中。患者主诉有体位依赖的头痛和视觉变化（如视物模糊），常伴有听力下降、头晕和耳胀满感。其确切的病理生理机制尚不明确，但认为涉及对脑脊液（CSF）吸收抵抗导致间质脑水肿[82]。静脉哼鸣也有明显的女性偏向，病理生理学被认为是由于颈内静脉血液流动不稳定所致。其他静脉原因包括颈静脉球发育异常、异位静脉、Arnold-Chiari综合征等。

动脉原因包括颈动脉粥样硬化性颈动脉疾病（ACAD）和颅内血管异常疾病（如硬脑膜动静脉瘘）。与ACAD相关的搏动性耳鸣通常是继发于颈动脉狭窄段的湍流声所产生的颈动脉杂音（通常用听诊器可听到的血管声）。硬脑膜动静脉瘘和其他动静脉畸形也会产生搏动性耳鸣，通常累及靠近耳旁横窦和乙状窦处。当这些静脉渠道受损时，相对变窄的区域会产生杂音。其他动脉的原因包括动脉瘤、颈静脉孔和中耳的球体瘤、纤维肌发育不良、颈内动脉曲张、半规管裂、耳硬化症、第Ⅷ对脑神经血管压迫、高血压、甲状腺功能亢进[81]等。

体声耳鸣的诊断依赖于良好的病史和体格检查。如果耳鸣被描述为搏动性，下一步是确定与心脏周期的同步性。这可以在短时间内通过比较患者的"耳鸣脉冲"计数和患者的心脏脉搏来确定。耳镜检查可以发现鼓膜可能的运动或观察到肿物或其他的病理体征（如新月形肿块：颈静脉球体肿瘤；Schwartze征：耳硬化症）；也可以进行眼底镜检查来观察眼的血管系统。医生也可以试着压迫同侧颈静脉或颈动脉以确定来源。头部转动时声音强度的变化往往意味着静脉来源。否则超声研究成像是常见的下一步检测项目（MRI、MRA、CT）。腰椎穿刺可以测量脑脊液压力。

（2）非搏动性体声耳鸣：体声耳鸣的非血管性来源相对少见。主要的非血管来源是异物、肌阵挛、咽鼓管相关。肌阵挛性耳鸣是指肌肉的收缩产生颤动的感觉或咔嗒声。腭肌阵挛是指一种软腭或咽喉的肌肉有节奏的不自主运动。它是通常与神经退行性疾病如多发性硬化症相关。通常腭肌阵挛表现为双侧咔嗒声。其他来源的肌阵挛性耳鸣包括鼓膜张肌、镫骨肌或咽鼓管肌和鼻咽肌（扩张管、咽鼓管咽肌、腭帆张肌、腭帆提肌和上收缩肌）的收缩。检查鼻咽部可以显示与咔嗒声一致的肌肉收缩（鼓膜张肌和镫骨肌来源除外）。镫骨的肌肉收缩可以产生咔嗒声，也可以产生颤音或噼里啪啦的声音，可因体外的声音加重。最常见的是Bell麻痹恢复期。鼓膜张肌综合征包括鼓膜张肌的收缩可以产生咔嗒声和颤动感觉，可能与噪声暴露、听觉过敏和焦虑相关。鼓膜张肌综合征患者可以报告耳胀闷感、疼痛和轻度眩晕。

其他体声包括下颌和头部的运动重合的声音，可能与颞下颌关节问题或耳道内异物（如水）有关。"自声增强鸣"或"类似吹气的声音"这2种耳鸣与呼吸产生的吹气有关或自己嗓音的回响有关。这可能是由于咽鼓管扩张（慢性开放的）引起。半规管裂也可导致感知搏动性耳鸣，还会发生自己嗓音的畸变，甚至感知自己的眼球运动的声音[83]。打字机样耳鸣/爆米花样耳鸣与第Ⅷ对脑神经受血管压迫有关。

听力检查项目是对躯体耳鸣检查的重要部分，包括听力测量、声导抗、电生理学和前庭平衡评估。可以使用普通导抗设备获得客观测量。中耳声导抗的鼓室图可以显示与肌阵挛、血管或咽鼓管扩张有关的反应。另一种方法是进行低强度的声反射衰减，使导纳的变化形象化。操作过程包括声反射衰减和降低刺激水平，选择尽可能低强度（如35dB HL）。声音的频率不是关键，但作者一般使用1000Hz的刺激。测试时耳道压力声刺激已经给出，在此强度下没有镫骨肌声反射、导纳无变化。如果患者有明显的体声耳鸣，这可能导致可记录的导抗的改变。如果来源于镫骨肌，你可能看不到鼓膜运动。

2. 神经生理性耳鸣

耳鸣与听力损失有显著关系，然而，并不是所有的听力损失患者都有耳鸣、并不是所有的耳鸣个体都有听力损失。一些人有听力损失但无耳鸣的机制并不清楚。目前有许多理论的存在，包括外周的损伤差异与外周的损伤后中枢可塑性的差异（本章耳鸣的神经科学部分）。

(1) 噪声性耳鸣：噪声暴露代表听力损失和耳鸣的常见变量。噪声也是造成听力损失和耳鸣的原因，它是完全可以被预防的。受噪声影响患者常见的首次主诉即为耳鸣。由于噪声引起可察觉的听力损失初期是轻微的，因此听力损失反而可能是一种延迟的主诉。噪声暴露会对内耳的感受器（OHC和IHC）和神经元造成主要损害。噪声会引起听力暂时性和（或）永久性改变，称为暂时性阈移（TTS）和永久性阈移（PTS）。参见"噪声"一章了解进一步详情（第16章）。简而言之，导致TTS的噪声会造成阈值的偏移，改变会在数天内恢复至基线。PTS指的是噪声暴露引发的阈移不能完全恢复至基线的5dB范围内（或测试-重新测试可靠性标准）。噪声的病理效应的本质可以是机械性的，也可以是代谢性的。TTS影响毛细胞的静纤毛、网状层和外毛细胞与盖膜分离[84]。最近研究显示TTS的临时性本质受到质疑，尽管毛细胞没有损失和阈值恢复，但仍有传入神经突触丧失这由兴奋性毒性事件（过度释放谷氨酸）造成的初级传入神经损伤，该事件可以是快速和永久的（见神经科学部分）；这种损伤不属于继发于毛细胞的损失。PTS与耳蜗毛细胞损害有关，有初步损伤区域主要在耳蜗基底部而不是噪声频率对应部位，和外耳、中耳及内耳共振特性及半倍频程位移相符。半倍频程位移是指与强声刺激有关的基底膜运动的移位。这些共振特性与听力图上通常在3～6kHz之间的"噪声切迹"相关。损伤可能是由于机械破坏毛细胞完整性（如静纤毛断裂）或随后的代谢过程激活导致细胞灭亡的应激信号。然而，诸如爆炸这样的强声会造成听觉系统的传导通路结构受损（如鼓膜穿孔）。

噪声暴露也有可能引起现有耳鸣进一步加重。高危人群应接受实行适当的保护听力措施和预防策略的建议，以防止噪声引起耳鸣，并降低耳鸣恶化的风险。

(2) 药物：耳毒性药物可引起听力损失的同时引起耳鸣。众所周知的耳毒性物质包括铂类肿瘤药物（顺铂和卡铂）、氨基糖苷类抗生素、袢利尿剂、奎宁和非甾体抗炎药（如阿司匹林）。然而，一些不被认为是耳毒性的药物也被报道存在耳鸣的不良反应，但报道中大多数提到的耳鸣均较轻且机制不明确。这些包括降压药、降胆固醇药物、治疗阴茎勃起功能障碍，甚至治疗焦虑症和抑郁的药物。搜查《医生的办公参考书》列出数百种报道耳鸣不良反应的药物，大多数只发生于不到3%的患者。由于药理作用部位、剂量、计划和使用时间，有些药物可能只暂时影响听力或引起短暂耳鸣。

水杨酸钠（阿司匹林）在高剂量使用时可引起耳鸣，然而这种耳鸣往往是短暂的。最近的研究表明，其机制与N-甲基-D-天门冬氨酸受体（NMDA）的长期增强有关。NMDA是一种位于初级听觉传入纤维的代谢性物质谷氨酸受体，协调修复兴奋性毒性活动后的突触。然而，听力过程主要的参与者并不是NMDA，产生听力需要的快速兴奋性神经传导是由AMPA和红藻氨酸离子受体介导的。Guitton等[85]认为耳鸣是由花生四烯酸代谢改变引起的NMDA受体通道开放增加。水杨酸盐是通过参与prestin和外毛细胞能动性的氯离子通道调节进而影响听力。

药物诱导的临床相关性耳鸣与暂时性因素有关。这些主要通过详尽的病史获得。患者应该被询问关于他们正在服用什么药物（处方药和非处方药）和膳食补充，是否与耳鸣起病或改变相关。这包括开始、停止或改变药物或补充剂的剂量。

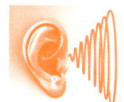

> **知识点** ✓
>
> 还需注意药物和噪声的协同作用。特别是耳毒性药物可以增加噪声诱发听力损失和耳鸣的风险。

药物和（或）药物相互作用还能引起音乐幻觉。

（3）听觉病理学：任何影响听觉通路的疾病，从良性的耵聍到严重的蜗后肿瘤，都可以导致耳鸣的感知。需要排除疾病包括：过量耵聍、外耳感染（外耳炎）、中耳疾病（如中耳炎、耳硬化症、胆脂瘤、听骨链疾病、球瘤肿瘤等），内耳相关疾病（Meniere病、膜迷路积水、自身免疫内耳疾病、迷路炎、外淋巴瘘、半规管裂、耳梅毒、特发性突发性感音神经性听力损失、外伤等）及神经或脑部疾病（如前庭神经鞘瘤、多发性硬化、病毒感染）。然而，其他并发疾病也可能导致听力损失并因此发展耳鸣（如糖尿病、高血压、甲状腺功能障碍、三叉神经痛等）。

（4）非听力损失：耳鸣常伴有外周听力损失，但并不依赖外周听觉功能变化才显现。尽管无明显听力变化受影响的证据，耳鸣也可与创伤引起的大脑损伤和甩鞭伤/颈部外伤相关。创伤性耳鸣的机制可能涉及神经元接触性传播。换而言之，损害导致的重塑创造了一条新通路，在此通路中神经刺激被输送到听觉通路并导致其对声音的感知[86]。除了创伤，神经血管系统的疾病也可能参与耳鸣，而没有听力损失的表现。例如中风、三叉神经痛、多发性硬化、甲状腺功能障碍、纤维肌痛症、莱姆病都可以出现耳鸣且听力"正常"。有证据表明中风导致耳鸣感觉消失，而听力没有受影响[87]。

（五）耳鸣处理方法

目前针对耳鸣处理有多种方法，如果对耳鸣处理的发展历史感兴趣的读者可参阅Stephens的论文[88]。医疗干预对于耳鸣非常有限。目前，尚无FDA批准可用于耳鸣治疗的药物或手术。然而，数种针对耳鸣治疗的药物和手术方法正处于不同研究阶段。在该部分后半部分内容中会对这些方法进行简短总结。除了对药物和外科手术依赖的当代医学，还有一些非医学的耳鸣处理方法，包括一些咨询和声治疗的结合。最近的AAO-HNSF耳鸣[31]临床指南为耳鸣的治疗提供了强有力的依据。

在考虑耳鸣的治疗方案和证据强度时，需要考虑的一个影响因素是对耳鸣明显的安慰剂效应，据报道其可高达40%[89]。这种效应有可能干扰任何临床试验，特别是那些注重耳鸣主观评价的试验。耳鸣临床研究中普遍存在的问题是缺乏足够大样本的、严谨设计的、随机-安慰剂对照的研究和通用的结果评估标准。耳鸣的评估没有客观的方法，其结果都是基于患者报告的耳鸣严重程度和对响度和频率的物理声学测定进行报道的。研究者们经常报道使用客观的评估方法（如：耳鸣频率和响度的匹配）是不准确的，所有这些取决于患者的报告都是主观的。最后，更重要的是要关注耳鸣人群的特点，了解影响效果的因素。这对于理解为什么有的人可以从治疗干预中获益，而有的人却不能是有所帮助的。

（六）基于咨询的耳鸣处理方法

耳鸣的非药物治疗常涉及咨询和（或）声治疗。耳鸣的咨询治疗包括：耳鸣习服治疗(TRT)、耳鸣活动治疗（TAT）、渐进耳鸣处理（PTM）、耳鸣患者综合处理、认知行为治疗（CBT）、正念减压疗法（MBSR）、接纳与承诺疗法（ACT）和（或）上述治疗方法的改良（如辨证行为疗法）。所有这些方法都能够成功的帮助患者进行耳鸣处理，但目前没有足够的数据支持某种治疗方法优于其他方法。这些研究结果证明医生这一角色在治疗耳鸣成功与否具有显著作用。换而言之，那些缺乏足够耳鸣相关知识和经验的临床医生较那些经验丰富的医生在治疗耳鸣效果上更易失败。Henry等[90]发现，由缺乏训练和经验的临床医生来进行治疗，不管他们采用何种耳鸣治疗方法（掩蔽、TRT、患者教育），其效果没有显著差异。然而，由经验丰富的医生进行治疗，不同治疗方法效果有显著差异[91, 92]，以上研究提示医生效应，即临床医生的培训和经验直接影响耳鸣治疗的有效性和患者的获益多少。

这些方法具有许多共同之处，同时也存在一些基本理念理解的差异。所有这些治疗方法都是基于对抗对耳鸣的负性反应这一思想。不同的是，这些方法对于负性反应是如何习得的认识不同，因此影响改变这些反应的治疗方法。反应习得模式包括：经典条件反射和操作性条件反射。经典条件反射最早由 Ivan Pavlov 在 1927 年提出，是指将既往中性刺激与无条件刺激和无条件反射产生联结。产生联结之后，中性刺激变成条件性刺激，导致条件性反射。20 世纪 30 年代，Skinner 首次描述了操作性条件反射，其重点是采用强化（正性或负性）或惩罚（正性或负性）来增强或减弱某种行为。传统认为，经典条件反射和操作性条件反射的传统差异主要在于行为是非自愿的或是自愿的。经典条件反射倾向于被动联结和反射性行为，而操作性条件反射倾向于通过强化/惩罚机制调控的主动适应行为。当然，反应习得过程并不是如此简单，两者之间常常有重叠，如非主动行为如心率可以通过操作性条件反射来调整。

经典的和可操作的条件反射原则导致耳鸣治疗方法的理论框架有不同之处。TRT 是以经典条件反射理论为基础，认为对耳鸣的反应是由潜意识介导的。而基于认知行为理论的 TAT，更多地倾向于操作性条件反射理论，认为对耳鸣的反应是由认知偏差和不良想法/行为强化介导的。然而，如上所述，这两个原则都有发挥作用的空间。接下来，将会有关于一些常用耳鸣治疗/咨询方法的介绍。

1. 认知行为疗法

行为疗法始于 20 世纪 60 年代，认知疗法始于 20 世纪 70 年代。行为疗法重点关注刺激或行为，认知疗法重点关注对刺激或行为的想法或感知。这些方法从根本上存在重叠，因此命名为认知行为疗法（CBT）。到 20 世纪 80 年代，CBT 被广泛用于包含耳鸣在内的心理问题治疗[93-97]。

同其他耳鸣治疗方法一样，CBT 的目的是改变耳鸣导致的痛苦经历，而不是耳鸣声本身，这是通过帮助耳鸣患者认识和改变耳鸣困扰的不良想法和行为来实现的。让患者认识到这些不自主的想法（或想象）仅是反映患者个人对某一情形的评价，而不是客观事实，从而帮助改变患者的情绪和行为反应。患者这些对耳鸣的不自主想法或认知偏差常常是负面的，而且包括泛化、全部或无思维、丧失积极的思考等。CBT 质疑这些不良想法和行为，教患者认识它们，并进行重新诠释。CBT 还可包含放松练习，包括想象和呼吸练习。大量随机对照研究（RCT）结果显示，CBT 可显著改善耳鸣的情感评分[98]。典型的 CBT 治疗通常包括每周 8 次或更多阶段的治疗，每次持续 1～2h。CBT 可以以一对一的形式进行（面对面或通过网络或电话）或以小组的形式进行。经典认知行为治疗一般通过多个阶段来进行干预，这些过程涵盖 CBT 的基本原则，包括识别不良想法/情绪、识别认知扭曲、建立替代的想法或认知、讨论放松训练、增加积极活动和技能审查。在这个过程中常常安排家庭作业，包括通过写日记来完成某种特定的行为。

Sweetow[96]强调患者可能会拒绝单纯的心理干预。相反，应该告知患者耳鸣发生确实有生理方面的病因，但最终对耳鸣的反应是由心理解读决定的。因此以 CBT 为基础的干预方法是适用的，并不意味着患者患有精神疾病。AAO-HNS 推荐将 CBT 应用于耳鸣的治疗[31]。在耳鸣干预过程中应尽早考虑应用心理干预（如 CBT 等）的可能，以分散患者因"疯狂"而产生的需求观念，而这样做的好处是通过心理干预有助于缓解患者的压力并改善整体健康状况，促使大脑可以更有效地适应耳鸣。

2. 耳鸣习服治疗（TRT）

早在 25 年前，Pawel Jastreboff 和 Jonathan Hazell 就发展了耳鸣习服治疗（TRT）[45]。该方法深受 Jastreboff 动物实验的影响[40]，扩展了耳鸣周围听觉系统病理改变的理论[99-101]，并且发展了非听觉脑区参与耳鸣感知的关键理论[102-105]；虽然在那时并没有实验证据支持这些理论。这种观点认为，耳鸣感知本身并不是病理性的，而非听觉脑区的激活并形成负性关联导致的一种病理状态。这种激活主要与负相关的强度有关，而与耳鸣自身的知觉特点无关（心理声学评估：频率、响度）。TRT是咨询和声治疗2种方法的结合。咨询本质上指导或教育患者，集中强调耳鸣的神经生理模式。Jastreboff及其同事提出的耳鸣神经生理模式指出：外周病变导致了涉及潜意识检测和耳鸣意识感知的并行处理。同时，参与感觉信号情感联想的边缘系统被激活，这反过来促进耳鸣增强和激活自主神经系统。自主神经系统的反应是对耳鸣信号进行调节的一种条件反射（皮层下/潜意识）。通过对耳鸣有意识的感知并与恐惧和（或）消极感觉（皮层的/有意识的）相关联，这种消极反应得到进一步强化（操作性条件反射）。耳鸣的出现和边缘系统的反应导致对耳鸣的注意力和感知增强，从而形成恶性循环[106]。耳鸣神经生理学模型提出假设，大脑中枢的多个脑区涉及耳鸣的产生，而听觉系统的作用是次要的。TRT咨询的主要目的是重新将耳鸣信号定义为中性信号，而声治疗的主要目的是减少耳鸣相关的神经活动，这将促进对耳鸣反应和（或）耳鸣感知的适应。

当一个新的刺激变成"熟悉"的事件并失去相关性时，适应便发生了。常见的例子如戴在手指上的戒指。当刺激与负性评价相关联时，习惯化通常会失败。Hallam等首先提出耳鸣的适应[103]，在他的治疗中，耳鸣等同于任何人可能感知或不能感知的声音，而大脑对反应的自然过程是适应。

在TRT中需要强调条件反射通路对反应的支配作用，其主要目标是适应耳鸣反应，其次是适应耳鸣知觉，首要目标是使耳鸣对患者生活的影响达到最小。根据患者诉求不同，TRT的实施方法不同。根据耳鸣的影响、对听力损失的主观感知、听觉过敏、对声音的反应及对特定声音的反应（如恐声症）进行不同的分类。声治疗的部分包括使用混合的声音（不应该是引起消极感受的声音），以减少耳鸣感知；耳鸣掩蔽被认为是适得其反的；过低的声音会导致耳鸣感知的增强，这与随机共振相关（这种现象是指声信号通常太弱而无法检测，可以通过添加白噪声来增强声信号）。声治疗过程旨在通过减少耳鸣相关神经活动与背景神经活动之间的差异，促进对耳鸣诱发反应和知觉的习惯化过程[107]。多年来，TRT经历一些轻微的改进以适应耳鸣神经科学的进展、听力康复要求的增加及厌声症治疗的要求。

3. 耳鸣活动治疗

耳鸣活动治疗（TAT）是由Richard Tyler开发的。TAT以认知行为疗法的原则为基础，同时受Hallam及其同事的工作影响[68, 97, 102, 108-110]。TAT涉及一系列互动咨询，主题包括思维和情绪（情绪健康）、听力和沟通、睡眠、注意力集中。其3个主要组成部分是：咨询、参与活动和声治疗（如果需要）[111]。以图片为基础的材料常用于强化概念，并非所有患者都必须要完成这4项活动，耳鸣活动问卷可用于协助制定治疗方案。

TAT的思想和情感咨询包括倾听患者的想法，提供关于听觉、听力损失、耳鸣、注意力和替代思维的信息。这个话题的活动包括改变对耳鸣的注意和远离、识别减少耳鸣注意力的活动、尝试听不同的低强度声音及坚持写耳鸣日记（2周）。所有咨询材料均可在Iowa大学耳鸣诊所网站上查询：http://www.medicine.uiowa.edu/oto/research/tinnitus/。

TAT关于睡眠的内容主要关注对正常睡眠模式的理解、影响睡眠的因素和睡眠卫生活动，这包括确定促进睡眠的因素、应用放松技术、声治疗及尽可能写睡眠日记。

TAT有关听觉与沟通的讨论内容包括：耳鸣对听力及沟通的影响，以及耳鸣对沟通策略的影响。其中部分咨询需要明确耳鸣对听力的影响是非常轻微的，换而言之，耳鸣不是听力下降的原因，去除耳鸣并不能解决听觉问题，但要承认的是耳鸣可导致注意力转移从而影响听力。如果存在听力下降，需要讨论如何选择治疗方案（如助听器、辅助听力设备等）。另外，要突出沟通策略（如修复策略、定位光线等）。该部分的活动包括应用沟通策略，坚持写日记记录其影响。

注意力是 TAT 最后一个问题类别，这里讨论的重点是视觉和听觉方面的干扰。患者试图找出耳鸣导致注意力不集中的情况和因素。讨论的策略包括在更短的时间内集中工作，消除其他干扰因素，增加工作的复杂性及健全的声治疗。患者的训练包括将注意力从一个刺激转移到另一个刺激。他们可能从关注像鞋子穿在脚上这样的身体感觉开始，然后把注意力转向另一种刺激。这有助于证实某种程度上的自我控制。这最终是由耳鸣自身完成的。

如上所述，声治疗经常被应用于耳鸣治疗，但不强行要求，有时候甚至不推荐。TAT 中声治疗主要采用"部分掩蔽"，是指提供能持续缓解耳鸣的最低音量的声音。患者的注意力集中于频繁的声音变化，从而分散对耳鸣的关注。对于那些声音反应性耳鸣或者在有其他声音加重的耳鸣的人，延缓声治疗是必要的。

4. 渐进听觉耳鸣处理

渐进性听觉耳鸣处理（PATM/PTM）是由 James Henry 及其同事开发的耳鸣治疗方法。PTM 是一种主要用于 VA 环境的阶梯式耳鸣管理方法，PTM 共包含 5 个阶段，第 1 阶段是根据患者的主诉和需求进行适当的耳鸣分类转诊。为非听力学家提供确定适当转诊需求的指南。第 2 阶段是听力学评估。所有患者需要接受标准的听力评估程序。伴有听力下降或听觉困难的患者适合佩戴助听器。在该过程中会给所有患者提供一本管理手册并带回家"怎样管理你的耳鸣：循序渐进的管理手册"。该手册中包含了在上述 CBT、TRT 和 TAT 中讨论的许多问题。如果问题没有得到解决，患者将转至第 3 阶段的治疗——小组教育。小组教育包括 2 个节段，分 2 周完成，这个课程包括耳鸣咨询，也会用到管理手册中的概念。第 4 阶段是规范的耳鸣评估，同时也会尝试应用耳鸣治疗设备（如耳鸣声发生器），同时可能转诊到心理咨询。第 5 阶段是个性化耳鸣管理，包括进一步咨询，甚至可能进行正规的 CBT

和（或）TRT。感兴趣的读者可以查阅最近关于 PTM 的评论[112]。

（七）声治疗的应用

声治疗应用于耳鸣处理的合理性很早就被承认了。希波克拉底、亚里士多德或伪亚里士多德经常被引用的话是"为什么当一个声音产生时，耳朵里的嗡嗡声便会停止？""是不是因为大的声音将小的声音挤走了？"最早关于应用声音来治疗耳鸣的记录来自 Jean-Marie Itard，他在他的医学教材中指出流水及烧火时的噼啪声可以帮助缓解耳鸣。在过去的 2 个世纪中，人们已开发了多种技术用于传递声音从而缓解耳鸣，具体可参阅 Stephens[88] 的评论。现代声治疗耳鸣可追溯到 20 世纪 70 年代 Jack Vernon 的工作[113, 114]。请参阅近期 Henry[91] 关于声音治疗方法的最新评论[91]。

声治疗是指任何使用声音来改变耳鸣感知或反应的治疗方法。声治疗的方法包括使用背景噪声、环境中的发声源、耳级声音发生器、个体视听设备、助听器、专用设备或上述设备的组合来掩蔽和部分掩蔽耳鸣信号。另外一个新的声治疗应用是利用神经可塑性来改变耳鸣信号的强度。掩蔽在这里不是指传统意义上的一种声音掩盖另外一种声音，它依赖于耳鸣心理声学过程中的临界频段。这些规则不适用于耳鸣的"可掩蔽性"。

完全掩蔽包括应用一种患者更能接受的声音来减少患者对耳鸣的感知。完全掩蔽可使患者耳鸣痛苦即刻获得缓解。然而，对于该治疗方法仍有争议，包括一些患者需要强烈的声音来达到掩蔽和担心适得其反的习惯化[115]。Tyler[116] 等研究发现，完全掩蔽对耳鸣适应没有显著影响。

部分掩蔽是指声治疗的声音强度并不能完全掩盖耳鸣声。根据治疗的方法不同，有多重关于部分掩蔽的描述和具体指南。TRT 中采用"混合点"，"混合点"是指声音的强度高于随机共振，但达不到掩蔽或扰人的水平，通常为 6～20dB SL。为了设定混合点，声治疗时需要将治疗声音强度逐渐增加，直到耳鸣声和治疗声音听觉感知相同，然后降低治疗声音的强度使之刚好低于这

第 17 章 耳鸣与听觉敏感

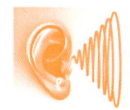

> **知识点** ✓
>
> 不是所有的患者都可以从声音治疗中获益（反应性耳鸣），咨询和以 CBT 为基础的方法（不包括声治疗）可能是初始耳鸣治疗的基本方法。

个混合点水平和（或）扰人水平，这便是治疗声音的"混合点"。治疗声音不应改变耳鸣的感知，而是增加背景神经细胞的电活动，从而减少耳鸣相关神经元的相对活性。另外，TAT 推荐应用能够引起耳鸣持续缓解的最低强度的声音。

部分或完全掩蔽可以通过环境声、耳机设备或音乐播放器（MP3 播放器、智能手机等）实现。Fukuda 等[117] 比较了 TRT 中应用助听器、声音发生器和个人听力设备的疗效，发现各种方法均可减轻耳鸣痛苦，各组之间效果没有显著差异。

应用的声音种类是另外一个需要考虑的问题。从白噪声到单纯扩大的环境声音（助听器）都可使耳鸣治疗获益。其他以声音为基础的治疗方法也已被开发出来，并被纳入到专利治疗方法中。应用音乐治疗耳鸣可以显著增加耳鸣处理的有效性。音乐与人类大脑的多种功能有关，如感知、活动、认知、情感、学习和记忆；与这些大脑功能相关的神经结构已被证实与耳鸣感知有关。目前，尚没有强有力的证据表明某一种声疗法对耳鸣是最有效的。然而，它们对改善听力损失是没用的，除非它们是助听器的组成部分。

1. 助听器

助听器缓解耳鸣可以追溯的最早的使用建议是由 Saltzman 和 Ersner 提出的[118]，关于助听器的研究也报道使用助听器本身可以使耳鸣获得缓解[119]。佩戴助听器的好处包括丰富环境声、减少耳鸣的显著性、部分耳鸣掩蔽作用、将注意力转移到真实的声音，当然还包括改善听力和减少听力疲劳。通常患者会错误的将听觉困难归因于耳鸣，因此改善听力从某程度上纠正了这种错误的认识。线性倍频程移频也被建议用于耳鸣缓解[120]。治疗关注点的变化也许是重点。耳鸣患者常常伴有听力下降或抱怨听力下降，而直接针对耳鸣进行治疗实际上可能增加患者对耳鸣的关注。例如，患者每天使用声音发生器来治疗自己的耳鸣，这不是每天都提醒他耳鸣的存在吗？而助听器可以通过扩大声音信号，不仅可以帮助缓解耳鸣，还可以改善听力和言语沟通，助听器更注重对听觉的恢复而不是耳鸣的治疗。

2. 组合设备和无线技术的使用

组合设备是指具有内置声音发生器的助听器。大多数主要助听器制造商都同时生产组合助听器。尽管目前对于组合设备用于治疗耳鸣的数据有限，但一些研究认为组合助听器装置较助听器能获得更大的益处[121]。作者更倾向于使用组合设备治疗伴有听力损失的耳鸣患者。组合设备的优势包括：可持续提供基于声治疗的治疗声，以及以最小的额外成本放大声音信号来改善治疗声的效果。此外，将来可通过"智能手机制造"设备进一步改善助听器的无线功能，这些设备不需要中间设备进行通信。许多应用程序（APP）已被开发或正在被开发用于耳鸣的声治疗（在多个平台上），并可通过具有无线功能的设备进行改进。无线技术将声治疗的选择扩展到几乎无限制的范围，这种治疗方法的缺点是消耗助听器和智能手机的电池寿命。

3. 耳鸣神经音乐疗法

耳鸣神经音乐疗法将声治疗与结构化的咨询程序相结合。声治疗的组成部分包括聆听音乐，这些音乐预先根据患者的听觉阈值进行频谱调整。在第一阶段（预处理），患者每天至少聆听嵌入宽频噪声（BBN）的放松音乐 2h 或 2h 以上，尤其是恼人性耳鸣患者。设定音乐及噪声的强度，使之成为一种能基本掩蔽患者耳鸣的舒适放松音乐。第一阶段大致持续 8 周。第二阶段（主动）去除了嵌入的噪声。在这一阶段，耳鸣不再被掩蔽，耳鸣可以随着音乐的变化被间断感知到。换言之，耳鸣在音乐的波峰时在一定程度上被掩蔽，而在音乐波谷耳鸣被瞬间感知。第二期持续约 4 个月或以上。

在以前，耳鸣神经音乐疗法只使用配有 Bang

327

& Olufsen 非高频保真耳机的专用设备进行治疗。然而在 2016 年以 APP 为基础的治疗平台开放后，可以采用付款方式进行订购。目前数个临床研究结果显示耳鸣神经音乐疗法可以成功缓解耳鸣[122-124]，但对这些研究的质量及随机对照方法是存在质疑的[125]。Newman 和 Sandridge[126] 比较了耳鸣神经音乐疗法和耳级声音发生器治疗耳鸣的获益及花费，他们发现应用 2 种方法都可显著缓解耳鸣；但是两者之间疗效没有显著差异。根据报道，声音发生器被认为具有更好地成本效益。

4. 耳鸣声治疗仪声

治疗是一种以声音为基础的干预措施，该干预措施作为更广泛耳鸣治疗计划的一部分整合在专门的设备中提供给患者，本文中将其称为小夜曲。这种被称为"S 调"的声音经过调整以适应患者的耳鸣。该假设以"给予人工耳蜗植入患者电刺激方案可以减轻人工耳蜗植入者的耳鸣（100Hz 的低速脉冲）"为基础[127]。基于这一想法，Reavis 等[128] 研究了载波频率接近耳鸣音调的不同调制率，发现在 40Hz 幅度调制音调出现最大"抑制"。研究人员声称这种效应不是掩蔽作用，而是通过干扰耳鸣的产生来抑制耳鸣的。S 调与掩蔽是不是没有区别目前尚不清楚，但可以通过给予比白噪声更低的声刺激强度来实现减少耳鸣感知。尽管如此命名，但开发人员并没有宣称这是一种耳鸣治疗设备。

5. 切迹音乐治疗

切迹音乐由 Okamoto 等开发[129]。该方法主要是让患者聆听以其耳鸣频率为中心的倍频程宽度切迹音乐。Pantev 等[130] 发现聆听频谱切迹音乐时，可导致与切迹中心频率相对应的区域的皮层神经电活动减低，并认为这是通过对侧抑制产生的。Okamoto 等[129] 发现聆听切迹音乐能够比聆听对照音乐（切迹对照）和候诊对照更有效地减轻耳鸣响度和耳鸣痛苦。然而，当耳鸣频率大于 8000Hz 时，切迹音乐没有表现出明显的有效性[131]。其他切迹音乐治疗变化包括应用噪声而不是音乐来进行治疗[132]。数个 APP/ 计算机网络平台已被开发用于切迹音乐治疗，如 ProMedical Audio 和 AudioNotch。

6. 听觉协调复位神经调节疗法

该方法是基于应用电刺激干扰（重置）病理性神经元活动同步从而治疗帕金森病而开发出来的。不同的是，该方法是用声音来替代电刺激。刺激声音是根据患者的耳鸣定制的，其音调围绕感知到的耳鸣主频率附近。研究证实该方式可有效消除耳鸣感知[133, 134]，但由于这些研究没有设置合适的对照组，尚无证据可证其效果优于安慰剂组。

7. 耳谐波 Levo 系统

Levo 系统用于改善睡眠质量。目前尚无相关的文章发表。然而，这种方法似乎是以乌拉圭的一个集团为基础开发的。该系统应用声音模仿患者的耳鸣，在患者睡眠期间播放，以试图"重新建立中枢水平信息整合的正常平衡"。研究结果显示该方法可以显著改善耳鸣响度和耳鸣痛苦，但是该研究依旧没有设计安慰 – 对照研究[135]。

8. 分形音调（唯听禅音）

唯听禅音（Widex-Zen）的音乐应用含有递归算法的分形声调和旋律声音以限制其可预测性。分形声调听起来与音乐相似，且具有风铃般的音色，而不伴有音调或节奏的突然变化。研究结果表明分形声调的音质和可使人放松的特性可以改善耳鸣[136, 137]。

9. 超声波治疗仪

该抑制器是由 MelMedtronics 公司上市销售的超声波耳鸣治疗装置。治疗时需将该装置紧贴患者的乳突并提供高频刺激。另外一种类似的设备 Aurex-3 未在市场中生存下来。少量研究支持超声波治疗耳鸣的有效性[138]，但是这些研究都缺乏恰当的安慰 – 对照设计。

10. 相位反转法

相位反转疗法是基于噪声消除的原理，例如助听器的反馈机制。研究者尝试了不同的方法，并获得不同程度的成功，但其疗效没有优于安慰对照。该方法最大的限制是耳鸣而不是声音信号，因而也没有声学相位可以被消除。相反转疗法获得的疗效可能是由于普通声治疗的效果。

（八）耳鸣的医疗干预

目前，尚无 FDA 批准的耳鸣医学（药物和手术）治疗方法。文献报道了大量为解决耳鸣进行的医学解决方案，但由于耳鸣具有高度的异质性，其干预效果有限。同时，医疗干预效果也取决于耳鸣的类型。在许多情况下，体声耳鸣（搏动性和非搏动性）可以通过医疗干预得到缓解。此外，耳鸣的医疗干预需要进行分类：旨在消除耳鸣的干预措施和针对独立的原发耳鼻咽喉科病变的干预措施，后者的症状包括耳鸣，且耳鸣症状的改善可是继发事件。例如，慢性中耳炎患者由于传导性听力损失可导致耳鸣，但在鼓膜切开术或鼓膜置管后耳鸣消失。在这里，我们将集中讨论直接消除耳鸣的医疗干预。

1. 手术

体声耳鸣的外科治疗选择主要依赖于声音的来源。良性颅内高压可能需要放置分流器。ACAD 可能需要颈动脉内膜切除术或颈动脉血管支架植入术。此外，修复乙状窦憩室、切除肿物、结扎血管或微血管减压等手术也经常被采用。肌阵挛性耳鸣可通过切断与体声耳鸣相关的肌肉来解决[81]。

手术干预对于神经生理性耳鸣的治疗则没有如此直接。研究者们曾尝试从听觉系统的不同水平进行手术干预来治疗耳鸣，也获得了不同程度的成功。在耳鸣具有外周来源的前提下，手术切断或切除前庭耳蜗神经（第Ⅷ对脑神经）被认为是潜在的耳鸣治疗方法。研究报道在切除前庭耳蜗神经后，耳鸣得到缓解，然而这些病例中耳鸣是在原发病变（如前庭神经鞘瘤）得到治疗后获得缓解的。House 和 Brackmann[139] 报道了几种不同手术（神经切断、镫骨切除等）对耳鸣的治疗效果，结果发现 40% 的患者耳鸣改善，60% 的患者耳鸣无变化或加重。Pulec[140] 报道了通过迷路径路切除第Ⅷ对脑神经治疗耳鸣的成功经验，在 93 例患者中 62 例患者获得完全缓解，26 例患者耳鸣改善，5 例患者没有明显变化。其中大部分患者患有 Meniere 病。戏剧性的是：首例第Ⅷ对脑神经切除是 Krause 在 1898 年针对顽固性耳鸣进行的，最终尝试失败，患者死亡。

多种形式的针对耳鸣治疗的神经调节治疗正在开发中，其中部分神经调节方法涉及手术，其他则不涉及。深度脑刺激（DBS）疗法已被用于临床治疗神经系统疾病，如帕金森病和特发性震颤等。部分学者研究了 DBS 应用于耳鸣治疗的效果。第一项研究是针对耳鸣和伴随运动障碍的患者，通过刺激丘脑腹侧中间核使得 7 例患者中 3 例耳鸣减轻，患者听力无明显变化[141]。第二项研究是针对帕金森病或特发性震颤患者，术中激活 DBS 刺激尾状核，患者对刺激不知情，6 例患者中有 5 例在刺激期间出现急性耳鸣抑制[142]。关于 DBS 治疗耳鸣的确切机制尚未完不明确，可能的假说包括神经元沉默（抑制周围神经元）和矫正病理性神经活动[143]。

通过植入神经刺激器进行迷走神经刺激已被用于治疗癫痫数十年。首篇关于人类的研究发表于 1990 年[144]。但是，单独的迷走神经刺激似乎不能改变耳鸣。De Ridder 等[145] 将神经刺激器植入 10 名患者并将刺激频率与耳鸣音调配对，发现在 4 名患者中观察到耳鸣减轻，并将其余患者治疗无效归因于同时使用的药物。

无创性神经调节替代 DBS 和迷走神经刺激的方法包括：重复性经颅磁刺激（TMS）、经颅直流电刺激（tDCS）和经皮神经电刺激（TENS）。TMS 通过脉冲磁场产生电流来改变神经细胞的电活动，当刺激不断重复时，被称之为重复性 TMS。在 tDCS 中，将相对较弱的恒定电流（0.5～2mA）通过头皮电极传递到大脑皮层。根据电流极性，tDCS 可增加或减少大脑皮质兴奋性。TENS 是另一种应用电流的方法，适用于其他区域，如正中神经、颞下颌关节和颈上神经区域（C2）。随机对照研究发现这些治疗方法可稍改善耳鸣，或完全没有效果，甚至引起耳鸣[146]。

2. 人工耳蜗植入

研究发现耳鸣伴重度极重度耳聋的患者行人工耳蜗植入（CI）后耳鸣可获得缓解。Van de Heyning 等[147] 报道通过人工耳蜗电极刺激，患者耳鸣响度和耳鸣痛苦明显得到缓解。Kim 等[148]报道人工耳蜗植入后 40 例患者中 10 例患者耳鸣完全消失，16 例患者耳鸣好转，部分人工耳蜗植入患者报告耳鸣导致其睡眠困难。Pierzycki 等[149]认为这可能是因为人工耳蜗电极刺激工作时可抑制耳鸣信号，当睡眠时去掉了外部装置耳鸣信号又恢复了所导致的。另一种选择是简单地保持 CI 开机。

3. 药物治疗

多种药物已经被研究是否能用于耳鸣治疗；但不幸的是，这些研究没有得到一致的治疗效果，这再次反映了耳鸣的异质性。目前尚无 FDA 或 EMEA 批准可用于治疗耳鸣的药物。这里，我们将回顾一些经过研究的常见药物。

(1) 利多卡因：在 1935 年，首次利多卡因发现可以缓解耳鸣。利多卡因通常用于局部麻醉和治疗心律失常，其作用方式复杂，但涉及电压门控钠通道的调节。多个临床研究证实，通过静脉给予利多卡因可获得耳鸣暂时缓解。然而，由于其效果短暂，同时可能伴有危及生命的不良反应故被限制了其应用。托卡宁是利多卡因的口服类似物。临床发现应用托卡宁治疗耳鸣未获得明显的益处。

(2) 抗抑郁药物：抗抑郁药物也被用于耳鸣的治疗。三环类抗抑郁药包括：去甲替林（Sensoval、Aventyl、Norpress、Allegron 等）、阿米替林（Elavil）和曲米帕明（Surmontil、Rhotrimine、Stangyl）等。通常，这些药物主要通过影响 5-羟色胺和其他神经递质（去甲肾上腺素、多巴胺和去甲肾上腺素）的再摄取发挥作用，但其作用方式各有不同。三环类抗抑郁药除用于抑郁症的治疗外，也被证明对慢性疼痛有效，其对耳鸣的治疗效果报道不一致。研究发现，与安慰剂相比阿米替林可以显著改善耳鸣痛苦及耳鸣响度[150]。然而也有研究发现，三环类抗抑郁药可诱发耳鸣[151]。目前，针对选择性 5-羟色胺再摄取抑制药（SSRI）对耳鸣的治疗也进行了研究。SSRI 是一类抗抑郁制剂，其部分功能是通过阻断或限制 5-羟色胺的再摄取增加细胞外 5-羟色胺的水平，增加突触间隙中 5-羟色胺的持续时间利于其与突触后受体结合。研究发现帕罗西汀（Paxil）与安慰剂疗效无显著差异，舍曲林（Zoltft）在减轻耳鸣程度方面的有效性显著高于安慰剂，但对恼人性耳鸣两者无显著差异[152]。一般的共识是，伴有抑郁和焦虑的耳鸣患者可以从抗焦虑或抗抑郁药物中获益，但主要与抑郁/焦虑的并存状态有关。对于不伴抑郁或焦虑的耳鸣，不推荐使用抗抑郁药物[153]。环苯扎林是一种三环类抗抑郁药的同类药，在大剂量时也是肌松药（30mg），研究发现环苯扎林可以明显降低 THI 得分，然而，该研究结果并没有安慰剂对照[154, 155]。

(3) 苯二氮䓬类：主要是增强 GABA 神经递质的作用，从而减少神经兴奋性，通常作为镇静剂、抗焦虑症（抗焦虑药）、抗惊厥药和肌肉松弛药应用。研究发现与对照组相比，阿普唑仑（Xanax）可减轻耳鸣响度，但是该研究结果尚未得到证实[156, 157]。对地西泮（安定）的研究未发现使耳鸣治疗获益[158]。在一项小样本研究中发现氯硝西泮（Klonopin）治疗可获得良好的耳鸣缓解[159]。苯二氮䓬类药物的局限性是药物依赖性和停药后长期耳鸣的风险高[152]。

(4) 抗癫痫药物（抗惊厥药）：也被用于治疗耳鸣。抗惊厥药通过多种机制发挥作用，但通常涉及稳定受体状态和减少神经电活动性。加巴喷丁通常用于治疗神经性疼痛和偏头痛。安慰剂对照研究证实其不能使耳鸣获益[160]。然而，还有一些研究报道联合应用加巴喷丁和氯硝西泮治疗获得耳鸣缓解[161]。氨己烯酸在动物研究中获益，显示出应用前景，但其可能导致人类视野缺陷，导致其应用受限。卡马西平治疗可使对静脉注射利多卡因有效的患者耳鸣获得缓解[162]。卡马西平的一个特殊应用是治疗与听觉神经血管压迫相关的"打字机样耳鸣"[163]。

谷氨酸是听觉系统主要的兴奋性神经递质，抗谷氨酸能药物是谷氨酸的拮抗药。研究发现谷氨酸受体拮抗药卡尼汀有望减轻耳鸣，但其结果需要进一步证实。阿卡姆普罗酸盐被批准用于治疗酒精中毒，具有增强 GABA 能传递并阻断 NMDA 受体的作用。在一项双盲安慰剂对照研究中，阿卡姆普罗酸盐可显著降低耳鸣响度[164]。AM-101 或 Keyzilen（Auris Medical 医药公司）是氯胺酮的 S-对映异构体，一种 NMDA 拮抗药，通过经鼓膜注射应用于中耳腔发挥作用。一项双盲安慰剂随机对照研究发现该药可改善耳鸣的响度和恼人性[165]。

目前许多其他的耳鸣治疗药物正在研制，包括钾离子通道调节药物（如 Maxipost）、抗氧化剂（如依布硒）、EGb-761（浓缩的银杏叶制剂）及其他药物。感兴趣的读者可以参阅最近 Langguth 等发表的一篇相关的综述[152]。

四、耳鸣生活方式的管理

健康的生活方式对于我们的身体康健，情绪及幸福都非常重要。当治疗耳鸣时，需要重点强调健康的饮食、锻炼身体、睡眠及减少压力。

• 饮食：目前关于饮食对耳鸣影响的研究不多，大多数关于饮食与耳鸣的研究缺乏随机对照（RCT）。部分研究表明，某些饮食成分的缺乏是耳鸣的危险因素，最常见的是 B-复合物和锌。然而，补充膳食成分对耳鸣的治疗效果不确定。尽管缺乏文献营养补充剂的证据，一些研究结果支持健康饮食可影响听力损失和耳鸣易感性。Spankovich 及其同事研究发现饮食质量与听力和耳鸣之间有显著相关性，他们的结果显示符合美国农业部建议（USDA）的健康饮食与更好地高频听力和减少持续性耳鸣发生率相关[166,167,168]。其他研究显示，鱼类摄入越高、鸡蛋摄入越低和含咖啡因的咖啡摄入越高，耳鸣发生的风险降低，而随着面包摄入量增加，蔬菜/水果摄入量增加，耳鸣发生的风险增加[169]。然而，这些因素间统计学的差异很小，但没有确凿的数据表明饮食变化会治愈现有耳鸣。

患者常会报告某些特殊的食物或饮料会加重或减轻其耳鸣，这些影响通常是暂时的。因此，应该教导患者健康饮食是为了改善整体健康，而不是治愈耳鸣。此外，患者需要明确做出特定改变的成本效益，如患者可能会在早晨咖啡饮用时出现短暂的耳鸣加重，但不会导致耳鸣感知的永久性变化，现在患者决定停止饮用咖啡，这可能会导致患者头痛或情绪变化，或者患者认为即便有短暂的耳鸣发作，早晨的咖啡依然值得。饮食改变的本质应该对改善身体健康有积极作用，而不强调耳鸣是需要改善饮食的主要原因。在某些情况下会有特定的饮食建议，例如针对 Meniere 病患者会建议减少钠摄入。

通常的膳食建议包括降低总热量、糖（如甜食）、饱和脂肪及加工食品（通常高钠）的摄入，以及增加水果、蔬菜、种子、坚果和鱼的摄入，饮酒应当适度。患者应与其初级保健医生或营养师/营养学家讨论他们任何的饮食变化。一个值得推荐的膳食是高血压防治饮食（DASH）的饮食方法。

• 体力活动：耳鸣可对患者生活质量造成明显影响。然而，研究发现活动量大的人耳鸣严重程度较低，对其生活的影响也较小[170]。此外一些研究表明，体育活动越多，发生耳鸣的风险越小[171]。因此，应建议患者积极运动，这不仅能改善身体健康水平，还能帮助分散对耳鸣的注意力，改善睡眠。

• 睡眠卫生：睡眠障碍仍然是耳鸣患者经常抱怨的问题。一方面耳鸣会干扰睡眠，而睡眠不足会增加耳鸣治疗的困难[172]。通常情况下，在白天耳鸣对患者并没有太大影响（由于注意力分散或高背景声），而仅在睡眠时成为困扰。CI 植入患者在人工耳蜗工作时耳鸣可被抑制，但常抱怨难以入睡，因为一旦 CI 停止工作，耳鸣便可被感知到。关于人工耳蜗植入的问题很简单：戴着 CI 入睡。对于其他患者，基本的睡眠卫生建议可使之获益（参见美国睡眠协会的"睡眠卫生小贴士"栏目）。声治疗对改善睡眠也有帮助，但患者应使用放松和舒缓的声音，而不是引起思考等的声音。患者可通过便携式扬声器、耳机或

美国睡眠协会的睡眠卫生建议

- 在固定的时间睡觉（形成习惯）。
- 避免小睡。
- 避免躺在床上胡思乱想，起床并坐在椅子上听一些舒缓的音乐，累了再回去睡觉。
- 不要在床上看电视或看书，床上的时间用作睡眠和放松。
- 睡前不喝咖啡，且尽量在中午之前饮用。
- 尽量避免吸烟、饮酒和影响睡眠的药物。
- 规律锻炼，但避免睡前运动。
- 睡前避免大量进食，这可能导致半夜或晚上洗手间。
- 调整房间温度，稍微调低一点，将宠物放置于不能吵醒你的地方。
- 房间尽可能暗。
- 要有舒服的床和枕头。
- 聆听舒缓的声音帮助减少耳鸣，应采用被动而非主动倾听的声音。音乐枕头（内置扬声器）是一个很好的选择。

音乐枕头来播放声音。音乐枕头中内置扬声器和耳机插孔，对于那些其配偶不希望听到治疗声的患者来说是一个不错的选择。

• 吸烟：多个研究结果提示吸烟者耳鸣出现的概率更大，这明确提示吸烟导致耳鸣发生，而生活方式及身体健康状况也可以影响耳鸣。

• 社交媒体和互联网：互联网、社交媒体、网上支持团体通畅可对耳鸣产生负面影响。应指导患者避免过度搜索和研究耳鸣相关的治疗方法，因为这只会让他们更加关注其耳鸣，而听力学家应成为他们的资源。

（一）耳鸣的其他治疗方法

• 神经反馈或生物反馈训练：神经反馈或神经生物反馈是一种通过实时显示大脑活动（常采用 EEG）来教授患者自我调节大脑功能的疗法。还有其他类型的生物反馈治疗，通过其他的功能指标来教导患者自我控制和放松。关于对耳鸣治疗效果的研究尚无明确的结论，且常缺乏适当的安慰剂对照，但有几个研究报道这些治疗训练对耳鸣的治疗有帮助。目前认为，神经生物反馈的疗效可能与纠正大脑活动异常振荡有关，即改变的脑电波包括增强α波和tau波及减弱δ波，从而认为α活性具有抑制耳鸣的作用[54, 173-175]。

• 催眠术：催眠术用于治疗耳鸣已有很长的历史。然而，目前仍没有关于催眠术治疗耳鸣的大规模随机对照研究。催眠术可帮助患者放松，减轻焦虑，因此可能使耳鸣患者获益。研究发现，自我催眠对缓解耳鸣也有效[176]。

• 激光治疗：激光治疗主要是采用软激光或低功率激光聚焦到患者的耳道，并通过鼓膜指向耳蜗发挥作用。研究表明其与安慰对照组相比，疗效无显著差异[177, 178]。

• 穿戴磁铁：磁铁据称可以作为各种疾病的治疗方法，通常做成手镯或颈饰可佩戴使用。Takeda[179]等发现，将磁铁用棉球包裹并置于外耳道可使66%的患者耳鸣减轻。但是该研究未设置对照组。另外一个安慰剂对照研究发现外耳道放置磁铁对耳鸣没有作用[180]。

• 高压氧治疗：高压氧治疗（HBO2）指在高压环境下呼吸100%氧气的治疗方法，可降低血细胞比容并改善血液流变。研究证明HBO2对急性听力损失有效，对急性耳鸣也有一定的作用。然而，高压氧治疗对于改善慢性耳鸣却没有作用[181]，其有效性可能受心理状态和患者期望值的影响[182]。

• 针灸和按摩：许多研究报道了关于通过针灸有效地治疗耳鸣。但是大多数中文研究报道认为针灸有显著疗效，而大多数英文研究报道认为针灸无显著作用。Liu[183]等学者最近曾做了一个关于针灸治疗耳鸣的Meta分析，找到了5项随机对照研究，其中4项研究认为针灸没有显著效果，作者认为应用针灸治疗耳鸣无显著作用，同时描述了针灸这种方法的多种缺陷，而这些缺陷是导致针灸效果不理想的原因。

• 补充剂：许多补充剂已经被用于耳鸣的治疗，其最大的局限是补充剂的成分和质量上难以控制。最近的随机质量抽查结果发现，许多广受欢迎的营养补充剂（包括来自健安喜（GNC）、沃尔格林（Walgreens）、西维斯（CVS）和Target等公司）并不包含其声称的成分（O'Connor[184]）。银杏叶是广泛用于治疗耳鸣的草药补充剂，是一种生物活性类黄酮，含有菇类化合物，具有活化血管和抗氧化特性。一些研究表明银杏（EGb-761）与对照相比具有缓解耳鸣的作用[185]，其他类型的银杏叶则没有效果[186,187]。目前，银杏叶治疗耳鸣的依据尚不确切。尽管没有研究表明银杏能治疗耳鸣，但银杏叶的支持者和反对者都指出无论从哪方面都是研究设计的问题。此外，银杏叶可以改变血小板激活因子，导致与其他抗血小板药物联用时（如阿司匹林、华法林）的相互作用，还可与其他药物发生相互作用。

- 褪黑素：褪黑素是一种体内分泌的激素，在调节昼夜节律中发挥作用，研究显示褪黑素对降低耳鸣的主观评分和改善睡眠质量有一定益处，而其他研究中与安慰剂相比应用褪黑素并没有明显作用。褪黑素改善耳鸣似乎仅与改善睡眠障碍有关[188]。

Bojungikgitang 和 banhabaekchulchonmatang 是韩国使用的 2 种草药，经韩国食品药品监督管理局批准用于治疗耳鸣。Kim[189] 等学者曾发布了一项关于该草药治疗耳鸣的随机双盲安慰剂对照研究的研究方案，然而到目前为止还未见相关结果发表。也有其他中草药治疗缓解耳鸣的相关报道，包括 Er Ming Fang 和 Yoku-kan-san，但缺乏正式的研究设计[190]。

目前，有几十种非处方补充剂用于耳鸣治疗，这些补充剂包含有各种脂类黄酮、维生素、矿物质、草药和香料。听力学家在推荐补充剂治疗耳鸣需要谨慎，理由包括：①缺乏设计严谨的空白对照研究，即使接受过重大研究的化合物显示出可疑的有效性（银杏）；②这些产品缺乏质量控制和监管。Robert DiSogra、AuD 提供有关耳鸣的非处方产品的疗效介绍，其中包括分解后的成分和有关耳鸣治疗效果的文献评论（DiSogra 提供的非处方耳鸣治疗产品）。有兴趣的读者可参阅最近关于非传统的耳鸣治疗的综述[191]。

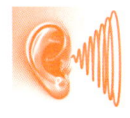

> **知识点** ✓
>
> 临床医生的经验、知识及咨询技巧显著影响治疗结果。

（二）耳鸣患者的治疗技巧与策略

对耳鸣患者的治疗是一件具有挑战性的事情，但却也是件值得挑战的事情。其中一些患者只是简单的需要别人认可他们的耳鸣是真实存在的现象，并给他们提供简单的解释、控制耳鸣的技巧及策略。耳鸣的治疗存在明显的医生效应，即对某一耳鸣治疗方法有丰富理论和经验的临床医生常获得更好地治疗效果[90]。在这里，我们将总结 5 条关于耳鸣患者治疗的关键信息及有用的比喻以纳入您的对话中。

1. 理解发病的起源

使患者理解耳鸣代表什么是关键。初诊的听力师及医学同事（如耳鼻咽喉科医生）需要排除与耳鸣相关的严重疾病。一些患者认为耳鸣是某些严重疾病的表现，而合理的听力及医学评估可帮助减轻患者的忧虑。为了让患者理解耳鸣，推荐为患者提供关于正常听觉的理论概述，其目的是让患者理解我们是通过大脑来产生听觉的。周围听觉系统（外耳道到听神经）的功能是收集声源并将其转化成大脑能够感知的信号。在介绍了正常听觉后，你可以谈谈患者的听力情况和他们的听力下降类型；接着，跟患者讨论非病理性耳鸣，一个很好的例子便是回顾 Heller 和 Bergman 的工作及类似的研究；最后，您可以转到关于耳鸣的讨论，并提供本章前面所述的耳鸣神经科学的基本理论。

简单的解释如下（对于伴有听力下降的患者）："我们已经排除了跟你耳鸣可能相关的重大疾病。你的耳鸣可能跟你的听力下降有关。当外周听觉系统受到损伤时，听觉中枢将发生改变以适应和（或）代偿听觉输入的减少，这称之为神经的可重塑性。这些改变包括神经映射变化和神经活动增加以试图填补缺口。这些变化造成神经活性增加，向负责声音处理的大脑区域发送信号，这些大脑区域将这些信号解读为你感知到的耳鸣。我之所以说的是大脑区域，是因为耳鸣的感知涉及不同大脑区域的广泛网络，这些脑区涉及声音感知、记忆、注意力、警觉和情绪反应，这些不同区域的变化可以改变耳鸣的感知。耳鸣会影响患者的注意力和压力应激反应，对于大脑来说如何解读耳鸣是困难的。大脑把耳鸣看作负面的东西是有道理的，因为这是一种你以前没有察觉到的声音，或者这种声音已经严重到影响你生活的程度。所以当你听到耳鸣时，你的第一反应一定不会认为自己变得更加健康、听力更好了"。我会经常结合图片资料来讨论大脑中与耳鸣感知和反应有关的脑区。

打破耳鸣的神秘性也很重要。第一，耳鸣本身不会影响你的听觉能力，也不能够解释为什么患者在嘈杂的环境中听不清，这些都是患者听力下降造成的。第二，耳鸣可能不是来自耳部，大脑之所以这样感知是因为声音通常来源于外耳。第三，耳鸣并不是危及生命疾病的征象。相反，耳鸣是听力下降的副作用。多数人在非常安静的实验室环境中会经历耳鸣（亚声频耳鸣）。第四，大脑将耳鸣信号认作负性刺激，因为这是一个新的且其性质尚不能解释的刺激，这点非常重要。

2. 理解适应和认知重建

适应是一个心理生理过程，指重复暴露后，对刺激的反应降低。大脑有一种自然的适应能力，换句话说就是过滤掉无关的刺激，有选择地关注有用的刺激，在这一过程中，大脑的作用是相当高效的。患者必须理解这个过程。简单的解释就是："你的大脑整天都在不断地接收一连串的神经输入，其中的大部分信息被认为是无关紧要的，并被放到了后台"。最好的例子是你脚上的鞋子，手腕上的手表，或者手指上的戒指。你整天都穿着鞋子（或戴着手表、戒指等），但是你不会主动感受到它们的存在直到被我提及到。虽然，鞋子整天都在刺激你脚上的触觉感受器并将这种信号传到你的大脑，但是它们已被送到了垃圾信箱，现在我提到了你的鞋子，强迫你的大脑来读取这个信息。从现在起，无论你多么努力，在会谈结束的时候，你都不会感觉到脚上的鞋子，那是因为你的大脑会有更重要的刺激去处理，这就是适应。大脑不仅对触觉输入产生适应，同样对声音传入也会产生适应。你可能会听到你家的空调开着，你会注意到它开启是因为它是新的背景声。然而，你会继续做事情而不再主动的听那个声音，即使它仍存在。

认知重建是对耳鸣患者的不良想法和行为的纠正。听力学家帮助识别这些不良模式，提供更积极、更符合逻辑的替代思维和行为。例如，患者可能有负面的想法："在我患耳鸣之前，我的人生非常完美，但是现在非常痛苦"。这是典型的有或无的想法。而替代的想法是"人生本就不完美，你之前也曾遇到过许多困难，但在你的人生里仍有美好的事情。"

3. 声音和声治疗

声治疗的具体建议基于耳鸣管理方法及听力状态。然而，几乎所有的方法都推荐保持轻柔舒缓的背景声，避免安静。这使得讨论"什么是安静"成为必要。这个世界并不缺乏声音。当我坐在"安静"的办公室，我可以听到走廊里的空调声，同事们轻松的谈话声，电脑里的电扇声，键盘的敲击声，甚至自己的呼吸声。事实上，不管是否有耳鸣，没有所谓的安静这一客观事实，只有我们主观感知的安静。声治疗的目的是刺激大脑认识到持续的声音刺激并不是令人烦恼或讨厌的，相反可以是令人平静和放松的。如果你的大脑能够找到一种声音毫无意义且并且能对其产生适应，它也会对耳鸣做出同样的反应。事实上，音乐声和耳鸣声一样都是声音，只是一个来自外界，而另一个不是。耳鸣的恼人或讨厌都是主观的，是可以改变的。如果你要暴露于高强度的声音（音乐会、喇叭声、建筑电钻等）请佩戴听力保护装置。但是，在安静环境或中等环境噪声中避免使用听力保护装置。如果患者伴有听力下降，作者推荐使用助听器联合声治疗或无线功能（见声治疗部分）。

4. 转移注意力

注意力在耳鸣的感知中扮演重要角色。通常情况下，患者会说他们7天24小时都能听到耳鸣，然而在大多数情况下，耳鸣患者并没有时时刻刻听到耳鸣。除了极个别患者说睡着了也能听到耳鸣。7天24小时就是时时刻刻都听到声音。相反，大多数有耳鸣的人，如果被转移注意力后可以在一段时间内听不到耳鸣声。从耳鸣中转移注意力的建议包括：不要让耳鸣成为你生活中的中心，避免老是进行耳鸣调查或网上咨询耳鸣。当耳鸣困扰时，做一些积极的活动；如果你正在被耳鸣困扰，不要就坐在那去聆听它，去做一些其他的事情转移大脑的注意力。耳鸣患者可考虑训练转移对耳鸣的注意力。首先减少环境声刺激（如关掉其他声音、关掉电视等）使患者注意力集中在他们的耳鸣上，持续10～20s，注意耳鸣的响度、音调及烦恼程度。通过将注意力集中在耳鸣上，患者可能可以改变耳鸣的响度或音调的变化。然后，患者需要在一个声音较多的环境中全身心投入到一些积极愉快的活动。其目的就是在训练过程中尽量不去注意耳鸣。通过这个训练，患者将增强其脱离耳鸣困扰的能力。然而，这不是一个简单的任务。通常在开始耳鸣治疗后，患者会更加注意他们的耳鸣。为什么？你如何能知道治疗是有效的呢？除非监测你的耳鸣治疗效果。患者需要克服这种常见的反应。

5. 饮食、锻炼和生活方式

生活方式对于减轻耳鸣是关键因素。耳鸣不应该成为患者生活的中心部分。保持积极、忙碌及坚持锻炼能够帮助大脑将注意力从耳鸣转移开，同时能够改善健康状态，包括改善睡眠。饮食健康对我们的身体健康和良好生活状态很重要。健康饮食不会治愈耳鸣，但能帮助改善耳鸣，关于耳鸣的基本建议前面已经提供了。由于耳鸣，患者会更热衷于参与活动，他们通过做这些事情忽略耳鸣而感到更加自由和享受生活。只要使用听力保护（只有在响亮声音的环境中），他们仍然可以去音乐会、演奏音乐等等。此外，还可以讨论放松训练和替代疗法在减轻压力方面的应用。这可包括渐进式肌肉放松、深呼吸、想象、冥想、太极、瑜伽等，也可以扩展到推荐正式的CBT或其他心理治疗。

（三）类比

1. 耳朵和大脑对声音缺失的反应

我们耳朵是无法关闭的，换句话说，我们不能主动停止听声音。即便你把手指放进你的耳朵或使用耳罩耳塞，你仍然可以听见声音。我们从来没有真正停止过听觉。我们的听觉系统是我们内在的预警系统。晚上吵醒你的不是你看到婴儿哭，而是婴儿哭的声音。因此，当我们置身于一个低声级的人工环境中（如隔音室），我们的大脑就会变得更加敏感。从本质上说，大脑是总是在试图听到一些东西。这种敏感性的增加可导致耳鸣的感知或在没有外部刺激的情况下检测到潜在的神经输入。随着听力丧失，大脑产生变化以试图补偿减少的声信号（称为神经可塑性）从而填补空缺，其结果也可能导致耳鸣产生。

2. 耳鸣感知和汽车发动机噪声

汽车产生的声音，发动机噪声、马路噪声、立体收音机的声音等。在这些声音中，我们的注意力通常不会集中在发动机噪声。然而，如果你开车在路上行驶时，开始听到发动机的敲击声，它便会吸引你的注意力。你听到发动机的敲击声的第一反应是不太可能积极的。你不可能对自己说"是的，这是个好现象"或"我的引擎工作的更好，每加仑油我可以跑更多里程或这车可以再跑20年"。相反，你的第一反应更可能是"这是什么声音，这将花我多少钱？"现在汽车发动机已经发出了声音，但这是一种你觉得"正常"的声音，新的意外声音被认为是"异常的"。但假如这声音不是明显的"敲击"而是稍微粗糙的发动机声音，你会怎样反应呢？我们都会预计到汽车发动机会有一些磨损，同时发动机声音（你10年前购买的汽车）听起来并不与你刚开车时完全相同。然而我们并不会过多关注这种声音，导致这种反应差异的是我们如何解释每个声音的含义，虽然两者都是声音。

3. 相同的声音不同意义例子（猫）

比如说周末你家人来访，夜深了，你正躺在床上，准备入睡，这时你听到地上有水流声，同时有人在厨房里翻找，你的反应可能非常小，当你注意到这个声音就会想，那一定是我的家人在喝水。现在假设没有人来拜访你，你躺在床上，正准备入睡，你听到有水流声，同时有人在厨房里翻找，你的反应可能大不相同。在两种情况下，声音是完全相同的，地上的水流声，厨房里翻动的声音，但你的反应却完全不同。你反应的不同是因为声音的来源不同，在第一种情况下你知道声音的来源，而在第二种情况下你不知道声音的来源。除了声音来源还跟后果有关。在第一种情况下，这些声音被认为是良性的，而在第二种情况下，这些声音被认为是危险的迹象，可能是有人闯入或有人想要伤害你或可能是只猫。

4. 适应

经典的例子包括你穿的东西（衣服、鞋），你闻到的东西，甚至是你听到的声音（从空调系统到冰箱），参见上面有关适应的例子。

5. 通过声音减少耳鸣感知，光的例子

当你把房间内所有灯都打开，然后把手电筒的光照到墙上，这时你不太容易看到手电筒的光。但如果你将房间里的灯都关了，手电筒的光将非常引人注意。耳鸣也是如此，在富声环境中耳鸣较少被注意到，而没有外界声音时或听力下降减少外界声音传入时，耳鸣感知增强。

6. 突触神经传入与串扰

突触神经传入是指神经细胞之间的相互沟通。假如头颈损伤或疾病对该神经区域造成损伤，引起神经髓鞘损伤，并可能导致神经轴突外露从而刺激周围的神经。这与把电线插到墙上，然后去掉绝缘层类似。如果你把这些电线靠得很近，你可以看到电线之间的电弧。神经通路也会发生类似的事件。这可产生一个信号，正常情况下只刺激大脑的运动或触觉相关区域，而现在电刺激增强，并刺激听觉区域。听觉区域并不知道这个信号不是来自耳部，它所知道的是它正在被刺激，这意味着声音，这便导致耳鸣产生。

7. 骨折的手臂疼痛和助听器与耳鸣

假如我是基层护理医生，你因为手臂骨折疼痛难忍就诊，我可能单单给你开点阿司匹林然后让你回家。然而，这不是正确的做法。取而代之的，我应该给你阿司匹林止痛，同时也会进行骨折复位并石膏固定。这同样适用于耳鸣的治疗。在这种情况下耳鸣就像疼痛，的确，在大脑中涉及痛觉的区域与耳鸣有许多相似之处，又同时都有主观性的特点。听力损失是手臂骨折，声音治疗和咨询就是阿司匹林，为了正确地处理疼痛（耳鸣），我们必须治疗骨折（听力损失），助听器是我们用来治疗听力损伤的工具，因此对耳鸣治疗有效。

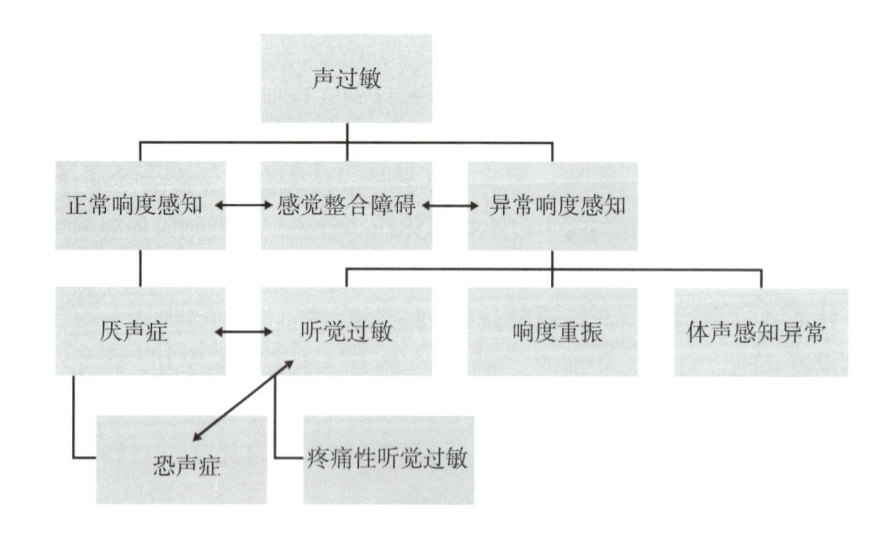

◀ 图 17-1 声过敏的分类

根据对声音响度感知是否正常对声过敏进行分类。各亚类之间常有重叠，合并声过敏的感觉整合障碍被单独列为一个亚类，常伴有其他感觉异常和情绪反应，然而，将声过敏归为 SPD 的一个亚类也需要谨慎

(四)耳鸣与声敏感

耳鸣常同时伴有声敏感。声敏感(sound sensitivity, SS)或听觉耐受下降(decreased sound tolerance, DST)可表现为一系列的主诉。根据有无听觉耐受对声敏感进行分类(图 17-1)。听觉不耐受是指声强的异常增长或感知,换句话说,其他人普遍认为柔和的、中等响度的声音被感知为更大响度的声音。响度不耐受包括听觉过敏和响度重振 2 种方式。非响度不耐受声敏感可能包括厌声症和恐声症。在这种情况下,患者不一定会抱怨声音响度,相反对声音有的强烈应激反应。患者也可同时表现为听觉不耐受和应激反应。这里感觉整合障碍(SPD)被认为是一种独立的现象。SPD 通常与其他感觉处理及感觉相关的功能障碍(如自闭症)相关,而声敏感与响亮非预期的声音或声源有关,同时伴有特定的恐惧或情绪反应。需注意,还有其他关于声敏感分类方法。

1. 听觉过敏

听觉过敏的定义是指对普通环境声的异常不耐受。目前关于听觉过敏的流行病学资料主要来自一些小规模的研究,根据研究设计及样本量不同,其发病率为 3.2%~17.6%。目前尚没有一致的听觉过敏诊断标准[27]。然而,听觉过敏发病率与耳鸣的发病率相当。有研究结果报道耳鸣患者中有 60% 的患者同时伴有声敏感,其中约 30% 为听觉过敏。另外,还有研究报道 86% 的听觉过敏患者同时伴有耳鸣。

听觉过敏的发病机制与中枢增益改变有关。由于听觉系统的复杂性,要确定中枢增益的来源是非常复杂的。Salvi 等[192]将栗鼠暴露于噪声中并记录来自听觉神经、耳蜗核和下丘脑的电位。发现噪声暴露后来自听神经及耳蜗核的反应下降,但是来自下丘脑的反应随着刺激水平的增加而增大。同时发现大脑非听觉区域包括杏仁核、纹状体和海马的反应也增强,这些区域反应增强可能参与调节听觉区域的反应增强。具体请参阅 Auerbch 等[193]关于中枢增益的评论。

听觉过敏的患者在听到声音时还可能会有耳痛,有时也称之为疼痛性听觉过敏(pain hyperacusis)[194]。这种疼痛一般表现为神经性疼痛,有时也表现为刺痛或慢性烧灼感。研究发现,在耳蜗核和听神经中存在疼痛传递神经肽及受体,听觉神经纤维损伤可导致在耳蜗核水平产生自发性电活动,激活这些疼痛受体。最近研究发现 II 型传入神经被认为与疼痛或疼痛性听觉过敏有关[195]。也可能有更多的中枢区域介导类似于幻肢痛的疼痛反应。

2. 响度重振

响度重振是一种与听力下降相关的声敏感,指由于听力阈值升高,声音响度随声强增加异常快速增加的现象,重振导致听觉动态范围缩小[196]。正常的听觉系统有一个很大的压力动态范围,可以检测到约 0.00 002Pa 的压力变化,并可增加 100 万倍而不会引起疼痛感觉。这个动态范围主要由耳蜗内发生的机械-电信号转换产生的,提供了信号放大和非线性传播。这种机制损伤会导致听力阈值升高、非线性传播损失和动态范围变小。如一个人的听力阈值为 10dB HL,不适阈为 110dB HL,这相当于 100dB 的动态范围。如果同一个人伴有听力损失,现在他/她的听力阈值可能是 60dB HL(中度听力损失),但是 110dB HL 的声音强度仍可引起患者不舒服,现在患者的动态范围为 50dB 或正常响度增长范围的 50%。

3. 厌声症

厌声症是指对某些特定或某些特殊类型的声音异常强烈的反应(生气、愤怒或大哭),这些声音通常也被称为触发声(Jastreboff 和 Jastreboff[197])。选择性声敏感综合征是厌声症的变体,其特点是对一些柔和的声音(常与咀嚼和呼吸相关的声音)敏感,另外一个称谓是恼人性听觉过敏[194]。厌声症可以是一个独立的症状,也可以与其他功能障碍相关。目前尚不清楚听觉通路在厌声症中扮演何种角色,也没有关于听觉生理的综合性研究。Schröder 等[198]发现在厌声症患者中迟发性听觉反应中 N1 成分存在异常。

然而该研究样本量小，其中部分患者正在接受精神药物治疗，因此患者的过度反应可能影响其听觉反应。一般来说，个体首先在儿童时期出现厌声症，通常具有正常的周围听觉系统敏感性。

耳鸣可能与厌声症有潜在相关性。研究发现当进行患者厌恶的声音刺激时，在厌声症患者中激活的脑区与耳鸣相似（Mirz等[199]），认为厌声症类似于外源性耳鸣。目前，关于厌声症的发病机制有2种观点。第一种观点认为厌声症是强迫症或其他心理障碍的一种亚型。第二种观点认为厌声症是听觉-边缘反应的一种变化，在这种变化中建立了对触发声的负性条件反射，提示生理和心理因素在触发建立和反应过程中发挥作用。一部分厌声症患者也可表现出对其他感觉过敏，包括视觉、触觉和嗅觉的触发。有些患者可能通过预知到某种声音而被触发，但这些触发声通常不会被自我诱发。请参阅Spankovich和Hall的相关综述[200]。

4. 恐声症

恐声症是指对某种声音的恐惧，又称恐惧性听觉过敏（fear hyperacusis）[194]。由于对声音的恐惧可能导致患者的自我消沉和避免接触声音。真正的恐声症，有时又称为ligyrophobia，其周围或中枢听觉系统没有或仅有轻微功能障碍。目前认为对声音负性影响是导致特殊反应和逃避模式发展的条件。与厌声症相同，恐声症是由潜意识产生的一种保护机制[201]。

5. 重听或复听

重听或复听是指当一种纯音刺激时，患者感知到2种或更多种声音。根据是否双耳受到影响和感知的性质，其表现有多种变化。重听或复听少见发病，请参阅Jastreboff的综述[107]。

6. 异常躯体声音感知

患者表现为异常的声音察觉/感知。例如，他们的呼吸可能听起来很响，声音回响，感觉到响亮的脚步声，甚至听到他们的眼睛在动。这些症状常与前半规管裂或圆窗或前庭窗瘘等病变有关，伴有半规管裂或瘘的患者可表现为强声刺激（Tullio现象）或压力改变（Hennebert征）后出现眩晕。

（五）声敏感的评估

声敏感的评估与耳鸣评估类似，包括综合评估以除外严重疾病。目前一致认为声敏感评估应包括响度不适阈（loudness discomfort levels，LDL），正常人群的LDL为90~100dB HL，但并不是所有的声敏感都表现为LDL下降（如厌声症）。当出现声敏感时，响度耐受发生变化，LDL为60~85dB HL，这与听觉过敏的变化区间一致。而对于某一频率纯音的厌声症，根据声音不同LDL可在30~120dB HL变化。

常用的确定LDL的方法是响度曲线测试[202]。在目标频率采用上升法给予啭音，开始的声强为20dB HL，然后逐步增加，每步增加5dB，每个声强水平给予3~4个脉冲纯音。然后采用7分制让患者从响度非常柔和到不适响度对其主观响度进行评分。对双耳分别进行检测，也可对其他的频率和言语进行测试。还有其他不同的检测方法。

有多个量表或调查表可用于评估声敏感的严重性，如：Khalfa听觉过敏调查问卷（Khalfa Hyperacusis Questionnaire，KHQ）[203]、听觉过敏多重评级（multipe-activity scale for hyperacusis，MASH）[204]、厌声症评估问卷（misophonia assessment questionnaire，MAQ）及Amsterdam厌声症量表（Amsterdam misophonia scale，AMS）[205]，还有一些其他量表，但是缺乏研究来验证其有效性及可靠性。此外，其他用于评估抑郁、焦虑、愤怒、强迫症行为的评估量表亦可用于声过敏的评估。

（六）声过敏的鉴别诊断

声过敏鉴别诊断首先需要了解全面的病史。对于声敏感，特别是伴有耳痛的患者，建议进行医学评估，最好由耳科医生或神经科医生来实施。多种疾病可能表现为声敏感，包括偏头痛、面神经功能障碍（如Bell麻痹）、Lyme病、Williams综合征、头部外伤、药物（如苯二氮䓬类药物戒

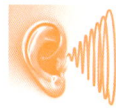

> **知识点** ✓
>
> 对绝大多数就诊时同时伴有耳鸣和声敏感的患者，需要首先治疗声敏感。

断）、外淋巴瘘、镫骨切除术、半规管裂、Meniere 病、耳梅毒、纤维组织肌痛、三叉神经痛、慢性疼痛、自闭症、听觉损伤和感觉整合障碍。此外，应考虑心理生理状况，包括强迫行为，Tourette 综合征、焦虑、抑郁、创伤后应激障碍等。

对声敏感的类型进行鉴别非常重要。响度重振与听力下降有关，只对大的声音敏感（如盘子撞击声）。听觉过敏不一定伴有听力下降，但常与声损伤有关。听觉过敏的患者常表现为对所有的声音敏感，而不仅仅是大的声音。部分患者甚至在办公室佩戴听力保护装置，而且抱怨耳痛。厌声症的患者常常对特定的声音敏感，而与声音的响度无关，最常见的为与口腔运动相关的声音（如咀嚼、呼吸、清嗓、挠痒）和重复性的声音（如打字声、敲击声）。恐声症患者是极端的听觉过敏或厌声症病例，患者对某些特定的或所有的声音感到恐惧。另外一种声敏感类型与感觉整合障碍有关，常见于自闭症患者。对于一般人群来说，讨厌的声音常倾向于更响的且突然出现（如烟花、马桶冲水和吸尘器除尘）的声音。

患者可能还表现为躯体声音响度异常，如自听，患者自己的声音变大或能听到自己的眼睛在动或感知到响亮的脚步声，这些症状可能与前半规管裂、迷路瘘、咽鼓管异常扩张或镫骨肌反射异常有关。

（七）声敏感的治疗

对声敏感的治疗常采用耳鸣的治疗方法。已有关于应用 TRT 和 TAT 治疗响度不耐受和非响度不耐受的过度声敏感的具体建议。当耳鸣、听力下降及声敏感合并存在时，通常建议在治疗耳鸣和听力下降之前先治疗声敏感。另外，对于多数声敏感患者不推荐使用听力保护。持续听力保护实际上会加重声过敏[206]。当患者就诊时佩戴听力保护装置或在中等环境声中使用听力保护装置时，需要劝告他们摘掉。

声敏感的治疗需要结合咨询和声治疗。咨询的内容包括中枢增益理论，或厌声症/恐声症的病理机制。在声过敏病例中，声治疗用于帮助听觉系统脱敏。对于听觉过敏和厌声症/恐声症的声治疗方法稍有不同[107, 207]。对于听觉过敏，建议患者避免安静，要持续暴露于富声环境中。控制声音的大小使之不会引起不适或恼人，声治疗设备可以帮助提供持续的声音，推荐的声强度为 9~20dB SL。声音的强度可以随时间稍微增加，或根据治疗方法的要求保持在相同的强度。持续声音刺激的目标是通过增加背景声音的强度来调整听觉系统并减少中枢增益，这种方法不适用于厌声症。厌声症需要针对其条件反射进行处理。针对厌声症的治疗，要求患者使用非常悦耳的声音（如喜欢的音乐）。最终，患者在使用这些愉快声音的同时也暴露于触发声中，并且随着时间延长，正性声音和负性声音的比值逐渐缩小。这些治疗必须在安全的环境下进行，而且要有足够的正性强化，这可能涉及把对悦耳声音的控制权交给一个患者信任的人。CBT 对声敏感患者的治疗也有效，是 TAT 治疗听觉过敏方法的组成部分（Juris 等[208]），遵循与 TAT 耳鸣治疗类似的程序（Pienkowski 等[207]）。

五、总结

耳鸣和声敏感是 2 个重要问题，可以影响患者生活质量，对部分患者甚至是极度影响。我们对耳鸣和声敏感的病理机制的知识正在快速增长。耳鸣和声过敏不是简单的听觉表现，相反，涉及大脑多个功能区域，这些区域参与注意力、警觉和情绪反应的调节。对于大部分患者来说没有有效的手术或药物治疗方法。耳鸣和声敏感的患者经常被医学界忽视，这并不一定是因为缺乏同情心，而可能是因为缺乏有效的医学治疗手段。听力学家在应用听觉生理和以声音为基础的技术来评估和治疗耳鸣和声过敏患者方面具有独特的专长。听力学家必须了解耳鸣和声过敏的神经科学理论,明白导致耳鸣和声过敏的医学疾病的鉴别诊断,并且对咨询、生活方式和声治疗选择的调整有深入了解。

对于耳鸣及声过敏的治疗方式有多种,咨询和声治疗是听力学家经常同时使用的2种治疗方法。有效的咨询涉及互动的讨论,其中包括:①耳鸣的来源理论和打破耳鸣的神秘性;②耳鸣的适应过程和认知重建(生理和心理因素,如关于耳鸣的不良思维/行为及替代性思维/行为);③关于声治疗选择的建议;④转移注意力的作用;⑤关于改变生活方式的教育。声治疗的选择包括基本的多声音环境、声音放大治疗和使用恰当的治疗系统。目前已有正规的耳鸣及声敏感结构化治疗方法,鼓励读者通过完成课程作业、参加专题讲座及专题研讨会来扩展知识。

参考文献

[1] Bhatt JM, Lin HW, Bhattacharyya N. Prevalence, severity, exposures, and treatment patterns of tinnitus in the United States. JAMA Otolaryngol Head Neck Surg. 2016; 142(10):959–965

[2] Mahboubi H, Oliaei S, Kiumehr S, Dwabe S, Djalilian HR. The prevalence and characteristics of tinnitus in the youth population of the United States. Laryngoscope. 2013; 123(8):2001–2008

[3] Nondahl DM, Cruickshanks KJ, Huang GH, et al. Generational differences in the reporting of tinnitus. Ear Hear. 2012; 33(5):640–644

[4] Nondahl DM, Cruickshanks KJ, Wiley TL, et al. The ten-year incidence of tinnitus among older adults. Int J Audiol. 2010; 49(8):580–585

[5] Shargorodsky J, Curhan GC, Farwell WR. Prevalence and characteristics of tinnitus among US adults. Am J Med. 2010; 123(8):711–718

[6] Gallus S, Lugo A, Garavello W, et al. Prevalence and determinants of tinnitus in the Italian adult population. Neuroepidemiology. 2015; 45(1):12–19

[7] Gopinath B, McMahon CM, Rochtchina E, Karpa MJ, Mitchell P. Incidence, persistence, and progression of tinnitus symptoms in older adults: the Blue Mountains Hearing Study. Ear Hear. 2010a; 31(3):407–412

[8] Izuhara K, Wada K, Nakamura K, et al. Association between tinnitus and sleep disorders in the general Japanese population. Ann Otol Rhinol Laryngol. 2013; 122(11):701–706

[9] Jalessi M, Farhadi M, Asghari A, et al. Tinnitus: an epidemiologic study in Iranian population. Acta Med Iran. 2013; 51(12):886–891

[10] Kim HJ, Lee HJ, An SY, et al. Analysis of the prevalence and associated risk factors of tinnitus in adults. PLoS One. 2015; 10(5):e0127578

[11] McCormack A, Edmondson-Jones M, Fortnum H, et al. The prevalence of tinnitus and the relationship with neuroticism in a middle-aged UK population. J Psychosom Res. 2014; 76(1):56–60

[12] Oiticica J, Bittar RS. Tinnitus prevalence in the city of São Paulo. Rev Bras Otorrinolaringol (Engl Ed) 2015; 81(2):167–176

[13] Park KH, Lee SH, Koo JW, et al. Prevalence and associated factors of tinnitus: data from the Korean National Health and Nutrition Examination Survey 2009–2011. J Epidemiol. 2014; 24(5):417–426

[14] Xu X, Bu X, Zhou L, Xing G, Liu C, Wang D. An epidemiologic study of tinnitus in a population in Jiangsu Province, China. J Am Acad Audiol. 2011; 22(9):578–585

[15] Seidman MD, Jacobson GP. Update on tinnitus. Otolaryngol Clin North Am. 1996; 29(3):455–465

[16] Bauch CD, Lynn SG, Williams DE, Mellon MW, Weaver AL. Tinnitus impact: three different measurement tools. J Am Acad Audiol. 2003; 14(4):181–187

[17] Cima RF, Crombez G, Vlaeyen JW. Catastrophizing and fear of tinnitus predict quality of life in patients with chronic tinnitus. Ear Hear. 2011; 32(5):634–641

[18] Erlandsson SI, Hallberg LR. Prediction of quality of life in patients with tinnitus. Br J Audiol. 2000; 34(1):11–20

[19] Nondahl DM, Cruickshanks KJ, Dalton DS, et al. The impact of tinnitus on quality of life in older adults. J Am Acad Audiol. 2007; 18(3):257–266

[20] Gopinath B, McMahon CM, Rochtchina E, Karpa MJ, Mitchell P. Risk factors and impacts of incident tinnitus in older adults. Ann Epidemiol. 2010b; 20(2):129–135

[21] Nondahl DM, Cruickshanks KJ, Huang GH, et al. Tinnitus and its risk factors in the Beaver Dam offspring study. Int J Audiol. 2011; 50(5):313–320

[22] Nondahl DM, Cruickshanks KJ, Wiley TL, Klein R, Klein BE, Tweed TS. Prevalence and 5-year incidence of tinnitus among older adults: the epidemiology of hearing loss study. J Am Acad Audiol. 2002; 13(6):323–331

[23] Sindhusake D, Golding M, Newall P, Rubin G, Jakobsen K, Mitchell P. Risk factors for tinnitus in a population of older adults: the blue mountains hearing study. Ear Hear. 2003; 24(6):501–507

[24] US Department of Veterans Affairs. The Fiscal Year 2014 Annual Benefits Report. 2014. Available at: https://www.benefits.va.gov/REPORTS/abr/ABR-Combined- FY14-11052015.pdf . Accessed April 1, 2017

[25] Theodoroff SM, Lewis MS, Folmer RL, Henry JA, Carlson KF. Hearing impairment and tinnitus: prevalence, risk factors, and outcomes in US service members and veterans deployed to the Iraq and Afghanistan wars. Epidemiol Rev. 2015; 37:71–85

[26] Park B, Choi HG, Lee HJ, et al. Analysis of the prevalence of and risk factors for tinnitus in a young population. Otol Neurotol. 2014; 35(7):1218–1222

[27] Rosing SN, Schmidt JH, Wedderkopp N, Baguley DM. Prevalence of tinnitus and hyperacusis in children and adolescents: a systematic review. BMJ Open. 2016; 6(6):e010596

[28] Aarhus L, Engdahl B, Tambs K, Kvestad E, Hoffman HJ. Association between childhood hearing disorders and tinnitus in adulthood. JAMA Otolaryngol Head Neck Surg. 2015; 141(11):983–989

[29] Cianfrone G, Mazzei F, Salviati M, et al. Tinnitus Holistic Simplified Classification (THoSC): a new assessment for subjective tinnitus, with diagnostic and therapeutic implications. Ann Otol Rhinol Laryngol. 2015; 124(7):550–560

[30] Heller AJ. Classification and epidemiology of tinnitus. Otolaryngol Clin North Am. 2003; 36(2):239–248

[31] Tunkel DE, Bauer CA, Sun GH, et al. Clinical practice guideline: tinnitus. Otolaryngol Head Neck Surg. 2014; 151(suppl 2):S1–S40

[32] Simmons R, Dambra C, Lobarinas E, Stocking C, Salvi R. Head, neck, and eye movements that modulate tinnitus. Semin Hear. 2008; 29(4):361–370

[33] Henry JA, Zaugg TL, Myers PJ, Kendall CJ, Michaelides EM. A triage guide for tinnitus. J Fam Pract. 2010; 59(7):389–393

[34] Heller MF, Bergman M. Tinnitus aurium in normally hearing persons. Ann Otol Rhinol Laryngol. 1953; 62(1):73–83

[35] Knobel KA, Sanchez TG. Influence of silence and attention on tinnitus perception. Otolaryngol Head Neck Surg. 2008;

138(1):18–22

[36] Tucker DA, Phillips SL, Ruth RA, Clayton WA, Royster E, Todd AD. The effect of silence on tinnitus perception. Otolaryngol Head Neck Surg. 2005; 132(1):20–24

[37] Del Bo L, Forti S, Ambrosetti U, et al. Tinnitus aurium in persons with normal hearing: 55 years later. Otolaryngol Head Neck Surg. 2008; 139(3):391–394

[38] Schaette R, Turtle C, Munro KJ. Reversible induction of phantom auditory sensations through simulated unilateral hearing loss. PLoS One. 2012; 7(6):e35238

[39] Blom JD, Sommer IE. Auditory hallucinations: nomenclature and classification. Cogn Behav Neurol. 2010; 23(1):55–62

[40] Jastreboff PJ, Brennan JF, Sasaki CT. An animal model for tinnitus. Laryngoscope. 1988; 98(3):280–286

[41] Bauer CA, Brozoski TJ. Assessing tinnitus and prospective tinnitus therapeutics using a psychophysical animal model. J Assoc Res Otolaryngol. 2001; 2(1):54–64

[42] Lobarinas E, Hayes SH, Allman BL. The gap-startle paradigm for tinnitus screening in animal models: limitations and optimization. Hear Res. 2013; 295:150–160

[43] Lobarinas E, Sun W, Cushing R, Salvi R. A novel behavioral paradigm for assessing tinnitus using scheduleinduced polydipsia avoidance conditioning (SIP-AC). Hear Res. 2004; 190(1–2):109–114

[44] Turner JG, Brozoski TJ, Bauer CA, et al. Gap detection deficits in rats with tinnitus: a potential novel screening tool. Behav Neurosci. 2006; 120(1):188–195

[45] Hazell JW, Jastreboff PJ. Tinnitus. I: auditory mechanisms: a model for tinnitus and hearing impairment. J Otolaryngol. 1990; 19(1):1–5

[46] Lockwood AH, Salvi RJ, Coad ML, Towsley ML, Wack DS, Murphy BW. The functional neuroanatomy of tinnitus: evidence for limbic system links and neural plasticity. Neurology. 1998; 50(1):114–120

[47] Melcher JR, Sigalovsky IS, Guinan JJ, Jr, Levine RA. Lateralized tinnitus studied with functional magnetic resonance imaging: abnormal inferior colliculus activation. J Neurophysiol. 2000; 83(2):1058–1072

[48] Norton SJ, Schmidt AR, Stover LJ. Tinnitus and otoacoustic emissions: is there a link? Ear Hear. 1990; 11(2):159–166

[49] Penner MJ. An estimate of the prevalence of tinnitus caused by spontaneous otoacoustic emissions. Arch Otolaryngol Head Neck Surg. 1990; 116(4):418–423

[50] Liberman MC. Noise-induced hearing loss: permanent versus temporary threshold shifts and the effects of hair cell versus neuronal degeneration. Adv Exp Med Biol. 2016; 875:1–7

[51] Tan CM, Lecluyse W, McFerran D, Meddis R. Tinnitus and patterns of hearing loss. J Assoc Res Otolaryngol. 2013; 14(2):275–282

[52] Mitchell CR, Creedon TA. Psychophysical tuning curves in subjects with tinnitus suggest outer hair cell lesions. Otolaryngol Head Neck Surg. 1995; 113(3):223–233

[53] Henry JA, Roberts LE, Caspary DM, Theodoroff SM, Salvi RJ. Underlying mechanisms of tinnitus: review and clinical implications. J Am Acad Audiol. 2014; 25(1):5–22, quiz 126

[54] Weisz N, Dohrmann K, Elbert T. The relevance of spontaneous activity for the coding of the tinnitus sensation. Prog Brain Res. 2007; 166:61–70

[55] Lorenz I, Müller N, Schlee W, Hartmann T, Weisz N. Loss of alpha power is related to increased gamma synchronization—a marker of reduced inhibition in tinnitus? Neurosci Lett. 2009; 453(3):225–228

[56] Rauschecker JP, May ES, Maudoux A, Ploner M. Frontostriatal Gating of Tinnitus and Chronic Pain. Trends Cogn Sci. 2015; 19(10):567–578

[57] Leaver AM, Turesky TK, Seydell-Greenwald A, Morgan S, Kim HJ, Rauschecker JP. Intrinsic network activity in tinnitus investigated using functional MRI. Hum Brain Mapp. 2016; 37(8):2717–2735

[58] Hinkley LB, Mizuiri D, Hong O, Nagarajan SS, Cheung SW. Increased striatal functional connectivity with auditory cortex in tinnitus. Front Hum Neurosci. 2015; 9:568

[59] Eggermont JJ, Roberts LE. Tinnitus: animal models and findings in humans. Cell Tissue Res. 2015; 361(1):311–336

[60] Husain FT. Neural networks of tinnitus in humans: elucidating severity and habituation. Hear Res. 2016; 334:37–48

[61] Leaver AM, Seydell-Greenwald A, Rauschecker JP. Auditory-limbic interactions in chronic tinnitus: challenges for neuroimaging research. Hear Res. 2016; 334:49–57

[62] Newman CW, Weinstein BE, Jacobson GP, Hug GA. The Hearing Handicap Inventory for Adults: psychometric adequacy and audiometric correlates. Ear Hear. 1990; 11(6):430–433

[63] Schow RL, Nerbonne MA. Communication screening profile: use with elderly clients. Ear Hear. 1982; 3(3):135–147

[64] Meikle MB, Henry JA, Griest SE, et al. The tinnitus functional index: development of a new clinical measure for chronic, intrusive tinnitus. Ear Hear. 2012; 33(2):153–176

[65] Newman CW, Jacobson GP, Spitzer JB. Development of the Tinnitus Handicap Inventory. Arch Otolaryngol Head Neck Surg. 1996; 122(2):143–148

[66] Wilson PH, Henry J, Bowen M, Haralambous G. Tinnitus reaction questionnaire: psychometric properties of a measure of distress associated with tinnitus. J Speech Hear Res. 1991; 34(1):197–201

[67] Kuk FK, Tyler RS, Russell D, Jordan H. The psychometric properties of a tinnitus handicap questionnaire. Ear Hear. 1990; 11(6):434–445

[68] Hallam RS, Jakes SC, Hinchcliffe R. Cognitive variables in tinnitus annoyance. Br J Clin Psychol. 1988; 27(pt 3):213–222

[69] Meikle MB, Sandridge SA, Johnson RM. The perceived severity of tinnitus. Some observations concerning a large population of tinnitus clinic patients. Otolaryngol Head Neck Surg. 1984; 92(6):689–696

[70] Newman CW, Sandridge SA, Jacobson GP. Psychometric adequacy of the Tinnitus Handicap Inventory (THI) for evaluating treatment outcome. J Am Acad Audiol 1998; 9(2):153–160

[71] Henry JA, Griest S, Zaugg TL, et al. Tinnitus and hearing survey: a screening tool to differentiate bothersome tinnitus from hearing difficulties. Am J Audiol. 2015; 24(1):66–77

[72] Beck AT, Beck RW. Screening depressed patients in family practice: A rapid technique. Postgrad Med. 1972; 52(6):81–85

[73] Spielberger CD, Gorsuch RL, Lushene R, Vagg PR, Jacobs GA. Manual for the State-Trait Anxiety Inventory. Palo Alto, CA: Consulting Psychologists Press. 1983

[74] Goodman WK, Price LH, Rasmussen SA, et al. The Yale-Brown Obsessive Compulsive Scale. I. Development, use, and reliability. Arch Gen Psychiatry. 1989; 46(11):1006–1011

[75] Maier W, Buller R, Philipp M, Heuser I. The Hamilton Anxiety Scale: reliability, validity and sensitivity to change in anxiety and depressive disorders. J Affect Disord. 1988; 14(1):61–68

[76] Pridmore S, Walter G, Friedland P. Tinnitus and suicide: recent cases on the public record give cause for reconsideration. Otolaryngol Head Neck Surg. 2012; 147(2):193–195

[77] Crummer RW, Hassan GA. Diagnostic approach to tinnitus. Am Fam Physician. 2004; 69(1):120–126

[78] Vernon JA, Meikle MB. Tinnitus masking: unresolved problems. Ciba Found Symp. 1981; 85:239–262

[79] Henry JA, Zaugg TL, Schechter MA. Clinical guide for audiologic tinnitus management I: assessment. Am J Audiol. 2005; 14(1):21–48

[80] Moore BC, Vinay, Sandhya. The relationship between tinnitus pitch and the edge frequency of the audiogram in individuals with hearing impairment and tonal tinnitus. Hear Res. 2010; 261(1–2):51–56

[81] Sismanis A. Pulsatile tinnitus: contemporary assessment and management. Curr Opin Otolaryngol Head Neck Surg. 2011; 19(5):348–357

[82] Sismanis A. Pulsatile tinnitus. Otolaryngol Clin North Am. 2003; 36(2):389–402, viii

[83] Adams ME, Levine SC. The first new otologic disorder in a century: superior canal dehiscence syndrome. Minn Med. 2011; 94(11):29–32

[84] Nordmann AS, Bohne BA, Harding GW. Histopathological differences between temporary and permanent threshold shift. Hear Res. 2000; 139(1–2):13–30

[85] Guitton MJ, Caston J, Ruel J, Johnson RM, Pujol R, Puel JL. Salicylate induces tinnitus through activation of cochlear NMDA receptors. J Neurosci. 2003; 23(9):3944–3952

[86] Kreuzer PM, Landgrebe M, Vielsmeier V, Kleinjung T, De Ridder D, Langguth B. Trauma-associated tinnitus. J Head Trauma Rehabil. 2014; 29(5):432–442

[87] Lowry LD, Eisenman LM, Saunders JC. An absence of tinnitus. Otol Neurotol. 2004; 25(4):474–478

[88] Stephens SD. The treatment of tinnitus – a historical perspective. J Laryngol Otol. 1984; 98(10):963–972

[89] Duckert LG, Rees TS. Placebo effect in tinnitus management. Otolaryngol Head Neck Surg. 1984; 92(6):697–699

[90] Henry JA, Stewart BJ, Griest S, Kaelin C, Zaugg TL, Carlson K. Multisite randomized controlled trial to compare two methods of tinnitus intervention to two control conditions. Ear Hear. 2016; 37(6):e346–e359

[91] Henry JA. Tinnitus management: state of the art and looking ahead. J Am Acad Audiol. 2014; 25(1):4

[92] Theodoroff SM, Schuette A, Griest S, Henry JA. Individual patient factors associated with effective tinnitus treatment. J Am Acad Audiol. 2014; 25(7):631–643

[93] Henry JL, Wilson PH. The Psychological Management of Tinnitus: Comparison of a Combined Cognitive Educational Program, Education Alone and a Waiting-List Control. Int Tinnitus J. 1996; 2:9–20

[94] Lindberg P, Scott B, Melin L, Lyttkens L. The psychological treatment of tinnitus: an experimental evaluation. Behav Res Ther. 1989; 27(6):593–603

[95] Sweetow R. Counseling the patient with tinnitus. Arch Otolaryngol. 1985; 111(5):283–284

[96] Sweetow RW. Cognitive aspects of tinnitus patient management. Ear Hear. 1986; 7(6):390–396

[97] Wilson PH, Henry JL, Andersson G, Hallam RS, Lindberg P. A critical analysis of directive counselling as a component of tinnitus retraining therapy. Br J Audiol. 1998; 32(5):273–286

[98] Cima RF, Andersson G, Schmidt CJ, Henry JA. Cognitive-behavioral treatments for tinnitus: a review of the literature. J Am Acad Audiol. 2014; 25(1):29–61

[99] Kiang NY, Moxon EC, Levine RA. Auditory-nerve activity in cats with normal and abnormal cochleas. In: Sensorineural hearing loss. Ciba Found Symp 1970:241–273

[100] Salvi RJ, Ahroon WA. Tinnitus and neural activity. J Speech Hear Res. 1983; 26(4):629–632

[101] Tonndorf J. Tinnitus and physiological correlates of the cochleo-vestibular system: peripheral; central. J Laryngol Otol Suppl. 1981(4):18–20

[102] Hallam RS, Jakes SC. Tinnitus: differential effects of therapy in a single case. Behav Res Ther. 1985; 23(6):691–694

[103] Hallam RS, Jakes SC, Chambers C, Hinchcliffe R. A comparison of different methods for assessing the 'intensity' of tinnitus. Acta Otolaryngol. 1985; 99(5–6):501–508

[104] Hazell JW. Management of tinnitus: discussion paper. J R Soc Med. 1985; 78(1):56–60

[105] Slater R. On helping people with tinnitus to help themselves. Br J Audiol. 1987; 21(2):87–90

[106] Jastreboff PJ, Gray WC, Gold SL. Neurophysiological approach to tinnitus patients. Am J Otol. 1996; 17(2):236–240

[107] Jastreboff PJ. 25 years of tinnitus retraining therapy. HNO. 2015; 63(4):307–311

[108] Coles RR, Hallam RS. Tinnitus and its management. Br Med Bull. 1987; 43(4):983–998

[109] Stephens SD, Hallam RS, Jakes SC. Tinnitus: a management model. Clin Otolaryngol Allied Sci. 1986; 11(4):227–238

[110] Sweetow RW. The evolution of cognitive-behavioral therapy as an approach to tinnitus patient management. Int Tinnitus J. 1995; 1(1):61–65

[111] Tyler RS, Gogel SA, Gehringer AK. Tinnitus activities treatment. Prog Brain Res. 2007; 166:425–434

[112] Myers PJ, Griest S, Kaelin C, et al. Development of a progressive audiologic tinnitus management program for Veterans with tinnitus. J Rehabil Res Dev. 2014; 51(4):609–622

[113] Vernon J. Attemps to relieve tinnitus. J Am Audiol Soc. 1977; 2(4):124–131

[114] Vernon J, Schleuning A. Tinnitus: a new management. Laryngoscope. 1978; 88(3):413–419

[115] Jastreboff PJ, Jastreboff MM. Tinnitus Retraining Therapy (TRT) as a method for treatment of tinnitus and hyperacusis patients. J Am Acad Audiol. 2000; 11(3):162–177

[116] Tyler RS, Noble W, Coelho CB, Ji H. Tinnitus retraining therapy: mixing point and total masking are equally effective. Ear Hear. 2012; 33(5):588–594

[117] Fukuda S, Miyashita T, Inamoto R, Mori N. Tinnitus retraining therapy using portable music players. Auris Nasus Larynx. 2011; 38(6):692–696

[118] Saltzman M, Ersner MS. A hearing aid for the relief of tinnitus aurium. Laryngoscope. 1947; 57(5): 358–366

[119] Searchfield GD, Kaur M, Martin WH. Hearing aids as an adjunct to counseling: tinnitus patients who choose amplification do better than those that don't. Int J Audiol. 2010; 49(8):574–579

[120] Peltier E, Peltier C, Tahar S, Alliot-Lugaz E, Cazals Y. Long-term tinnitus suppression with linear octave frequency transposition hearing AIDS. PLoS One. 2012; 7(12):e51915

[121] Henry JA, Frederick M, Sell S, Griest S, Abrams H. Validation of a novel combination hearing aid and tinnitus therapy device. Ear Hear. 2015; 36(1):42–52

[122] Davis PB, Paki B, Hanley PJ. Neuromonics Tinnitus Treatment: third clinical trial. Ear Hear. 2007; 28(2):242–259

[123] Hanley PJ, Davis PB, Paki B, Quinn SA, Bellekom SR. Treatment of tinnitus with a customized, dynamic acoustic neural stimulus: clinical outcomes in general private practice. Ann Otol Rhinol Laryngol. 2008; 117(11):791–799

[124] Vieira D, Eikelboom R, Ivey G, Miller S. A multi-centre study on the long-term benefits of tinnitus management using Neuromonics Tinnitus Treatment. Int Tinnitus J. 2011; 16(2):111–117

[125] Hoare DJ, Kowalkowski VL, Kang S, Hall DA. Systematic review and meta-analyses of randomized controlled trials examining tinnitus management. Laryngoscope. 2011; 121(7):1555–1564

[126] Newman CW, Sandridge SA. A comparison of benefit and economic value between two sound therapy tinnitus management options. J Am Acad Audiol. 2012; 23(2):126–138

[127] Zeng FG, Tang Q, Dimitrijevic A, Starr A, Larky J, Blevins NH. Tinnitus suppression by low-rate electric stimulation and its electrophysiological mechanisms. Hear Res. 2011; 277(1–2):61–66

[128] Reavis KM, Rothholtz VS, Tang Q, Carroll JA, Djalilian H, Zeng FG. Temporary suppression of tinnitus by modulated sounds. J Assoc Res Otolaryngol. 2012; 13(4):561–571

[129] Okamoto H, Stracke H, Stoll W, Pantev C. Listening to tailor-made notched music reduces tinnitus loudness and tinnitus-related auditory cortex activity. Proc Natl Acad Sci U S A. 2010; 107(3):1207–1210

[130] Pantev C, Wollbrink A, Roberts LE, Engelien A, Lütkenhöner B. Short-term plasticity of the human auditory cortex. Brain Res. 1999; 842(1):192–199

[131] Teismann H, Okamoto H, Pantev C. Short and intense tailor-made notched music training against tinnitus: the tinnitus frequency matters. PLoS One. 2011; 6(9):e24685

[132] Lugli M, Romani R, Ponzi S, Bacciu S, Parmigiani S. The windowed sound therapy: a new empirical approach for an effective personalized treatment of tinnitus. Int Tinnitus J. 2009; 15(1):51–61

[133] Hauptmann C, Ströbel A, Williams M, et al. Acoustic coordinated reset neuromodulation in a real life patient population with chronic tonal tinnitus. BioMed Res Int. 2015; 2015:569052

[134] Williams M, Hauptmann C, Patel N. Acoustic CR neuromodulation therapy for subjective tonal tinnitus: a review of clinical outcomes in an independent audiology practice setting. Front Neurol. 2015; 6:54

[135] Drexler D, López-Paullier M, Rodio S, González M, Geisinger D, Pedemonte M. Impact of reduction of tinnitus intensity on patients' quality of life. Int J Audiol. 2016; 55(1):11–19

[136] Sweetow RW. The use of fractal tones in tinnitus patient

[137] Sweetow RW, Sabes JH. Effects of acoustical stimuli delivered through hearing aids on tinnitus. J Am Acad Audiol. 2010; 21(7):461–473

[138] Carrick DG, Davies WM, Fielder CP, Bihari J. Lowpowered ultrasound in the treatment of tinnitus: a pilot study. Br J Audiol. 1986; 20(2):153–155

[139] House JW, Brackmann DE. Tinnitus: surgical treatment. Ciba Found Symp. 1981; 85:204–216

[140] Pulec JL. Tinnitus: surgical therapy. Am J Otol. 1984; 5(6):479–480

[141] Shi Y, Burchiel KJ, Anderson VC, Martin WH. Deep brain stimulation effects in patients with tinnitus. Otolaryngol Head Neck Surg. 2009; 141(2):285–287

[142] Cheung SW, Larson PS. Tinnitus modulation by deep brain stimulation in locus of caudate neurons (area LC). Neuroscience. 2010; 169(4):1768–1778

[143] Smit JV, Janssen ML, Schulze H, et al. Deep brain stimulation in tinnitus: current and future perspectives. Brain Res. 2015; 1608:51–65

[144] Penry JK, Dean JC. Prevention of intractable partial seizures by intermittent vagal stimulation in humans: preliminary results. Epilepsia. 1990; 31(suppl 2):S40–S43

[145] De Ridder D, Vanneste S, Engineer ND, Kilgard MP. Safety and efficacy of vagus nerve stimulation paired with tones for the treatment of tinnitus: a case series. Neuromodulation. 2014; 17(2):170–179

[146] Vanneste S, De Ridder D. Noninvasive and invasive neuromodulation for the treatment of tinnitus: an overview. Neuromodulation. 2012; 15(4):350–360

[147] Van de Heyning P, Vermeire K, Diebl M, Nopp P, Anderson I, De Ridder D. Incapacitating unilateral tinnitus in single-sided deafness treated by cochlear implantation. Ann Otol Rhinol Laryngol. 2008; 117(9):645–652

[148] Kim DK, Moon IS, Lim HJ, et al. Prospective, multicenter study on tinnitus changes after cochlear implantation. Audiol Neurootol. 2016; 21(3): 165–171

[149] Pierzycki RH, Edmondson-Jones M, Dawes P, Munro KJ, Moore DR, Kitterick PT. Tinnitus and sleep difficulties after cochlear implantation. Ear Hear. 2016; 37(6):e402–e408

[150] Bayar N, Böke B, Turan E, Belgin E. Efficacy of amitriptyline in the treatment of subjective tinnitus. J Otolaryngol. 2001; 30(5):300–303

[151] Feder R. Tinnitus associated with amitriptyline. J Clin Psychiatry. 1990; 51(2):85–86

[152] Langguth B, Salvi R, Elgoyhen AB. Emerging pharmacotherapy of tinnitus. Expert Opin Emerg Drugs. 2009; 14(4):687–702

[153] Salvi R, Lobarinas E, Sun W. Pharmacological treatments for tinnitus: new and old. Drugs Future. 2009; 34(5):381–400

[154] Coelho C, Figueiredo R, Frank E, et al. Reduction of tinnitus severity by the centrally acting muscle relaxant cyclobenzaprine: an open-label pilot study. Audiol Neurootol. 2012; 17(3):179–188

[155] Vanneste S, Figueiredo R, De Ridder D. Treatment of tinnitus with cyclobenzaprine: an open-label study. Int J Clin Pharmacol Ther. 2012; 50(5):338–344

[156] Jalali MM, Kousha A, Naghavi SE, Soleimani R, Banan R. The effects of alprazolam on tinnitus: a crossover randomized clinical trial. Med Sci Monit. 2009; 15(11):PI55–PI60

[157] Johnson RM, Brummett R, Schleuning A. Use of alprazolam for relief of tinnitus. A double-blind study. Arch Otolaryngol Head Neck Surg. 1993; 119(8):842–845

[158] Kay NJ. Oral chemotherapy in tinnitus. Br J Audiol. 1981; 15(2):123–124

[159] Han SS, Nam EC, Won JY, et al. Clonazepam quiets tinnitus: a randomised crossover study with Ginkgo biloba. J Neurol Neurosurg Psychiatry. 2012; 83(8):821–827

[160] Aazh H, El Refaie A, Humphriss R. Gabapentin for tinnitus: a systematic review. Am J Audiol. 2011; 20(2):151–158

[161] Shulman A. Gabapentin and tinnitus relief. Int Tinnitus J. 2008; 14(1):1–5

[162] Sanchez TG, Balbani AP, Bittar RS, Bento RF, Câmara J. Lidocaine test in patients with tinnitus: rationale of accomplishment and relation to the treatment with carbamazepine. Auris Nasus Larynx. 1999; 26(4):411–417

[163] Nam EC, Handzel O, Levine RA. Carbamazepine responsive typewriter tinnitus from basilar invagination. J Neurol Neurosurg Psychiatry. 2010; 81(4):456–458

[164] Azevedo AA, Figueiredo RR. Treatment of tinnitus with acamprosate. Prog Brain Res. 2007; 166: 273–277

[165] van de Heyning P, Muehlmeier G, Cox T, et al. Efficacy and safety of AM-101 in the treatment of acute inner ear tinnitus—a double-blind, randomized, placebo- controlled phase II study. Otol Neurotol. 2014; 35(4):589–597

[166] Spankovich C. The Role of Nutrition in Healthy Hearing. SIG 6 Perspectives on Hearing and Hearing Disorders Research and Diagnositcs. 2014; 18(2):27–34

[167] Spankovich C, Le Prell CG. Healthy diets, healthy hearing: National Health and Nutrition Examination Survey, 1999–2002. Int J Audiol. 2013; 52(6): 369–376

[168] Spankovich C, Le Prell CG. Associations between dietary quality, noise, and hearing: data from the National Health and Nutrition Examination Survey, 1999–2002. Int J Audiol. 2014; 53(11):796–809

[169] McCormack A, Edmondson-Jones M, Mellor D, et al. Association of dietary factors with presence and severity of tinnitus in a middle-aged UK population. PLoS One. 2014; 9(12):e114711

[170] Carpenter-Thompson JR, McAuley E, Husain FT. Physical activity, tinnitus severity, and improved quality of life. Ear Hear. 2015; 36(5):574–581

[171] Loprinzi PD, Lee H, Gilham B, Cardinal BJ. Association between accelerometer-assessed physical activity and tinnitus, NHANES 2005–2006. Res Q Exerc Sport. 2013; 84(2):177–185

[172] Pan T, Tyler RS, Ji H, Coelho C, Gogel SA. Differences among patients that make their tinnitus worse or better. Am J Audiol. 2015; 24(4):469–476

[173] Crocetti A, Forti S, Del Bo L. Neurofeedback for subjective tinnitus patients. Auris Nasus Larynx. 2011; 38(6):735–738

[174] Dohrmann K, Elbert T, Schlee W, Weisz N. Tuning the tinnitus percept by modification of synchronous brain activity. Restor Neurol Neurosci. 2007; 25(3–4):371–378

[175] Dohrmann K, Weisz N, Schlee W, Hartmann T, Elbert T. Neurofeedback for treating tinnitus. Prog Brain Res. 2007; 166:473–485

[176] Maudoux A, Bonnet S, Lhonneux Ledoux F, Lefebvre P. Ericksonian hypnosis in tinnitus therapy. B-ENT. 2007; 3(suppl 7):75–77

[177] Nakashima T, Ueda H, Misawa H, et al. Transmeatal low-power laser irradiation for tinnitus. Otol Neurotol. 2002; 23(3):296–300

[178] Teggi R, Bellini C, Piccioni LO, Palonta F, Bussi M. Transmeatal low-level laser therapy for chronic tinnitus with cochlear dysfunction. Audiol Neurootol. 2009; 14(2):115–120

[179] Takeda G. Magnetic therapy for tinnitus. jibi to rinsho. 1987; 33(4):700–706

[180] Coles R, Bradley P, Donaldson I, Dingle A. A trial of tinnitus therapy with ear-canal magnets. Clin Otolaryngol Allied Sci. 1991; 16(4):371–372

[181] Desloovere C. Hyperbaric oxygen therapy for tinnitus. B-ENT. 2007; 3(suppl 7):71–74

[182] Porubsky C, Stiegler P, Matzi V, et al. Hyperbaric oxygen in tinnitus: influence of psychological factors on treatment results? ORL J Otorhinolaryngol Relat Spec. 2007; 69(2):107–112

[183] Liu F, Han X, Li Y, Yu S. Acupuncture in the treatment of tinnitus: a systematic review and meta-analysis. Eur Arch Otorhinolaryngol. 2016; 273(2):285–294 184] O'Connor A. What's in those supplements? New York Times. February 3, 2015

[185] Holstein N.[Ginkgo special extract EGb 761 in tinnitus therapy. An overview of results of completed clinical trials] Fortschr Med Orig. 2001; 118(4):157–164

[186] Drew S, Davies E. Effectiveness of Ginkgo biloba in treating tinnitus: double blind, placebo controlled trial. BMJ. 2001; 322(7278):73

[187] Rejali D, Sivakumar A, Balaji N. Ginkgo biloba does not

benefit patients with tinnitus: a randomized placebo-controlled double-blind trial and metaanalysis of randomized trials. Clin Otolaryngol Allied Sci. 2004; 29(3):226–231

[188] Miroddi M, Bruno R, Galletti F, et al. Clinical pharmacology of melatonin in the treatment of tinnitus: a review. Eur J Clin Pharmacol. 2015; 71(3):263–270

[189] Kim NK, Lee DH, Lee JH, et al. Bojungikgitang and banhabaekchulchonmatang in adult patients with tinnitus, a randomized, double-blind, three-arm, placebocontrolled trial—study protocol. Trials. 2010; 11:34

[190] Smith GS, Romanelli-Gobbi M, Gray-Karagrigoriou E, Artz GJ. Complementary and integrative treatments: tinnitus. Otolaryngol Clin North Am. 2013; 46(3):389–408

[191] Folmer RL, Theodoroff SM, Martin WH, Shi Y. Experimental, controversial, and futuristic treatments for chronic tinnitus. J Am Acad Audiol. 2014; 25 (1):106–125

[192] Salvi RJ, Saunders SS, Gratton MA, Arehole S, Powers N. Enhanced evoked response amplitudes in the inferior colliculus of the chinchilla following acoustic trauma. Hear Res. 1990; 50(1–2):245–257

[193] Auerbach BD, Rodrigues PV, Salvi RJ. Central gain control in tinnitus and hyperacusis. Front Neurol. 2014; 5:206

[194] Tyler RS, Pienkowski M, Roncancio ER, et al. A review of hyperacusis and future directions: part I. Definitions and manifestations. Am J Audiol. 2014; 23(4):402–419

[195] Liu C, Glowatzki E, Fuchs PA. Unmyelinated type II afferent neurons report cochlear damage. Proc Natl Acad Sci U S A. 2015; 112(47):14723–14727

[196] Moore BC, Glasberg BR, Vickers DA. Simulation of the effects of loudness recruitment on the intelligibility of speech in noise. Br J Audiol. 1995; 29(3):131–143

[197] Jastreboff MM, Jastreboff PJ. Hyperacusis. Audiology Online. 2001. Available at: HYPERLINK "http:// www.audiologyonline.com/articles/hyperacusis- 1223" www.audiologyonline.com/articles/hyperacusis- 1223. Accessed March 27, 2018

[198] Schröder A, van Diepen R, Mazaheri A, et al. Diminished n1 auditory evoked potentials to oddball sci. 2014; 8:123

[199] Mirz F, Gjedde A, Södkilde-Jrgensen H, Pedersen CB. Functional brain imaging of tinnitus-like perception induced by aversive auditory stimuli. Neuroreport 2000; 11(3):633–637

[200] Spankovich C, Hall JW. The misunderstood misophonia. Audiology Today. 2014; 26(4):15–23

[201] Asha'ari ZA, Mat Zain N, Razali A. Phonophobia and hyperacusis: practical points from a case report. Malays J Med Sci. 2010; 17(1):49–51

[202] Cox RM, Alexander GC, Taylor IM, Gray GA. The contour test of loudness perception. Ear Hear. 1997; 18(5):388–400

[203] Khalfa S, Dubal S, Veuillet E, Perez-Diaz F, Jouvent R, Collet L. Psychometric normalization of a hyperacusis questionnaire. ORL J Otorhinolaryngol Relat Spec. 2002; 64(6):436–442

[204] Dauman R, Bouscau-Faure F. Assessment and amelioration of hyperacusis in tinnitus patients. Acta Otolaryngol. 2005; 125(5):503–509

[205] Schröder A, Vulink N, Denys D. Misophonia: diagnostic criteria for a new psychiatric disorder. PLoS One. 2013; 8(1):e54706

[206] Formby C, Sherlock LP, Gold SL. Adaptive plasticity of loudness induced by chronic attenuation and enhancement of the acoustic background. J Acoust Soc Am. 2003; 114(1):55–58

[207] Pienkowski M, Tyler RS, Roncancio ER, et al. A review of hyperacusis and future directions: part II. Measurement, mechanisms, and treatment. Am J Audiol 2014; 23(4):420–436

[208] Jüris L, Andersson G, Larsen HC, Ekselius L. Cognitive behaviour therapy for hyperacusis: a randomized controlled trial. Behav Res Ther 2014; 54:30–37

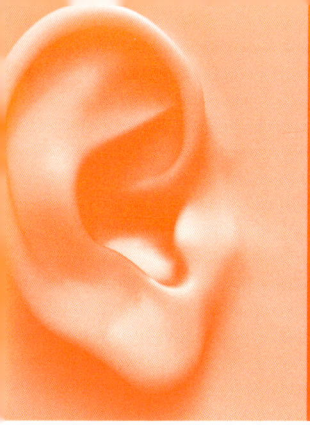

附录 专业术语英汉对照
English–Chinese of Technical Terms

A		
Abbreviated Profile of Hearing Aid Benefit (APHAB)	助听器效果评估简表	
Acclimatization	适应性	
Acoustical test fixture (ATF)	声学测试装置	
Acoustic coordinated reset neuromodulation therapy	听觉协调复位神经调节疗法	
Acoustic horns	声学号角	
Acoustic mass	声学质量	
Acoustic overload level (AOL)	声过载水平	
Acoustic scene classification	声学场景分类	
Active noise reduction (ANR)	主动降噪	
Adaptation to gain	适应增益	
Adjustable venting system	可调通气系统	
Afferent synapse	传入突触	
Air circulation	空气循环	
Alerting technology	警报技术	
Allergic reaction, to ear impression	耳印模过敏反应	
American National Standards Institute (ANSI)	美国国家标准协会	
Ampclusion	堵塞放大效应	
Amplified phone	扩音电话	
Amplified stethoscope	放大式听诊器	
Anticoagulant therapy	抗凝治疗	
Anticonvulsants	抗惊厥药	
Antidepressants, tinnitus and Antiplatelet therapy	抗抑郁药、耳鸣、抗血小板治疗	
Antiglutamatergic drugs	抗谷氨酸药物	
Apps	应用程序	
Articulation Indices (AIs)	清晰度指数	
Assistive listening devices (ALD)	辅助听力设备	
Asymmetric hearing loss	非对称性听力损失	
Attenuation characteristics	衰减特性	
Attenuation levels	衰减水平	
Audibility	可听度	
Audiogram mirror	影子听力图	
Audiogram, sound pressure level	听力图（声压级）	
Audiological assessment	听力评估	
Auditory hallucinations	幻听	
Auditory nerve	听神经	
Auditory nerve electrical stimulation	听神经电刺激	
Auditory neuropathy spectrum disorder (ANSD)	听神经病	
Auditory rehabilitation	听觉康复	
Automatic speech recognition (ASR)	自动语音识别	
Autophony	自听声增强	

B	
Bacterial meningitis	细菌性脑膜炎
Battery life	电池寿命
Behind-the-ear (BTE) hearing aids	耳背式助听器
Bilateral contralateral routing of signal (BiCROS)	双侧信号对传
Bimodal stimulation	双模式刺激
Bit resolution	比特分辨率
Bluetooth	蓝牙
Bone conduction hearing solutions	骨传导听力解决方案
Bony exostoses	外生骨疣

C	
Cambridge loudness equalization with high frequencies (CAMEQ2-HF)	剑桥高频响度均衡
Captioned phone	字幕电话
Cochleovestibular anomalies	耳蜗前庭异常
Communication modes	交流模式
Complications	并发症
Cost-effectiveness	成本效益
Critical window	关键窗
Cochlear nerve deficiency	耳蜗神经缺如
Client Oriented Scale of Improvement (COSI)	患者导向的听觉改善分级
Cochlear aplasia	耳蜗发育不良
Cochlear implants (CIs)	人工耳蜗
Coding strategies	编码策略
Combined bimodal stimulation	双模式联合刺激
Complications	并发症
Computed tomography	计算机断层扫描
Continuous interleaved sampling (CIS)	连续相间抽样
Cognitive behavioral therapy, in tinnitus	耳鸣认知行为疗法
Comfort Index (CI)	舒适度指数
Communication Profile Hearing Inventory (CPHI)	听障人士交流量表
Completely-in-the-canal (CIC)	深耳道式助听器
Compression kneepoint	压缩拐点
Compression limiting	压缩限制
Compression threshold	压缩阈值
Contralateral routing of signals (CROS)	信号对传
Cost analysis	成本分析
Coupler gain	耦合腔增益
Coupling	耦合

345

Custom hearing aids	定制助听器	Hearing aid compatible (HAC) phones	助听器兼容式电话
D		Half-gain rule	半收益法则
Dead regions	死区	Hearing assistance technology (HAT)	听力辅助技术
Delta-sigma analog-to-digital converter	模数转换器	Hearing Aid Users Questionnaire	助听器用户问卷
Digital signal processing (DSP)	数字信号处理	Headlamp	头灯
Digital-to-analog conversion	数模转换	Head mirror	额镜
Diplacusis	复听	Health-related quality of life (HRQoL)	健康相关生活质量
Directivity index	方向性指数	Health Utilities Index (HUI)	健康应用指数
DSL input/output formula (DSL [i/o])	DSL 输入/输出公式	Hearables	听力
Dual omnidirectional arrays	双全向性麦克风阵列	Hearing Aid Sound Quality Index (HASQI)	助听器音质指数
E		Hearing Aid Users Questionnaire (HAUQ)	助听器用户问卷
Ear impression	耳印模	Hearing conservation program	听力保护程序
Earmold	耳模	Hearing Handicap Inventory for Adults (HHA)	成年人听障评估表
Earmuff	耳罩	Hearing Handicap Inventory for the Elderly (HHIE)	老年人听障评估表
Earplug	耳塞	Hearing loss	听力损失
Ear simulator	耳模拟器	Hearing preservation	听力保留
Electret	驻极体	Hearing protection devices (HPD)	听力保护装置
Electroacoustic measurement	电声测量	Hierarchy of occupational health exposure controls	职业健康暴露控制等级
Electroacoustic stimulation	声电联合刺激	Helmholtz resonance	亥姆霍兹共振
Electromagnetic induction system	电磁感应系统	High-frequency average sound pressure level for inductive telephone simulator (HFA-SPLITS)	感应电话模拟器高频平均声压级
Enlarged vestibular aqueduct (EVA)	大前庭水管综合征	High-frequency average sound pressure in vertical field (HFA-SPLIV)	垂直场高频平均声压级
Equivalent input noise (EIN)	等效输入噪声	Hollow earmolds	空心耳模
Evoked compound action potentials (ECAP)	诱发性复合动作电位	Horn effect	号角效应
External auditory meatus (EAM)	外耳道	Hyperbaric oxygen therapy, in tinnitus	高压氧治疗耳鸣
F		Hypnosis, in tinnitus	催眠在耳鸣中的作用
Far-field wireless technology	远场无线技术	**I**	
Feedback cancellation	反馈消除	International Classification of Functioning, Disability, and Health (ICF)	功能、残疾和健康的国际分类
Filtering	滤波		
Fine structure processing	精细结构处理	International Electrochemical Commission (IEC)	国际电工委员会
Finite impulse response (FIR) filter	有限脉冲响应滤波器	Image-guided cochlear implant programming (IGCIP)	应用影像方法引导的人工耳蜗编程
Fitting protocol	验配方案		
Frequency-lowering (FL)	频率降低	Infinite impulse response (IIR) filters	无限脉冲响应滤波器
Fractal tones	分形音调		
Free-field	自由声场	Induction coil	感应线圈
Frequency bands vs. channels	频带与通道	Induction system	感应系统
Frequency-/digital-modulation (FM/ DM) system	频率/数字调制系统	Inertance	惯量
		Infections	感染
Frequency-gain response	频率增益响应	Infant-Toddler Meaningful Auditory Integration Scale (IT-MAIS)	婴幼儿有意义听觉整合量表
Frequency-lowering algorithms	频率降低算法		
Frequency response plots	频率响应图		
Full-on gain	饱和响应	Infrared (IR) system	红外系统
G			
Gain	增益		
Glasgow Hearing Aid Benefit Profile (GHABP)	格拉斯哥助听器效益量表		
Guidelines for the Audiologic Management of Adult Hearing Impairment	成人听力障碍的听力学管理指南		
H			

Insertion gain	插入增益
Insertion gain targets	插入增益目标
International Outcome Inventory for Hearing Aids (IOI-HA)	助听器效果国际条目
In-the-ear (ITE) hearing aids	耳内式助听器

L

Language production	语言发育
Libby insertion gain prescription	Libby 插入增益验配
Lidocaine	利多卡因
Linearity, in hearing aid prescriptions	线性助听器验配
Linear microphone	线性麦克风
LittleEars	LittleEars 量表
Long-term average speech spectrum (LTASS)	长时平均言语谱
Looseness	松弛度
Loudness equalization	响度平衡
Loudness normalization	响度归一化
Loudness equalization rationale	响度平衡原理
Loudness normalization rationale	响度归一化原理
Loudness growth in half-octave bands (LGOB) procedure	半倍频程响度增长
Loudness matching (LM)	响度匹配
Loudness normalization rationale	响度归一化原理
Low-threshold amplitude compression	低阈值幅值压缩

M

Magnetic resonance imaging	磁共振成像
Mastoidectomy	乳突根治术
Meaningful Auditory Integration Scale (MAIS)	有意义听觉整合量表
Medical considerations	医疗方面的考虑
Medical Outcomes Study-Short Form 36 (MOS-SF 36)	医疗成果研究量表 36
Michel's malformation	Michel 畸形
Microelectric mechanical system (MEMS)	微电子机械系
Microphone in real-ear (MIRE)	真耳模式麦克风
Minimum masking/suppression levels (MML)	最小掩蔽/抑制级
Misophonia	恐声症
Modified pressure method with concurrent equalization	使用实时均衡的修正声压
Modified pressure method with stored equalization	使用存储均衡的修正声压法
Mondini's malformation	Mondini 畸形
Most comfortable listening (MCL) level	最大舒适水平
Music notch therapy	切迹音乐治疗

N

National Acoustics Laboratory (NAL)	国家声学实验室
Near-field magnetic induction (NFMI)	近场磁感应
Neurofeedback, in tinnitus	神经反馈在耳鸣中的作用
Noise reduction algorithms	降噪算法
Noise reduction in spatial domain	空间域降噪
Noise reduction in spectral domain	频域降噪
Noise reduction in temporal domain	时域降噪
Noise reduction rating (NRR)	降噪等级

O

Objective programming	客观编程
Occluded response, real-ear occlusion	真耳堵耳响应
Occlusion effect	堵耳效应
Occlusion effect testing	堵耳效应测试
Open canal amplification	开放耳放大
Open fitting	开放耳选配
Ototoxic drugs, in tinnitus	耳毒性药物
Otoscope	耳镜
Output limiting	输出限制

P

Palatal myoclonus	腭肌阵挛
Parental questionnaires	家长问卷调查
Participation restrictions	参与限制
Passive acoustically tuned	被动声学调谐
Patient positioning	患者位置
Perceptual Evaluation of Audio Quality (PEAQ)	音频质量感知评估
Permissible exposure limit (PEL)	允许暴露限度
Personal amplifiers	个人放大器
Phase difference effects	相位差效应
Pink noise	粉红噪声
Pitch matching (PM)	音调匹配
Polar patterns	极性图
Postoperative follow-up	术后随访
Prescription of gain and output II (POGO II)	增益与输出处方 II
Prescription of gain and output (POGO)	增益与输出处方
Prescriptions, hearing aid	助听器处方公式
Pressure equalization	压力平衡
Probe microphone	探管传声器
Probe tube calibration	探管校准
Promise of Assistive Technology to Enhance Activity and Work Participation	辅助技术能加强活动度和工作参与度
Pulsatile	脉动性耳鸣

Q

Qualities of Hearing Questionnaire (SSQ)	听觉质量问卷
Quality-adjusted life-year (QALY) Quality of life	质量修正生命年
Quality of life	生活质量
Quantization	量化
QuickSIN	快速噪声下言语测试

R

Radio frequency (RF) wireless	无线射频
Radiological assessment	放射学评估

Real-ear aided gain (REAG)	真耳助听增益	Somatosensory system	躯体感觉系统
Real-ear-Aided response for 85- or 90-dB input (REAR85/90)	输入声级为 85 或 90dB SPL 的真耳助听响应	Sound pressure level (SPL) audiogram	声压级听力图
Real-ear aided response (REAR)	真耳助听响应	Speech communication	言语交流
		Speech Intelligibility Index	言语清晰度指数
Real-ear aided response (REAR) targets	真耳助听响应目标曲线	Speech perception	言语感知
		Speech production	言语发育
Real-ear attenuation at threshold	真耳阈值衰减	Speech recognition	言语识别
		Specific absorption rate (SAR)	比吸收率
Real-ear insertion gain (REIG)	真耳插入增益	Spectral peak picking	波谱峰值采样
Real-ear measurements (REM)	真耳测量	Spiral ganglion cells	螺旋神经节细胞
Real-ear occluded gain (REOG)	真耳堵耳增益	Speech Intelligibility Index (SII)	言语清晰度指数
Real-ear occluded response (REOR)	真耳堵耳响应	Stethoscope	听诊器
Real-ear-to-coupler difference (RECD)	真耳-耦合腔差值	Stock ear tips	通用耳塞
		T	
Real-ear to dial difference (REDD)	真耳-表盘差值	Telecoils	电感线圈
		Tensor tympani syndrome	鼓膜张肌综合征
Real-ear unaided gain (REUG)	真耳未助听增益	Tinnitus activities treatment (TAT)	耳鸣活动治疗
Real-ear unaided response (REUR)	真耳未助听响应	Tinnitus Handicap Inventory (THI)	耳鸣障碍量表
Real-time transcription	实时转录	Tinnitus retraining therapy (TRT)	耳鸣习服治疗
Receiver	受话器		
Receiver-in-canal (RIC) embedded earmolds	基于耳模的受话器位于耳道式助听器	Tubing effects	声管效应
		Tweeters	高音扬声器
Receiver-in-canal (RIC) hearing aids	话器位于耳道式助听器	Tympanometry	鼓室图
		Tympanostomy tube	鼓膜置管
Receiver-in-the-ear (RITA) hearing aids	受话器在助听器中	U	
		Unilateral hearing loss (UHL)	单侧听力损失
Reference microphone	参考麦克风	V	
Relative simulated equivalent telephone sensitivity (RSETS)	相对模拟等效电话灵敏度	Vagus nerve stimulation	迷走神经刺激
		Vent-associated resonance	通气相关的共鸣
Relative test loop sensitivity (RTLS)	相对测试环路灵敏度	Video otoscope	视频成像耳镜
		Videophone (VP)	可视电话
Reliability	可靠性	Voice carry over (VCO)	语音延续
Reserve gain	保留增益	W	
Residual hearing	残余听力	White noise	白噪声
Residual inhibition (RI)	残余抑制	Wide dynamic range compression	宽动态范围压缩
Resonance effects	共振效应		
Reverse horn	反号角	Wind noise reduction	风声降噪
Root mean square difference	均方根差	Window signaler	窗口信号器
S		Wireless connectivity	无线连接
Sampling rate	采样率	Woofers	低音扬声器
Satisfaction	满意度	Words-In-Noise (WIN)	噪声环境言语测试
Self-noise	本底噪声	World Health Organization Disability Assessment Schedule II (WHO-DAS II)	世卫组织残疾评估量表 II
Sickness Impact Profile	疾病影响量表		
Signal envelope	信号包络		
Signal processing	信号处理	World Health Organization (WHO)	世界卫生组织
Signal-to-noise ratio (SNR)	信噪比		
Silver-oxide batteries	氧化银电池	Z	
Silver-zinc batteries	银锌电池	Zinc-air battery	锌空气电池
Single-sided deafness	单侧聋		
Situational awareness	情境感知		
Sodium salicylate	水杨酸钠		

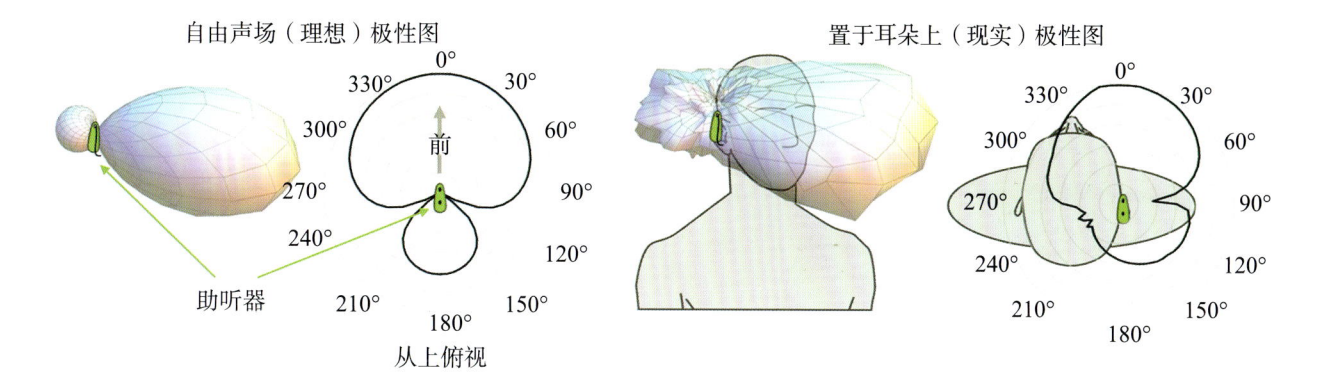

▲ 图 2-10 当助听器佩戴在人耳上时理想助听器方向极性图（左侧同构图及俯视图所示）会出现衰减（如右侧同构图及俯视图所示）

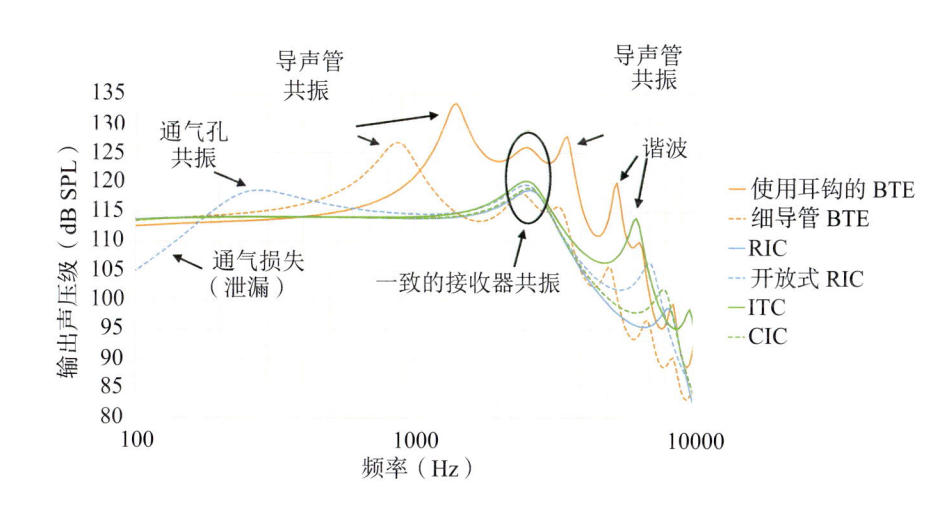

◀ 图 2-20 不同尺寸声管的声学输出

图示的所有响应使用的受话器和耦合腔相同；唯一的差别在于声管的长度和直径。长或细的声管使基频更靠近低频，减少了高频输出。通气孔产生了低频共振但减少了低频输出。BTE. 耳背式助听器；RIC. 受话器位于耳道；ITC. 耳道式；CIC. 深耳道式

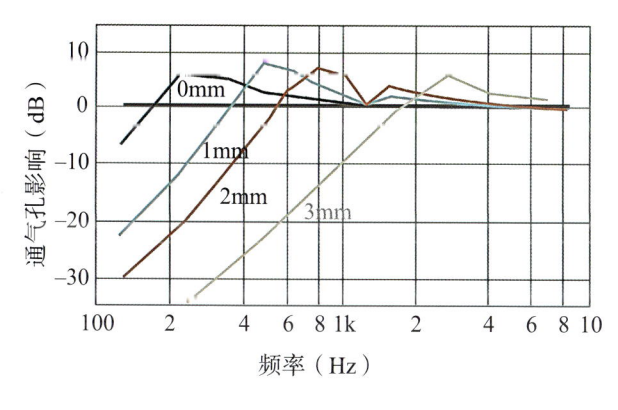

▲ 图 4-12 系统地增加通气孔的直径会导致低频衰减（传递损失）的增加，见图 4-16

图 4-11、图 4-16A 和 B 三幅图显示的是不同测量条件下获得的每个频率不同的衰减量。除非所有条件相同，否则绝对传递损失量是不同的（经 Kuk 和 Baekgaard[8] 许可改编）

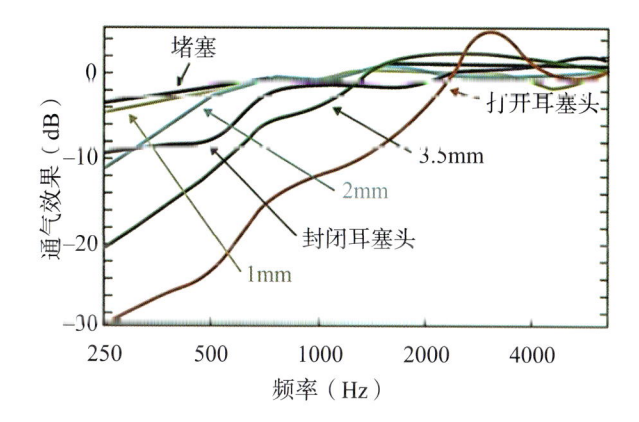

▲ 图 4-17 所示的通气孔响应曲线是在真实耳朵上获得的，显示与通气孔相关的共振峰的存在大大减少

结果比图 4-16A 和 B 所示的结果更加体现了实际验配的情况。响应曲线与紧密贴合的、完全堵塞耳的耳模相关（经 Dillon[3] 许可改编）

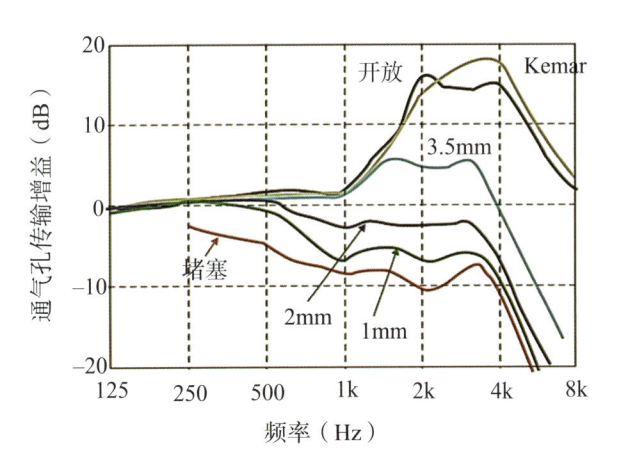

▲ 图 4-22　显示了随通气孔从堵塞到开放，通过耳模的声音信号的频谱范围的变化

在完全开放的情况下，由于外耳效应的恢复，高频的增益和带宽明显增加（经 Dillon[3] 许可改编）

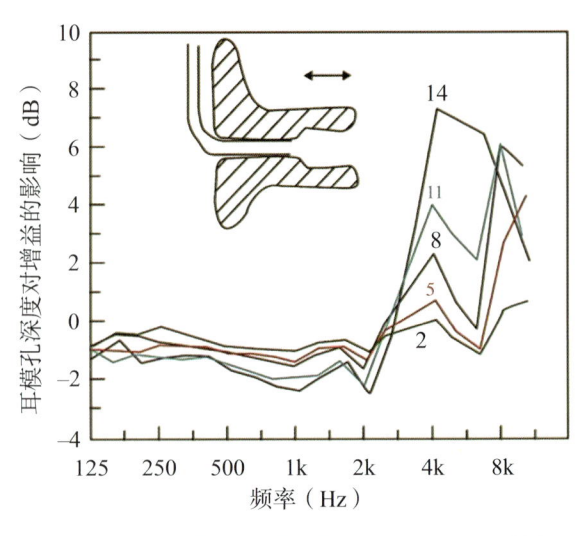

▲ 图 4-32　说明了高频增益可以简单地通过扩大和延长 BTE 耳模孔到不同的深度（**mm**）来实现（经 **Dillon**[3] 许可改编）

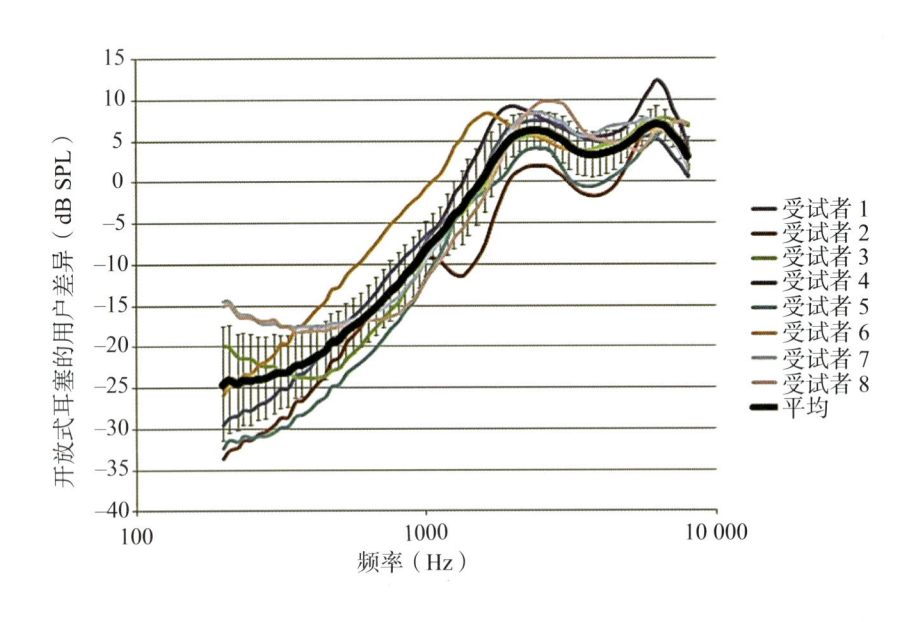

◀ 图 4-36　8 名受试者佩戴开放式耳塞的真耳响应，显示了每位受试者的低频频率都有适当地降低

实线表示平均响应。每个耳塞上均有一小孔，测试探管可密封小孔，以确保不会有额外的缝隙泄漏（经 Coburn 等[68] 许可改编）

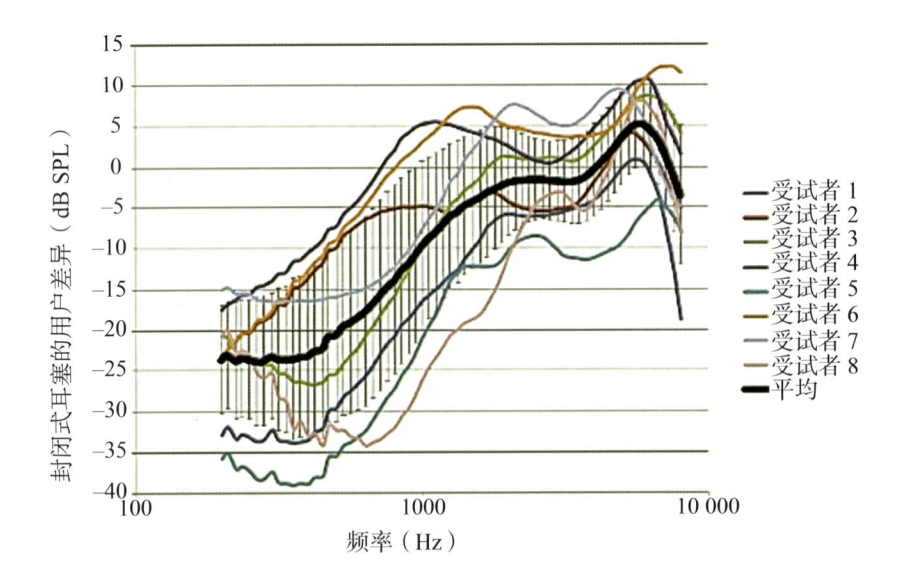

◀ 图 4-37　8 名受试者佩戴封闭式耳塞的真耳响应，显示了受试者间密闭的程度是离散的

在某些受试者中，由于泄漏而导致的低频衰减与图 4-35 中使用开放式耳塞所获得的类似。每个耳塞上均有一小孔，测试探管可密封小孔，以确保不会有额外的缝隙泄漏（经 Coburn 等[68] 许可改编）

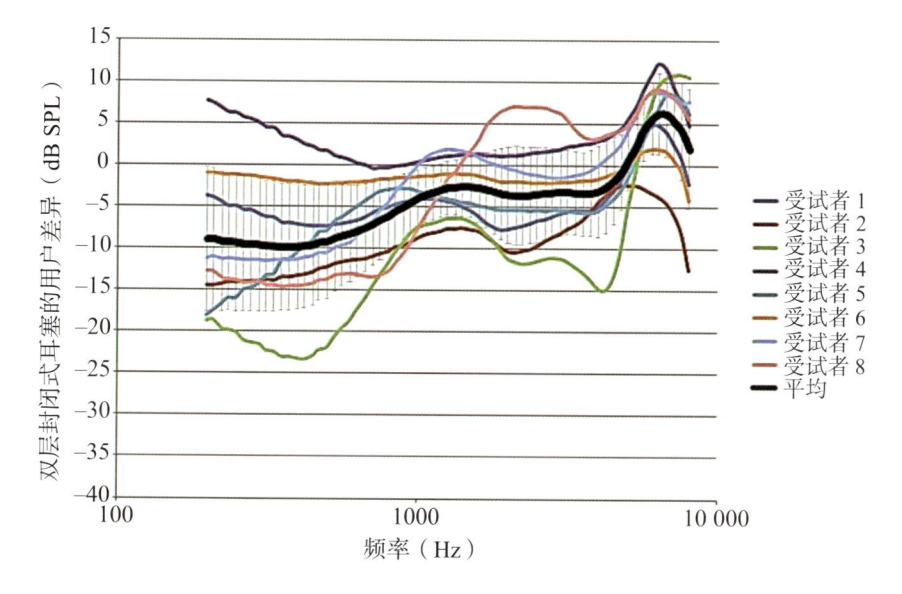

◀ 图 4-38 显示了 8 名受试者佩戴双层封闭式耳塞后，耳塞的密封效率并不一致

每个耳塞上均有一小孔，测试探管可密封小孔，以确保不会有额外的缝隙泄漏（经 Coburn 等[68] 许可改编）

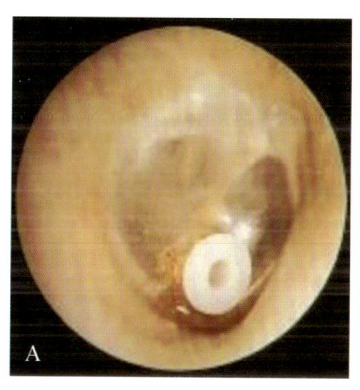

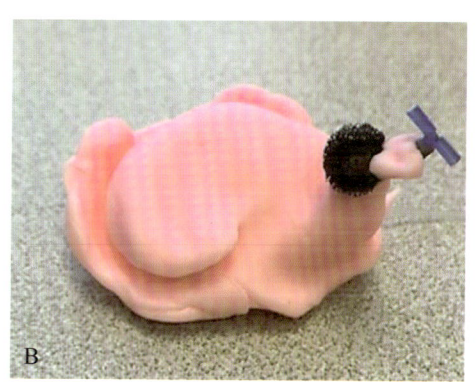

◀ 图 5-7 A. 显示鼓膜上的鼓膜置管。确保耳堤或耳障安全放置很重要，以防止印模材料穿过鼓膜或进入中耳；B. 一个来自儿童患者，泡沫耳障放置不恰当的耳印模。印模材料流经耳障，并黏附于通气管（蓝色）。当取出固化的印模时，通气管被牵拉出鼓膜

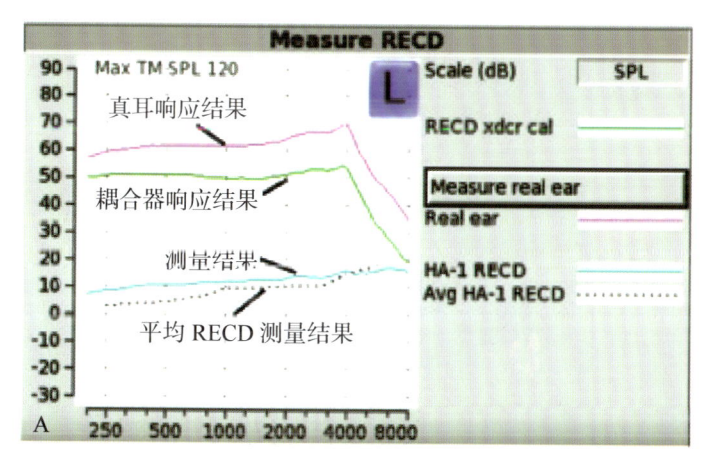

◀ 图 7-20 A. 完整 RECD 测试示例。测试界面显示了实测的真耳响应、已测得的 $2cm^3$ 耦合腔响应、自动计算的 RECD 曲线（即真耳响应曲线减去耦合腔响应曲线），以及适龄平均 RECD 参考曲线；B. 完整 wRECD 测试示例。测试界面显示了实测的真耳响应、已测得的 $0.4cm^3$ 耦合腔响应、自动计算的 wRECD 曲线（即真耳响应曲线减去耦合腔响应曲线），以及适龄平均 wRECD 参考曲线

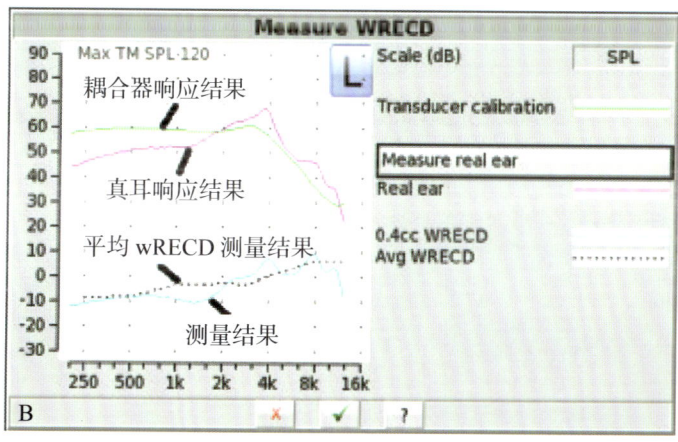

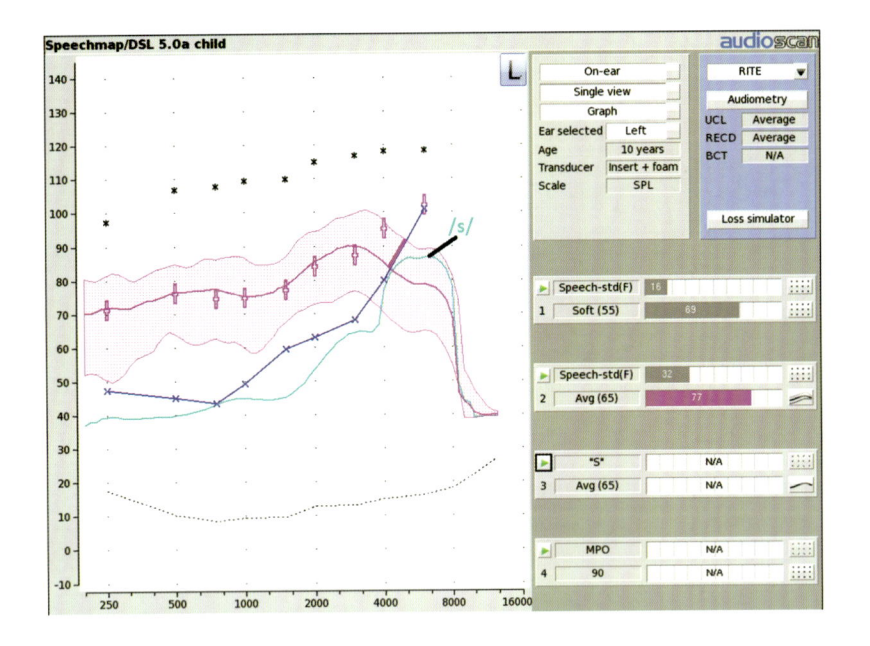

◀ 图 7-23　移频（FL）功能关闭的情况下平均言语信号的 LTASS（紫色）和信号 /s/（蓝色）的 REAR 曲线示例

图中可以看到，信号 /s/ 未落入 MAOF 范围内，且不能被患者听到（在患者听阈曲线以下），说明这个患者是 FL 的潜在适用患者

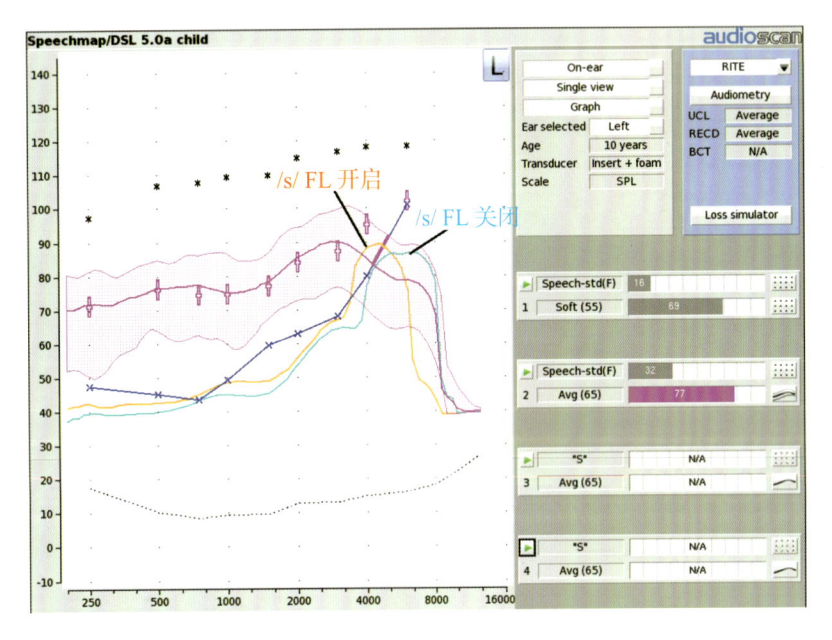

◀ 图 7-24　平均言语信号的 LTASS（紫色）和在 FL 功能关（蓝色）和 FL 功能开（橘黄色）的条件下信号 /s/ 的 REAR 示例

可以看到，随着 FL 功能开启和调节，信号 /s/ 相对于 FL 关闭时向低频区发生了移动，此时该信号可听（位于听阈曲线以上）且落入了 MAOF 范围内

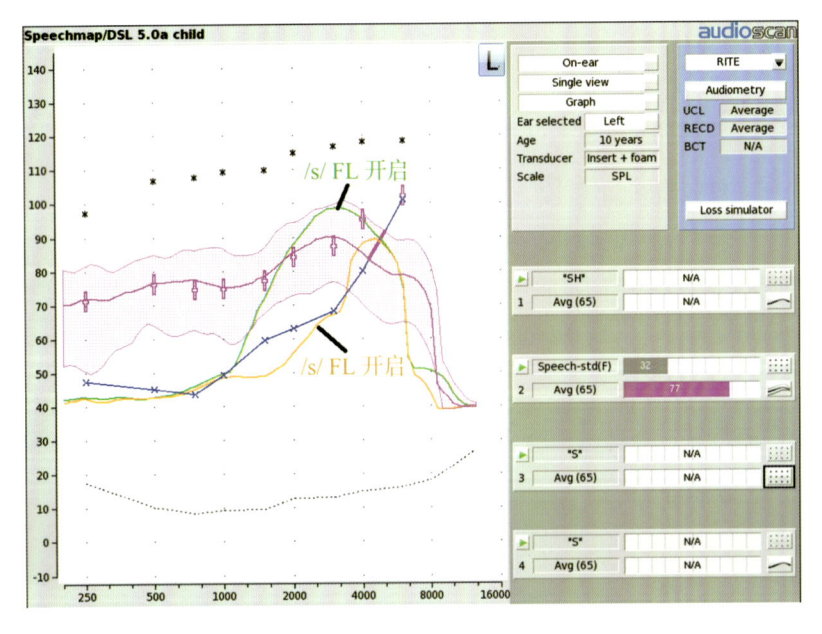

◀ 图 7-25　平均言语信号的 LTASS（紫色）和在 FL 功能开启的相同设置下信号 /s/（橘黄色）和信号 /sh/（绿色）的 REAR 示例

信号 /s/ 可听且落入 MAOF 范围内。信号 /sh/ 也可听，但与信号 /s/ 的频谱有显著的分离

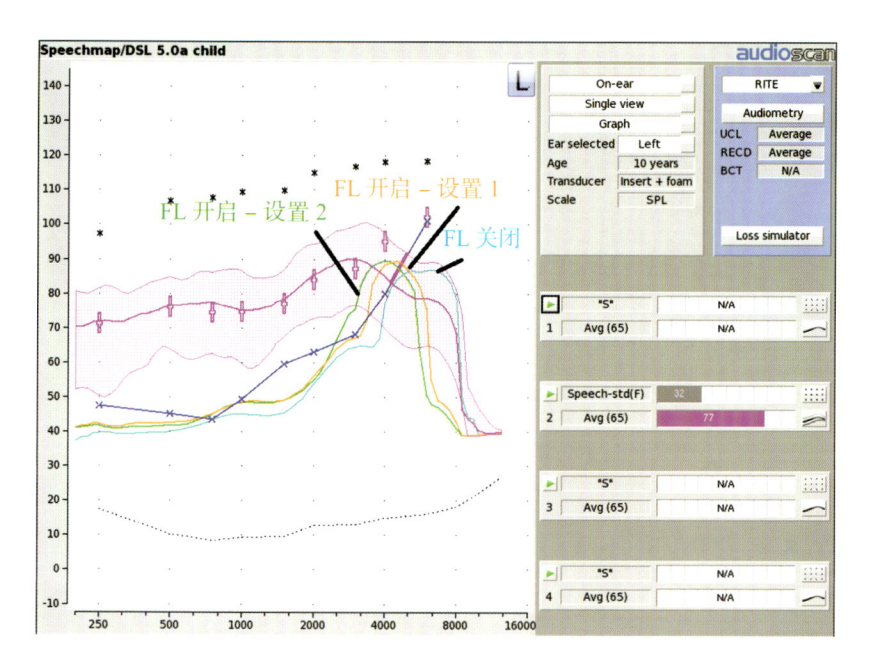

◀ 图 7-26 平均言语信号的 LTASS 曲线（紫色）和 FL 强度设置变化及其对信号 /s/ 的 REAR 影响的示例

图中可见，FL 关闭（蓝色）的情况下，助听放大后的信号 /s/ 不可听；开启 FL 功能并置于移频设置 1（橘黄色），此时信号 /s/ 可听且落入 MAOF 范围；FL 设置 2（绿色）代表了更强的移频程度，可以提供更大的可听性，但就以最小的音质损害和高频音素交叠来满足验配目标而言，设置 2 比实际需要的移频程度更强

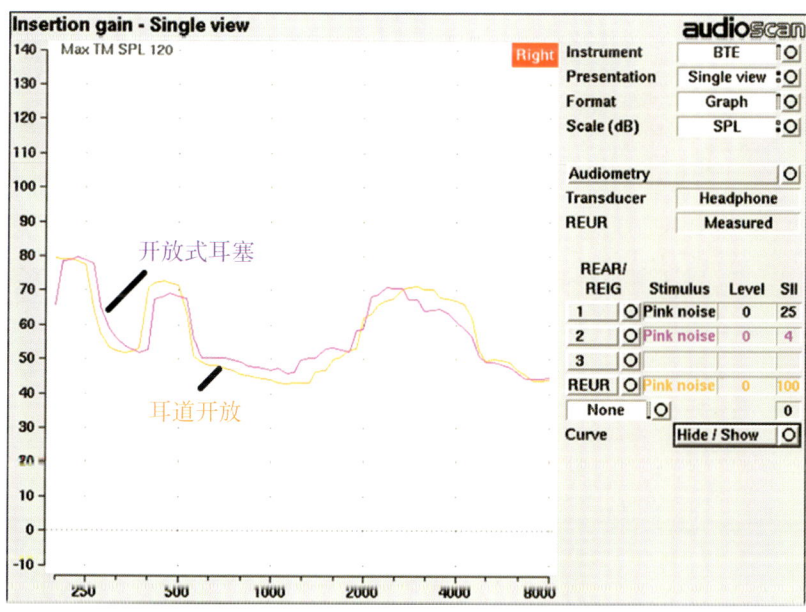

◀ 图 7-29 在频谱分析模式下测量堵耳效应的示例。同一患者分别佩戴了开放式耳塞和堵耳耳模

A. 佩戴开放式耳塞（紫色）与耳道开放（橘黄色）状态频谱分析模式测量结果；B. 佩戴堵耳耳模（绿色）与耳道开放（橘黄色）状态频谱分析模式测量结果。可以看到，相对于耳道开放状态，在堵塞耳的状态下，堵耳效应使得更多的能量被封闭在了耳道中

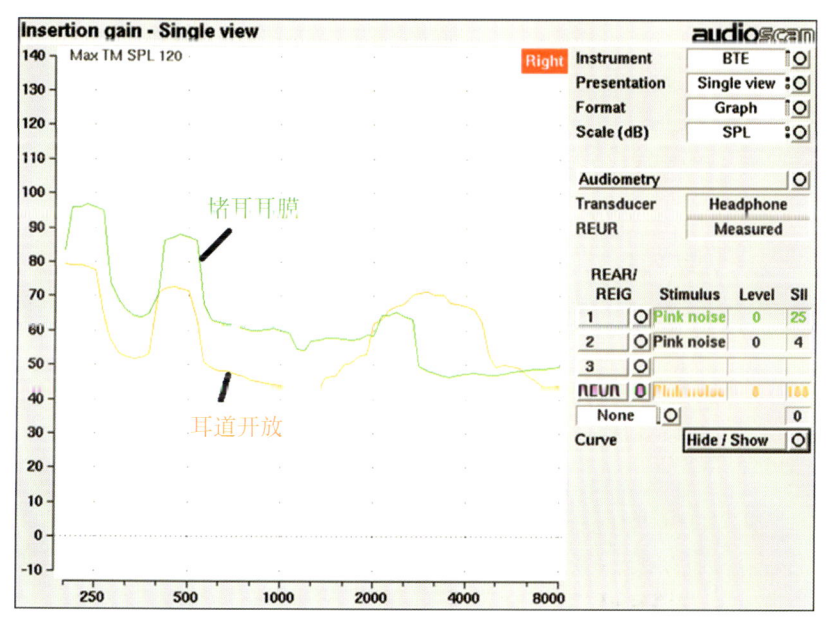

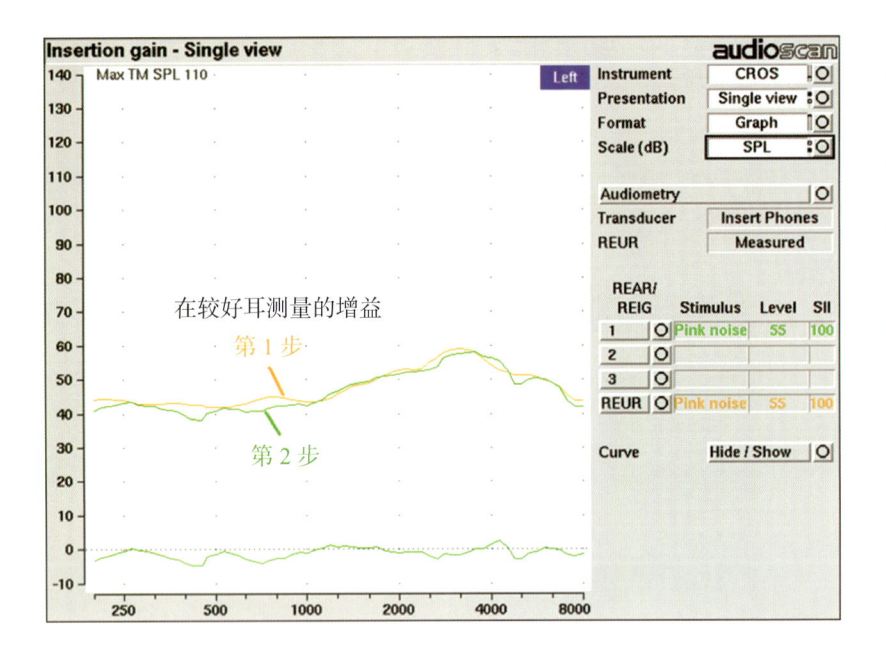

◀ 图7-33 CROS助听器真耳验配示例

图中显示了第1步（橘黄色曲线）和第2步（绿色曲线）在听力较好耳（左耳）测得的REAR。第1步测得的是听力较好耳侧的REUR吻合，第2步测得的是从听力较差耳侧传递到较好耳侧并被其接收的信号响应。屏幕最下方0dB附近的曲线显示了两者的差值，表明从较差耳侧传递过来的信号与较好耳的REUR匹配非常好，这是验配方案中期望达到的结果（引自Pumford[39]）

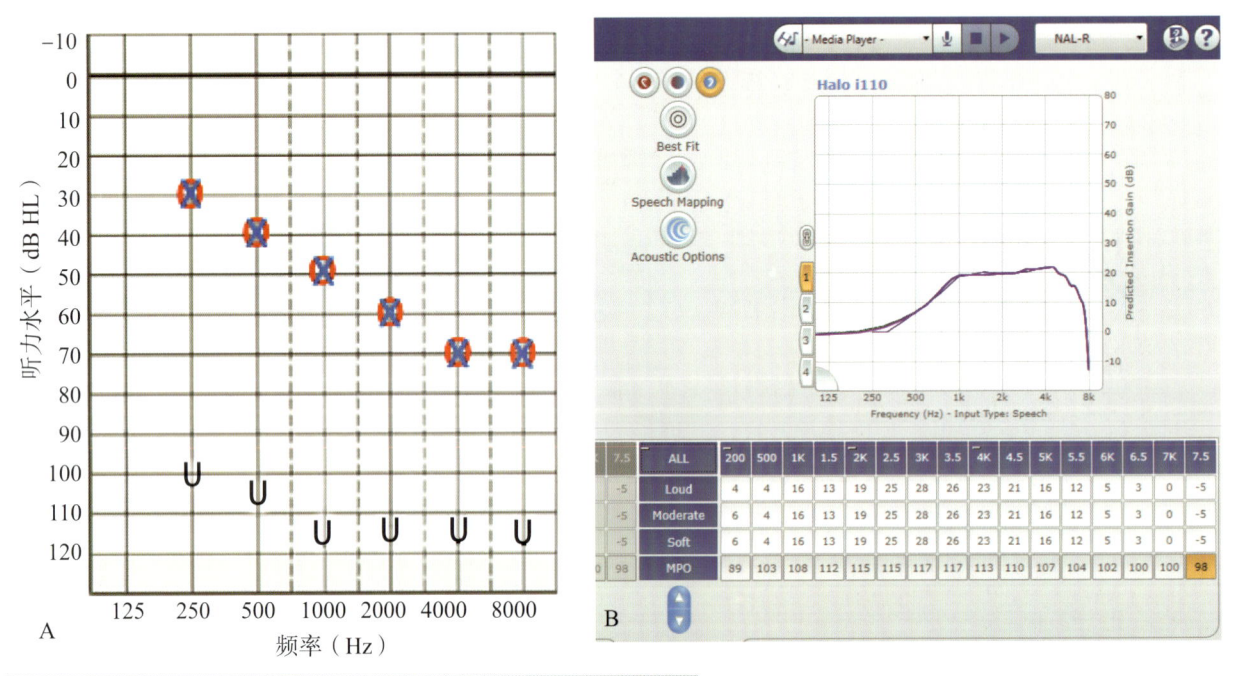

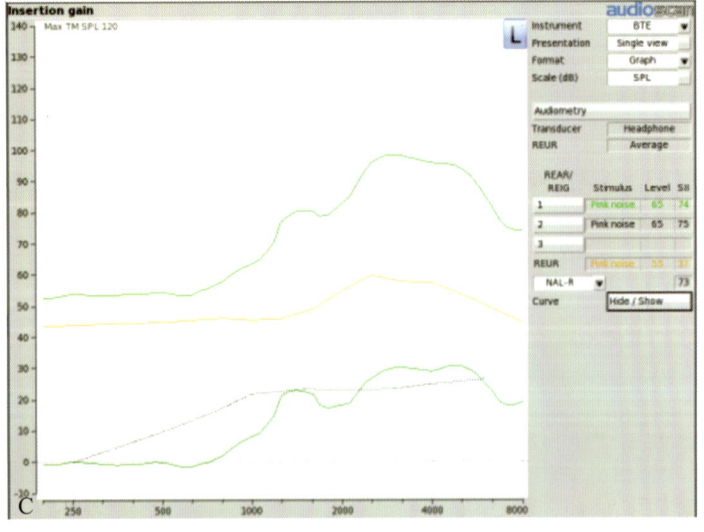

◀ 图8-1 根据所示软件编程（A）中的听力图将助听器快速拟合到NAL-R规定目标曲线（B）。测得的实际插入增益如（C）所示（底部绿线），表示助听器默认设置与规定的NAL-R目标（黑色虚线下）在大部分频率都有较大差距，因此助听器需再做调试

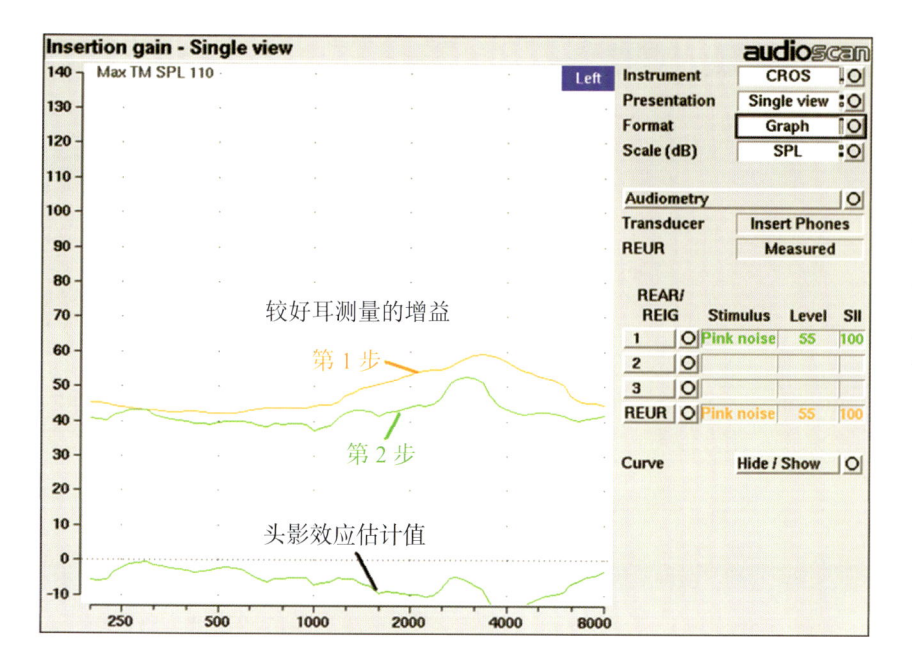

◀ 图 7-34 头影效应测量示例

图中显示了在第 1 步（橘黄色曲线，信号在较好耳侧发送）和第 2 步（绿色曲线，信号在较差耳侧发送）情况下测得的较好耳侧 REUR。屏幕下方的曲线代表了第 1 步和第 2 步测得的 REUR 的差值，给出该患者的头影效应估计值（引自 Pumford[39]）

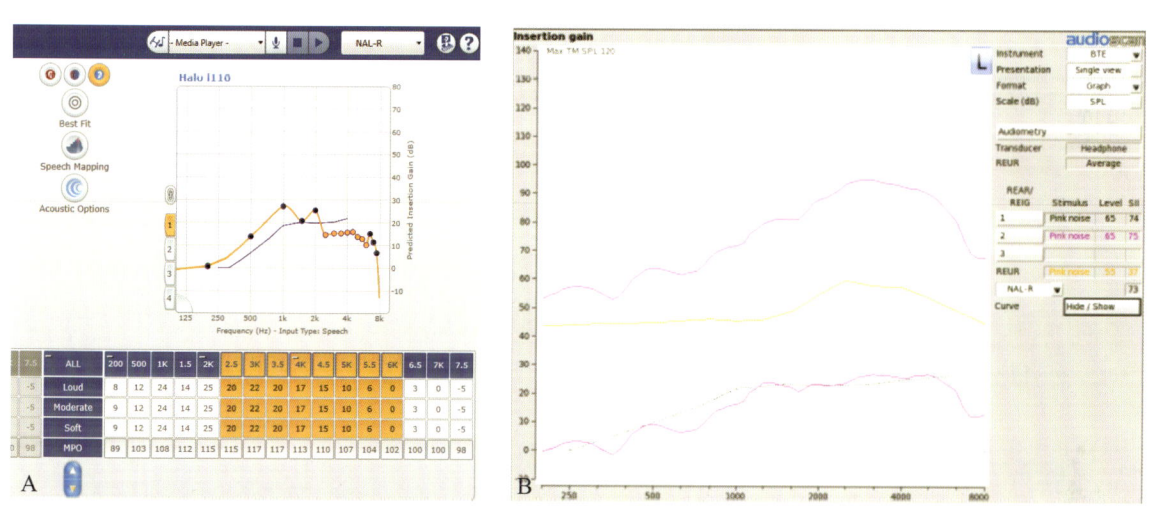

▲ 图 8-2　在本例中，已经对助听器装置进行了重新编程，实际插入增益（下紫色曲线）现在更接近（B）中的 NAL-R 目标曲线（下黑线）。这种与插入增益目标的改进是通过从助听器调试软件设置中调整参数来实现的（A）

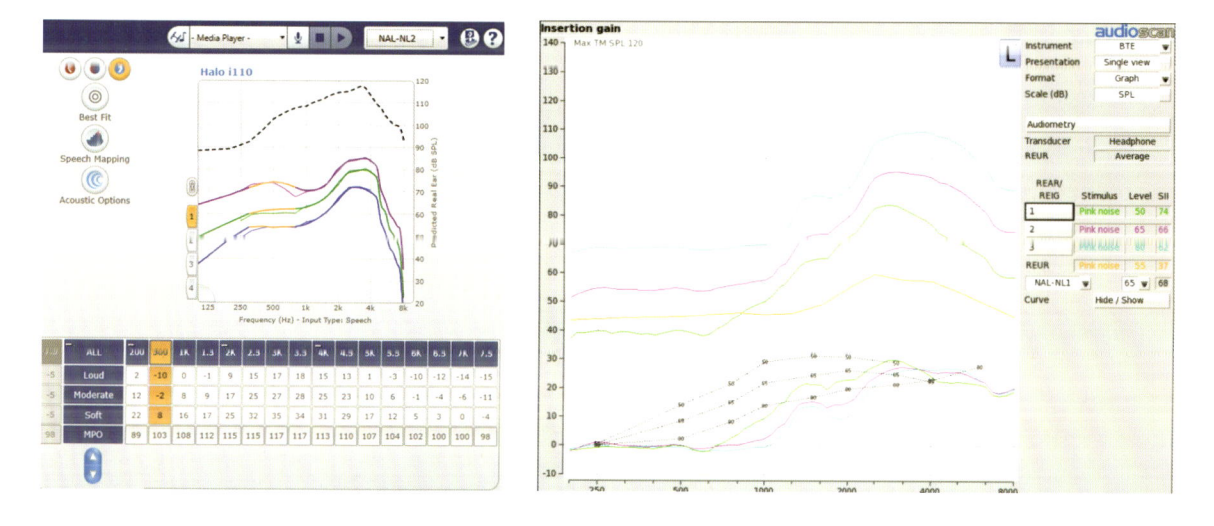

▲ 图 8-3　在本例中，拟合软件和 REM 系统选择的拟合规则是 NAL-NL1，一种非线性拟合公式。REIG 目标现在随着输入水平的不同而不同。尽管助听器调试软件中快速拟合与 A 中的目标匹配，但单独测量的 REIG 结果表明，需要进一步的编程调整，以在 B 中的频率范围内匹配 REM 系统中的输入水平特定目标

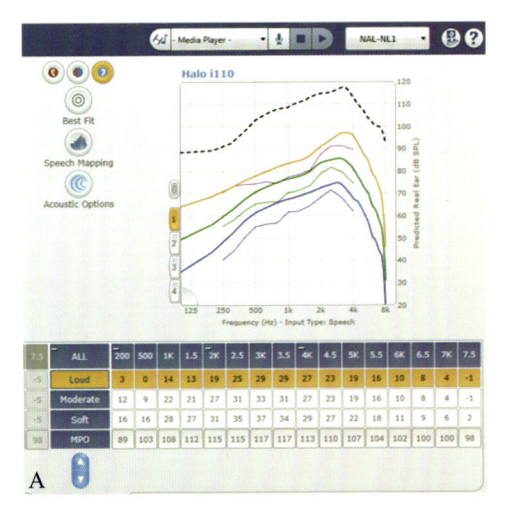

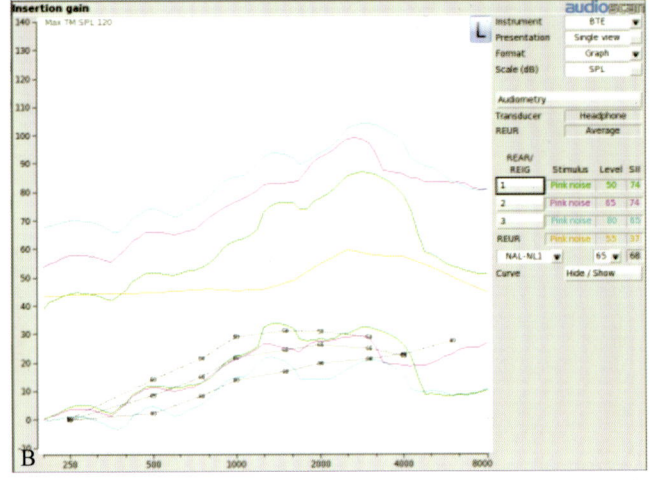

▲ 图 8-4　根据图 8-3 中获得的插入增益结果，对助听器重新编程（A），以便更接近 REM 系统（B）中每个输入水平的插入增益目标

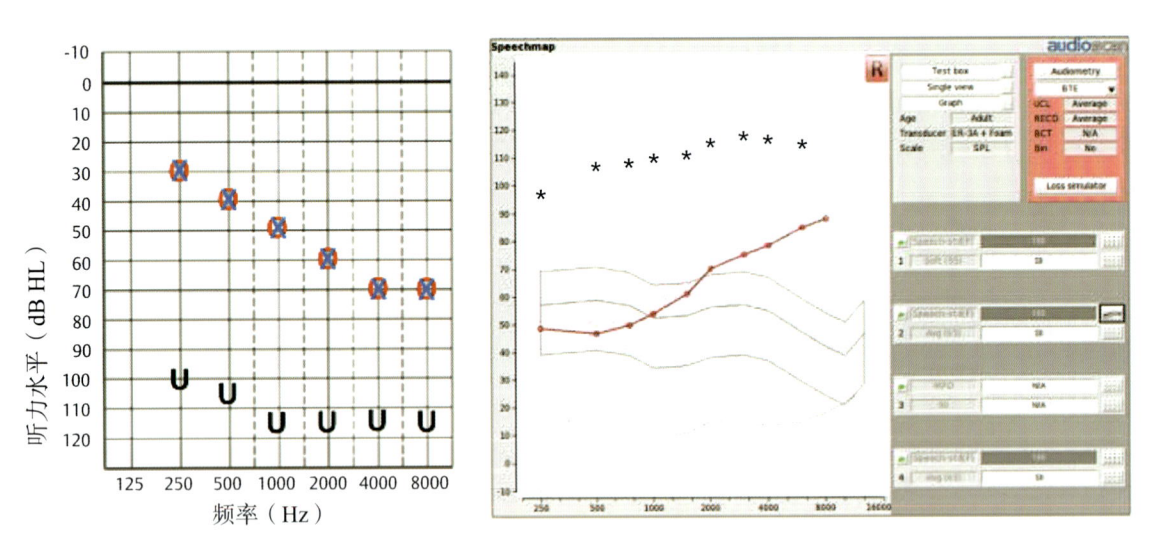

▲ 图 8-5　将 dB HL 听力图（A）（X 或 O= 阈值；U= 不适阈）转换为相应的 dB SPL 听力图（B）（O= 阈值；*= 不适阈）

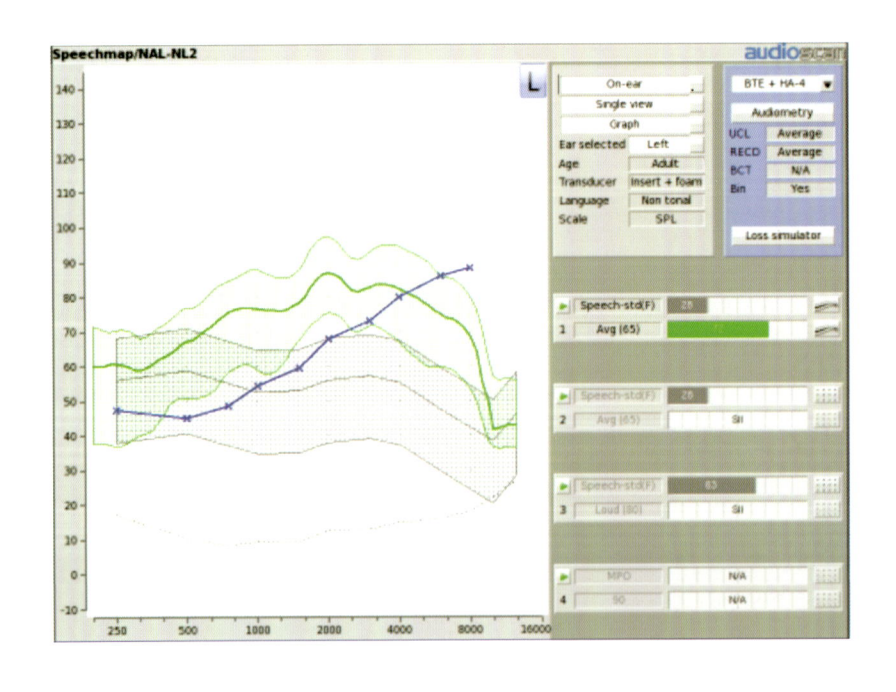

◀ 图 8-6　助听后的曲线（绿色阴影区）与未助听曲线（灰色阴影区）的比较。注意在助听和未助听条件下，有多少语音能量高于阈值

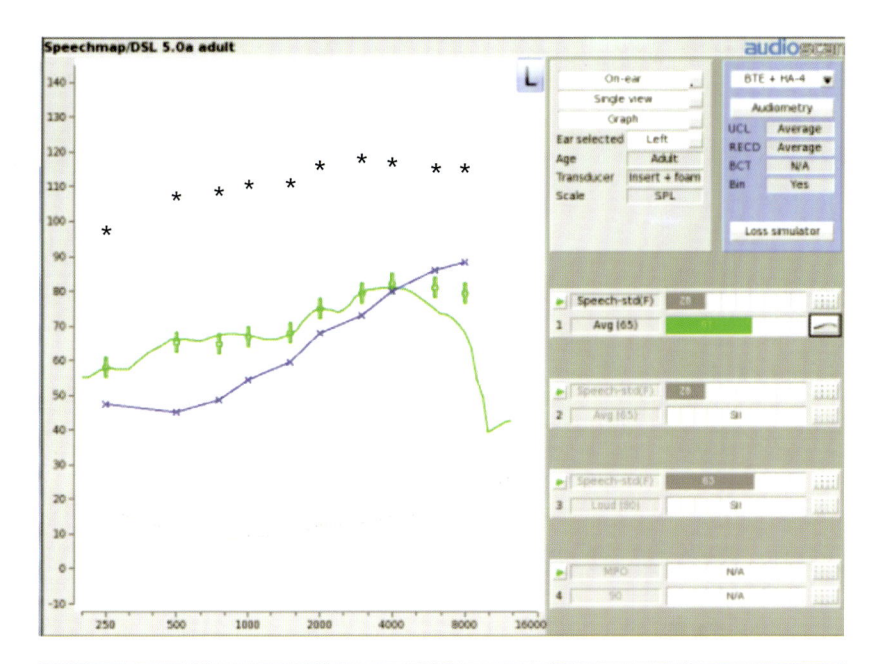

◀ 图 8-7 根据某一听力损失的平均言语水平，自动显示 DSLv5 目标曲线（绿色＋符号），以及经过编程调整以匹配目标后，相关的真耳分析反应所得的平均言语输入水平的曲线（绿色线）

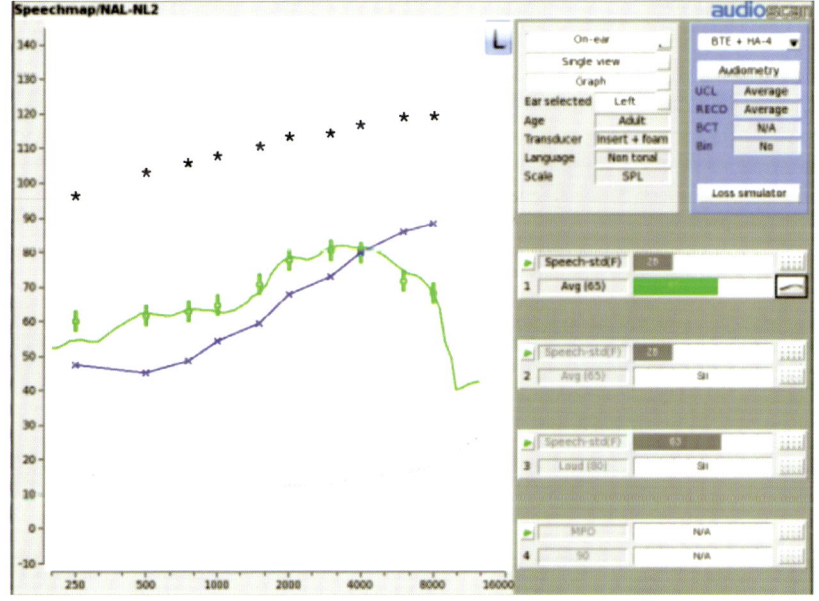

◀ 图 8-8 NAL-NL2 平均言语 REAR 目标（绿色＋符号）和通过编程调整定位到 NAL-NL2 目标上的平均言语输入（绿线）对应的 REAR 目标

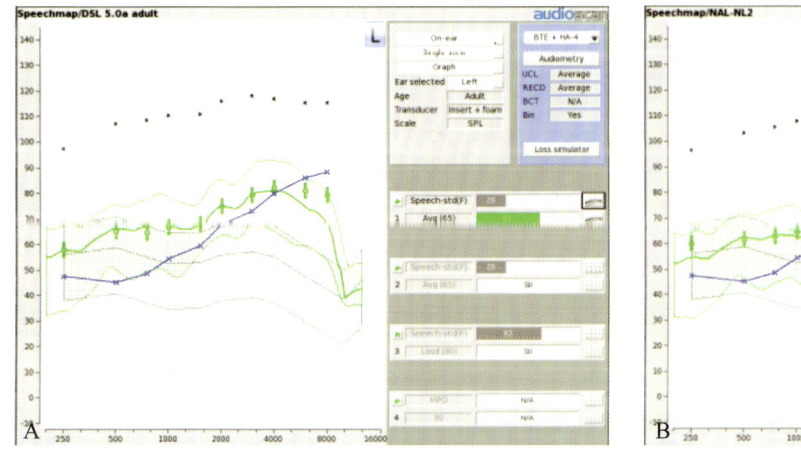

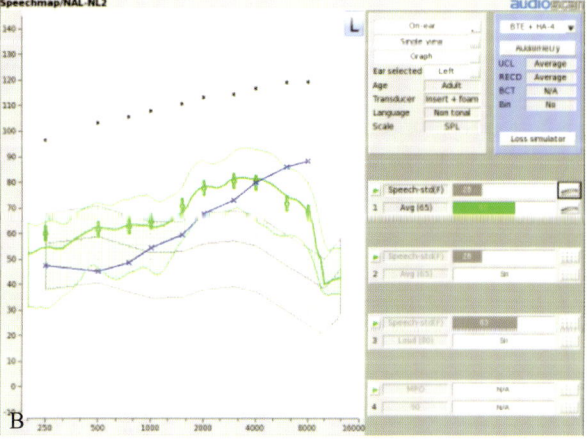

▲ 图 8-9 在相同的输入条件下，助听言语包络（绿色阴影区域）与未助听言语包络（灰色阴影区域）进行比较，可以直观地看到言语能量放大已恢复到患者的动态范围
显示了 DSLv5（A）和 NAL-NL2（B）可能的测量结果

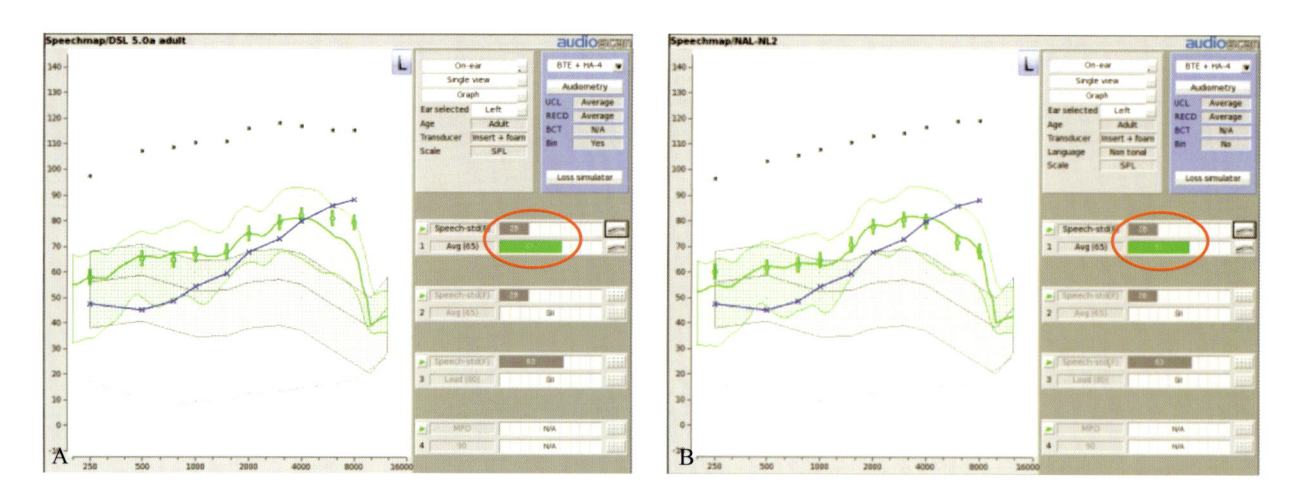

▲ 图 8-10 某听力图的增益和未增益的言语清晰度指数（SII）得分（红色圆圈内）与用 DSLv5（A）和 NAL-NA2（B）的平均言语的助听器设置

助听和未助听的 SII 得分之间的差异能量化该助听器适配后平均言语输入的整体言语清晰度的预测改善程度

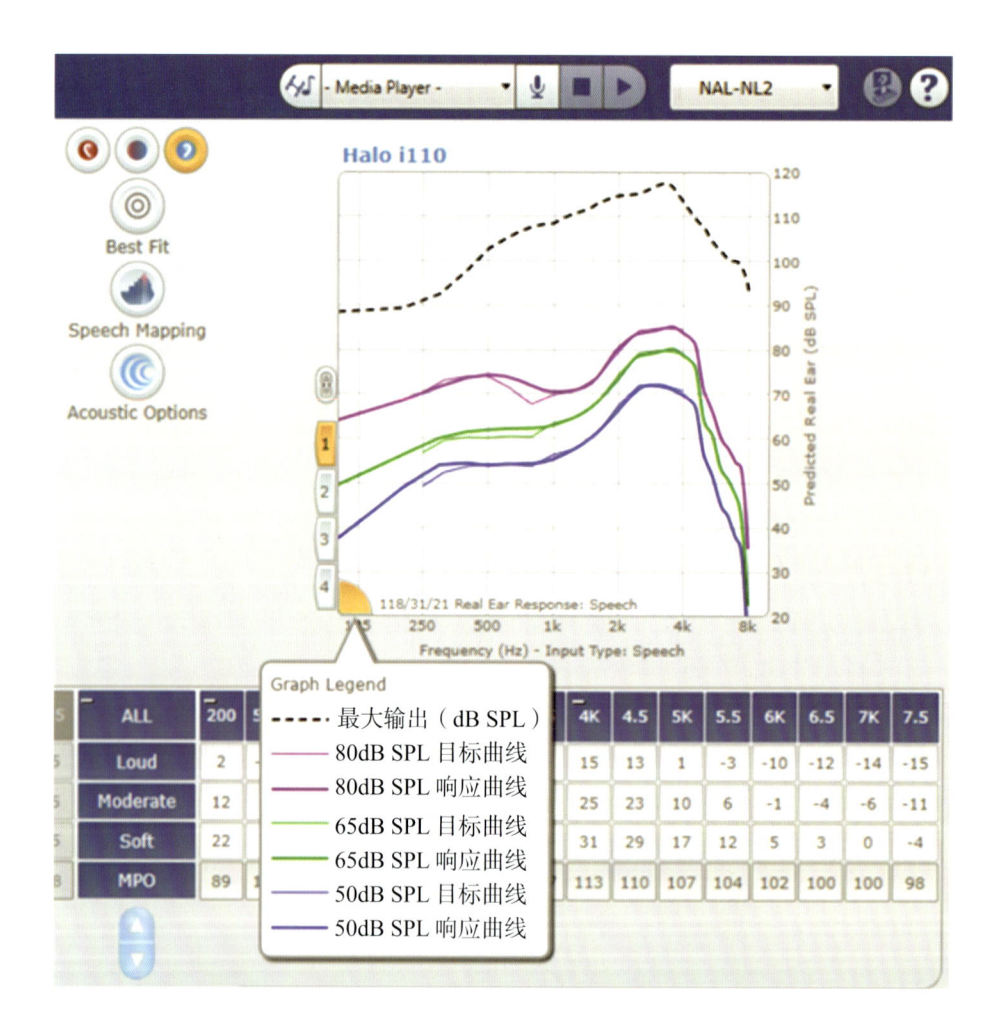

▲ 图 8-11 显示 NAL-NL2"首次适配"结果的厂家适配屏幕

在这个屏幕上，预测的真耳助听响应和每个输入水平的目标响应似乎是匹配的

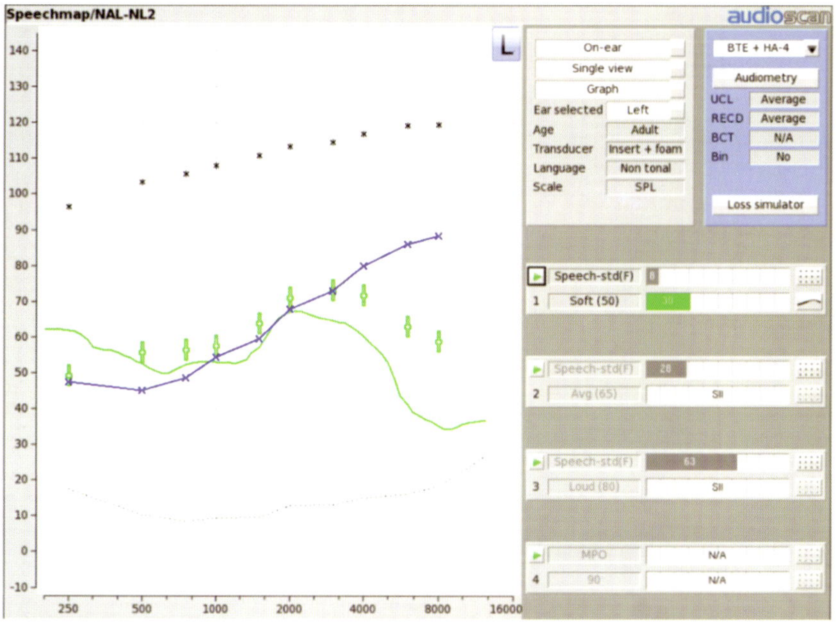

◀ 图 8-12 测量轻声 REAR，在图 8-11 中使用"初次适配"设置，当程序响应与软件屏幕上的 REAR 目标相匹配时，该患者实际获得的 REAR 会偏离 REM 系统中该特定耳朵的 REAR 目标

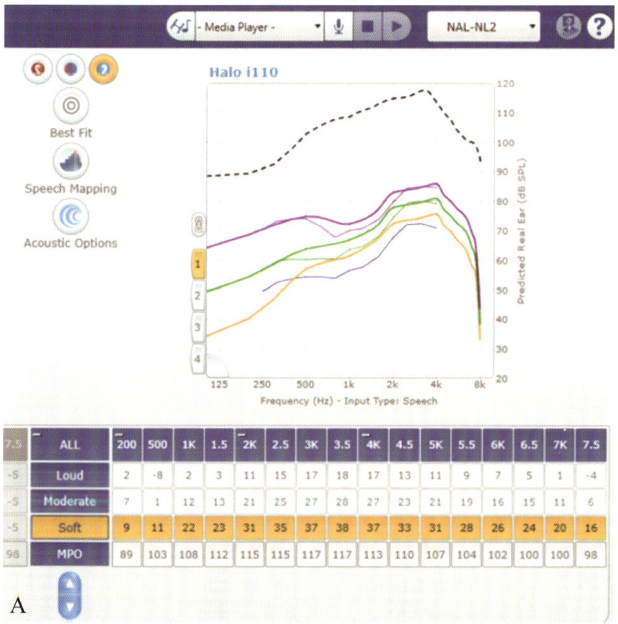

◀ 图 8-13 模拟 REAR 曲线（A）和相应的测量的 REAR 曲线（B），随之调整助听器以匹配 REM 系统中的目标

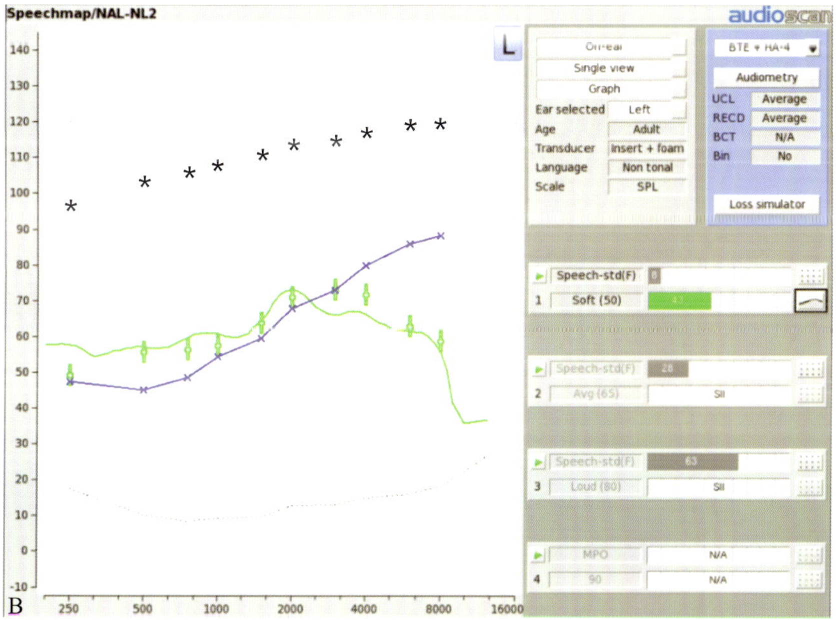

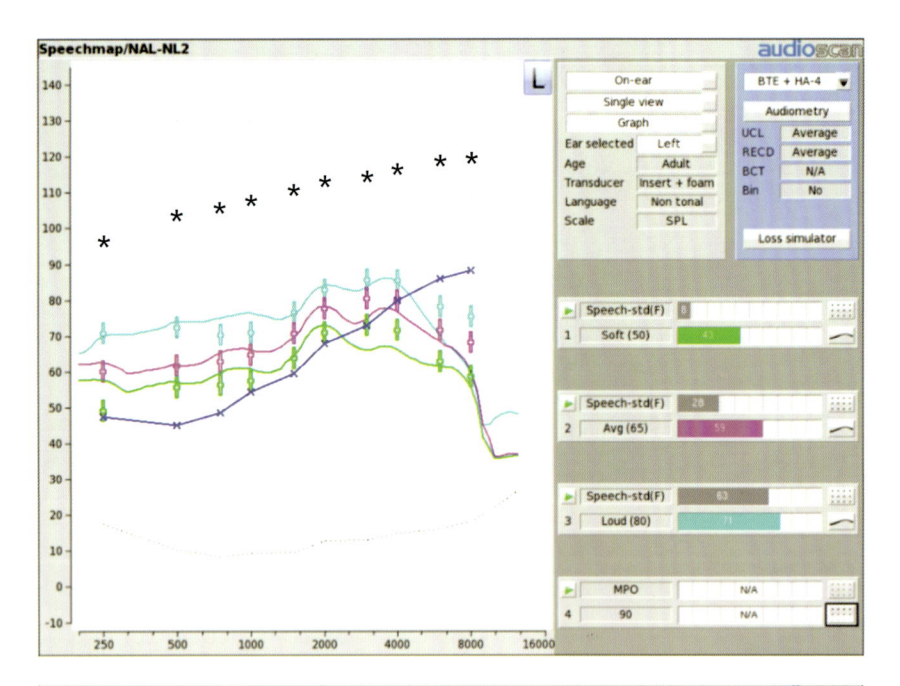

◀ 图 8-14 在编程调整之后，语音图汇总结果显示轻声（50dB SPL），平均（65dB SPL）和大声（80dB SPL）输入水平的 REAR 和相应的 REAR 目标

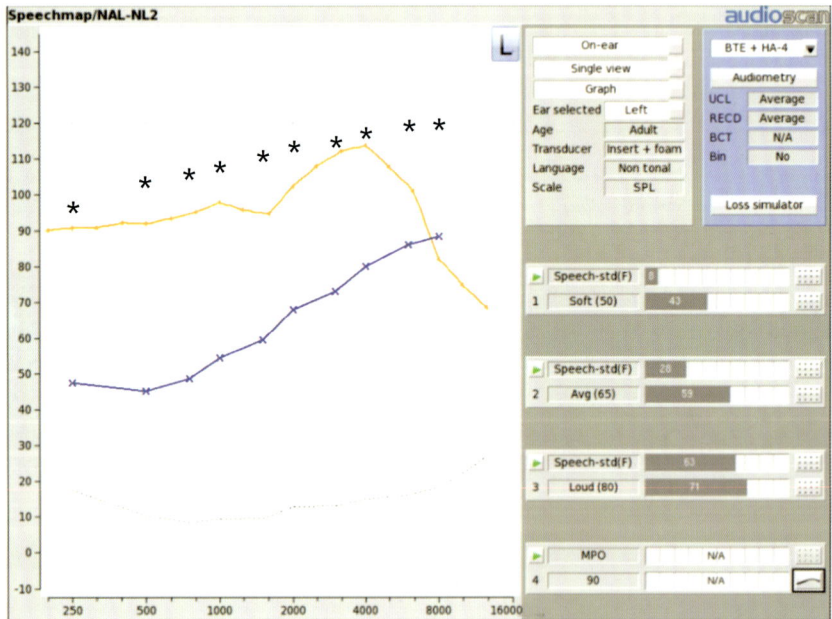

◀ 图 8-15 对代表性 REM 系统上的一个助听器进行 MPO REAR85/90 评估，其中测量曲线不应超过预测的 UCL 值

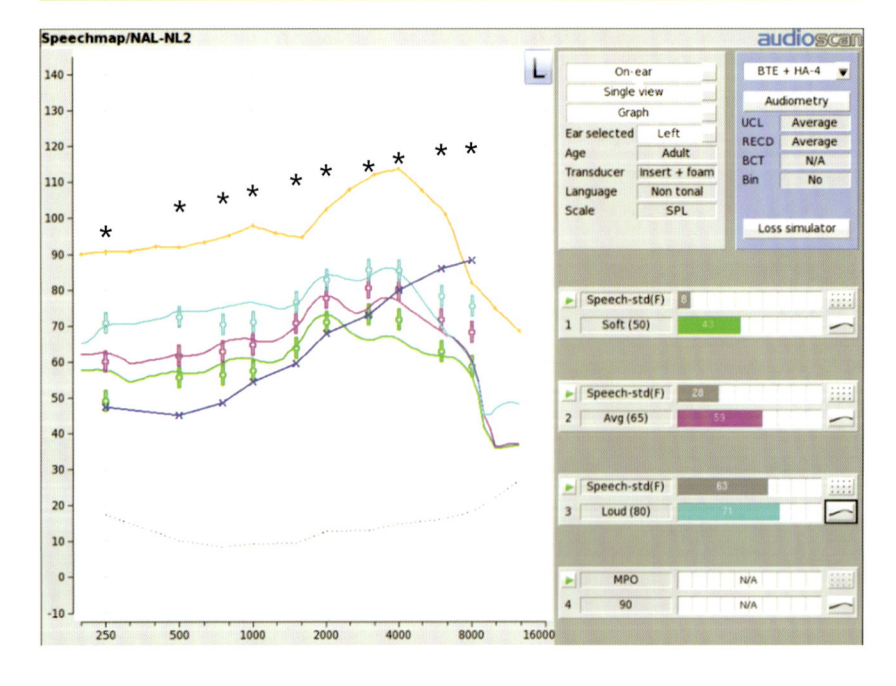

◀ 图 8-16 最终的 REAR 验证屏幕显示 50、65 和 80dB 语音输入的 REAR 和相应的 REAR 目标及 MPO 输入条件

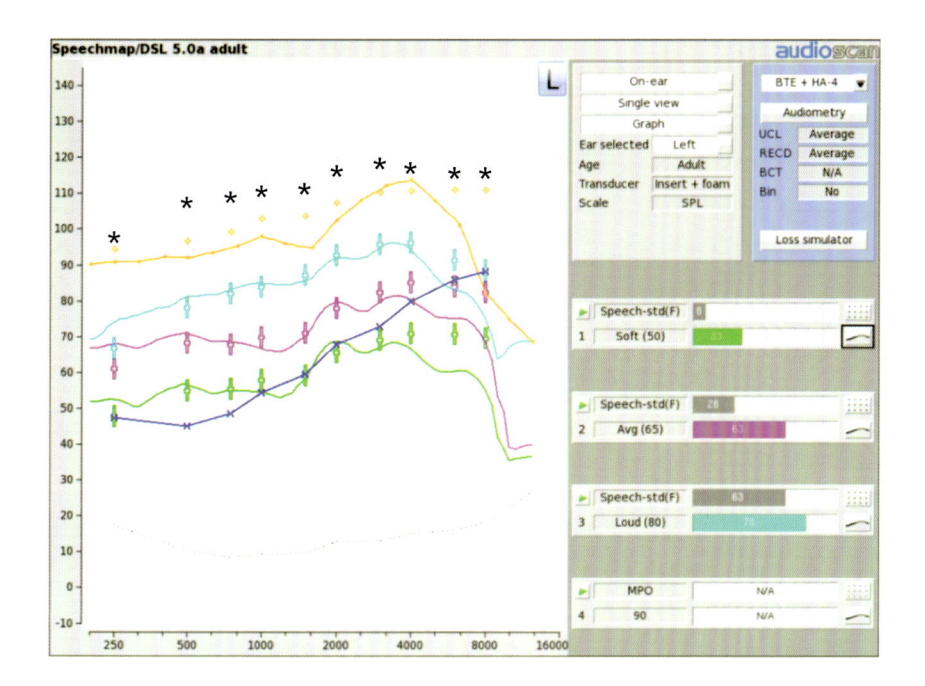

◀ 图 8-17 使用 50dB 输入设置总增益并仅在需要时调整 65 和 80dB 输入增益时的最终 REAR 验证屏幕。这种编程方法可能需要更少的编程调整，因为来自"初始适配"的压缩比不太可能需要修改

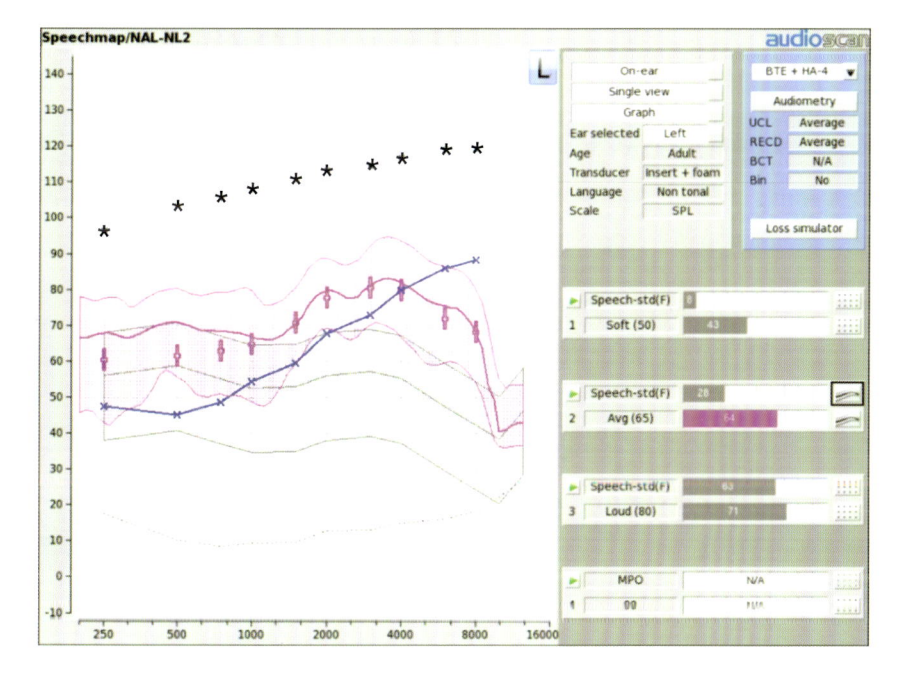

◀ 图 8-18 咨询屏幕显示了助听前（灰色阴影区域）和助听后（粉红色阴影区域）平均语音曲线以及患者的聆听范围 [即阈值（×）到 UCL（*）]

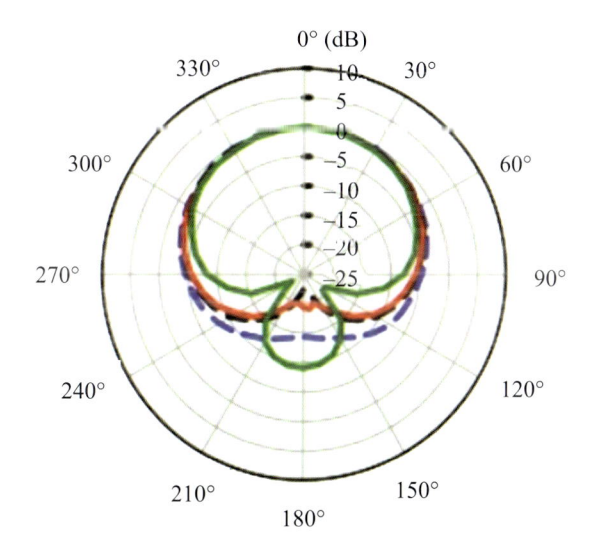

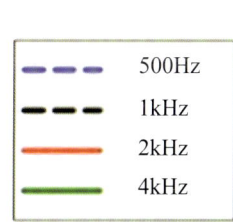

◀ 图 8-19 极坐标图显示了助听器周围 360° 的输入灵敏度，频率为 500Hz、1 kHz、2 kHz 和 4kHz

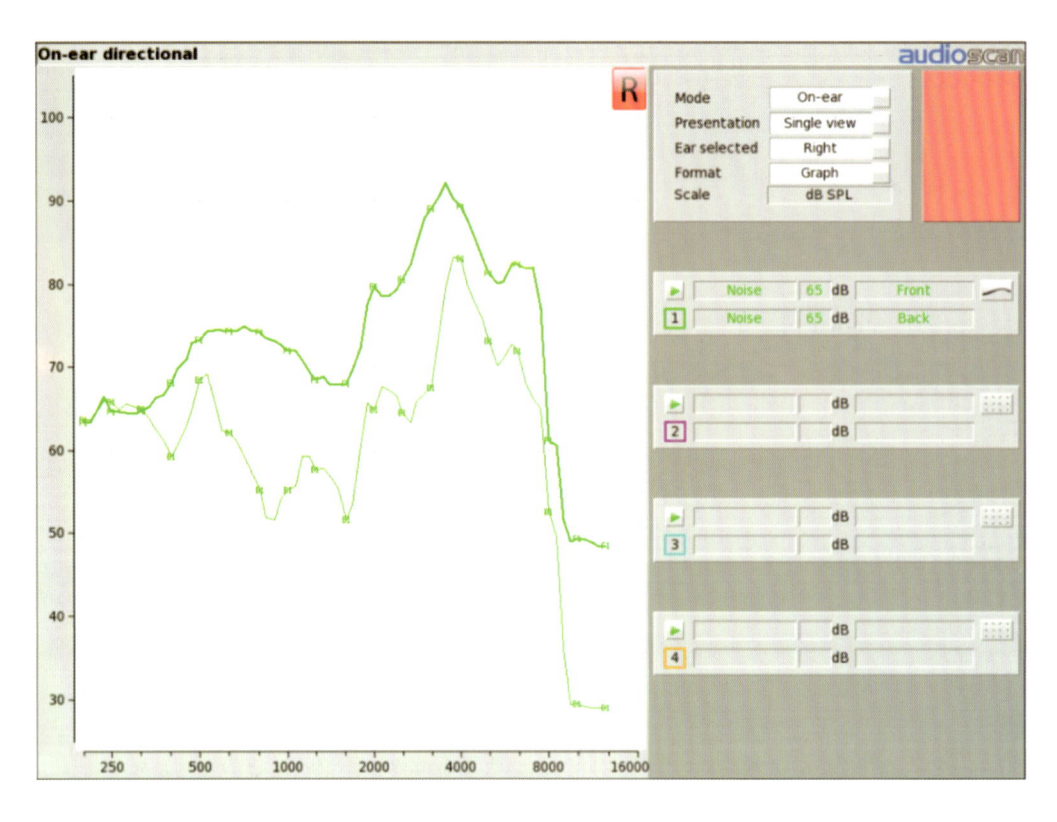

▲ 图 8-21　同时进行的仅前后噪声方向测试的真耳分析测试结果

上粗线（F1）为前向信号的助听器定向模式输出，下细线（B1）为后向信号的助听器定向模式输出。两条曲线之间的分离是方向性表现的证据

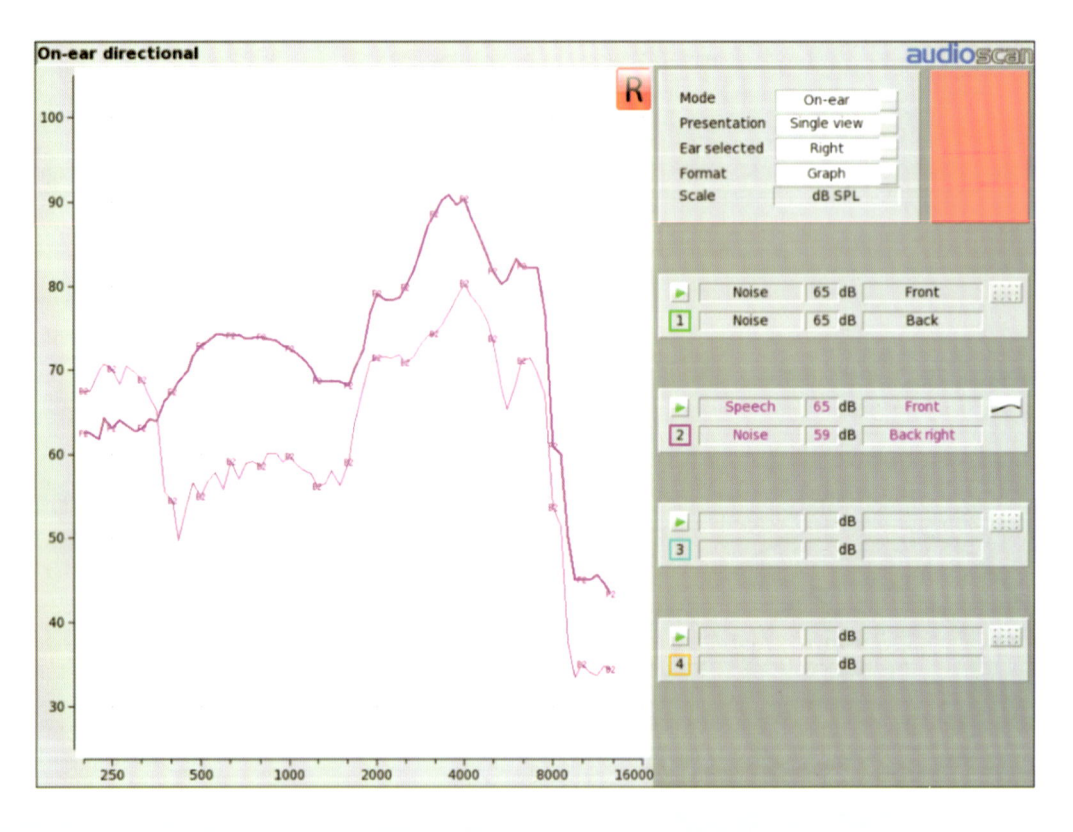

▲ 图 8-22　真耳分析的测量结果来自定向测试

为了得到这些结果，我们分别从前面和后面同时给出了语音和噪声。上粗线（F2）为前向信号的助听器定向模式输出，下细线（B2）为后向信号的助听器定向模式输出。两条曲线之间的分离是方向性能的证据

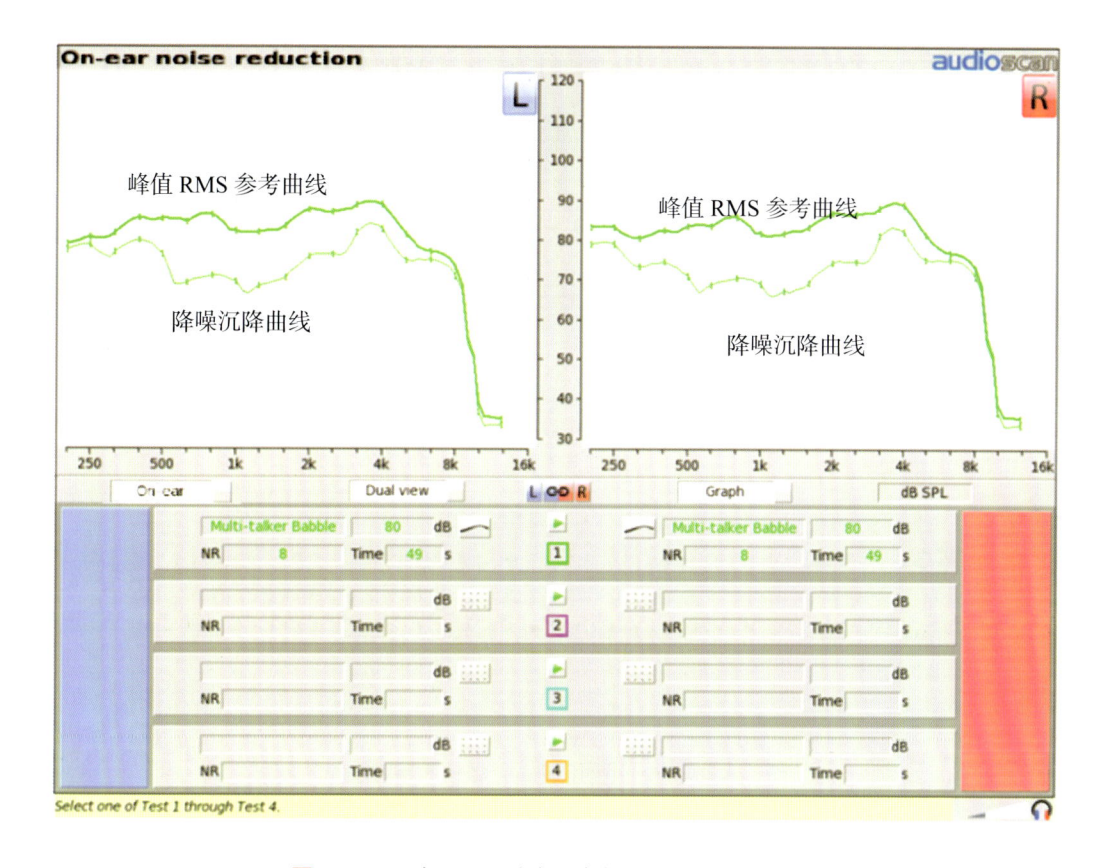

▲ 图 8-23　一个 REM 系统制造商的耳内降噪测试示例

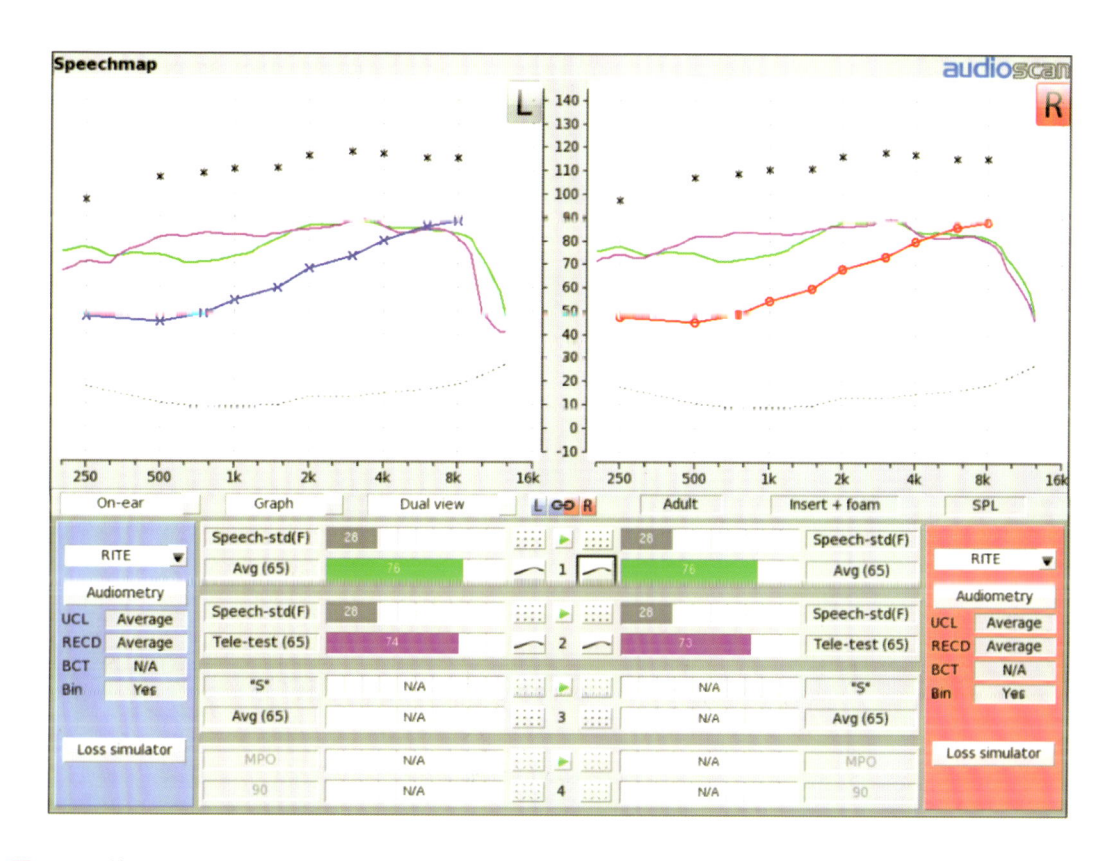

▲ 图 8-26　使用带有电感线圈模式的手机测量 65dB SPL（平均语音）声学输入（绿色曲线）和相当于 65dB SPL 语音（紫色曲线）的真实耳辅助响应

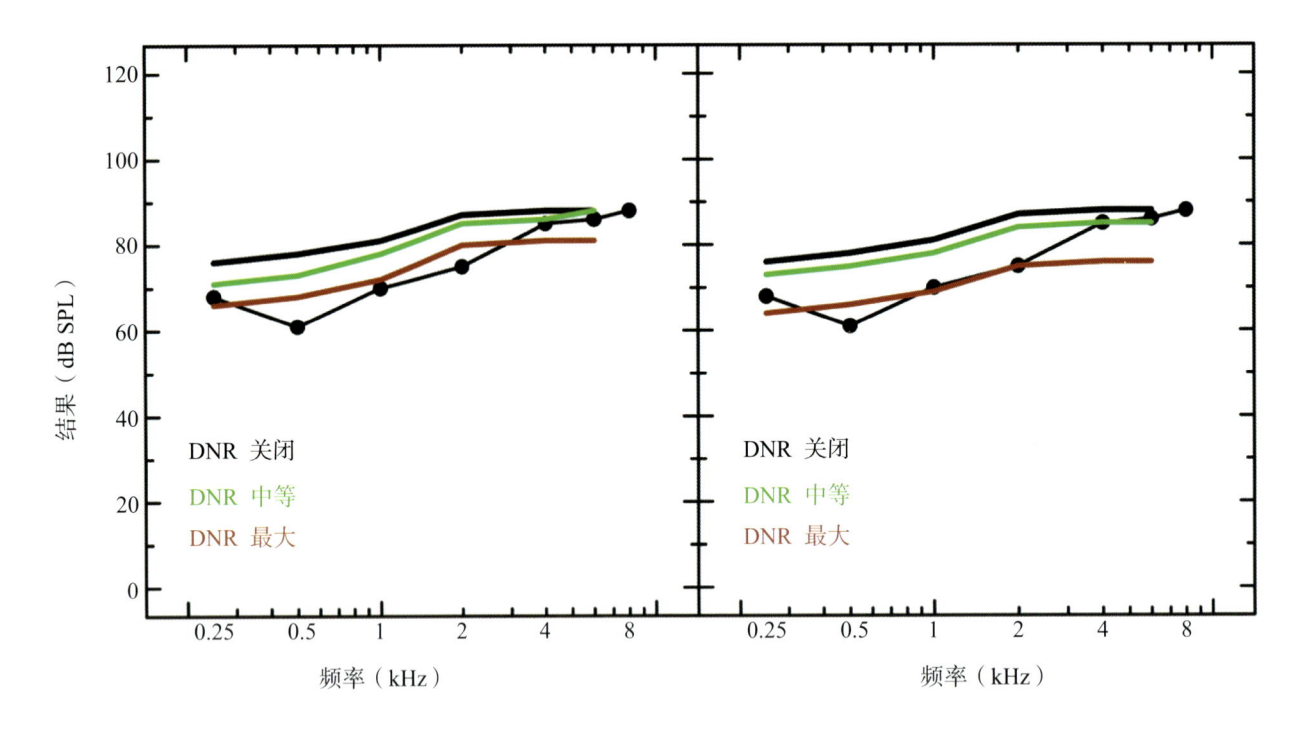

▲ 图 11-6 不同厂家助听器的数字降噪

黑线连接的黑点代表儿童听力阈值（中重度听力损失）。每幅图中，黑线代表数字降噪关闭条件下，输入信号为 60dB SPL 言语混合噪声的输出。绿线和红线分别代表数字降噪设置为中等和最大条件下的输出。可以看到左图的数字降噪在低频产生较大的增益衰减，而右图的增益衰减发生在全部频率，在数字降噪设置为最大条件下尤为突出

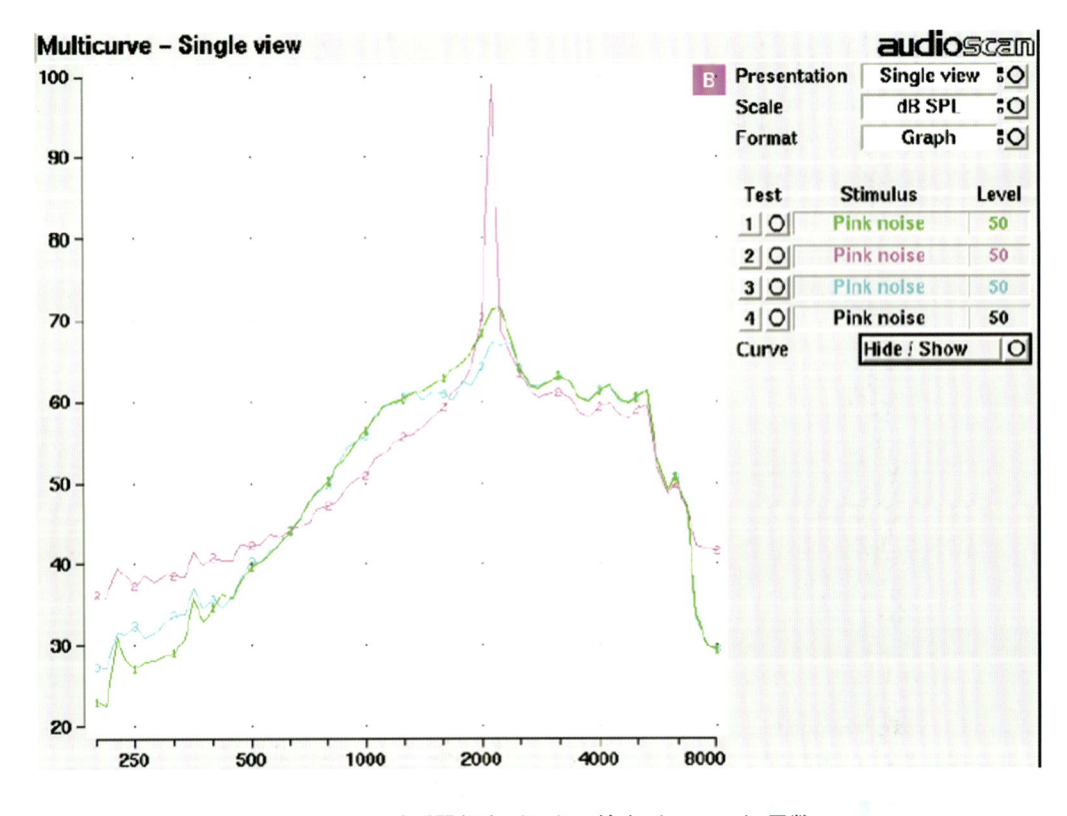

▲ 图 11-7 助听器频率（Hz）- 输出（dB SPL）函数

绿线表示助听器在 2cm³ 耦合腔中未产生声反馈的输出。粉线表示测试箱中扬声器发出的声音导致助听器发生声反馈条件下的输出。蓝线声反馈抑制功能启动下助听器的输出。可以看到在声反馈发生的频率下，输出仅略有降低，但声反馈峰已被消除